AF357384

NOUVELLE BIBLIOTHÈQUE

DE

L'ÉTUDIANT EN MÉDECINE

PUBLIÉE SOUS LA DIRECTION

DE

L. TESTUT

Professeur à la Faculté de médecine de Lyon.

PAR MM. LES PROFESSEURS ET AGRÉGÉS

ARNOZAN (de Bordeaux), AUGAGNEUR (de Lyon), BOISSON (de Lyon),
BORDIER (de Lyon), BOURSIER (de Bordeaux), CASSAËT (de Bordeaux),
COLLET (de Lyon), J. COURMONT (de Lyon), DUBREUILH (de Bordeaux),
FLORENCE (de Lyon), FORGUE (de Montpellier), GANGOLPHE (de Lyon),
HÉDON (de Montpellier), HEIM (de Paris), HERRMANN (de Toulouse),
HUGOUNENQ (de Lyon), IMBERT (de Montpellier), JEANBRAU (de Montpellier
LAGRANGE (de Bordeaux), LANDE (de Bordeaux), LANGLOIS (de Paris),
LANNOIS (de Lyon), LE DANTEC (de Bordeaux), MAYGRIER (de Paris),
MONGOUR (de Bordeaux), DE NABIAS (de Bordeaux), PAPILLAULT (de Paris),
PAVIOT (de Lyon), PIC (de Lyon), PIÉCHAUD (de Bordeaux),
M. POLLOSSON (de Lyon), POUSSON (de Bordeaux), ROUX (de Lyon),
J. TELLIER (de Lyon), TESTUT (de Lyon), THOINOT (de Paris),
TOUBERT (de Paris), TOURNEUX (de Toulouse),
VALLAS (de Lyon), VIALLETON (de Montpellier), WEILL (de Lyon).

Cette bibliothèque est destinée avant tout, comme son nom l'indique, aux étudiants en médecine : elle renferme toutes les matières qui, au point de vue théorique et pratique, font l'objet de nos cinq examens de doctorat.

Les volumes sont publiés dans le format in-18 colombier (grand in-18), avec cartonnage toile et tranches de couleur. Ils comporteront de 400 à 900 pages et seront illustrés de nombreuses figures en noir ou en couleurs.

Le prix des volumes variera de 6 à 10 francs.

La Nouvelle Bibliothèque de l'Étudiant en Médecine comprend actuellement (le nombre pourra en être augmenté dans la suite) cinquante volumes, qui se répartissent comme suit :

PREMIER ET DEUXIÈME EXAMENS

Précis d'Anatomie descriptive, par L. Testut, professeur d'anatomie à la Faculté de médecine de Lyon. 2ᵉ édit., 1 vol. de 832 p.   8 fr.

Précis d'Histologie, par F. Tourneux, professeur d'histologie à la Faculté de médecine de Toulouse, 1 volume de 1000 pages avec 489 figures dont 87 en couleurs dans le texte. . . . .   12 fr.

Précis d'Embryologie, par F. Tourneux, professeur d'histologie à la Faculté de médecine de Toulouse, 1 volume de 450 pages, avec 156 figures dans le texte, dont 35 tirées en couleurs. . . . : 7 fr.

Précis de Technique histologique et embryologique (Guide de l'étudiant aux travaux pratiques d'histologie), par L. Vialleton, professeur d'histologie à la Faculté de médecine de Montpellier, 1 vol. de 440 p., avec 118 fig. dans le texte, dont 35 tirées en couleurs. 8 fr.

Précis de Physiologie, par L. Hédon, professeur de physiologie à la Faculté de médecine de Montpellier, 3ᵉ édition, 1 volume de 640 pages, avec 191 figures dans le texte. . . . . 8 fr.

Précis de Chimie physiologique et pathologique, par L. Hugounenq, professeur de chimie à la Faculté de médecine de Lyon. 2ᵉ édit. 1 volume de 612 pages, avec 111 figures dans le texte. dont 14 tirées en couleurs, et 6 planches chromolithographiques hors texte. 9 fr.

Précis de Physique biologique, par H. Bordier, professeur agrégé à la Faculté de médecine de Lyon, 1 volume de 640 pages, avec 278 figures dans le texte, dont 20 tirées en couleurs, et une planche chromolithographique hors texte. . . . . 8 fr.

Précis de Manipulations de physique biologique (Guide de l'étudiant aux travaux pratiques), par H. Bordier, 1 volume de 325 pages, avec 82 figures dans le texte . . . . 5 fr.

TROISIÈME ET CINQUIÈME EXAMENS

Précis de Pathologie générale, par J. Courmont, professeur à la Faculté de médecine de Lyon, médecin des Hôpitaux. . 1 vol.

Précis de Pathologie externe, par E. Forgue, professeur de clinique chirurgicale à la Faculté de médecine de Montpellier, 2 volumes formant 1800 p., avec 400 fig. dans le texte . . . . 20 fr.

Précis d'Anatomie topographique, par L. Testut, professeur d'anatomie à la Faculté de médecine de Lyon. . . . . 1 vol.

Précis de Médecine opératoire (Manuel de l'Amphithéâtre), par M. Pollosson, professeur de médecine opératoire à la Faculté de médecine de Lyon, 1 volume de 400 pages, avec 140 figures dans le texte. . . . . 6 fr.

Précis de Chirurgie opératoire. par T. Jeanbrau, professeur agrégé à la Faculté de Médecine de Montpellier. . . . . 1 vol.

Précis de Thérapeutique chirurgicale, par L. Imbert, professeur agrégé à la Faculté de Médecine de Montpellier . . . . . 1 vol.

Précis de Pathologie chirurgicale générale, par M. Vallas, professeur agrégé à la Faculté de médecine de Lyon, chirurgien des hôpitaux . . . . 1 vol.

Précis de Pathologie interne, par F.-J. Collet, professeur agrégé à la Faculté de médecine de Lyon, médecin des hôpitaux, 3ᵉ édition, 2 volumes formant 1448 pages, avec 182 figures dans le texte, dont 32 tirées en couleurs . . . . 16 fr.

Précis de Pathologie exotique, par A. Le Dantec, professeur agrégé à la Faculté de médecine de Bordeaux, professeur à l'Ecole de

Santé de la Marine, 1 volume de 920 pages, avec 98 figures dans le texte, dont une partie tirées en couleurs et 4 planches chromolithographiques hors texte . . . . 10 fr.

Précis de Chirurgie d'armée, par J. Toubert, professeur agrégé au Val-de-Grâce, 1 volume de 550 pages, avec 234 graphiques ou figures dans le texte, dont 104 tirés en couleurs . . . . . . 8 fr.

Précis d'Auscultation et de Percussion, par E. Cassaët, professeur agrégé à la Faculté de médecine de Bordeaux, médecin des hôpitaux, 1 volume de 700 pages, avec 158 figures dans le texte, dont 97 tirées en couleurs. . . . . 9 fr.

Précis d'Anatomie pathologique, par G. Herrmann, professeur à la Faculté de médecine de Toulouse . . . . 1 vol.

Précis de Diagnostic médical, par Paviot, professeur agrégé à la Faculté de médecine de Lyon. . . . . 1 vol.

Précis des Opérations d'urgence, par M. Gangolphe, professeur agrégé à la Faculté de médecine de Lyon, chirurgien en chef de l'Hôtel-Dieu, 1 volume de 450 pages, avec 138 figures en noir et en couleurs dans le texte. . . . . 7 fr.

Précis de Bactériologie, par J. Courmont, professeur d'hygiène, à la Faculté de médecine de Lyon, médecin des hôpitaux, 2º édition, 1 volume de 900 pages, avec 374 figures en noir et en couleurs dans le texte . . . . 10 fr.

Précis de Parasitologie humaine (parasites animaux et végétaux, bactéries exceptées), par G. Roux, professeur agrégé à la Faculté de médecine de Lyon. . . . . 1 vol.

Précis de Dermatologie, par W. Dubreuilh, professeur agrégé à la Faculté de médecine de Bordeaux, médecin des hôpitaux, 1 volume de 520 pages, avec figures dans le texte. . . . . 7 fr.

Précis des Maladies vénériennes, par V. Augagneur, professeur à la Faculté de médecine de Lyon, chirurgien en chef de l'Antiquaille . . . . 1 vol.

Précis d'Ophtalmologie, par F. Lagrange, professeur agrégé à la Faculté de médecine de Bordeaux, chirurgien des hôpitaux, 2º édit. 1 vol. de 800 pages, avec 300 figures en noir et en couleurs dans le texte et 5 planches en chromolithographie hors texte. . 9 fr.

Précis des Maladies du larynx, du nez et des oreilles, par R. Lannois, professeur agrégé à la Faculté de médecine de Lyon, médecin des hôpitaux . . . . 1 vol.

Précis des Maladies du foie, par Ch. Mongour, professeur agrégé à la Faculté de médecine de Bordeaux. . . . . 1 vol.

Précis des Maladies des voies urinaires, par A. Pousson, professeur agrégé à la Faculté de médecine de Bordeaux, chirurgien des hôpitaux, chargé du cours complémentaire des maladies des voies urinaires, 1 volume de 850 pages, avec 206 figures dans le texte dont 25 tirées en couleurs . . . . 9 fr.

Précis de Médecine infantile, par E. Weill, professeur agrégé et chargé du cours complémentaire des maladies des enfants à la Faculté de médecine de Lyon, médecin des hôpitaux, 1 volume de 700 pages, avec 77 figures dans le texte . . . . 8 fr.

Précis de Chirurgie infantile, par T. Piéchaud, professeur de clinique des maladies des enfants à la Faculté de médecine de Bordeaux, chirurgien des hôpitaux, 1 volume de 850 pages, avec 224 figures originales dans le texte . . . . 9 fr.

Précis des Maladies des vieillards, par A. Pic, professeur agrégé de la Faculté de médecine de Lyon, médecin des Hôpitaux. 1 vol.

Précis des Maladies du système nerveux, par A. Pic, professeur agrégé à la Faculté de médecine de Lyon, médecin des hôpitaux . . . . 2 vol.

Précis d'Obstétrique, par Ch. Maygrier, professeur agrégé à la Faculté de médecine de Paris, accoucheur de la Charité . 1 vol.

Précis de Gynécologie, par A. Boursier, professeur de clinique des maladies des femmes à la Faculté de médecine de Bordeaux, chirurgien des hôpitaux, 1 vol. . . . . 10 fr.

Précis d'Hydrologie médicale, par A. Florence, professeur à la Faculté de médecine de Lyon . . . . 1 vol.

Précis des Maladies des Dents et de la Bouche, par J. Tellier, ancien chef de clinique de la Faculté de médecine de Lyon. 1 vol.

QUATRIÈME EXAMEN

Précis de Thérapeutique, par X. Arnozan, professeur de thérapeutique à la Faculté de médecine de Bordeaux, médecin des hôpitaux. 2 vol. formant 1 200 pages, avec figures dans le texte. 15 fr.

Précis d'Hygiène publique et privée, par J.-P. Langlois, professeur agrégé à la Faculté de médecine de Paris, 2ᵉ édition, 1 volume de 625 pages, avec 78 figures dans le texte. . . . . 8 fr.

Précis de Médecine légale, par L. Lande, professeur agrégé et chef des travaux de médecine légale à la Faculté de médecine de Bordeaux, médecin expert des tribunaux . . . . 1 vol.

Précis d'Histoire naturelle, appliquée à l'hygiène, à la médecine légale et à la toxicologie, par F. Heim, professeur agrégé à la Faculté de médecine de Paris . . . . 1 vol.

Précis de Matière médicale, par de Nabias, professeur de matière médicale à la Faculté de médecine de Bordeaux . . . . . 1 vol.

Précis de Déontologie médicale, par L. Thoinot, professeur agrégé à la Faculté de médecine de Paris . . . . 1 vol.

Précis d'Anthropologie, par G. Papillault, professeur à l'École d'anthropologie de Paris. . . . . 1 vol.

Précis de Législation et d'Administration militaires, par le docteur A. Boisson, médecin-major à l'Ecole du service de santé militaire à Lyon, 1 volume de 672 pages, avec 26 figures dans le texte et une planche chromolithographique hors texte. . . 8 fr.

Les volumes pour lesquels il n'y a pas d'indication de prix ne sont pas parus, mais sont en cours de rédaction ou d'impression (mars 1903).

NOUVELLE BIBLIOTHÈQUE

DE

L'ÉTUDIANT EN MÉDECINE

PUBLIÉE SOUS LA DIRECTION DE

L. TESTUT

Professeur à la Faculté de médecine de Lyon.

HISTOLOGIE HUMAINE

TRAVAUX HISTOLOGIQUES DU MÊME AUTEUR

Recherches sur l'épithélium des séreuses (*Journal de l'Anatomie*, n° janvier-février 1874).

Sur les étranglements des tubes nerveux de la moelle épinière (*Journal de l'Anat.*, n° Juillet-Août 1875). En collaboration avec R. LEGOFF.

Recherches sur quelques épithéliums plats dans la série animale (*Journal de l'Anat.*, n° Juillet-Août 1876). En collaboration avec G. HERRMANN.

Précis d'histologie humaine et d'histogénie. 2° édition, 1 vol. grand in-8° de 816 pages, avec 218 figures dans le texte, Paris. G. MASSON, 1877. En collaboration avec G. POUCHET.

Contribution à l'étude du tapis chez les mammifères (*Journ. de l'Anat.*, n° Mai-Juin 1878).

Des cellules interstitielles du testicule chez les mammifères (*Thèse pour le Doctorat en médecine, et Journ. de l'Anat.*, n° juillet-août 1879).

Contribution à l'étude des membranes synoviales (*Soc. de Biol.*, 3 Avril 1880). En collaboration avec G. HERRMANN.

L'anatomie générale, son objet, sa méthode (*Bull. scientif. du Nord*, 1880).

Sur les applications de l'acide osmique concentré à l'étude du tissu osseux (*Bull. scientif. du Nord*, 1881).

Développement du tissu osseux (*Bull. scientif. du Nord*, 1881).

Sur la muqueuse de la tache olfactive chez l'homme (*Soc. de Biol.*, 10 mars 1883).

Sur l'existence de fibres musculaires striées dans le muscle adducteur des valves chez les Pectinidés (*Soc. de Biol.*, 25 février 1888). En collaboration avec TH. BARROIS.

L'organe de Rosenmüller (époophore) et le parovarium (paroophore) chez les mammifères (*Journ. de l'Anat.*, n° mars-avril 1888).

Sur les modifications structurales que présentent les muscles jaunes de dytique pendant la contraction (*Journ. de l'Anat.*, n° novembre-décembre 1892).

Sur le revêtement endothélial des tendons de la queue des rongeurs (*Soc. de Biol.*, 22 juin 1901).

ARTICLES : Intestin, Testicule, Thymus, Utérus, Vessie et Vulve (*Dictionnaire encyclopédique des Sciences médicales* de DECHAMBRE). En collaboration avec G. HERRMANN.

PRÉCIS
D'HISTOLOGIE
HUMAINE

PAR

F. TOURNEUX

Professeur d'histologie à l'Université de Toulouse
(Faculté de médecine).

Avec 489 figures dans le texte.

DONT 87 TIRÉES EN COULEURS

PARIS

OCTAVE DOIN, ÉDITEUR

8, PLACE DE L'ODÉON, 8

—

1903

PRÉFACE

Ce Précis comprend une introduction et deux parties distinctes. L'introduction est relative aux notions générales concernant l'histologie; la première partie a pour objet les tissus et les humeurs constituantes, et la seconde les organes seconds groupés par appareils. Nous nous sommes efforcé, dans la rédaction de ces deux parties, de nous conformer à la méthode exposée dans l'introduction, et de décrire, suivant un plan uniforme, les différents tissus et les différents organes seconds qui entrent dans la constitution de l'organisme.

Comme toute œuvre de vulgarisation, cet ouvrage emprunte beaucoup aux auteurs. Nous avons surtout puisé dans nos travaux antérieurs, et, en particulier, dans le *Précis d'histologie humaine et d'histogénie* de POUCHET et TOURNEUX (1877), ainsi que dans les articles que nous avons publiés dans le *Dictionnaire encyclopédique des sciences médicales* de DECHAMBRE, en collaboration avec notre collègue et ami, le professeur G. HERRMANN. Nous nous sommes attaché à contrôler sur l'homme, et à compléter dans la mesure du possible les descriptions des auteurs. Certains chapitres, entre autres celui consacré à l'appareil de la locomotion (articulations), ont été l'objet de recherches originales.

Parmi les figures intercalées dans le texte, les unes sont empruntées au *Traité d'anatomie descriptive* de notre collègue et ami, le professeur Testut, les autres aux *Nouveaux éléments d'histologie* de Klein, d'autres encore au *Précis d'histologie humaine et d'histogénie* de Pouchet et Tourneux. La plupart enfin sont originales et ont été exécutées sous nos yeux par notre préparateur, le docteur Argaud, au talent et à la patience duquel nous sommes heureux de rendre publiquement hommage. Nous remercions aussi notre élève et ami le professeur agrégé Soulié, qui a bien voulu revoir avec nous le manuscrit et les épreuves, et dont la collaboration nous a été particulièrement précieuse pour la rédaction de l'appareil nerveux. Enfin, nous n'aurions garde d'oublier notre aimable éditeur, M. Doin, qui n'a reculé devant aucun sacrifice pour assurer l'illustration et la bonne impression de ce livre.

Ce Précis a été rédigé pour tous ceux qui désirent se familiariser avec les notions élémentaires de l'histologie humaine, et en particulier pour les étudiants en médecine. Si le lecteur y trouve quelque intérêt et quelque profit, nous nous considérerons comme suffisamment récompensé de nos efforts.

F. Tourneux.

Toulouse le 1er décembre 1902.

PRÉCIS D'HISTOLOGIE

INTRODUCTION

L'HISTOLOGIE, SON OBJET, SA MÉTHODE

L'anatomie, c'est-à-dire la science qui s'occupe de la composition des êtres organisés, à l'état de repos, peut être envisagée à un double point de vue. Si l'on considère un organe quelconque de l'économie, un cartilage, par exemple, on peut se borner à décrire sa forme extérieure, à indiquer son poids, ses dimensions, sa couleur, sa densité, à spécifier ses rapports, ses connexions avec les parties voisines, à faire, en un mot, l'*anatomie descriptive* de ce cartilage. Mais on peut aller plus loin, et, faisant abstraction de tous les caractères précédents, pénétrer à l'intérieur de ce cartilage, et en rechercher la composition intime. Et la description nouvelle qui ressort de cette recherche est applicable, non seulement à tous les cartilages de l'homme, mais encore à ceux de la généralité des animaux. C'est ce qui a valu à cette autre branche de l'anatomie le nom d'*anatomie générale* qu'on a l'habitude de confondre aujourd'hui avec celui d'*histologie* (p. 19). *L'anatomie générale est donc la branche de l'anatomie qui a pour objet l'étude des parties semblables, similaires du corps.*

Nous allons rechercher quelles sont les subdivisions de cette science.

§ 1. — ÉLÉMENTS ANATOMIQUES, MATIÈRES AMORPHES

Les parties similaires solides, ainsi que les parties similaires liquides des êtres organisés, se laissent décomposer en dernière analyse, d'un côté, en particules extraordinairement ténues (fig. 1), solides ou demi-solides, mais ayant une forme (*éléments anatomiques*), et de l'autre, en substances sans forme détermi-

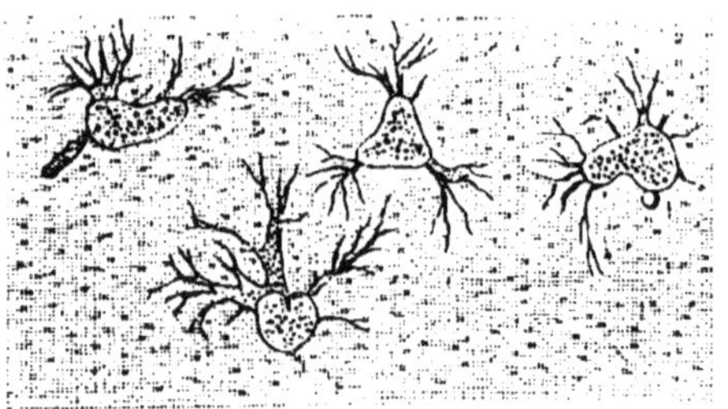

Fig. 1.

Éléments anatomiques figurés, et matière amorphe dans le tissu conjonctif de la queue d'un jeune Axolotl, d'après Pouchet (gr. 450/1).

née, de consistance et de composition chimique variables, qui viennent combler les intervalles laissés entre les éléments anatomiques (*substances* ou *matières amorphes fondamentales*) L'étude particulière des éléments anatomiques porte le nom d'*élémentologie*.

A. — ÉLÉMENTS ANATOMIQUES

Tout élément anatomique doit être envisagé à l'état de repos et à l'état d'activité, c'est-à-dire qu'il convient de passer successivement en revue ses *caractères* et ses *propriétés*. L'étude des propriétés des éléments anatomiques, c'est-à-dire de leurs différents modes d'activité, fait en réalité partie de la physiologie, mais il est impossible aujourd'hui de séparer l'une de l'autre l'anatomie et la physiologie générales. On ne peut songer, en effet, à décrire un élément anatomique glandulaire, sans indiquer en même temps les modifications structurales qu'il présente pendant l'acte de la sécrétion, à parler de la fibre musculaire, sans montrer les changements qui s'opèrent pendant la contraction, etc. L'anatomie et la physiologie générales se pénètrent donc mutuellement, et un traité d'anatomie générale ne doit pas aujourd'hui envisager isolément le côté morphologique, mais encore le côté physiologique. Il devient alors un véritable traité de biologie générale.

1° Caractères. — Tout d'abord, les éléments anatomiques ont des caractères qui leur sont communs avec les corps inorganiques : tels sont les caractères mathématiques, géométriques, comme le nombre, les dimensions, la forme ; les caractères physiques, comme la consistance, la densité, l'élasticité, la couleur ; les caractères chimiques, comme la résistance à l'action des acides ou des alca-

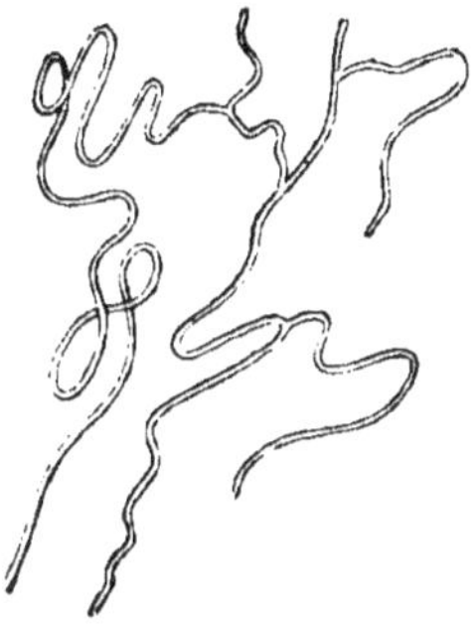

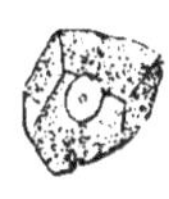

Fig. 2.

Éléments anatomiques en forme de fibres anastomosées (fibres élastiques, d'après Pouchet).

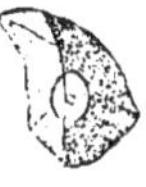
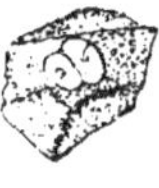

Fig. 3.

Éléments anatomiques ayant forme de cellule (cellules du foie, d'après Pouchet).

lis, la coloration sous l'influence des agents tinctoriaux, etc. En raison de cette communauté, on a donné à ces caractères le nom de *caractères d'ordre inorganique*.

Mais les éléments anatomiques possèdent en plus, au moins pour la grande majorité, un caractère qui leur est propre, qui est inhérent à leur nature de corps organisés, et qu'on ne retrouve pas en dehors d'eux. Ils sont, en effet, construits de parties diverses par leur forme, par leur réfringence, par leurs réactions. On désigne cette composition intérieure des éléments sous le nom de *structure*, qui représente ainsi un *caractère d'ordre organique* ou *vital*.

Au point de vue de la structure, on a pu diviser les éléments anatomiques en deux groupes distincts. Les uns sont homogènes, c'est-à-dire que leur substance se présente dans tous les points envisagés partout identique à elle-même : tels sont en particulier les éléments allongés en forme de fibres anastomosées ou non (fig. 2). Les autres contiennent à leur intérieur un petit corps sphérique, ovoïde ou lenticulaire, doué de caractères différents de ceux de l'élément. Ce petit corps porte le nom de *noyau*, et l'élément tout entier celui de *cellule* (fig. 3). La partie de l'élément qui englobe le noyau, s'appelle le corps cellulaire.

2° Propriétés. — Les propriétés d'ordre organique ou vital sont propres aux éléments anatomiques, et leurs manifestations caractérisent la substance vivante. Assurément, ces propriétés ne sont pas d'une essence spéciale, surnaturelle ; mais il n'en est pas moins vrai qu'elles sont distinctes des propriétés physico-chimiques, telles que nous les connaissons dans le monde inorganique.

Nous suivrons dans leur étude la classification de Ch. ROBIN.

a. *Nutrilité*. — Les éléments anatomiques empruntent continuellement au milieu ambiant des matériaux qu'ils élaborent, qu'ils incorporent en partie à leur propre substance, tout en rejetant au dehors des produits de déchet. Ils se trouvent ainsi dans un état de rénovation moléculaire continue, qui est la condition même de leur existence : ils se nourrissent. La *nutrilité* est donc la première propriété d'ordre organique ou vital : elle se manifeste par la *nutrition*.

Dans certains cas, le double mouvement de composition et de décomposition qui caractérise la nutrition, paraît temporairement suspendu (vie latente des graines, des animaux reviviscents, tels que les colpodes, les rotifères, les tardigrades, les anguillules, etc.), ou ralenti (vie oscillante des végétaux, des animaux hibernants, etc.), lorsque les conditions physico-chimiques viennent à se modifier. Le mouvement ou tourbillon vital peut de même être enrayé temporairement par l'action des anesthésiques. La nutrition et, par suite, la vie se trouvent donc sous la dépendance de conditions physico-chimiques déterminées. « Nous ne saurions donc admettre dans les êtres vivants un principe vital libre, luttant contre l'influence des conditions physiques. C'est le fait opposé qui est démontré, et ainsi se trouvent renversées toutes les conceptions contraires des vitalistes » (CL. BERNARD, 1878).

Dans le cas de vie latente, il ne saurait y avoir suppression totale des propriétés vitales, ce qui entraînerait la mort de l'élément. Nous sommes obligés d'admettre que la nutrition se continue, bien qu'infiniment ralentie, à moins de supposer que la vie peut se manifester encore par des propriétés autres que celles que nous connaissons, et que l'imperfection de nos sens ne nous permet pas d'apprécier.

Ainsi que nous le verrons plus loin (p. 59), on désigne aujourd'hui toute substance vivante sous le nom de *protoplasma*, réservant le nom de *cytoplasma* au protoplasma du corps cellulaire, et celui de *karyoplasma* au protoplasma du noyau.

b. *Reproductilité.* — Parvenu à l'état adulte, c'est-à-dire ayant acquis ses dimensions normales, l'élément anatomique peut rester stationnaire ou subir une sorte de régression progressive et finalement disparaître. Mais il peut aussi donner naissance, en se fractionnant, à d'autres éléments semblables ou dissemblables. Les éléments anatomiques sont ainsi doués de *reproductilité* se manifestant par la *reproduction*, dont la *segmentation* (division égale), le *bourgeonnement* (division inégale), la *génération endogène* (division partielle), représentent les principaux modes.

On sait aujourd'hui que tout élément ayant forme de cellule, c'est-à-dire possédant un noyau, dérive d'une cellule préexistante. L'aphorisme de VIRCHOW : *omnis cellula a cellula* s'est trouvé confirmé pour toutes les espèces cellulaires, même pour l'ovule où, pendant de longues années, CH. ROBIN avait cru trouver, dans la formation du noyau vitellin, la preuve la plus éclatante d'une génération libre.

Tous les éléments anatomiques ne dérivent pas ainsi les uns des autres par reproductilité. Quelques-uns, dépourvus de noyau (fibres conjonctives, fibres élastiques), apparaissent dans un milieu organisé, vivant (*blastème*, BURDACH, 1838), sans qu'on puisse les rattacher, au moins dans l'état actuel de la science, à d'autres éléments préexistants. On dit dans ce cas qu'ils naissent par *genèse*.

La théorie de la genèse, dont les deux grands défenseurs furent TH. SCHWANN et CH. ROBIN, s'appliquait à l'origine à tous les éléments anatomiques, quelle que fût leur structure, qu'ils eussent ou non la forme de cellule. Les procédés de la technique moderne, en se perfectionnant, permirent d'établir la filiation directe de toutes les cellules depuis l'ovule, et aujourd'hui les éléments fibrillaires seuls, dépourvus de noyau, sont considérés comme naissant par genèse. Mais si ces éléments ne manifestent pas la reproductilité, on est peut-être en droit de se demander si ce sont des éléments vivants, doués de nutrilité, ou s'il ne faut pas plutôt les considérer comme des produits fabriqués par les cellules, au même titre que les substances ou matières amorphes dont nous parlerons plus loin (p. 9).

c. *Évolutilité*. — L'évolutilité caractérisée par l'*évolution*, est la propriété qu'ont les éléments anatomiques (cellulaires) de se développer dans un sens déterminé, suivant une courbe en quelque sorte tracée d'avance. L'évolution des éléments varie suivant les différentes espèces cellulaires, alors que leur naissance se produit suivant un mécanisme identique, par la division d'une cellule manifestant ainsi la reproductilité. L'expression d'évolution appliquée aux cellules, est généralement remplacée par celle de *développement* qui comprend en outre le mode de *génération* ou de *naissance* de ces mêmes éléments. Nous nous conformerons à l'usage, et après avoir décrit la reproduction au chapitre *Cellule*, nous rechercherons pour chaque espèce cellulaire, son développement, c'est-à-dire sa provenance aux dépens de tel ou tel feuillet du blastoderme, et son évolution.

d. *Motilité, névrilité*. — En plus des propriétés que nous venons d'indiquer sommairement, et qui sont communes à tous les éléments cellulaires, un certain nombre d'éléments peuvent présenter d'autres propriétés qu'on a longtemps considérées comme l'apanage exclusif des animaux. Aussi les avait-on désignées naguère sous le nom de *propriétés de la vie animale*, réservant le nom de *propriétés de la vie végétative* à celles que nous venons de passer en revue. Ces propriétés nouvelles sont au nombre de deux : la *motilité* et la *névrilité*. La motilité est la propriété qu'ont certains éléments de changer de forme, de se mouvoir sous des influences déterminées (*mouvement sarcodique, mouvement ciliaire, mouvement* ou *contraction musculaire*).

La névrilité est une propriété dévolue aux éléments nerveux dont la mise en jeu caractérise l'*innervation* : la *sensation*, la *pensée*, la *volition* sont autant de manifestations diverses de cette propriété, autant de modes d'innervation.

Aujourd'hui, il est démontré que le mouvement s'observe également dans les tissus végétaux (mouvement des myxomycètes, du protoplasma à l'intérieur des cellules végétales, etc.), et, d'autre part, ces tissus sont également doués de sensibilité, ainsi que le témoignent les expériences de PAUL BERT (1866-72) sur la sensitive, et les brillantes recherches de CL. BERNARD (1878) sur l'action des anesthésiques. Il n'existe donc plus de barrière entre le règne animal et le règne végétal, et l'on doit grouper toutes ces propriétés sous le nom commun de *propriétés vitales*.

e. *Irritabilité.* — On remarquera que nous n'avons point énuméré, parmi les propriétés vitales, l'*irritabilité* (Glisson, 1672) dont on trouve cependant partout mention, mais avec des significations un peu différentes. D'après la plupart des auteurs, l'irritabilité serait : « la propriété que possède tout élément anatomique d'être mis en activité, et de réagir d'une certaine manière sous l'influence des agents extérieurs. »

La vie, ainsi que l'a surtout fait remarquer CL. BERNARD, résulte d'une sorte de conflit entre la substance vivante et les agents extérieurs physiques (chaleur, lumière, électricité) ou chimiques (eau, oxygène, etc.). La suppression de ces agents entraîne forcément et fatalement la suppression des propriétés vitales. Tout élément anatomique réagit donc sous les influences du dehors : il est irritable. Mais l'irritabilité ne constitue pas une propriété distincte ; elle n'est relative qu'à l'action des agents excitants sur les éléments anatomiques, et, seules, les manières dont se comportent ces éléments irrités représentent les manifestations d'autant de propriétés.

Toutes les substances, quelles qu'elles soient, inertes ou animées sont susceptibles d'être impressionnées par des agents extérieurs. Le fulmicoton détone sous le choc, les muscles se contractent sous l'influence d'une décharge électrique : elles sont donc toutes irritables. Ce qui différencie la substance vivante des corps inorganiques, c'est qu'elle réagit d'une façon spéciale, en manifestant une ou plusieurs des propriétés vitales.

3° Classification des éléments anatomiques. — On a groupé ensemble tous les éléments anatomiques possédant sensiblement les mêmes caractères et les mêmes propriétés. On a ainsi créé artificiellement un certain nombre d'espèces dont les principales, avec leurs variétés, se trouvent indiquées dans le tableau suivant :

ÉLÉMENTS ANATOMIQUES FIGURÉS (MAMMIFÈRES)

a. Avec noyau ou cellulaires.	cellules épithéliales.
	cellules conjonctives.
	cellules cartilagineuses.
	cellules osseuses.
	cellules de la moelle des os (cellules rouges, myéloplaxes, etc.).
	hématies embryonnaires.
	leucocytes.
	cellules musculaires et leurs dérivés.
	cellules nerveuses (neurones).
	ovule
	spermatozoïde.
b. Sans noyau ou non cellulaires.	fibres conjonctives.
	fibres élastiques.
c	hématies adultes.

a. *Premier groupe.* — Les éléments anatomiques ayant forme de cellules, sont des éléments vivants, actifs par excellence. Dérivant toujours de cellules antérieures, par voie de division, quelques-uns parcourent en quelques semaines, en quelques jours, toutes les phases de leur existence. Telles sont, **par exemple**, les cellules épithéliales qui recouvrent la surface **libre** de nos différents organes, et qui, au fur et à mesure que de nouveaux éléments naissent au-dessous d'elles, tombent dans le milieu ambiant, se desquament.

b. *Deuxième groupe.* — Tout autres sont les éléments anatomiques dépourvus de noyau. Apparus par genèse entre des cellules ou à leur contact, ils se développent en général lentement, et, une fois arrivés à la période adulte, semble persister dans le même état jusqu'à la mort, sans présenter d'une manière manifeste des phénomènes de décadence ou de déclin.

c. *Troisième groupe.* — Quant aux globules rouges, ce sont des éléments encore mal connus. Ils ne présentent pas chez l'adulte, au moins chez les mammifères, la structure d'une cellule ; nous ignorons comment ils naissent et comment ils meurent. Aussi avons-nous cru devoir en former un groupe à part.

B. — SUBSTANCES OU MATIÈRES AMORPHES FONDAMENTALES

Les *substances* ou *matières amorphes fondamentales*, signalées pour la première fois par HEUSINGER (1824) sous le nom de *substances de formation*, sont des substances d'union ou de remplissage. Interposées aux éléments anatomiques qu'elles maintiennent dans un rapport fixe, dont elles facilitent le glissement, ou auxquels elles servent de véhicule, elles sont dites intercellulaires, interfibrillaires, interglobulaires, suivant la forme des éléments. Au point de vue de leur consistance, on les a divisées en substances :

1º Solides, dures, résistantes (os) ;

2º Solides, mais élastiques et flexibles (cartilage);

3º Demi-solides ou pâteuses (tissu muqueux) ;

4º Liquides (plasma du sang, de la lymphe ; plasma du liquide céphalo-rachidien).

HENLE écrivait déjà en 1841 : « La substance intercellulaire est tantôt liquide, tantôt solide, car le véhicule liquide de cellules, par conséquent, le liquide du sang, de la lymphe, n'est autre chose qu'une substance intercellulaire. »

Il est à remarquer que l'apparition des substances fondamentales est toujours postérieure à celles des éléments entre lesquels ou autour desquels elles se forment. On a pu, par suite, les considérer comme un produit de sécrétion de ces derniers.

De même que les éléments anatomiques, les matières amorphes présentent à étudier des caractères (couleur, densité, consistance), que nous passerons en revue à propos de chaque substance ; elles ne possèdent aucune des propriétés qui caractérisent la vie.

Dans un même groupe que les substances amorphes, on peut ranger les parois propres glandulaires, le sarcolemme, la capsule du cristallin, la limitante postérieure de la cornée, peut-être aussi les fibres lamineuses et élastiques, c'est-à-dire toutes les parties de l'économie, amorphes ou figurées, dépourvues de noyau, et que l'on considère comme produites par les éléments cellulaires. Ainsi se trouverait constitué le groupe des *produits* comprenant : 1° les *produits figurés* et 2° les *produits amorphes*.

1° Produits figurés
- en formes de fibre (fibres conjonctives, fibres élastiques) ;
- en forme de prisme (prismes de l'émail) ;
- en forme de tube (parois propres glandulaires, sarcolemme) ;
- en forme de capsule (capsule du cristallin)
- en forme de membrane (limitante postérieure de la cornée).

2° Produits amorphes (matières ou substances amorphes fondamentales).

De Blainville (1833), tout en se refusant à l'emploi du microscope, et en tombant par suite dans de graves erreurs, avait déjà nettement indiqué les différences fondamentales qui séparent les éléments constituants de l'organisme, et les produits. « Toute la substance qui existe dans un animal quelconque soit à la surface, soit dans l'intérieur de son tissu, peut être divisée en deux sections dont l'une comprend les *éléments constituants* de l'organisme, et l'autre les *produits* » (De Blainville, 1833). Nous pouvons ajouter aujourd'hui avec G. Pouchet (1886) : « Les éléments constituants de l'organisme, ce sont les cellules ; les produits, c'est tout le reste ».

§ 2. — Principes immédiats

Nous pouvons porter l'analyse anatomique au delà des éléments cellulaires, et de leurs produits amorphes ou figurés.

Nous pouvons, en effet, extraire de ces parties élémentaires, par simple cristallisation ou coagulations successives, des principes solides, liquides ou gazeux qui, par simple mélange ou dissolution réciproque, composent leur substance. On désigne ces principes constituants des éléments anatomiques, sous le nom de *principes immédiats*, et leur étude sous celui de *stœchiologie*.

Pour arriver à ce résultat, l'anatomie emprunte à la chimie ses procédés de dissociation, mais il faut bien se garder de confondre la science avec les instruments ou les procédés qu'elle emploie. L'anatomie générale n'est pas plus physique, parce qu'elle utilise le microscope, que chimique parce qu'elle se sert de procédés propres à cette science : elle est anatomique. On peut en dire autant de la physiologie générale, qui étudie les modifications des principes immédiats dans les éléments en voie de fonctionnement.

Toutefois, comme il existe des traités de chimie biologique, nous nous bornerons dans ce Précis aux notions indispensables, renvoyant pour les détails, à ces traités, et en particulier à celui de Hugounexq. Nous rappellerons seulement ici que Ch. Robin divisait les principes immédiats en trois classes :

1° Principes d'origine minérale : eau, chlorure de sodium, phosphate de chaux, etc. ;

2° Principes cristallisables d'origine organique : urée, acide urique, cholestérine, acides stéarique, margarique, oléique, etc. ;

3° Principes non cristallisables d'origine organique : albumine, globuline, ostéine, cartilagéine, myosine, névrine, etc.

§ 3. — Tissus, humeurs

Les éléments anatomiques et les matières amorphes se combinent entre eux, de manière à constituer des parties plus complexes, solides ou demi-solides (*organes premiers, tissus*), ou liquides (*humeurs*).

A. — Tissus

Les combinaisons formées par les éléments anatomiques et par les matières amorphes solides ou demi-solides, ont reçu le nom de *tissus*, et la branche de l'anatomie générale qui a pour objet leur étude, celui d'*histologie*.

La notion du tissu ne vise que la composition élémentaire (*structure*), et le mode d'association des éléments (*texture*), quelles que soient d'ailleurs la forme et les dimensions des parties envisagées. L'ensemble des parties de l'économie ainsi similaires (c'est-à-dire offrant une structure et une texture identiques, composées d'un même tissu), mais distinctes, constitue un *système*, et chacune des parties, envisagée isolément, représente un *organe premier* de ce système.

Un exemple permettra de mieux saisir ces définitions. Le tissu cartilagineux est un tissu formé par une matière amorphe fondamentale englobant des éléments cellulaires appelés cellules cartilagineuses. Supposons rassemblées toutes les parties du corps humain composées de tissu cartilagineux, c'est-à-dire présentant la même matière amorphe, et les mêmes cellules cartilagineuses disposées entre elles de la même façon. Le système cartilagineux comprendra l'ensemble de tous ces cartilages, et chacun de ces cartilages considéré à part sera un organe premier du système cartilagineux. Les tissus sont en quelque sorte des étalons qui permettent de comparer et de grouper les parties similaires.

1⁰ Caractères et propriétés. — De même que les éléments anatomiques, les tissus présentent à étudier des caractères, ainsi que des propriétés. Nous nous bornerons à exposer quelques généralités sur les caractères, renvoyant pour l'étude des propriétés aux différents tissus.

a. *Consistance*. — La consistance d'un tissu, sa résistance à la dissociation, peuvent tenir tout d'abord au mode même d'intrication des éléments qui le constituent. Supposons, en effet, que des éléments allongées, des fibres conjonctives par exemple, soient enchevêtrés, enlacés à peu près comme le sont les filaments de chanvre dans la toile, le tissu résultant de cette disposition, sera doué d'une ténacité relativement assez grande. Mais, généralement, on trouve interposée entre les éléments anatomiques une matière fondamentale, amorphe, de consistance variable, formant ainsi une sorte de gangue qui maintient dans une position fixe les diverses parties constituantes d'un même tissu.

Quelques observateurs ont cru devoir étendre l'existence d'une substance unissante à la généralité des tissus, et l'ont décrite sous le nom de *ciment intercellulaire* ou de *substance cimentaire*, même dans les tissus où les éléments anatomiques nous paraissent en contact presque immédiat. Nous aurons occasion de revenir dans la suite sur la valeur de l'argument tiré des imprégnations au nitrate d'argent (p. 76). Nous nous bornerons à faire remarquer actuellement que l'hypothèse d'un pareil ciment ne fait que reculer la difficulté, puisqu'il reste encore à expliquer comment ce ciment, unissant deux éléments, tient à l'un et à l'autre, et, en dernier lieu, comment la couche cellulaire adhère dans son ensemble au tissu sous-jacent. Du reste, il ne paraît pas qu'on ait jamais pu isoler ce ciment, ni le voir détaché des éléments entre lesquels on le suppose devoir exister. L'adhérence des éléments anatomiques entre eux, dans un tissu où ils nous paraissent contigus, résulte, dans beaucoup de cas, de l'existence de minces filaments tendus entre deux cellules voisines (p. 66). Lorsque ces filaments d'union font défaut, l'adhérence a lieu par simple attraction moléculaire.

b. *Cérulescence.* — Certains tissus présentent une sorte de dichroïsme ou de fluorescence, qui rappelle le phénomène offert par l'huile de pétrole et la solution de sulfate de quinine. G. POUCHET (1876) a proposé de donner à cette propriété le nom de *cérulescence*. Si on regarde, en effet, par transparence une mince lame de cartilage, cette lame est jaune, mais si on la place sur un fond qui absorbe les rayons lumineux, un drap noir par exemple, elle paraît d'un bleu qui peut être très intense.

Ce dichroïsme n'est point spécial au cartilage. Il appartient aussi au derme cutané, et devient la source des colorations bleues très marquées chez les animaux. C'est grâce à lui que les tatouages faits avec de l'encre de Chine paraissent bleus, et que les veines dont le sang est d'une couleur rouge-brun très prononcée, donnent cependant à travers la peau l'impression du bleu. Cette propriété paraît inhérente à la matière amorphe du cartilage et du derme.

c. *Structure*. — Quelques tissus ne renferment qu'une seule espèce d'éléments anatomiques, d'autres en contiennent deux ou trois. Mais, généralement, les espèces élémentaires se trouvent associées en nombre plus considérable. L'élément qui prédomine dans un tissu porte le nom d'*élément principal* ou *fondamental*, les autres celui d'*éléments secondaires* ou *accessoires*. Les propriétés d'un tissu n'étant que la résultante des propriétés spéciales à chaque élément, il est évident que ces propriétés seront, en général, celles de l'élément fondamental, légèrement modifiées par les éléments accessoires.

d. *Texture*. — Deux tissus, composés des mêmes éléments, peuvent présenter, grâce au mode d'arrangement différent de ces éléments, des caractères distincts. Des fibres rigides, par exemple, inextensibles, rangées parallèlement à côté les unes des autres, formeront un tissu également inextensible, qui pourra servir d'organe de transmission du mouvement. Si ces fibres viennent, au contraire, à s'entrecroiser dans tous les sens, et que de plus elles soient onduleuses, elles pourront glisser légèrement les unes sur les autres, et le tissu qui résultera de cette disposition, sera doué d'un certain degré d'extensibilité.

e. *Vascularité et innervation*. — La plupart des tissus sont pénétrés par des nerfs et par des vaisseaux sanguins qui apportent aux éléments anatomiques les matériaux nécessaires à leur nutrition et à leur fonctionnement. Il est à remarquer que la forme des mailles capillaires est généralement en rapport avec celle des éléments composants. Ainsi, dans un tissu formé de cellules sphériques ou polyédriques, les mailles sont polygonales, tandis qu'elles s'allongent et deviennent rectangulaires dans un tissu composé d'éléments fibrillaires.

Bien que l'expression d'*innervation* soit relative à la manifestation de la névrilité, néanmoins, suivant l'usage courant et faute d'un terme mieux approprié, nous l'emploierons pour désigner le mode de distribution des nerfs dans les tissus.

2° Classification des tissus. — De même que pour les éléments, on a étudié les caractères et les propriétés des différents tissus de l'économie, et on a réuni dans un même groupe tous les tissus qui présentaient des caractères et des propriétés sensiblement identiques. Ainsi a été établie une classification des tissus.

La notion de parties similaires en anatomie, est de date assez récente. Assurément les anciens anatomistes, comme FALLOPE (1523-62), BORDEU (1722-76), PINEL (1745-1826), avaient bien reconnu l'existence de parties semblables, mais ils n'avaient pas poussé plus loin leur étude. Ils n'avaient pas songé à réunir toutes les parties semblables, et à en rechercher les caractères communs, et les propriétés communes. BICHAT (1771-1802) eut le mérite de rassembler toutes ces notions éparses en un corps de doctrine. C'est à lui que nous devons la première classification naturelle des tissus.

Voici comment s'exprime BICHAT dans les considérations générales de son remarquable *Traité d'anatomie générale*, publié en 1801 : « L'organisation n'est jamais analogue dans les tissus simples. La simple inspection suffit pour montrer une foule d'attributs caractéristiques de chacun, et exclusifs des autres. Ici c'est une disposition fibreuse, là une granulée, ailleurs une laminée, dans certains cas une aérolaire, etc. Malgré ces différences, les auteurs ne sont pas d'accord sur les limites des divers tissus. J'ai donc eu recours, pour ne laisser aucun doute sur ce point, à l'action des différents réactifs. J'ai examiné chaque tissu soumis à celle du calorique, de l'air, de l'eau, des acides, des alcalis, des sels neutres, etc. : la dessiccation, la putréfaction, la macération, la coction, etc., produits de plusieurs de ces actions, ont altéré de diverses manières chaque sorte de tissu ». Ces quelques mots résument toute la méthode de l'anatomie générale. Aussi a-t-on pu dire que BICHAT, en définissant d'une façon précise l'objet de l'anatomie générale, en a été le véritable fondateur.

BICHAT considérait les tissus comme des éléments simples, au même titre qu'en chimie l'hydrogène, l'oxygène, etc. Aujourd'hui, le microscope perfectionné nous permet de décomposer les organes premiers en éléments anatomiques, et de rechercher sur ces éléments l'action des réactifs que BICHAT avait limi-tée aux tissus. Aussi, parmi les 21 tissus décrits par BICHAT, quelques-uns, comme le tissu muqueux et le tissu séreux, ont été dédoublés chacun en deux tissus distincts (tissu épithélial et tissu conjonctif).

Depuis BICHAT, bien des classifications ont été proposées. Il nous suffira de rappeler les noms de MECKEL (1815), de MAYER (1819), de HEUSINGER (1822), de BÉCLARD (1825), de DE BLAIN-VILLE (1829), de SCHWANN (1839), de HENLE (1841), de KÖLLIKER (1850-54), de LEYDIG (1857), de FREY (1859), de CH. ROBIN (1864), de CORNIL et RANVIER (1869).

Nous adopterons la classification suivante qui se rapproche beaucoup de celle de CORNIL et RANVIER (1869), et qui se recom-mande par sa simplicité :

CLASSIFICATION ANATOMIQUE DES TISSUS

I. Tissus simples (formés par l'association d'éléments appartenant à une même espèce). → Tissu épithélial et ses dérivés (tissus cristal-linien, un-guéal, cornéal, pileux, etc.).

II. Tissus composés (formés par l'association d'éléments appartenant à des espèces distinctes, ou isolés par l'interposition d'une substance amorphe plus ou moins abondante.

  A). Avec matière amorphe relativement abondante.
    a. Demi-molle ou pâteuse. → Tissus conjonctifs. Tissu de la moelle des os.
    b. Solide. → Tissus cartilagineux et fibro-cartilagineux. Tissus osseux et fibro-osseux.
    c. Liquide (humeurs constituantes). → Sang. Lymphe. Chyle.

  B). Avec matière amorphe peu abondante (tissus hautement différenciés). → Tissu musculaire. Tissu nerveux.

Depuis REICHERT (1845), les anatomistes décrivent sous le

nom de *tissus de substance conjonctive*, un certain nombre de tissus qui possèdent plusieurs caractères communs, et constituent ainsi un groupe naturel. Ces tissus sont :

1° Les tissus conjonctifs proprement dits ;

2° Les tissus cartilagineux et fibro-cartilagineux ;

3° Les tissus osseux et fibro-osseux avec le tissu de la moelle des os.

Un des caractères communs de ces tissus, est d'offrir partout des éléments qui présentent une grande ressemblance (cellules conjonctives, cellules cartilagineuses, cellules osseuses), et qui sont inclus dans une matière amorphe plus ou moins solide, mais toujours abondante. Ces tissus se continuent fréquemment l'un avec l'autre ; ils peuvent aussi se remplacer, comme on voit, au cours du développement, le tissu osseux des os longs, par exemple, succéder à un cartilage préexistant. Cette substitution d'un tissu de substance conjonctive à un autre, s'observe également dans la série animale, d'un groupe à un autre. Le ligament stylo-hyoïdien, formé de tissu fibreux chez l'homme, est représenté par une pièce osseuse chez le cheval. La sclérotique, exclusivement fibreuse chez les mammifères, englobe une lame cartilagineuse chez les amphibiens et chez les poissons, et même des plaques osseuses chez les oiseaux.

B. — Humeurs

On appelle *humeurs* les parties liquides de l'organisme, et *hygrologie* la branche de l'anatomie générale qui s'occupe de leur étude. Parmi les humeurs, quelques-unes comme le sang, la lymphe, etc., font partie intégrante du corps humain, au même titre que les tissus ; on les désigne par suite sous le nom d'*humeurs constituantes* ou d'*humeurs de constitution*. Ce sont, en réalité, des tissus dont la substance amorphe fondamentale liquide sert de véhicule à des éléments anatomiques.

Les autres humeurs de l'économie sont des humeurs produites, c'est-à-dire élaborées par les éléments cellulaires aux dépens de matériaux qui proviennent du sang. On les divise en *humeurs de sécrétion* et *humeurs d'excrétion*, suivant que les substances qu'elles renferment n'existent pas préformées (pepsine, caséine, etc.), ou, au contraire, se trouvent dans le même état à l'intérieur du plasma sanguin (urée par exemple).

Aux humeurs proprement dites, il faut ajouter les *produits médiats*, c'est-à-dire les produits résultant du mélange des substances introduites dans l'organisme avec des liquides sécrétés par celui-ci : telles sont les matières fécales.

§ 4. — ORGANES ET APPAREILS

Aux tissus et aux humeurs, s'arrêtait pour CH. ROBIN le domaine de l'anatomie générale ; les organes seconds faisaient exclusivement partie de l'anatomie descriptive. Cette limite imposée par ROBIN nous paraît trop restreinte, et nous estimons que l'anatomie générale doit également porter ses investigations sur nos différents organes seconds. Ces organes sont, en effet, formés par la juxtaposition ou par la pénétration réciproque d'organes premiers appartenant à des systèmes différents. L'anatomie descriptive nous en fera connaître la forme, les dimensions, les rapports, etc., mais il appartient à l'anatomie générale de déterminer les organes premiers qui entrent dans leur composition (*structure*), et la manière dont ces organes premiers se trouvent associés entre eux (*texture*).

On trouve dans la plupart des ouvrages les expressions de système artériel, système capillaire, système veineux. D'après la définition que nous en avons donnée plus haut (p. 12), un système comprend tous les organes premiers composés d'un même tissu. Or, l'examen microscopique nous révèle, dans les parois artérielles, l'existence de couches diverses jouissant de caractères et de propriétés fort dissemblables, appartenant par conséquent à des systèmes distincts. L'ensemble des artères ne saurait donc constituer un système, au moins dans le sens que lui attribuait ROBIN. Et cependant, la structure et la texture des parois artérielles sont sensiblement les mêmes dans tous les points de l'économie, et, par suite, les artères représentent des parties similaires, mais complexes. C'est pour cette raison qu'il conviendrait d'admettre deux espèces de systèmes : les systèmes d'organes premiers dont nous avons parlé plus haut (p. 12), et les systèmes d'organes seconds dont nous nous occupons en ce moment. Les systèmes d'organes seconds comprendraient l'ensemble des organes seconds composés des mêmes organes premiers, arrangés entre eux de la même façon, c'est-à-dire présentant la même structure et la même texture (ex. système artériel, système rénal, etc.).

§ 5. — DIVISIONS DE L'ANATOMIE GÉNÉRALE

D'après ce que nous venons de voir, l'anatomie générale doit successivement envisager, en procédant du simple au composé, les parties suivantes :

1° Principes immédiats (*Stœchiologie*) ;
2° Éléments anatomiques et produits (*Élémentologie*) ;
3° Tissus (*Histologie*), et humeurs (*Hygrologie*) ;
4° Organes seconds (*Organologie*).

Nous avons exposé plus haut (p. 11) les raisons qui nous portaient à négliger dans ce Précis les principes immédiats. Les autres branches de l'anatomie générale forment l'objet de deux parties distinctes. Dans une première partie, afférente aux tissus et humeurs constituantes, nous nous occuperons en même temps des éléments anatomiques et des tissus dont il est difficile de séparer l'étude ; la deuxième partie sera consacrée aux organes seconds groupés par appareil. Nous compléterons la description des différents tissus, par la recherche de leur mode de formation (histogénie).

Au point de vue étymologique, le terme *histologie*, introduit dans la science par MAYER en 1819, devrait s'appliquer exclusivement à l'étude des tissus, mais par suite d'un usage qui a prévalu depuis H. CLOQUET (1826), on désigne habituellement sous ce nom l'anatomie générale tout entière.

§ 6. — HISTOIRE DE L'ANATOMIE GÉNÉRALE

Deux grands noms dominent toute l'histoire de l'histologie. Ce sont ceux de X. BICHAT et de TH. SCHWANN qui nous permettent de diviser l'histoire de l'anatomie générale en trois périodes : 1° une première période s'étendant du moyen âge à BICHAT (1801) ; 2° une deuxième période comprise entre BICHAT et SCHWANN (1838) ; et 3° une troisième période qui commence à SCHWANN, et se prolonge jusqu'à nos jours.

1° Première période (Du moyen âge à Bichat). — On peut dire, d'une façon générale, que les siècles qui ont précédé le XIX°, ont peu contribué à la création de l'histologie. On trouve bien par-ci, par-là des données éparses dans VÉSALE (1514-64), dans FALLOPE (1523-62), dans BORDEU (1722-76), dans PINEL (1745-1826), mais aucun anatomiste de cette époque n'avait songé à les réunir, pour en faire un tout complet.

La découverte du microscope inventé par deux hollandais HANS et ZACHARIAS JANSSEN (1590), et perfectionné par un napolitain FONTANA (1618) avait cependant suscité des observations intéressantes. SWAMMERDAM (1637-80) étudie au microscope les invertébrés, mais ne fait qu'entrevoir les éléments des organes. MALPIGHI (1628-94) s'occupe de la structure des plantes, et décrit la circulation capillaire observée pour la première fois par LEEUWENHOEK (1683) sur la membrane interdigitale de la grenouille, et sur la queue du têtard. LEEUWENHOEK (1632-1723) découvrit, en plus, les globules rouges du sang, et, avec son élève HAMM, les spermatozoïdes (1677).

Ces observations restèrent malheureusement isolées. Le microscope n'était pas alors l'instrument parfait que nous connaissons aujourd'hui, et on le considérait plutôt comme un instrument de curiosité que comme un instrument scientifique. Les images qu'il donnait étaient souvent fort confuses, et l'imagination aidant, on en arrivait à décrire des choses fantastiques.

C'est ainsi que DALENPATIUS (1699), cité par MANDL, dans son *Atlas d'anatomie microscopique*, t. I (1838-47), prétend voir les spermatozoïdes humains, placés sous le microscope, se dépouiller de leur enveloppe, et présenter une tête, des extrémités, comme l'homme parfait. De même JOBLOT (1718), décrit et figure certains animalcules aquatiques avec une face humaine et des moustaches : « Tout le dessus de son corps, dit-il, est couvert

d'un beau masque bien formé de figure humaine, parfaitement
bien fait, comme on peut en juger par ce dessin (fig. 4), où l'on
voit six pattes et une queue, sortant de dessous ce masque qui est
couronné d'une coiffure singulière ». GAUTIER D'AGOTY (1750), de
son côté, représente les sperma-
tozoïdes avec une face humaine.
Ces illusions d'optique jetèrent,
sur les recherches microscopiques,
un profond discrédit, dont on
retrouve encore des traces au
commencement du XIXᵉ siècle.

2° Deuxième période (De Bichat à SCHWANN). — Nous venons
de voir qu'à la fin du XVIIIᵉ siècle,
nos connaissances sur les parties
similaires étaient encore bien rudimentaires, lorsqu'en 1801 parut
le traité d'*Anatomie générale* de
X. BICHAT, dans lequel se trouve
présentée pour la première fois
une classification naturelle des

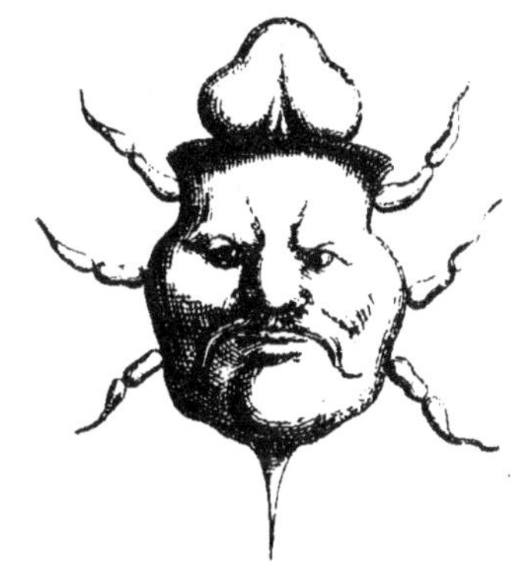

Fig. 4.

Infusoire à figure humaine
représenté par Joblot (Descriptions et usages de plusieurs nouveaux microsco-
pes, pl. 6, fig. 12, Paris, 1718)

tissus. BICHAT (1771-1802) montre que tous nos organes sont
décomposables en un certain nombre de tissus dont il étudie les
caractères et les propriétés physico-chimiques qu'il appelle *propriétés de tissu*. « Tous les animaux, dit-il, sont un assemblage
de divers organes qui, exécutant chacun une fonction, concourent, chacun à sa manière, à la conservation du tout. Ce sont
autant de machines particulières dans la machine générale qui
constitue l'individu. Or, ces machines particulières sont elles-
mêmes formées par plusieurs tissus de nature très différente,
et qui forment véritablement les éléments de ces organes...
Ce sont ces éléments organisés de l'homme qui font l'objet spécial de l'anatomie générale ». L'anatomie générale était fondée.
Nous avons vu plus haut, que le nombre des tissus admis par
BICHAT s'élevait à 21.

BICHAT ne se borna pas à rechercher les propriétés physiques des tissus, mais il étudia aussi leurs *propriétés vitales,* et se trouva ainsi conduit à repousser l'existence d'un principe vital qui jusqu'alors servait à expliquer les phénomènes de la vie. « Ce principe, dit-il, appelé vital par Barthez, archée par Van Helmont, etc., est une abstraction qui n'a pas plus de réalité, qu'en aurait un principe également unique qu'on supposerait présider aux phénomènes physiques ». Enfin, en montrant que des tissus différents s'altèrent d'une façon différente, Bichat créa l'anatomie pathologique générale.

On voit ainsi que le rôle de Bichat en anatomie fut considérable. Malheureusement Bichat ne fit jamais usage du microscope, et ne put ainsi se rendre compte que les tissus étaient eux-mêmes des pluralités. Il considérait les tissus comme des éléments simples. « La chimie a ses corps simples, dit-il, qui forment, par les combinaisons diverses dont ils sont susceptibles, les corps composés. De même l'anatomie a ses tissus simples, qui, par leurs combinaisons, quatre à quatre, six à six, huit à huit, etc., forment les organes ».

Bichat partageait sans doute la répulsion qu'un certain nombre de savants professaient à cette époque pour le microscope. Cette répulsion se continua d'ailleurs pendant la première moitié du XIXe siècle, au point que nous voyons des hommes, comme de Blainville, écrire en 1829 : « Le grossissement du microscope ne nous apprend rien de nouveau sur la forme élémentaire du tissu muqueux. Il est même plus propre à nous tromper qu'à nous éclairer à cet égard ». De Blainville (1777-1850) considérait, d'ailleurs, comme Bichat, les tissus comme des éléments simples qu'il divisait en *constituants* et en *produits.* « Les éléments constituants sont ceux qui composent les organes eux-mêmes, tandis que les produits sont étrangers à ces organes, bien qu'émanés d'eux, et bien que susceptibles d'être repris par l'absorption ». Parmi les éléments produits, De Blainville rangeait l'épiderme, les poils, le cristallin, etc.

De nombreux observateurs s'efforcèrent de réagir contre l'aversion dont le microscope était l'objet. H. Milne-Edwards (1800-85) écrivait en 1826 : « Je ne sais à quoi attribuer l'espèce de défaveur que l'on a jetée sur ce genre d'observations (microscopiques), tout en admettant cependant dans les autres sciences les résultats obtenus par des moyens analogues », et, plus tard, A. Donné en 1845 : « Non seulement les médecins sont restés étrangers aux observations microscopiques, mais ils les repoussent comme ne donnant lieu qu'à des visions chimériques ; le mot *illusions microscopiques*, par lequel ils accueillent tout ce que l'on dit de cette science, est à peu près le seul qu'ils connaissent de son vocabulaire ». Et cependant, à cette époque, la cellule était connue, et l'anatomie cellulaire était fondée.

La découverte des lentilles achromatiques par le hollandais Van Deyl, et par l'opticien allemand Frauenhofer (1816), avait permis de faire des observations plus précises qu'avec les anciens microscopes. Tréviranus (1816), Prévost et Dumas (1821), Heusinger (1822) considèrent les divers tissus comme formés de globules pleins ou creux, d'une substance muqueuse et de fibres résultant de la soudure bout à bout des globules (Heusinger). Mais ce fut surtout Dutrochet (de 1824 à 1837) qui fit faire un grand pas à l'anatomie microscopique, en comparant la structure intime des tissus animaux à celle des tissus végétaux dont les éléments étaient mieux connus. Les globules des auteurs précédents doivent être assimilés à de véritables utricules (ou cellules). « Les corpuscules globuleux qui composent, par leur assemblage, tous les tissus organiques des animaux, sont véritablement des cellules globuleuses d'une excessive petitesse, lesquelles paraissent n'être réunies que par une simple force d'adhésion » Dutrochet (1837). Les auteurs qui suivirent : Valentin (1835), J. Muller (1835), Purkinje et Raschkow (1835), Raspail (1837), Henle (1837), rapprochèrent également les tissus animaux des tissus végétaux, et découvrirent un certain nombre d'espèces cellulaires (cellules de la notochorde, cellules cartilagineuses, cellules épithéliales, etc.).

L'anatomie des plantes avait en effet devancé l'anatomie des animaux, et les éléments anatomiques des végétaux étaient connus depuis nombre d'années. En 1667, R. Hooke, un physicien architecte, examinant au microscope une mince tranche de liège, y découvrit de petites excavations qu'il appela *cellules*. Plus tard ces mêmes excavations reçurent de N. Grew (1672) le nom de *vésicules*, et de M. MALPIGHI (1675) celui d'*utricules*. Ces deux dernières expressions furent employées jusqu'à BRISSEAU-MIRBEL (1800-1802) qui leur substitua celle de *cellule*, reprenant ainsi, à son insu, la dénomination de HOOKE, dont il ignorait les recherches.

MIRBEL admettait encore à cette époque que les cloisons interposées aux différentes cellules, étaient communes. Ce fut une dame, Mme de G. (elle n'est pas autrement désignée dans les lettres de G. SPRENGEL, 1802), qui montra, en suivant le développement du haricot, que les cloisons intercellulaires ne sont pas simples, mais doubles et formées par la juxtaposition d'utricules dont les parois finissent par se souder, après avoir été tout à fait distinctes à l'origine. C'est depuis cette époque que le mot cellule a pris la signification qu'il a conservée en botanique, désignant non pas la cavité indépendamment de l'enveloppe, mais la cavité avec sa paroi, ou, en d'autres termes, un élément anatomique creux.

Peu après, on reconnut que la paroi de la cellule végétale était en réalité constituée par deux sacs emboîtés l'un dans l'autre, dont l'interne précédant l'externe dans son organisation reçut de HUGO MOHL, en raison de ce fait, le nom d'*utricule primordial*, et de MIRBEL celui d'*utricule ancien*. La cellule était constituée avec son corps cellulaire (sac interne) et son enveloppe (sac externe); il n'y manquait que le noyau. Celui-ci, entrevu par LEUWENHOEK et par FONTANA (1781) fut découvert par ROBERT BROWN en 1831 dans les cellules végétales, et retrouvé par PURKINJE et RASCHKOW (1835) dans les cellules animales, où il fut appelé *guttula globosa*. VALENTIN (1836) lui donna le nom de *noyau* (nucléus), et découvrit à son intérieur un corpuscule plus petit que SCHLEIDEN (1838) décrivit également dans les cellules végétales sous le nom de petit noyau (KERNCHEN). SCHWANN (1838) l'appela *nucléole* (nucléolus).

L'individualité de la cellule, indiquée par MIRBEL, fut nettement affirmée par TURPIN (1826) et par MEYEN (1830).

3° Troisième période (de SCHWANN à nos jours). — Cette troisième période est surtout caractérisée par ce fait qu'on ne se borna plus à étudier seulement la structure intime des tissus, mais qu'on rechercha également leur mode de développement. Deux noms illustres inaugurent cette période : SCHLEIDEN (1804-81) et SCHWANN (1810-82).

SCHLEIDEN et SCHWANN étudiaient ensemble à Berlin. SCHWANN était assistant de JOHANNES MÜLLER, et avait pour condisciples des jeunes gens qui devaient tous laisser un nom dans la science : HENLE. LUDWIG, BISCHOFF, etc. SCHLEIDEN étudiait les tissus végétaux, et SCHWANN s'occupait des tissus animaux. Lorsqu'en 1838, SCHLEIDEN publia ses recherches sur la structure et sur le développement des tissus végétaux, SCHWANN qui avait observé, en ce qui concerne les animaux, des faits analogues à ceux décrits par SCHLEIDEN, n'hésita pas à accepter les idées de ce dernier et à les appliquer aux tissus animaux.

A cette époque, régnait encore en botanique la théorie du *cambium* de MIRBEL ou du *protoplasma* de H. MOHL. On désignait sous le nom de cambium (protoplasma) une substance muqueuse susceptible de passer de l'état amorphe à l'état utriculaire continu. Elle se disloquait ensuite sous forme d'utricules distinctes, entre lesquelles persistait de minces cloisons de cambium (MIRBEL, 1820). Le développement des cellules végétales aurait lieu, pour SCHLEIDEN, d'une façon toute différente. Le noyau de la cellule (*cytoblaste*) apparaît tout d'abord par groupement moléculaire dans une masse muqueuse identique au cambium (*cytoblastème*), puis autour du noyau se condense, par un mécanisme analogue, le corps de la cellule, et enfin, autour de celui-ci, se dépose une mince couche d'une substance distincte à la fois du cystoblastème ambiant et du contenu cellulaire : c'est la membrane d'enveloppe. SCHWANN, assimilant de son côté la structure des tissus animaux à celle des tissus végétaux, admit que les cellules animales se développaient suivant un mode de formation analogue qu'il décrivit sur les différents tissus.

La théorie de la formation libre des cellules élaborée par SCHLEIDEN et par SCHWANN, admise à l'origine par la plupart des anatomistes, entre autres par VALENTIN et par HENLÉ, ne tarda pas à être remplacée par celle de la division cellulaire de REMAK et de VIRCHOW. Nous avons décrit ailleurs (*Précis d'Em-*

bryologie humaine, p. 14 et 15) les phases successives qu'a parcourues cette dernière théorie jusqu'à l'époque actuelle.

De nombreux travailleurs, surtout en Allemagne, s'occupèrent après SCHWANN, de la structure et du développement des tissus. Leur nombre est trop considérable pour que nous puissions les mentionner tous dans ce Précis. Nous nous bornerons à rappeler les noms des premiers observateurs : VALENTIN (1810-83), J. MULLER (1801-58), REICHERT (1811-83), HENLE (1809-85), REMAK (1815-65), KÖLLIKER (1847), VIRCHOW (1821-1902), HIS (1831), W. KRAUSE (1833), WALDEYER (1836), etc.

En France, l'anatomie cellulaire avait été négligée dans la première moitié de ce siècle, et, malgré les efforts de MANDL (1812-81), de LEREBOULLET (1804-65), de DONNÉ (1801-78), le microscope était en défaveur auprès de nombreux savants. Il a fallu toute la valeur scientifique et aussi toute l'énergie de CH. ROBIN (1821-85) pour faire triompher les études histologiques en France. C'est pour lui que fut créée en 1862 la première chaire d'histologie à la Faculté de médecine de Paris.

ROBIN partagea longtemps les idées de SCHWANN concernant la formation libre des cellules, et les défendit sous le nom de théorie de la *genèse*. Il étudia avec soin les éléments anatomiques et les humeurs, et découvrit plusieurs espèces cellulaires (médullocelles, myéloplaxes). C'est à lui que nous devons la première classification naturelle des humeurs.

A côté de l'école de ROBIN, dont les principaux élèves furent G. POUCHET (1833-94), LEGROS (1834-73), CADIAT (1844-84), tous trois disparus, s'éleva au Collège de France l'école de RANVIER, avec MALASSEZ et RENAUT), qui fit faire un progrès considérable à la technique histologique.

PREMIÈRE PARTIE

TISSUS ET HUMEURS CONSTITUANTES

Avant d'aborder la description des différents tissus et des humeurs constituantes qu'il convient d'assimiler à des tissus, il nous parait indispensable de consacrer un premier chapitre à la cellule envisagée à un point de vue général, c'est-à-dire de rechercher les propriétés et les caractères communs qu'elle présente dans les différents tissus. Quant aux propriétés et aux caractères spéciaux, propres à telle ou telle espèce cellulaire, nous renverrons leur étude à celle des tissus correspondants.

CHAPITRE PREMIER
CELLULE EN GÉNÉRAL

L'expression de *cellule* vient du mot latin *cellula* qui signifie petite cavité, petite loge. Ainsi que nous l'avons montré plus haut (p. 23), cette expression, tout d'abord appliquée à la désignation des excavations qu'on rencontre dans les tissus végétaux, a été peu à peu détournée de sa signification primitive, et l'on est convenu aujourd'hui de comprendre sous ce nom tout élément anatomique renfermant un ou plusieurs noyaux. Nous verrons plus loin (p. 59) que cette définition anatomique peut être remplacée par la définition physiologique suivante : une petite masse protoplasmique renfermant un ou plusieurs noyaux. Les expressions de *corpuscules* (MANDL, 1843), de *protoblastes* (KÖLLIKER), de *plastides* (HÆCKEL) et de *globules* n'ont pas prévalu, sauf en ce qui concerne les éléments du sang.

Dans la description générale de la cellule, nous suivrons l'ordre que nous avons indiqué plus haut (p. 2), c'est-à-dire que nous passerons successivement en revue les caractères et les propriétés.

ARTICLE PREMIER

CARACTÈRES

Parmi les caractères, nous envisagerons : 1° la forme; 2° les dimensions; 3° la couleur; 4° la coloration artificielle ; 5° la structure.

1° Forme. — La forme des éléments cellulaires est essentiellement variable. Tantôt, lorsque les trois dimensions sont à

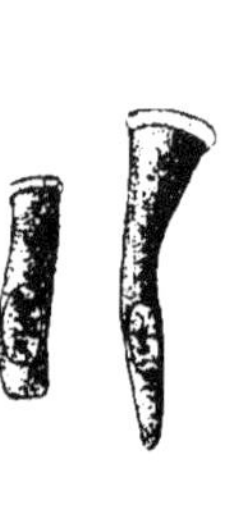

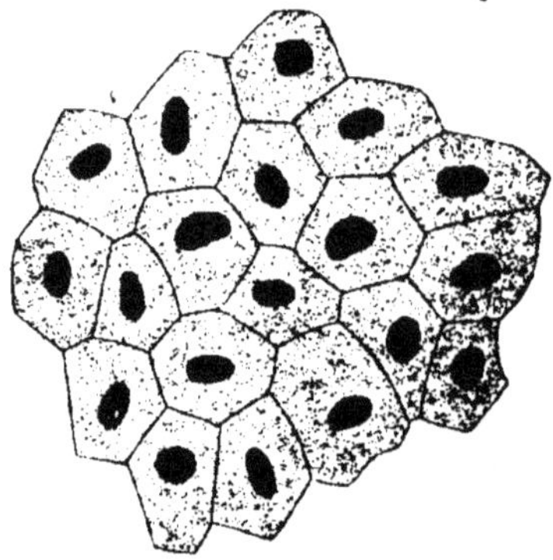

Fig. 5.

Cellule (épithéliale) prismatique provenant de la muqueuse intestinale du cheval (gr. 370/1). Vue de profil.

Fig. 6.

Lambeau de cellules (épithéliales) pavimenteuses provenant par desquamation de l'épiderme de la grenouille (gr. 370/1). Vue en surface.

peu près égales, la cellule se présente sous l'aspect d'un petit corps *sphérique* ou *polyédrique*, avec des arêtes plus ou moins vives ; tantôt, une des dimensions l'emporte sur les autres, la cellule s'allonge et devient *cylindrique* ou *prismatique* (fig. 5).

ou encore *fusiforme*, lorsque l'allongement est considérable ; tantôt enfin, une des dimensions est réduite au minimum, la cellule s'aplatit et prend le nom de cellule *pavimenteuse* (fig. 6) ou *lamelleuse*, suivant les degrés de sa minceur.

La surface du corps cellulaire peut être lisse (ovule), mais elle peut aussi pousser des prolongements qui s'étendent plus ou moins loin, et donnent à l'élément une forme *étoilée* ou *rameuse* (fig. 7). La cellule nerveuse est particulièrement remarquable par la longueur d'un de ces prolongements (cylindraxe) qui pour les nerfs plantaires peut atteindre une longueur supérieure à un mètre.

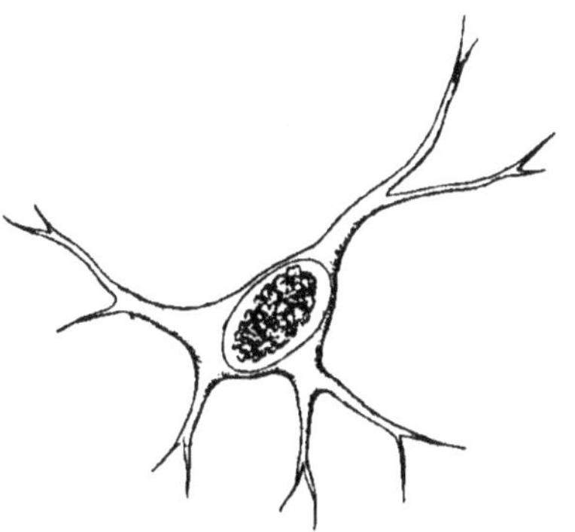

Fig. 7.

Cellule (conjonctive) étoilée provenant du lophioderme de la queue de l'axolotl (gr. 370/1).

2° Dimensions. — Les dimensions des cellules, abstraction faite des prolongements qu'elles peuvent présenter, varient, en moyenne, de 0,012 à 0,100 millimètres. L'unité de mesure généralement employée pour exprimer ces dimensions est le millième de millimètre (μικρόν) qu'on désigne par le signe conventionnel μ : 6 millièmes de millimètre s'écriront 6 μ. Les ovules qui comptent parmi les éléments les plus volumineux mesurent, chez la femme, un diamètre de 140 à 200 μ ; les lymphocytes, parmi les plus petits, n'ont pas plus de 6 μ.

La mesuration des éléments anatomiques, en général, s'obtient directement au microscope par l'emploi d'oculaires gradués (micromètre oculaire) dont on connaît la valeur des divisions avec les différents objectifs. Mais on peut obtenir une approximation suffisante, en comparant la largeur d'un globule rouge qui mesure exactement 7 μ de diamètre, avec celle de l'élément envisagé. On arrive ainsi très vite à estimer au simple regard les dimensions des objets que l'on voit dans le champ du microscope.

3° Couleur. — Certaines cellules se distinguent de leurs congénères par une teinte plus ou moins accusée : elles sont colorées, et cette coloration reconnait des causes diverses. Tantôt la couleur est due à la présence d'un principe immédiat qui imprègne la substance de la cellule, et lui communique sa couleur par une sorte d'imbibition, comme c'est le cas pour les globules

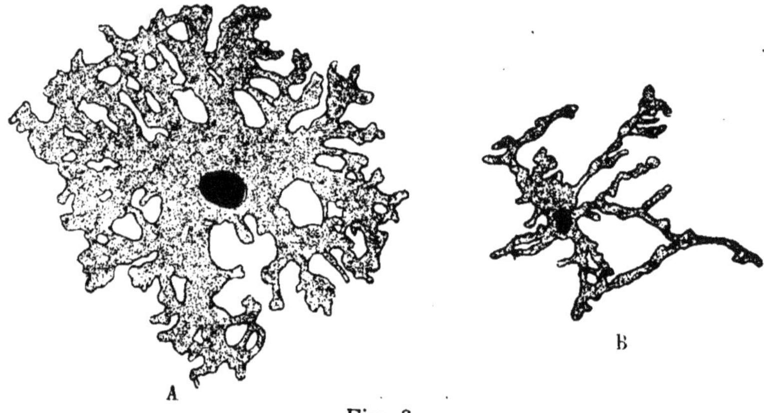

Fig. 8.

Chromoblastes du péritoine A du triton et B de la membrane rétropéritonéale de la grenouille, avec leurs prolongements ramifiés et anastomosés (gr. 120/1). On aperçoit au centre le noyau ovalaire.

rouges des ovipares (et aussi pour les globules rouges non nucléés des mammifères), tantôt la couleur résulte du dépôt, à l'intérieur du corps cellulaire, de grains ou de gouttelettes d'une substance colorante désignée sous le nom de *pigment* (fig. 8).

Chez l'homme, le seul pigment qu'on rencontre est un pigment noir appelé *mélanine* qui infiltre certaines cellules épithéliales (couche pigmentée de la rétine), et aussi certaines cellules conjonctives. Chez les vertébrés inférieurs et chez les invertébrés, en dehors du pigment mélanique, on rencontre des pigments de couleur variée (rouge, jaune, violette), contenus à l'intérieur de cellules conjonctives rameuses (*chromatophores* ou *chromoblastes* de G. POUCHET).

Faisons remarquer, en terminant, que la couleur d'un élément anatomique peut être inhérente à sa constitution moléculaire, comme c'est le cas pour les fibres élastiques, et que par suite on ne saurait isoler, au moyen de dissolvants, aucune substance colorante.

4° Coloration artificielle. — Les solutions de substances tinctoriales, comme le carmin, l'hématoxyline et les couleurs d'aniline, jouissent de la propriété de colorer les éléments cellulaires après leur mort, et permettent ainsi de les distinguer plus nettement dans le milieu où ils sont plongés. L'action de la teinture ammoniacale de carmin qui colore le noyau en rouge, et le corps cellulaire en rose, a été signalée par J. GERLACH en 1858. L'hématoxyline a été introduite dans la technique histologique par BÖHMER (1865). Dans certains cas, on parvient, en associant deux ou plusieurs substances colorantes, à teinter différemment des espèces cellulaires distinctes, ce qui constitue une ressource précieuse pour leur différenciation. Le picro-carmin par exemple colore en rouge les cellules conjonctives, et en orangé les cellules musculaires lisses.

On peut aussi colorer artificiellement les cellules, en imprégnant leur substance par la solution d'un sel, dont on provoque ensuite la réduction. Tel est, par exemple, le chromate d'argent avec lequel on a obtenu des résultats merveilleux pour l'étude du système nerveux. Le sel réduit se présente sous l'aspect de granulations pigmentaires plus ou moins ténues.

Les résultats obtenus par la méthode de coloration, dépendent beaucoup du réactif fixateur employé au préalable, et c'est sans doute dans cette voie qu'il conviendra de diriger les nouvelles recherches. Nous ne pouvons entrer ici dans de plus amples détails, et nous renvoyons au *Précis de technique histologique* de VIALLETON.

Les cellules vivantes sont également susceptibles de se colorer, soit en englobant des granules colorés, soit en fixant des matières tinctoriales en solution. Dans le premier cas, les granules colorés restent distincts de la substance même de la cellule, à l'intérieur de laquelle ils figurent des corps étrangers, comme on le voit pour les leucocytes emprisonnant des grains de carmin ou de charbon (p. 200) ; dans le second, la matière colorante imprègne le corps de l'élément d'une véritable teinture. Quelques essais ont été faits dans ce sens, en Allemagne par HEIDENHAIN (1874), par BRANDT (1879), et par EHRLICH (1885); en France par POUCHET et LEGOFF (1875), par E. MER (1877), par CERTES (1881), par HENNEGUY (1881), par PILLIET (1897), par COUSIN (1898), par LOISEL (1898), etc., et ont déjà donné des résultats satisfaisants. C'est ainsi que le bleu de méthylène, en se fixant presque exclusivement sur les éléments nerveux vivants, permet de déceler les fibrilles les plus ténues, et même les terminaisons nerveuses (EHRLICH, 1886).

5° Structure. — Les recherches contemporaines ont montré que les cellules renfermaient, en plus du noyau et de diverses granulations (graisseuses, pigmentaires, etc.), des corps particuliers (sphère d'attraction, noyaux accessoires, cristalloïdes protéiques) dont la signification n'est pas toujours nettement déterminée. Les granulations et les cristalloïdes sont des produits de l'activité cellulaire. Nous étudierons successivement : 1° le corps cellulaire ; 2° le noyau ; 3° la sphère d'attraction ; 4° les noyaux accessoires ; 5° les granulations ; 6° les cristalloïdes protéiques.

A. CORPS CELLULAIRE. — Le *protoplasme cellulaire* ou *cytoplasme* qui compose le corps cellulaire, résulte du mélange de substances protéiques diverses (albumine, fibrine, lécithine, globuline, plastine, nucléine, etc.), avec une grande quantité d'eau (environ 75 p. 100), contenant en dissolution des matières inorganiques ; sa réaction est alcaline. Il se coagule sous l'influence de la chaleur, de l'alcool, des acides, et devient alors granuleux ; les alcalis dilués le rendent au contraire transparent, et le dissolvent en majeure partie. L'iode le colore en brun, et le réactif de MILLON (azoto-mercurique) en rouge, surtout si l'on chauffe légèrement.

Le cytoplasme des cellules animales ne paraît pas pourvu d'une membrane d'enveloppe analogue à celle des cellules végétales. Toutefois, sa surface est généralement limitée par une mince couche protoplasmique condensée, à laquelle on a donné le nom *d'ectoplasme*, par opposition à l'*endoplasme* représentant le protoplasme de la partie centrale.

Parmi les substances protéiques qui entrent dans la composition du protoplasma, l'une des plus intéressantes est la *plastine* qui se différencie des autres *substances albuminoïdes* par sa résistance, même à chaud, à la pepsine et à la trypsine, et qui se colore par les couleurs acides d'aniline (orange, fuchsine

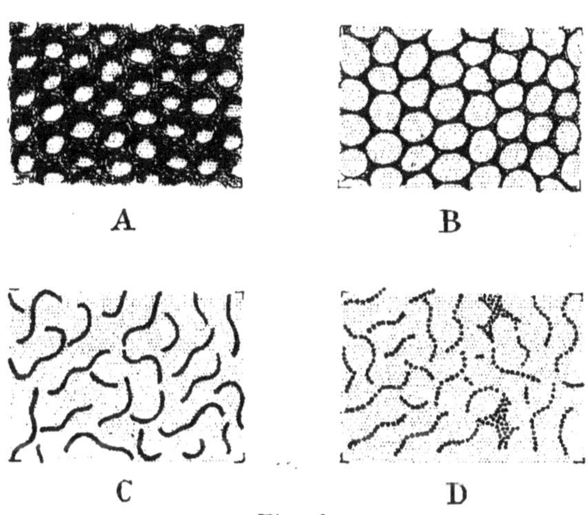

Fig. 9.

Représentation schématique de la structure du cytoplasme,
d'après les principales théories.

A. structure alvéolaire. — B. structure réticulée. — C, structure filamenteuse.
D. structure granulaire.

acide). Les recherches contemporaines tendent à faire admettre que la plastine se présente sous un aspect figuré, mais les auteurs soient loin d'être d'accord sur son mode de distribution. Nous allons rapidement passer en revue les principales théories concernant la structure du corps cellulaire (fig. 9).

a. *Structure réticulée* (HEITZMANN, 1873 ; KUPFFER, 1874-75 ; LEYDIG, 1883-85 ; FABRE-DOMERGUE, 1883-85 ; CARNOY, 1884, etc.). — La substance figurée, constituée par de la plastine, forme un réseau (*réticulum cellulaire*) dans les mailles duquel se trouve logée une substance amorphe plus fluide (*suc cellulaire, paraplasma, enchyléma*).

b. *Structure filamenteuse* (FLEMMING, 1878-82 ; PFLÜGER, 1889 ; J. ARNOLD, 1898). — La substance figurée est disposée sous forme de filaments indépendants séparés par une matière amorphe. Ces filaments seraient décomposables en segments très réduits ou *cyto-microsomes*.

c. *Structure aréolaire, alvéolaire, vacuolaire, mousseuse* ou *spumeuse* (KUNSTLER, 1882 ; BÜTSCHLI, 1882). — La substance figurée est creusée d'aréoles ou d'alvéoles renfermant une matière liquide ou semi-liquide.

d. *Structure granulaire* (BÉCHAMP, 1867 ; ARNDT, 1874 ; ALT-MANN, 1886). — La substance figurée se présente sous l'aspect de granulations vivantes (*microzymas*, BÉCHAMP ; *bioblastes*, ALT-MANN) plongées dans une substance fondamentale indifférente. Parfois ces grains seraient disposés en série linéaire, simulant ainsi un filament.

Il est difficile de se prononcer, au milieu de toutes ces théories, sur la structure du protoplasma, et il faut se garder d'une généralisation trop hâtive. La structure du protoplasma n'est pas une, mais, comme le remarque fort justement HENNEGUY, elle apparaît différente suivant l'espèce cellulaire envisagée, suivant l'âge de l'élément anatomique, et peut-être aussi suivant l'action des réactifs employés. Ce qu'il faut retenir des nombreuses théories élaborées par les auteurs, c'est que, sur la cellule adulte, le cytoplasma se laisse décomposer en deux substances distinctes : une première substance figurée (*plastine*), formant charpente, et une deuxième substance amorphe, vraisemblablement plus fluide, comblant les vides de la charpente (*hyaloplasma*).

Les données récentes fournies par la cytologie, tendent à faire reconnaître l'existence d'un cytoplasma d'essence supérieure, se différenciant par un certain nombre de caractères du protoplasma ordinaire. C'est l'*archoplasma* (BOVERI, 1888-90), l'*ergatoplasma* (DAVIDOFF, 1890), ou le *kinoplasma* (STRASBURGER, 1897). Ce protoplasma supérieur se distingue du protoplasma ordinaire, en ce qu'il est formé d'une substance chromatique (*cytochromatine*) distincte de la chromatine nucléaire, et en ce qu'il est spécialement figuré (PRENANT, 1899). La sphère d'attraction, les filaments du fuseau dans les cellules en division, les noyaux accessoires dans les cellules en sécrétion, les racines des cils vibratiles, et peut-être les fibrilles musculaires et les fibrilles nerveuses sont des formations archoplasmiques. L'archoplasma se colore en noir par l'hématoxyline ferrique, suivant la méthode de HEIDENHAIN (1894).

Tableau indiquant la synonymie des termes employés par les différents auteurs pour désigner les deux parties qui composent la substance du corps cellulaire (cytoplasme).

SUBSTANCE CELLULAIRE

A. SUBSTANCE FIGURÉE	B. SUBSTANCE AMORPHE
Protoplasma (KUPFFER, 1873).	Paraplasma (KUPFFER, 1873).
Hyaloplasma (HANSTEIN, 1880).	Enchyléma (HANSTEIN, 1880).
Substance filamenteuse, masse filaire ou mitome (FLEMMING, 1882).	Masse interfilaire, paramitome (FLEMMING, 1882).
. . . .	Hyaloplasma (STRASBURGER, 1882).
Spongioplasma (LEYDIG, 1883-85).	Hyaloplasma (LEYDIG, 1883-85).
Réticulum plastinien (CARNOY, 1884).	Enchyléme (CARNOY, 1884).
Hyaloplasma (FABRE-DOMERGUE, 1888).	Paraplasma (FABRE-DOMERGUE, 1888).

B. Noyau. — Le noyau se présente sous l'aspect d'un petit corps sphérique, ovoïde ou lenticulaire, qui occupe le centre de la cellule, ou se trouve relégué sur l'un de ses bords. Dans quelques cas particuliers, le noyau est framboisé ou nettement étoilé (fig. 10), comme on l'observe dans les cellules des tubes séricifères des chenilles (CH. ROBIN). Son diamètre est généralement compris entre 9 et 15 μ, suivant le volume de l'élément, mais il peut atteindre de 20 à 25 μ dans la cellule ovulaire de la femme. On distingue aisément le noyau du corps cellulaire par sa plus grande affinité pour les substances colorantes (carmin, hématoxyline, etc.), et par sa plus grande résistance aux acides et aux alcalis.

Une cellule possède habituellement un seul noyau, cependant

il n'est pas rare de rencontrer des éléments qui en contiennent deux, comme les cellules hépatiques. Quelques cellules volumineuses, comme les myéloplaxes (fig. 11), peuvent en renfermer un grand nombre, jusqu'à une centaine. Lorsque le nombre des noyaux devient considérable, soit par fusion de plusieurs cellules uninucléées, soit par fragmentation du noyau d'une cellule unique, sans participation du corps cellulaire, on donne à l'élément nouveau le nom de *plasmodium*, de *symplaste* ou de *syn-*

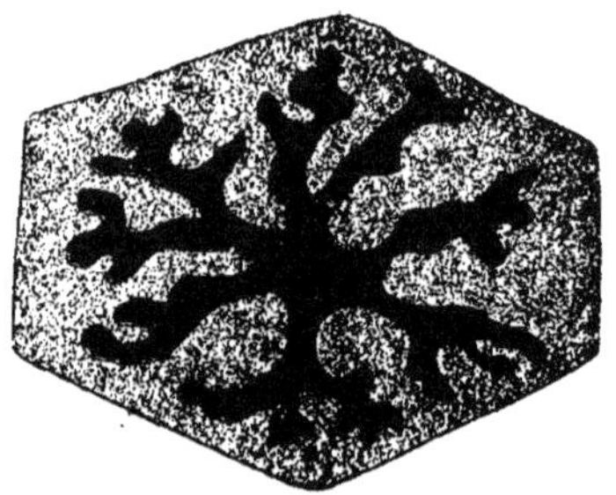

Fig. 10.

Cellule épithéliale d'un tube séricifère d'une chenille, avec un noyau étoilé, d'après CH. ROBIN.

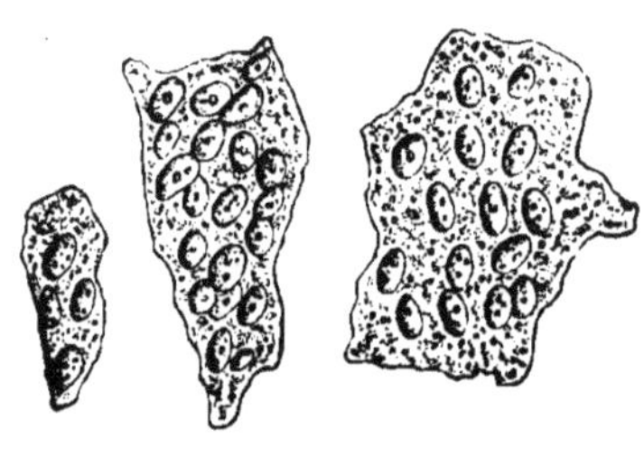

Fig. 11.

Cellules à noyaux multiples de la moelle des os (myéloplaxes), d'après LEBERT (gr. 200/1).

cytium, comme c'est le cas pour certaines formations épithéliales du placenta, par exemple.

La solidarité entre le noyau et le corps cellulaire est des plus étroites ; l'un ne peut pas vivre sans l'autre, ainsi que l'ont démontré expérimentalement M. VERWORN (1889-91) et BALBIANI (1892-93), dans leurs belles expériences sur la division artificielle (*mérotomie*) des infusoires. Seule, la partie de l'infusoire renfermant un noyau, continue à vivre et à se développer.

Limité à sa périphérie par une membrane d'enveloppe, le noyau renferme une ou deux petites sphères brillantes désignées sous le nom de *nucléoles*. Nous étudierons ainsi successivement, au point de vue de leur composition : *a*, la *substance nucléaire* proprement dite ; *b*, la *membrane d'enveloppe* ; *c*, le ou les *nucléoles*.

a. *Substance nucléaire*. — D'une façon générale, on peut dire que la substance du noyau (*protoplasma nucléaire* ou *karyoplasme*) résulte de l'association de deux substances distinctes : 1° une substance disposée sous forme de filaments (*substance filamenteuse* ou *filoïde*) ; 2° une substance amorphe interposée aux filaments (*substance intermédiaire*).

Les filaments dont l'ensemble représente la *substance filoïde*, sont diversement contournés sur eux-mêmes, pelotonnés, tortillés, et leur ensemble figure un réticulum à mailles étroites. Les auteurs ne sont pas d'accord sur le nombre de ces filaments, ni sur les rapports qu'ils affectent entre eux. Suivant PFITZNER (1881), RETZIUS (1881), FLEMMING (1882), LEYDIG (1883), VAN BENEDEN (1883), la charpente nucléaire serait constituée par de nombreux filaments anastomosés en réseau, tandis que BALBIANI (1881), STRASBURGER (1882), CARNOY (1884), ne reconnaissent l'existence que d'un filament unique, sorte de cordon ou de boyau, dont les torsions enchevêtrées donneraient l'apparence d'un réticulum. Une opinion intermédiaire est celle professée par RABL (1884) qui admet un petit nombre de filaments primaires réunis entre eux par des filaments secondaires.

La structure des filaments est également controversée. On s'accorde bien à reconnaître qu'ils sont formés de deux substances distinctes : une première substance jouissant de la propriété de se colorer activement par certaines substances tinctoriales, et à laquelle FLEMMING (1882) a assigné le nom de *chromatine*, et une seconde substance (*substance achromatique*, FLEMMING, 1882 ; *parachromatine*, PFITZNER, 1881) formant en quelque sorte le substratum de la première. La chromatine est une substance phosphorée soluble dans les sels neutres et dans les alcalis ; elle résiste aux acides, et se colore par les couleurs basiques d'aniline (vert de méthyle, safranine, etc.). Elle serait identique à la *nucléine* facilement soluble de MIESCHER.

Les opinions des auteurs divergent, quand il s'agit de préciser les rapports des deux substances chromatique et achromatique. Suivant les uns, la chromatine serait appliquée à la surface des filaments achromatiques dont la substance (*linine*) se rapprocherait de la plastine de REINKE (ZACCHARIAS, 1882, 1883) ; suivant les autres, il y aurait pénétration réciproque de ces deux substances. D'autre part, la chromatine se présenterait, soit à l'état diffus, soit à l'état de grains (*nucléo-microsomes* de STRASBURGER, 1882), soit encore à l'état de disques chromatiques, comme dans les cellules des glandes salivaires de Chironomus (BALBIANI, 1881). Elle forme parfois, notamment aux points d'union de plusieurs trabécules, des amas plus volumineux qu'on désigne sous le nom de *corps nucléiniens* ou de *faux nucléoles*. Enfin, les filaments achromatiques seraient eux-mêmes décomposables, pour quelques auteurs, en particules élémentaires (*nucléo-microsomes*) réunis par de minces filaments (*nucléo-fils*). BALBIANI et CARNOY admettent en plus à la surface du boyau nucléinien, l'existence d'une sorte d'étui ou de manchon formé de plastine.

D'après AUERBACH (1890-91), on rencontrerait dans le noyau deux substances chromophiles : 1° une *substance cyanophile* possédant une grande affinité pour les matières colorantes de la série cyanique (vert de méthyle, bleu de méthyle, hématoxyline) ; 2° une *substance érythrophile* fixant les couleurs de la série xanthique (fuchsine, éosine, carmin). La substance cyanophile serait propre à l'élément mâle (spermatozoïde), et la substance érythrophile à l'élément femelle (ovule). AUERBACH en conclut que les noyaux des cellules sont hermaphrodites.

Quant à la *substance intermédiaire*, communément désignée sous le nom de *suc nucléaire*, c'est une substance amorphe, transparente, soluble dans l'alcool et dans le suc gastrique ; elle comble les mailles que délimitent les filaments du réseau nucléaire. Sa consistance est inconnue, bien que la plupart des auteurs, s'appuyant surtout sur des caractères optiques, tendent à la rapprocher de celle des fluides. D'après CARNOY (1884), la substance intermédiaire ne serait pas homogène, mais se laisserait décomposer en un réticulum formé de *parachromatine*, et en un liquide interposé qu'il appelle *enchylema*.

Le tableau suivant indique la synonymie des termes employés par les différents auteurs pour désigner les deux parties qui composent la substance nucléaire (karyoplasme).

SUBSTANCE NUCLÉAIRE

A. SUBSTANCE FIGURÉE	B. SUBSTANCE AMORPHE
Matière nucléaire (BÜTSCHLI, 1876).	Liquide nucléaire (BÜTSCHLI, 1876).
Substance nucléaire (R. HERTWIG, 1876).	Suc ou sève nucléaire (R. HERTWIG, 1876).
. . . .	Suc ou sève nucléaire (VAN BENEDEN, 1876).
Substance nucléolaire (SCHWALBE, 1876).	Suc ou sève nucléaire (SCHWALBE, 1876).
. . . .	Substance intermédiaire (RETZIUS, 1881).
Nucléoplasma (STRASBURGER, 1882).	Nucléochyléma, nucléochyma (STRASBURGER, 1882).
Charpente nucléaire, réticulum nucléaire (FLEMMING, 1882).	Suc nucléaire (FLEMMING, 1882).
Charpente spongieuse (LEYDIG, 1883).	. . . .
Nucléoplasma (VAN BENEDEN, 1883).	. . . .
. . . .	Enchyléme granuleux (CARNOY, 1884).
Masse filoïde (VAN BAMBEKE, 1885).	Substance intermédiaire, caryochyléme (VAN BAMBEKE, 1885).
	Paralinine (SCHWARZ, 1887).

b. *Membrane nucléaire.* — Suivant les auteurs, la membrane nucléaire est continue ou fenêtrée. Elle ne renferme pas de chromatine, et sa substance (*amphipyrénine.* SCHWARZ. 1887) offre des caractères qui la rapprochent de la plastine (CARNOY). Pour les auteurs qui admettent l'existence d'un boyau nucléinien, la membrane ou paroi nucléaire est indépendante ; pour les partisans du réticulum, au contraire, elle serait formée par les anastomoses des filaments achromatiques du réseau.

c. *Nucléole.* — Le nucléole se trouve en rapport avec les filaments du réseau nucléaire. La substance qui le compose (*paranucléine* ou *pyrénine.* SCHWARTZ. 1887) fixe les colorants nucléaires, mais se différencie de la nucléine par un certain nombre de caractères : elle est insoluble dans le chlorure de sodium à 20 p. 100, et dans la solution concentrée de sulfate de magnésie. Le diamètre du nucléole est généralement compris entre 1 et 2 μ, mais il peut s'élever jusqu'à 5 μ dans les noyaux cellulaires de certaines tumeurs épithéliales. Le nucléole de l'ovule de la femme mesure 6 μ.

On rencontre parfois deux nucléoles à l'intérieur d'un même noyau. La structure intime du nucléole est inconnue.

C. Sphère d'attraction. — Au contact du noyau et parfois logée dans une dépression de sa surface, se trouve une petite sphère qui joue un rôle considérable dans la division cellulaire, et que Van Beneden qui l'a découverte, a proposé de désigner sous le nom de *sphère attractive* (1883). Cette sphère est formée de deux parties distinctes. Au centre, existe un corpuscule foncé, mesurant tout au plus de 1 à 1,5 μ de diamètre, c'est le *corpuscule central*, que van Beneden avait observé dès 1874, le *centrosome* de Boveri (1887) dont Vialleton a bien montré toute l'importance (1888). Ce corpuscule central est entouré d'une zone claire (*zone médullaire*) parfois limitée en dehors par une mince couche plus foncée (*zone corticale*). Quelques observateurs, comme Prenant, auraient pourtant rencontré des centrosomes absolument nus.

La sphère attractive est d'une observation difficile. Pour la mettre en évidence, il faut faire agir les couleurs acides d'aniline, comme la fuchsine acide et l'orange G.

D'après un certain nombre d'auteurs (Carnoy, 1897), le corpuscule central ne serait pas un élément permanent de la cellule ; mais il prendrait naissance à l'intérieur du noyau, d'où il émigrerait dans le corps cellulaire, à chaque division. Nous verrons plus loin le rôle important que joue la sphère d'attraction dans la division cellulaire.

D. Noyaux accessoires. — On désigne depuis Butschli (1871), sous le nom de *noyaux accessoires*, des corps paranucléaires, en nombre variable, dont la substance, comme celle du noyau, présente une grande affinité pour les matières colorantes. Ces formations ont surtout été observées dans les cellules séminales et dans les cellules glandulaires (fig. 12). Tantôt elles se présentent sous une forme filamenteuse, dessinant de petites masses en croissant ou en fuseau, tantôt elles se composent d'une substance homogène, colloïde. Quelquefois, elles sont constituées par une partie centrale homogène, enveloppée par des filaments disposés en couches concentriques. Ces derniers noyaux accessoires rappellent entièrement par leur structure le corps vitellin de l'œuf des araignées.

L'origine de ces formations est encore discutée; elle semble d'ailleurs varier suivant que les noyaux accessoires affectent la forme filamenteuse, ou sont, au contraire, représentés par une masse homogène. Dans le premier cas, il s'agit vraisemblablement de productions locales du corps cellulaire, et dans le second d'émanations nucléaires destinées peut-être à remplacer le noyau adulte et dégénéré. L'étude anatomique et physiologique de ces corps reste presque tout entière à faire.

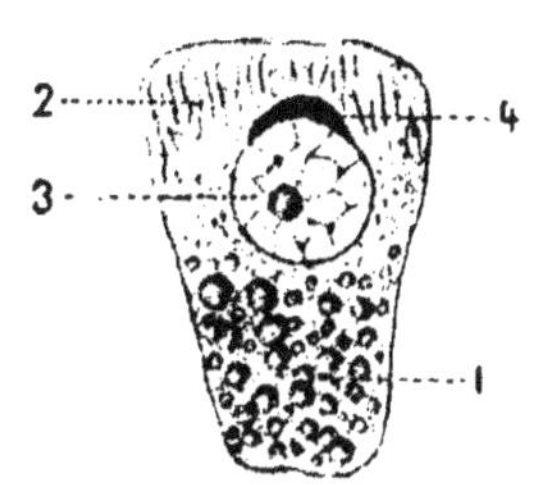

Fig. 12.

Cellule pancréatique d'amphibien (représentation schématique, d'après La-GUESSE).

1. zone interne remplie de grains de zymogène. — 2. zone externe striée. — 3, noyau avec un gros nucléole. — 4, noyau accessoire semi-lunaire.

E. GRANULATIONS. — Parmi les nombreuses granulations qu'on peut observer à l'intérieur du corps cellulaire, nous décrirons : a) les *granulations grises*, b) les *granulations graisseuses*, et c) les *granulations pigmentaires*.

a. *Granulations grises*. — Certains éléments du corps humain présentent une transparente parfaite, à l'état vivant. Tels sont, en particulier, les éléments qui composent le cristallin et la cornée. Après la mort, ces mêmes éléments offrent un aspect trouble, *louche*, dû à la présence de très fines granulations suspendues dans une substance plus transparente. Ces fines granulations ont reçu le nom de *granulations grises*; elles paraissent résulter d'une sorte de partage des principes immédiats qui composent la cellule. En général, elles disparaissent au contact de l'acide acétique et de l'ammoniaque; on en a conclu qu'elles étaient formées par une substance azotée, et on leur a donné à cause de cela les noms de *granulations azotées*, *protéiques*, etc.

b. *Granulations graisseuses.* — Dans beaucoup d'éléments cellulaires, surtout pendant la vieillesse, on trouve des principes gras déposés sous forme de granulations. Les plus petites ont souvent moins de 1 μ, mais on en voit de toutes les dimensions. Quand elles atteignent 3 à 4 μ, elles deviennent en réalité des gouttelettes qui peuvent même se confondre en une goutte de volume considérable mesurant 20 à 30 μ. Dans ce cas, le corps cellulaire se trouve réduit à une pellicule excessivement mince enveloppant la goutte de graisse, comme dans les cellules adipeuses. On arrive facilement à dissoudre sur place les granulations et gouttelettes graisseuses par le moyen de réactifs appropriés, notamment de l'éther. On aperçoit alors au sein de la substance unissante, quand elle est un peu consistante, les cavités où étaient contenues ces gouttelettes. L'acide osmique colore ces dernières en noir foncé.

Les gouttelettes graisseuses sont très réfringentes, c'est-à-dire que les rayons lumineux sont fortement déviés par leurs bords, et ne peuvent arriver à l'œil qu'à travers la partie centrale, quand elles sont assez grosses. Il en résulte que celle-ci apparait comme un point brillant bordé d'un contour noir, épais.

Nous signalerons ici un curieux mouvement dont sont animées les granulations en général (graisseuses, pigmentaires, etc.) quand elles sont plongées dans un liquide dont la densité n'est pas plus élevée que celle de l'eau. On les voit s'agiter, danser sur place, se rapprocher, s'éloigner, pour se rapprocher encore, mais le cercle de leur action reste toujours très restreint. C'est le *mouvement brownien*, du nom du botaniste anglais R. Brown qui l'observa le premier en 1832. Ce mouvement est commun dans le monde physique à toutes les particules minérales ou autres qui se trouvent dans les mêmes conditions de dimensions et de suspension : aussi son histoire n'appartient point à l'anatomie générale.

c. *Granulations pigmentaires.* — Les granulations pigmentaires varient chez l'homme du roux au brun et au noir. On les rencontre surtout à l'état normal, dans la choroïde, dans l'iris et dans les procès ciliaires, ainsi que dans certaines régions cutanées (aréole du mamelon, bourses, grandes lèvres), mais on peut également en trouver, et en assez grande abondance, dans la pie-mère : chez le nègre, elles occupent toute l'épaisseur de la couche profonde de l'épiderme. Ces granulations de mélanine (p. 30) sont insolubles dans l'eau, les acides étendus, l'alcool, l'éther, les substances grasses et les essences (GIROD, 1882). Elles se dissolvent lentement et incomplètement dans une solution concentrée de potasse à chaud, mais ne sont pas attaquées par l'acide sulfurique à froid, ce qui permet de les différencier des grains d'*hématosine* qu'on rencontre dans les anciens foyers hémorragiques. On peut faire disparaître la mélanine, en traitant les tissus par l'eau de chlore ou par l'eau oxygénée ; c'est ce dernier réactif dont on se sert dans l'industrie pour décolorer les cheveux importés de Chine.

F. CRISTALLOÏDES PROTÉIQUES. — Ces corps, d'apparence cristalline, ont été signalés pour la première fois chez les végétaux par HARTIG (1856) ; ils ont reçu de NÆGELI (1862) le nom de *cristalloïdes*. Chez les animaux, on connait depuis longtemps des formes imparfaites de cristalloïdes (tablettes vitellines de l'œuf des batraciens ; bâtonnets ectodermiques dans le blastoderme du lapin ; corps bacilliformes dans les cellules du chorion, de l'épithélium utérin et du lait utérin chez la brebis ; aiguilles des cellules irisantes chez les carnassiers ou lamelles des cellules de l'argenture chez les poissons), mais c'est surtout depuis la découverte faite par REINKE (1896) de cristalloïdes nettement définis dans les cellules interstitielles du testicule de

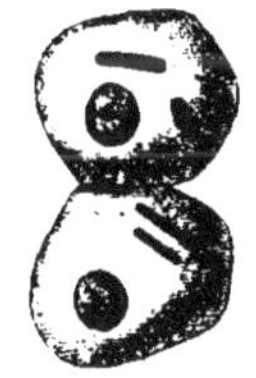

Fig. 13.
Cellule interstitielle du testicule, renfermant des cristalloïdes de REINKE.
(Gr. 400 1).

l'homme (fig. 13), qu'on s'est occupé avec soin de leur étude.

Des corps semblables ont été retrouvés dans la glandule thymique du caméléon par PRENANT (1897), dans les cellules sympathiques du hérisson par PRENANT et par V. LENHOSSÉK (1897), dans l'ovule de Pholcus phalangioides par VAN BAMBEKE (1898), dans l'épithélium du cristallin chez le cochon d'Inde, et dans

l'épithélium postérieur de la cornée chez le chat, par E. BALLO-
WITZ (1901).

Les cristalloïdes se présentent habituellement sous l'aspect de
petits bâtonnets, longs de 4 à 6 μ, qui possèdent une grande
affinité pour la safranine ; ils sont érythrophiles (ZIMMERMANN).
On peut les rencontrer dans toutes les parties de la cellule, et
même à l'intérieur du nucléole. Leur mode de formation, ainsi
que leur rôle physiologique nous sont encore inconnus. Certains
auteurs les considèrent comme des produits de dégénérescence,
d'autres comme des matériaux nutritifs de réserve, d'autres,
enfin, comme des produits de sécrétion.

Les concrétions azotées connues sous le nom de *sympexions*
qu'on trouve dans un certain nombre d'organes prostate, vésicules séminales), ne prennent pas naissance à l'intérieur d'éléments anatomiques. Nous les étudierons avec les organes correspondants.

ARTICLE II

PROPRIÉTÉS

Laissant de côté certaines propriétés qu'on ne rencontre que
chez les vertébrés inférieurs et chez les invertébrés, comme les
propriétés phosphorescente (bactéries, noctiluques, insectes, etc.)
et *électrogène* (poissons), nous étudierons successivement : 1° la
nutrilité, 2° la *reproductilité*, 3° la *motilité*, 4° la *névrilité*.

§ 1. — NUTRILITÉ

On peut reconnaître dans l'acte de la nutrition, quatre phases
distinctes : 1° l'entrée ou la pénétration de principes venus du
dehors (*pabulum* de BEALE) à l'intérieur des éléments anatomiques (*absorption*) ; 2° la transformation et l'incorporation de
ces principes à la substance même des éléments (*assimilation*) ;
3° la séparation de matériaux de déchet (*désassimilation*) ;
4° le rejet ou l'expulsion de ces matériaux de déchet à l'extérieur des éléments (*excrétion*).

Le rapport entre l'assimilation et la désassimilation varie aux différentes époques de la vie de l'élément anatomique. L'élément grandira, restera stationnaire, ou déclinera, suivant que les produits assimilés seront supérieurs, égaux ou inférieurs aux produits qui l'abandonnent. L'*accroissement*, la *résorption* sont donc fonctions de la nutrition.

La *sécrétion* se rattache également d'une façon intime à la nutrition. Elle est caractérisée par ce fait que tous les principes immédiats qui sortent de la cellule, n'existent pas préformés dans le sang. Il y a production de substances nouvelles dues à l'activité cellulaire, comme la caséine pour le lait, la pepsine pour le suc gastrique, etc. Les produits de sécrétion peuvent s'écouler en dehors des organes sécréteurs par des canaux appropriés, ou au contraire être repris directement par le sang. On dit, dans le premier cas, que la sécrétion est externe (mamelle, foie, etc.); dans le second, qu'elle est interne (thyroïde, capsules surrénales, etc.).

Il convient de distinguer, avec Cl. BERNARD, la nutrition proprement dite des éléments anatomiques, d'avec leur respiration. La *respiration* est un phénomène fonctionnel ou de dépense vitale, consistant dans une oxydation ou une hydratation d'une nature spéciale qui use la matière vivante dans les organes en fonction. La *nutrition* est un échange entre l'élément organisé et le milieu ambiant; elle intervient pour réparer l'élément usé par la respiration (*rénovation moléculaire*).

§ 2. — REPRODUCTILITÉ

La reproduction cellulaire est l'acte par lequel une cellule donne naissance à d'autres cellules semblables ou dissemblables. Cette reproduction s'effectue par voie de division. La *division cellulaire* intéresse habituellement la cellule dans toute son épaisseur : elle est *totale*. Exceptionnellement, elle peut se limiter à une fraction de la cellule : elle devient alors *partielle*.

Après un aperçu historique, nous décrirons la division cellulaire envisagée à un point de vue général, puis nous passerons en revue la division totale et la division partielle, et nous terminerons par quelques particularités sur la division cellulaire.

1° Historique de la division cellulaire. — Th. Schwann appliquant aux tissus animaux les idées de Schleiden (1838) sur les tissus végétaux, avait admis que les cellules animales se formaient par une sorte de précipitation libre ou de cristallisation organique dans « une substance sans texture déterminée, contenu cellulaire ou substance intercellulaire. Cette masse ou *cytoblastème* possède, grâce à sa composition chimique et à son degré de vitalité, le pouvoir de donner naissance à de nouvelles cellules » (Schwann, 1839). Le noyau apparaît tout d'abord, puis autour du noyau viennent se grouper les molécules qui composent le corps cellulaire.

Cette théorie de la formation libre des cellules, fut acceptée à l'origine par la plupart des anatomistes, et notamment par Valentin (1839) et par Henle (1841) ; elle fut longtemps défendue en France par Ch. Robin sous le nom de *genèse*. Cependant, l'année même où Henle publiait son traité d'anatomie générale, Remak, à la suite d'observations poursuivies sur les hématies embryonnaires, formulait l'opinion que les cellules des animaux se multipliaient par division (1841). Virchow vérifia les faits avancés par Remak, en ce qui concerne les productions pathologiques, et à la théorie de la genèse fut opposée la théorie de la division cellulaire : *Omnis cellula a cellula* (Virchow).

La division d'une cellule-mère en deux cellules-filles s'opérerait selon Remak, de la façon suivante : le nucléole se fractionne d'abord en deux, puis c'est le tour du noyau, et enfin du corps cellulaire (fig. 14). La division du noyau débute par un léger sillon creusé dans le plan équatorial perpendiculaire à la ligne des nucléoles ; ce sillon devient de plus en plus profond, et bientôt les deux segments du noyau ne sont plus réunis que par un léger tractus qui finit lui-même par disparaître. Le corps cellulaire se comporte exactement de la même manière.

La théorie de la division cellulaire ne tarda pas à se substituer à la théorie de la genèse ; elle fut définitivement établie par les observations de Stricker et de Klein qui constatèrent directement ce mode de reproduction sous le microscope (1870).

En 1873, Schneider reconnut dans le noyau d'une cellule en voie de division, des figures spéciales qu'il décrivit comme un phénomène régulier, et qui furent retrouvées deux ans après par Bütschli et par H. Fol (1875). Schleicher, élève de Van Bambeke, employa le premier (1878) l'expression de *karyokinésis* pour désigner l'ensemble des modifications intérieures du noyau

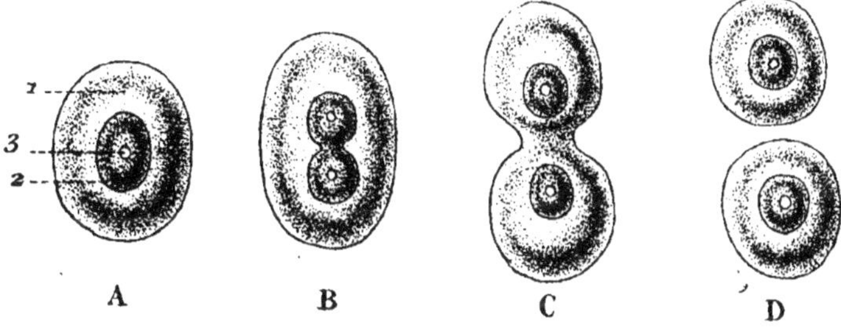

Fig. 14.

Quatre stades successifs de la division cellulaire directe
(d'après Remak).

1, corps cellulaire. — 2, noyau. — 3, nucléole.

pendant l'acte de la division. Ces modifications furent ensuite étudiées tant sur les cellules animales que sur les cellules végétales, par un grand nombre d'observateurs, entre autres par Strasburger, W. Flemming, Büstchli, Rabl, les frères Hertwig, E. Van Beneden, Balbiani, Guignard, Carnoy, Vialleton, Henneguy, Prenant, Van der Stricht, Bouin, etc. De ces recherches, résulta une nouvelle conception de la division cellulaire, qu'on désigna sous le nom de *division indirecte* par opposition à la *division directe*, telle qu'elle avait été établie par Remak.

2° Division en général. — Nous envisagerons successivement la division directe et la division indirecte.

A. Division directe [*division amitotique, amitose* (Flemming). de μίτος, filament ; *division acinétique* (Carnoy), de κίνησις, mouvement]. — Cette division, dont le mécanisme sommaire a été indiqué plus haut, ne se rencontre que dans un nombre très restreint d'espèces cellulaires. On l'observe le plus commodément sur les leucocytes dont il est possible de suivre directement sous le microscope toutes les phases de la division, qui s'accomplissent dans l'espace de trois heures, selon RANVIER (1875). Cependant, d'après METCHNIKOFF (1892), les leucocytes polynucléés seuls subiraient la division directe, tandis que les leucocytes mononucléés se fragmenteraient par voie indirecte. Enfin, d'après VAN DER STRICHT, les leucocytes ne présenteraient pas d'exception à la règle générale, et se reproduiraient tous par division indirecte.

La division directe serait, suivant FLEMMING, un phénomène de dégénérescence, qui s'observe à la fin de la vie cellulaire ; les cellules-filles en général ne peuvent plus se diviser.

Dans certains cas, la division du corps cellulaire ne suit pas celle du noyau, ce qui donne lieu à la production de cellules multinucléées (cellules géantes, par exemple).

B. DIVISION INDIRECTE [*karyokinèse* (SCHLEICHER), de κάρυον, noyau, et κίνησις, mouvement ; *karyomitose, mitose* (FLEMMING), de μίτος, filament ; *cytodiérèse* (HENNEGUY), de κύτος, cellule et διαίρεσις, division ; *cinèse* (CARNOY)]. — Les différentes modifications qui se produisent à l'intérieur d'une cellule en voie de division indirecte, peuvent être groupées en un certain nombre de stades.

a. *Premier stade : formation du peloton nucléaire (spirème), des anses chromatiques.* — Le premier indice de la division cellulaire consiste dans une nouvelle orientation des grains chromatiques du noyau. Dans la cellule au repos, ces grains étaient répartis régulièrement sur toute l'étendue des trabécules constituant la charpente ; au moment où la cellule entre en activité, on voit ces grains se condenser en certains points, et se disposer sous forme de filaments flexueux dont l'ensemble figure une sorte de peloton (*spirème*), d'abord serré, puis devenant plus lâche, par suite de la diminution du nombre des filaments, de leur épaississement et de la disparition en grande partie de leurs sinuosités. A ce moment, on constate nettement sur les cellules lu triton ou de la salamandre, et aussi sur celles de l'homme, d'après FLEMMING (1897), la présence à l'intérieur du noyau de 4 filaments chromatiques recourbés en forme d'anse (*segments nucléaires* (HERTWIG), *anses chromatiques, karyomitomes* (FLEMMING), *chromosomes* (WALDEYER). Ces filaments, reportés dans la couche superficielle du noyau, sont disposés de telle sorte que les sommets des anses qu'ils dessinent, convergent tous vers un même point que RABL a désigné sous le nom de *champ*

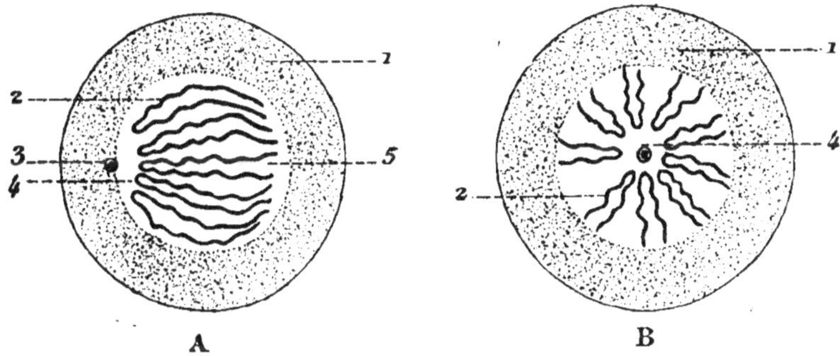

Fig. 15.

Premier stade de la division indirecte (schéma). Groupement des anses chromatiques au pourtour de la sphère d'attraction : A, vue latérale ; B, vue de face, par le champ polaire.

1, corps cellulaire. — 2, anses chromatiques. — 3, sphère d'attraction. 4, champ polaire.

polaire, et dont le centre est occupé par la sphère d'attraction. Les branches des chromosomes se terminent librement vers le pôle opposé du noyau ou *antipode polaire* (fig. 15).

En même temps que se passent les phénomènes précédents, on assiste successivement à la disparition du nucléole, des filaments du réseau de linine, et enfin de la membrane nucléaire, sans qu'on puisse se rendre un compte exact de ce que deviennent ces parties constitutives du noyau.

b. *Deuxième stade : Division du centrosome, formation du fuseau achromatique, division des chromosomes.* — Une fois les anses chromatiques régulièrement distribuées au pourtour du champ polaire, on voit le centrosome se diviser en deux corpuscules qui s'éloignent progressivement l'un de l'autre, tout en restant unis par des filaments en nombre égal à celui des chromosomes. L'ensemble de ces filaments constitue le *fuseau achromatique* ou *fuseau directeur*, et l'on admet qu'ils prennent naissance aux dépens de la couche claire qui enveloppe le centrosome.

Le fuseau achromatique s'allonge, au fur et à mesure que les deux nouveaux centrosomes s'écartent davantage, et en même temps se déplace, suivant en cela le changement de position des

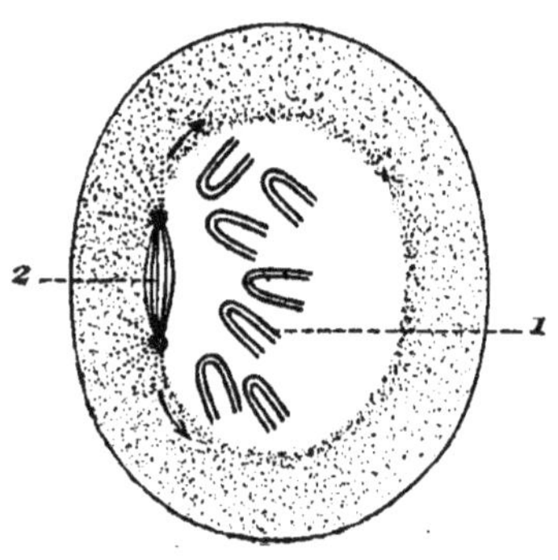

Fig. 16.

Deuxième stade. Division du centrosome, formation du fuseau directeur (achromatique), et dédoublement des anses chromatiques.

1, anses jumelles. — 2, fuseau directeur.

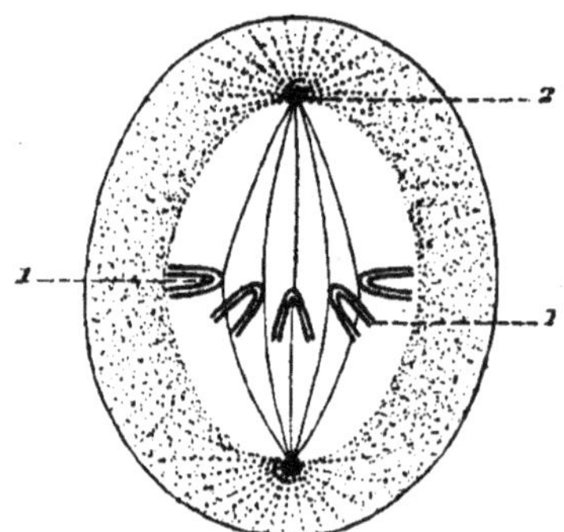

Fig. 17.

Troisième stade. Fixation des anses chromatiques sur les filaments du fuseau, dans la région équatoriale; formation de l'étoile-mère.

1, 1, anses chromatiques. — 2, centrosome avec ses irradiations polaires.

deux corpuscules polaires, auxquels il est fixé par ses extrémités (fig. 16). Ces deux corpuscules semblent, en effet, glisser (de 90°) en sens inverse sur la surface du noyau, pour venir se placer aux extrémités d'un même diamètre dans le plan équatorial perpendiculaire à la ligne primitive des pôles (*corpuscules polaires*). Le fuseau achromatique traverse maintenant le noyau dans toute son épaisseur, tandis que des granulations du corps cellulaire se disposent, comme en rayonnant, au pourtour des centrosomes, formant à chaque extrémité du fuseau une *étoile polaire*. L'ensemble des étoiles polaires constitue la *figure caryolytique* d'AUERBACH ou *amphiaster* de FOL.

Les anses chromatiques ont accompagné le fuseau dans son déplacement, mais, en même temps, elles se sont modifiées : elles ont diminué de longueur, se sont épaissies, en perdant leurs dernières sinuosités, puis ont subi une fissuration longitudinale signalée pour la première fois par FLEMMING.

c. *Troisième stade : fixation des anses chromatiques sur le fuseau directeur, formation de l'aster.* — Les anses chromatiques doubles (anses jumelles) viennent se greffer sur les filaments du fuseau, tandis que leurs branches se dirigent vers la surface de la cellule. Situées dans le plan équatorial, perpendiculaires au fuseau, elles se présentent, quand on les examine par l'un des sommets du fuseau, sous l'aspect d'une figure étoilée : c'est l'*étoile-mère*, *aster*, *monaster* (FLEMMING), ou *couronne équatoriale* (fig. 17). Il arrive parfois, que les filaments achromatiques, au lieu d'être répartis à la surface du fuseau, en occupent toute l'épaisseur; dans ce cas, l'ensemble des chromosomes fixés sur chaque filament, figure une sorte de plaque perpendiculaire à l'axe du fuseau (*plaque nucléaire*, STRASBURGER ; *plaque équatoriale*, FLEMMING).

d. *Quatrième stade : séparation des anses jumelles et cheminement vers les pôles, formation des étoiles-filles.* — A ce moment, commence le phénomène le plus important de la karyokinèse, à savoir la disjonction des anses jumelles, et leur cheminement en sens inverse vers les deux pôles de la figure nucléaire. L'étoile-mère se dédouble ainsi en deux *étoiles-filles* (*dyaster*) qui se rapprochent progressivement des deux centrosomes, sans toutefois les atteindre (fig. 18).

Ce transport des anses chromatiques par leur sommet vers les pôles, n'a pas reçu jusqu'à ce jour d'explication satisfaisante. Certains auteurs, considérant le fuseau achromatique comme formé de deux cônes adossés par leur base, et admettant par suite la discontinuité des filaments au niveau de l'équateur, ont fait intervenir une sorte de contraction ou de rétraction de ces filaments entraînant les anses chromatiques (VAN BENEDEN, BOVERI) ; d'autres ont invoqué une sorte d'attraction exercée par les centrosomes sur les anses chromatiques. La continuité des filaments achromatiques d'une extrémité à 'autre du fuseau, paraît aujourd'hui généralement admise (Guignard), et d'ailleurs les deux étoiles-filles restent encore pendant un certain temps en connexion par l'intermédiaire de filaments très grêles, vestiges des filaments du fuseau (*filaments réunissants* de Van Beneden).

La disjonction des anses jumelles, entrevue par Flemming dès 1882, a été observée presque à la même époque par Guignard et par Van Beneden (1884). C'est là un phénomène d'une impor-

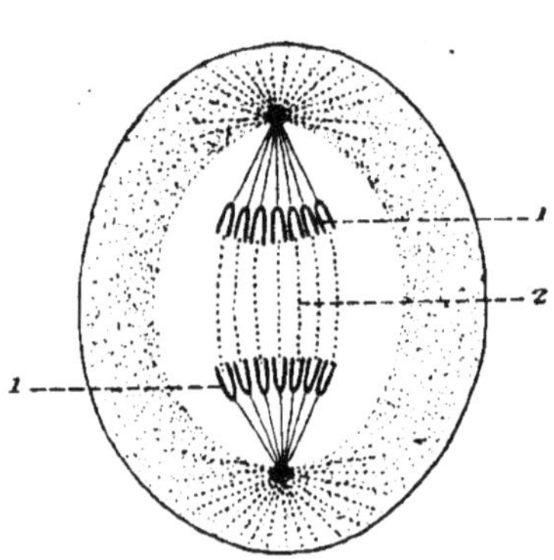

Fig. 18.

Quatrième stade. Disjonction des anses jumelles et cheminement vers les pôles du fuseau (dyaster). Au pourtour des deux corpuscules polaires, rayonnent les étoiles polaires.

1, 1, étoiles-filles. — 2, filaments réunissants.

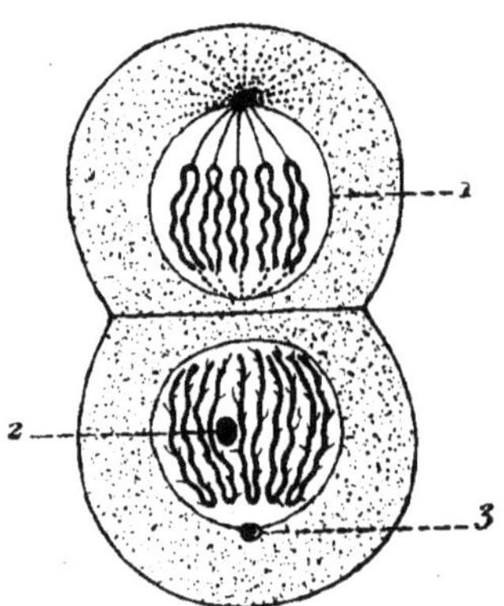

Fig. 19.

Cinquième stade. Division du corps cellulaire et reconstitution des noyaux. Le noyau supérieur montre encore le stade de peloton, le noyau inférieur est revenu au repos.

1, membrane nucléaire. — 2, nucléole. 3, sphère d'attraction.

tance considérable au point de vue de l'hérédité, puisque chaque nouveau noyau contiendra en quantité et en qualité la moitié de la substance chromatique du noyau producteur.

e. *Cinquième stade : Formation des deux pelotons fils (dispirème), cloisonnement du noyau, division du corps cellulaire.* — Les anses chromatiques qui composent les deux étoiles-filles, dont les sommets sont orientés au pourtour des deux champs polaires logeant les centrosomes, ne tardent pas à s'allonger et à décrire des sinuosités, de manière à constituer des pelotons semblables à celui qu'on observe dans un noyau entrant en karyokinèse (*dispirème*). A ce moment, réapparait la membrane nucléaire, tandis qu'une cloison, se produisant dans le plan équatorial, vient définitivement séparer les deux noyaux-fils l'un de l'autre. C'est également à cette époque que commence la division du corps cellulaire par un léger sillon annulaire creusé dans la région équatoriale. Ce sillon ne s'étend pas jusqu'au centre de la cellule, mais, à un moment donné, il se prolonge dans la profondeur par une sorte de clivage qui intéresse la cloison nucléaire, et divise complètement la cellule-mère en deux cellules-filles. C'est seulement après la segmentation du corps cellulaire, que les deux noyaux-fils prennent l'aspect de noyaux à l'état de repos : les anses chromatiques sinueuses poussent alors des prolongements qui s'anastomosent les uns avec les autres, et déterminent la formation d'un véritable réseau dans lequel les filaments présentent une épaisseur variable; en même temps, apparaissent les nouveaux nucléoles, tandis que les radiations polaires du corps cellulaire s'effacent complètement (fig. 19).

Strasburger reconnaît, dans la division cellulaire, trois stades principaux qu'il appelle *prophase, métaphase* et *anaphase*, la métaphase correspondant à la formation de la couronne équatoriale. Flemming donne au stade intermédiaire le nom de *métakinésis*. Enfin Heidenhain et Prenant ont récemment décrit sous le nom de *télophase*, un stade ultime de la karyokinèse, dans lequel les noyaux de nouvelle formation exécuteraient certains mouvements (*télokinèse*), et les centrosomes se déplaceraient de 180°, pour venir se loger dans la région équatoriale, entre les noyaux et la membrane nucléaire.

3° Division totale. — Dans notre description générale, nous avons envisagé le cas le plus simple et le plus habituel de la division cellulaire, celui dans lequel une cellule se partage en deux éléments sensiblement de même forme et de mêmes dimensions (fig. 20). C'est la *division totale et égale* (*segmentation, scission* ou *division* proprement dite). Chacune des cellules-filles pourra à son tour se diviser en deux autres cellules semblables, et ainsi de suite.

4.

Dans certains cas, et en raison de différences dans la composition des diverses parties du corps cellulaire, le plan de division n'est plus équatorial, mais se trouve rapproché de l'un des pôles de l'élément. Des deux cellules-filles, l'une présentera des dimensions plus réduites que celles de l'autre. La *division* est encore *totale*, mais *inégale*. Les conditions anatomiques qui commandent ce mode de division peuvent être formulées ainsi : 1º le noyau occupe une position excentrique; 2º le fuseau nuclé-

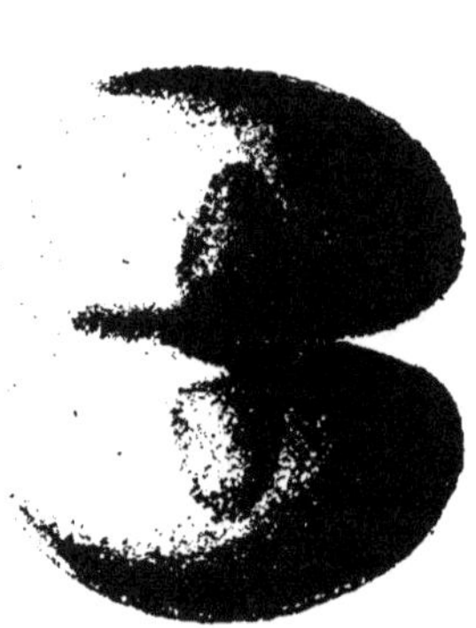

Fig. 20.

Division cellulaire totale et égale (représentation schématique).

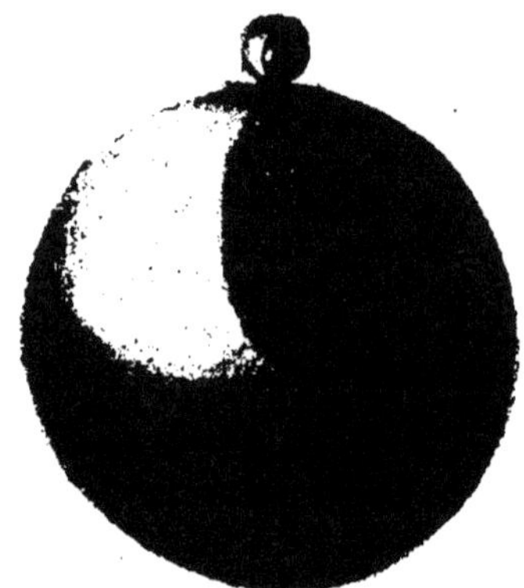

Fig. 21.

Division totale et inégale (bourgeonnement); représentation schématique.

aire est orienté perpendiculairement à la surface de la cellule.

Lorsqu'il existe des différences considérables dans le volume des deux cellules-filles, la plus petite semble avoir été émise sous forme d'un bourgeon par la plus grande qui paraît, de son côté, continuer la lignée de la cellule-mère (fig. 21). On dit dans ce cas qu'il y a *gemmation* ou *bourgeonnement*, mais en réalité la division s'effectue toujours suivant le même mécanisme. C'est ce qu'on observe, en particulier, dans la production des globules polaires émis par l'œuf des mammifères avant la fécondation (voy. *Précis d'embryologie*, p. 32).

4º **Division partielle**. — Dans la division partielle, un segment seul de la cellule-mère subit des divisions successives, tandis que l'autre segment reste indivis, ou ne se fragmente que secondairement (fig. 22). Cette division se rencontre surtout dans les œufs des ovipares qui renferment une proportion considérable de réserves nutritives (*deutoplasma*), accumulées vers l'un des pôles. Le segment riche en deutoplasma ne participe pas à la segmentation (voy. *Précis d'embryologie*, p. 29).

Suivant la situation qu'occupe dans la cellule-mère, la masse protoplasmique qui se fragmente, la division partielle est dite *superficielle*, *périphérique* ou, au contraire, *centrale*. Ce dernier mode de division partielle est le seul que nous aurons à envisager chez les mammifères. Il semble, dans ce cas, que la cellule-mère engendre à son intérieur de nouveaux éléments anatomiques (*génération endogène*).

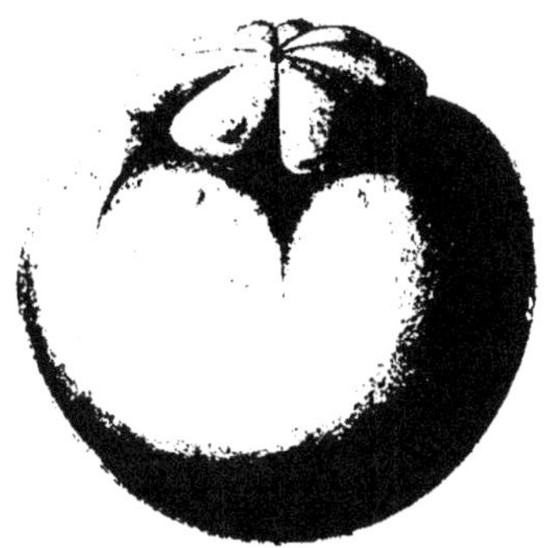

Fig. 22.

Division partielle et périphérique : représentation schématique.

5° Modifications de la division cellulaire, pluripartition. — Certaines substances, comme l'hydrogène, les anesthésiques, jouissent de la propriété de ralentir la vie cellulaire, et d'entraver la division. Le froid exerce une action analogue. Au contraire, l'oxygène, la strychnine, le sulfate de quinine, peuvent être considérés comme des excitants, et déterminent fréquemment des perturbations dans la mitose. À ce point de vue, il convient de distinguer les divisions normales d'avec les divisions anormales. Les premières donneront naissance à des éléments réguliers, tandis que les secondes aboutiront à des cellules mal conformées (*mitoses asymétriques*).

Une cellule-mère ne se divise pas toujours régulièrement en deux cellules-filles, mais elle peut à la fois donner naissance à 3, 4, 6 ou à un nombre plus considérable d'éléments (fig. 23). KROMPECHER a montré que la *pluripartition* par karyomitose s'effectue toujours selon la forme des corps réguliers de la géométrie. D'après cet auteur, il y a lieu de considérer trois sortes de pluripartitions du noyau : 1° dans la première, les corpuscules polaires se trouvent sur une même ligne : *division linéaire* (bipartition) ; 2° dans la deuxième, les corpuscules sont placés dans un même plan et sur une même circonférence : *division*

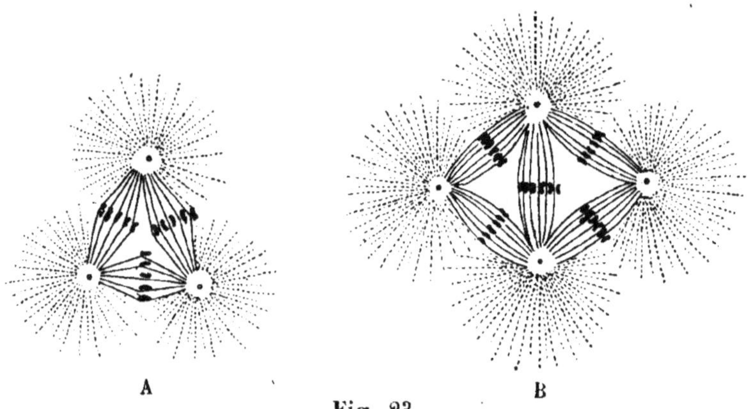

Fig. 23.

Pluripartition A en trois, et B en quatre (d'après HERTWIG).

planimétrique (tripartition) ; 3° dans la troisième, les corpuscules sont situés dans l'espace, et appartiennent à la même surface sphérique : *division stéréométrique* (division en 4 ou en tétraèdre, en 6 ou en hexaèdre, en 8 ou en octaèdre, en 12 ou en dodécaèdre, en 20 ou en icosaèdre).

§ 3. — MOTILITÉ, PROTOPLASMA

La motilité cellulaire peut se manifester sous trois formes distinctes : les *mouvements sarcodiques*, les *mouvements ciliaires* et les *mouvements musculaires*.

1° Mouvements sarcodiques. — Ces mouvements s'observent sur un certain nombre de cellules, en particulier sur les leucocytes ou globules blancs du sang (p. 199). On voit le corps de ces éléments envoyer d'un côté un prolongement plus ou moins grêle, puis un autre dans une direction un peu différente, et, comme le volume de l'élément ne change pas sensiblement, on voit, à mesure que ces prolongements s'avancent, d'autres prolongements qui existaient, disparaître et rentrer dans la masse commune. Le résultat de ces changements incessants est dans beaucoup de cas, sinon dans tous, le déplacement de la cellule.

Lorsque la température descend au-dessous de 15° ou s'élève au-dessus de 45°, les mouvements du corps

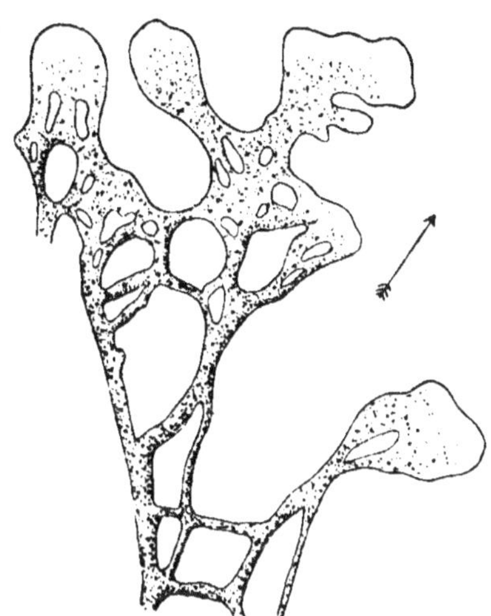

Fig. 24.

Fragment d'un myxomycète de la tannée (Æthalium septicum) à l'état végétatif, après fixation par l'acide osmique (gr. 30/1). Le plasmode se dirige dans le sens de la flèche.

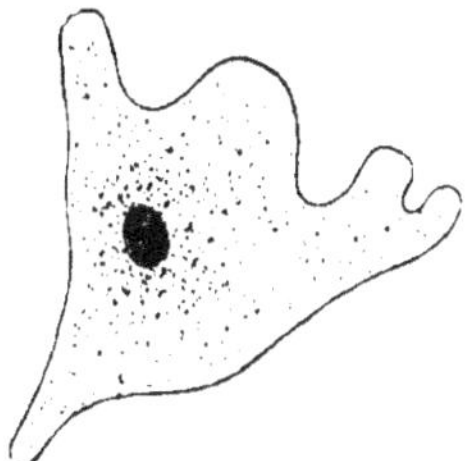

Fig. 25.

Amibe poussant ses pseudopodes (représentation schématique).

cellulaire disparaissent. L'élément se rétracte, de manière à prendre une forme qui se rapproche le plus possible de la sphère, c'est-à-dire présentant la moindre surface possible pour un volume donné.

Les mouvements dont nous venons de parler peuvent s'observer à l'œil nu sur les filaments jaunes appartenant à une espèce de myxomycètes (*Æthalium septicum*) qu'on trouve dans la tannée (fig. 24), et qui en offrent peut-être le plus bel exemple qu'il puisse être donné d'étudier. On les retrouve aussi chez une foule d'êtres inférieurs, et en particulier chez les protées ou amibes de certaines infusions (fig. 25). La forme des prolongements (*pseudopodes*) varie suivant le groupe envisagé. Tantôt ils sont courts et lobés (*lobopodes*), tantôt longs et effilés (*rhizopodes*). Chez l'Æthalium septicum, en plus des modifications de la surface, on observe des courants intérieurs.

Dujardin qui signala le premier la généralité de ce phénomène chez les animaux inférieurs, avait donné à la substance douée de semblables mouvements, le nom de *sarcode*, et à ces mouvements eux-mêmes celui de *sarcodiques* qui leur est resté (1835-1839). « Je propose de nommer ainsi (sarcode) ce que d'autres observateurs ont appelé une gelée vivante, cette substance gélatineuse, diaphane, insoluble dans l'eau, se contractant en masses globuleuses, s'attachant aux aiguilles de dissection, et se laissant étirer comme du mucus, enfin, se trouvant dans tous les animaux inférieurs interposée aux autres éléments de structure » (Dujardin, 1835).

Un peu plus tard, de 1843 à 1846, Hugo Mohl appela *protoplasma* une substance analogue qu'on rencontre à l'intérieur des cellules végétales, et dont les mouvements étaient connus depuis longtemps (Bonaventura Corti, 1772 ; G.-R. Treviranus, 1806). « Je me crois autorisé à donner le nom de protoplasma à la substance demi-fluide, azotée, jaunie par l'iode, qui est répandue dans les cavités cellulaires des plantes, nom qui se rapporte à sa fonction physiologique » (H. Mohl, 1843). Le terme de protoplasma avait été employé tout d'abord par Purkinje (1840) et par Reichert (1841), pour désigner la matière vivante formative des embryons des animaux.

Peu après la description du sarcode par Dujardin, et du protoplasma par H. Mohl, on voit les zoologistes et les anatomistes employer indifféremment les deux termes. « Compare-t-on le protoplasma et le sarcode, on est frappé de leur parfaite similitude d'aspect et de fonction. Les mouvements, tels qu'on les observe sur l'*Amœba porrecta*, sont absolument semblables à ceux que Unger a décrits dans les jeunes pousses qui enveloppent les noisettes (Max Schultze, 1863).

Depuis une trentaine d'années, on a donné au mot *protoplasma* une extension considérable, en désignant sous ce nom toute substance vivante ou ayant vécu. On a été ainsi amené à considérer tous les corps cellulaires comme constitués par du protoplasma, même alors qu'ils étaient formés d'une substance cornée ou coriace comme celle des cellules épidermiques : la cellule devint dès lors « une petite masse de protoplasma renfermant un ou plusieurs noyaux ».

Bien que l'expression de protoplasma ait été ainsi détournée de sa signification primitive, il est assez difficile de ne point faire usage d'un mot aujourd'hui universellement adopté, et nous désignerons avec les auteurs, sous ce nom, la substance vivante qui compose les cellules. Mais ici se pose la question de savoir s'il faut considérer comme protoplasma le corps cellulaire seulement ou bien le corps cellulaire avec le noyau et la sphère d'attraction : les avis sont très partagés. Cependant, si l'on tient compte de ce fait que les rapports du noyau et de la sphère attractive sont des plus intimes, que notamment la limite du noyau s'efface pendant la karyokinèse, il semble rationnel de confondre sous la même dénomination toutes les parties vivantes de la cellule, c'est-à-dire, en plus du corps cellulaire, le noyau et la sphère d'attraction que DUJARDIN et H. MOHL ne connaissaient pas, ou ne connaissaient que très imparfaitement. « Si donc, comme l'admettent tous les biologistes, le protoplasma constitue la substance vivante, vraiment active, s'il correspond à ce que HUXLEY a si bien appelé la base physique de la vie, il convient de désigner par ce terme, non seulement le contenu ou corps cellulaire, mais l'ensemble des parties vivantes de la cellule. Ainsi compris, le protoplasma correspond à ce que L. BEALE a appelé en dernier lieu *bioplasme* » (VAN BAMBEKE, 1896).

Pour plus de précision et pour différencier le protoplasma du corps cellulaire de celui du noyau, on pourra donner au premier le nom de *cytoplasme*, et au second celui de *karyoplasme*. Quant aux mouvements du protoplasma, on les appelle indifféremment *mouvements protoplasmiques*, *mouvements sarcodiques*, ou encore *mouvements amiboïdes*, parce qu'ils sont très accusés dans le corps des amibes.

Existe-t-il des masses protoplasmiques dépourvues de noyau ? La question est aujourd'hui controversée. Tout le monde admettait, il y a quelques années, l'existence d'infusoires privés de noyau. HÆCKEL (1868) les avait réunis pour former le groupe des *manères*, et VAN BENEDEN (1871), avait donné à leur substance, pour la différencier du protoplasma nucléé, le nom de *plasson*. On n'avait plus affaire à de véritables cellules, mais à des *cytodes* par opposition aux cellules ou *cytes* (Hæckel).

Huxley (1868) avait même décrit sous le nom de *Bathybius Hæckelii* une masse protoplasmique colossale, sans noyau, qui tapisserait le fond de la mer entre l'Irlande et Terre-Neuve. On avait pu recueillir des échantillons de cette gangue protoplasmique lors de la pose du premier câble transatlantique (1857).

Malheureusement, dans les expéditions ultérieures, et notamment dans celle du *Challenger*, on ne put retrouver le fameux Bathybius, et on ne tarda pas à reconnaître que la substance qu'on avait sous les yeux dans les bocaux n'était qu'un précipité floconneux de sulfate de chaux, résultant du mélange de l'eau de mer avec l'alcool concentré. Quant aux monères de Hæckel, un certain nombre renferment manifestement un noyau que les procédés de la technique contemporaine ont permis de mettre en évidence, et l'on peut supposer qu'à mesure que se perfectionneront nos moyens d'investigation, on découvrira sinon un noyau parfait, au moins des amas nucléiniens à l'intérieur de toutes les cytodes qui deviendraient ainsi de véritables cellules.

Les expansions cellulaires provoquées par les mouvements sarcodiques, n'ont rien de commun avec les excroissances ou *gouttes sarcodiques*, également signalées par Dujardin, qu'on voit se produire sur le corps des infusoires ou autour de certains éléments anatomiques, aussitôt après la mort, et qui constituent un simple phénomène cadavérique.

2° Mouvements vibratiles. — On désigne sous ce nom les mouvements de minces prolongements, présentant l'aspect de petits poils qui surmontent certaines cellules fixes chez les animaux supérieurs, et dont est couvert le corps de certains infusoires. Ces petits poils s'abaissent et se redressent successivement avec une très grande rapidité : ils semblent vibrer, ce qui leur a valu le nom de *cils vibratiles*, et aux mouvements dont ils sont doués, celui de *mouvements vibratiles*. Les cellules qui les supportent s'appellent *cellules à cils vibratiles* ou *cellules ciliées*.

Les cils, par leurs mouvements, déplacent les corps légers qui se trouvent dans la sphère de leur action, au milieu du liquide ambiant. S'ils continuent de se mouvoir sur une cellule détachée, ils lui communiquent un mouvement de rotation ou de translation qui atteste leur puissance. La progression des spermatozoïdes est due aux mouvements de leur queue qui représente un cil vibratile volumineux, un véritable flagellum.

Nous aurons occasion de revenir plus loin sur les mouvements ciliaires, à propos des propriétés du tissu épithélial (p. 83).

3° Mouvements musculaires. — Ces mouvements, comme leur nom l'indique, sont propres aux éléments musculaires (cellules musculaires lisses, cellules musculaires transformées en fibres striées). Les changements de forme, lents ou rapides, involontaires ou volontaires, suivant la nature de l'élément musculaire, s'effectuent dans une même direction. L'élément, sans changer de place, diminue de longueur, tandis que son épaisseur augmente : il se *contracte*. La motilité des cellules musculaires, simples ou transformées en fibres, devient ainsi la *contractilité* qui se manifeste par la *contraction*.

§ 4. — Névrilité (neurilité)

Cette propriété, spéciale aux cellules nerveuses, se manifeste par l'innervation dont les principaux modes sont la sensibilité, la volition, la motricité. La névrilité est une propriété inhérente à la substance qui compose les cellules nerveuses, de même que la contractilité est une propriété inhérente à celle des éléments musculaires. Les cellules nerveuses, sous l'influence d'excitations extérieures, sentent, veulent et provoquent des incitations motrices, de la même façon que les fibres musculaires incitées se contractent.

ARTICLE III

CONSIDÉRATIONS GÉNÉRALES SUR LA CELLULE

Chez l'infusoire, réduit à un seul élément cellulaire, toutes les propriétés que nous venons de passer en revue, se trouvent réunies. La même substance protoplasmique absorbe, sécrète, sent, se meut. Chez les êtres supérieurs, en même temps que la masse protoplasmique, encore indivise dans l'ovule, s'est fragmentée pour fournir les cellules de l'adulte, les propriétés vitales ne se sont pas trouvées réparties uniformément sur tous les éléments, mais telle ou telle propriété s'est localisée de préférence sur tel ou tel groupe cellulaire, la motilité sur les éléments musculaires, la névrilité sur les éléments nerveux, etc. Il y a eu division du travail, et, seul peut-être, le leucocyte, élément erratique, se rapproche par ses manifestations vitales du protoplasma initial.

Si les propriétés varient ainsi d'un groupe cellulaire à un autre, cela tient évidemment à des différences dans la composition intime des éléments anatomiques, alors même que ces différences ne se traduisent extérieurement par aucun signe perceptible. Le protoplasma n'est pas un : il y a en réalité autant de protoplasmas distincts que d'espèces cellulaires, n'ayant de commun que la propriété fondamentale qui caractérise toute substance vivante : la nutrilité.

Divers expérimentateurs (ASCHERSON, 1840 ; TRAUBE, 1864, 1867 ; RAINEY, 1868 ; MONIEZ, VOGT, 1882) ont essayé de fabriquer des cellules artificielles. On peut, en effet, en associant différentes substances, en mélangeant par exemple, comme le faisait ASCHERSON, des corps gras à de l'albumine liquide, obtenir des vésicules dont la paroi se prête aux échanges osmotiques, et permet ainsi l'accroissement de la vésicule.

D'autres observateurs (BERTHOLD, 1886 ; VERWORN, 1892 ; QUINCKE, 1888 ; BÜTSCHLI, 1892) se sont même efforcés de reproduire expérimentalement sur de pareilles vésicules les mouvements sarcodiques du protoplasma, et ont obtenu des résultats fort surprenants. D'après ces auteurs, les mouvements sarcodiques seraient dus à une diminution dans la tension superficielle, soit en raison des échanges osmotiques entre le protoplasma et le milieu ambiant, soit par suite de la saturation en oxygène des molécules les plus superficielles.

Les expériences qui précèdent, si ingénieuses qu'elles soient, sont plutôt propres à démontrer le phénomène physique de l'osmose, que le mouvement vital caractérisé par l'assimilation et la désassimilation.

Depuis Mirbel et Turpin, on reconnaît que la vie d'un être vivant, animal ou végétal, n'est que la résultante des vies individuelles de tous les éléments anatomiques qui le composent. Goethe écrivait déjà en 1807. « Tout être vivant n'est pas une unité indivisible, mais une pluralité : même alors qu'il nous apparaît sous la forme d'un individu, il est une réunion d'êtres vivants et existants par eux-mêmes. »

Les êtres vivants dont parle Goethe, et qu'il ne pouvait connaître que très approximativement, ce sont les cellules. Mais si la théorie cellulaire élaborée par les anatomistes de la première moitié du XIXᵉ siècle est indiscutable dans son ensemble, elle comporte cependant un certain nombre de restrictions. Nous ignorons jusqu'à quel point, dans une association cellulaire, la vie d'un élément est indépendante de celle des éléments voisins. L'influence du système nerveux, chez les vertébrés supérieurs, semble manifeste, ainsi qu'en témoignent les altérations cellulaires consécutives à la section d'un nerf, et que les modifications vaso-motrices dans le territoire animé par ce nerf, ne suffisent pas seules à expliquer. La vie n'est plus ici isolée : elle est devenue collective, et il en est résulté des conditions nouvelles auxquelles les cellules ne sauraient se soustraire sans danger. Les cellules détachées du corps ne tardent pas à périr, mais si, après les avoir détachées, on les replace dans des conditions analogues, comme dans les cas de greffe, par exemple, elles peuvent continuer à vivre, se souder à l'association nouvelle, et contribuer à la conservation de l'ensemble.

CHAPITRE II

TISSU ÉPITHÉLIAL

Le tissu épithélial constitue des organes premiers généralement étalés sous forme de membranes (*épithéliums*, Ruysch 1715), qui revêtent la surface extérieure de notre corps, ou qui tapissent les cavités de nos organes.

ARTICLE PREMIER
CARACTÈRES

Parmi les caractères du tissu épithélial, nous envisagerons surtout la structure et la texture, renvoyant pour les autres caractères, tels que la consistance, la transparence, etc., aux différentes membranes épithéliales. Nous négligerons également, dans cette étude, la coloration qui ne caractérise pas une variété épithéliale, et qui varie notablement suivant les races. Nous aurons d'ailleurs occasion de revenir sur la pigmentation des épithéliums, à propos de l'épiderme et des membranes de l'œil.

§ 1. — STRUCTURE

Le tissu épithélial présente à considérer un élément fondamental, de beaucoup le plus abondant, la cellule épithéliale, et quelques éléments accessoires, tels que des cellules conjonctives, des cellules migratrices et des nerfs.

Les dimensions des cellules épithéliales seront exprimées par

le diamètre transversal ou largeur, et par le diamètre vertical
ou hauteur (épaisseur).

A. — Élément fondamental

La cellule épithéliale peut affecter des formes diverses qui ont
permis de lui reconnaître un certain nombre de variétés. Mais
il ne faut pas oublier que ce sont là de simples variétés anatomiques, qui n'entraînent pas des propriétés différentes.

1° Cellule épithéliale polyédrique. — Cette forme dérivée
de la sphère, s'observe surtout dans les endroits où les cellules
épithéliales sont serrées, tassées les unes contre les autres,

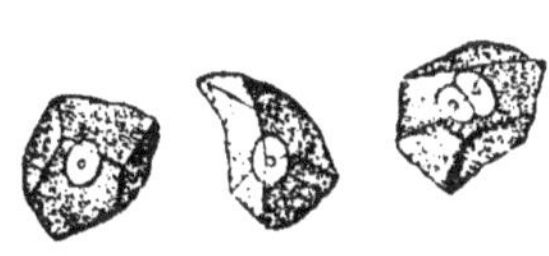

Fig. 26.

Cellules épithéliales du foie de l'homme
sain, d'après G. Pouchet
(gr. 400/1). Une cellule renferme deux
noyaux.

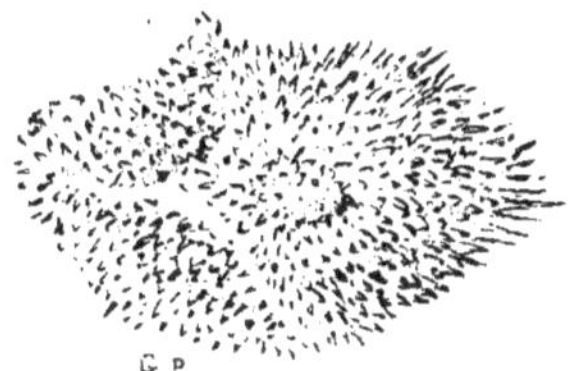

Fig. 27.

Cellule crénelée provenant
de l'épithélium de la
langue, d'après G. Pou-
chet (gr. 1000/1).

comme dans le foie (fig. 26), et dans les épithéliums formés de
plusieurs couches. Les cellules deviennent alors polyédriques
par pression réciproque ; leur diamètre mesure de 25 à 35 μ.

A la cellule polyédrique, se rattache la *cellule crénelée* ou *épineuse* (fig. 27) qu'on rencontre dans la couche profonde de l'épiderme, et de l'épithélium des muqueuses dermo-papillaires.
C'est une cellule de forme polyédrique qui, dans les dissociations,
se montre hérissée sur toutes ses faces d'une multitude de
petites saillies, par l'intermédiaire desquelles on supposait autrefois que les éléments contigus s'engrenaient les uns avec les
autres, comme deux sortes de brosses accolées (M. Schultze,

1864). Il semble démontré aujourd'hui que les pointes ou épines dont sont couvertes certaines cellules polyédriques dans les dissociations, sont déterminées par la rupture de fins tractus ou ponts protoplasmiques (fig. 28) unissant les éléments épithéliaux entre eux (BIZZOZERO, 1871; RANVIER, 1874).

Nous reviendrons sur ces dernières formations à propos de l'épiderme où elles ont surtout été observées.

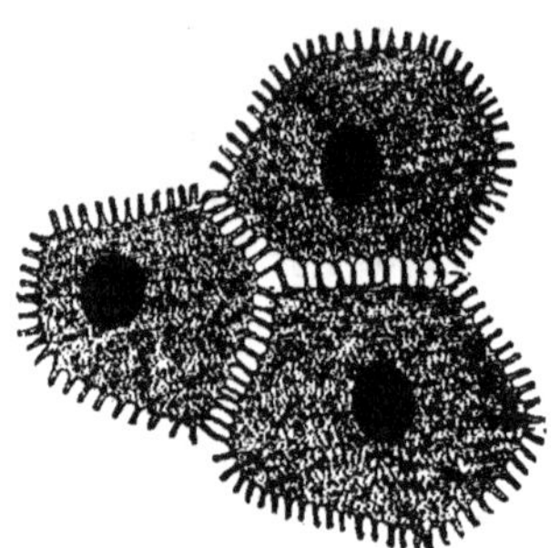

Fig. 28.

Cellules épithéliales polyédriques (vues en coupe) montrant entre elles les ponts intercellulaires, et sur leurs bords libres les épines de Schultze (figure schématique).

2° Cellule épithéliale cubique. — La cellule épithéliale cubique affecte la forme d'un petit cube ou mieux d'un petit prisme à cinq ou six pans, dont la hauteur, qui mesure en moyenne de 9 à 12 μ, l'emporte légèrement sur la largeur. On observe des cellules épithéliales cubiques dans les conduits excréteurs de certaines glandes, dans les bronchioles terminales, ainsi qu'à la surface de l'ovaire.

3° Cellule épithéliale pavimenteuse. — Cet élément aplati parallèlement à la surface, possède un diamètre transversal supérieur au diamètre vertical. C'est une sorte de pavé (pavimentum) dont la largeur varie en général de 15 à 25 μ, tandis que la hauteur s'élève de un à quelques μ. Vue de face, la cellule pavimenteuse affecte parfois la forme d'un polygone assez régulier à cinq ou six pans, comme on le remarque à la face postérieure de la cornée (fig. 37). Ailleurs, dans l'épithélium des muqueuses dermo-papillaires et dans l'épiderme, les bords de la cellule sont irréguliers et amincis (fig. 29). Quant au noyau qui participe à l'aplatissement de l'élément, il est central ou marginal, circulaire ou ovalaire suivant les cellules envisagées.

4° Cellule épithéliale plate, lamelleuse, ou cellule endothéliale. — La cellule endothéliale qui tapisse la face interne des vaisseaux et des séreuses, est par excellence une cellule plate ou lamelleuse. Son épaisseur mesure à peine 1 µ; quant à la largeur qui varie suivant les séreuses et aussi d'un animal à l'autre, elle est en général comprise entre 20 et 60 µ.

Il est assez difficile de définir d'une façon précise la forme des cellules endothéliales; nous décrirons chaque variété à mesure

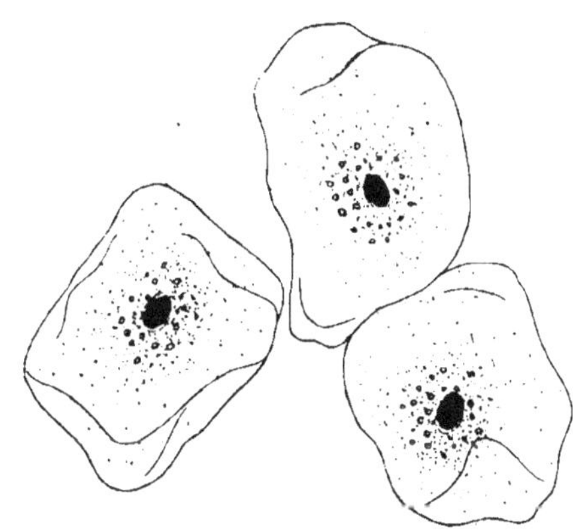

Fig. 29.
Cellules épithéliales pavimenteuses de la muqueuse linguale
de l'homme (gr. 370/1).

qu'elle se présentera dans l'étude des divers organes. On peut dire d'une manière générale que, chez les mammifères, cette forme est beaucoup plus régulière dans les séreuses que dans les vaisseaux. Les cellules des séreuses se présentent ordinairement sous l'aspect de polygones avec un nombre variable de côtés, en général cinq ou six. Les bords des cellules sont plus ou moins sinueux, mais ils peuvent être complètement rectilignes. Ils donnent alors à l'ensemble de la préparation soumise à l'imprégnation argentique, l'aspect d'un dessin mosaïque absolument régulier.

Le noyau de la cellule endothéliale est ordinairement excentrique, relégué vers l'un des bords ou dans l'un des angles de l'élément. Il n'est pas rare de voir les noyaux de plusieurs cellules voisines groupés autour de l'angle de réunion de ces cellules, indiquant ainsi selon toute apparence, qu'ils dérivent d'un noyau primitif unique. Ces noyaux ne sont pas ovoïdes, mais aplatis parallèlement à la surface de la séreuse; leur épaisseur mesure de 2 à 3 µ. A leur niveau, le corps cellulaire renflé pour les envelopper, paraît souvent posséder dans son voisinage une activité vitale plus considérable que dans le restant de la cellule,

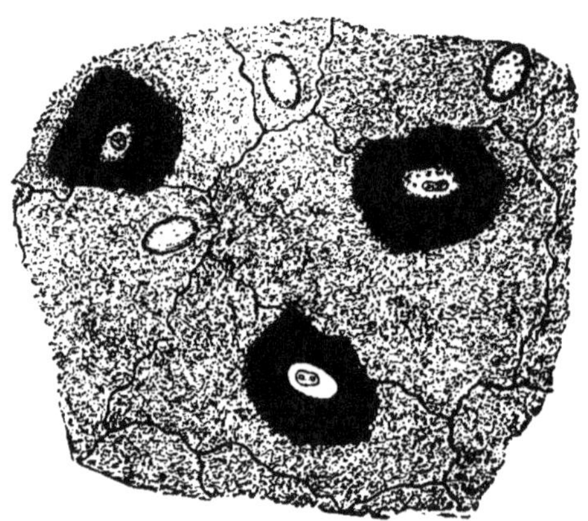

Fig. 30.

Endothélium péritonéal du triton, traité par le nitrate d'argent, d'après Pouchet et Tourneux (gr. 250/1).

La partie du corps cellulaire qui entoure le noyau, a pris, sous l'influence du réactif, une teinte foncée.

ainsi que semble l'indiquer l'action de certains réactifs (nitrate d'argent) qui colorent plus fortement cette région (fig. 30).

Il semble résulter des recherches de Ranvier (1891) et de Kolossow (1893) confirmant et généralisant des observations plus anciennes, que chaque cellule endothéliale est formée de deux parties distinctes : une masse profonde représentant le corps cellulaire, et une lamelle superficielle extraordinairement mince (*plaque endothéliale*, Ranvier ; *plaque recouvrante*, Kolossow), sorte de production cuticulaire analogue au plateau des cellules prismatiques. Les corps protoplasmiques sont unis latéralement par des ponts intercellulaires. D'après Schuberg (1893), et Nicolas (1895), de la face profonde des cellules endothéliales, se détacheraient en plus des prolongements qui iraient s'anastomoser avec les cellules conjonctives sous-jacentes.

5° Cellule épithéliale cylindrique ou prismatique. — Ces deux dénominations s'appliquent indifféremment aux cellules épithéliales dont le diamètre vertical ou hauteur l'emporte sur le diamètre horizontal ou largeur. En réalité, la forme de ces éléments est celle d'un prisme (par pression réciproque) ou encore d'une pyramide dont la base est tournée vers la surface; leur largeur est généralement comprise entre 9 et 12 μ, leur hauteur entre 25 et 40 μ. Comme variétés de la cellule épithéliale cylindrique, nous signalerons : *a*) la cellule nue ; *b*) la cellule à plateau ; *c*) la cellule à cils vibratiles ; *d*) la cellule caliciforme.

a. *Cellule nue.* — La cellule nue est un élément dont la face libre ne supporte aucune production cuticulaire. On observe de pareilles formes cellulaires dans les canaux excréteurs de certaines glandes, ainsi que dans les gros conduits papillaires du rein.

b. *Cellule à plateau.* — La cellule épithéliale prismatique peut être surmontée, à sa face libre, par une mince cuticule (2 à 3 μ) dont la substance est différente de celle de l'élément, et qu'on désigne sous le nom de *plateau.* Cette substance est hyaline, transparente, et paraît plus dense que le reste de la cellule qui est finement granuleuse ; elle présente parfois de fines stries orientées perpendiculairement à la surface, comme on l'observe très bien sur les cellules de la muqueuse intestinale du cheval (fig. 31). On ignore, dans l'état actuel de la science, quelle est la véritable signification de ces stries qu'on doit peut-être rapprocher de celles qu'on rencontre dans la zone

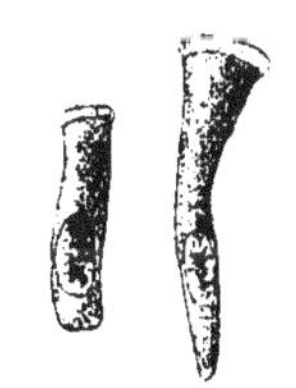

Fig. 31.
Cellules épithéliales à plateau strié provenant de la muqueuse intestinale du cheval.
(Gr. 370,1).

transparente de l'ovule. Il ne semble pas, en tout cas, que ces stries répondent à des canalicules poreux traversant toute l'épaisseur du plateau (p. 419).

Le plateau a été signalé par HENLE en premier lieu. KÖLLIKER (1855) lui donnait le nom de *bourrelet poreux.*

c. *Cellule à cils vibratiles* ou *cellule ciliée*. — Les cellules à cils vibratiles sont, en général, des cellules prismatiques ou pyramidales, dont la face libre est couverte de cils animés d'un mouvement particulier (fig. 32). Ces cils découverts par Valentin en 1835, consistent en de minces filaments encore atténués à leur extrémité. et formés d'une substance pâle, transparente, sans

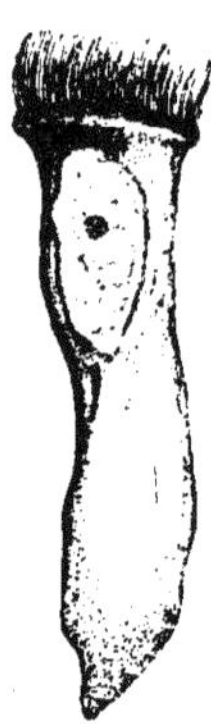

Fig. 32.

Cellule prismatique ciliée de la muqueuse œsophagienne de la grenouille, d'après une photographie (gr. 800/1).

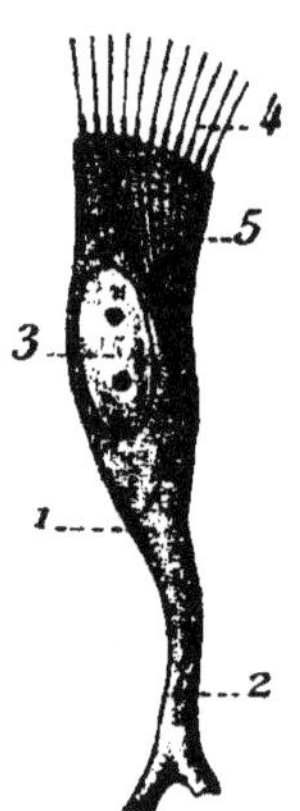

Fig. 33.

Figure schématique montrant la racine des cils.

1, corps cellulaire. — 2, extrémité basale. — 3, noyau. — 4, cils vibratiles. — 5, racine des cils.

granulations. Chacun de ces filaments présente à sa base un renflement ou *bulbe*, auquel fait suite un petit segment intermédiaire (*pièce basale*) contenant une granulation (*corpuscule basal*) située au niveau même de la surface de l'élément. Puis, le cil pénètre à l'intérieur de la cellule, et s'y termine par une extrémité effilée, formant avec les *pièces radiculaires* des autres prolongements, un corps conique appelé *racine des cils* (fig. 33). D'après Henneguy (1897), les corpuscules basaux, logés à l'origine de la portion libre des cils, se comporteraient comme de véritables centrosomes multiples et périphériques. Ces corpuscules disposés côte à côte, simuleraient d'autre part une formation cuticulaire décrite par Eberth (1866) et par Marchi (1866) comme un plateau perforé.

Le nombre des cils supportés par la même cellule a été évalué par FREY de 10 à 30, mais ce nombre semble varier dans de sensibles proportions. Il en est de même de la longueur des cils (portion libre) qui, de 5 μ à la face interne de l'utérus, s'élève à 9 μ dans les fosses nasales, et jusqu'à 30 μ dans le canal de l'épididyme.

PURKINJE et VALENTIN (1835) qui ont étudié les cils dans toute la série animale, ont été amenés à décrire quatre formes principales de mouvement ciliaire : 1° mouvement d'inclinaison ou en crochet (motus uncinatus) ; 2° mouvement d'ondulation ou en fouet (motus undulatus) ; 3° mouvement pendulaire ou oscillatoire (motus vacillans) ; 4° mouvement de circumduction, giratoire ou en entonnoir (motus infundibuliformis).

Chez les mammifères, les cils présentent le mouvement d'inclinaison ou en crochet. Ce mouvement qu'il est assez facile d'étudier sur les longs cils des mollusques, n'a point son centre, en général, à la base du cil, mais vers le tiers de sa longueur. Il est absolument comparable à celui qu'on peut produire avec le doigt, en maintenant la première phalange immobile, tandis que la seconde et la troisième s'abaissent et se soulèvent rapidement. Le mouvement ciliaire comprend donc deux demi-oscillations dont l'une plus rapide détermine un courant dans le sens de l'inclinaison naturelle des cils ; il est périodique, régulier, et sensiblement isochrone pour tous les prolongements d'une même cellule. Les cils détachés de la cellule continuent à se mouvoir, pourvu que le corpuscule basal leur soit resté adhérent.

Nous avons indiqué plus haut que les cils par leurs mouvements pouvaient déplacer des corps légers ; nous reviendrons sur ce point à propos du rôle des membranes épithéliales.

d. *Cellule caliciforme.* — On rencontre fréquemment, au milieu des cellules épithéliales cylindriques, vibratiles ou non, des éléments d'une configuration spéciale, auxquels on a donné le nom de *cellules caliciformes.* Ces éléments entrevus par GRUBY et DELAFOND (1853) et par LETZERICH furent, en réalité, découverts par E. SCHULZE en 1867 qui reconnut leur véritable nature. Ils se présentent, ainsi que leur nom l'indique, comme des corps excavés en forme de calice ouvert à l'extérieur, dont le corps cellulaire réduit à une mince membrane formerait la paroi (fig. 34). Leur longueur est à peu près égale à celle des cellules cylindriques ambiantes.

Bien que la configuration générale des cellules caliciformes varie beaucoup d'un élément à un autre, on peut cependant la

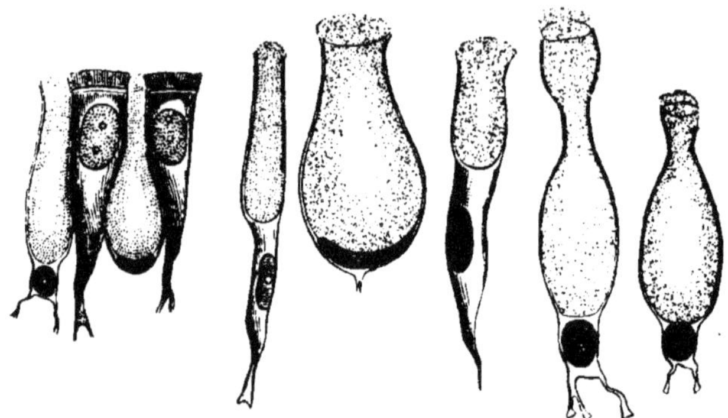

Fig. 34.

Cellules caliciformes de la muqueuse œsophagienne de l'axolotl, après fixation par l'acide osmique concentré et dissociation, d'après POUCHET et TOURNEUX (gr. 350/1).

ramener à deux variétés principales. Dans la première variété, la partie supérieure de la cellule seule est excavée. La partie inférieure ressemble en tous points à celle des éléments voisins; elle est plus ou moins effilée, et renferme un noyau ovoïde disposé suivant le grand axe de l'élément. La seconde variété de cellules caliciformes diffère de la précédente en ce que la cellule tout entière est creusée en forme de calice à base élargie et à sommet rétréci. A la partie inférieure, se trouve le noyau qui semble se mouler sur le fond même de la cellule, et qui par suite offre aussi l'aspect d'une petite cupule à bords plus ou moins arrondis.

La cavité des cellules caliciformes n'est pas vide, mais elle est traversée par de fins tractus protoplasmiques (LAVDOWSKY, 1877) dans les mailles desquels se trouve logée une substance homogène qui fait souvent saillie à l'extérieur, sous forme de bouchon, et qui présente tous les caractères du mucus (p. 35). Aussi a-t-on pu considérer, avec F. E. Schulze (1867), les cellules caliciformes comme de véritables glandes unicellulaires, et les rapprocher des grandes cellules décrites par P. Marchi (1867) comme des organes sécrétants dans le bord du manteau de certains mollusques gastéropodes.

L'élaboration du mucus se ferait d'après Ranvier (1887) de la façon suivante : dans les mailles qui occupent la cupule centrale, se déposerait tout d'abord du *muci-gène* (colorable en noir par l'acide perruthénique), c'est-à-dire une substance jouis-sant de la propriété de se gonfler sous l'influence de l'eau, en produisant du mucus. Puis, dans le protoplasma ambiant ainsi que dans les cloisons interposées au muci-gène, on verrait se creuser des vacuoles remplies d'un liquide aqueux. À un mo-ment donné, les vacuoles croissant sans

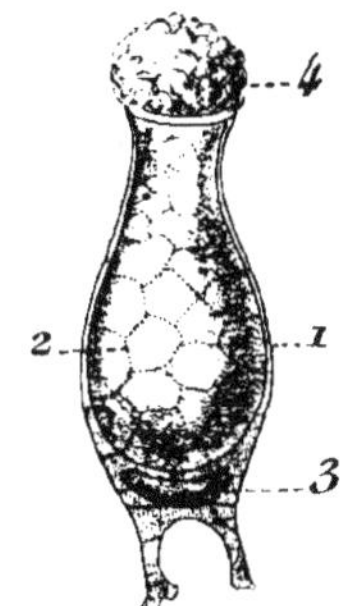
Fig. 35.
Cellule caliciforme montrant le bou-chon muqueux, et le réseau protoplas-mique du calice. Représentation de-mi-schématique.

cesse, s'ouvrent dans les mailles logeant le mucigène, le liquide aqueux et le mucigène se mélangent, le mucigène se gonfle et fournit ainsi du mucus dont la masse plus considérable que celle du mucigène vient faire saillie au dehors, et lubréfier la surface muqueuse. La cellule caliciforme peut donc être com-parée à un élément sécréteur, et à la rigueur être assimilée à une glande unicellulaire.

B. — Éléments accessoires

Indépendamment des cellules épithéliales, on peut rencontrer dans les épithéliums quelques éléments accessoires, tels que des cellules conjonctives, des cellules migratrices et des fibrilles nerveuses. Nous nous bornerons aux indications suivantes con-cernant les cellules conjonctives et migratrices, et nous renver-rons, pour les fibrilles nerveuses, aux terminaisons nerveuses. (p. 337).

1° Cellules conjonctives. — On les observe surtout dans l'épiderme, où elles avaient été considérées autrefois par LANGERHANS comme des cellules nerveuses terminales ; chez le nègre, elles sont remplies de pigment, et constituent alors de véritables chromoblastes. La racine des poils (p. 861), ainsi que l'épithélium des glandes sébacées, chez certains mammifères (p. 841) peuvent englober des cellules conjonctives pigmentées, qui par leur effritement colorent en noir la substance pileuse ou la matière sébacée, comme on le voit très nettement dans les glandes sébacées du larmier de la gazelle (G. HERRMANN, 1880).

2° Cellules migratrices. — Les cellules migratrices peuvent, grâce à leurs mouvements amiboïdes, s'insinuer du tissu conjonctif sous-jacent entre les cellules des revêtements épithéliaux, traverser même ces revêtements, et tomber à l'extérieur, où elles constituent les corpuscules du mucus. C'est ce qu'on observe sur les membranes muqueuses.

Dans certains cas, les cellules migratrices se multiplient dans l'épaisseur de l'épithélium, et perforent même les cellules épithéliales qu'elles transforment en *éléments fénêtrés* (p. 420).

§ 2. — TEXTURE

Les cellules épithéliales dont nous venons de faire connaître les principales variétés anatomiques, s'associent entre elles et avec quelques éléments accessoires, pour constituer des membranes de recouvrement connues sous le nom d'*épithéliums* (RUYSCH, 1715). Ces membranes, d'une épaisseur variable, sont simples ou stratifiées, suivant que les cellules sont disposées sur une seule ou sur plusieurs assises.

A. — ÉPITHÉLIUMS SIMPLES

A part peut-être les cellules caliciformes, toutes les autres variétés de cellules épithéliales peuvent former un épithélium simple.

1° Epithélium cubique simple. — Cet épithélium est représenté par une seule rangée de cellules cubiques, ou mieux de

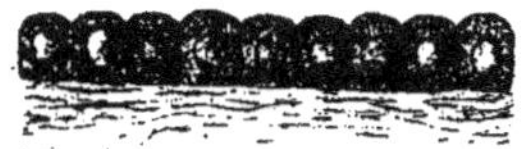

Fig. 36.

Coupe perpendiculaire d'un épithélium cubique simple, reposant sur une couche conjonctive (gr. 300/1). Représentation demi-schématique.

cellules cylindriques basses (fig. 36). On l'observe dans les conduits excréteurs de certaines glandes, à la face interne des vésicules de la thyroïde, ainsi qu'à la surface de l'ovaire.

2° Epithélium pavimenteux simple. — Cet épithélium n'existe qu'en quelques points limités chez l'homme, à la face

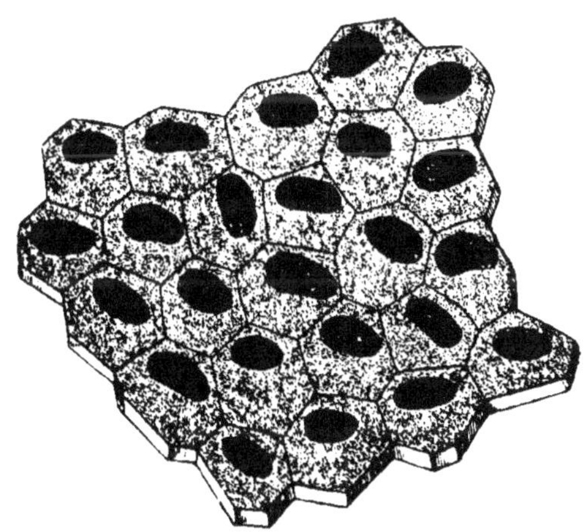

Fig. 37.

Lambeau de cellules épithéliales pavimenteuses tapissant la face postérieure de la cornée chez le bœuf, après imprégnation au nitrate d'argent (gr. 370/1). Représentation demi-schématique.

postérieure de la cornée et à la face antérieure de l'iris, ainsi qu'à la face postérieure de la cristalloïde antérieure. La figure 37 représente cet épithélium sur la cornée du cheval;

les cellules aplaties affectent la forme de polygones réguliers à cinq ou six pans, qui renferment de gros noyaux circulaires ou ovalaires. Les cellules qui doublent en arrière la cristalloïde antérieure, plus épaisses, émettent par leur face qui regarde la cristalloïde, de fins prolongements ramifiés qui s'enchevêtrent, et peut-être s'anastomosent avec les prolongements semblables des éléments voisins.

3° Épithélium lamelleux simple (endothélium). — Une couche endothéliale examinée à l'état frais ou après macération dans le liquide de Müller, se présente sous l'aspect d'une membrane homogène, parsemée de noyaux. RECKLINGHAUSEN (1862), appliquant le nitrate d'argent aux études histologiques, parvint à décomposer cette membrane en cellules distinctes. AUERBACH (1865), envisageant surtout le revêtement des vaisseaux, lui donna le nom de *périthélium*, et HIS (1865) celui d'*endothélium* qui lui est resté (*épithélium spurium*, faux épithélium).

Lorsqu'on fait agir la solution d'un sel d'argent (en général de nitrate d'argent) sur une membrane endothéliale, le sel se réduit dans les intervalles cellulaires, et l'argent dessine alors en noir (à la lumière transmise) les limites des éléments. On a attribué la présence des lignes accusées par le métal réduit, à l'action spéciale d'une substance cimentaire qui serait interposée aux cellules, mais il ne paraît pas qu'on ait jamais réussi à isoler cette substance. La réduction du nitrate d'argent, au niveau des lignes de séparation des éléments, semble être un phénomène d'un ordre particulier, inexpliqué jusqu'à ce jour, comme on en trouve d'autres exemples dans l'emploi de ce réactif (p. 262 et 272). Peut-être pourrait-on se demander s'il ne devrait pas être rattaché aux actions électro-capillaires sur lesquelles BECQUEREL père (1867-73) a appelé l'attention. Ce physicien a montré, en effet, que les fissures jouissaient par elles-mêmes de la propriété de réduire les sels métalliques.

Les membranes endothéliales, composées d'un plan unique de larges cellules à bords réguliers ou sinueux suivant les organes, se détachent peu de temps après la mort, mais elles ne se laissent que très difficilement dissocier en leurs éléments constituants.

Cette résistance à la dissociation trouve peut-être son explication dans ce fait que les cellules endothéliales sont unies entre elles par des prolongements latéraux (p. 68).

En dehors de la forme plus régulière des cellules, l'endothélium des séreuses se différencie de l'endothélium vasculaire par

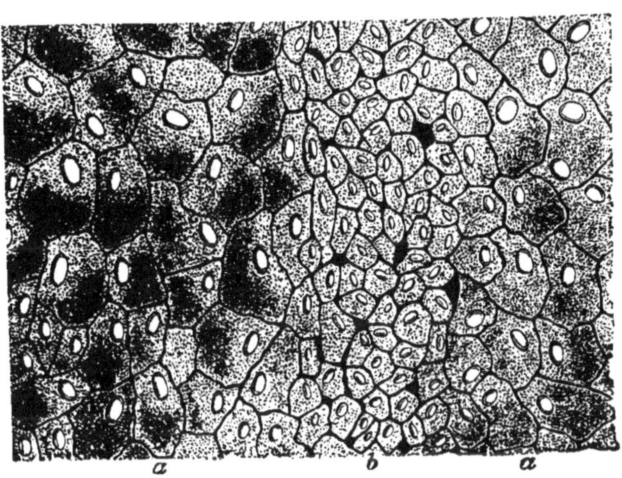

Fig. 38.

Revêtement endothélial de la face péritonéale du centre phrénique du lapin (d'après KLEIN).

a, cellules normales. — *b*, traînée de petites cellules. Entre ces dernières, on voit des dépôts irréguliers d'argent figurant des pseudostomates.

la présence, au milieu des cellules larges, d'éléments plus réduits disposés par ilots ou par traînées, et tranchant par leur aspect légèrement grenu sur les cellules voisines (fig. 38). Ces éléments plus petits (*cellules muqueuses*, POUCHET et TOURNEUX, 1878), occupent généralement des points de la surface séreuse excavés et soumis par suite à de moindres frottements. Nous aurons à revenir sur ces amas de petites cellules et sur leur signification, en décrivant les séreuses : il est probable qu'ils répondent à des centres de rénovation épithéliale.

4° Épithélium prismatique ou cylindrique simple. — Cet épithélium présente trois variétés, suivant que les cellules ont leur face superficielle : libre, pourvue d'un plateau, ou hérissée de cils vibratiles.

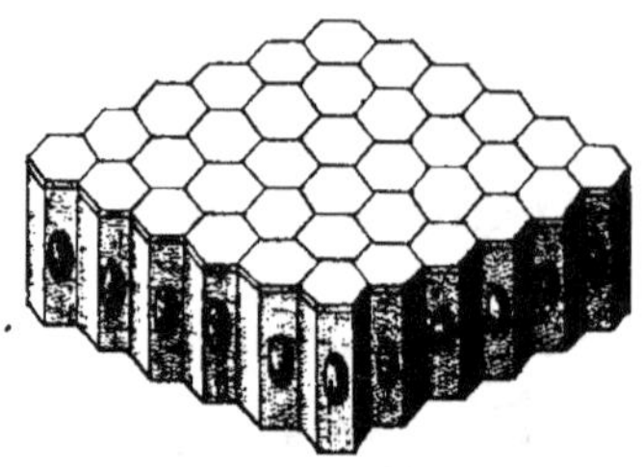

Fig. 39.

Vue en perspective d'un lambeau d'épithélium prismatique à plateau homogène. Représentation demi-schématique.

a. Épithélium prismatique ou cylindrique simple proprement dit. — On rencontre principalement cet épithélium dans les conduits excréteurs des glandes, ainsi que dans les conduits papillaires du rein. Lorsque les cellules qui le composent sont prismatiques, elles sont disposées régulièrement côte à côte, et possèdent sensiblement la même forme et les mêmes dimensions (fig. 39). Au contraire, lorsqu'elles sont pyramidales avec leur base tournée vers la surface, les intervalles compris entre les extrémités profondes effilés, sont occupés par des cellules intercalaires de forme variable, que nous devons envisager comme des éléments jeunes destinés à régénérer les cellules pyramidales caduques. De semblables cellules intercalaires existent également entre les pieds des cellules prismatiques, mais elles sont moins abondantes et éparses de loin en loin.

b. Épithélium prismatique simple à plateau. — Cet épithélium tapisse toute la muqueuse intestinale depuis le pylore jusqu'à l'anus ; entre les cellules à plateau, se trouvent intercalées de distance en distance des cellules caliciformes (fig. 40). Parfois, le plateau de chaque cellule est uni et comme soudé au plateau des cellules voisines, et tous les plateaux

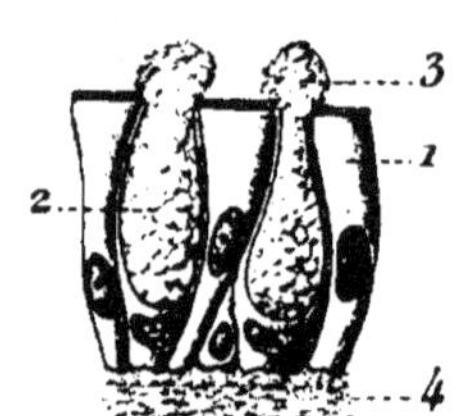

Fig. 40.

Coupe perpendiculaire de l'épithélium intestinal, montrant les rapports des cellules cylindriques et des cellules caliciformes.

1, cellule cylindrique. — 2, cellule caliciforme. — 3, bouchon muqueux. — 4, tissu conjonctif sous-jacent.

peuvent s'enlever à la fois, à la manière d'une membrane, comme l'enveloppe chitineuse du corps des articulés.

c. Épithélium prismatique simple à cils vibratiles (épithélium vibratile ou cilié simple). — Cet épithélium paraît limité aux voies génitales : à la trompe et à l'utérus chez la femme, au canal de l'épididyme chez l'homme. Nous ne ferons que mentionner, en passant, l'épithélium vibratile de l'épendyme qui, par la configuration spéciale de ses éléments s'enfonçant profondément dans le tissu sous-jacent, forme en réalité un type distinct (p. 292).

B. — Épithéliums stratifiés

Les épithéliums stratifiés, formés d'un nombre variable de couches superposées, se divisent en deux groupes, suivant que l'assise superficielle est représentée par des cellules pavimenteuses ou, au contraire, par des cellules prismatiques. On dit dans le premier cas que l'épithélium est *pavimenteux stratifié*, et, dans le second, qu'il est *prismatique stratifié*. La forme des éléments situés dans la profondeur de l'épithélium n'influe en rien sur sa qualification. C'est ainsi que l'épithélium de la muqueuse vésicale qui renferme des cellules prismatiques, des cellules en raquette, et des cellules pavimenteuses, et qu'on a souvent décrit comme un épithélium mixte, appartient en réalité aux épithéliums pavimenteux stratifiés, puisque la couche la plus superficielle est représentée par des cellules pavimenteuses.

1° Épithélium pavimenteux stratifié. — Cet épithélium (fig. 41), qui recouvre le chorion des muqueuses dermo-papillaires, et le derme cutané, présente habituellement la disposition suivante. A la partie profonde, on rencontre un premier plan de cellules cubiques ou prismatiques reposant sur une couche conjonctive, puis, au-dessus, des cellules polyédriques, irrégulières, tassées les unes contre les autres, et enfin superficiellement, des cellules pavimenteuses qui s'aplatissent de plus en plus, à mesure qu'on se rapproche de la surface libre, et arrivent à ne plus constituer que des lamelles semblables à des cellules endothéliales. Fréquemment, comme dans l'épiderme, les cellules pavimenteuses superficielles se chargent de kératine, deviennent cornées, et tranchent ainsi, non seulement par leur forme, mais encore par leur composition chimique et par leurs réactions, sur les cellules polyédriques sous-jacentes. Ces différences ont permis de décomposer certains épithéliums pavimenteux stratifiés en deux zones ou couches distinctes : une couche profonde ou *couche muqueuse* qui, dans l'épiderme, forme le corps muqueux de MALPIGHI, et une couche superficielle ou *couche cornée*.

Il importe de faire remarquer que ces deux couches ne sont

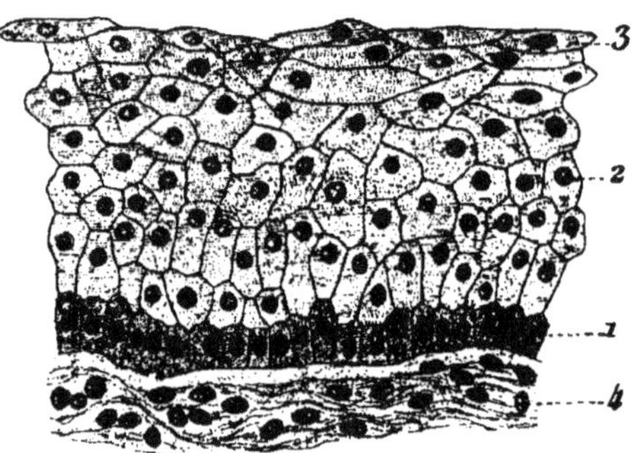

Fig. 41.

Coupe de l'épithélium pavimenteux stratifié de la muqueuse buccale sur un fœtus humain de 8/10 centimètres (gr. 220/1).

1, couche basilaire. — 2, couche muqueuse. —3, couche cornée. — 4, chorion.

pas séparées par une limite absolument tranchée, mais qu'elles empiètent l'une sur l'autre, de même que les éléments qui les composent ne sont pas agencés suivant des assises superposées et distinctes, mais se trouvent serrés et tassés les uns contre les autres. Seules, les cellules cubiques qui forment la rangée profonde de la couche muqueuse, sont disposées en série assez régulière. On les envisage parfois comme formant une couche à part (*couche basilaire*) qui repose sur la membrane basilaire du derme cutané ou du chorion des muqueuses (p. 361). Ainsi, les expressions de plans, de rangées ou d'assises de cellules appliquées aux épithéliums pavimenteux stratifiés ne doivent pas être prises dans leur acception rigoureuse : elles indiquent simplement que sur la coupe normale on peut compter un nombre déterminé de cellules superposées.

L'épaisseur de l'épithélium pavimenteux stratifié, varie sensiblement suivant les régions. C'est ainsi qu'à la surface de la cornée, elle ne mesure que 50 μ, tandis qu'elle dépasse un millimètre pour l'épiderme.

2° Épithélium prismatique stratifié. — On désigne sous ce nom une variété d'épithélium caractérisée par la présence de nombreuses cellules intercalaires entre les extrémités profondes des cellules prismatiques superficielles (fig. 42). La couche épi

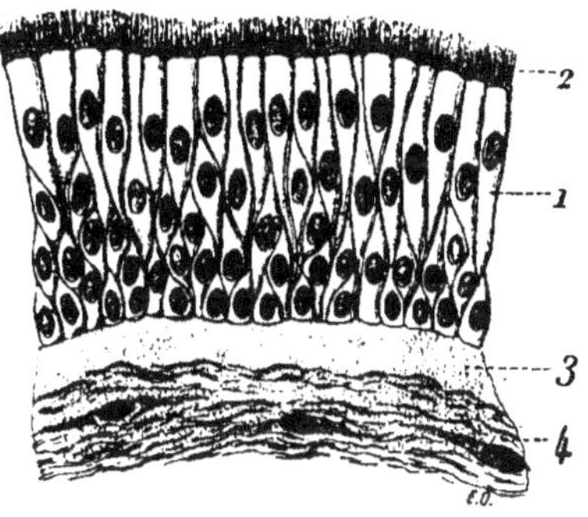

Fig. 42.

Coupe perpendiculaire de l'épithélium prismatique stratifié à cils vibratiles de la muqueuse trachéale de l'homme (gr. 220/1).

1, cellules épithéliales prismatiques. — 2, cils vibratiles. — 3, membrane basilaire. 4, chorion de la muqueuse.

théliale semble stratifiée, mais, en réalité, le corps des cellules prismatiques envoie, entre les éléments sous-jacents, une expansion qui descend jusqu'au tissu conjonctif sur lequel repose l'épithélium. Il résulte de cette disposition que l'épaisseur des épithéliums prismatiques stratifiés est plus élevée que celle des épithéliums prismatiques simples.

L'épithélium prismatique stratifié peut se couvrir de cils vibratiles, comme dans les voies respiratoires, et devenir ainsi un *épithélium vibratile stratifié* ou *épithélium cilié stratifié*. L'épaisseur de l'épithélium cilié stratifié atteint 80 μ dans la trachée de l'homme, et jusqu'à 120 dans les fosses nasales.

3° Épithélium mixte stratifié. — Suivant la définition que nous avons donnée plus haut des épithéliums pavimenteux et prismatique stratifiés, l'épithélium mixte stratifié est un épithélium dont les cellules les plus superficielles appartiennent, suivant les points envisagés, au type pavimenteux ou, au contraire, au type prismatique. On rencontre un pareil revêtement épithélial mixte chez le fœtus, dans l'œsophage et dans la portion buccale du pharynx (voy. *Précis d'embryologie*, p. 186).

4° Épithélium polyédrique stratifié. — Comme le précédent, ce revêtement épithélial stratifié, dont les cellules superficielles affectent une forme polyédrique, est propre à l'embryon et au fœtus. C'est un épithélium transitoire destiné à évoluer soit en épithélium pavimenteux stratifié, soit en épithélium prismatique stratifié.

§ 3. — Vascularité et innervation

Les membranes épithéliales sont rarement pénétrées par des capillaires sanguins. Nous citerons, comme exceptions à la règle générale : l'épiderme du lombric (Mojsisovics, 1877), l'épithélium de la muqueuse du jabot des colombidés (Ficatier et Desfosses, 1879), l'épithélium de la strie ou ruban vasculaire de la paroi externe du canal cochléaire (Retzius, 1882), l'épiderme des hirudinées et des larves de salamandre maculée (Leydig, 1885), l'épithélium de la tache olfactive chez le cobaye (Bovier-Lapierre, 1888), l'épithélium cylindrique stratifié de l'intestin chez un poisson dipnéen, le protoptère (Laguesse, 1890), l'épithélium buccal des batraciens indigènes, anoures et urodèles (Maurer, 1897), et, enfin, une formation embryonnaire, l'ectoplacenta des rongeurs et des carnivores (M. Duval, 1887).

Nous nous bornerons à signaler ici la présence entre les cellules épithéliales de fibrilles nerveuses terminales que les procédés de coloration par le chlorure d'or, par le chromate d'argent et par le bleu de méthylène, ont permis de mettre nettement en évidence. Nous reviendrons sur ces fibrilles nerveuses à propos des terminaisons nerveuses et des différentes membranes épithéliales.

ARTICLE II

PROPRIÉTÉS

Le rôle physiologique des cellules épithéliales est assez difficile à spécifier. Il paraît essentiellement variable, en raison des formes mêmes de ces éléments, en raison de la place qu'ils occupent, en raison surtout de leur composition chimique.

En certains points, les cellules épithéliales semblent ne remplir qu'une fonction toute physique, et n'être que des organes de protection, comme dans les épithéliums pavimenteux stratifiés (épiderme). En d'autres points, elles représentent une membrane osmotique qui, en raison de sa minceur, se prête admirablement aux échanges liquides et gazeux entre le sang et le milieu ambiant (transsudation du plasma à travers les parois capillaires, filtration rénale, absorption et exhalation d'acide carbonique par la surface pulmonaire, absorption intestinale, etc.). Ailleurs encore, au niveau des glandes, elles élaborent au moyen de matériaux empruntés au sang, des substances nouvelles qui sont ensuite reprises par le sang (sécrétion interne), ou déversées à l'extérieur (sécrétion externe). Enfin, les épithéliums ciliés, grâce aux mouvements de leurs cils vibratiles, déterminent la progression de certains éléments anatomiques, ou encore des particules étrangères introduites accidentellement dans l'organisme, et qui seront expulsées avec le mucus (fosses nasales). C'est ainsi que les cils de la trompe transportent l'ovule depuis l'ovaire jusqu'à l'utérus.

1° Mouvement ciliaire. — Le mouvement ciliaire peut facilement être constaté à l'œil nu. Il suffit par exemple, de saupoudrer avec du noir de fumée le pharynx d'une grenouille, après avoir détaché la mâchoire inférieure. On voit alors les grains de charbon entraînés progressivement dans l'œsophage, au bout d'un temps relativement court. La progression des corps, peut en effet atteindre dans le pharynx de la grenouille un millimètre par seconde. On peut encore, comme l'a indiqué M. Duval, détacher l'œsophage sur une grenouille, le fendre longitudinalement, et le retourner sur une lame de liège préalablement humectée. L'œsophage, transporté par les cils vibratiles, se déplace, comme une sorte de *limace artificielle* (M. Duval).

La vibration des cils de plusieurs cellules voisines se succède d'une façon régulière ; elle est rythmée. Il en résulte que, si on examine au microscope une surface épithéliale couverte de cils vibratiles, on voit les cils s'incliner et se redresser successivement, et produire ainsi des ondulations comparables à celles d'un champ de blé dont le vent courbe les épis. L'onde vibratile, d'une durée variable suivant les animaux et suivant les régions du corps, parcourt environ quelques dixièmes de millimètre par seconde.

Le courant provoqué par les cils vibratiles, se dirige en général de la profondeur des organes vers la surface. Le cas de la muqueuse œsophagienne, chez les batraciens et probablement aussi chez le fœtus humain, doit être considéré comme une exception.

2° Mouvement contractile. — Chez les animaux inférieurs, certaines cellules épithéliales sont douées de mouvements. En 1872, Kleinenberg décrivait, chez l'hydre d'eau douce, sous le nom de *cellules neuro-musculaires*, des éléments ectodermiques dont le segment superficiel présentait un caractère épithélial, tandis que le segment profond émettait des prolongements qui s'insinuaient entre l'ectoderme et l'endoderme, et manifestaient des phénomènes de contraction. Kleinenberg supposait que le segment superficiel subissait l'impression des excitations extérieures, et qu'il transmettait cette impression, en la modifiant, aux prolongements contractiles du segment interne. Mais depuis, Rouget a montré que, parmi les cellules ectodermiques, un certain nombre (*cellules neuro-épithéliales*) donnaient naissance par leur extrémité profonde à des fibrilles très grêles assimilables par leurs caractères à des fibres nerveuses, et venant se terminer à la surface des expansions contractiles des cellules de Kleinenberg. On ne peut, par suite, conserver à ces derniers éléments le nom de cellules neuro-musculaires, et il convient, comme le fait remarquer Mathias Duval, de les appeler *cellules myo-épi-théliales* (O. et R. Hertwig, 1878).

3° Développement et évolution du tissu épithélial. —

D'une façon générale, on peut dire que les épithéliums pavimenteux stratifiés, organes de protection, naissent de l'ectoderme, que les épithéliums prismatiques profonds, organes d'absorption, dérivent du feuillet interne, et enfin que les endothéliums qui représentent de véritables membranes osmotiques, ont pour origine le feuillet moyen. Cette règle, longtemps acceptée sans conteste, souffre de nombreuses exceptions, et, si elle reste vraie dans sa généralité, des variétés épithéliales fort différentes peuvent, à la vérité, provenir d'un même feuillet du blastoderme. C'est ainsi que le feuillet externe donne à la fois naissance à l'épithélium pavimenteux stratifié de la peau, et à l'épithélium prismatique cilié des fosses nasales; que le feuillet interne fournit l'épithélium prismatique de l'intestin, l'épithélium pavimenteux stratifié de l'œsophage, l'endothélium des alvéoles pulmonaires; et qu'enfin, le feuillet moyen, s'il produit l'endothélium des séreuses, des vaisseaux et du sang, engendre également, par l'intermédiaire de l'épithélium germinatif, l'épithélium cylindrique cilié de la trompe et de l'utérus, ainsi que l'épithélium pavimenteux stratifié du vagin. On peut même assister, pendant le cours du développement normal, à la substitution de variétés épithéliales qui semblent au premier abord opposées l'une à l'autre. L'exemple bien connu de l'épithélium de l'œsophage qui passe par quatre états successifs : prismatique simple, polyédrique stratifié embryonnaire, mixte stratifié à cils vibratiles chez le fœtus, et enfin pavimenteux stratifié chez l'adulte, en est la preuve la plus convaincante. Ces substitutions peuvent s'observer également chez l'adulte : suivant les périodes, le vagin, au moins chez les rongeurs, est tapissé par un épithélium pavimenteux stratifié ou par un épithélium prismatique muqueux (p. 631).

Quelque soit l'épithélium envisagé, il débute toujours par un seul plan de cellules, puis, s'il s'agit d'un épithélium stratifié, on voit de bonne heure les cellules de l'assise primitive se multiplier, et s'agencer d'abord sur deux rangées, puis sur trois, et ainsi de suite. Chez l'embryon humain, dès la fin du premier mois, l'épiderme est déjà représenté par une double couche cellulaire. Les ponts intercellulaires ou filaments d'union que l'on trouve dans les couches profondes des épithéliums pavimenteux stratifiés, représentent des sortes de filaments réunissants ayant persisté entre les éléments issus d'une même cellule originelle.

4° Rénovation du tissu épithélial. — Les cellules épithéliales ne sont pas des éléments permanents de l'organisme. Au bout d'un temps relativement court, elles ont parcouru toutes les phases de leur existence. Elles meurent alors, et généralement se détachent de la surface, se desquament. Parfois, comme chez les reptiles et chez les batraciens, la couche superficielle se sépare tout d'une pièce, ce qui caractérise la *mue épithéliale*. Le remplacement des cellules caduques reconnaît deux modes différents, suivant qu'il s'agit d'un épithélium pavimenteux stratifié, ou au contraire d'un épithélium pavimenteux simple, d'un endothélium.

1° Dans le premier cas, la rénovation s'effectue de bas en haut, de la profondeur vers la surface libre. Les cellules de la couche profonde (*cellules génératrices*) se multiplient par karyokinèse, augmentent de volume, et refoulent progressivement vers la surface les cellules anciennes, tandis que de nouvelles générations cellulaires, nées au-dessous d'elles, les refouleront à leur tour. La rénovation des épithéliums prismatiques stratifiés et même des épithéliums prismatiques simples, s'opère de la même façon aux dépens des cellules génératrices intercalées entre les pieds des cellules prismatiques.

2° Dans le second cas, comme il n'existe qu'un seul plan de cellules aplaties, la rénovation ne peut pas se faire de bas en haut ; elle se produit latéralement, en surface. Nous avons signalé plus haut, dans les endothéliums, la présence d'amas de petites cellules enclavées au milieu des larges cellules endothéliales. Ces amas représentent autant de centres de rénovation épithéliale, dont les cellules génératrices se multiplient par karyokinèse, s'étalent en surface, et remplacent ainsi les cellules voisines desquamées.

Ch. Robin avait admis que la partie profonde de certains épithéliums n'était pas individualisée en cellules distinctes, mais qu'elle était représentée par un *épithélium nucléaire*, sorte de masse plasmodiale dont les noyaux étaient plongés dans une matière amorphe commune. L'évolution de cet épithélium nucléaire s'effectuerait de la façon suivante. Les noyaux se divisent, augmentent de volume et s'écartent les uns des autres : la couche plasmodiale devient plus épaisse. Puis, on voit se produire, dans la partie superficielle de cette couche, des plans de clivage qui passent entre les noyaux, et les isolent chacun au centre d'un corps cellulaire désormais individualisé, tandis que la partie profonde de l'épithélium nucléaire persiste à l'état de plasmode. Ainsi l'épithélium nucléaire se transforme en épithélium cellulaire, et, par une multiplication incessante de ses noyaux, fournit de nouvelles couches cellulaires qui se rapprochent de la surface, et remplacent les couches en voie de desquamation.

L'épithélium nucléaire de Ch. Robin, plus connu aujourd'hui sous les noms de *plasmode*, de *symplaste*, ou de *syncytium*, n'a été retrouvé qu'en quelques points très limités : dans les germes vasculaires de l'aire opaque (voy. *Précis d'embryologie*, p. 371), dans le chorion (*ibid.*, p. 432), dans le bouquet vasculaire du glomérule rénal (Renaut et Ch. Hortolès, 1881), dans les capillaires sanguins des lobules hépatiques et des villosités (Ranvier, 1885). Encore, le plasmode qui constitue les germes vasculaires de l'aire opaque subit-il seul l'individualisation cellulaire, tandis que l'épithélium nucléaire semble persister pendant toute la vie dans les capillaires du foie.

L'accroissement des épithéliums et leur rénovation reconnaissent donc, comme processus général, la division karyokinétique ; quant à l'individualisation cellulaire d'une masse plasmodiale, elle parait limitée à quelques cas exceptionnels.

CHAPITRE III

TISSUS CONJONCTIFS

Nous comprendrons sous le nom de tissus conjonctifs proprement dits, tous les tissus de substance conjonctive (p. 17) caractérisés par la consistance demi-molle ou pâteuse de la matière amorphe interposée aux éléments anatomiques.

ARTICLE PREMIER
CARACTÈRES

Des éléments appartenant aux mêmes espèces anatomiques entrent dans la composition de tous les tissus conjonctifs. Les fibres conjonctives, par exemple, se montrent avec des caractères sensiblement identiques dans le tissu cellulaire et dans le tissu fibreux. Nous pouvons donc, pour éviter de fréquentes répétitions, confondre tous les éléments d'une même espèce dans une description commune, c'est-à-dire qu'à propos de la structure nous décrirons l'une après l'autre chacune de ces espèces, sans tenir compte du tissu qu'elle concourt à former, ni de la place fondamentale ou accessoire qu'elle y occupe. Ce n'est qu'à propos de la texture essentiellement variable, que nous envisagerons isolément chacun des tissus conjonctifs, et que nous étudierons ses caractères propres.

§ 1. — STRUCTURE

Les éléments anatomiques qui entrent dans la composition des tissus conjonctifs sont : des cellules conjonctives, des cellules migratrices, des fibres lamineuses et des fibres élastiques. Une matière amorphe englobe tous ces éléments, et renferme en plus des vaisseaux et des nerfs.

A. — CELLULES CONJONCTIVES

Il existe de nombreuses variétés de cellules conjonctives. Les unes se rencontrent dans presque tous les tissus conjonctifs, tandis que d'autres paraissent localisées dans un ou dans plusieurs organes déterminés. On a pu ainsi envisager des *cellules indifférentes* et des *cellules spécialisées* ou *différenciées*. Les cellules indifférentes sont en général transparentes, hyalines : les cellules spécialisées, au contraire, renferment des granulations ou des gouttelettes de nature diverse : elles sont granuleuses. Les cellules indifférentes, paraissent en rapport avec la production de la matière amorphe et des faisceaux conjonctifs, et, s'il venait à être démontré qu'elles participent effectivement à l'élaboration de ces faisceaux, il conviendrait de leur restituer le nom de *corps* ou de *cellules fibroplastiques* que leur avaient autrefois assigné LEBERT et Ch. ROBIN. Quant aux cellules spécialisées, elles ne concourent pas au développement des fibrilles conjonctives, mais remplissent des fonctions sécrétoires ou autres en rapport avec leur composition chimique.

1° — *Cellules conjonctives indifférentes.*

Bien que les cellules indifférentes n'aient pas de forme propre, qu'elles se moulent sur les parties voisines dont elles gardent l'empreinte, et que, suivant les milieux, elles apparaissent fusiformes, étoilées, ou pourvues d'ailerons membraniformes, nous consacrerons une description spéciale aux cellules tendineuses, aux cellules du renflement sésamoïde du tendon d'Achille de la grenouille, et aux cellules godronnées, en raison de leur importance et des nombreux travaux dont elles ont été l'objet.

1° Cellules conjonctives [Syn. : corpuscules du tissu conjonctif (SCHWANN, 1839 ; HENLE, 1841) ; cellules ou corps fibroplastiques (LEBERT, 1845) ; cellules plasmatiques (VIRCHOW,

1851) ; cellules plates (RANVIER, 1869) ; cellules fixes du tissu conjonctif]. — La forme de la cellule conjonctive est déterminée par les résistances que cette cellule rencontre dans son expansion régulière autour de son centre de figure. Quand le milieu qui l'entoure est constitué par une substance molle, comme dans le tissu muqueux, elle pousse dans tous les sens des prolongements cylindriques qui se ramifient et lui donnent un aspect étoilé (fig. 43). Quelquefois les prolongements se groupent aux extrémités d'un même diamètre : l'élément s'allonge et prend la forme d'un fuseau. Au contraire, lorsque la cellule se trouve comprimée entre deux faisceaux aplatis de fibrilles conjonctives, comme dans les aponévroses, elle s'étale en surface, s'aplatit, et, de ses bords irrégulièrement frangés, se détachent des expansions membraneuses qui s'étendent dans un seul plan. Les prolongements des cellules conjonctives peuvent se terminer librement par une extrémité effilée ou légèrement renflée ; généralement, ils s'anastomosent les uns avec les autres, de manière à constituer un réseau à mailles plus ou moins serrées, selon le degré de rapprochement des éléments.

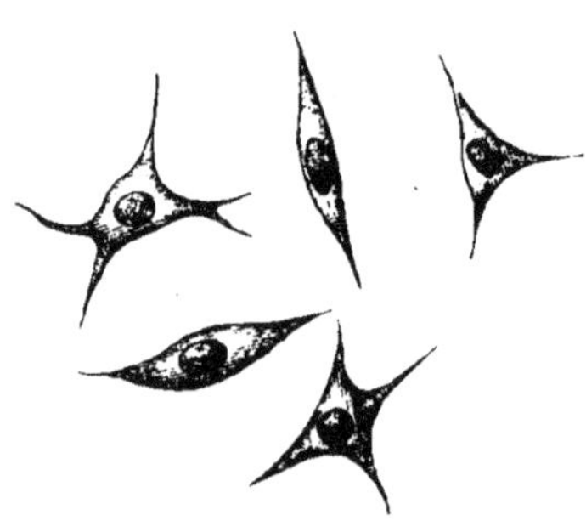

Fig. 43.

Cellules conjonctives fusiformes et étoilées du tissu muqueux allantoïdien, chez un embryon de mouton (gr. 370/1).

Il est impossible de donner des mensurations précises pour les cellules conjonctives, dont les prolongements varient de longueur suivant le tissu envisagé ; dans certains cas, ces prolongements peuvent atteindre un demi-millimètre. Le noyau est ovoïde, mesurant 6 μ en largeur, et à peu près le double en longueur. La substance du corps cellulaire paraît hyaline ou très finement granuleuse ; elle se rapproche par ses réactions de celle des fibres conjonctives (p. 103).

Les cellules conjonctives indifférentes n'offrent pas de mouvements. Aussi, pour les différencier des éléments doués de motilité, comme les cellules migratrices et les chromoblastes, leur donne-t-on communément le nom de *cellules fixes*. Lebert et Ch. Robin, supposant que leurs prolongements se transformaient en fibres conjonctives, les appelaient *corps* ou *cellules fibroplastiques*. Enfin Virchow, admettant que les cellules conjonctives étaient creuses, et que leurs prolongements également creux, formaient un réseau canaliculaire dans lequel circulait la lymphe, les désignait sous le nom de *cellules plasmatiques*.

2° Cellules tendineuses (Syn. : cellules à crêtes, à ailes, à palettes). — La cellule tendineuse est bien connue depuis les

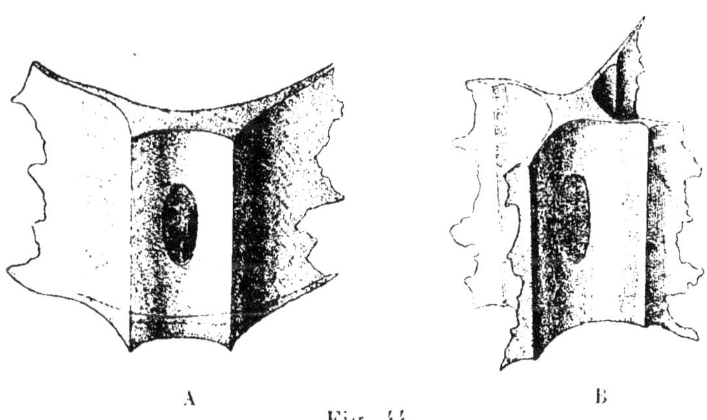

Fig. 44.

Deux cellules tendineuses, vues en perspective, dont la première (A) est pourvue de deux expansions membraneuses latérales, et la seconde (B) de quatre expansions, supportant des crêtes d'empreinte. Représentation schématique (gr. 1000/1).

travaux de Ranvier (1869) et de Gruenhagen (1873). Comprise dans l'espace stellaire que forment par leur accolement plusieurs faisceaux conjonctifs, cette cellule est limitée par des faces latérales concaves répondant à ces faisceaux conjonctifs, tandis que les faces supérieure et inférieure sont sensiblement planes. Les arêtes séparant les faces latérales, se prolongent plus ou moins loin entre les faisceaux conjonctifs, sous la forme d'expansions lamelleuses qui s'anastomosent d'une cellule à l'autre (Renaut). L'ensemble de l'élément peut ainsi être comparé à une roue de moulin réduite à un petit nombre de palettes ; il affecte sur la coupe transversale une forme étoilée.

Les expansions membraniformes des cellules tendineuses qui s'étendent entre les faisceaux conjonctifs, supportent à leur tour des saillies ou crêtes verticales répondant à l'interstice de

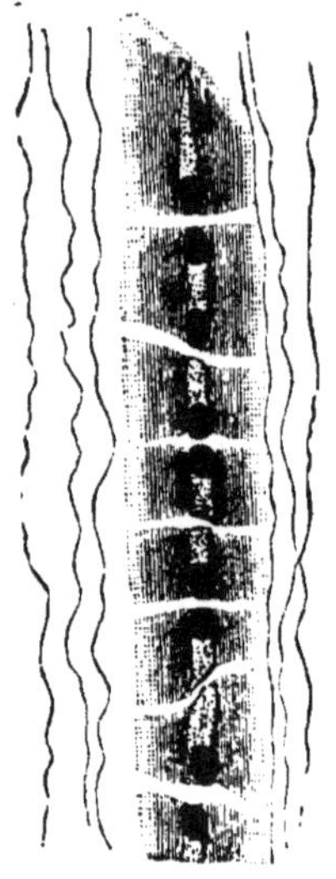

Fig. 45.

File de cellules tendineuses avec leurs expansions latérales, sur un tendon de la queue du rat, d'après Pouchet et Tourneux (gr. 350/1). On aperçoit de chaque côté de fines fibres élastiques longitudinales.

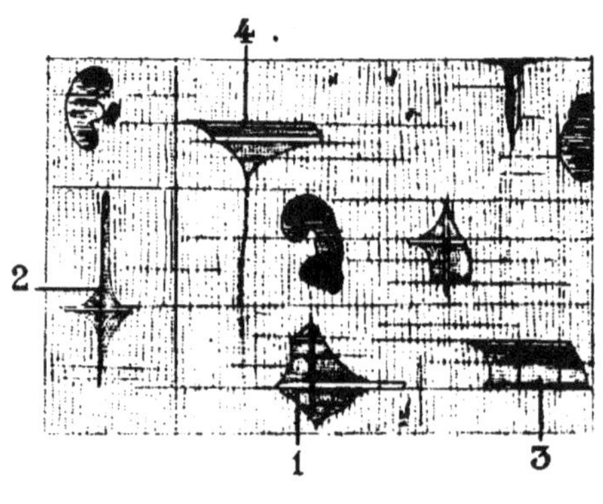

Fig. 46.

Aponévrose fémorale de la grenouille, montrant la forme irrégulière des noyaux (1, 2, 3, 4) des cellules conjonctives plates, dont les corps cellulaires ne sont pas apparents (d'après Renaut).

deux faisceaux. Ces crêtes secondaires, plus ou moins développées, se projettent sur la cellule isolée et vue par l'une des faces latérales, sous la forme de lignes obscures que Boll (1871) considérait comme des stries élastiques : on désigne ces crêtes sous le nom de *crêtes d'empreinte* (fig. 44).

Les cellules tendineuses, disposées bout à bout, se regardent par leurs faces planes, et forment des séries longitudinales (*chaines tendineuses* de Ranvier) comblant les intervalles des faisceaux conjonctifs. Les noyaux des cellules tendineuses sont ovoïdes, allongés dans le sens du tendon, et renferment un ou deux nucléoles brillants. Fréquemment les noyaux de deux cellules superposées sont disposés en regard l'un de l'autre (fig. 45), témoignant ainsi qu'ils dérivent par division d'un même élément. La hauteur de la cellule tendineuse, comprise entre les faces planes, varie dans les tendons de la queue du rat, de 15 à 25 μ.

Les cellules conjonctives des ligaments et des aponévroses se rapprochent beaucoup par leurs caractères des cellules tendineuses. Elles participent à l'aplatissement des faisceaux conjonctifs qui déterminent sur leur corps cellulaire et parfois même sur leur noyau, de légères crêtes d'empreinte (fig. 46).

3° Cellules du renflement sésamoïde du tendon d'Achille de la grenouille. — Le renflement sésamoïde du tendon d'Achille de la grenouille renferme des cellules globuleuses, hyalines, que l'on doit considérer comme une modification des cellules tendineuses dont elles présentent les crêtes d'empreinte, mais moins accusées (fig. 47). Ces éléments, d'un diamètre de 25 à 40 μ, sont isolés les uns des autres par de minces cloisons d'une substance amorphe transparente que traversent des faisceaux conjonctifs se continuant avec les faisceaux du tendon. La teinture d'iode fait apparaître dans leur corps cellulaire un léger amas granuleux situé généralement au voisinage du noyau. Le nodule sésamoïde représente, en somme, un

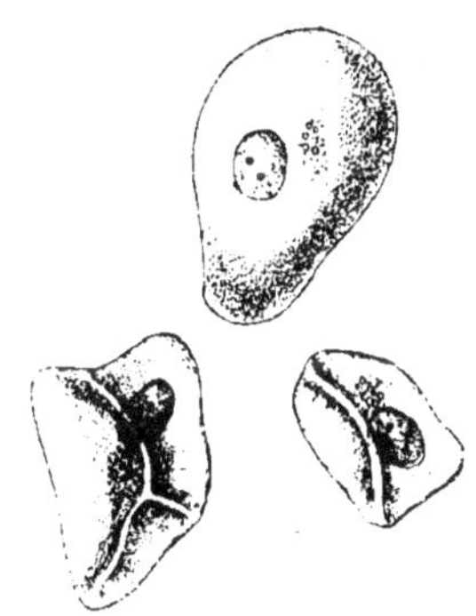

Fig. 47.

Cellules du renflement sésamoïde du tendon d'Achille de la grenouille (gr. 380/1).

épaississement local d'un tendon, avec écartement des faisceaux conjonctifs, et multiplication des éléments cellulaires.

Loisel (1893) a signalé dans les cartilages linguaux des mollusques, la présence de cellules claires qui offrent de grands points de rapprochement avec les éléments que nous venons de décrire,

4° Cellules godronnées. — Chez les grands mammifères et en particulier chez le cheval et chez l'âne, RENAUT (1880) a

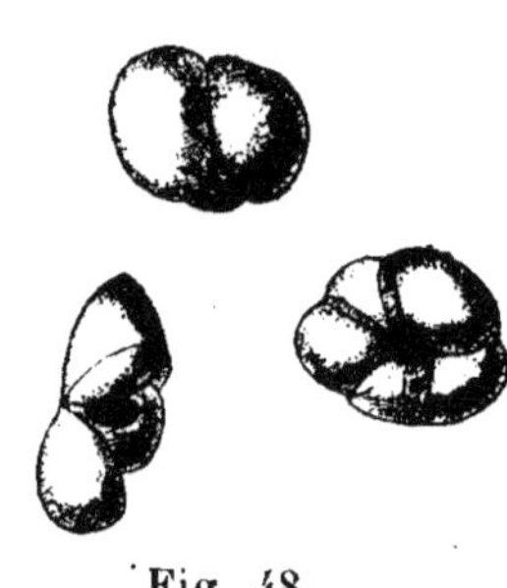

Fig. 48.

Cellules godronnées d'un nerf musculaire du mulet (gr. 370/1).

signalé à l'intérieur des faisceaux nerveux, dans leur trajet intramusculaire, la présence de cellules spéciales séparées par de petits fascicules conjonctifs fréquemment entrecroisés. Ces cellules sont formées par un protoplasma hyalin qui se moule dans les espaces limités par les fascicules conjonctifs, et qui présente ainsi une série de lobes dont l'ensemble figure une sorte de corolle ou de collerette à bouillons multiples (fig. 48) : RENAUT leur a donné pour cette raison le nom de *cellules godronnées*.

Le *tissu fibro-hyalin* (RENAUT) résultant de l'association des cellules godronnées et des fascicules conjonctifs, se trouve interposé entre le périnèvre et le faisceau de tubes nerveux. RENAUT le considère comme un tissu de soutènement destiné à protéger les fibres nerveuses pendant les contractions musculaires.

2° — *Cellules conjonctives spécialisées.*

Sous ce titre, nous comprendrons les différentes variétés suivantes : 1° cellules plasmatiques, Mastzellen, clasmatocytes ; 2° cellules interstitielles ; 3° cellules irisantes ; 4° cellules ou vésicules adipeuses ; 5° cellules pigmentées, chromoblastes. Nous joindrons à l'étude des cellules conjonctives spécialisées, celle des cellules migratrices.

1° Cellules plasmatiques (Mastzellen, clasmatocytes). — Indépendamment des cellules conjonctives à protoplasma hyalin, que nous venons de décrire dans leurs différentes formes, on rencontre dans les tissus conjonctifs des cellules à protoplasma granuleux auxquelles WALDEYER (1874) donna le nom de *cellules plasmatiques* (Plasmazellen). Il faut se garder de confondre ces éléments avec les cellules supposées creuses par VIRCHOW, et également désignées sous le même nom.

Dans la suite, EHRLICH (1879) remarqua que parmi les cellules plasmatiques de WALDEYER, un certain nombre se coloraient d'une façon intense par le violet de dahlia, à l'exception toutefois de leurs noyaux, tandis que les autres ne présentaient qu'une légère teinte violette. Il réunit les premières dans un

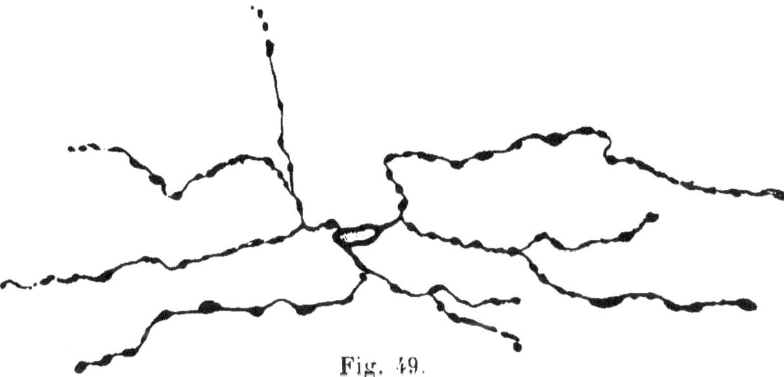

Fig. 49.

Clasmatocytes du mésentère chez le triton cristatus (gr. 120/1).

groupe spécial sous le nom de *cellules anilinophiles* ou de *cellules engraissées* (Mastzellen). Ce sont des éléments dont la forme et les dimensions varient considérablement non seulement d'une espèce animale à l'autre, mais encore, chez le même animal, suivant les organes envisagés. Tantôt ils sont complètement sphériques, et tantôt ils offrent de légers prolongements dont quelques-uns sont aplatis. EHRLICH a retrouvé ces éléments dans la plupart des organes, sauf toutefois dans les capsules surrénales et dans le testicule.

Chez les batraciens urodèles, les Mastzellen présentent des dimensions colossales qui permettent de se rendre un compte plus exact de leur structure. En raison d'une fonction spéciale que nous indiquons plus loin, RANVIER leur a donné le nom de *clasmatocyte*, mais il est facile de se convaincre, en examinant comparativement des mésentères colorés par le violet de dahlia (EHRLICH, 1879), par le violet de méthyle 1 B (RAUDNITZ, 1883), ou encore par le violet 5 B (préconisé par RANVIER, 1890), que l'on se trouve en présence des mêmes éléments granuleux qui se colorent d'une façon intense par les sels d'aniline, tandis que le noyau est à peinte teinté. Toutefois, d'après JOLLY (1900), les clasmatocytes des mammifères constitueraient une variété distincte.

Les clasmatocytes du mésentère du triton (fig. 49) peuvent dépasser en longueur un millimètre. Leurs prolongements qui rayonnent au pourtour d'un corps cellulaire en général très réduit, ne s'anastomosent pas les uns avec les autres, ni avec ceux des cellules voisines, comme on l'observe pour les chromoblastes; ils ne sont pas non plus le siège de mouvements amiboïdes.

Ce qui caractérise surtout les clasmatocytes, c'est que leurs prolongements simples ou ramifiés ne possèdent pas une forme régulière. Ils présentent de petits renflements séparés par des segments rétrécis : ils sont moniliformes, et se terminent généralement par une extrémité mousse. Leurs portions rétrécies peuvent se rompre, et alors les nodosités s'égrènent dans le tissu ambiant, ce qui explique la présence d'amas de granulations au pourtour des clasmatocytes, notamment à l'extrémité de leurs prolongements. RANVIER a désigné sous le nom de *clasmatose* ce mode particulier d'effritement qu'il assimile à une véritable sécrétion interstitielle. Nous rappellerons que d'autres éléments du tissu conjonctif, les cellules pigmentées, peuvent présenter des phénomènes analogues (p. 100).

2° Cellules interstitielles. — Parmi les cellules décrites par WALDEYER sous le nom de *cellules plasmatiques*, et qui ne présentent pas les réactions des cellules engraissées de EHRLICH, quelques-unes méritent par leurs caractères de former un groupe à part : nous les décrirons sous le nom de *cellules interstitielles.*

Ce nom semble avoir été donné pour la première fois par HOFMEISTER (1872) à des cellules granuleuses de la trame conjonctive du testicule, qui accompagnent de préférence les vais-

seaux sanguins, et qui avaient, d'ailleurs, été déjà décrites par
KÖLLIKER (1854) et par LEYDIG (1857). En 1878, POUCHET et
TOURNEUX réunissent sous la désignation commune de cellules
interstitielles, avec les éléments décrits comme tels dans le testicule, les *cellules propres de l'ovisac* (Ch. ROBIN) qui se multiplient et s'hypertrophient pour fournir les éléments des corps
jaunes (*cellules de l'oariule*, Ch. ROBIN), certaines cellules de
la trame interstitielle de l'ovaire désignées sous les noms de
cellules du stroma (Stromazellen, SCHRÖN, 1865), de *cellules granuleuses* (Körnerzellen, HIS, 1865)
ou de *cellules parenchymateuses*
(WALDEYER, 1870), et, enfin, les
*cellules propres de la muqueuse
utérine* (Ch. ROBIN, 1861) se transformant en *cellules de la caduque*
(*cellules de la sérotine ; cellules dé-
ciduales*, FRIEDLÆNDER, 1870).

Tous ces éléments présentent,
en effet, de grands caractères de
ressemblance : ils restent incolores dans la solution de violet de
dahlia, ou ne prennent qu'une
légère teinte violette, ce qui les

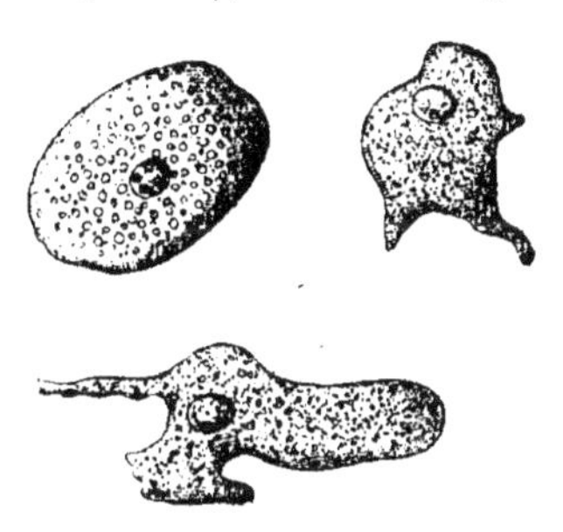

Fig. 50.

Cellules interstitielles provenant d'un corps jaune de la
vache, et colorées au picrocarmin (gr. 220/1).

distingue des cellules granuleuses d'EHRLICH ; ils se colorent
en jaune orangé par le picrocarmin (fig. 50). A part quelques
rares exceptions (testicule du rat), les cellules interstitielles renferment des gouttelettes graisseuses dont la substance est dans
beaucoup de cas combinée avec une matière colorante dont la
teinte varie du jaune au brun foncé. C'est à cette matière colorante (*lutéine*) qu'est due la teinte jaune rougeâtre des corps
jaunes (vache), la teinte chocolat du testicule du porc déjà
signalée par LEYDIG, et la coloration brune, parfois noirâtre, du
testicule de l'étalon.

3° Cellules irisantes [Syn. : Glanzzellen ; cellules à inter-
férences, Interferenzellen, BRÜCKE ; iridocytes ; cellules chatoyantes, G. POUCHET, 1876 ; cellules de l'argenture]. — Cette

variété de cellules conjonctives n'existe pas chez l'homme. On l'observe de préférence dans le tapis nacré des carnassiers (p. 743) où elle a été bien étudiée par M. Schultze en 1871, dans le tapis des amphibies, ainsi que chez les poissons où elle détermine le phénomène de l'*argenture*. Les *cellules irisantes*, examinées dans le tapis des carnassiers ou des amphibies, se montrent aplaties parallèlement à la surface, et affectent la forme d'un polygone à cinq ou six pans ; leur diamètre transversal mesure 40 μ ; leur épaisseur, variable suivant les animaux, oscille de 3 à 6 μ. Le noyau est petit, central ou marginal, parfois entouré de quelques granulations, comme chez le blaireau. Quant au corps cellulaire, il semble clivé en aiguilles cristallines, légèrement effilées à leurs deux extrémités. Leur longueur chez le chat est de 4 à 6 μ, leur épaisseur de 1 μ; mais elles peuvent atteindre des dimensions plus considérables, notamment chez l'otarie où elles mesurent le diamètre même de l'élément (fig. 51). Ce sont ces aiguilles qui par voie d'interférence lumineuse, produisent des phénomènes d'*irisation*. Leur nombre et surtout leur disposition semblent régler l'éclat du tapis ; elles sont parfois disposées par groupes offrant chacun une orientation variable (chat). Ces aiguilles sont formées par une substance organique résistante qui paraît en tous points analogue à celles des lamelles de l'argenture des poissons, étudiée pour la première fois par Réaumur.

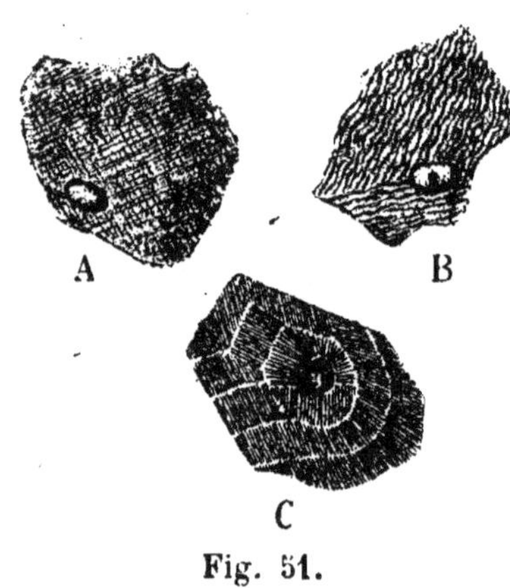

Fig. 51.

Trois variétés de cellules irisantes du tapis : A, chez l'otarie ; B, chez le blaireau ; et C, chez le chat (gr. 450/1).

4° Cellules ou vésicules adipeuses. — Les cellules ou vésicules adipeuses (fig. 52) représentent des cellules conjonctives spécialisées à l'intérieur desquelles s'est déposée une grosse goutte de graisse. Ce sont des éléments volumineux dont le diamètre varie suivant les régions de 30 à 100 μ, et peut atteindre jusqu'à 150 μ dans la mamelle des femmes obèses.

Quand les cellules adipeuses sont isolées, elles affectent une forme ovoïde ou sphérique; quand, au contraire, elles sont rapprochées, comme dans le tissu adipeux, elles deviennent polyédriques par pression réciproque. Elles sont essentiellement constituées par une paroi et un contenu graisseux.

La paroi homogène offre les mêmes réactions que la substance des cellules conjonctives. Elle représente, en effet, le protoplasma cellulaire distendu et étalé en membrane très mince à la surface de la goutte de graisse.

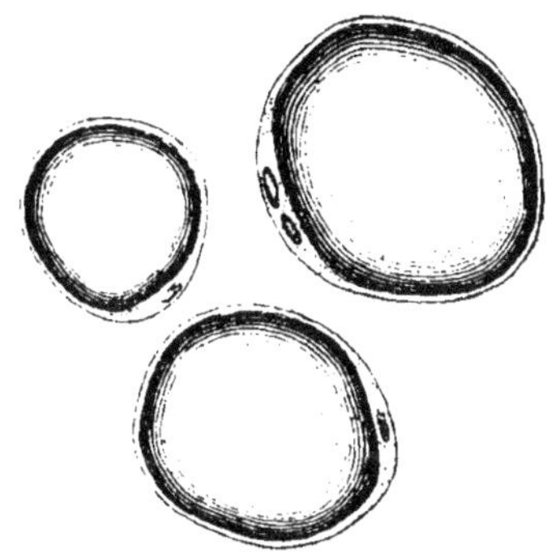

Fig. 52.

Trois vésicules adipeuses, traitées par l'acide osmique (gr. 330/1).

En un point de la surface, on découvre un léger épaississement logeant un ou deux petits noyaux très clairs.

Le contenu est liquide à la température ordinaire : c'est une goutte de graisse formée par le mélange de trois éthers de la glycérine, la tristéarine, la tripalmitine et la trioléine. Vue au microscope, cette goutte montre une zone périphérique extrêmement foncée, tandis que le centre est jaunâtre et toujours brillant. Elle se colore en noir par l'acide osmique, et en bleu par le bleu de quinoléine. Après la mort, quand la température du corps s'abaisse, la palmitine et la stéarine se séparent de l'oléine, et se précipitent dans chaque vésicule adipeuse en très fines aiguilles qui affectent la forme de petites houppes hémisphériques fixées sur la paroi. Ces cristaux ont été décrits sous le nom de cristaux de *margarine*.

Les vésicules adipeuses augmentent et diminuent de volume sous des influences diverses. Dans l'abstinence, le contenu gras qu'elles renferment est repris par l'économie : la goutte de graisse qui remplissait toute la cavité se divise ordinairement, en même temps qu'elle diminue. Chaque gouttelette devient elle-même une granulation qui disparaît à son tour. L'enveloppe, débarrassée de son contenu primitif, présente d'abord à sa place un liquide séreux qui disparaît peu à peu, puis elle revient sur elle-même, se ride, se recoquille, comme on peut le voir dans les traînées rougeâtres que l'on trouve à la face interne du derme des vieillards amaigris. L'enveloppe ne laisse pas que d'être encore reconnaissable, et offre en même temps un caractère constant : c'est la présence, dans son épaisseur, de ce noyau pâle, ovoïde, sans granulations, qu'on ne voit que difficilement sur les vésicules adipeuses remplies.

5° Cellules conjonctives pigmentées (Syn. : chromatophores, VIRCHOW, 1854 ; chromoblastes, G. POUCHET, 1873). — Les cellules conjonctives peuvent subir une autre transformation qui a été considérée comme antagoniste de la précédente. Elles peuvent se remplir de granulations mélaniques (p. 43) qui toutefois n'envahissent jamais le noyau ; celui-ci se détache alors en clair sur le fond opaque de la cellule. On rencontre normalement des cellules pigmentées dans la lamina fusca de la sclérotique (fig. 53), et dans la pie-mère des individus très bruns, surtout à la base de l'encéphale ; enfin. on en trouve également dans l'épiderme de la peau des doigts chez le nègre. Nous reviendrons, en décrivant les organes qui renferment des cellules conjonctives pigmentées, sur les particularités qu'elles y peuvent offrir.

Chez les vertébrés inférieurs (reptiles, batraciens, poissons), et chez les invertébrés (mollusques, crustacés), les cellules conjonctives pigmentées atteignent des dimensions plus considérables, et renferment des pigments divers dont les principales nuances sont le noir, le rouge, l'orangé, le jaune, le violet. Ces pigments se présentent soit à l'état de dissolution dans la substance de l'élément, soit à l'état de granulations ; dans le premier cas, la couleur est extrêmement pure, dans le second, elle est rabattue et paraît brune. Les cellules qui sont le siège de ces pigments, sont douées de mouvements sarcodiques, contrairement à ce qu'on observe chez l'homme ; elles peuvent pousser des prolongements ramifiés qui s'anastomosent entre eux, ou bien se ramasser en boule. C'est à ces éléments que G. POUCHET a donné en 1873 le nom de *chromoblastes*, réservant celui de *chromatophores* (VIRCHOW, 1854) aux cellules pigmentées pourvues de prolongements incolores et contractiles qu'on rencontre chez les céphalopodes.

Il est facile de comprendre comment les mouvements des

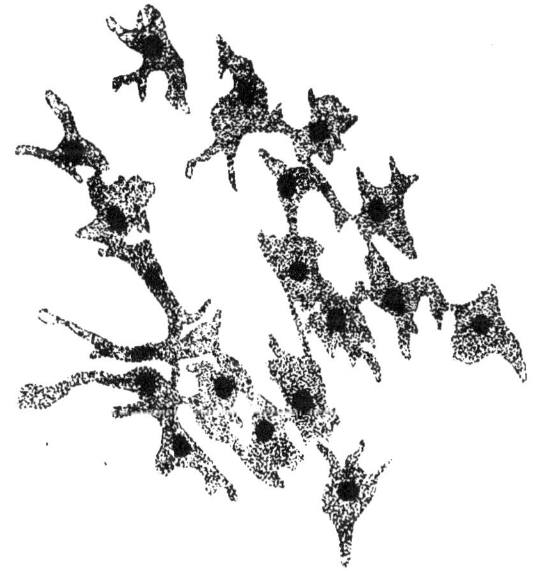

Fig. 53.

Cellules conjonctives pigmentées dans la lamina fusca de l'homme (gr. 220 1).

chromoblastes qui sont sous la dépendance du grand sympathique, peuvent provoquer des changements de coloration. Lorsque les cellules d'une même nuance se dilatent, la surface couverte est plus considérable, et par suite la coloration s'accuse davantage. Si nous supposons la présence au-dessous de l'épiderme de chromoblastes noirs, rouges et jaunes, comme c'est le cas pour la peau du caméléon, la teinte de l'animal deviendra noire, rouge ou jaune, suivant que telle ou telle variété de chromoblastes aura étalé ses prolongements. En réalité, les nuances ne sont jamais très franches dans ce cas, car elles sont plus ou moins corrigées par celles des chromoblastes rétractés.

Nous ne pouvons, dans ce Précis consacré à l'histologie de l'homme, entrer dans de plus grands développements sur les changements de coloration que présentent les téguments d'un grand nombre d'animaux. Nous nous contenterons d'ajouter que la coloration bleue résulte habituellement d'un phénomène de cérulescence (p. 13), et que la coloration verte si fréquente chez les batraciens et chez les reptiles, provient de l'impression produite sur la rétine par des chromoblastes jaunes, et une couche cérulescente reposant sur un fond de pigment noir. Remarquons encore que chez les crustacés (homard, écrevisse, etc.), on rencontre au pourtour de chromoblastes rouges, logés dans l'hypoderme, de nombreux cristaux de substance colorante bleue, que G. POUCHET a désignés sous le nom de *cérulins*. La substance de ces cristaux se dissout dans l'eau bouillante, en prenant une teinte jaune orangé qui s'ajoute à la couleur des chromoblastes rouges. Enfin, dans certains cas, à la coloration des chromoblastes pigmentés et à la cérulescence de certains tissus, viennent se joindre les reflets métalliques ou la coloration bleue uniforme des iridocytes.

6° Cellules migratrices (Syn. : cellules mobiles, cellules errantes). — Indépendamment des différentes variétés cellulaires que nous venons de passer en revue, et dont on peut considérer les éléments comme fixes, au moins chez les animaux supérieurs, les tissus conjonctifs renferment des cellules mobiles qui se rapprochent par tous leurs caractères des globules blancs du sang. (p. 193). Ces cellules migratrices, grâce à leurs mouvements amiboïdes, peuvent se déplacer au sein de la matière amorphe conjonctive. On observe facilement ces mouvements sur la queue des jeunes Axolotls (12 à 15 millimètres) étalés à plat sur une lame de verre. Au milieu des cellules munies de prolongements, que l'on remarque tout d'abord, on distingue bientôt d'autres corps plus petits qui se déforment incessamment. En prenant les précautions voulues pour que l'animal continue de vivre, on ne tarde pas à voir la cellule migratrice se déplacer dans une direction ou dans une autre, par suite de ses mouvements propres. On peut la voir se heurter, se mettre à cheval en quelque sorte sur un prolongement cellulaire, puis contourner celui-ci, et continuer sa route.

On n'est pas encore bien fixé sur l'origine et sur la destinée des cellules migratrices ; il en est de même d'ailleurs pour les leucocytes du sang. Certains auteurs les font provenir par diapédèse des vaisseaux sanguins (p. 201) ; d'autres admettent qu'elles dérivent des cellules fixes, et qu'elles se multiplient par division au sein même des tissus conjonctifs. D'autre part, les cellules migratrices pourraient rentrer dans le sang, ou au contraire s'étaler, perdre leurs mouvements amiboïdes, et se transformer en cellules fixes. METCHNIKOFF (1892) a montré qu'on rencontrait toutes les formes de transition entre les cellules migratrices et les cellules fixes, et RANVIER a pu constater directement sous le microscope la transformation de leucocytes en clasmatocytes. Il est probable que telle est l'origine des cellules engraissées (Mastzellen) qu'il faudrait dès lors considérer selon l'expression de METCHNIKOFF (1892), comme une *réserve leucocytaire*. RANVIER a, en effet, montré que dans l'inflammation les clasmatocytes reprennent leur mobilité ancienne, se multiplient et contribuent à la formation des corpuscules du pus.

B. — FIBRES CONJONCTIVES

(Syn. : fibres lamineuses, CHAUSSIER, 1803 ; fibres conjonctives, ROBIN, 1847 ; faisceaux lamineux, faisceaux conjonctifs, faisceaux connectifs).

Quand on porte sous le microscope une parcelle de tissu conjonctif, en ayant soin de l'étaler au moyen d'aiguilles, on aperçoit aussitôt des fibres onduleuses ou rectilignes que certains réactifs tels que l'acide picrique et l'acide osmique, permettent de décomposer en fibrilles très fines et parallèles (fig. 54). Ces fibres ou faisceaux conjonctifs simples mesurent un diamètre qui varie de quelques millièmes à quelques centièmes de millimètre. Leur forme est tantôt cylindrique, prismatique, ou aplatie (nappe conjonctive). Leurs bifurcations sont extrêmement rares, si bien

qu'elles ont été niées par un grand nombre d'auteurs ; leur longueur qui dépasse plusieurs centimètres est inconnue. Plusieurs
faisceaux conjonctifs primitifs peuvent s'accoler entre eux, de
manière à constituer un faisceau secondaire (p. 120).

Les fibrilles qui composent les faisceaux conjonctifs présentent des bords nets, mais leur substance réfracte beaucoup plus
faiblement la lumière que certains éléments que nous décrirons

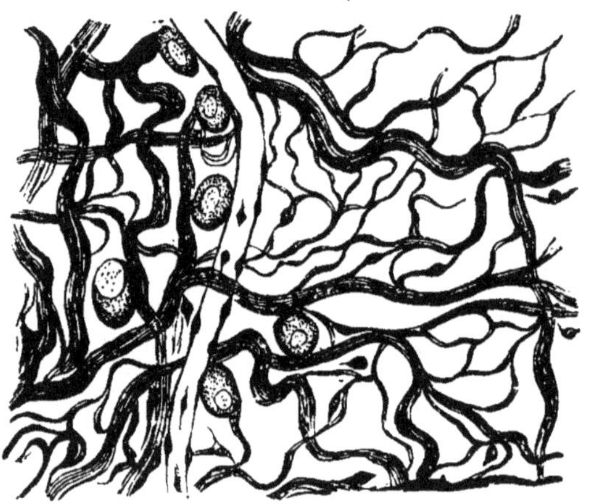

Fig. 54. -

Faisceaux conjonctifs onduleux dans l'épiploon du rat (d'après KLEIN).
Au milieu de ces faisceaux, serpente un capillaire sanguin.

plus loin sous le nom de fibres élastiques ; elles se colorent en
rose par le picrocarmin. Elles sont douées d'une extensibilité
extrêmement limitée ; mais, pour juger de celle-ci, il faut forcément que les fibrilles aient été d'abord ramenées à une direction rectiligne, comme celle qu'elles ont dans les tendons. Enfin,
elles sont biréfringentes, c'est-à-dire que placées entre les
prismes de Nicol de l'appareil à polarisation, le fond de la
préparation étant obscur, elles deviennent lumineuses.

Il est probable que les fibrilles conjonctives sont agglutinées
entre elles par une substance fondamentale, ainsi que semblent
le démontrer les recherches de ZACHARIADÈS (1899). Si l'on vient,
en effet, à traiter par une solution alcaline un faisceau con-

jonctif, il se gonfle, mais sans diminuer de longueur. Les fibrilles sont d'abord indistinctes, mais elles ne tardent pas à réapparaître nettement. Au contraire, les faisceaux conjonctifs traités par une solution acide, se gonflent, en diminuant de longueur, et il est impossible de les dissocier: la striation longitudinale ne réapparaît pas. Dans le premier cas, c'est la substance unissante qui s'est gonflée, et, dans le second, ce sont les fibrilles elles-mêmes.

D'autre part, le faisceau paraît entouré par une mince membrane d'enveloppe présentant des épaississements locaux. Si l'on soumet, en effet, à l'action de l'acide acétique un faisceau conjonctif, celui-ci ne se gonfle pas également, mais montre de place en place des étranglements occupés par des sortes d'anneaux ou de colliers qui se colorent plus vivement en rouge que le reste du faisceau par le picrocarmin (fig. 55). D'autres fois, le faisceau semble entouré par un filament disposé en spirale, et même par deux filaments dont les tours de spire sont dirigés en sens inverse. Ces aspects que l'on observe surtout sur les faisceaux rompus dans les préparations, et qui ont donné naissance à l'hypothèse des *fibres annulaires* et *spirales* de HENLE (1841), ne sont pas dus à des fibres élastiques qui se coloreraient en jaune par le picrocarmin, et en brun par l'orcéine. Ils ne paraissent pas d'ailleurs déterminés par des éléments

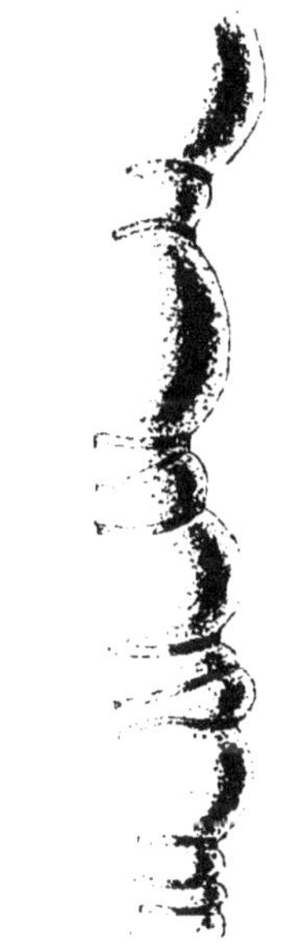

Fig. 55.
Faisceau conjonctif gonflé par l'acide acétique, et montrant les fibres annulaires de Henle interposées aux renflements (d'après FREY).

distincts qui n'ont jamais pu être isolés, et il convient sans doute de les rattacher à des lignes de renforcement, annulaires ou spirales, de la membrane d'enveloppe. D'après RANVIER, de la face interne de cette membrane, se détacheraient des lamelles longitudinales qui s'enfonceraient dans l'épaisseur du faisceau, et le décomposeraient incomplètement en fascicules plus ténus.

La substance qui compose les fibrilles conjonctives, est la *géline* qui par la coction donne de la gélatine. L'acide tannique, en se combinant avec elle, forme un composé imputrescible. Le tannage des cuirs est essentiellement basé sur cette réaction.

C. — Fibres élastiques

Après avoir décrit les caractères physiques et chimiques des fibres élastiques, nous passerons en revue leurs principales variétés.

1° Caractères physiques et chimiques. — Les fibres ou fibrilles élastiques découvertes par Lauth en 1834, offrent des caractères physiques et chimiques absolument différents de ceux des fibrilles conjonctives. D'un diamètre supérieur à celui de ces dernières, elles s'anastomosent fréquemment entre elles, et limitent ainsi des mailles dont la forme et les dimensions varient suivant les organes. Tantôt les fibrilles élastiques anastomosées se dirigent dans tous les sens, comme dans le tissu cellulaire sous-cutané ; tantôt, au contraire, elles gardent une direction parallèle, comme dans les ligaments jaunes des vertèbres, mais sans s'associer toutefois en faisceaux distincts comparables aux faisceaux conjonctifs.

Les fibres élastiques ont des bords nets et parallèles, comme les fibrilles conjonctives, mais ces bords apparaissent beaucoup plus foncés, c'est-à-dire qu'ils réfractent plus fortement la lumière. Leur cassure est nette : les fibres élastiques se montrent toujours coupées carrément à leur extrémité. Elles ne se laissent pas colorer par le carmin, mais elles se teignent en jaune par l'acide picrique. La fuchsine, l'éosine les colorent en rouge, et l'orcéine en brun. Les fibres élastiques, contrairement aux fibres lamineuses sont monoréfringentes. Elles ne rétablissent pas la lumière, lorsque les deux nicols sont croisés, et que le fond de la préparation est obscur.

La substance qui compose les fibres élastiques possède une teinte jaune pâle qui paraît tenir à sa constitution moléculaire ; elle est très élastique, ce qui lui a valu le nom d'*élasticine* (Ver-

DEIL et Ch. ROBIN. 1852), ou d'*élastine*. Cette substance est inattaquée par l'eau, par l'acide acétique, par les alcalis. L'acide chlorhydrique concentré, la soude concentrée cependant la dissolvent, mais le suc gastrique reste sans action sur elle, de sorte qu'on retrouve dans les déjections toutes les fibres élastiques des organes qui ont été ingérés. Ces réactions ont été indiquées sur le tissu élastique par CHEVREUL de 1811 à 1821. D'après RANVIER, les fibres élastiques (ligaments jaunes) ne seraient pas constituées par une substance homogène, mais elles renfermeraient des grains réfringents, lenticulaires ou sphériques, disposés en série longitudinale, et englobés par une substance moins réfringente.

2° Variétés principales. — On a distribué les éléments

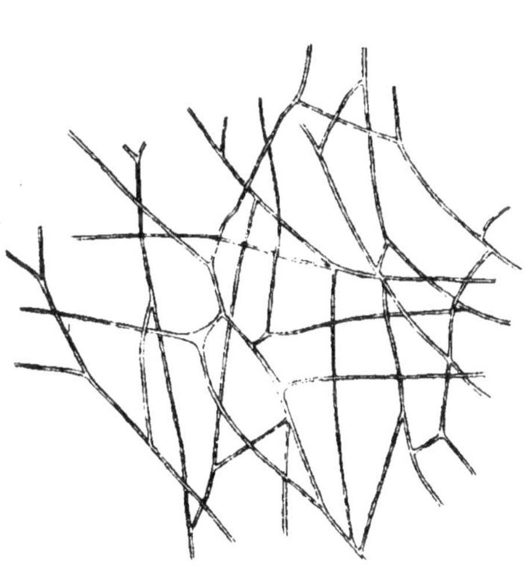

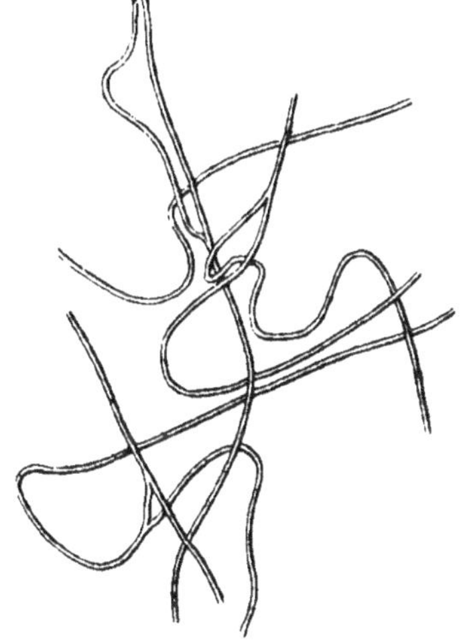

Fig. 56.

Réseau de fibres élastiques fines dans le mésentère; coloration par l'acide picrique (gr. 220/1).

Fig. 57.

Fibres élastiques larges et ondulées, du tissu cellulaire sous-cutané (gr. 220/1).

élastiques, d'après leurs dimensions et d'après leur forme, en quatre variétés principales : 1° fibres élastiques fines; 2° fibres élastiques larges ou dartoïques ; 3° fibres élastiques verruqueuses; 4° fibres lamelleuses.

a. *Fibres élastiques fines.* — Ces fibrilles se rencontrent principalement dans les membranes séreuses, où leur épaisseur peut être inférieure à un μ ; elles sont souvent rectilignes, et forment par leurs anastomoses des mailles assez larges (fig. 56).

b. *Fibres larges ou dartoïques.* — Comme leur nom l'indique, on observe ces fibres dans le dartos, dans le tissu cellulaire sous-cutané, où elles sont toujours très élégamment contournées

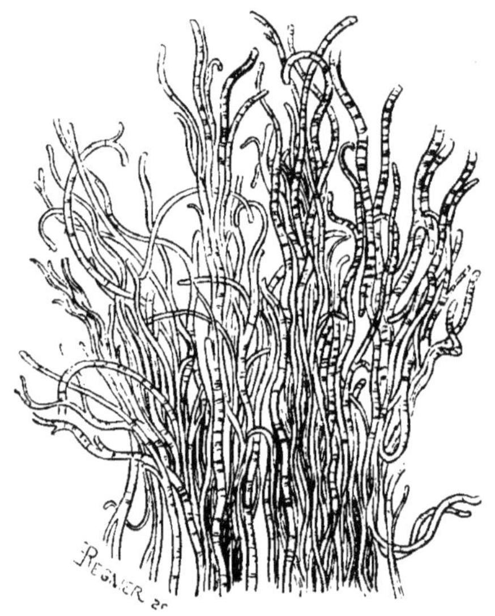

Fig. 58.

Fibres élastiques larges du ligament cervical postérieur, montrant des incisures transversales (d'après POUCHET et TOURNEUX) (gr. 350/1).

(fig. 57) ; elles forment ainsi, en se disposant parallèlement entre elles, les ligaments élastiques. Leur épaisseur varie de un à quelques μ. Dans les ligaments jaunes, où ces fibres atteignent un diamètre relativement considérable (5 à 6 μ), elles se présentent aplaties, rubanées, et montrent souvent à leur surface des incisures (fig. 58), qui peuvent être régulièrement espacées, et donner à ces fibres une ressemblance grossière avec des fibres musculaires striées (ROBIN, 1855).

c. *Fibres verruqueuses.* — On trouve ces fibres dans certains fibro-cartilages, comme l'épiglotte ; elles sont rameuses et hérissées de protubérances qui se détachent dans la préparation comme autant de points brillants. Parfois, elles sont fragmentées en grains larges de 3 à 4 μ.

d. *Fibres lamelleuses*. — Ces fibres larges et aplaties, sont fréquemment anastomosées entre elles, si bien que leur ensemble figure une sorte de membrane percée d'orifices qui répondent

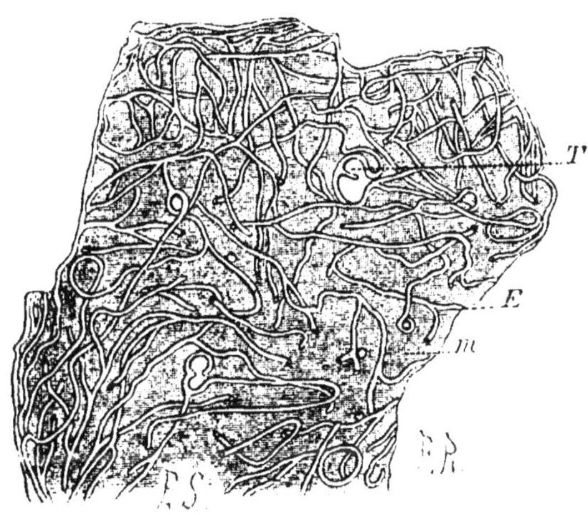

Fig. 59.

Lame élastique de la tunique moyenne de l'aorte de l'homme (d'après RANVIER). Figure empruntée à TESTUT.

m, membrane élastique. — T, orifices de cette membrane. — E. fibres élastiques partant de la membrane, et appliquées contre elle.

aux mailles limitées par les fibres élastiques. On rencontre de pareilles *lames* ou *membranes élastiques fenêtrées* dans la paroi des artères (fig. 59).

D. — MATIÈRE AMORPHE

Tous les éléments figurés du tissu conjonctif sont englobés dans une matière amorphe, homogène, hyaline, qui offre de grandes variétés d'abondance et de consistance suivant les tissus envisagés. Entièrement liquide dans le tissu sous-arachnoïdien, elle devient demi-solide ou pâteuse dans le tissu muqueux du corps vitré, dense et résistante dans le derme cutané. Il semble que dans les différents tissus de substance conjonctive, son degré de consistance soit en rapport direct avec le nombre des éléments conjonctifs. On peut facilement la mettre en évidence, en pratiquant une section dans une membrane séreuse, comme l'arachnoïde, ainsi que l'indiquait déjà HENLE en 1841 dans son *Traité d'anatomie générale* : « Sur la tranche, dit-il, elle forme le bord entre chaque couple de faisceaux, et la limite qui la sépare de ceux-ci est parfaitement tranchée. »

C'est par l'intermédiaire de cette matière amorphe que le plasma sanguin, transsudé à travers les parois capillaires, parvient aux éléments cellulaires. Dans certains cas, lorsque la circulation veineuse se trouve entravée, la quantité de plasma transsudé est plus considérable qu'à l'état normal. La matière amorphe s'hydrate, se gonfle, en même temps qu'elle devient plus fluide, et dissocie en quelque sorte les différents éléments anatomiques : il y a alors *œdème*. On peut sur le cadavre provoquer artificiellement l'œdème, en hydrotomisant les tissus conjonctifs, au moyen d'une injection lente d'eau, faite sous une certaine pression par une canule introduite dans une artère. On peut encore, comme le recommande RANVIER pour l'étude du tissu cellulaire lâche, injecter directement dans ce tissu, avec une seringue de Pravaz, du picrocarmin qui a l'avantage de colorer les cellules et les fibres (expérience de la boule d'œdème).

Très souvent, dans la description des tissus conjonctifs, on néglige la matière amorphe interposée aux éléments, et parfois même on en a implicitement nié l'existence, en décrivant les espaces qui séparent les éléments figurés du tissu conjonctif comme des *espaces lymphatiques* dans lesquels circule la lymphe (p. 114). Bien que la matière amorphe conjonctive présente une composition chimique difficile à bien préciser, en raison des changements incessants dont elle est le siège, néanmoins on ne saurait l'assimiler à la lymphe contenue dans la cavité des vaisseaux lymphatiques, limitée de toutes parts par des cellules endothéliales. Sa teneur en albumine est sensiblement plus faible,

et elle renferme en plus une substance mucilagineuse offrant
tous les caractères d'une vraie mucine.

Lorsqu'elle est dense, la matière amorphe des tissus conjonctifs est fortement cérulescente (p. 13), de même que la substance fondamentale du cartilage. C'est pour cela que les ecchy-
moses sous-cutanées sont bleues, tant que la matière colorante
du sang n'a point imbibé la couche superficielle du derme. Pour
la même raison, les ongles apparaissent bleus, dès que le sang
ne circule plus que dans le réseau sous-papillaire.

§ 2. — TEXTURE

Après avoir fait connaître, au point de vue structural, les parties qui entrent dans la composition des tissus conjonctifs (éléments anatomiques et matière amorphe), nous allons rechercher le mode d'association de ces parties, c'est-à-dire que nous
étudierons successivement la texture de chaque variété de tissu
conjonctif, avec sa vascularité et son innervation.

Depuis HENLE (1841), un certain nombre d'auteurs ont coutume
de diviser les tissus conjonctifs en deux grands groupes : 1° les
tissus sans forme déterminée, dont le tissu cellulaire lâche est à
peu près l'unique représentant, et 2° les tissus revêtus d'une
forme ou modelés, comme le tissu fibreux, par exemple. Nous
bornant à faire remarquer qu'un tissu ne possède pas de forme
extérieure, et que seuls les organes premiers du système auquel
appartient ce tissu sont modelés, nous adopterons la classification suivante qui repose sur la prédominance de telle ou telle
variété d'éléments conjonctifs.

CLASSIFICATION DES TISSUS CONJONCTIFS

A — Tissu caractérisé par l'association, à pro-portions égales, des différents éléments con-jonctifs.	Tissu conjonctif diffus.
B — Tissus caractérisés par la prédominance des cellules conjonctives	1° Tissu fibroplastique. 2° Tissu réticulé. 3° Tissu interstitiel. 4° Tissu irisant. 5° Tissu adipeux. 6° Tissu pigmenté.

C — Tissus caractérisés par la prédominance des fibres conjonctives	1° Tissu tendineux. 2° Tissu fibreux.
D — Tissu caractérisé par la prédominance des fibres élastiques	Tissu jaune élastique.
E — Tissu caractérisé par la prédominance de la matière amorphe	1° Tissu muqueux. 2° Tissu sous-arachnoïdien.

A. — Tissu conjonctif caractérisé par l'association, a proportions égales, des différents éléments conjonctifs.

Un seul tissu rentre dans cette catégorie, le tissu conjonctif lâche, à propos duquel nous rappellerons les théories qui ont été émises à différentes époques sur sa constitution.

1° Tissu conjonctif diffus ou non modelé [Syn. Tissu cellulaire, tela cellulosa (Haller, 1757; Bichat, 1801); tissu muqueux (Bordeu, 1767); tissu lamineux, tela laminosa (Chaussier, 1803; H. Cloquet, 1823); tissu de formation, tela formativa (Heusinger, 1822); tissu conjonctif ou connectif, tela conjunctiva (J. Müller 1835)]. — Ainsi que son nom l'indique, le tissu conjonctif sert d'union aux différents organes du corps. Il se moule dans leurs intervalles, et constitue ainsi des cloisons sans forme déterminée, ce qui lui a valu d'être appelé *tissu conjonctif diffus* ou *tissu conjonctif non modelé*. Ce tissu se laisse facilement dissocier et étirer dans tous les sens, d'où la qualification de *tissu conjonctif lâche* sous laquelle il est encore désigné. Les anciennes dénominations de *tissu muqueux* et de *tissu cellulaire* se rapportent d'une part à sa consistance et à l'impression qu'il détermine sur le doigt, et de l'autre à ce fait qu'on peut y provoquer, par l'insufflation de l'air, des cavités ou cellules comme celles que produisent les bouchers pour enlever la peau des animaux. Le nom de *tissu lamineux* est une allusion aux lames qui se soulèvent dans ce dernier cas, et se séparent les unes des autres pour former ces cellules, en déchirant plus ou moins les éléments.

Le tissu conjonctif lâche ne renferme pas, à proprement parler, d'élément fondamental. Il est formé par une matière amorphe plus ou moins consistante, englobant sans ordre défini les éléments suivants : cellules conjonctives, fibres lamineuses, fibres élastiques, cellules migratrices. A ces éléments essentiels, il faut ajouter les vaisseaux sanguins et lymphatiques et les nerfs.

Les faisceaux conjonctifs s'entrecroisent dans tous les sens. Ils présentent d'élégantes ondulations, comme des écheveaux de fil, et leurs stries longitudinales parallèles masquent presque entièrement les autres éléments du tissu. Les fibres élastiques appartiennent à la variété dartoïque. Quant aux cellules conjonctives, fusiformes ou étoilées, elles sont fréquemment appliquées à la surface des faisceaux, et s'anastomosent par leurs prolongements.

Le tissu conjonctif renferme des vaisseaux sanguins qui lui sont propres, et qui constituent des mailles capillaires peu serrées. Il est, en plus, traversé par de nombreuses artérioles et veinules destinées aux organes voisins : c'est en quelque sorte le tissu vecteur des vaisseaux sanguins. Partout où l'on rencontre des vaisseaux, on peut préjuger l'existence de ce tissu, même lorsqu'il ne s'agit pas de capillaires, mais de troncs artériels ou veineux volumineux, comme c'est le cas pour le cordon ombilical. Le tissu conjonctif accompagne les vaisseaux sanguins à l'intérieur des organes, et y constitue la *trame interstitielle* ou *stroma* dont la disposition varie naturellement suivant l'organe envisagé.

On trouve également, dans le tissu conjonctif, des lymphatiques et des nerfs dont les uns ne font que le traverser, tandis que les autres s'y terminent dans des corpuscules spéciaux, comme les corpuscules de Pacini par exemple. Nous renverrons l'étude de ces parties aux vaisseaux lymphatiques (p. 942) et aux terminaisons nerveuses (p. 336).

Indépendamment de la trame interstitielle, le tissu conjonctif lâche forme entre les différents organes premiers ou seconds de l'économie, des cloisons sans forme déterminée qui facilitent leur glissement (couche conjonctive sous-cutanée, couche conjonctive sous-muqueuse, etc.). Il peut aussi donner naissance à des *membranes de constitution*, comme la pie-mère.

Quelques auteurs croient devoir décrire, à la suite du tissu conjonctif lâche, un *tissu conjonctif condensé* dont seraient composés le derme de la peau et le chorion des muqueuses dermo-papillaires. Ce tissu présente, en somme, les mêmes éléments que le tissu cellulaire lâche, également distribués sans ordre bien apparent, seulement la matière amorphe y est plus consistante. Les particularités du derme cutané et du chorion des muqueuses (papilles) résultent non de la composition du tissu conjonctif condensé, mais des rapports que ce tissu affecte avec des membranes épithéliales ; elles seront donc étudiées au moment où nous nous occuperons de la peau et des muqueuses. Pour la même raison, nous renverrons aux séreuses l'étude du tissu conjonctif étalé en membrane qui en constitue la trame (*tissu conjonctif membraneux*).

2° Théories anciennes sur la constitution du tissu conjonctif lâche. — Nous devons mentionner ici deux théories qui ont eu successivement cours dans la science, et qui ont suscité un nombre considérable de recherches.

a. *Théorie des cellules plasmatiques.* — Nous avons vu que les cellules conjonctives se présentent parfois sous l'aspect de corps étoilés dont les prolongements s'anastomosent les uns avec les autres. VIRCHOW (1851), un des premiers observateurs qui étudièrent les cellules conjonctives, supposa que ces éléments étaient creux, et qu'ils livraient passage à la partie liquide de la lymphe, tandis que les globules blancs restaient confinés dans les capillaires lymphatiques. VIRCHOW admettait ainsi une circulation dite *plasmatique* à l'intérieur du réseau de cellules conjonctives qui reçurent le nom de *cellules plasmatiques*. L'opinion de VIRCHOW fut acceptée par DONDERS (1852), et KÖLLIKER désigna les prolongements cellulaires creux sous le nom de *petits tuyaux du suc* (Saftröhrchen).

Cependant nombre d'observateurs, parmi lesquels BRÜCKE, LUDWIG et TOMSA (1861 et 1862), ne partageaient pas cette manière de voir, et continuaient à admettre l'ancienne théorie de MASCAGNI d'après laquelle le système lymphatique avait ses origines dans les fentes, fissures, lacunes ou espaces (lymphatiques) interposés aux éléments du tissu conjonctif. On croyait d'ailleurs nécessaire d'admettre une circulation plasmatique, pour comprendre la nutrition des éléments loin des capillaires, comme s'il était plus facile de s'en rendre compte dans les intervalles séparant les espaces lymphatiques,

h. Théorie des canalicules du suc. — On ne tarda pas à reconnaitre que les cellules plasmatiques étaient des corps pleins, et l'on fut obligé de chercher en dehors des éléments anatomiques les voies suivies par le courant lymphatique. A la théorie plasmatique de VIRCHOW, se substitua ainsi la théorie des *canalicules du suc* (Saftcanälchen) élaborée par RECKLINGHAUSEN (1862). Cette seconde théorie s'appuyait sur les figures étoilées et anas-

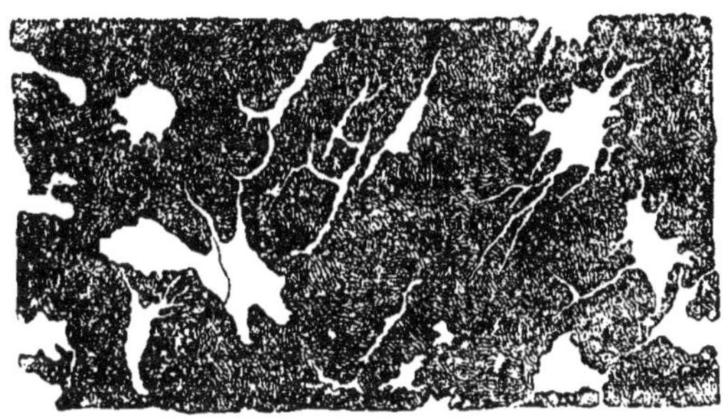

Fig. 60.

Figures kératoïdes obtenues par l'imprégnation au nitrate d'argent, de l'endartère de la tibiale postérieure (d'après SCHÆFER). Figure empruntée à TESTUT.

tomosées (fig. 60) que provoque dans le tissu conjonctif l'imprégnation d'argent faite avec des liquides concentrés. Ces figures qui se détachent en clair sur un fond plus ou moins teinté, parfois noirâtre, ont reçu depuis le nom de *figures kératoïdes* (LANGHANS, 1886 ; HÜTER, 1866), parce qu'elles s'obtiennent de préférence sur le tissu cornéen. Elles répondaient, d'après RECKLINGHAUSEN, à des canaux creusés dans l'épaisseur du tissu conjonctif (canalicules du suc). Aux points de convergence de plusieurs canalicules, c'est à dire au niveau des figures étoilées, se trouvaient des cellules conjonctives (corpuscules du tissu conjonctif), situées dans la lumière même de l'espace lymphatique, et pouvant de là se transporter à l'intérieur des canaux lymphatiques.

La théorie des canalicules du suc ne tarda pas, elle-même, à être battue en brèche. Il fut facile de démontrer que les figures ménagées en blanc dans les imprégnations au nitrate d'argent répondaient aux cellules conjonctives et à leurs prolongements, et que le dépôt d'argent s'effectuait au contact de la matière amorphe. On revint dès lors à l'ancienne théorie des espaces lymphatiques, avec cette différence que les cellules conjonctives, considérées comme des éléments fixes et lamelleux, tapissaient irrégulièrement ces espaces, et représentaient ainsi une sorte d'endothélium discontinu (RANVIER, AXEL KEY et RETZIUS, LŒWE, etc.)

Nous avons montré plus haut que les intervalles compris entre les éléments figurés du tissu conjonctif étaient en réalité occupés par une matière amorphe dont les histologistes qui ont adopté et propagé la théorie des espaces lymphatiques, ont presque toujours négligé de tenir compte.

B. — TISSUS CONJONCTIFS CARACTÉRISÉS
PAR LA PRÉDOMINANCE DES CELLULES CONJONCTIVES

Parmi les nombreuses variétés de tissu conjonctif remarquables par l'abondance des éléments cellulaires, nous envisagerons les suivantes : 1° tissu fibroplastique ; 2° tissu réticulé ; 3° tissu interstitiel ; 4° tissu irisant ; 5° tissu adipeux. Les deux premières variétés, renferment, comme élément fondamental, des cellules indifférentes, les trois dernières des cellules spécialisées.

Il importe de faire remarquer, à un point de vue général, que, quelle que soit l'abondance des cellules dans un tissu conjonctif, ces éléments ne se trouvent jamais en contact immédiat, au moins par tous les points de leur surface, comme les cellules épithéliales, mais que le tissu qu'elles concourent à former, est toujours pénétré par des cloisons conjonctives plus ou moins épaisses, renfermant des vaisseaux sanguins.

1° Tissu fibroplastique. — Nous désignerons sous le nom de *tissu fibroplastique*, une variété de tissu conjonctif caractérisée par la prédominance des cellules fusiformes que LEBERT et ROBIN désignaient sous le nom de corps fibroplastiques. A l'état normal, ce tissu ne se rencontre qu'en quelques points très limités, notamment dans l'ovaire où il forme en majeure partie le stroma de l'organe. Il est donc rationnel de reporter son étude au moment où nous nous occuperons de la structure de l'ovaire.

2° Tissu réticulé (Syn. : tissu cytogène, tissu adénoïde). — On trouve dans la trame de certains organes, en particulier des ganglions lymphatiques et de la rate, une formation spéciale remarquable par sa structure réticulée. Cette formation consiste en de minces travées ramifiées et anastomosées entre elles, figurant ainsi un réseau délicat dont les points nodaux épaissis renferment fréquemment un noyau (fig. 61). En 1862, KÖLLIKER décrivit ce tissu comme essentiellement constitué par des cellules conjonctives ramifiées et anastomosées, et l'appela *tissu cytogène*. La même année, His envisageant surtout les organes dans la constitution desquels entre ce tissu (glandes closes), lui donna le nom de *tissu adénoïde*. L'expression de *tissu réticulé* est due à FREY (1867). Il convient d'ajouter

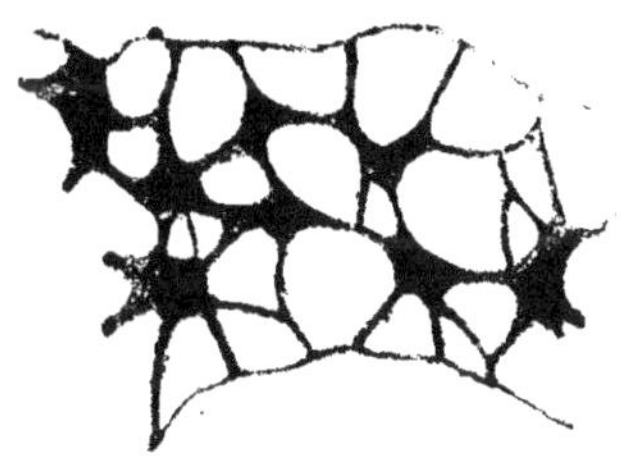

Fig. 61.

Cellules étoilées constituant par leurs anastomoses le tissu réticulé (sinus lymphatique d'un ganglion chez le chien. gr. 300/1).

que les dénominations précédentes s'appliquaient, à leur origine, non seulement au réseau de cellules conjonctives, mais encore aux éléments inclus dans les mailles de ce réseau (voy. *Tissu folliculaire*. p. 389).

Contrairement à l'opinion des observateurs précédents, RANVIER, dès 1871 a soutenu que les travées du réticulum ne représentaient pas des prolongements cellulaires, mais qu'elles étaient formées par des fascicules conjonctifs très grêles, entrecroisés sous des angles divers. Les noyaux qu'on observe aux points d'entrecroisement des fascicules, appartiendraient à des cellules plates superficielles. Les figures que donne RANVIER dans son *Traité technique* (1878), à l'appui de son interprétation, ne paraissent pas démonstratives, et si quelques noyaux semblent, en effet, superficiels, accolés à la surface des trabécules, d'autres sont manifestement relégués dans l'épaisseur même des trabécules, et font corps avec elles. Il est donc probable que le réseau initial du tissu réticulé est représenté par des cellules conjonctives étoilées, auxquelles viennent s'adjoindre, dans les grosses travées, des fascicules très minces de fibrilles conjonctives.

Nous venons de considérer, avec les auteurs, le tissu réticulé des glandes closes, comme étant de nature conjonctive. Toutefois certains caractères, entre autres sa plus grande résistance, permettraient, peut-être, en dehors des données embryologiques, de le rapprocher des formations épithéliales réticulées, analogues à celles qu'on observe dans l'organe adamantin (comp. p. 492 et 956).

3° Tissu interstitiel. — Le tissu interstitiel, dont l'élément principal est la cellule interstitielle, semble limité, dans l'espèce humaine, aux organes génitaux de la femme, bien qu'on observe également des cellules interstitielles dans le testicule, mais en trop faible abondance pour y constituer un véritable tissu. C'est le tissu interstitiel qui constitue presque entièrement les caduques, ainsi que les corps jaunes, à propos desquels nous l'étudierons (p. 743).

4° Tissu irisant. — Le tissu irisant, riche en cellules irisantes ou chatoyantes, n'existe pas chez l'homme. Nous le décrirons avec le tapis cellulaire de la choroïde chez les carnassiers (p. 743).

5° Tissu adipeux. — Le tissu adipeux est formé par des agglomérations de vésicules adipeuses, sortes de lobules mesurant généralement un quart de millimètre, mais pouvant atteindre des dimensions beaucoup plus considérables. Les vésicules adipeuses, serrées les unes contre les autres, affectent une forme polyédrique par pression réciproque ; elles sont plongées dans une matière amorphe conjonctive, au milieu de capillaires qui décrivent entre elles un réseau à mailles polygonales, mesurant le diamètre même des vésicules, c'est-à-dire de 30 à 80 µ.

Les lobules adipeux sont séparés les uns des autres par des cloisons de tissu conjonctif lâche, dont les faisceaux sont plus ou moins abondants suivant les régions. Sur les pièces injectées, les réseaux des différents lobules paraissent appendus à l'artériole principale, comme des feuilles ovalaires au pétiole d'une feuille composée, ce qui leur a valu le nom de *réseaux vasculaires limbiformes* (RENAUT).

Le tissu adipeux forme le pannicule graisseux qui s'étend sous presque toute la peau. On ne le rencontre pas toutefois dans les endroits du corps où celle-ci est fortement colorée, comme aux paupières, à la verge. On trouve, au contraire, le tissu adipeux en masses irrégulières autour des reins, à la paume de la main et à la plante du pied (coussinet adipeux des carnassiers), et dans l'épaisseur des joues où il constitue la boule de BICHAT. C'est aux dépens des réserves nutritives accumulées dans ce tissu, que les animaux hivernants se nourrissent pendant la période de sommeil. Le tissu adipeux est plus pâle chez l'enfant, et plus jaune chez l'adulte, où il ne conserve l'aspect fœtal que dans le coussinet graisseux du fond de l'orbite. Chez le vieillard, le tissu adipeux, en gardant la plupart de ses principes gras, devient rougeâtre.

6° Tissu pigmenté. — Cette variété de tissu conjontif, caractérisée par la prédominance des cellules conjonctives pigmentées, est limitée chez l'homme à la couche interposée entre la sclérotique et la choroïde (p. 742).

C. — TISSUS CONJONCTIFS CARACTÉRISÉS
PAR LA PRÉDOMINANCE DES FIBRES CONJONCTIVES

Lorsque les fibres conjonctives deviennent abondantes dans un tissu conjonctif, au point d'en représenter l'élément caractéristique, elles se trouvent généralement associées en faisceaux secondaires, contrairement à ce qu'on observe dans le tissu conjonctif lâche, où elles sont isolées les unes des autres. Les deux types principaux de cette variété de tissu conjonctif, sont le tissu tendineux et le tissu fibreux.

1° Tissu tendineux. — Le tissu tendineux est essentiellement constitué par des faisceaux conjonctifs secondaires disposés parallèlement entre eux, suivant la longueur du tendon, et séparés par des cloisons conjonctives dans lesquelles rampent les vaisseaux et les nerfs. Chacun de ces faisceaux secondaires que nous désignerons avec M. Duval sous le nom de *fibres tendineuses*, se compose de plusieurs faisceaux conjonctifs simples anastomosés à diverses hauteurs ; son épaisseur varie de 300 à 600 μ.

Pour étudier la composition intime d'une fibre tendineuse, on choisira de préférence l'un des tendons filiformes de la queue de certains rongeurs (rat, souris), qui se trouve réduit à un seul faisceau conjonctif secondaire. Sur la coupe longitudinale d'un pareil tendon, on remarque facilement les faisceaux conjonctifs primitifs, sectionnés suivant leur longueur, et, entre ces faisceaux, des files de cellules tendineuses (fig. 45). Dans les points où plusieurs faisceaux vont s'unir entre eux, ces files ou *chaînettes cellulaires* se terminent par une cellule effilée, conique ; elles sont toujours composées par un nombre plus ou moins grand d'éléments.

Sur la coupe transversale, au contraire, on aperçoit une série de figures étoilées, anastomosées entre elles par leurs branches, et délimitant de petits champs circulaires qui représentent la section des faisceaux conjonctifs primitifs (fig. 441). Ces figures étoilées situées dans l'angle de réunion de plusieurs faisceaux, répondent aux cellules tendineuses, et leurs branches figurent les expansions membraniformes de ces cellules. Si la coupe a intéressé le point de fusion de deux faisceaux, les cloisons interfasciculaires sont naturellement incomplètes, c'est-à-dire qu'elles s'avancent en forme de coin entre les portions non fusionnées.

Il est probable que les cellules tendineuses n'occupent pas entièrement l'espace stellaire, mais qu'elles y sont incluses dans une matière amorphe peu abondante, englobant, en plus, des fibres élastiques fines, à peine onduleuses, parallèles aux faisceaux conjonctifs. Ces fibres élastiques sont surtout abondantes dans certains tendons plats, comme le centre phrénique du diaphragme chez le mouton.

Les cloisons qui séparent les fibres tendineuses renferment des faisceaux conjonctifs entrecroisés dans différents sens. RENAUT a donné à l'ensemble de ces faisceaux, le nom de *formation fibreuse cloisonnante* des tendons.

Le tissu tendineux est peu vasculaire. Les capillaires serpentent dans les cloisons conjonctives qui séparent les fibres tendineuses, et y forment un réseau à mailles larges, étirées suivant la longueur de ces fibres ; celles-ci ne renferment jamais de capillaires. L'existence de vaisseaux lymphatiques est encore discutée.

Les nerfs du tissu tendineux sont destinés aux parois des vaisseaux, ou se terminent dans des corpuscules spéciaux que nous étudierons plus loin (p. 347).

Les tendons plats et les aponévroses d'insertion présentent la même structure que les tendons cylindriques.

2° Tissu fibreux. — Le tissu fibreux ne diffère du tissu tendineux que par un seul point : les faisceaux conjonctifs, au lieu d'être tous parallèles, sont disposés sur plusieurs plans, et se croisent souvent à angle droit, comme cela arrive pour l'aponévrose antibrachiale. On retrouve, comme

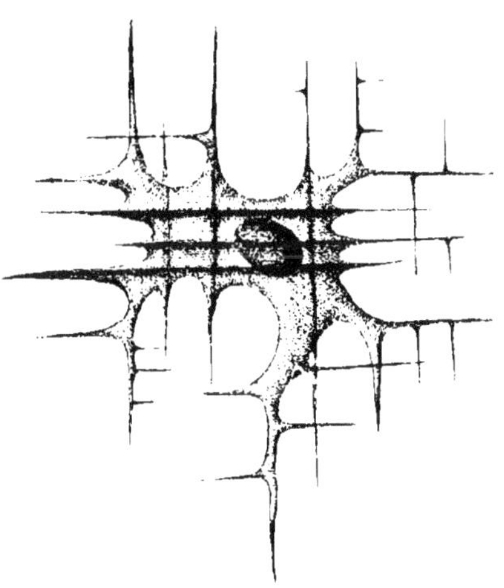

Fig. 62.

Cellule conjonctive moulée entre deux couches d'une aponévrose. Les crêtes d'empreinte sur les deux faces affectent une direction perpendiculaire. Figure demi-schématique.

moyen d'union entre ces faisceaux étendus dans des directions différentes, la même matière amorphe dense. et, dans celle-ci, des cellules à crêtes semblables avec cellules tendineuses.

Lorsque la membrane fibreuse envisagée est formée de faisceaux conjonctifs primitifs non associés en faisceaux secondaires (aponévrose de la cuisse de la grenouille), et que ces faisceaux sont orientés sur deux plans perpendiculaires entre eux, les cellules comprises entre les deux plans prennent la forme d'une boule de cire molle qu'on comprimerait entre les doigts de la main droite et ceux de la main gauche croisés à angle droit; les crêtes d'empreinte d'une même face sont parallèles entre elles, mais perpendiculaires à celles de la face opposée (fig. 62).

Le tissu fibreux entre dans la constitution d'un grand nombre d'organes. C'est lui qui forme les aponévroses de contention des muscles, les enveloppes fibreuses du foie, du rein, du testicule, le péricarde, la dure-mère, la sclérotique (*tissu aponévrotique*). Il compose, d'autre part, les ligaments et les capsules articulaires, et, en grande partie, les bourrelets, disques et ménisques articulaires et interarticulaires.

D. — Tissu conjonctif caractérisé par la prédominance des fibres élastiques ou tissu élastique

Le *tissu jaune élastique* qui forme chez l'homme les ligaments jaunes et le ligament suspenseur de la verge, renferme, comme élément fondamental, des fibres élastiques appartenant à la variété large (fig. 63). Celles-ci sont disposées parallèlement entre elles, et mêlées à quelques fibres et cellules conjonctives, et à quelques rares vaisseaux sanguins. Tous ces éléments sont emprisonnés dans une matière amorphe dense, tenace, s'opposant à leur dissociation.

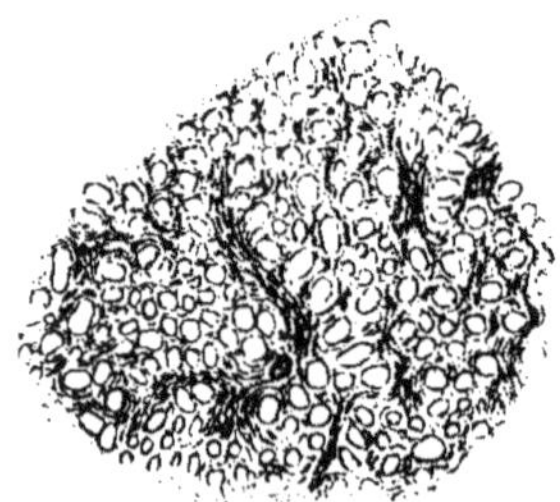

Fig. 63.

Coupe transversale du ligament cervical postérieur du chien (gr. 350/1). Les fibres élastiques sectionnées en travers, sont colorées en jaune.

Parmi les organes premiers du système élastique, nous signalerons dans la série animale : le ligament cervical postérieur des quadrupèdes, atrophié chez l'homme, le ligament de l'aile des oiseaux, et le ligament rétracteur de la phalangette des félins.

Sous le nom de *tissu fibro-élastique*, on comprend une variété de tissu conjonctif renfermant des fibres conjonctives et des fibres élastiques en proportion à peu près égale.

E. — TISSUS CONJONCTIFS CARACTÉRISÉS
PAR LA PRÉDOMINANCE DE LA MATIÈRE AMORPHE

La matière amorphe devenant par son abondance la partie fondamentale d'un tissu conjonctif, peut être molle, pâteuse, comme dans le tissu muqueux, ou entièrement fluide, comme dans le tissu sous-arachnoïdien.

1° Tissu muqueux (Syn. : tissu allantoïdien, G. POUCHET). — On désigne sous ce nom une variété de tissu conjonctif remarquable par l'abondance et la consistance pâteuse de la matière amorphe interposée entre les éléments figurés. C'est une sorte de gelée tremblotante limitée chez l'adulte au corps vitré, mais beaucoup plus répandue chez le fœtus, où elle forme, en particulier, le tissu du cordon ombilical (*gelée de Wharton*).

Les éléments figurés qu'on y rencontre sont : des fibres conjonctives, des cellules conjonctives, fusiformes ou étoilées, et enfin des cellules migratrices. Quand le tissu allantoïdien a atteint tout son développement, les cellules conjonctives sont appliquées contre les faisceaux conjonctifs, et s'anastomosent par leurs prolongements. La gelée de Wharton, ainsi que le corps vitré chez l'adulte, ne renferment pas de capillaires.

2° Tissu sous-arachnoïdien (G. POUCHET). — Le tissu sous-arachnoïdien offre une très intéressante variété de tissu conjonctif, se rapprochant de la gelée de Wharton. Ce tissu qui s'étend autour des centres nerveux, entre l'arachnoïde en dehors et la pie-mère en dedans, présente une constitution histologique des plus simples. Il renferme, en effet : 1° des fibres conjonctives avec quelques fibres élastiques ; 2° des cellules conjonctives appliquées contre les travées fibrillaires, et souvent transformées en cellules pigmentées ; 3° une matière amorphe très abondante, *liquide*, qui n'est autre que le *liquide céphalo-rachidien*. Ce liquide n'est en aucune manière assimilable à la lymphe. Il renferme une très faible proportion de substances albuminoïdes, et ne se coagule pas par la chaleur.

Un tissu de même composition (p. 606) se retrouve dans les canaux demi-circulaires entre les parois du labyrinthe osseux, et celles du labyrinthe membraneux. La *périlymphe* est l'analogue du liquide céphalo-rachidien, et elle est parcourue, comme celui-ci, par des travées conjonctives très fines.

Les cellules conjonctives du tissu sous-arachnoïdien et de la pie-mère, présentent souvent, surtout à la base de l'encéphale, chez les personnes très brunes, la modification pigmentaire. L'existence de pareilles cellules pigmentées a été également signalée dans le tissu du labyrinthe osseux, chez certaines espèces de mammifères.

ARTICLE II

PROPRIÉTÉS

Laissant de côté la nutrition et l'innervation des tissus conjonctifs, dont il a été question plus haut (p. 113 et 121), nous nous occuperons exclusivement de leur mode de formation. Nous envisagerons successivement le développement des cellules conjonctives, des fibres conjonctives et des fibres élastiques.

1° Développement des cellules conjonctives. — Les premiers observateurs, Schwann (1839) et Robin, faisaient naître le corps des cellules conjonctives par une sorte de genèse autour d'un noyau comme centre (*noyaux embryoplastiques*, Ch. Robin). On s'accorde aujourd'hui à reconnaître que ces éléments dérivent du mésoderme et en particulier du mésenchyme (voy. *Précis d'embryologie*, p. 116).

a. *Cellules indifférentes et matière amorphe*. — Les cellules indifférentes, entre lesquelles ou aux dépens desquelles se développent les fibres conjonctives et les fibres élastiques, sont douées à l'origine de mouvements sarcodiques, qui leur permettent de s'insinuer entre les feuillets externe et interne du blastoderme ; elles se multiplient par division indirecte. A un moment donné, elles perdent leur motilité, se transforment en cellules rameuses, tandis qu'elles élaborent une matière amorphe qui vient s'épancher dans leurs interstices. Les cellules conjonctives, ainsi transformées en éléments fixes, continuent à se diviser, et, comme elles restent unies entre elles par quelques points de leur surface, leur ensemble figure un réseau dont les parties renflées répondent aux corps cellulaires.

La matière amorphe avec les cellules qu'elle englobe, constitue un véritable *tissu muqueux* dont on pourra facilement suivre les premières phases du développement sur la queue membraneuse des larves de batraciens, en particulier de l'axolotl. Nous représentons (fig. 64), une coupe de tissu muqueux embryonnaire sur un jeune têtard de grenouille, au moment où les cellules conjonctives s'immobilisent et revêtent une forme étoilée.

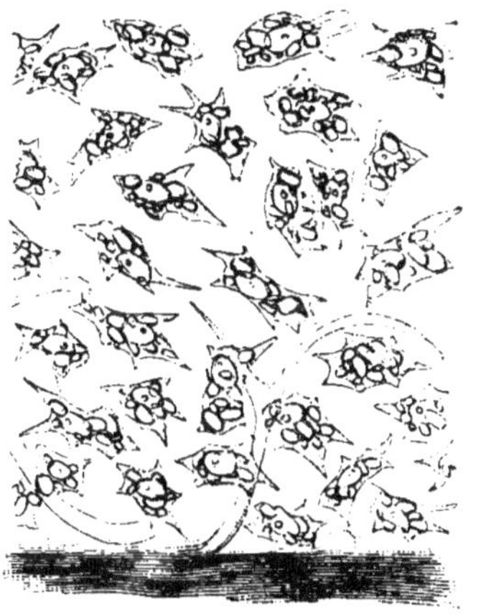

Fig. 64.

Cellules conjonctives du tissu muqueux embryonnaire sur un jeune têtard de grenouille, d'après POUCHET et TOURNEUX (gr. 250 1). Les cellules renferment encore de nombreux grains vitellins.

b. *Cellules interstitielles.* — Les cellules interstitielles se différencient de très bonne heure dans le testicule et dans l'ovaire. Déjà, sur le fœtus humain du troisième mois, on peut apercevoir, entre les ébauches des canalicules séminifères, des cellules relativement volumineuses, polyédriques ou fusiformes, qui se colorent en jaune orangé par le picrocarmin. Les gouttelettes graisseuses n'apparaissent que beaucoup plus tard ; elles se déposent dans le cours des premières années.

c. *Cellules irisantes.* — Ces éléments se différencient tardivement, vers la fin de la vie intra-utérine chez les carnassiers. Le corps cellulaire ne subit le clivage en aiguilles que dans les premiers mois qui suivent la naissance.

d. *Cellules adipeuses.* — Les cellules adipeuses représentent des cellules conjonctives dont le corps cellulaire a élaboré à son intérieur une grosse goutte de graisse. On voit d'abord se déposer dans la substance de la cellule, autour du noyau, un certain nombre de granulations ordinairement très foncées. Celles-ci grandissent peu à peu, et deviennent des gouttelettes qui finissent par se fusionner et ne plus former qu'une seule goutte sphérique, autour de laquelle le cytoplasme se réduit de plus en plus à l'état de simple paroi dans laquelle on distingue encore le noyau atrophié lui-même. Cette paroi présente encore quelque temps des prolongements qui caractérisaient le corps étoilé, mais ceux-ci ne tardent pas à disparaître. Les premières vésicules adipeuses se montrent à la paume de la main, et à la plante des pieds, sur le fœtus humain au commencement du cinquième mois.

e. *Cellules pigmentées.* — Le pigment ne se dépose à l'intérieur des cellules de la lamina fusca que dans les derniers mois de la vie fœtale.

2° Développement des fibres conjonctives. — L'apparition des fibres conjonctives est toujours postérieure à celle des cellules. Toutefois, les relations qui semblent exister entre ces deux espèces d'éléments anatomiques, n'ont pas encore été déterminées d'une façon rigoureuse, et nous nous voyons réduits à rappeler les théories les plus importantes qui ont été émises sur le mode de formation des fibres conjonctives. Nous suivrons dans notre description l'ordre chronologique.

a. *Formation cellulaire ou endogène.* — Les fibres se développent à l'intérieur du corps des cellules conjonctives.

Cette manière de voir émise par Schwann (1839) et adoptée par Robin, s'appuyait surtout sur l'analogie de composition des fibrilles conjonctives et des prolongements cellulaires. On admettait qu'un certain nombre de cellules conjonctives se disposaient bout à bout, et se soudaient entre elles. Le cylindre protoplasmique résultant de la fusion des corps cellulaires, subissait ensuite une sorte de fibrillation longitudinale, tandis que les noyaux, suivant les opinions, s'atrophiaient et disparaissaient complètement, ou bien s'étiraient et évoluaient en fibres élastiques. La couche la plus superficielle du cylindre conjonctif formait une sorte de membrane d'enveloppe dont les épaississements locaux, en forme de fibres annulaires ou spirales répondaient aux plans de soudure des cellules. Les fibres conjonctives représentaient ainsi de véritables *fibres de cellules* (Zellfasern).

La conception de Th. Schwann a été abandonnée par la plupart des auteurs contemporains, qui partagent leur manière de voir entre les deux théories suivantes :

b. *Formation libre ou exogène.* — Les fibres apparaissent au sein de la matière amorphe.

La persistance, chez l'adulte, entre les fibres conjonctives, de cellules que l'on peut mettre nettement en évidence, montra bientôt qu'il n'y avait pas transformation, au moins totale, des corps cellulaires en fibres. On passa d'un extrême à l'autre, et, à la théorie de la formation endogène, se substitua la théorie de la formation exogène élaborée par Virchow (1851) et par Donders (1851). Cette théorie, à laquelle se rattacha Kölliker en 1861, fut acceptée par Ranvier, par G. Pouchet, par Renaut. Dans cette conception nouvelle, les fibres conjonctives ne proviennent

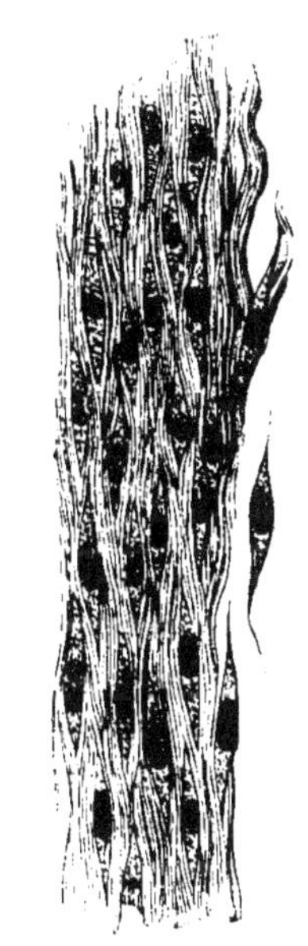

Fig. 65.

Fragment d'un tendon embryonnaire du lapin, vu suivant sa longueur, d'après Pouchet et Tourneux (gr. 370/1). Les cellules tendineuses sont allongées dans le sens des fibres conjonctives.

pas des cellules, mais apparaissent au sein même de la matière amorphe, par une sorte de fibrillation de cette substance.

Ce n'est pas à dire toutefois que les cellules n'aient aucune action sur la production des fibres conjonctives, seulement cette action que semble attester la coexistence constante de ces deux espèces d'éléments anatomiques, paraît s'exercer à distance. Il est certain, d'autre part, que l'agencement des fibres conjonctives et celui des cellules qui leur sont mêlées, sont dans une connexion absolue. Si les fibres suivent des directions variables, comme dans le tissu conjonctif lâche, les cellules sont éparses ; celles-ci sont, au contraire, alignées, comme dans le tissu tendineux, quand les fibres affectent autour d'elles une direction parallèle (fig. 65).

c. *Formation superficielle.* — Les fibres naissent dans la couche périphérique (ectoplasme) des cellules conjonctives.

Les connexions qu'affectent les fibres avec les cellules conjonctives, portèrent dans la suite un certain nombre d'auteurs à rechercher et à essayer de préciser les rapports génétiques qui semblent rattacher ces deux ordres d'éléments. Max SCHULTZE, en 1861, émit le premier l'opinion que la couche superficielle des cellules conjonctives se transforme en fibrilles, tandis que la partie centrale persistante représente la cellule de l'adulte. A cette opinion, se rattachèrent B. WOLFF (1889), W. FLEMMING (1891) et HANSEN (1899).

RETTERER a décrit récemment (1898) un mode de formation des fibres conjonctives qui se rapproche à certains égards de celui que nous venons d'indiquer. D'après cet auteur, le tissu conjonctif lâche serait représenté, à l'origine, par des cellules dont les corps cellulaires sont entièrement fusionnés entre eux, de manière à constituer un véritable plasmodium. Dans la suite, la gangue protoplasmique du plasmodium élabore, au pourtour de chaque noyau, une *zone périnucléaire* dont se détachent des expansions membraniformes qui donnent elles-mêmes naissance à des fibres chromophiles plus grêles anastomosées en un réticulum continu. Ce réticulum englobe dans ses mailles une substance peu ou point colorable, l'*hyaloplasma*, et c'est dans cet hyaloplasma qu'apparaissent les fibres conjonctives. La zone périnucléaire avec ses expansions membraniformes représente la cellule de l'adulte.

3° Développement des fibres élastiques. — Les opinions des auteurs sont tout aussi divergentes, en ce qui concerne le développement des fibres élastiques.

a. *Formation cellulaire ou endogène.* — Les fibres élastiques se développent aux dépens de cellules élastiques étoilées dont les prolongements s'anastomosent entre eux.

\ Cette théorie qui repose sur l'existence de cellules particulières (*cellules élastiques*), fut émise pour la première fois par Schwann en 1839. Elle fut adoptée successivement par Virchow (1851), par Donders (1851), par Ch. Robin et par Legros. Le corps cellulaire et ses prolongements se transforment en substance élastique, tandis que le noyau s'atrophie et disparaît.

b. *Formation libre ou exogène.* — Les fibres élastiques se développent sans rapport de contiguïté avec les éléments cellulaires.

Dans cette théorie, le développement des fibres élastiques se rapproche essentiellement de celui des fibres lamineuses. Les unes, comme les autres, apparaissent dans une substance amorphe, sans relation apparente avec les éléments cellulaires. Il semble pourtant rationnel d'admettre que les fibres ne naissent pas par genèse, par une sorte de cristallisation organique, ou par fibrillation de la matière amorphe, mais que leur développement est lié étroitement à la présence d'éléments cellulaires qui les précèdent toujours dans leur apparition, sans que nous puissions préciser les rapports génétiques qui rattachent ces différents éléments les uns aux autres. Peut-être convient-il d'envisager les fibres élastiques comme un produit figuré, sécrété par les cellules, et se déposant dans la matière amorphe interposée.

Parmi les partisans de la formation exogène des fibres élastiques, nous rappellerons les noms suivants : Reichert (1845-52), H. Müller (1847-59), Kölliker (1861), Rabl-Rückhard (1863), Ranvier (1872), Renaut, Soulié (1894).

Ajoutons qu'un certain nombre d'observateurs, comme Rabl-Rückhard, Ranvier, Soulié, ont fait porter leurs recherches sur le tissu fibro-cartilagineux dont les éléments cellulaires sont plus espacés que dans le tissu élastique, et permettent de mieux saisir la première apparition de la substance élastique sous forme de grains isolés ou de fibrilles.

c. *Formation nucléaire*. — Les fibres élastiques se développent aux dépens des noyaux des cellules conjonctives.

Les noyaux cellulaires s'allongent, s'étirent et se transforment ainsi progressivement en fibres élastiques qu'il convient de désigner avec HENLE (1841), sous le nom de *fibres de noyau* (Kernfasern), par opposition aux fibres conjonctives ou *fibres de cellule* (Zellfasern), développées aux dépens du corps cellulaire des mêmes éléments. HENLE établissait, à cette époque, une distinction entre les fibres de noyau qu'on trouve dans le tissu cellulaire lâche, et les fibres élastiques qui font partie intégrante des organes élastiques, bien qu'il admit tous les intermédiaires entre ces deux ordres de fibres, et qu'il fut porté à attribuer également une origine nucléaire aux fibres élastiques. Toutefois les fibres des fibro-cartilages naîtraient au sein même de la substance intercellulaire.

L'opinion de HENLE fut acceptée par KÖLLIKER (1847-52) ; elle a été défendue récemment par KUSKOW (1887), et par HELLER (1887 et 1892).

d. *Formation superficielle*. — La cellule tout entière ne se transforme pas en substance élastique, mais seulement ses prolongements et sa couche superficielle. GERLACH (1878), LOISEL (1894-1897), RETTERER (1898), avec quelques variantes, se sont ralliés à cette manière de voir. D'après LOISEL, « les *cellules élastogènes* forment des fibrilles aux dépens de leurs prolongements et de leur périphérie, puis elles s'isolent sous forme d'un fuseau protoplasmique contenu dans un manchon fibrillaire réticulé ». La substance élastique se montre d'abord sous forme de grains disposés en série linéaire à l'intérieur des prolongements cellulaires.

CHAPITRE IV

TISSU CARTILAGINEUX

Le tissu cartilagineux est un tissu de substance conjonctive caractérisé par la consistance et par l'élasticité de la matière fondamentale. Dans cette matière, se trouvent enclavées des cellules seules ou accompagnées par des éléments fibrillaires. On a pu ainsi diviser le tissu cartilagineux en deux variétés principales : le tissu cartilagineux hyalin et le tissu fibro-cartilagineux.

ARTICLE PREMIER

TISSU CARTILAGINEUX HYALIN

Le tissu cartilagineux hyalin, quand on l'examine en tranche mince, est transparent à la lumière transmise, blanchâtre et parfois jaunâtre à la lumière réfléchie; il est doué de cérulescence.

§ 1. — CARACTÈRES

La composition relativement simple du tissu cartilagineux hyalin permet d'étudier en même temps sa structure et sa texture. Ce tissu, qui constitue les cartilages costaux, presque tous les cartilages du larynx, les cartilages de la trachée, les cartilages du nez, les cartilages articulaires, etc., est essentiellement formé par des cellules englobées dans une matière amorphe. Bien que cette matière amorphe soit un produit élaboré par les éléments cellulaires, et que par suite elle ne soit pas douée de nutrilité, néanmoins, comme elle entre pour la plus large part dans la constitution du tissu cartilagineux hyalin, c'est par elle que nous commencerons notre description.

Nous décrirons ainsi successivement : 1° la matière amorphe ; 2° les cellules cartilagineuses ; 3° les rapports que les cellules cartilagineuses affectent entre elles et avec la matière amorphe.

1° Matière amorphe fondamentale. — Cette matière amorphe présente tous les caractères du tissu cartilagineux dans son ensemble, ou plutôt, c'est elle qui communique ses caractères au tissu cartilagineux ; nous n'y reviendrons pas. Elle est constituée par de la *cartilagéine*, laquelle, soumise à l'ébullition, se dissout en formant de la *chondrine*, tandis que la matière organique des os, traitée de même, donne de la *gélatine*. La chondrine, sous l'influence de l'acide sulfurique bouillant, fournit de la leucine sans glycocolle, tandis que la gélatine produit de la leucine avec glycocolle. Telles étaient les réactions caractéristiques sur lesquelles s'appuyaient autrefois les anatomistes pour admettre que l'os qui succède dans maintes circonstances au cartilage, est une substance de nouvelle formation, n'ayant avec celle qui la précède rien de commun. Les recherches contemporaines de chimie biologique ont quelque peu modifié cette manière de voir. Il semble, en effet, résulter des analyses les plus récentes, que la cartilagéine renferme une substance collagène analogue à l'osséine, et en plus un acide chondroïtine-sulfurique combiné lui-même à des matières albuminoïdes. Nous ne pouvons entrer dans de plus amples détails au sujet de la composition chimique de la cartilagéine, non encore complètement déterminée.

a. *Cartilage hyalin.* — La cartilagéine se présente habituellement sous l'aspect d'une substance homogène hyaline que le bleu de quinoléine colore en rouge vineux, tandis que les cellules cartilagineuses et les éléments conjonctifs ambiants se teignent en bleu verdâtre. Cette réaction importante, indiquée par RANVIER, permet facilement de reconnaître les moindres traces de cartilagéine, et de différencier cette substance au sein des tissus conjonctifs (fibro-cartilages articulaires).

Nous venons de décrire la matière fondamentale du cartilage

comme une matière homogène, compacte et présentant la même
composition dans toute son épaisseur. Tous les auteurs ne partagent pas cette manière de voir. Certains d'entre eux, en effet,
préoccupés d'expliquer par des conditions anatomiques la pénétration des substances nutritives dans l'épaisseur des cartilages,
ont décrit la matière fondamentale comme parcourue par un
réseau de fins canalicules (*canalicules cartilagineux*) s'ouvrant
d'une part à la surface du cartilage, et d'autre part à la face

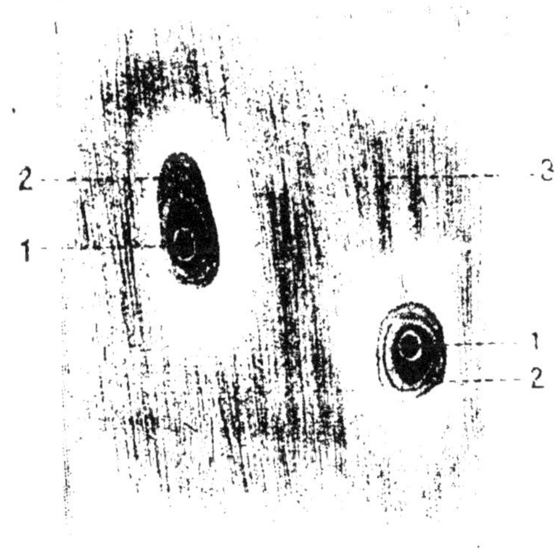

Fig. 66.

Fragment de cartilage costal sur un supplicié. Les chondroplastes
possèdent des capsules épaissies et formées de couches emboîtées;
la substance fondamentale est striée au pourtour des chondroplastes (gr. 320/1).

1, cellules cartilagineuses ratatinées. — 2, capsules épaissies. — 3, substance
fondamentale strié.

interne des cavités logeant les cellules cartilagineuses. Ainsi le
plasma sanguin transsudé au niveau des capillaires du périchondre, se trouvait-il charrié à l'intérieur du tissu cartilagineux, et arrivait-il au contact des éléments cartilagineux. Les
recherches contemporaines n'ont pas confirmé cette hypothèse
qui s'appuyait sur certaines imprégnations du tissu conjonctif, et

l'on dut recourir à une autre interprétation des faits observés. On admit que la substance fondamentale du cartilage n'était pas homogène, mais qu'elle se composait de deux parties distinctes : 1° d'une partie figurée représentée par un réseau de fines trabécules (*formation cloisonnante*), et 2° d'une partie amorphe englobant le réseau trabéculaire. La substance constituant les trabécules jouissait de la propriété de se laisser pénétrer plus facilement que la matière amorphe par les substances nutritives, et ainsi s'expliquait naturellement l'imbibition du cartilage, et par suite la nutrition des cellules cartilagineuses (RENAUT).

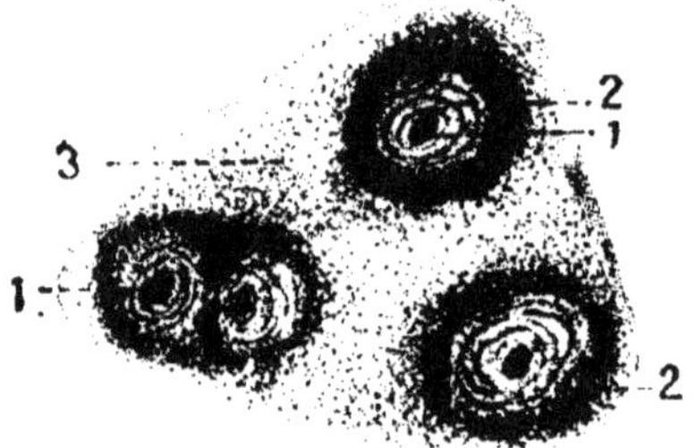

Fig. 67.

Fragment de cartilage calcifié provenant du condyle du fémur sur un supplicié (gr. 320/1). Les chondroplastes sont limités par une capsule épaissie et striée : la substance fondamentale, au pourtour des chondroplastes, est infiltrée de sels calcaires.

1, cellules cartilagineuses ratatinées. — 2, capsules cartilagineuses striées. 3, substance fondamentale calcifiée.

b. *Cartilage strié.* — Chez l'adulte et chez le vieillard, la substance fondamentale du cartilage présente de nombreuses modifications. Celle des cartilages costaux devient le siège de stries en bandes ou en houppes (*cartilage strié*, fig. 66). La substance des cartilages articulaires, de son côté, se fendille et se creuse de fissures, surtout à l'articulation du genou et de la hanche. Il en résulte un aspect qui rappelle l'apparence du velours (*altération veloutique des cartilages*, BROCA).

c. *Cartilage calcifié.* — Les cartilages du larynx et de la trachée subissent un autre mode d'altération sénile. Des particules de carbonate de chaux se déposent au sein de la substance

fondamentale, lui donnent un aspect blanchâtre, et lui font
perdre son élasticité (*cartilage calcifié*, fig. 67). Ce phénomène
d'incrustation est très différent de l'ossification. Il suffit de
traiter les cartilages ainsi modifiés par l'acide chlorhydrique,
pour reconnaitre la structure du tissu cartilagineux avec sa
matière fondamentale et ses cellules qui ont persisté au milieu
de la masse calcifiée. Toutefois il peut également se faire qu'à
un âge avancé de la vie, certains cartilages permanents présentent des points d'osssification véritables. Quand cela arrive,
ils sont en général devenus depuis longtemps vasculaires.

2⁰ Cellules cartilagineuses. — Ces éléments se montrent
avec des caractères assez constants dans les différentes espèces

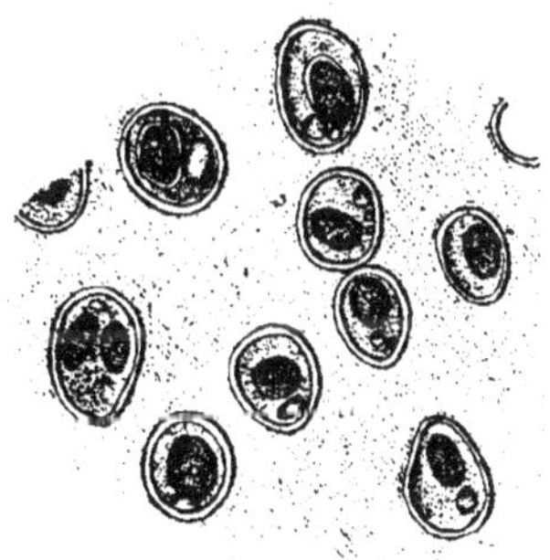

Fig. 68.

Couche superficielle du revêtement fibro-cartilagineux de la bourse
du tendon d'Achille, sur un supplicié (gr. 370/1). Les cellules lenticulaires, plongées dans une matière amorphe homogène, sont
pourvues d'une capsule réfringente, et renferment une ou plusieurs
gouttelettes graisseuses.

de cartilages. Leur forme est en général arrondie ou lenticulaire
(fig. 68); leur diamètre mesure de 15 à 30 μ. Le protoplasma qui
les constitue est hyalin ou finement granuleux ; chez le fœtus et
chez l'enfant, il contient du glycogène que décèlent les solutions
iodées, en colorant sa masse en rouge acajou. Chez l'adulte, et
surtout chez le vieillard, on voit se déposer à son intérieur des
granulations graisseuses, et souvent une grosse goutte de

graisse, jaune, brillante qui, dans certains cas, masque entièrement le noyau.

Chez les céphalopodes (poulpe, seiche, calmar), on trouve,
dans le cartilage céphalique, des cellules cartilagineuses de forme
rameuse dont les prolongements, véritables *fibres cartilagineuses*,
peuvent s'anastomoser entre eux, ainsi qu'avec ceux des éléments voisins (fig. 69). De pareilles cellules étoilées peuvent
également se rencontrer, chez l'homme, dans certaines tumeurs
cartilagineuses de la parotide. Nous aurons occasion de signaler,

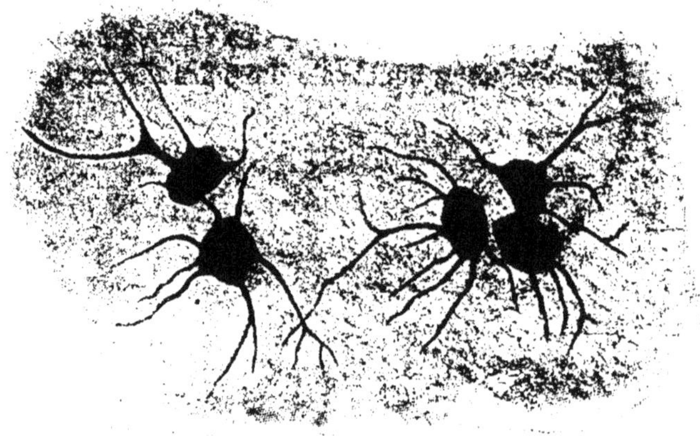

Fig. 9.

Cartilage céphalique de la seiche (gr. 320/1). Les cellules cartilagineuses, plongées dans une matière fondamentale homogène, présentent une forme étoilée.

d'autre part, des éléments ramifiés dans le fibro-cartilage de la
trompe d'Eustache.

3° Rapports des cellules cartilagineuses avec la matière amorphe.

— Sur le vivant, les cellules cartilagineuses remplissent entièrement la cavité creusée dans la substance fondamentale. Cette disposition se retrouve sur les pièces fixées
par l'acide osmique ou par l'acide picrique en solution concentrée (RANVIER). Dans les préparations ordinaires, les cellules
semblent revenues sur elles-mêmes et, comme la matière inter-

posée consistante n'a pas suivi leur mouvement de rétraction,
-il s'est formé un espace vide à leur surface. C'est en grande
partie pour cette raison qu'on a cru devoir donner un nom
particulier aux cavités logeant les cellules cartilagineuses : on
les a appelées *chondroplastes*.

a. *Chondroplastes.* — La forme des chondroplastes qui ne ren-

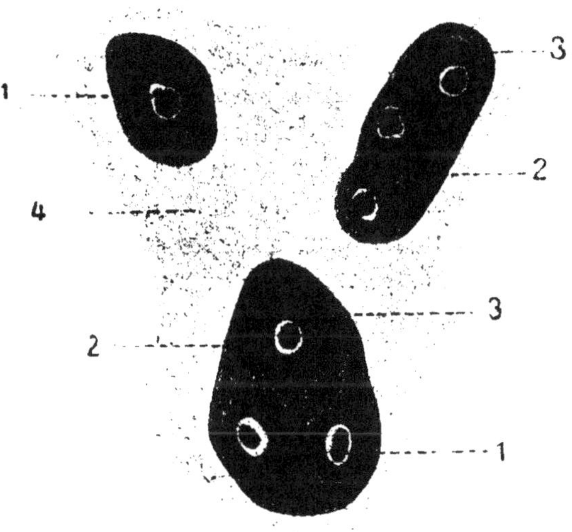

Fig. 70.

Fragment d'un cartilage costal de l'homme, montrant trois chondroplastes dont les capsules striées, et en partie granuleuses, renferment des cellules cartilagineuses ratatinées (gr. 350/1).

1, cellules cartilagineuses ratatinées séparées de la capsule par un espace clair.
2, capsules-mères. — 3, capsules-filles. — 4, substance fondamentale.

ferment qu'une seule cellule cartilagineuse, reproduit naturellement celle de l'élément inclus : il y aura ainsi des chondroplastes sphériques, des chondroplastes lenticulaires, etc. Mais le
même chondroplaste peut loger plusieurs cellules cartilagineuses
jusqu'à une trentaine environ (fig. 70) ; dans ce cas, il s'allonge,
devient ovoïde, et, à son intérieur, les cellules se montrent
parfois régulièrement empilées les unes sur les autres, suivant

son grand axe. Ces éléments ainsi en contact immédiat représentent une *famille cartilagineuse* (G. Pouchet, 1875) ou un *groupe isogénique* (Renaut) dont les membres dérivent de la même cellule originelle, et nous devons admettre que les divisions successives de cette cellule-mère, se sont effectuées à une époque tardive où le dépôt de substance fondamentale se trouvait considérablement ralenti, sinon entièrement supprimé. Ce qui tendrait à confirmer cette manière de voir, c'est qu'à côté de ces chondroplastes géants à cellules multiples et contiguës, on rencontre des groupes cellulaires de même forme et de mêmes dimensions, mais dans lesquels les cellules sont isolées par de minces cloisons cartilagineuses. Plus loin encore, les cloisons ont augmenté d'épaisseur, mais on retrouve toujours le groupement caractéristique de la famille cartilagineuse. Cette disposition est nettement accusée sur les cartilages de la raie.

Dans certains cas, les chondroplastes agrandis et allongés sont orientés dans le même sens, si bien que les cellules cartilagineuses, empilées les unes sur les autres, constituent au sein de la matière amorphe des séries régulières et parallèles (*cartilage sérié*). Nous aurons l'occasion de revenir sur cette disposition à propos du développement du tissu osseux (p. 170).

b. *Capsule cartilagineuse*. — Chez le fœtus et chez l'enfant, les cellules cartilagineuses incluses dans les chondroplastes sont en contact immédiat avec la substance fondamentale. Chez l'adulte et surtout chez le vieillard, les cellules sont fréquemment limitées à leur surface par une sorte de coque ou d'enveloppe qui se différencie de la cartilagéine par des caractères optiques un peu différents : on lui a donné le nom de *capsule cartilagineuse.*

Cette coque superficielle est tantôt hyaline, réfringente, et tantôt finement grenue. D'autres fois, elle présente sur les coupes de fines stries parallèles à la surface, comme si elle résultait de l'emboîtement d'un certain nombre de couches concentriques. Son bord interne est limité par un trait net, son bord externe est parfois peu accusé, si bien que la substance qui compose la capsule semble se continuer progressivement avec la matière fondamentale. Son épaisseur varie de 3 à 8 μ. Sur les grands chondroplastes enfermant toute une famille de cellules, on observe parfois une capsule d'enveloppement général (*capsule-mère*), à l'intérieur de laquelle chaque cellule cartilagineuse se montre entourée d'une capsule propre (*capsule-fille*).

On incline à considérer les capsules cartilagineuses comme représentant les dernières couches de cartilagéine sécrétées par les cellules. La substance qui compose ces capsules, présente une affinité plus considérable pour les matières colorantes que la cartilagéine interposée, et cette affinité semble décroître à partir de la cellule cartilagineuse.

§ 2. — Propriétés

Le tissu cartilagineux hyalin ne renferme pas de vaisseaux. Il emprunte au milieu ambiant, périchondre ou os suivant les cas, les matériaux nécessaires à la nutrition de ses cellules, et c'est par l'intermédiaire de la matière fondamentale que ces matériaux parviennent aux éléments anatomiques. La nutrition du tissu cartilagineux se trouve ainsi considérablement ralentie.

1° Développement du tissu cartilagineux. — Les éléments du tissu cartilagineux dérivent, comme les éléments conjonctifs, du mésenchyme. Au moment de l'apparition des organes cartilagineux, vers la fin du premier mois de la vie embryonnaire chez l'homme, les cellules cartilagineuses sont représentées par de petits éléments sphériques constitués par des noyaux ovoïdes enveloppés d'un corps cellulaire à peine distinct. Ces petites cellules que l'on pourrait désigner sous le nom de *chondroblastes*, sont à l'origine étroitement serrées, tassées les unes contre les autres. Elles ne tardent pas à être séparées les unes des autres par une très faible quantité d'une matière amorphe, hyaline, peu consistante, mais qui forme cependant presque dès l'origine, une barrière entre ces cellules, et s'oppose à leur union, contrairement à ce qui arrive pour le tissu conjonctif. Cette matière amorphe, constituée par de la cartilagéine, apparait ainsi toujours secondairement, et tout porte à la considérer comme un produit d'élaboration des cellules cartilagineuses. Peu à peu, le corps de la cellule cartilagineuse grandit, en même temps que la matière amorphe intercalée augmente de volume et de consistance. Ce n'est que chez l'adulte et chez le vieillard, que se produisent les modifications qui la différencient d'un organe à l'autre.

D'après RETTERER (1899), le tissu cartilagineux hyalin serait représenté à ses débuts par un véritable plasmodium dont la masse protoplasmique serait parsemée de nombreux noyaux serrés les uns contre les autres. Avec le développement, les noyaux s'écarteraient les uns des autres, et, en même temps, on verrait se produire autour de chacun d'eux une zone périnucléaire chromophile émettant par sa surface de nombreux prolongements en continuité avec ceux des éléments voisins. C'est dans la substance interposée à ces prolongements, véritable hyaloplasma, que se produirait le premier dépôt de cartilagéine, au niveau de la zone mitoyenne à deux corps périnucléaires. Puis, la couche de cartilagéine déposée augmenterait progressivement d'épaisseur, se rapprochant ainsi du corps

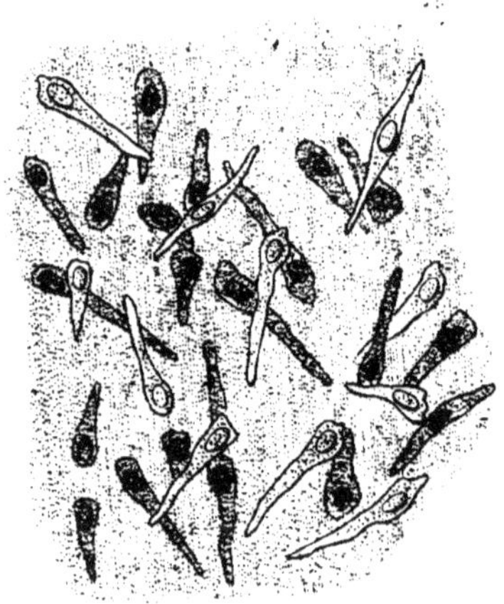

Fig. 71.

Cartilage fœtal provenant de la tête du fémur d'un fœtus humain de huit mois (gr. 350/1). Les cellules, au sein de la matière fondamentale, affectent une forme irrégulière ; quelques-unes sont triangulaires.

périnucléaire. La partie de ces corps non envahie par la substance fondamentale du cartilage, deviendrait la cellule cartilagineuse de l'adulte restant en communication, par différents points de sa surface, avec les prolongements fibrillaires qui parcourent la cartilagéine.

Au cours du développement, les organes cartilagineux qui doivent faire place à des os, présentent des caractères spéciaux qu'on ne retrouve qu'en partie dans les cartilages permanents.

La substance fondamentale est homogène, hyaline, mais les chondroplastes sont étroits et allongés, fusiformes ou triangulaires sur la coupe, à angles très aigus vers les extrémités (fig. 71). Ils mesurent de 18 à 80 μ, suivant le diamètre observé. On a donné à cette variété de cartilage, le nom de *cartilage fœtal* ou *cartilage d'ossification*.

2° Accroissement des organes cartilagineux. — Les cartilages, une fois formés, augmentent progressivement de dimensions, suivant deux procédés distincts : 1° l'accroissement interstitiel ; 2° l'accroissement périphérique.

a. *Accroissement interstitiel*. — Harting a montré que les dimensions des cellules cartilagineuses augmentaient pendant et après la naissance, et que les familles des cellules cartilagineuses étaient composées d'un plus grand nombre d'éléments chez le nouveau-né que chez le fœtus, et chez l'adulte que chez le nouveau-né. D'autre part, la distance qui sépare deux chondroplastes est plus considérable dans les cartilages permanents de l'adulte que dans les cartilages embryonnaires. Les cellules cartilagineuses se multiplient donc pendant la période fœtale et dans le jeune âge ; elles augmentent de volume, et, de plus, continuent à sécréter à leur surface de nouvelles couches de cartilagéine qui refoulent en dehors les anciennes couches déposées. Le cartilage envisagé augmente ainsi progressivement d'épaisseur dans tous les sens.

b. *Accroissement périphérique*. — En même temps que le cartilage augmente de volume par accroissement interstitiel, il s'accroît également par apposition de nouvelles couches cartilagineuses à sa surface. La couche profonde du périchondre (*couche chondrogène*) renferme, en effet, pendant la croissance, un certain nombre de chondroblastes qui se multiplient sans cesse, et dont les plus internes, au contact du cartilage, provoquent un dépôt de cartilagéine, qui vient se surajouter à la matière fondamentale du cartilage préexistant. L'accroissement périphérique prendra fin, lorsque tous les chondroblastes du périchondre auront été emprisonnés dans la substance fondamentale.

Dans cet accroissement périphérique, la cartilagéine qui se

dépose au pourtour des chondroblastes, englobe aussi des fibres conjonctives, très manifestes surtout au niveau de l'encoche d'ossification (p. 888). Il est à remarquer que, tandis que les fibres conjonctives sont facilement reconnaissables au sein de la substance fondamentale du tissu osseux, comme fibres de Sharpey (dans le tissu fibro-osseux), elles semblent disparaître complètement dans le cartilage hyalin, sans que les procédés de la technique actuelle permettent de les différencier de la cartilagéine dont l'indice de réfraction est sensiblement le même.

ARTICLE II

TISSU FIBRO-CARTILAGINEUX

Le tissu fibro-cartilagineux se différencie du tissu cartilagineux hyalin par la présence de fibres dans la matière amorphe, entre les cellules cartilagineuses. Suivant la nature de ces fibres, le tissu fibro-cartilagineux comprend trois variétés : 1° le tissu fibro-cartilagineux conjonctif ; 2° le tissu fibro-cartilagineux élastique ; 3° le tissu fibro-cartilagineux mixte.

1° Tissu fibro-cartilagineux conjonctif. — Le tissu fibro-cartilagineux conjonctif qui entre dans la constitution des *cartilages fibreux*, pourrait être assimilé à un tissu fibreux infiltré par de la cartilagéine englobant des cellules cartilagineuses (fig. 72). Ce tissu se trouve, en effet, limité aux organes fibreux annexés aux articulations (bourrelets, ménisques, disques articulaires), et l'étude de son développement montre qu'il se forme comme un véritable tissu conjonctif, envahi secondairement par de la substance cartilagineuse. Il semble que, pendant le développement des articulations, un certain nombre de chondroblastes n'aient pas été utilisés dans la formation des cartilages articulaires, et que ces chondroblastes aberrants, emprisonnés dans les organes fibreux adjacents, y aient provoqué un dépôt de cartilagéine. Ce qui tendrait à justifier cette manière de voir, c'est que la surface des organes fibro-cartilagi-

neux en contact avec les cartilages articulaires, ou en rapport
avec la cavité articulaire, contient plus de cellules cartilagineuses et plus de cartilagéine que les parties éloignées. Ces
organes renferment des vaisseaux sanguins et des nerfs, mais
leur surface libre, plus cartilagineuse que le reste, en est dépourvue. Aux faisceaux conjonctifs imprégnés par la cartilagéine, se trouvent associées quelques rares fibres élastiques fines.

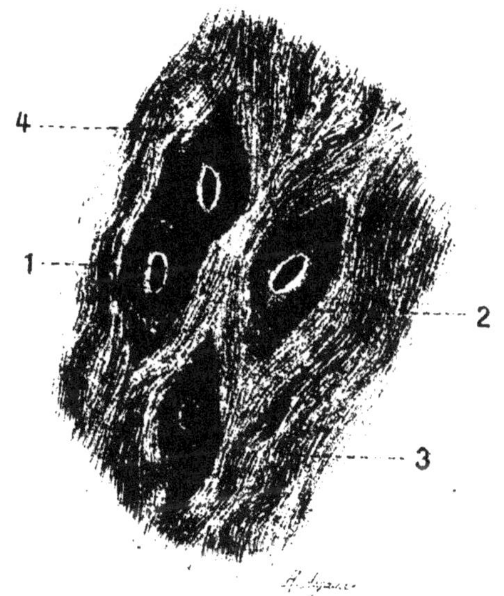

Fig. 72.

Tissu fibro-cartilagineux conjonctif du disque intervertébral, sur un
supplicié (gr. 320 1). Entre les chondroplastes pourvus de capsules striées et en partie calcifiées, serpentent des écheveaux de
fibres conjonctives.

1, cellules cartilagineuses ratatinées. — 2, capsules striées. — 3, fibres conjonctives.
4, substance fondamentale entourant les chondroplastes.

Les dispositions qu'affecte le tissu fibro-cartilagineux varient
suivant les organes fibreux annexés aux articulations. Nous y
reviendrons à propos de l'étude de ces dernières (p. 895).

2° Tissu fibro-cartilagineux élastique. — Comme son
nom l'indique, ce tissu renferme des fibres élastiques dont la

forme et la proportion varient non seulement d'un animal à l'autre, mais encore d'un organe à l'autre sur le même animal. Tantôt, les fibres élastiques sont fines, anastomosées entre elles, mais peu abondantes, comme dans le cartilage de la membrane clignotante du cheval ; tantôt, au contraire, elles appartiennent à la variété large, comme dans l'épiglotte, et, comme elles sont en même temps fort nombreuses, elles deviennent l'élément

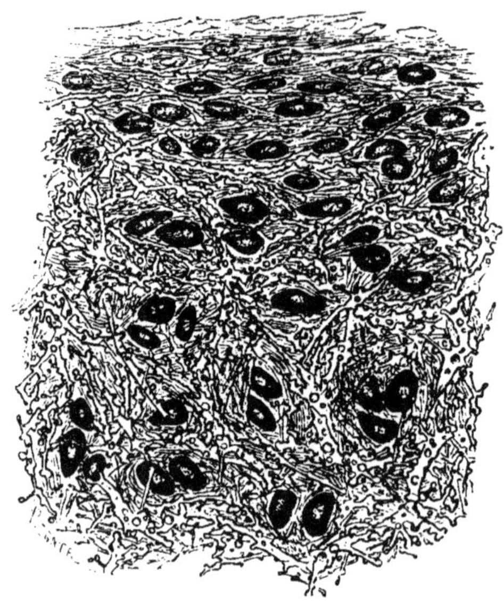

Fig. 73.

Fibro-cartilage élastique de l'épiglotte du bœuf, d'après POUCHET et TOURNEUX (gr. 350/1). La substance élastique est représentée par des fibres verruqueuses.

fondamental du tissu fibro-cartilagineux, et lui communiquent leur coloration jaune spéciale. Dans ce dernier cas, il est fréquent de rencontrer des fibres grosses, cylindriques ou verruqueuses (fig. 73), parfois fragmentées en grains larges de 3 à 4 μ. Fréquemment, les fibres s'irradient au pourtour d'une plaque élastique dont les bords irréguliers sont couverts de mamelons arrondis.

La matière amorphe présente les mêmes caractères que dans

les cartilages hyalins. Quant aux cellules, elles sont sphériques ou ovoïdes, généralement isolées; les capsules sont peu accusées.

Parmi les organes constitués par du tissu fibro-cartilagineux élastique (*cartilages élastiques* ou *réticulés*), nous mentionnerons les suivants : l'épiglotte, le cartilage du pavillon de l'oreille, les cartilages de Wrisberg, les cartilages corniculés ou de Santorini, et l'apophyse vocale des cartilages aryténoïdes. Tous ces organes, ainsi que RABL-RUCKHARD semble l'avoir indiqué le premier (1863), sont primitivement constitués par du tissu cartilagineux hyalin. Les fibres élastiques n'apparaissent que secondairement et assez tard, dans la seconde moitié de la vie fœtale chez l'homme.

3° Tissu fibro-cartilagineux mixte. — Nous décrirons, sous ce nom, une variété de tissu fibro-cartilagineux contenant à la fois des fibres conjonctives et des fibres élastiques. On rencontre un pareil tissu dans le fibro-cartilage de la trompe d'Eustache dont la partie centrale est constituée par du tissu fibro-cartilagineux élastique, et la partie périphérique par du tissu fibro-cartilagineux conjonctif. Au niveau de la limite entre ces deux parties, les fibres élastiques et les fibres conjonctives s'enchevêtrent entre elles sur une certaine épaisseur : le fibro-cartilage devient mixte.

Habituellement, dans l'accroissement des cartilages hyalins, les fibres conjonctives englobées se fondent en quelque sorte, et disparaissent au sein de la matière amorphe qui les englobe. Ici, au contraire, les fibres conjonctives persistent avec leurs caractères dans les couches périphériques, où elles se différencient nettement des éléments élastiques par la teinte rosée que leur communique le picrocarmin.

Ajoutons que le fibro-cartilage de la trompe d'Eustache renferme, au milieu de cellules cartilagineuses sphériques ou lenticulaires, des cellules étoilées en tous points semblables à celles qu'on rencontre dans le cartilage céphalique des céphalopodes, et dans certains enchondromes de la parotide chez l'homme.

CHAPITRE V

TISSU OSSEUX

Le tissu osseux qui forme, chez l'homme, les os du squelette et le cément des dents, constitue une variété de tissu de substance conjonctive dans laquelle des éléments cellulaires, très analogues aux cellules étoilées du tissu conjonctif, sont plongés au sein d'une substance fondamentale blanchâtre, extrêmement dure et résistante. A ces éléments cellulaires, viennent parfois se mêler des éléments fibrillaires qui transforment le tissu osseux en un véritable tissu fibro-osseux que l'on peut rapprocher du tissu fibro-cartilagineux. Toutefois, comme ces deux variétés de tissu osseux sont intimement associées entre elles, qu'elles se développent suivant un procédé identique, et que les éléments fibrillaires ne paraissent pas communiquer au tissu fibro-osseux des caractères physico-chimiques sensiblement différents de ceux du tissu osseux proprement dit, nous confondrons ces deux tissus dans une description commune, nous bornant à consacrer un alinéa spécial aux fibres caractéristiques du tissu fibro-osseux.

§ 1. — CARACTÈRES

Le tissu osseux est essentiellement représenté par une matière fondamentale creusée d'excavations (*ostéoplastes*) que remplissent incomplètement chez l'adulte des éléments cellulaires (*cellules osseuses*). De plus, lorsque le tissu osseux est disposé en lames dépassant une certaine épaisseur (p. 156), il est parcouru par des vaisseaux sanguins et par des nerfs. Nous envisagerons successivement les différentes parties suivantes : 1° la matière amorphe fondamentale ; 2° les ostéoplastes ; 3° les cellules osseuses ; 4° les rapports que les cellules osseuses affectent avec la matière fondamentale ; 5° les fibres de Sharpey et les fibres élastiques entrant dans la constitution du tissu fibro-osseux 6° les vaisseaux et les nerfs. Nous décrirons, en dernier lieu, 7° les deux variétés sous lesquelles se présente la substance osseuse : la forme compacte et la forme spongieuse.

1° Matière amorphe fondamentale. — Nous nous occuperons successivement de sa composition chimique et de sa structure.

a. *Composition chimique*. — La substance fondamentale qui représente la partie la plus considérable du tissu osseux, et qui communique ses caractères physico-chimiques à ce tissu, est formée : 1° par un principe immédiat particulier du groupe des substances albuminoïdes, l'*osséine* ; 2° par des sels dans la proportion d'environ 70 p. 100 sur l'os sec. On peut aisément isoler la substance organique ou les sels calcaires. On arrive au premier résultat par la calcination, au second, en dissolvant les parties minérales dans un acide dilué, l'acide chlorhydrique, par exemple.

L'osséine (ROBIN et VERDEIL, 1852), soumise à la coction, donne de la gélatine soluble dans l'eau bouillante, et formant par refroidissement une gelée transparente.

Les sels, obtenus après calcination de l'os, se partagent ainsi :

Phosphate basique de chaux ($Ph^2O^8Ca^3$) 84
Phosphate basique de magnésie ($Ph^2O^8Mg^3$) 1
Carbonate de chaux (CO^3Ca). 7,11
Fluorure de calcium ($CaFl^2$). 2
Chlorures ($CaCl^2$, $NaCl$). 2

Chez le vieillard, la proportion des sels augmente : les os deviennent en même temps plus fragiles.

La constitution chimique des os a été étudiée pour la première fois, en 1771, par SCHEELE. On ignore encore si les principes salins sont unis à l'osséine en proportion définie ou variable. Il est certain que la dénutrition n'arrive point à décalcifier les os. Chez les animaux auxquels on donne une nourriture entièrement dépourvue de phosphates, on trouve après la mort, qui est la conséquence de ce régime, les os avec leur constitution habituelle. D'autre part, F. PAPILLON (*Journ. de l'Anat.*, 1870) a signalé ce fait intéressant qu'on pouvait impunément substituer l'alumine, la magnésie, la strontiane à la chaux dans l'alimentation des animaux. et par suite dans la constitution des os. SANSON a montré, de son côté, que, si l'on force la nourriture minérale des jeunes animaux, ceux-ci deviennent précoces, c'est-à-dire que la soudure des épiphyses aux diaphyses se fait plus tôt : l'animal est donc plus tôt adulte.

b. *Structure.* — La substance fondamentale du tissu osseux

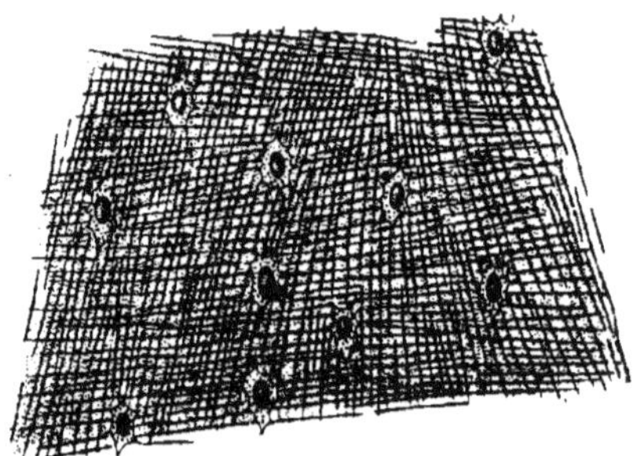

Fig. 74.

Deux lamelles osseuses détachées de la face interne du fémur, chez le chien, et montrant les fibrilles osseuses qui se croisent à angle droit d'une lamelle à l'autre (gr. 120/1). On aperçoit, dans l'épaisseur des lamelles, un certain nombre de cellules osseuses.

n'est pas homogène, mais elle est disposée sous forme de strates ou de couches connues sous le nom de *lamelles osseuses*. Ces lamelles, d'ailleurs intimement soudées entre elles, mesurent une épaisseur de 5 à 10 μ ; elles s'étalent, en général, parallèlement aux surfaces qu'elles délimitent (surface extérieure de l'organe osseux, et surfaces intérieures représentées par les parois du canal médullaire, des aréoles médullaires ou des canaux logeant les vaisseaux sanguins).

Chaque lamelle osseuse, d'autre part, est composée de *fibrilles osseuses* (fig. 74), non calcifiées (EBNER, 1876), et unies par une matière cimentaire renfermant les sels calcaires. Les fibrilles osseuses minces, grisâtres, dirigées parallèlement à la surface, sont de plus orientées parallèlement entre elles dans l'épaisseur d'une même lamelle, et agencées en fascicules très grêles.

Les fascicules appartenant à deux lamelles juxtaposées, se croisent sous des angles divers : dans les systèmes de HAVERS

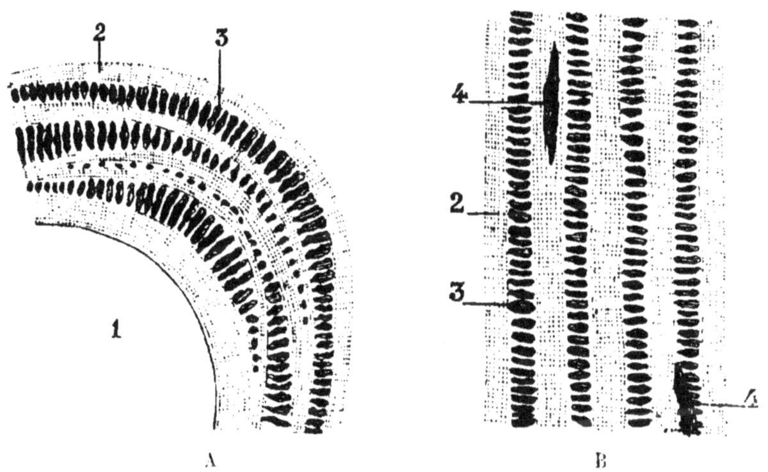

Fig. 75.

Deux coupes de la diaphyse du fémur montées dans le baume du Canada, pour montrer la striation des lamelles : A, coupe transversale; B, coupe longitudinale (d'après RANVIER). Figure empruntée à TESTUT.

1, canal de Havers. — 2, lamelles striées. — 3, lamelles ponctuées. — 4, ostéoplastes dont les canalicules osseux remplis par le baume sont invisibles.

(p. 157), elles sont perpendiculaires entre elles, formant avec l'axe du canal vasculaire un angle de 45°. Les coupes intéressant transversalement un système de HAVERS, montrent, à un faible grossissement, une succession de zones alternativement claires et sombres (fig. 75). A un fort grossissement, les zones claires apparaissent striées suivant leur longueur, et les zones foncées sont ponctuées (*lamelles striées* et *lamelles ponctuées*, VON EBNER, 1876). Les fibrilles osseuses ont été intéressées suivant leur longueur dans le premier cas, et transversalement dans le second.

2° Ostéoplastes. — Dans la substance fondamentale des os, sont creusées de petites cavités communiquant les unes avec les autres par un réseau extrêmement délicat de *canalicules osseux*. Les cavités auxquelles on a donné le nom *d'ostéoplastes* (Ch. Robin, 1850), sont occupées par autant de *cellules osseuses*, et les canalicules par les prolongements de ces éléments. Elles sont en général lenticulaires, et mesurent en moyenne 20 à 30 μ de large, quoiqu'elles puissent atteindre, spécialement dans les os du crâne, jusqu'à 50 μ, et dans le cément des dimensions encore plus

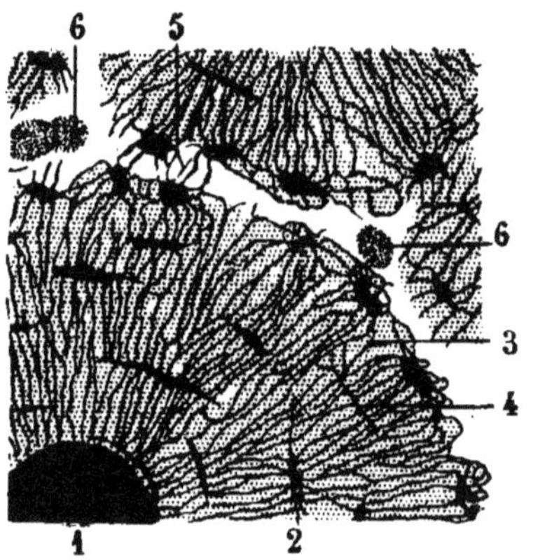

Fig. 76.

Coupe transversale d'un fragment du fémur, pour montrer la disposition des canalicules osseux (d'après Ranvier). Figure empruntée à Testut.

1, canal de Havers. — 2, 3, ostéoplastes. — 4, canalicules récurrents. — 5, anastomoses entre les canalicules de deux systèmes de Havers voisins. — 6, fibres de Sharpey, coupées transversalement.

considérables (p. 446). Leur épaisseur ordinaire varie de 6 à 10 μ.

La paroi des ostéoplastes présente une foule de petites excavations qui se montrent sur la coupe comme des échancrures de la substance osseuse, au fond desquelles viennent s'aboucher les canalicules osseux. Ceux-ci sont souvent flexueux et partout d'un diamètre à peu près égal, généralement inférieur à 1 μ. Ils se ramifient à quelque distance de l'ostéoplaste, et s'anastomosent par inoculation avec les canalicules des ostéoplastes environnants (fig. 76). Pour les ostéoplastes voisins de la périphérie ou des cavités de l'os, ces canalicules s'ouvrent à la limite même de la substance osseuse, sous le périoste, dans le canal médullaire, dans les canaux de Havers, etc. Les ostéoplastes et leurs canalicules forment donc à travers tout l'os un système lacunaire continu. Toutefois, comme nous le verrons plus loin (p. 158), à la surface des systèmes de Havers, la plupart des canalicules se recourbent et reviennent sur eux-mêmes, sans s'anastomoser avec les canalicules des systèmes voisins (*canalicules récurrents*).

Les ostéoplastes ont été découverts en 1834 par Purkinje et Deutsch, qui les avaient observés sur des lamelles d'os sec où ces cavités sont remplies d'air, et les avaient pris pour des granules calcaires déposés au sein d'une substance organique, en d'autres termes, comme des sortes de concrétions. La véritable nature des ostéoplastes a été pour la première fois indiquée par Serres et Doyère, en 1842 (*corpuscules osseux*). Comme le passage où est rapportée cette découverte, est un véritable modèle de méthode et d'induction microscopique, nous le reproduirons ici en entier : « Que l'on place une lamelle de tissu osseux *sec* entre les deux lames de verre, disent ces observateurs, et que l'on y fasse arriver une goutte d'huile, les prétendus corpuscules prennent instantanément l'aspect de taches opaques et noires avec un point brillant à leur centre, entourées d'un inextricable réseau de lignes infiniment déliées ; et quiconque aura étudié la réfringence des corps plongés dans les liquides comme moyen d'observation microscopique, prononcera immédiatement que, du moins dans le tissu osseux sec, la matière des corpuscules doit être une substance d'un indice de réfraction extrêmement différent de l'huile, ou plutôt il ne craindra pas d'affirmer qu'un gaz seul peut produire l'effet optique qu'il a sous les yeux. »

Il suffit donc, pour observer les ostéoplastes, de plonger une mince lamelle d'os sec dans l'huile. Mais les ostéoplastes des os frais, qui sont peu visibles par eux-mêmes, ont un réactif véritable : c'est la glycérine, dont l'action est particulière. En général, aussitôt que l'on porte une mince lamelle d'os frais au contact de la glycérine, il se dégage un gaz dans les ostéoplastes et dans leurs canalicules ; en sorte que, sous les yeux mêmes de l'observateur, les uns et les autres passent de l'état transparent et difficile à voir qu'ils offrent pendant la vie, à celui de parties opaques, faciles à suivre dans tous leurs détails, comme sur l'os sec, quand l'air les a remplis à la longue (Robin, 1856). Il est important, pour provoquer cette précieuse réaction, d'agir sur des os frais, et il ne faut pas oublier non plus que ces gaz, instantanément développés au contact de la glycérine, se retirent avec le temps, et qu'après deux ou trois jours, ils ont partout fait place au véhicule qui les avait fait naître. Cette réaction est toujours plus lente et moins décisive sur les os du fœtus.

3° Cellules osseuses. — A l'origine, les cellules osseuses, découvertes par Virchow (1850), alors qu'elles ne sont pas encore

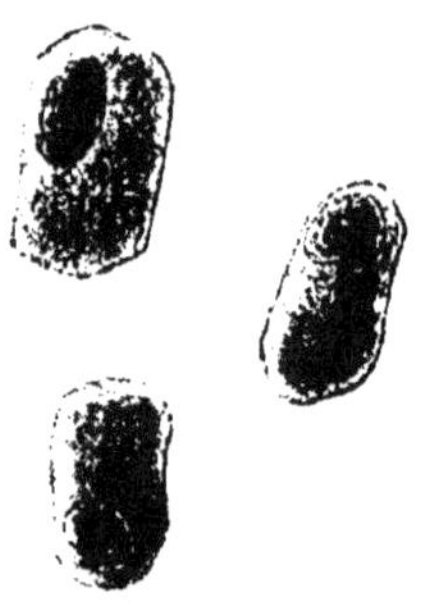

Fig. 77.

Ostéoblastes de la surface du fémur, chez un jeune cochon d'Inde (gr. 800/1).

Fig. 78.

Cellule osseuse étoilée contenue dans une lamelle superficielle du fémur, chez un chat (gr. 800/1).

emprisonnées dans la matière fondamentale, affectent une forme polyédrique qui rappelle celle de certaines cellules épithéliales (fig. 77). On les désigne alors sous le nom d'*ostéoblastes* (p. 161). Une fois englobées dans la substance osseuse, elles changent d'aspect, deviennent lenticulaires, et émettent par leur surface des prolongements (*fibres osseuses*) qui s'enfoncent manifestement à l'intérieur des canalicules osseux, et que l'on peut suivre à une certaine distance de l'élément (Chevassu, 1881; Tourneux, 1881 : Broesike, 1882; Zachariadès, 1889-90; Renaut):

la forme générale de l'élément est étoilée (fig. 78). Chez l'adulte,
la cellule osseuse ne remplit plus complètement la cavité de l'ostéoplaste ; elle est revenue sur elle-même, et figure une sorte de
lame appliquée contre la paroi osseuse qu'elle tapisse sur une
étendue variable. La coupe optique de cette lame figure fréquemment une sorte de croissant dont le bord concave et lisse
regarde la cavité, tandis que le bord convexe, moulé contre la

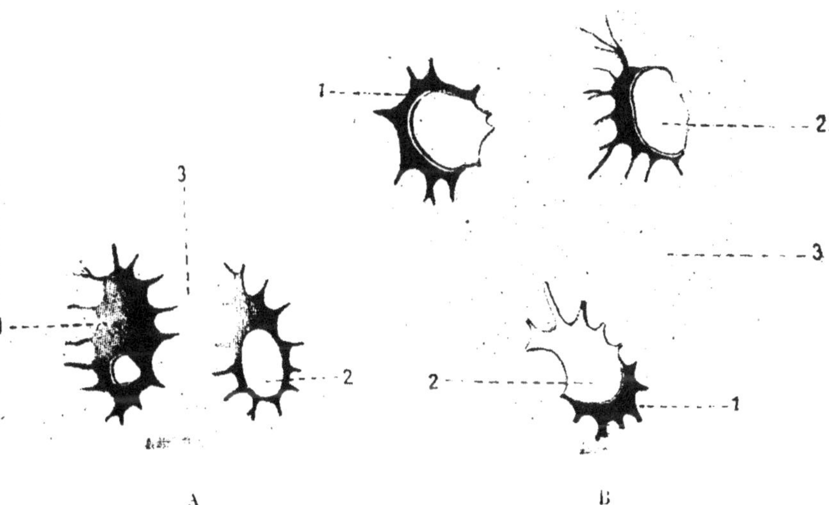

Fig. 79.

Deux fragments d'une coupe intéressant tangentiellement l'une des la.
melles superficielles du fémur d'un chien adulte, pour montrer les rapports des cellules osseuses avec la paroi des ostéoblastes (gr. 800/1)

1, corps de la cellule osseuse incurvé en forme de croissant (B), et émettant par
son bord convexe des fibres osseuses. — 2, cavité ostéoplastique occupée par un
liquide. — 3, substance fondamentale osseuse.

paroi, est hérissé de prolongements que l'on voit s'engager dans
les canalicules osseux (fig. 79). En même temps, les contours
du noyau s'effacent, et ce dernier semble se confondre avec le
corps cellulaire. La cavité interposée entre la cellule et la paroi
de l'ostéoplaste, est occupée par un fluide (liquide ou gazeux
suivant les auteurs), qui se propage vraisemblablement dans les
canalicules adjacents. Enfin, dans un dernier stade, chez le vieil-

lard, la cellule osseuse se remplit partiellement de gouttelettes de graisse.

On peut facilement, sur de jeunes animaux, assister à toutes les phases de la transformation des cellules osseuses étoilées en cellules incurvées de l'adulte. On voit d'abord se produire en un point de la surface de l'élément une vacuole qui augmente progressivement de volume aux dépens de la cellule osseuse. Celle-ci s'excave de plus en plus, et finit par ne plus représenter qu'une mince lame étalée contre la paroi de l'ostéoplaste. Ces modifications sont facilement appréciables sur les pièces fixées par l'acide osmique concentré, et décalcifiées ensuite par l'acide formique dilué.

4° Rapports des cellules osseuses avec la substance osseuse, capsules osseuses. — La paroi des ostéoplastes et de leurs canalicules est tapissée par une mince membrane faisant corps avec la substance osseuse, mais présentant une résistance beaucoup plus grande. C'est ce que démontrent les réactions suivantes : en ramollissant convenablement les os dans l'acide chlorhydrique, ou en les soumettant à l'action de la trypsine, on peut arriver à isoler, en tout ou en partie, la paroi de chaque ostéoplaste avec ses canalicules. On atteint encore le même résultat, en faisant bouillir un os dans la potasse caustique, et en le traitant ensuite par l'acide chlorhydrique ou par l'acide acétique. Il faut bien se garder de confondre, comme l'avaient fait les premiers anatomistes, cette *capsule osseuse* limitant la paroi de l'ostéoplaste et de ses canalicules, avec la cellule osseuse incluse à l'intérieur (Rouget, 1858; E. Neumann, 1863). La capsule osseuse dont la substance se rapprocherait d'après Brœsike de la kératine, et qu'on ne rencontre que sur l'os adulte, représente vraisemblablement le dernier dépôt élaboré par la cellule osseuse, et, à ce titre, elle peut être comparée à la capsule cartilagineuse.

On s'est demandé si la cellule osseuse, alors qu'elle n'a pas encore subi la déformation qu'elle présente chez l'adulte, se trouvait en contact immédiat avec la capsule osseuse, ou si elle en était séparée par un espace très réduit, occupé par un liquide

qui s'insinuerait à l'intérieur des canalicules, au pourtour des
fibres osseuses, et assurerait ainsi une sorte de circulation plasmatique dans la substance osseuse. Sur les préparations bien
réussies, la cellule étoilée n'est séparée par aucun vide appréciable de la substance osseuse, et il nous semble difficile d'admettre
dans ce cas une véritable circulation plasmatique. Chez l'adulte,
une partie de l'ostéoplaste est bien occupée par un liquide qui
doit envahir les canalicules adjacents, mais l'autre partie reste
doublée par la cellule osseuse intimement accolée à la capsule,
et la circulation plasmatique, si tant est qu'elle existe, reste-
rait limitée à une portion restreinte de la substance osseuse.

Quelle que soit d'ailleurs l'opinion que l'on se forme sur les
rapports intimes des cellules osseuses, et sur la circulation du
liquide plasmatique, un fait semble hors de conteste, c'est la
teneur relativement considérable en acide carbonique, du contenu de l'ostéoplaste (cellule osseuse et liquide). C'est ce que
démontre en particulier l'action si caractéristique de la glycérine dont nous avons parlé plus haut (p. 151).

5° Fibres de Sharpey, fibres élastiques. — Quand on a
décalcifié un os, et qu'on cherche à séparer les lamelles osseuses,
celles-ci, en se déchirant, laissent voir dans certains cas,
des prolongements qui semblent traverser à la fois plusieurs
lamelles. Ce sont les *fibres perforantes* ou *radiaires* de SHARPEY
(1856), les *fibres de Sharpey* (KÖLLIKER). On les rencontre principalement dans les os de la voûte du crâne (frontal, pariétal),
où elles forment en s'anastomosant d'élégants réseaux, ainsi
qu'à la périphérie des os longs (p. 877).

Les fibres de Sharpey qui mesurent une épaisseur de quelques μ
à 30 μ, d'après KÖLLIKER, se continuent directement à la
surface des os avec les faisceaux conjonctifs du périoste : elles
représentent, ainsi que nous le verrons à propos du développement (p. 165), des faisceaux conjonctifs englobés par la substance
osseuse. Un exemple très net de cette transformation des fibres
conjonctives en fibres de Sharpey, nous est fourni par l'ossification
des tendons chez les gallinacés. La substance osseuse se dépose
sous forme de travées pourvues d'ostéoplastes dans les minces

cloisons qui séparent les faisceaux tendineux, mais, en même temps, elle a pénétré ces faisceaux dont la substance collagène subit un certain nombre de modifications. C'est ainsi que les fibres de Sharpey ne reprennent plus la flexibilité des fibres conjonctives, après décalcification, et qu'elles ne se laissent plus décomposer en fibrilles élémentaires.

La couche superficielle des os longs, renferme, chez la plupart des animaux, en plus des fibres de Sharpey, des fibres élastiques reconnaissables à leurs réactions caractéristiques (J. WOLFF; RENAUT, 1874). Ces fibres élastiques se continuent, comme les fibres de Sharpey, avec les éléments similaires du périoste : de même que les fibres conjonctives, elles ont été emprisonnées au cours du développement, dans les dépôts successifs de substance osseuse.

Les fibres de Sharpey, accompagnées ou non de fibres élastiques, caractérisent la *substance fibro-osseuse* et le *tissu fibro-osseux*. Ce tissu présente les caractères généraux du tissu osseux, avec cette différence peut-être que les ostéoplastes y sont moins abondants, et leurs ramifications moins nombreuses. Le tissu fibro-osseux existe dans la constitution de tous les os qui se sont développés dans un milieu conjonctif.

6º Vaisseaux et nerfs, canaux et systèmes de Havers. — Lorsque le fragment d'os dont on se propose d'examiner la structure, est une de ces lamelles minces si fréquentes dans l'économie (trabécule de la substance spongieuse, lame papyracée de l'ethmoïde, etc.), ne mesurant pas plus de 100 μ d'épaisseur environ, on le trouve uniquement formé par le tissu que nous venons de décrire, c'est-à-dire par une substance fondamentale avec ou sans fibres de Sharpey, creusée d'excavations étoilées qui renferment des cellules osseuses. Quand, au contraire, ce fragment atteint de plus grandes dimensions, et que son épaisseur dépasse 100 μ, on constate, en plus, qu'il est pénétré par des vaisseaux sanguins, et que ces vaisseaux, sur les lames épaisses, s'anastomosent entre eux, et décrivent un réseau dont la forme générale est subordonnée en partie à celle des organes, mais dont le diamètre des mailles varie de 100 à 300 μ. On peut appliquer à ces vaisseaux la loi générale de distribution vasculaire que l'on peut ainsi formuler : *quand un organe est plus petit que le diamètre des mailles vasculaires du tissu qui le constitue, il ne renferme point de capillaires*. Par suite, quand une trabécule osseuse est plus mince que le diamètre habituel des mailles formées par les vaisseaux sanguins du tissu osseux, on n'en voit point à son intérieur.

Les canaux plus ou moins régulièrement cylindriques, à l'inté-

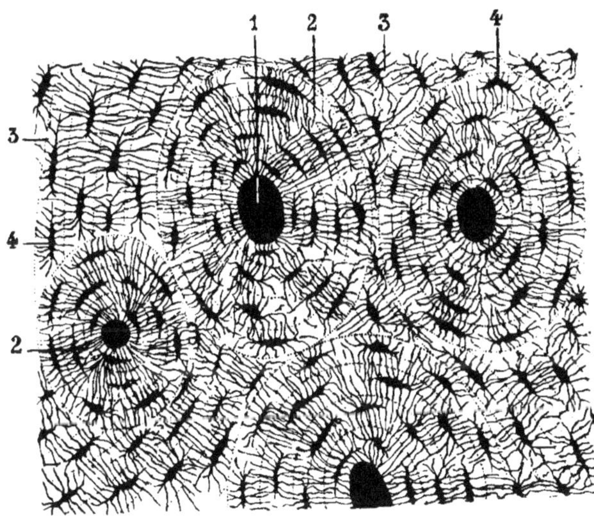

Fig. 80.

Coupe transversale de la diaphyse d'un os long (d'après TESTUT).

1, canal de Havers. — 2, systèmes de Havers. — 3, systèmes intermédiaires. — 4, ostéoplastes avec leurs canalicules.

rieur desquels circulent les vaisseaux sanguins, ont reçu le nom de *canaux vasculaires* ou de *canaux de Havers* (1734). On en compte environ de 3 à 15 par millimètre carré. Leur diamètre transversal varie dans des proportions assez sensibles, puisqu'il est compris entre 20 et 200 μ. Les canaux les plus réduits, ne contiennent qu'un seul vaisseau qui paraît immédiatement appliqué contre la substance osseuse capillaire ; ceux qui viennent ensuite, renferment en plus quelques éléments conjonctifs, et parfois deux vaisseaux capillaires, ou encore une maille capillaire allongée dans le sens du canal ; enfin, les canaux les plus volumineux sont manifestement parcourus par une artériole et par une veinule avec des éléments médullaires en nombre variable.

L'étude du développement montre d'ailleurs que les canaux de Havers sont dus à la persistance de cavités médullaires beaucoup plus larges au début, et qui se rétrécissent ensuite par l'adjonction de lamelles intérieures. Les vaisseaux sont accompagnés, à l'intérieur des canaux de Havers, par des fibres nerveuses à myéline, et par des fibres du grand sympathique dont le mode de terminaison est inconnu.

Les lamelles osseuses qui forment la paroi des canaux de Havers, se montrent régulièrement emboîtées les unes dans les autres, et constituent ainsi des sortes de systèmes indépendants connus sous le nom de *systèmes de Havers* (fig. 80). Le nombre des lamelles qui concourent à la formation de ces systèmes, est généralement compris entre 8 et 15, mais il peut aller de 3 à 22. Les lamelles présentent une teinte alternativement claire (*lamelles striées*) et sombre (*lamelles ponctuées*) ; elles sont creusées d'ostéoplastes dont les canalicules ramifiés s'anastomosent d'une lamelle à l'autre. Vers la périphérie du système, la plupart des canalicules osseux se recourbent

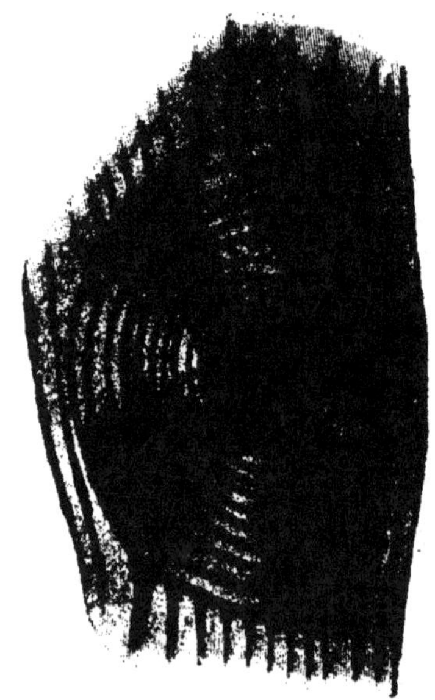

Fig. 81.

Coupe transversale d'un système de Havers, examinée à la lumière polarisée, les deux nicols étant croisés (gr. 120/1). Les lamelles sont alternativement monoréfringentes (lamelles ponctuées), et biréfringentes (lamelles striées) : on voit, en plus, une croix noire, répondant aux plans des nicols.

et reviennent sur eux-mêmes (*canalicules récurrents*, RANVIER, 1875), sans entrer en relation avec les canalicules des systèmes voisins; à la face interne du canal de Havers, ils s'ouvrent directement dans la cavité centrale.

Les lamelles ponctuées jouissent de la réfraction simple, et les lamelles striées de la double réfraction. Aussi, quand on examine une coupe d'os à la lumière polarisée, les deux nicols étant croisés, les premières lamelles apparaissent en noir, et les secondes se détachent en clair. D'autre part, chaque canal de Havers occupe le centre d'une croix obscure, dont les branches augmentent progressivement de largeur du centre à la périphérie (fig. 81). On voit que les fibrilles osseuses, monoréfringentes suivant leur axe, et biréfringentes dans la direction perpendiculaire se comportent comme des corps biréfringents à un axe.

Les préparations d'os ainsi observées, devront être éclaircies complètement à l'aide du baume de Canada. Les os décalcifiés par l'acide chlorhydrique, montrent les mêmes croix, mais moins nettement dessinées.

Nous étudierons plus loin en détail, à propos de la structure des os (p. 876), les rapports que les systèmes de Havers affectent entre eux, et avec les autres systèmes de lamelles osseuses.

7° Variétés de substance osseuse. — La substance osseuse, constituée comme nous venons de l'indiquer, se présente sous deux formes distinctes, une forme compacte et une forme spongieuse, qu'un certain nombre d'auteurs désignent sous les noms de *tissu compacte* et de *tissu spongieux*, bien qu'il ne s'agisse pas en réalité de deux variétés d'un même tissu, la substance osseuse conservant, dans l'un et dans l'autre cas, exactement la même composition. Nous emploierons les expressions de *substance compacte* et de *substance spongieuse*.

a. *Substance compacte*. — La substance compacte, ainsi que son nom l'indique, est une substance dure, résistante, d'égale consistance dans toute son épaisseur, et se présentant toujours sous une épaisseur qui dépasse quelques millimètres; elle n'est pas creusée à son intérieur d'aréoles occupées par du tissu médullaire : c'est elle qui constitue, en particulier, la diaphyse des os longs.

Nous avons vu plus haut que les lamelles osseuses étaient toujours étalées parallèlement aux surfaces. Par conséquent, toute lame de substance compacte sera délimitée sur chacune de ses faces par un nombre plus ou moins grand de lamelles qui suivent exactement, dans leur étalement, tous les contours de cette lame (*systèmes de lamelles périphériques*). Et comme, d'autre part, l'épaisseur considérable de la lame compacte, exige qu'elle soit pénétrée par des vaisseaux sanguins, la substance osseuse, dans la partie moyenne de la lame, sera disposée sous forme de lamelles concentriques au pourtour de chaque vaisseau. Enfin, les intervalles entre ces groupes profonds de lamelles concentriques aux canaux de Havers (*systèmes de Havers*), dont la forme se rapproche sensiblement de celle d'un cylindre, sont comblés par des *systèmes intercalaires* ou *intermédiaires*, sur la description desquels nous reviendrons ultérieurement (p. 878).

b. *Substance spongieuse.* — La substance spongieuse diffère de la substance compacte, en ce qu'elle est creusée d'excavations de forme et de dimensions variables, occupées par du tissu médullaire ; ces excavations, *aréoles* ou *alvéoles médullaires*, communiquent toutes les unes avec les autres. C'est ce qu'on observe en particulier dans la partie centrale du corps des vertèbres et dans les épiphyses. Les lames incomplètes ou les trabécules osseuses délimitant par leurs anastomoses les aréoles médullaires, lorsqu'elles sont fort minces, ne renferment pas de vaisseaux sanguins, et, par suite, se montrent exclusivement formées de lamelles orientées concentriquement aux aréoles. Entre les deux systèmes de lamelles superficielles qui constituent ainsi chaque lame, on rencontre, notamment aux points de convergence de plusieurs trabécules, de petits systèmes intercalaires ou de remplissage. Mais, lorsque l'épaisseur d'une lame ou d'une trabécule dépasse un dixième de millimètre, elle sera pénétrée par un ou plusieurs vaisseaux sanguins, et par suite contiendra, en plus des systèmes précédents et dans son épaisseur, un ou plusieurs petits systèmes de Havers. En somme, l'épaisseur seule permet de différencier

une lame osseuse de la substance spongieuse, d'avec une lame
osseuse de la substance compacte.

§ 2. — Propriétés

Parmi les propriétés du tissu osseux, nous nous attacherons
surtout à bien mettre en lumière son mode de développement.

L'*ossification*, c'est-à-dire la manière dont apparaît et se développe la substance osseuse, présente de grandes variétés, selon
les vertébrés chez lesquels on la considère. Chez les mammifères
et chez l'homme, elle n'offre en réalité qu'un mode unique, variable seulement en raison de la nature du tissu où se développe
l'os, et que celui-ci remplace.

Nous décrirons d'abord l'ossification en général, indépendamment du milieu où elle se produit, puis nous étudierons successivement l'ossification dans le tissu conjonctif (*ossification
directe*), et l'ossification dans le tissu cartilagineux (*ossification
indirecte* ou *enchondrale*).

1° Ossification en général. — La substance fondamentale
des os apparaît toujours au contact de certains éléments cellulaires signalés pour la première fois par GEGENBAUR (1864), et
portant depuis le nom d'*ostéoblastes*. Ce sont des cellules polyédriques, assez régulières, sans prolongements, et dont le corps cellulaire est chargé de fines granulations qui peuvent, dans certains cas, masquer entièrement le noyau ; leur diamètre varie de
20 à 25 μ. Les ostéoblastes d'origine mésodermique, sont les éléments générateurs de la substance osseuse ; ils deviennent les
cellules osseuses.

Nous allons supposer, pour fixer les idées, deux rangées parallèles et plus ou moins continues d'ostéoblastes, et, entre ces deux
rangées, une trabécule osseuse en voie de développement (fig. 82).
Cette trabécule, dont l'épaisseur augmente progressivement,
tend à écarter l'une de l'autre les deux rangées d'ostéoblastes
qui se multiplient par voie de division, mais, en même temps,
il arrive qu'à intervalles à peu près réguliers, et en raison de conditions dont nous ne pouvons nous rendre compte, certains os-

téoblastes s'attardent, pour ainsi dire, dans un enfoncement, et se laissent peu à peu déborder par la substance fondamentale osseuse qui finit par les emprisonner de toutes parts. Ainsi se forment, au sein de cette substance, les petites cavités appelées *ostéoplastes* qui renferment chacune une cellule osseuse. Ce qui prouve bien le rôle que jouent les ostéoblastes dans la production de la substance osseuse, c'est que cette substance cessera de s'accroître, dès que tous les ostéoblastes qui la recouvrent

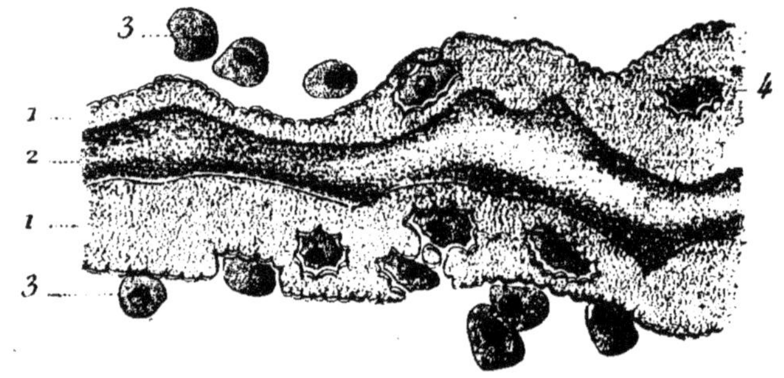

Fig. 82.

Lame osseuse en voie de développement sur le tibia d'un fœtus d'âne de 15 centimètres (gr. 350/1).

1, lamelles osseuses superficielles, dont la surface présente de légères échancrures, origine des canalicules osseux. — 2, lame cartilagineuse médiane calcifiée. — 3, ostéoblastes non encore englobés. — 4, cellule osseuse.

auront été englobés, ou se seront transformés en cellules médullaires (p. 166).

Chez un grand nombre de poissons, les ostéoblastes ne sont pas englobés par la substance osseuse qui se montre par suite entièrement dépourvue d'ostéoplastes (*substance ostéoïde*, KÖLLIKER ; *substance spiculaire*, G. POUCHET).

La première substance déposée au contact et au pourtour d'ostéoblastes, ne présente pas tous les caractères de la substance fondamentale de l'adulte. C'est de l'osséine non encore combinée à des sels calcaires. Ch. ROBIN et G. HERRMANN (1882), dans leurs recherches sur le développement du bois des cervidés mâles, ont donné à cette substance qui répond à la *substance ostéogène* de H. MÜLLER (1858), le nom de *substance préosseuse*. Elle se colore fortement par le carmin, tandis que cette matière colorante n'est pas fixée par la substance osseuse de l'adulte.

La forme des cavités osseuses ne reproduit pas exactement celle des ostéoblastes à l'état de liberté. Dès leur apparition, on constate que ces cavités sont étoilées, et, de plus, que de fins canalicules se détachent de chacun de leurs angles, s'enfoncent dans la substance osseuse, s'y ramifient et s'anastomosent entre eux ainsi qu'avec les canalicules émanés des cavités voisines. Ces *canalicules osseux* seraient, par suite, des vides ménagés dès le premier dépôt de la substance osseuse.

Une fois emprisonnés dans la substance osseuse, les ostéoblastes primitivement polyédriques, ne tardent pas à se modifier. Leurs angles s'accentuent et s'engagent dans les dépressions des ostéoplastes, sans qu'on puisse constater, dès le début, si les saillies de ces éléments se poursuivent à l'intérieur des canalicules osseux. L'ostéoblaste, devenu cellule osseuse, semble ainsi se mouler sur la face interne de l'ostéoplaste qu'il remplit complètement ; il est étoilé. Dans la suite, la cellule osseuse envoie manifestement des prolongements de sa substance (fibres osseuses) à l'intérieur des canalicules. Enfin, chez l'adulte, par suite de la production d'un liquide en un point de sa surface, elle se trouve refoulée contre la paroi opposée de l'ostéoplaste, et présente alors la forme d'une cupule dont la surface convexe est hérissée de prolongements.

La trabécule osseuse, en voie de développement, augmente progressivement d'épaisseur, englobant un certain nombre d'ostéoblastes, et refoulant les autres à sa périphérie. L'accroissement de cette trabécule paraît tenir exclusivement à un dépôt successif de couches nouvelles (lamelles osseuses) qui viennent recouvrir les anciennes. Il ne semble pas, du moins dans la grande majorité des cas, qu'à cet accroissement périphérique se combine un accroissement interstitiel, entraînant un écartement des parties déjà existantes. La distance qui sépare deux ostéoplastes est sensiblement la même, qu'on l'envisage sur des os en voie de développement, ou sur des os adultes.

Un phénomène inverse de celui que nous venons de décrire, peut également se produire, c'est-à-dire que les trabécules osseuses développées, peuvent se résorber graduellement, et finir par disparaître. Cette résorption débute toujours à la périphérie des lamelles, et coïncide avec l'apparition d'éléments nouveaux plus volumineux que les ostéoblastes, et à noyaux multiples, en tous points identiques aux myéloplaxes de la moelle des os. Quelques auteurs, LÖVEN, KÖLLIKER, etc., ont fait jouer à ces éléments un rôle dans la résorption des couches osseuses. Ils ont admis que ces *ostéoclastes* ou *ostoclastes* jouissaient de la propriété de térébrer la substance osseuse, et de la faire disparaître

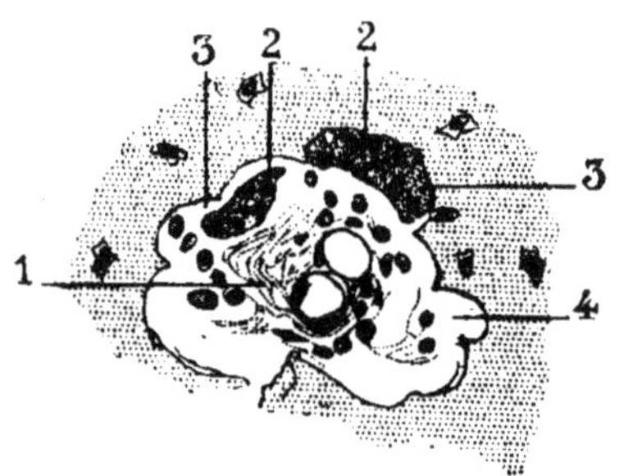

Fig. 82 *bis*.

Ostéoclastes et lacunes de Howship, sur une coupe transversale d'un humérus de chat (d'après STÖHR). Figure empruntée à TESTUT.

1, canal de Havers renfermant deux vaisseaux et des éléments de la moelle osseuse. — 2, ostéoclastes. — 3, lacunes de Howship occupées par des ostéoclastes. — 4, une lacune vide.

par une véritable action mécanique. On rencontre surtout les ostéoclastes à la surface des lamelles en voie de résorption (fig. 82 *bis*), où ils sont logés dans des excavations connues sous le nom de *lacunes de Howship* (1815).

L'opinion exprimée par RETTERER (1898) sur le développement du tissu osseux, s'éloigne sensiblement de celle que nous avons admise. Pour cet auteur, le tissu osseux, comme le tissu cartilagineux, serait représenté à l'origine par un véritable plasmodium conjonctif parsemé de noyaux. Autour de chacun de ces noyaux, s'élabore ensuite une *zone chromophile* dont se détachent de nombreux prolongements qui s'anastomosent d'une zone chromophile à l'autre. C'est dans l'épaisseur de la gangue plasmodiale ou *hyaloplasma*, que se dépose la substance osseuse

englobant les prolongements chromophiles (fibres osseuses).
Cette substance osseuse augmente progressivement d'épaisseur,
et se rapproche ainsi des zones chromophiles périnucléaires qui
représentent les cellules osseuses.

2° Ossification dans le tissu conjonctif (ossification directe ou métaplastique). — Les os qui se développent directement dans le tissu conjonctif (os de membrane, os dermiques), sans être précédés d'un cartilage, sont relativement peu nombreux. Ce sont la plupart des os de la cavité cranienne, les pariétaux, le frontal, la portion écailleuse des temporaux et de l'occipital, et tous les os de la face, sauf le vomer. Les premiers dépôts de substance osseuse, c'est-à-dire les *premiers points osseux* qui représentent ces os, apparaissent dans un tissu conjonctif composé de faisceaux conjonctifs diversement entrecroisés, et séparés par une matière amorphe abondante, englobant des vaisseaux et de nombreux éléments cellulaires représentés surtout par des ostéoblastes (*tissu ostéogène*, H. Müller 1858). C'est à la surface des faisceaux conjonctifs que vont se grouper les premiers ostéoblastes, sous forme d'une couche plus ou moins régulière dont l'aspect rappelle en certains points celui d'un revêtement épithélial. Aussi la substance osseuse se déposera-t-elle le long même de ces faisceaux conjonctifs qui lui servent ainsi de *travées directrices*. Ces faisceaux emprisonnés dans la substance osseuse, forment les fibres perforantes ou radiaires de Sharpey. Il n'y a donc pas, en réalité, d'ossification directe que caractériserait la transformation de la substance fondamentale du tissu conjonctif en substance fondamentale osseuse, mais bien *ossification par substitution* (Ch. Robin).

Les premières trabécules osseuses ainsi développées au pourtour de fibres conjonctives directrices, sont d'abord isolées les unes des autres ; mais, par suite de leur accroissement, elles ne tardent pas à se rencontrer sous des angles divers, et à s'unir intimement aux points de contact. Il en résulte la production d'une sorte de substance caverneuse ou *substance spongieuse fœtale* dont les cloisons incomplètes sont représentées par les trabécules osseuses, et dont les excavations ou aréoles communiquent toutes les unes aux autres. Ce tissu spongieux tend à s'accroître continuellement par adjonction de nouvelles trabécules à sa périphérie.

Primitivement, toutes les aréoles médullaires sont sensiblement de mêmes dimensions, mais, plus tard, quelques cloisons osseuses se résorbent dans les parties centrales de l'os, et augmentent ainsi le diamètre des excavations osseuses (*tissu spongieux de l'adulte*). Au contraire, dans les couches superficielles de l'os, de nouvelles lamelles osseuses se déposent à la face interne des aréoles, s'emboîtent régulièrement les unes dans les autres, et constituent ainsi des sortes de systèmes indépendants à lamelles concentriques désignés sous le nom de systèmes de Havers (*tissu compact*). Les cavités aréolaires persistent toutefois au centre de ces systèmes, sous forme de conduits cylindriques qui s'anastomosent d'un système à l'autre, et qui renferment un ou plusieurs vaisseaux sanguins ; ce sont les *conduits de Havers.*

Pendant cette évolution du tissu spongieux fœtal en tissu spongieux de l'adulte ou en tissu compact, le tissu qui remplissait au début les aréoles, subit des modifications profondes. Les ostéoblastes qui n'ont pas été englobés par la substance osseuse, se multiplient et donnent naissance à de nombreux éléments cellulaires qui envahissent peu à peu toute l'aréole, et caractérisent le tissu médullaire.

3° Ossification dans le tissu cartilagineux (ossification indirecte ou enchondrale), — La substance osseuse se dépose dans un milieu cartilagineux, exactement de la même façon que dans un milieu conjonctif, c'est-à-dire qu'il n'y a pas transformation de la cartilagéine en osséine, mais substitution de de ces deux substances l'une à l'autre. Seulement, les travées directrices, au lieu d'être représentées par des faisceaux conjonctifs, sont constituées, comme nous le verrons plus loin, par de la substance cartilagineuse. Ce qui rend l'étude de l'ossification enchondrale particulièrement délicate, c'est que le tissu cartilagineux étant un tissu résistant, ce tissu doit subir une série de modifications qui doivent faciliter la pénétration du tissu ostéogène. D'autre part, à mesure que l'ossification progresse, on constate que le cartilage envisagé subit de son côté un accroissement interstitiel qui vient encore compliquer l'observation. Nous décrirons successivement : *a*, les modifications du cartilage précédant l'ossification ; *b*, l'ossification enchondrale proprement dite ; *c*, l'accroissement du cartilage.

a. *Modifications préparatoires du cartilage.*— Avant d'être pénétré par la substance osseuse, le tissu cartilagineux présente un certain nombre de modifications dont l'ensemble caractérise le *stade de préparation*. Tout d'abord, les chondroplastes s'arrondissent, augmentent de diamètre, tandis qu'une substance molle, hyaline, s'épanche entre la cellule cartilagineuse et la paroi du chondroplaste (*accroissement des chondroplastes*). Les cellules cartilagineuses, de leur côté, après avoir augmenté de volume, reviennent sur elles-mêmes, avec une forme épineuse caractéristique ; elles se ratatinent (*flétrissement des cellules cartilagineuses*, G. POUCHET, 1878). BROCA (1852) a donné à la couche cartilagineuse ainsi modifiée le nom de *couche chondroïde*. Enfin, des granulations calcaires se déposent dans la substance fondamentale interposée aux différents chondroplastes, et lui communiquent un aspect grenu (*calcification du cartilage, tissu ostéoïde* ou *spongoïde*, BROCA, 1852).

b. *Ossification enchondrale.* — Lorsque le cartilage envisagé s'est ainsi modifié, on voit se déposer en un point de sa surface, au contact d'ostéoblastes développés au-dessous du périchondre (futur périoste), une première couche osseuse. Cette couche tend à s'accroître latéralement, et à recouvrir peu à peu toute la surface du cartilage, mais, en même temps, des anses vasculaires tapissées d'ostéoblastes se détachent du périoste, perforent la paroi des chondroplastes agrandis, et pénètrent dans leur cavité. Les ostéoblastes qui accompagnent les vaisseaux sanguins se multiplient rapidement à l'intérieur des chondroplastes, et ne tardent pas à les combler entièrement (*cordons médullaires*). Ils y déterminent, comme partout ailleurs, le dépôt de couches osseuses qui vont s'appliquer contre les cloisons cartilagineuses. Le tissu cartilagineux se transforme ainsi peu à peu en un tissu spongieux fœtal, dont les aréoles médullaires répondent aux chondroplastes primitifs, et dont les cloisons contiennent, en leur partie centrale, une lame de substance cartilagineuse calcifiée (fig. 83).

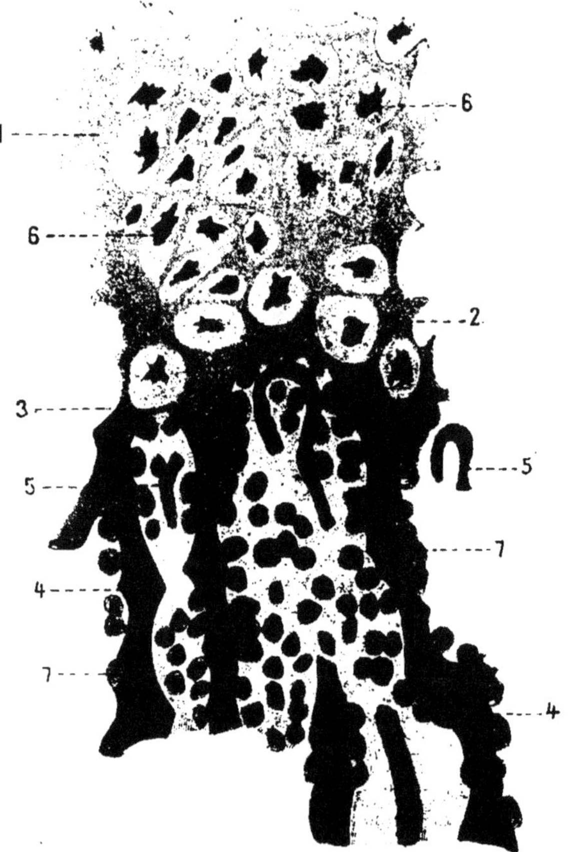

Fig. 83.

Coupe longitudinale du tibia sur un fœtus d'âne de 15 centimètres, montrant les modifications du tissu cartilagineux envahi par l'ossification (gr. 180/1).

1, zone d'accroissement des chondroplastes. — 2, substance fondamentale cartilagineuse calcifiée. — 3, ligne d'ossification. — 4, trabécules osseuses contenant dans leur portion médiane une travée directrice cartilagineuse calcifiée. — 5, vaisseaux sanguins. — 6, cellules cartilagineuses flétries. — 7, ostéoblastes.

En somme, l'ossification enchondrale ne diffère pas sensiblement de l'ossification dans un milieu conjonctif, si ce n'est que les travées directrices sont ici de nature cartilagineuse. Telle n'est pas cependant l'opinion généralement admise. La plupart des auteurs (H. Müller, 1858 ; Kölliker ; Ranvier, 1863 ; Gegenbaur, 1864 ; Waldeyer, 1864 ; Leboucq, 1877 ; Julin, 1880), tout en rejetant dans son ensemble l'ancienne théorie de la transformation directe du tissu cartilagineux en tissu osseux, croient néanmoins pouvoir faire dériver les ostéoblastes des cellules cartilagineuses. Ils pensent que ces dernières ne disparaissent pas, lors de l'éventration des chondroplastes par les cordons médullaires, mais qu'elles redeviennent *embryonnaires*, se multiplient et donnent naissance aux ostéoblastes, aussi bien qu'aux cellules de la moelle des os. Mais aucun des auteurs précédents n'a indiqué d'une façon précise les différents stades de transition entre ces deux espèces d'éléments. Les cellules cartilagineuses, aux confins de la ligne d'ossification, apparaissent nettement crénelées et ratatinées sur les préparations à l'acide osmique ; elles se colorent difficilement par les réactifs, tandis que les ostéoblastes des espaces médullaires fixent avec énergie les substances colorantes. L'ensemble des caractères de ces derniers éléments tendrait plutôt à les rapprocher des ostéoblastes situés au-dessous du périoste, et à leur assigner une origine commune, ainsi que nous l'avons admis. La passivité des cellules cartilagineuses dans l'ossification a été soutenue en Allemagne par Löven (1872), Stieda (1872), Strelzoff (1873), Steudener (1875), Thierfelder (1875), Julius Wolff (1875), en France par Ch. Robin, Pouchet et Tourneux (1878), Cadiat (1879), Ch. Remy (1880) et par Renaut. D'après Retterer (1898), les cellules cartilagineuses donneraient naissance non seulement aux ostéoblastes et aux éléments médullaires, mais encore aux globules rouges et aux vaisseaux sanguins de la moelle osseuse, ainsi que Kassowitz l'a indiqué dès 1881.

L'ossification débute parfois par le centre du cartilage, comme cela a lieu pour le corps des vertèbres, et pour les épiphyses des os longs. Dans ce cas, elle est toujours précédée par la pénétration de vaisseaux capillaires entraînant avec eux des éléments mésodermiques, dont quelques-uns se transformeront en ostéoblastes. Toutefois, le dépôt de substance osseuse ne suit pas immédiatement la pénétration des vaisseaux ; c'est ainsi que certains cartilages épiphysaires se vascularisent dès le troisième mois de la vie intra-utérine, tandis que leurs points d'ossification n'apparaissent qu'après la naissance.

c. *Accroissement du cartilage.* — L'ossification enchondrale se complique généralement d'un accroissement du cartilage qui, au fur et à mesure qu'il est envahi par l'une de ses extrémités, augmente par l'autre. Cet accroissement peut se faire de deux façons différentes, soit par apposition de nouvelles couches cartilagineuses à la surface du cartilage déjà existant (*accroissement périphérique*), soit par une multiplication des éléments dans l'épaisseur même du cartilage (*accroissement interstitiel*). Le premier mode ne nous offre rien de spécial : les nouvelles couches cartilagineuses subissent au voisinage de la limite osseuse (*ligne d'ossification*) les mêmes modifications que le cartilage primitif. Au contraire, dans l'accroissement interstitiel, les cellules cartilagineuses se multiplient à une certaine distance de la ligne d'ossification, et donnent naissance à des séries cellulaires qui, lorsque l'accroissement s'est fait dans un seul sens, comme dans les os longs, sont parallèles entre elles, et, en même temps, perpendiculaires à la ligne d'ossification (*rivulation du cartilage*, BROCA ; *cartilage sérié*, RANVIER). Mais, à mesure qu'on se rapproche de la ligne d'ossification, on retrouve les modifications que nous avons signalées, c'est-à-dire l'agrandissement des chondroplastes, le flétrissement des cellules cartilagineuses, et la calcification de la substance fondamentale.

Quant au dépôt de substance osseuse, il a toujours lieu à la surface des travées cartilagineuses contre lesquelles viennent s'appliquer les ostéoblastes. Dans le cartilage sérié, les vaisseaux capillaires précédant l'ossification, éventrent suivant leur longueur les séries de chondroplastes étagés les uns au-dessus des autres. Les travées cartilagineuses persistantes seront donc ici les cloisons interposées aux séries de chondroplastes.

CHAPITRE VI

TISSU DE LA MOELLE DES OS

Le tissu de la moelle des os ou tissu médullaire remplit toutes les cavités des os ; il remplit également les conduits vasculaires des cartilages costaux. Malgré sa consistance molle et pâteuse, il offre des rapports intimes avec le tissu osseux.

§ 1. — CARACTÈRES

Le tissu médullaire se présente sous des aspects assez différents, selon les animaux, selon leur âge, selon aussi les points de l'économie où on l'envisage. Ces différences ne tiennent pas à la présence d'éléments spéciaux, constitutifs de chaque variété de moelle, mais simplement à la prédominance de telle ou telle espèce d'éléments médullaires.

A. — STRUCTURE

Le tissu de la moelle des os est constitué par une matière amorphe plus ou moins abondante, englobant en proportions variables les éléments suivants : des cellules et des fibres conjonctives, des médullocelles, des cellules rouges, des cellules à noyau bourgeonnant, et enfin des myéloplaxes.

1° **Matière amorphe**. — La matière amorphe du tissu médullaire est une substance molle, transparente, dont la composition chimique ne paraît pas nettement établie. Elle est particulièrement abondante dans la variété médullaire connue sous le nom de moelle gélatiniforme.

2° Éléments conjonctifs. — Ces éléments sont représentés par des fibres et par des cellules conjonctives.

Les fibres conjonctives assez grêles s'entrecroisent dans toutes les directions ; fixées contre les parois des vaisseaux ainsi que contre la substance osseuse, elles constituent une trame délicate, qui emprisonne dans ses mailles les éléments cellulaires. Cette trame existe dans toute l'étendue de la moelle des os longs, et des grands espaces médullaires du tissu spongieux, mais, bien que plus serrée contre les parois de la cavité de l'os, elle n'y forme aucune membrane pouvant être assimilée au périoste (*périoste interne, endosteum*) ainsi qu'on l'avait admis autrefois. Elle manque dans les petites cavités du tissu spongieux des extrémités des os longs, comme aussi dans celles des vertèbres, du sternum, etc.

A cette trame fibrillaire, se trouvent annexées en proportion variable, des cellules conjonctives fusiformes ou étoilées. Chez l'adulte, ces éléments se chargent de graisse, se transforment en vésicules adipeuses, et donnent à la moelle des os longs sa coloration jaune.

3° Médullocelles (CH. ROBIN, 1849). — Ces éléments, appelés encore *myélocytes*, présentent tous les caractères des leucocytes ; ils paraissent, de même, doués de mouvements sarcodiques (BIZZOZERO, MORAT). Aussi, la plupart des auteurs établissent-ils une assimilation complète entre les médullocelles et les leucocytes, et considèrent-ils le tissu médullaire comme un lieu de formation des globules blancs qui pénétreraient secondairement dans les vaisseaux sanguins, soit par leurs mouvements propres, soit par l'intermédiaire d'orifices dont serait percée la paroi de ces vaisseaux.

Nous ne décrirons pas ici les différentes variétés de leucocytes qui seront étudiées plus loin (p. 196). Nous nous bornerons à signaler que l'on rencontre surtout les formes granulées dans la moelle, et en particulier les leucocytes neutrophiles.

4° Cellules rouges. — E. Neumann (1868) et Bizzozero (1868) ont décrit sous le nom de *cellules rouges*, des éléments sensiblement sphériques, d'un diamètre de 6 à 11 μ, dont le corps cellulaire renferme de l'hémoglobine, comme celui des globules rouges du sang. Ces éléments, véritables *érythroblastes* (Löwit, 1885 ; Denys, 1887), seraient destinés à se transformer en globules rouges ou *érythrocytes*, soit en résorbant (Neumann, Bizzozero, Kölliker), soit en expulsant (Rindfleisch et Van der Stricht, 1892) leur noyau. D'après Malassez (1885), les cellules rouges (*cellules globuligènes*) donneraient naissance aux globules rouges par un mécanisme sensiblement différent. en émettant à leur surface

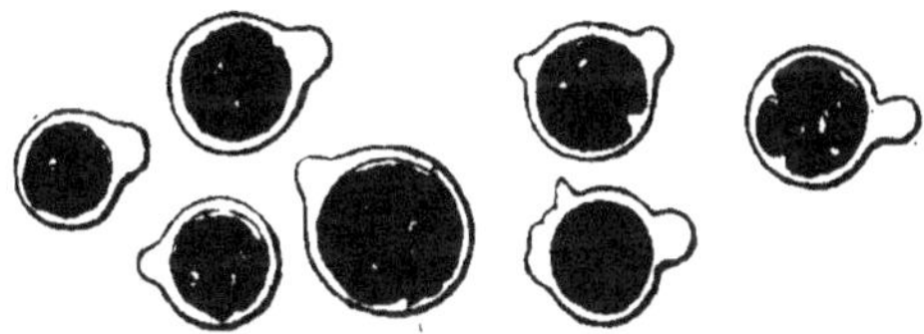

Fig. 84.

Cellules rouges bourgeonnantes de la moelle des os (d'après Malassez). Figure empruntée à Testut.

des bourgeons arrondis qui se détachent, et figurent alors des hématies (fig. 84). Mais il reste toujours à expliquer le mode de pénétration des globules rouges dénués de mouvements sarcodiques à l'intérieur des vaisseaux, à moins d'admettre l'existence de solutions de continuité dans la paroi de ces vaisseaux (Rindfleisch, Van der Stricht. 1892), comme le fait parait démontré pour la rate.

Nous rappellerons que contrairement aux auteurs précédents. G. Pouchet considérait la présence de l'hémoglobine dans les cellules du tissu médullaire, comme l'indice d'une sorte de dégénérescence qu'il comparait aux dégénérescences pigmentaire et graisseuse.

5° Myéloplaxes. — Ch. Robin (1849) a donné le nom de *myéloplaxes* à des cellules volumineuses polynucléées (fig. 85) qu'on trouve éparses dans le tissu médullaire, de préférence dans le tissu spongieux qui avoisine les cartilages articulaires. KÖLLIKER les appelle *ostéoclastes*, en raison d'une fonction spéciale qu'il leur attribue (p. 164), et HOWELL (1890) les nomme *polycaryocytes;* elles sont généralement connues sous la désignation de *cellules géantes.*

La forme des myéloplaxes ne parait avoir aucun caractère de fixité : elles peuvent être arrondies, ovalaires, triangulaires, ou bien allongées, recourbées sur elles-mêmes. Le plus souvent, elles sont limitées par un contour polygonal très irrégulier, interrompu çà et là par des échancrures ou des incisures. Toutefois, elles sont ordinairement aplaties, comme on peut s'en assurer quand elles subissent un mouvement de rotation ou d'inclinaison dans le liquide

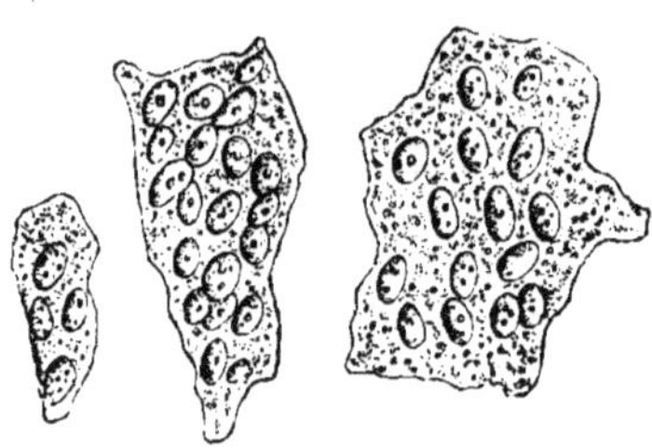

Fig. 85.
Trois myéloplaxes, d'après LEBERT (gr. 200 l).

qui sert de véhicule. Leurs dimensions sont presque aussi variables que leur forme, et toujours considérables : leur plus grand diamètre oscille en général entre 30 et 60 µ, mais il peut atteindre 100 µ et même davantage. Leur épaisseur n'équivaut ordinairement qu'à la moitié ou au quart de leur largeur ; elle peut descendre jusqu'à 7 µ.

Le corps cellulaire des myéloplaxes est uniformément parsemé de granulations grisâtres très fines, solubles dans l'acide acétique, et mélangées quelquefois de granulations graisseuses plus grosses. Dans son épaisseur, sont plongés, à diverses profondeurs, de nombreux noyaux ovoïdes mesurant 7 à 10 µ de long sur 5 à 8 µ de large, et renfermant habituellement un ou deux nucléoles. Ces noyaux sont en général répartis uniformément dans toute l'étendue de l'élément. Leur nombre est en rapport avec les dimensions de la myéloplaxe : on en compte de 5 à 15 dans les plaques de moyenne grandeur, mais ce nombre peut s'élever jusqu'à 30 ou 40.

Les myéloplaxes ont une couleur rouge très appréciable, quand elles sont, comme dans certaines tumeurs, accumulées en grand nombre.

6° Cellules à noyau bourgeonnant (mégacaryocytes, HOWEL. 1890) . — Indépendamment des formes cellulaires que nous venons d'indiquer, BIZZOZERO a signalé dans le tissu médullaire la présence d'éléments à dimensions variables caractérisés par la forme bourgeonnante de leur noyau (fig. 86). Tantôt celui-ci présente à sa surface une série d'excroissances arrondies et plus ou moins pédiculées, tantôt il est recourbé sur lui-même en forme d'anneau irrégulièrement bosselé. Le corps cellulaire de ces éléments, comme celui des myéloplaxes, est dépourvu de mouvements amiboïdes.

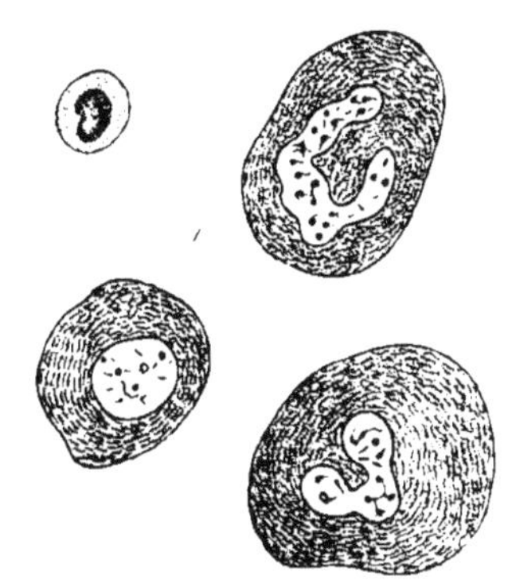

Fig. 86.

Cellules à noyau bourgeonnant de la moelle osseuse, chez le rat (gr. 500,1).

On voit en haut et à droite une médullocelle (leucocyte).

On ignore encore si les cellules à noyau bourgeonnant représentent une espèce élémentaire distincte, ou, au contraire, une forme de passage entre les médullocelles et les myéloplaxes.

B. — TEXTURE

Suivant la prédominance de tel ou tel élément constitutif, le tissu médullaire revêt des aspects différents qui se rapportent à autant de variétés. Celles-ci dépendent de l'âge, des os que l'on envisage, et parfois des régions du même os. Elles sont désignées sous les noms de moelle rouge ou fœtale, de moelle grasse, de moelle grise et de moelle gélatiniforme.

1° Moelle rouge ou fœtale (moelle sanguine). — Cette variété existe seule chez le fœtus, mais persiste dans certains os, entre autres dans le sternum et dans le sacrum. Le tissu doit sa couleur à sa vascularité plus grande que dans les autres variétés, et à la présence de nombreuses cellules rouges.

La moelle rouge du fœtus renferme un certain nombre d'ostéoblastes, ce qui explique la propriété qu'elle possède de donner naissance à de la substance osseuse.

2° Moelle grasse (moelle graisseuse ou adipeuse de GOSSELIN et REGNAULD). — La moelle grasse doit son aspect et sa couleur jaune à la présence de cellules adipeuses. Celles-ci refoulent progressivement les médullocelles, et deviennent l'élément fondamental du tissu. Le liquide huileux des cellules adipeuses contient toujours une abondante proportion de margarine, en sorte que cette moelle durcit par le refroidissement, mais reste toujours friable à cause du peu de cohésion de ses éléments que ne retient aucune trame fibreuse solide.

3° Moelle grise. — Cette troisième variété de moelle se rencontre surtout chez les rongeurs ; elle est remarquable par l'abondance des médullocelles. Elle offre parfois une coloration légèrement jaunâtre due à la présence de quelques vésicules adipeuses.

4° Moelle gélatiniforme. — La moelle gélatiniforme existe exceptionnellement chez l'homme, et seulement chez l'adulte. Elle est caractérisée par l'abondance de la matière amorphe au sein de laquelle on observe de distance en distance des médullocelles isolées ou réunies par groupes, des vésicules adipeuses encore pourvues de prolongements, des fibres conjonctives et des vaisseaux sanguins.

C. — VASCULARITÉ ET INNERVATION

Les vaisseaux de la moelle des os (p. 893) affectent une disposition particulière. Les capillaires de dimensions normales qui font suite aux artères (capillaires artériels), communiquent avec les veines par l'intermédiaire de conduits larges et bosselés dont la paroi est, de même, constituée par une simple couche endothéliale (BIZZOZERO, 1869). Ces capillaires veineux mesurent en moyenne un diamètre de 100 μ, et forment des mailles de 200 à 300 μ. A la périphérie de la moelle, ils se terminent par des anses qui arrivent presque au contact de la substance osseuse (MORAT, 1873), et dont quelques-unes se continuent avec les troncs veineux contenus dans les larges canaux de Havers. Tout ce réseau vasculaire renferme à l'état normal un grand nombre de leucocytes.

Les nerfs sont surtout abondants dans les couches superficielles de la moelle. Ils proviennent pour la plupart du filet diaphysaire (GROS), et renferment une forte proportion de tubes à myéline mêlés à quelques fibres de Remak. La plus grande partie est sans doute destinée aux vaisseaux ; il est possible toutefois, qu'il y ait dans la moelle des fibres sensitives, comme l'ont admis BICHAT et CRUVEILHIER.

§ 2. — PROPRIÉTÉS

Malgré les nombreux travaux dont le tissu médullaire a été l'objet, dans ces dernières années, son rôle physiologique ne paraît pas encore nettement élucidé. Ce tissu apparaît, chez le fœtus, presque en même temps que le tissu osseux, et, comme il renferme à cette époque des ostéoblastes, il peut élaborer, comme la couche ostéogène du périoste, de la substance osseuse qui se dépose sous forme de lamelles. Chez l'adulte, il renferme des éléments fort divers, des médullocelles, des cellules rouges, des cellules à noyau bourgeonnant, et des myéloplaxes, et les auteurs n'ont pu encore déterminer si ces formes différentes répondent à des espèces cellulaires distinctes, ou représentent des phases normales ou aberrantes d'un même élément anatomique.

On admet, en général, que la moelle des os, surtout la moelle rouge, remplit une fonction hématopoiétique, et donne naissance par ses médullocelles aux globules blancs du sang, et par ses cellules rouges aux globules rouges. On s'appuie surtout sur les deux faits suivants : le sang de la veine nourricière contient plus de leucocytes que celui de l'artère correspondante, et les saignées répétées sur un même animal provoquent une multiplication des cellules rouges. Mais la teneur plus considérable en leucocytes du sang de la veine nourricière, ne dépasse pas celle qu'on observe sur d'autres organes, et quant à l'hyperplasie des cellules rouges consécutive aux saignées, les numérations cellulaires ne sauraient être assez précises pour qu'on pût en tirer des conclusions légitimes; les résultats de ces numérations varient, d'ailleurs, avec le fragment de moelle envisagé.

Il est certain cependant que les médullocelles ressemblent à s'y méprendre aux globules blancs du sang, et que, se multipliant par division indirecte en dehors des vaisseaux, elles pourraient, grâce à leurs mouvements amiboïdes, traverser la paroi des capillaires sanguins. Toutefois, les vaisseaux lymphatiques qui semblent faire défaut dans la moelle, charrient également des leucocytes, même en amont des ganglions, et l'on peut difficilement comprendre comment des éléments anatomiques appartenant à une même espèce, prendraient à la fois naissance dans des organes aussi dissemblables que la moelle des os, la rate, les ganglions lymphatiques, etc, et se retrouveraient même dans les vaisseaux lymphatiques, avant leur passage au travers de ces derniers organes.

Les cellules rouges de la moelle des os, sont situées en dehors des vaisseaux sanguins, et s'il est vrai qu'elles se transforment en globules rouges, après disparition de leur noyau, ou qu'elles émettent des globules rouges sous forme de bourgeons, il n'en reste pas moins à démontrer comment ces globules dénués de mouvements sarcodiques, peuvent perforer la paroi des vaisseaux capillaires. Il faudrait alors admettre que cette paroi est discontinue, percée d'orifices, comme celle des capillaires veineux de la rate, mais, malgré les belles recherches de VAN DER STRICHT (1892), ce fait ne paraît pas encore établi d'une façon indiscutable, et d'ailleurs, il se concilie difficilement avec l'existence d'une matière amorphe interposée aux éléments médullaires. En résumé, la fonction hématopoïétique de la moelle osseuse est une fonction plutôt supposée, que démontrée.

CHAPITRE VII

HUMEURS CONSTITUANTES

Les humeurs constituantes, comme le sang, la lymphe et le chyle, doivent être assimilées à de véritables tissus de substance conjonctive, dans lesquels la matière amorphe interposée aux éléments figurés, possède une consistance fluide (p. 17).

ARTICLE PREMIER

SANG

Le sang est une humeur légèrement visqueuse, dont la couleur varie du rouge vermeil au rouge foncé, suivant qu'on l'examine dans les artères ou dans les veines. Sa densité, un peu plus élevée chez l'homme que chez la femme, oscille autour de 1,055; sa réaction est alcaline.

Le sang est l'agent essentiel de la nutrition de tous les éléments anatomiques. Par son intermédiaire, les matériaux de nutrition et de respiration, puisés au niveau des surfaces intestinale et pulmonaire, sont transportés et répartis dans les différents organes où le plasma sanguin diffuse a travers la paroi des capillaires. C'est le *milieu intérieur* de Cl. BERNARD. L'excès du plasma sanguin transsudé, ainsi qu'une partie des produits de déchet des éléments anatomiques, sont repris par les vaisseaux lymphatiques, et constituent la lymphe.

Le sang est formé par une partie liquide, le *plasma*, tenant en suspension des éléments anatomiques, les *globules*.

§ 1. — PLASMA

Le plasma séparé des globules par la centrifugation, est un liquide jaune ambré, d'une densité de 1027. Sur 1000 parties de sang, on compte environ 6 à 700 parties de plasma, et 3 à 400 parties de globules non desséchés.

1° Coagulation du sang. — Si l'on vient à recueillir dans un récipient en verre du sang coulant, et qu'on l'abandonne à lui-même, on remarque qu'au bout de quelques minutes (3 à 5 chez l'homme), le sang se prend en une sorte de gelée tremblotante : il se caille, il se coagule. La rapidité avec laquelle le sang se coagule, varie suivant les animaux ; elle dépend aussi de conditions extérieures encore mal définies. La température, l'état rugueux des parois du récipient, le battage activent la coagulation. On sait depuis longtemps qu'à l'intérieur des vaisseaux dont la paroi est intacte, le sang ne se coagule qu'imparfaitement, et on a pu conserver, pendant plusieurs jours, entre deux ligatures, du sang de cheval dans une veine jugulaire, sans observer trace de coagulation.

Au bout de vingt-quatre à quarante-huit heures, la masse sanguine coagulée est revenue sur elle-même. Elle s'est rétractée, et, en se rétractant, elle a exprimé goutte à goutte un liquide dans lequel baigne le *caillot* (cruor) ; ce liquide est le *sérum* (liquor).

2° Caillot, fibrine, — Le caillot rétracté présente dans ses couches inférieures une coloration rouge foncé qui s'atténue graduellement, au fur et à mesure qu'on se rapproche de la surface. La couche superficielle est incolore ; c'est elle qui, sensiblement épaissie, constitue la *couenne* que l'on observe à la surface du caillot dans certaines affections inflammatoires. Nous n'insisterons pas sur ces particularités qui tiennent à la densité différente des globules sanguins. Les globules rouges plus denses que les globules blancs, tendent à se déposer plus rapidement, et sont, par suite, plus abondants dans la partie inférieure du caillot.

La coagulation du sang résulte de la production d'une substance nouvelle, la *fibrine*, qui n'existe pas préformée dans le sang, et qui, en se concrétant, emprisonne les globules. Vue au microscope, la fibrine se montre sous l'aspect de très minces fibrilles ($1/2\ \mu$), généralement flexueuses, anastomosées entre elles, qui enlacent tous les éléments anatomiques tenus en suspension dans le plasma. On peut même assister au phénomène de leur inclusion, en examinant sous le microscope une goutte de sang qui se coagule. On voit alors les filaments de fibrine s'irradier au pourtour de certains centres occupés par de petites plaquettes (*hématoblastes*, p. 202), s'enchevêtrer entre eux, et emprisonner progressivement les différents éléments anatomiques du sang.

La fibrine n'est pas attaquée par l'eau; elle est ramollie, puis dissoute par l'acide acétique et par les acides minéraux étendus.

3° Théories sur la coagulation du sang. — Nous avons dit que la fibrine n'existait pas préformée dans le sang. Nous devons rechercher comment cette substance prend naissance par la transformation ou par la combinaison des substances albuminoïdes du plasma. Ces substances albuminoïdes sont au nombre de trois principales, et leurs points de coagulation sont les suivants :

1° Sérumalbumine ou sérine : 75°;
2° Sérumglobuline, paraglobuline de Kühne ou substance fibrinoplastique de Schmidt : 68 à 75°;   Globulines
3° Substance fibrinogène : 56°.

Nous rappellerons brièvement les principales théories concernant la coagulation, qui nous conduiront progressivement à la conception actuelle.

a. *Théorie de Denis de Commercy* (1859). — Le plasma sanguin renferme une substance albuminoïde, la *plasmine*, susceptible d'être précipitée par le chlorure de sodium en poudre. La plasmine isolée, puis dissoute à nouveau, jouit de la propriété de se dédoubler spontanément en deux autres substances, appelées fibrines, dont l'une se précipite (*fibrine concrète*), et dont l'autre reste en dissolution dans le plasma (*fibrine dissoute*). La plasmine du plasma, dont la proportion est de 25 p. 1000 de sang, se comporterait exactement de la même façon que la plasmine isolée par le chlorure de sodium. Au sortir des vaisseaux, elle serait spontanément décomposable en ces deux fibrines.

Les recherches modernes ne confirmèrent pas entièrement les données de DENIS, et, elles montrèrent en particulier que la plasmine isolée par cet auteur, renfermait à la fois du fibrinogène et de la sérumglobuline ; cette dernière substance restait en dissolution après la coagulation du fibrinogène.

b. *Théorie d'A. Schmidt* (1861-62). — A. SCHMIDT, remarquant que la substance fibrinogène de certains exsudats, ne se coagulait pas spontanément, mais exigeait la présence de substance fibrinoplastique (sérumglobuline), admit qu'il en était de même pour la coagulation du sang. La fibrine résultait de l'association de deux substances : la *substance fibrinogène* et la *substance fibrinoplastique*. Plus tard, sur une observation de BRÜCKE que cette dernière substance, quand elle est à l'état de pureté, se montre inactive, SCHMIDT fit intervenir un troisième facteur, le *fibrinferment* qu'il appela *thrombine*, et qu'il supposa provenir des globules blancs.

c. *Théorie de Hammarsten* (1876). — La sérumglobuline n'est pas nécessaire à la coagulation. En mélangeant une solution de fibrinogène avec une solution de fibrinferment, toutes deux privées de sérumglobuline, on obtient un caillot, mais, en même temps on constate la présence d'une nouvelle globuline coagulable à 64°. La coagulation résulte, ainsi que l'avait avancé DENIS, d'un phénomène de dédoublement du fibrinogène donnant naissance à la fibrine concrète, et à une globuline qui reste en dissolution dans le sérum.

d. *Théorie d'Arthus et Pagès* (1890). — ARTHUS et PAGÈS confirmèrent les recherches de HAMMARSTEN, mais, de plus, ils montrèrent que le phénomène de la coagulation exige, pour se produire, la présence de sels solubles de chaux. Il existerait dans le plasma sanguin, d'après les dernières recherches d'ARTHUS, une nucléoalbumine (substance zymogène) qui n'est pas le fibrinferment, mais qui le devient par addition de sels solubles de chaux. Ce ferment dédoublerait le fibrinogène en une globuline dissoute dans le sérum, et en une substance organo-calcique, la fibrine, qui se dépose. La fibrine renferme ainsi du calcium, et ce calcium lui est fourni par le fibrinferment qui le récupère dans le plasma.

4º Sérum. — Le sérum est un liquide jaune verdâtre, d'une densité de 1027 environ, et de réaction alcaline. Comme nous venons de le voir, c'est du plasma moins de la fibrine. On y retrouve par conséquent les autres substances albuminoïdes du plasma, la sérumglobuline coagulable par le sulfate de magnésie, et la sérumalbumine ou sérine qui présente les caractères généraux des albumines.

Le sérum contient une notable proportion d'eau, environ 905 p. 1000 parties de sérum, des sels (8 p. 1000) parmi lesquels du chlorure de sodium, des carbonates, des phosphates, des urates, etc., des matières grasses sous forme de fines gouttelettes introduites dans le sang par le chyle, de la cholestérine, de la lécithine, enfin du glucose en quantité variable. Le sérum renferme aussi des gaz : de l'oxygène en dissolution, de l'acide carbonique dissous ou combiné avec les métaux alcalins et alcalino-terreux, de l'azote en dissolution. On trouvera l'étude détaillée de toutes les substances du sérum dans le *Précis de chimie biologique* de HUGOUNENCQ.

§ 2. — GLOBULES

On désigne sous le nom de *globules du sang*, les éléments anatomiques en suspension dans le plasma. Ces éléments ont été répartis en trois espèces ; les globules rouges, les globules blancs et les hématoblastes, si tant est que ces derniers éléments ne représentent pas simplement les premières phases d'évolution des globules rouges. Nous passerons en revue chacune de ces espèces.

puis, dans un paragraphe commun, nous rechercherons leur mode de formation.

A. — GLOBULES ROUGES

Les globules rouges qu'on ne rencontre que chez les vertébrés, ont été entrevus par MALPIGHI (1661) qui semble les avoir confondus avec des gouttelettes d'huile. Ils furent en réalité découverts par LEEUWENHOEK (1674) qui leur donna le nom de *globules*. L'expression d'*hématies* sous laquelle on les désigne également, est due à CH. ROBIN.

1° Forme. —La forme réelle des hématies est celle d'un disque à bord arrondi et à faces excavées, tel que le produirait la figure

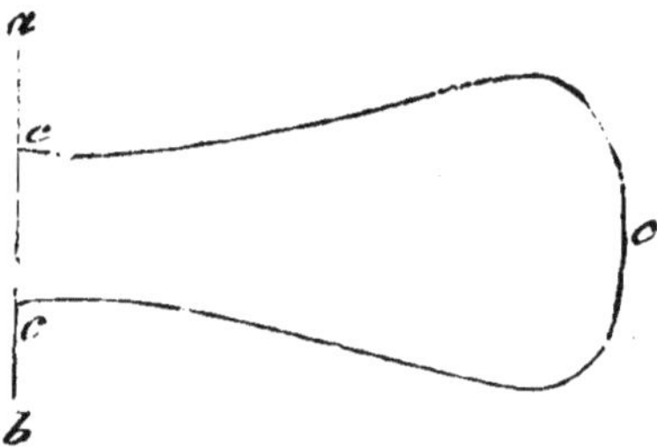

Fig. 87.

Figure *c c c*, engendrant par sa rotation autour de l'axe *a b*, la surface de révolution d'un globule rouge de l'homme (d'après ROLLETT).

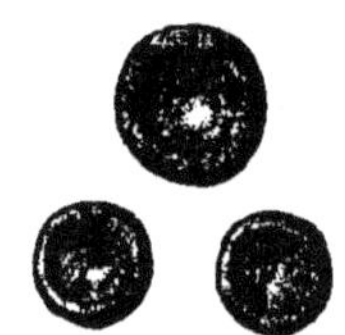

Fig. 88.

Hématies de l'homme, vues de face (gr. 1000/1).

ci-contre *c c c*, en tournant dans l'espace autour de l'axe *ab* (fig. 87). Vues de face, les hématies se présentent par suite sous l'aspect de petits corps ronds, avec un centre clair et un bord obscur (fig. 88). Vues de profil, au contraire, elles ressemblent à une sorte de bissac ou de biscuit, dont les deux renflements extrêmes sont séparés par un étranglement.

La forme que nous venons de décrire se retrouve chez tous les mammifères, sauf chez les caméliens dont les globules légèrement biconcaves sont elliptiques (MANDL, 1838). Chez les ovipares, les globules affectent de même une forme elliptique, mais de plus ils sont renflés en leur partie centrale qui renferme le noyau (fig. 89).

2° Dimensions. — Les dimensions des hématies ont été recherchées avec un grand soin; elles varient d'ailleurs, en général, dans des limites assez restreintes. Les dimensions extrêmes trouvées par WELCKER (1863) sur l'homme sain, ont été, pour le diamètre de ces éléments 6,40 μ et 8,60 μ. HAYEM (1876) leur assigne pour diamètre normal 7,5 μ, nom

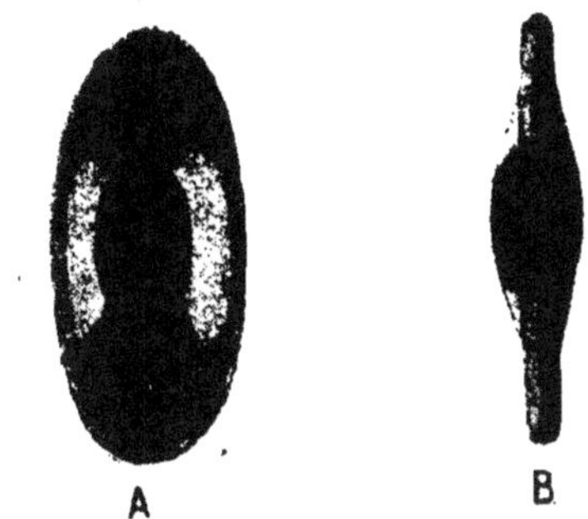

Fig. 89.

Globules rouges du protée, vus (A) de face et (B) de profil (gr. 500/1).

bre qui se rapproche beaucoup de celui indiqué par MALASSEZ (7,7 μ). Le bord épais des hématies mesure 1,90 μ, soit en chiffre rond 2 μ.

Indépendamment de ces hématies dont les dimensions sont en quelque sorte normales, on peut rencontrer, mais en proportion toujours faible, des globules plus volumineux (*macrocytes*) dont le diamètre peut atteindre de 9 à 12 μ, et des globules plus petits (*microcytes*) dont le diamètre descend jusqu'à 3 μ.

Peu de mammifères parmi lesquels l'éléphant (9,4 μ), et le lion (7,9 μ), possèdent des globules rouges plus volumineux que ceux de l'homme. La plupart (chien 6,7 μ; cheval 6,5 μ; mouton 5,5 μ; chat 5 μ) ont des globules plus réduits. Les hématies les plus petites (2 μ) se rencontreraient chez le chevrotain de Java.

Les globules rouges des ovipares qui présentent une forme elliptique et qui, comme nous le verrons plus loin (p. 205), sont de véritables cellules nucléées, atteignent des dimensions plus élevées. Leur grand diamètre mesure chez l'oiseau 15 μ, chez la grenouille 22 μ, chez le triton 32 à 35 μ, et chez le protée 60 à 80 μ. L'amphiuma aurait des globules rouges dépassant en longueur 90 μ.

3° Couleur. — Les hématies offrent un certain degré de dichroïsme, suivant qu'on les examine directement en grandes masses dans le plasma de sang, ou isolément à la lumière transmise dans le microscope. Vues à la lumière réfléchie et en grand nombre, elles sont d'une couleur rouge plus ou moins éclatante ; vues isolément à la lumière transmise, elles apparaissent non plus rouges mais jaunes. Quand elles sont rapprochées et qu'elles forment une couche un peu épaisse, elles offrent une teinte rouge brique pâle spéciale.

La couleur rouge ou jaune des hématies suivant les conditions, tient à l'existence d'un principe spécial, l'hémoglobine, que nous étudierons plus loin.

4° Nombre. — Il est important de connaître le nombre des hématies pour une quantité donnée de sang. On a imaginé, dans ce but, des appareils spéciaux de numération désignés sous le nom de *compte-globules*. Nous nous bornerons à mentionner les appareils de POTAIN et MALASSEZ (1872) et de HAYEM et NACHET (1876), renvoyant pour leur description au *Précis de technique histologique* de VIALLETON. Tous ces appareils reposent sur le même principe. Les globules étant trop nombreux pour pouvoir être comptés directement dans le plasma, on dilue une quantité donnée de sang dans une quantité donnée d'un liquide conservateur (sérum artificiel) ; on compte le nombre de globules contenus dans une fraction connue du mélange, puis, à l'aide d'un simple calcul, on arrive à déterminer leur proportion par rapport à la masse du sang. On a pu évaluer ainsi le nombre des hématies pour un millimètre cube de sang à 5.000.000 chez l'homme sain, et à 4.500.000 chez la femme (MALASSEZ). Ce nombre varie dans des porportions assez sensibles avec l'altitude. C'est ainsi que sur les hauts plateaux du Pérou, de la Bolivie, VIAULT (1891) a pu compter de 7 à 9 millions de globules par millimètre cube. Cette hyperglobulie est en rapport inverse de la diminution de pression. D'autre part, lorsque la tension de l'oxygène augmente dans le sang, le nombre des globules diminue. DOYON et MOREL (1901) ont pu, en effet, constater, que, sur le lapin soumis à l'air comprimé, le nombre des globules diminue de plus d'un tiers.

Chez les différents vertébrés, le nombre de globules rouges est en raison inverse des dimensions de ces éléments. Chez les oiseaux, il est en moyenne de 2 000 000, chez la grenouille de 200 000, et, chez le protée, seulement de 35.000.

5° Elasticité. — Les globules rouges sont doués d'une élasticité assez grande. Quand ils viennent buter contre l'éperon d'une division vasculaire, ou encore quand ils franchissent un capillaire de calibre inférieur à leur diamètre, on les voit s'incurver, s'allonger, s'étirer, pour reprendre leur forme discoïdale au delà de l'obstacle.

6° Composition chimique. — Les hématies sont formées par l'association de deux substances : la globuline et l'hémoglobine, mélangées à une faible proportion de lécithine et de cholestérine.

A. Globuline. — La *globuline* est une substance azotée insoluble dans l'eau pure, soluble dans l'eau salée, incolore, élastique. C'est elle qu'on retrouve sous la forme sphérique, après l'action de l'eau ou de l'éther sur les hématies; la substance qui donnait à l'élément sa coloration rouge (hémoglobine), est passée en dissolution dans l'eau.

B. Hémoglobine. — L'*hémoglobine* (Hoppe-Seyler) est une substance albuminoïde contenant du fer, et présentant une grande affinité pour l'oxygène avec lequel elle se combine pour former l'*oxyhémoglobine*. Dans les artères, c'est de l'oxyhémoglobine qui se trouve associée à la globuline des hématies, tandis que, dans les veines, c'est de l'hémoglobine. L'oxyhémoglobine constitue, en effet, une combinaison peu stable qui se dissocie au niveau des vaisseaux capillaires, en abandonnant l'oxygène aux éléments des tissus : elle se trouve ainsi *réduite*, sinon en totalité, du moins en très grande partie.

Chez les céphalopodes et chez les crustacés décapodes, l'hémoglobine est remplacée par une substance albuminoïde contenant du cuivre au lieu de fer (*hémocyanine*, Frédéricq, 1878). Cette substance, en dissolution dans le plasma, se combine avec l'oxygène pour former de l'*oxyhémocyanine*, qui présente une teinte bleue, et qui se comporte exactement comme l'oxyhémoglobine.

a. *Oxyhémoglobine*. — L'oxyhémoglobine peut être séparée de la globuline, et se présenter alors sous la forme de cristaux. Pour l'obtenir dans cet état, voici comment on procède. On dispose une éprouvette dans un mélange réfrigérant. Après quoi, on saigne un animal, dont le sang est défibriné, puis introduit dans l'éprouvette. On ajoute de l'éther jusqu'à ce que le mélange ait pris une coloration brune foncée, et soit en même temps devenu transparent (*sang laqué*) : la réaction est alors ter-

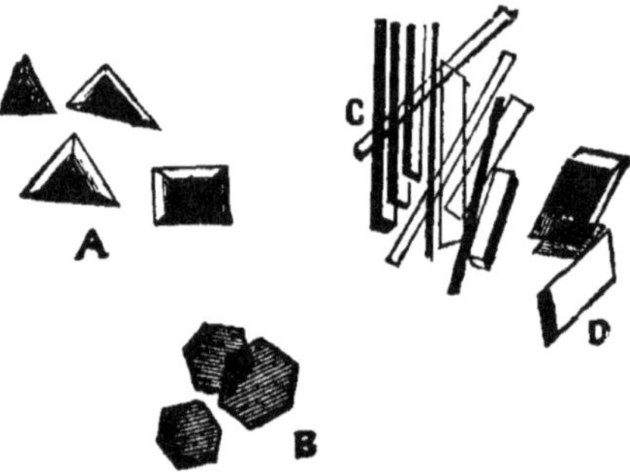

Fig. 90.

Cristaux d'hémoglobine : A, du cobaye : B, de l'écureuil ; C, D, de l'homme (d'après KLEIN).

minée. On sépare les cristaux par décantation, et on peut dès lors les conserver dans la glycérine.

La cristallisation de l'hémoglobine s'opère difficilement chez l'homme. Elle est, au contraire, facile chez le chien, le rat, l'écureuil, et surtout le cochon d'Inde. Les cristaux obtenus avec le sang des divers animaux (fig. 90), ne présentent ni la même forme, ni la même solubilité. Les cristaux de l'homme, du cheval, du hérisson, du chien, sont des prismes rhomboédriques; ceux du cochon d'Inde, de la souris, constituent des tétraèdres, et sont beaucoup moins solubles ; enfin, ceux de l'écureuil affectent la forme de tablettes hexagonales.

Ces cristaux possèdent la double réfraction. Formés à l'air, ils ont la couleur du sang artériel, mais deviennent sombres, quand on les place dans le vide à basse température. L'oxygène leur rend leur couleur primitive, en transformant l'hémoglobine réduite dans le vide, en oxyhémoglobine.

Examinée au spectroscope, la solution d'oxyhémoglobine présente une bande d'absorption dans la partie la plus éclairante du spectre solaire, entre les raies D et E. Toutefois, ces bandes laissent visibles entre elles le jaune pur. Aussi la couleur du sang artériel, riche en oxyhémoglobine, est-elle claire, contrairement à celle du sang veineux, qui renferme de l'hémoglobine réduite.

Il est intéressant pour les biologistes et pour les cliniciens, de connaître non seulement la richesse globulaire du sang, mais encore la teneur en hémoglobine de ses hématies (*titre hémoglobique*), qui varie suivant les circonstances. Le dosage de l'hémoglobine s'effectue à l'aide de différentes méthodes (méthode colorimétrique, *méthode spectrophotométrique*, méthode du dosage du fer, etc.), que nous nous bornerons à signaler, renvoyant pour leur description aux traités spéciaux. Normalement la quantité d'hémoglobine représente, en poids, les 9/10 du globule rouge desséché.

b. *Hémoglobine réduite.* — Soumise à l'action du vide, ou encore traitée par un corps réducteur, comme le sulfure d'ammonium, l'oxyhémoglobine abandonne son oxygène, et se transforme en hémoglobine. Si l'on interpose une solution de cette *hémoglobine réduite* sur le trajet du spectre solaire, on remarque qu'elle laisse seulement passer les deux extrémités de celui-ci, et qu'elle présente vers le centre, entre les raies D et E, une large bande d'absorption (*bande de réduction de Stokes*), occupant la région la plus lumineuse. Cela indique que la couleur de l'hémoglobine réduite sera sombre, comme le prouve la teinte rouge foncée du sang veineux.

c. *Hémoglobine oxycarbonée.* — L'hémoglobine forme avec l'oxyde de carbone une combinaison plus stable que l'oxyhémoglobine (*carboxyhémoglobine*). L'oxyde de carbone, une fois combiné avec l'hémoglobine, ne peut pas être déplacé par l'oxygène, ce qui nous rend compte des cas d'asphyxie observés dans une atmosphère relativement peu chargée en oxyde de carbone.

Il n'existe qu'une différence spectroscopique très légère entre le sang oxygéné et le sang oxycarboné. Ce dernier présente, comme le premier, deux bandes d'absorption placées à peu près de la même façon, mais plus étroites, en rapport avec l'éclat plus vermeil que prend le sang sous l'influence de ce gaz. Ces deux bandes d'absorption ne subissent aucune modification par les agents réducteurs, contrairement à ce que nous avons vu pour l'oxyhémoglobine. C'est là un fait d'une importance considérable pour le médecin légiste.

d. *Dérivés de l'hémoglobine*. — L'hémoglobine, traitée par les acides dilués, se décompose en une substance albuminoïde, la *globine*, et en une substance ferrugineuse, l'*hématine*. Cette dernière substance est un composé chimique nettement défini qui jouit de la propriété de se combiner avec les acides, pour former des sels. L'un de ces sels est particulièrement impor-

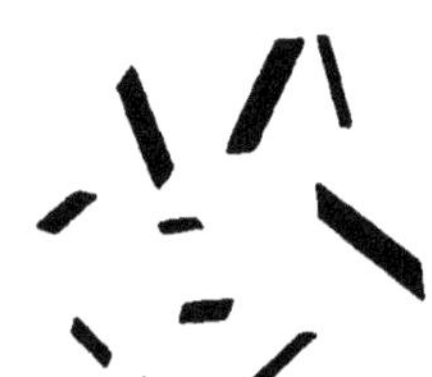

Fig. 91.
Cristaux d'hémine pré-
parés avec du sang
de grenouille (gr.
500/1).

tant, pour la détermination des taches de sang, c'est le chlorhydrate d'héma-tine ou *hémine* (fig. 91). Voici com-ment on le prépare d'une façon extem-poranée. On mélange, sur une lame de verre, du sang desséché avec une parcelle de chlorure de sodium. On ajoute une goutte d'acide acétique gla-cial, et on chauffe jusqu'à ébullition. L'hémoglobine se décompose, et l'héma-tine se combine avec l'acide chlorhy-drique naissant, pour former du chlo-rhydrate d'hématine qui cristallise en petits cristaux foncés, larges de 1 à 3 μ, appartenant au système clinorhombique (*cris-taux de Teichmann*). Il est à remarquer que ces cristaux ne s'ob-tiennent qu'avec de l'hémoglobine, et qu'ils se présentent dans toute la série des vertébrés avec les mêmes caractères.

L'hématine traitée à son tour par l'acide sulfurique concentré se décompose en fer qui se combine avec l'acide, et en une subs-tance colorante, non ferrugineuse, l'*hématoporphyrine*, isomère de la bilirubine.

7° Modifications des globules rouges après la mort, alté-rations, réactions. — Les hématies sont des éléments dont l'équilibre moléculaire est fort peu stable ; elles se modifient pour une foule de causes. Il suffit que le sang soit sorti des vaisseaux, pour que les hématies présentent bientôt, même dans la chambre humide, une modification profonde.

On remarque fréquemment, après un temps plus ou moins long, dans une préparation de sang frais, que les hématies perdent la régularité de leur contour ou de leur surface. Le contour devient dentelé, la surface présente des proéminences : l'élément se déforme, tend à devenir sphérique. Cet *état crénelé* ou *épineux*, suivant qu'on l'envisage sur les bords de l'hématie ou sur sa surface, est dû à la concentration progressive du plasma sanguin, entraînant une inégalité dans les pressions osmotiques de ce plasma et de la substance qui compose les globules. L'isotonie se trouve ainsi rompue. Les globules, cédant une partie de leur eau au plasma, reviennent sur eux-mêmes et se ratatinent. Dans les préparations persistantes, on remédie à cet inconvénient en fixant, par la dessiccation rapide à une température peu élevée, une goutte de sang étalée en couche mince sur une plaque de verre.

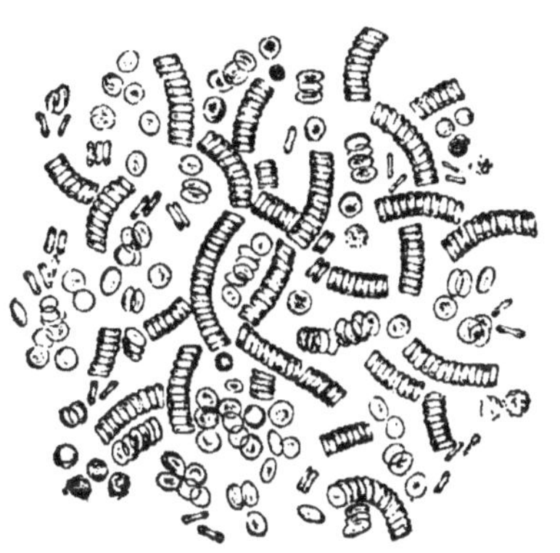

Fig. 92.

Goutte de sang pur déposée entre deux lames de verre, montrant les hématies disposées en piles, d'après LEHMANN (gr. 250,1).

Un autre phénomène se présente aussi communément. Quand on porte sous le microscope une goutte de sang pur, on voit presque immédiatement les hématies se disposer en séries régulières, que l'on a comparées avec raison à des *piles de monnaie* dressées ou renversées sur une table, de façon que chaque pièce ne soit en contact avec ses voisines que par une portion de sa surface (fig. 92). On a beaucoup discuté sur la cause de ce phénomène, attribué tantôt à une substance visqueuse exsudée par les hématies au sortir des vaisseaux sanguins (CH. ROBIN), tantôt à la tendance qu'ont les corps légers en suspension dans un liquide à s'accoler par leur plus large surface (WEBER et

Suchard, 1879-80). Cette disposition en piles serait due, en somme, à l'attraction moléculaire que les différents globules exercent les uns sur les autres, attraction favorisée par un certain degré de viscosité de la surface des globules.

On a essayé sur les globules rouges, l'action des divers réactifs, de la chaleur, de l'électricité, etc. Nous rappellerons brièvement les principaux résultats obtenus.

L'eau a pour effet presque immédiat de faire perdre aux hématies leur forme, et de les rendre sphériques. De plus, l'action de l'eau décolore les hématies, parfois avec une rapidité telle que le phénomène paraît presque instantané. L'hémoglobine se dissout dans le véhicule, et les globules, devenus sphériques, ne sont plus représentés que par de petites boules transparentes constituées par de la globuline.

Les sels agissent très différemment selon leur nature et selon leur degré de concentration. Beaucoup de sels métalliques produisent un précipité dans la substance des hématies. D'autres, au contraire, ne donnent pas de précipité : tels sont le chlorure de sodium, le sulfate de soude, le borax, les acétates. Les solutions concentrées de ces sels, commencent par resserrer les hématies qui deviennent bientôt sphériques et incolores, en abandonnant leur hémoglobine. Dans les solutions salines étendues de ces sels, surtout quand les sels sont à peu près en même proportion que dans le plasma, les hématies demeurent un certain temps intactes. Aussi emploie-t-on ces solutions (sérums artificiels), pour l'examen des globules rouges.

L'action de la température est des plus caractéristiques. Vers 52 degrés, les hématies présentent d'abord sur leur périphérie, des entailles qui deviennent de plus en plus profondes et qui forment parfois, en convergeant l'une vers l'autre, des étranglements. Les hématies prennent alors les formes les plus variables, la masse principale représentant souvent un gros globule coloré, entouré d'autres plus petits n'ayant parfois que le diamètre habituel des granulations moléculaires.

Sous l'influence d'une série d'étincelles électriques, le sang perd son opacité, il se *laque* avec une couleur rouge brique caractéristique. L'élément présente d'abord sur son contour quelques bosselures au nombre de trois, cinq, ou plus; il prend une forme irrégulière. Dans un état de décomposition plus avancé, les prolongements s'effilent, puis, peu à peu, ils se rétractent et l'on n'a plus sous les yeux qu'une masse entièrement sphérique, mais toujours colorée.

8° Structure. — Les globules rouges des mammifères adultes n'ont pour ainsi dire pas de structure. Ce sont de petites masses formées par une substance homogène qui présente la même composition dans tous les points de son étendue, et qui ne paraît pas revêtue d'une membrane d'enveloppe. Ces éléments, privés de noyau, semblent ne manifester aucune propriété vitale; c'est pourquoi nous nous sommes bornés à passer en revue leurs seuls caractères.

Il en est autrement des globules rouges des ovipares. Ce sont de véritables cellules, pourvues d'un noyau, et même, suivant certains auteurs, d'une enveloppe, qui nous paraît répondre à la couche superficielle condensée du protoplasma. C'est à ces globules nucléés qu'il convient d'assimiler les *hématies embryonnaires* (p. 203) des mammifères, également munies d'un noyau.

B. — GLOBULES BLANCS

Les globules blancs se rencontrent dans un grand nombre d'humeurs où ils paraissent pouvoir vivre indifféremment, et de même dans divers tissus où ils cheminent au milieu des autres éléments, en vertu de leur activité et de leurs mouvements propres. Suivant la place qu'ils occupent, on les a désignés sous les noms de *globules blancs du sang*, *globules de la lymphe*, *globules du mucus*, *globules du pus*, etc. Le nom de *globules blancs* ou de *leucocytes*, qui leur a été imposé par LITTRÉ et Ch. ROBIN (1865), doit être préféré à ces différentes désignations. Tous ces éléments, en effet, regardés autrefois comme distincts, sont aujourd'hui assimilés par leurs caractères anatomiques, et doivent être décrits sous le même nom.

1° — *Caractères.*

Après avoir décrit les différents caractères d'ordre inorganique que possèdent les leucocytes, nous nous occuperons de leur structure, caractère d'ordre organique, et, à ce propos, nous présenterons la classification anatomique des leucocytes.

1° Caractères d'ordre inorganique. — Bien que les leucocytes des différentes humeurs et sérosités présentent sensiblement les mêmes caractères, nous aurons surtout en vue les globules blancs, tels qu'on les observe dans le plasma sanguin.

a. *Forme*. — Le leucocyte étant constitué par une petite masse de substance sarcodique, c'est-à-dire essentiellement contractile, n'a pas de forme qui lui soit propre. De sphérique à l'état de

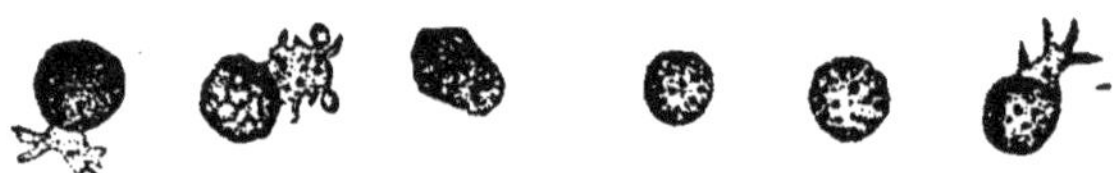

Fig. 93.

Leucocytes de l'homme à divers états d'expansion
(d'après Ch. Robin).

rétraction, on peut le voir s'aplatir et s'étaler contre la paroi des capillaires. Lorsque la circulation se trouve arrêtée spontanément ou artificiellement, il commence à se déformer, en poussant des prolongements qui lui donnent un aspect des plus irréguliers (fig. 93).

b. *Dimensions*. — Les dimensions des leucocytes varient dans de notables proportions. Suivant la variété envisagée (p. 196), le diamètre de ces éléments peut descendre à 6 μ, ou s'élever, au contraire, jusqu'à 15 et 20 μ.

c. *Couleur*. — Les leucocytes présentent habituellement une teinte grisâtre, dont la nuance dépend du nombre de granulations qu'ils renferment. Le nom de globules blancs leur a été donné par opposition à celui de globules rouges.

d. *Nombre*. — Le nombre des leucocytes, très inférieur à celui des hématies, ne dépasse pas 4 à 6 000 par millimètre cube sur l'homme à jeun. Leur proportion serait donc moins élevée que ne l'avaient supposé les premiers observateurs (1 pour 300) : on compterait environ 1 globule blanc pour 1 000 globules rouges.

c. *Action des réactifs.* — Une fois sortis des vaisseaux, les leucocytes s'altèrent avec une très grande rapidité.

Sous l'influence de l'eau, ils se gonflent et peuvent développer des gouttes sarcodiques, tandis que les granulations incluses sont agitées d'un mouvement brownien. L'acide acétique les gonfle également, et dissout en grande partie les granulations, ce qui permet de mettre en évidence les noyaux des leucocytes que Ch. Robin considérait comme de simples *amas nucléiformes*, déterminés par l'action du réactif. L'ammoniaque et les alcalis dissolvent les globules blancs.

On a étudié, dans la chambre humide, l'action des températures extrêmes sur les leucocytes. Ces éléments ne résistent pas à 43°, si cette température se prolonge. On peut admettre que « pour tout vertébré à sang chaud, les leucocytes ne peuvent vivre à des températures dépassant la température normale de plus de 5° » (Maurel, 1892). Pour les températures inférieures à la normale, la limite est plus étendue. A 14°, les leucocytes sont tués rapidement, mais à 20° ils continuent à vivre pendant plus d'une heure, et ils peuvent supporter une température de 29 à 31° pendant plus de vingt-quatre heures.

2° Caractère d'ordre organique : structure. — Contrairement aux globules rouges, qui ne paraissent pas doués de nutrilité, les globules blancs sont de véritables éléments cellulaires. Ils sont, en effet, constitués par un protoplasma renfermant un ou plusieurs noyaux. Ce protoplasma, plus ou moins volumineux, contient, en plus, des granulations de nature diverse suivant les éléments, et qui fixent tantôt les couleurs acides d'aniline, tantôt les couleurs basiques, et tantôt, enfin, les couleurs neutres. Ce sont ces différences de coloration qui ont permis à Ehrlich de répartir les leucocytes en un certain nombre de variétés ou d'espèces distinctes.

Le noyau est unique ou multiple. Lorsque l'élément envisagé contient plusieurs noyaux, ceux-ci sont généralement unis entre eux par de légers tractus intermédiaires, si bien que l'ensemble figure un seul noyau allongé, bosselé et diversement contourné sur lui-même. Cependant, dans certains cas, les ponts internucléaires peuvent se rompre, et les fragments du noyau initia devenir indépendants les uns des autres.

A. LEUCOCYTES NON GRANULÉS. — Ces éléments dont le corps cellulaire ne renferme pas de granulations susceptibles d'être mises en évidence par les couleurs d'aniline, possèdent un noyau unique, ce qui leur a valu le nom de *leucocytes mononucléés*. On les appelle encore *lymphocytes*, pour montrer leur rapprochement avec les éléments de la lymphe, et

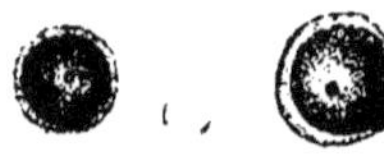

Fig. 94.

Petits lymphocytes de l'homme (gr. 1000/1).

leur origine probable aux dépens du tissu lymphoïde (follicules clos, ganglions, rate, etc.). Les lymphocytes se présentent sous deux formes différentes :

a. *Petits lymphocytes; petits leucocytes mononucléés; leucocytes d'origine, leucocytes primaires,* G. POUCHET. — Les lymphocytes de la petite variété rappellent, par leurs dimensions et par leur composition, les globules blancs de la lymphe. Ce sont de petits éléments arrondis, d'un diamètre de 6 à 8 μ, dont le noyau sphérique et nucléolé remplit presque toute la cellule, au point que le corps cellulaire semble parfois faire complètement défaut (fig. 94). Leur proportion est d'environ 23 à 25 p. 100 sur le nombre total des globules blancs.

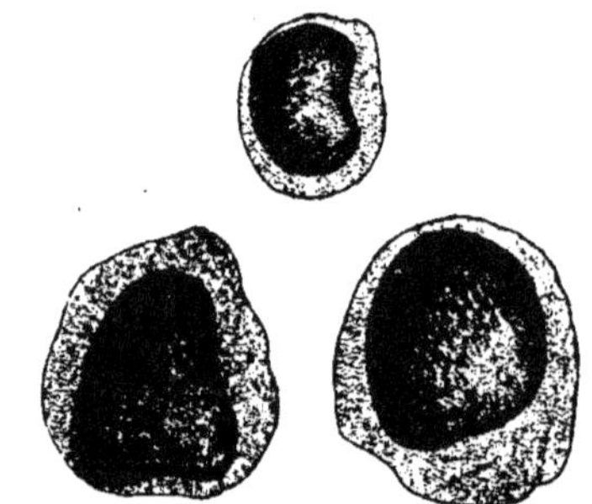

Fig. 95.

Trois gros leucocytes monucléés dans un cas de leucocythémie (gr. 1000/1).

b. *Gros lymphocytes, gros leucocytes mononucléés.* — Les gros lymphocytes, assez rares (environ 1 p. 100), se différencient des autres variétés de leucocytes par leurs dimensions qui peuvent atteindre de 14 à 20 μ. Le noyau volumineux est ovalaire, et occupe une position excentrique (fig. 95).

B. LEUCOCYTES GRANULÉS. — Ces leucocytes sont parfois désignés sous le nom de *leucocytes polynucléés*, parce que leur noyau bosselé et contourné simule un amas de plusieurs noyaux. Certains auteurs les font provenir de la moelle des os, et les appellent *myélocytes*.

Les leucocytes granulés se répartissent en un certain nombre de variétés. Déjà, en 1865, MAX SCHULTZE avait reconnu l'existence d'un certain nombre de formes différentes, à fines granulations, et à grosses granulations réfringentes ; mais ce fut surtout EHRLICH (1878-79) qui contribua au classement des leucocytes granulés, en montrant que leurs granulations présentaient des affinités différentes pour les couleurs d'aniline.

a. *Leucocytes neutrophiles*. — Dimensions, 9 à 12 μ ; noyau

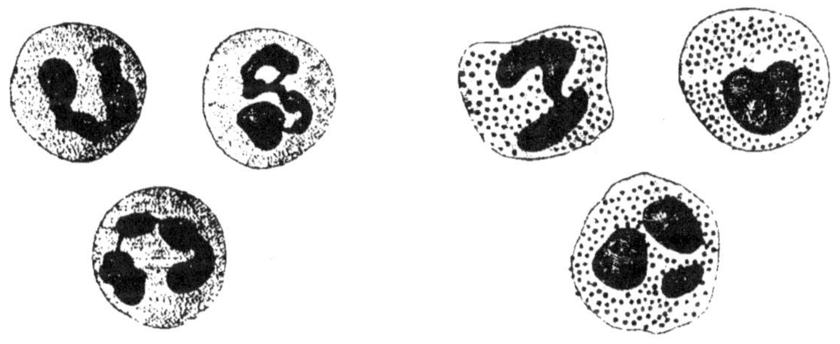

<table>
<tr><td>

Fig. 96.

Trois leucocytes à noyau polymorphe, dans un cas de leucocythémie (gr. 1000/1).

</td><td>

Fig. 97.

Trois leucocytes éosinophiles dans un cas de leucocythémie (gr. 1000 1).

</td></tr>
</table>

polymorphe, bosselé, diversement contourné, suivant la forme des lettres E, N, S, V, X, Z (fig. 96) ; granulations fines, invisibles sur les leucocytes vivants, se colorant dans le mélange d'une couleur acide avec une couleur basique d'aniline (orange G + vert de méthyle) : proportion, 70 à 72 p. 100 de tous les leucocytes, d'après EHRLICH, et 60 p. 100 d'après JOLLY (1898).

b. *Leucocytes oxyphiles ou acidophiles, leucocytes éosinophiles* (fig. 97). — Dimensions, 9 à 12 μ ; noyau polymorphe ; grosses granulations arrondies, visibles à l'état frais, se colorant par une couleur acide (éosine, fuchsine acide) : proportion, 2 à 4 de tous les leucocytes (EHRLICH).

La nature des granulations est encore indéterminée. POUCHET

supposait qu'elles étaient formées par de l'hémoglobine, mais leur solubilité dans les solutions aqueuses ne permet pas d'admettre cette manière de voir (Ch. ROBIN). Il est vraisemblable cependant qu'elles sont constituées par un dérivé de l'hémoglobine, probablement par de l'hématoïdine. Elles sont particulièrement volumineuses dans le sang du cheval, où elles ont été bien étudiées par SEMMER en 1875. POUCHET avait même proposé de désigner les leucocytes éosinophiles sous le nom de *leucocytes de Semmer*.

c. *Leucocytes basophiles*. — Ces cellules répondent aux Mastzellen des auteurs allemands. Dimensions, 7 à 10 μ ; un noyau réniforme ou découpé, peu coloré ; grains irréguliers, intermédiaires pour la grosseur entre ceux des leucocytes neutrophiles et ceux des leucocytes éosinophiles, se colorant par les couleurs basiques (bleu de méthylène) , proportion 1/2 p. 100 de tous les leucocytes (EHRLICH).

C. SIGNIFICATION DES DIFFÉRENTES VARIÉTÉS LEUCOCYTAIRES. — Nous venons de répartir les leucocytes en un certain nombre de groupes, en nous appuyant sur les mémoires de EHRLICH, de JOLLY (1898), de DENYS (1900) et de SABRAZÈS (1900). Mais on doit se demander si ces groupes répondent à des espèces distinctes, ou représentent au contraire des stades différents d'un même élément anatomique. La réponse à cette question varie suivant les auteurs. Les uns, à la suite de EHRLICH, reconnaissent autant d'espèces distinctes, tandis que les autres, avec METCHNIKOFF, croient pouvoir retrouver des formes de passage entre toutes les variétés leucocytaires, la forme originale étant représentée par le petit lymphocyte. Les mouvements que l'on croyait spéciaux aux leucocytes granulés, se retrouvent également, quoique atténués, sur les leucocytes non granuleux, sur les lymphocytes, ainsi que l'ont montré JOLLY et DENYS. La question restera probablement insoluble, tant que l'origine des leucocytes les moins élevés en organisation, à savoir des lymphocytes, n'aura pas été établie d'une façon précise.

2° — *Propriétés*.

Les leucocytes sont doués de mouvements sarcodiques (WHARton Jones, 1842; Davaine, 1850), qui peuvent être suivis sur le microscope dans tous leurs détails. D'un point de la circonférence du leucocyte, on voit s'élever très lentement une expansion plus transparente que la masse de l'élément qui devient ainsi ovalaire, quadrilatère, ou irrégulier, suivant la forme de cette expansion. Bientôt après, il s'en montre sur un autre point une nouvelle qui modifie encore l'aspect du leucocyte, soit que la première disparaisse, en rentrant dans la masse commune, soit qu'elle persiste. En sorte que l'élément se trouve ainsi dans un état incessant d'évolution, qui se manifeste tant que le leucocyte est vivant.

Un moyen très pratique d'observer cet important phénomène est l'emploi de la chambre humide, qui convient surtout pour l'examen des leucocytes des animaux à sang froid (voy. *Précis de technique histologique* de Vialleton). On étale à la face inférieure de la lamelle une gouttelette du liquide frais (sang ou lymphe), contenant des leucocytes, et on place la préparation ainsi disposée sous le microscope. Le liquide, se trouvant dans un espace fermé et saturé d'humidité, ne s'évapore pas; il continue d'offrir aux leucocytes des conditions proprices à leurs mouvements, et, comme ceux-ci se trouvent suspendus à la face inférieure de la lamelle, il est loisible de les observer à l'aide des plus forts grossissements pendant plusieurs jours de suite.

On pourra prendre, pour cet objet, l'hémolymphe de l'écrevisse, dans laquelle on trouve des éléments très gros et offrant des mouvements très actifs, mais un peu différents de ceux des leucocytes; les prolongements qu'ils envoient sont quelquefois pointus, rameux, très longs, tandis que ceux des leucocytes proprement dits sont beaucoup plus courts, généralement arrondis à l'extrémité. Celle-ci, quand on l'observe, est toujours formée par une substance absolument hyaline, transparente, sans aucune granulation : il n'en pénètre dans le prolongement que lorsqu'il est déjà accusé. La substance hyaline est donc la substance contractile propre, au sein de laquelle les granulations ne sont que des corps étrangers, ou du moins des corps dont l'existence est secondairement liée à celle de la substance sarcodique. Ce fait se vérifie encore mieux, ainsi que nous l'avons indiqué (p. 57), sur les myxomycètes.

Les leucocytes des animaux à sang chaud exigent un appareil plus compliqué dont on a proposé un grand nombre de modèles : c'est une chambre humide que, par un dispositif approprié, on maintient à la température de l'animal. RANVIER a montré que l'on pouvait remplacer avec avantage ces appareils compliqués, en plongeant simplement la partie inférieure du microscope, y compris l'objectif, dans un bain d'eau à la température voulue. Auparavant, la préparation de sang et de lymphe, faite selon les procédés habituels, aura été soigneusement et rapidement lutée à la paraffine. On peut ainsi, en élevant ou en abaissant la température du bain, étudier facilement l'action des températures extrêmes sur les leucocytes. C'est de 39 à 41° que les mouvements amiboïdes de ces éléments sont le plus accusés.

Par toutes leurs propriétés, les leucocytes sont donc comparables aux amibes, d'où le nom d'*amibocytes* qui leur a été donné par CUÉNOT (1889). Ils peuvent, comme ces derniers, englober dans leur marche des particules étrangères à eux (*phagocytose*) ; ils peuvent aussi traverser la paroi des capillaires, et cheminer au sein des tissus conjonctifs (*diapédèse, migration*).

a. *Phagocytose.* — Grâce à leurs mouvements amiboïdes, les leucocytes peuvent s'annexer des poussières minérales rencontrées dans le sang ou dans la lymphe, des granulations pigmentaires, des granulations graisseuses. Aussi, a-t-on pu les surnommer les *vidangeurs* du sang.

' Quand on injecte une substance pulvérulente dans le sang, comme du carmin porphyrisé, les leucocytes ramassent toutes les particules éparses, et les charrient à leur intérieur. Ils paraissent alors s'accumuler dans certaines parties du corps où on les rencontre en abondance. Si l'on a injecté du carmin, par exemple, dans les sacs lymphatiques d'une grenouille, on retrouve les leucocytes, chargés de ce carmin, accumulés en grand nombre dans les capillaires du foie, du poumon, de la moelle des os, etc. On peut remarquer, en faisant cette expérience, que la substance des leucocytes enveloppant les grains de carmin ne dissout pas la plus faible portion de matière colorante. On en peut induire que cette substance a, par elle-même, une réaction acide, contrairement à certains éléments du tissu conjonctif, dont la réaction alcaline favorise la dissolution du carmin.

Les leucocytes peuvent également s'incorporer des micro-organismes, et les faire disparaître par une véritable digestion (*phagocytose*, METCHNIKOFF). Les vibrions du choléra (METCHNIKOFF, ROUX, 1896), les hématozoaires de la fièvre paludéenne (LAVERAN et KELSCH), pour ne choisir que quelques exemples, peuvent être englobés et détruits par les leucocytes. La phagocytose s'observerait surtout sur les neutrophiles et sur les gros mononucléés ; les lymphocytes, les leucocytes éosinophiles et les leucocytes basophiles seraient, à ce point de vue, des éléments inactifs (CALMETTE, 1898). On comprend l'importance de cette propriété dans la réaction et dans la lutte de l'organisme contre les microbes. Nous nous bornerons à la signaler, renvoyant pour les détails au *Précis d'anatomie pathologique*, et au *Précis de bactériologie* de COURMONT.

b. *Diapédèse, migration.* — Il paraît démontré que la paroi des capillaires se laisse traverser, soit à l'état de santé, soit à l'état de maladie, par les leucocytes du sang (COHNHEIM, 1867). Sans attribuer à un semblable mécanisme la totalité des dépôts purulents, il est possible que la diapédèse contribue, surtout au début de l'inflammation, à verser dans le tissu ambiant, un certain nombre de leucocytes qui se multiplient en dehors des capillaires, englobent des microbes, et se transforment en *globules du pus*. Ce passage semble toujours s'effectuer d'autant plus facilement qu'il y a stase du sang dans les vaisseaux. Sur des larves de batraciens observées dans des cuvettes horizontales où ces larves n'étaient ni gênées ni comprimées — mais n'étaient pas non plus nourries, à la vérité — G. POUCHET n'a jamais pu, en suivant pendant plus de vingt-quatre heures des leucocytes arrêtés dans les vaisseaux, en voir aucun franchir la paroi de ceux-ci. Cependant, si l'on se reporte à ce que nous avons dit des leucocytes, il n'y a rien de surprenant à les voir se frayer un passage à travers les parois capillaires, en écartant les cellules endothéliales, absolument comme des cellules migratrices s'en frayent un à travers la substance amorphe plus ou moins dense de certaines variétés de tissu conjonctif. D'ailleurs, pour un certain nombre d'observateurs, leucocytes et cellules migratrices représentent un seul et même élément, les cellules migratrices n'étant que des leucocytes ayant traversé par diapédèse les parois vasculaires, et ayant émigré dans le tissu conjonctif.

C. — Hématoblastes

La troisième variété d'éléments figurés qu'on rencontre dans le plasma sanguin, est représentée par de petits corps arrondis ou ovalaires, en forme de lentille biconvexe, dont le diamètre moyen est sensiblement inférieur à celui des globules rouges. Ces petits corps semblent avoir été entrevus par Donné (1838), qui les confondit avec les globules nains et avec les lymphocytes sous le nom de *globulins*. Ils furent ensuite étudiés et décrits par Zimmermann (1846), sous le nom de *corpuscules élémentaires*, par Max Schultze (1865), et par Ranvier qui leur attribua une nature fibrineuse. En 1878, Hayem, bientôt suivi par G. Pouchet, les considéra comme représentant la première phase d'évolution des globules rouges de l'adulte ; il leur donna le nom d'*hématoblastes* qui prête peut-être à la confusion avec celui des cellules d'accroissement des vaisseaux sanguins (*Précis d'embryologie humaine*. p. 372). Enfin, Bizzozero (1881) appela les mêmes corps *plaquettes sanguines*, mais sans leur attribuer aucun rôle dans la formation des globules rouges.

Les hématoblastes s'altèrent avec une très grande facilité, et, pour les bien fixer dans leur forme et dans leurs dimensions, il convient de recourir à l'acide osmique. On remarque alors que leurs dimensions toujours inférieures à celles d'un globule rouge, varient d'un élément à l'autre. Les hématoblastes les plus réduits mesurent à peine 2 à 3 μ de diamètre, les plus volumineux atteignent 5 à 6 μ. En même temps, on constate que ces éléments, en augmentant de volume, ont pris une teinte légèrement jaunâtre, comme s'ils s'imprégnaient progressivement d'hémoglobine. En somme, on rencontre tous les intermédiaires entre les hématoblastes les plus petits, et les globules rouges, et c'est ce qui a permis à Hayem et à Pouchet d'élaborer leur théorie sur la régénération des hématies chez l'adulte.

Le nombre des hématoblastes varie sensiblement suivant les différentes circonstances de la vie ; à l'état normal, il est compris entre 300 000 et 350 000 par millimètre cube de sang. Les hématoblastes sont donc environ 60 à 70 fois plus nombreux que les globules blancs.

D. — DÉVELOPPEMENT DES GLOBULES DU SANG

Les éléments figurés du sang, globules rouges et globules blancs, ne nous sont qu'imparfaitement connus. Nous connaissons bien leurs caractères à l'état adulte, mais leur mode d'origine et aussi leur mode de disparition nous échappent en grande partie. C'est ce qu'accusent en particulier les divergences des auteurs concernant leur lieu d'origine et de destruction.

1° Développement des globules rouges. — Les premiers globules rouges qui apparaissent chez l'embryon, s'éloignent par un certain nombre de caractères des hématies de l'adulte. Ils ont à peu près la même forme, mais ils sont sensiblement plus grands, mesurant environ 10 à 15 μ de diamètre, sur 3 à 4 μ d'épaisseur. On découvre de plus à leur intérieur, un ou même quelquefois deux noyaux, sans que ceux-ci paraissent faire saillie à la surface de l'élément, même quand ils siègent dans la région centrale, excavée sur chacune de ses faces. Ces noyaux sont sphériques, larges de 3 à 4 μ, dépourvus de nucléole. Comme on le voit, les premiers globules rouges sont de véritables éléments cellulaires dont le cytoplasme s'est chargé d'hémoglobine, comme celui de certains éléments de la moelle des os (p. 173). Ils se rapprochent ainsi des hématies nucléées des ovipares. On leur a donné le nom d'*hématies embryonnaires* ou encore d'*érythroblastes*, parce que certains auteurs pensent que ces éléments, en perdant leur noyau, peuvent se transformer en hématies adultes ou *érythrocytes*.

A. DÉVELOPPEMENT DES HÉMATIES EMBRYONNAIRES (érythroblastes). — Le développement des hématies embryonnaires est intimement lié à celui des premiers vaisseaux sanguins. Ceux-ci sont primitivement représentés par les *germes vasculaires* (Uskow), constitués par des amas de cellules mésodermiques. Ces amas sont d'abord indépendants les uns des autres, puis ils s'anastomosent entre eux, et constituent un réseau dont les parties renflées répondent aux premières ébauches vasculaires. Des éléments qui entrent dans la composition de ce réseau, les plus superficiels s'aplatissent et deviennent des cellules endothéliales, les plus profonds se chargent d'hémoglobine et se transforment progressivement en *hématies embryonnaires*. Ces hématies sont particulièrement abondantes dans les points de rencontre de plusieurs cordons, où elles forment des amas désignés sous le nom d'*îlots sanguins* (de WOLFF et de PANDER). Bientôt des fissures apparaissent à l'intérieur de la masse cellulaire des cordons ; ces fissures, d'abord isolées, se fusionnent entre elles, et donnent naissance à la cavité vasculaire.

D'après VIALLETON (1892), les germes vasculaires seraient constitués par une masse homogène parsemée de noyaux. La zone périphérique de ce plasmodium s'individualiserait en cellules endothéliales, tandis que la zone centrale se fragmenterait en hématies nucléées qui persistent en amas pendant un certain temps, après que le vaisseau est devenu perméable. Ces amas représentent les *berceaux des globules sanguins* de KÖLLIKER.

Les hématies embryonnaires, développées aux dépens des cellules mésodermiques, se multiplient par segmentation. Vers la fin du deuxième mois de la vie fœtale, chez l'homme, on voit apparaître les premiers globules sanguins dépourvus de noyau (*plastides rouges* de S. MINOT). Ces globules sont d'abord très clairsemés, mais, dès la fin du troisième mois, ils l'emportent en nombre sur les hématies nucléées. Toutefois, il serait encore possible de rencontrer des hématies nucléées dans les derniers mois de la gestation, et même à l'époque de la naissance.

Les auteurs ne sont pas d'accord sur l'origine des premiers globules rouges non nucléés. On admet généralement que ces globules dérivent des hématies nucléées par résorption ou expulsion du noyau. Nous nous bornerons à faire remarquer combien ce mode de formation s'éloigne de celui que nous connaissons chez l'adulte.

B. **Développement des globules rouges chez l'adulte.** — Les globules rouges du sang sont soumis à une régénération constante, et leur existence limitée ne paraît pas devoir excéder une durée de quelques mois. Dans leur période de déclin, ils diminuent de volume, et prennent une forme plus ou moins régulièrement sphérique (*microcytes* de Vanlair et Masius), puis ils se désagrègent dans le plasma.

La régénération des globules rouges peut être étudiée avec fruit sur des animaux que l'on soumet à des saignées succes-

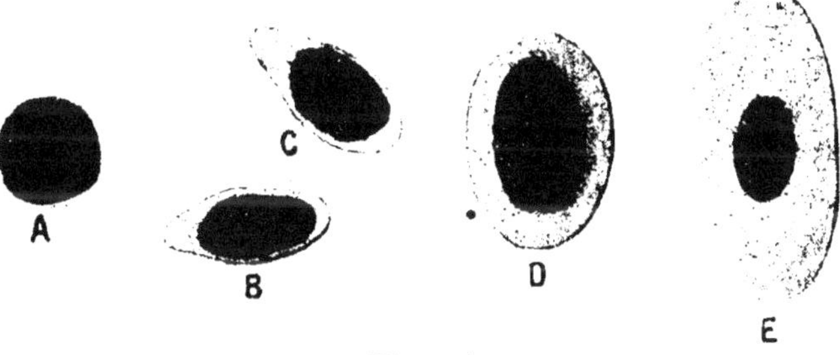

Fig. 98.
Cinq stades successifs du développement des globules rouges
chez le triton, d'après Pouchet (gr. 1000/1).

sives. Elle présente deux modes distincts, suivant qu'on envisage les hématies nucléées des ovipares, ou, au contraire, les hématies dépourvues de noyau des mammifères.

a. *Ovipares.* — Ainsi que l'ont montré les recherches de Vulpian (1877), de Hayem et de Pouchet, les hématies proviennent, chez les ovipares, de la transformation de petites cellules nucléées que Pouchet désigne sous le nom de *leucocytes d'origine* (leucocytes primaires, noyaux d'origine, lymphocytes, leucoblastes). Ces petits éléments, à corps cellulaire extraordinairement réduit, peuvent évoluer dans deux directions différentes. Dans un premier cas, le corps cellulaire augmente de volume, son noyau s'étire, se contourne et se bosselle, et l'élément se transforme en *leucocyte à noyau polymorphe*. Dans un second cas, le corps cellulaire grandit également, mais le noyau ne prolifère pas. L'élément s'allonge, et fixe de l'hémoglobine, tandis que le noyau revient sur lui-même ; sa composition se rapproche ainsi progressivement de celle des hématies adultes. On observe facilement dans les préparations toutes les formes intermédiaires (*hématoblastes nucléés* des ovipares, HAYEM) entre les leucocytes d'origine et les hématies définitives (fig. 98). POUCHET pense que cette évolution du leucocyte d'origine n'est, en somme, qu'une *dégénérescence hémoglobique* indiquant ainsi que la forme ultime est destinée à disparaître sans laisser de descendance.

b. *Mammifères.* — Les hématies chez les mammifères adultes ne paraissent pas dériver directement de la transformation d'éléments cellulaires, bien que certains auteurs, comme NEUMANN (1868) et BIZZOZERO (1868) les fassent provenir des cellules rouges de la moelle des os (p. 173), par résorption ou par expulsion de leur noyau. La question reste toujours posée de savoir comment ces éléments, dénués de mobilité, traversent la paroi capillaire pour être entraînés dans le courant sanguin, à moins que l'on admette des communications directes entre le tissu de la moelle des os et les cavités vasculaires. La même remarque s'applique aux recherches de MALASSEZ (1882), d'après lesquelles les globules rouges seraient émis sous la forme de bourgeons par les cellules rouges, devenues ainsi *cellules bourgeonnantes*. RANVIER (1874), de son côté, dans les taches laiteuses du grand épiploon, pendant la croissance, fait naître les hématies à l'intérieur de *cellules vasoformatives*, que RENAUT (1902) considère, au contraire, comme des tronçons capillaires résultant du morcellement atrophique de vaisseaux temporaires. Rappelons encore que, d'après les observations récentes de RETTERER (1901), les globules rouges proviendraient des noyaux de cellules fixes des ganglions lymphatiques, dont la substance chromatique se transformerait en hémoglobine.

On a enfin admis que les premiers globules rouges non nucléés succédant aux hématies embryonnaires dérivaient de ces dernières par disparition de leur noyau. Il est probable que le mode de développement des globules rouges non nucléés est partout uniforme, et, à ce point de vue, les recherches des auteurs que nous venons de citer, pour être définitivement admises, mériteraient d'être confirmées.

Si l'on épuise un mammifère par des saignées successives, on constate que le nombre des hématoblastes a considérablement augmenté (*crise hématoblastique* de HAYEM). Les plus petits que l'on aperçoive nettement dans le sang mesurent, d'après POUCHET, une longueur de 2 μ sur une largeur de 1 μ ; à côté d'eux, on en trouve d'autres un peu plus volumineux (3 à 4 μ de long sur 2 à 3 μ de large), et commençant à offrir une légère affinité pour l'hémoglobine ; leur forme est celle d'un ovoïde aplati. Puis, ces corps continuent à grandir, tout en se chargeant d'hémoglobine, jusqu'à dépasser sensiblement en longueur le diamètre d'une hématie normale. A ce moment, l'élément se rétracte suivant son grand axe, se renfle sur ses bords, et tend à prendre la figure discoïde définitive de l'hématie (POUCHET). Il semble donc rationnel d'admettre la transformation progressive des hématoblastes en globules rouges.

Quant à l'origine des hématoblastes eux-mêmes, elle est encore inconnue. Quelques auteurs supposent qu'ils prennent naissance à l'intérieur des leucocytes (HAYEM), tandis que d'autres les considèrent comme des concrétions organiques, d'un ordre particulier, apparues au sein du plasma sanguin (POUCHET). D'après MAUREL (1893), les hématoblastes ne seraient que les noyaux des leucocytes, mis en liberté après la désagrégation du corps cellulaires de ces éléments.

2° Développement des globules blancs. — Les premiers leucocytes n'apparaissent chez l'embryon que postérieurement aux hématies embryonnaires. Ils représentent, comme ces derniers éléments, un produit de différenciation des cellules mésodermiques des germes vasculaires.

Chez l'adulte, leur mode de formation est encore controversé. Ce mode de formation variera, en effet, suivant l'opinion qu'on aura des rapports qui existent entre les différentes formes de leucocytes. Si ces formes correspondent à des variétés d'une même espèce, et si ces variétés dérivent d'un élément commun, le lymphocyte, il n'y aura plus qu'à rechercher comment nait et se transforme ce lymphocyte. Or, les éléments de la rate et des ganglions lymphatiques présentent de nombreux points de rapprochement avec les lymphocytes, et il est permis de supposer que ces éléments, détachés des organes où ils ont pris naissance, sont ensuite entraînés par le courant sanguin ou par le courant lymphatique. Peut-être aussi, comme le pensent quelques auteurs, une partie des lymphocytes serait émise sous la forme de bourgeons par l'endothélium vasculaire, ainsi que le fait semble à peu près démontré pour les leucocytes des séreuses (grand épiploon, p. 372).

Au contraire, si les différentes formes de leucocytes répondent à des espèces distinctes, leur origine ne saurait plus être commune. Et comme, parmi les éléments de la moelle des os, certaines formes sont identiques à certaines espèces de leucocytes, on a admis que les leucocytes granulés (myélocytes) dérivaient du tissu médullaire des os, tandis que les leucocytes non granulés (lymphocytes et gros mononucléaires) provenaient de la rate ou des ganglions lymphatiques. Ajoutons que, dans le sang, les leucocytes se multiplient par voie de division.

En somme, la question de l'origine des leucocytes reste à l'étude, et il faut sans doute en accuser l'extrême mobilité de ces éléments qui, d'une part, sont entraînés par le courant sanguin, et, de l'autre, grâce à leurs mouvements amiboïdes peuvent se déplacer au sein même des tissus où ils ont pris naissance.

ARTICLE II

LYMPHE, CHYLE

Le plasma sanguin transsudé au niveau des capillaires, se combine de proche en proche avec la matière amorphe des tissus conjonctifs, apportant ainsi aux éléments anatomiques les principes nécessaires à leur nutrition et à leur fonctionnement. L'excès de ce plasma sanguin transsudé, c'est-à-dire la partie non utilisée par les éléments anatomiques, à laquelle viennent s'ajouter des matériaux de déchet de ces mêmes éléments, est repris par les vaisseaux lymphatiques, et constitue la *lymphe*. En raison de ce mode d'origine, la composition de la lymphe se rapproche beaucoup de celle du sang.

La lymphe est une humeur fondamentale, incolore ou légèrement ambrée, de réaction alcaline. Elle est constituée par une substance liquide (*plasma lymphatique*) tenant en suspension des éléments anatomiques en tous points identiques aux leucocytes du sang. On peut l'assimiler, comme le sang, à un tissu dont la matière amorphe interposée aux éléments anatomiques serait fluide.

Le plasma lymphatique extrait des vaisseaux lymphatiques se coagule comme le plasma sanguin, seulement la coagulation exige un temps plus long (quinze à vingt minutes après la sortie des vaisseaux), et la quantité de fibrine déposée est moins abondante. Le sérum lymphatique renferme les mêmes substances en dissolution que le sérum sanguin, mais en proportions moins considérables : on a pu ainsi le comparer à du sérum sanguin dilué.

Les leucocytes, au nombre de 8 000 environ par millimètre cube, présentent les mêmes variétés que dans le sang, avec prédominance des lymphocytes.

Pendant la digestion, les lymphatiques de l'intestin charrient une lymphe blanchâtre, à laquelle on a donné le nom de *chyle*. La couleur blanchâtre du chyle est due à la présence de nombreuses gouttelettes de graisse émulsionnée, provenant de l'absorption des substances grasses ; ces gouttelettes, animées de mouvement brownien, sont entourées, d'après H. MÜLLER, par une mince pellicule de substance albuminoïde, ainsi que semble le démontrer l'action de l'acide acétique qui permet leur confluence, en détruisant l'enveloppe d'albumine. Le chyle transporte donc au sang une partie des produits de la digestion.

CHAPITRE VIII

TISSU MUSCULAIRE

Le tissu musculaire, comme les tissus conjonctifs, forme chez les vertébrés une classe spéciale et bien distincte dans l'économie, où il offre toutefois un nombre beaucoup moins grand de variétés. On peut en distinguer trois chez l'homme : le tissu musculaire lisse, le tissu musculaire strié et le tissu musculaire du cœur.

Les dénominations de *muscles de la vie organique* ou de *muscles involontaires* d'une part, et de *muscles de la vie animale* ou de *muscles volontaires* de l'autre, doivent être rejetées de l'anatomie générale, attendu que la répartition des muscles de l'économie suivant leur structure, ne répond en aucune façon à cette classification exclusivement physiologique. C'est ainsi, par exemple, que le muscle cardiaque qui se rapproche par sa structure des muscles volontaires, est exclusivement réservé aux fonctions de la vie végétative, tandis que le muscle ciliaire, rangé au point de vue anatomique dans la même catégorie que les muscles de la vie inorganique, concourt aux fonctions de la vie de relation. La tunique musculeuse du tube digestif est striée chez les arthropodes (écrevisse), et même chez quelques poissons (tanche). D'autre part, les céphalopodes ne possèdent que des muscles lisses parmi lesquels il en est certainement de volontaires.

Les noms de *muscles lisses*, *muscles striés*, pour muscles à éléments lisses, muscles à éléments striés, sont des expressions elliptiques, généralement acceptées, quoique peu satisfaisantes. Les noms de *muscles pâles*, et de *muscles rouges* ne sont pas exacts non plus, puisque le tissu de l'utérus, d'un rouge fort accentué pendant la grossesse, le gésier des oiseaux, sont cependant constitués par des fibres musculaires lisses, et que, d'autre part, chez un grand nombre d'animaux, des muscles analogues par leur structure et par leur mode de contraction aux muscles rouges de l'homme, sont absolument incolores.

ARTICLE PREMIER

TISSU MUSCULAIRE LISSE

Le tissu musculaire lisse est particulièrement dévolu chez l'homme aux fonctions de la vie végétative, mais non exclusivement, puisque le myocarde, ainsi que nous le faisions remarquer plus haut, appartient au groupe des muscles striés.

§ 1. — CARACTÈRES

Laissant de côté les caractères d'ordre secondaire (consistance, réfringence, etc.), nous nous occuperons exclusivement de la structure des muscles lisses, de leur texture et de leur mode de vascularité.

A. — STRUCTURE

L'élément fondamental du tissu musculaire lisse est une cellule allongée découverte par KÖLLIKER (1847) qui lui a donné, en raison de sa forme, le nom de *fibre-cellule*. Les éléments accessoires sont représentés par des éléments conjonctifs.

1° Élément fondamental : fibre-cellule. — Nous examinerons successivement la forme, les dimensions, la composition chimique, et la structure des fibres-cellules.

a. *Forme.* — Les fibres-cellules (fibres lisses, cellules musculaires lisses) affectent, en général, la forme d'un prisme effilé, et atténué en pointe à ses deux extrémités. Dans certains cas, comme dans la paroi de l'utérus gravide, elles sont aplaties, rubanées (fig. 99). Ailleurs, comme dans la tunique musculo-élastique des artères (fig. 100), elles sont irrégulières, à bords déchiquetés, parfois dentelés; leur surface striée suivant la longueur de l'élément, semble garder l'empreinte des éléments élastiques interposés.

Souvent les fibres-cellules, au lieu d'être régulièrement effilées et fusiformes, comme c'est la règle, présentent, soit vers leurs extrémités, soit vers leur milieu, des renflements, des sortes de nodosités plus foncées qui paraissent répondre à des zones de con-

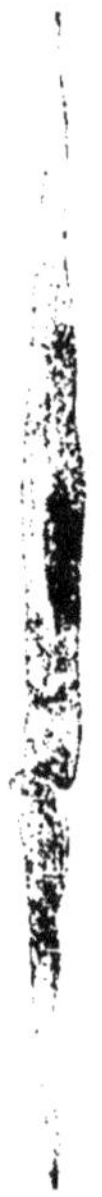

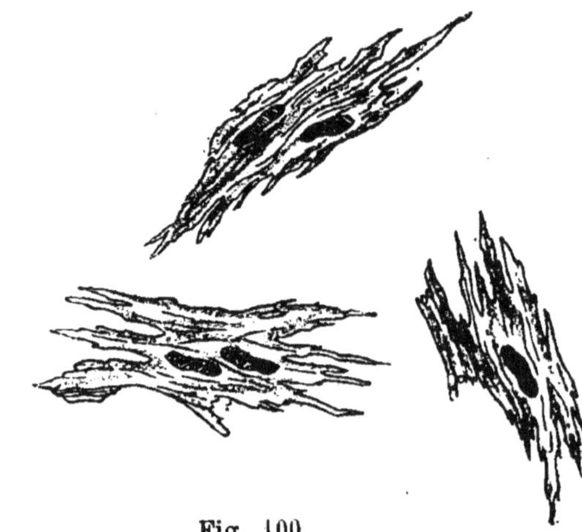

Fig. 99.

Fibre musculaire lisse rubanée de l'utérus gravide, au sixième mois chez la femme (gr. 145/1).

Fig. 100.

Cellules musculaires lisses de la tunique moyenne de l'aorte, d'après RENAUT (gr. 400/1). Figure empruntée à TESTUT.

traction, (p. 217). Il y a d'ailleurs sous ce rapport des variations d'un sujet à l'autre.

b. *Dimensions.* — Les dimensions des fibres-cellules oscillent entre des limites assez grandes. Ces éléments sont en général épais de 5 à 6 μ, mais ils peuvent atteindre 18 μ dans l'utérus gravide. Leur longueur est communément de 50 μ, mais elle s'élève jusqu'à 300 μ dans la vessie, et à 500 μ dans l'utérus pendant la grossesse. L'épaisseur des fibres rubanées de l'utérus ne dépasse pas quelques μ. Ces dimensions varient d'ailleurs suivant l'état de contraction dans lequel se trouvait l'élément, au moment de sa fixation.

c. *Composition chimique, réactions*. — Les fibres-cellules, malgré une forme parfois identique, se différencient nettement des cellules conjonctives fusiformes, par l'action de l'acide azotique étendu qui les durcit et les désagrège, tandis que les cellules conjonctives se gonflent et deviennent transparentes. Sur les pièces fixées par l'alcool et le liquide de Müller, les fibres-cellules se colorent en jaune-orangé par le picrocarmin, et les cellules conjonctives en rose. La teinte rosée du tissu musculaire lisse à l'état normal, paraît tenir à la présence d'une certaine quantité d'hémoglobine combinée avec la substance musculaire ou sarcoplasme. Les fibres-cellules sont susceptibles d'entrer en rigidité cadavérique par coagulation de leurs substances organiques fondamentales (Ch. Robin).

d. *Structure*. — Les fibres-cellules contiennent dans leur portion moyenne un noyau remarquable par sa longueur comparée à son peu de largeur (*noyau en bâtonnet*). Ce noyau est peu ou point visible à l'état frais, et, pour le mettre nettement en évidence, il est nécessaire de recourir à l'action de l'acide acétique qui agit sur les fibres-cellules à peu près comme sur les cellules conjonctives, en gonflant leur corps cellulaire dont il augmente la transparence. Les noyaux des fibres-cellules, traités dans ces conditions, deviennent plus étroits, presque linéaires, souvent légèrement recourbés en S ; ils mesurent à peine 2 μ de largeur sur une longueur de 10 à 12 μ. Certaines fibres-cellules, comme celles des artères peuvent renfermer deux noyaux.

La substance des fibres-cellules est molle, peu réfrangible, transparente, très peu granuleuse, à fines granulations grises. A l'état physiologique, on rencontre, à partir du troisième mois de la grossesse, dans les fibres-cellules de la face interne de l'utérus, un certain nombre de granulations colorées, très réfringentes.

Quand on examine avec soin la constitution des fibres-cellules, on ne découvre à leur surface aucune trace d'enveloppe rappelant celle des fibres striées. Mais leur corps cellulaire présente également une striation longitudinale, en général peu accusée, sauf dans les grosses fibres de l'utérus. Il semble que cette striation résulte de la présence de minces filaments, disposés parallèlement suivant le grand axe de l'élément. Il semble, en outre, que ces *fibrilles musculaires lisses*, s'écartent pour laisser au centre place au noyau ; et, comme la forme de celui-ci est ovoïde, il doit rester à chacune de ses extrémités un espace conique, rempli d'une substance légèrement granuleuse après la mort. On est porté à comparer cette substance à celle qui accompagne les noyaux des fibres striées, et que nous désignerons sous le nom de *substance interfibrillaire*.

La striation longitudinale des fibres-cellules est surtout accusée sur les éléments qui composent la portion lisse du muscle rétracteur des valves chez les Pectinidés. Les fibres-cellules atteignent une longueur de 1,3 à 1,5 millimètre, sur une largeur de 10 μ.

D'après un certain nombre d'auteurs (KULTSCHIZKY, NICOLAS, DE BRUYNE), les fibres lisses contiguës seraient unies les unes aux autres par des ponts intercellulaires analogues à ceux des cellules épithéliales (p. 65).

2° **Éléments accessoires** (éléments conjonctifs). — Les éléments conjonctifs forment de minces cloisons interposées aux faisceaux musculaires primitifs et secondaires. C'est dans l'épaisseur de ces cloisons que se trouve logé le réseau capillaire sanguin.

B. — Texture

Tantôt le tissu musculaire lisse forme dans l'économie des masses importantes, comme dans les parois de l'estomac, de l'intestin, de la vessie, de l'utérus, etc. Tantôt, au contraire, il constitue des muscles extrêmement petits qui peuvent être réduits à quelques fibres-cellules, et dont la présence, dans beaucoup de cas, n'est décelée que par le microscope.

Les muscles lisses volumineux sont formés de faisceaux dont chacun d'eux envisagé séparément est analogue à un de ces petits muscles lisses si répandus dans l'économie. Ces faisceaux mesurent en général de 50 à 200 µ de diamètre. Ils sont uniquement constitués par des fibres-cellules parallèles, juxtaposées, dont les extrémités sont intriquées, engrénées les unes dans les autres ; ces faisceaux se divisent rarement. Aucun capillaire ne dépasse la limite externe des faisceaux, et ne pénètre entre les éléments qui les composent.

A l'intérieur d'un faisceau primitif, les fibres-cellules sont accolées les unes aux autres par simple contact ou attraction moléculaire, sans interposition d'une substance unissante ou ciment intercellulaire. On rencontrerait cependant entre elles, d'après DE BRUYNE (1892) et Ch. GARNIER (1897), mais seulement de distance en distance, des fibres conjonctives qui, s'entrelaçant les unes avec les autres, détermineraient une sorte de système trabéculaire ne formant jamais des cloisons continues entre les fibres-cellules.

Ordinairement, dans les gros muscles pâles, plusieurs faisceaux primitifs se réunissent, séparés par de minces cloisons conjonctives plus ou moins riches en fibres élastiques, pour constituer des faisceaux secondaires. Ces faisceaux secondaires ont environ de 250 à 500 µ de diamètre, mais ils peuvent être beaucoup plus larges.

C. — VASCULARITÉ ET INNERVATION

Les capillaires sanguins forment en général, dans les cloisons qui séparent les faisceaux primitifs, un réseau à mailles allongées, presque rectangulaires, et dont le grand diamètre est parallèle à l'axe des faisceaux primitifs. Les muscles lisses sont en somme peu vasculaires. Dans les parois de l'intestin, la vascularité des deux couches musculaires, est moindre que celle de la muqueuse, et que celle de la couche conjonctive sous-péritonéale qui les enveloppe.

La contractilité des fibres-cellules qui composent les muscles lisses est généralement sous la dépendance immédiate du grand sympathique, c'est-à-dire de nerfs ne transmettant point d'excitation volontaire. Il peut cependant y avoir des exceptions, tenant à certaines connexions anormales entre les fibres nerveuses qui se rendent à un muscle lisse, et les centres volontaires.

C'est ainsi que certaines personnes peuvent volontairement accommoder leur œil, en contractant ou en relâchant leur muscle ciliaire. Les muscles qui redressent les plumes des oiseaux, et qui sont aussi des muscles lisses, paraissent de même être soumis à la volonté de l'animal.

Nous étudierons le mode de distribution et de terminaison des fibres nerveuses dans les muscles lisses, avec les terminaisons nerveuses en général (p. 352).

§ 2. — PROPRIÉTÉS

Les fibres lisses jouent un rôle important dans la plupart des actes réflexes concourant aux fonctions de nutrition. Elles interviennent dans un nombre considérable de phénomènes vitaux où les physiologies modernes ont bien étudié leur influence, surtout depuis les travaux de CLAUDE BERNARD sur le sympathique cervical, de LUDWIG et de CLAUDE BERNARD sur la corde du tympan et la glande sous-maxillaire. La rougeur ou la pâleur qui montent au visage, l'érection, le dressement des cheveux sur la tête, l'effilement du nez, le facies hippocratique, etc., sont autant de manifestations sensibles de l'action des fibres-cellules.

1° Développement. — Le développement des fibres-cellules peut être suivi dans les parois de l'intestin mieux que partout ailleurs. Ces fibres dérivent, partout où on les rencontre, des cellules mésodermiques, mais sans offrir à l'origine l'espèce de condensation qui distingue de si bonne heure le tissu formé par les cellules dont dérivent les fibres striées. La couche circulaire de l'intestin est reconnaissable, chez l'homme, dès le deuxième mois de la vie embryonnaire.

Les cellules mésodermiques qui vont donner naissance aux fibres-cellules, s'allongent progressivement, et s'effilent à leurs deux extrémités, mais leur noyau reste indivis contrairement à ce qu'on observe pour les *myoblastes* qui évoluent en fibres musculaires striées (p. 235). D'autre part, les fibres lisses n'atteignent jamais une longueur aussi considérable que les fibres striées, et ce n'est que sur les formes les plus développées, comme dans l'utérus gravide par exemple, qu'on aperçoit nettement une striation longitudinale indiquant un commencement de fibrillation. En somme, les fibres lisses sont des éléments homologues des fibres striées, avec cette différence que les myoblastes n'ont pas atteint leur complet développement.

2° Contractilité. — La *contractilité* des fibres-cellules est soumise aux mêmes lois générales que celle des fibres striées : elle se manifeste de même par une diminution en longueur, et par un accroissement en épaisseur. Toutefois la contraction, quel que soit l'agent qui l'ait produite, est toujours lente et se continue après que l'excitant a cessé d'agir ; elle est périodique. La diminution en longueur est plus considérable que dans les muscles striés. La contraction se propage le long de l'organe musculaire sous forme d'onde (*contraction péristaltique*) qui parcourt de 20 à 30 millimètres par seconde (ENGELMANN).

La contraction, malgré sa lenteur, paraît en général affecter l'élément dans toute son étendue à la fois ; il est vraisemblable cependant que les nodosités signalées souvent sur la longueur des fibres-cellules (p. 212) sont des sortes d'ondes fixées analogues à celles qu'on observe sur les faisceaux striés (p. 238).

Le froid influe par voie réflexe sur les fibres-cellules, et provoque directement leur contraction qui se traduit, entre autres effets, par la *chair de poule* (BROWN-SÉQUARD, 1849). L'atropine a une action toute contraire, et les paralyse, sans qu'on sache encore si c'est par l'intermédiaire du système nerveux, bien qu'il y ait lieu de supposer qu'il s'agit encore dans ce cas d'un phénomène réflexe. On n'est pas plus avancé sur le mode d'action de l'ésérine qui semble au contraire provoquer la contraction énergique des fibres-cellules que relâche l'atropine.

ARTICLE II

TISSU MUSCULAIRE STRIÉ

Le terme strié répond à une particularité de structure qui n'est visible qu'au microscope. Les muscles qu'on peut ranger sous cette dénomination constituent chez l'homme la totalité des organes contractiles soumis à l'action de la volonté.

§ 1. — CARACTÈRES

Le tissu musculaire strié présente habituellement une coloration rouge qui permet de le différencier à l'œil nu du tissu musculaire lisse. Il est élastique, c'est-à-dire qu'il tend à revenir sur lui-même, quand il a été allongé. Il est extensible à la manière des substances organiques, c'est-à-dire que par l'addition successive d'un poids de même valeur, il s'allonge de moins en moins, jusqu'à une limite où l'allongement se réduit à 0.

A. — STRUCTURE

Les muscles striés sont essentiellement formés, comme on peut le voir sur la viande bouillie, de minces filaments dits *fibres striées* (SCHWANN, 1838), en raison de l'aspect qu'ils présentent sous le microscope. Ces fibres se retrouvent avec une constitution à peu près identique chez tous les vertébrés et chez les articulés où elles offrent de remarquables facilités pour l'étude. A ces fibres, viennent s'ajouter comme parties accessoires, des éléments du tissu conjonctif agencés sous forme de cloisons (p. 232).

Ainsi que nous le verrons plus loin (p. 235), chaque fibre musculaire striée résulte de l'évolution d'une cellule musculaire dans le corps cellulaire de laquelle se sont différenciées des fibrilles. Au cours de cette évolution, le noyau de la cellule initiale peut rester unique ou au contraire se fragmenter par voie de division successive, en un grand nombre de noyaux qui se répartissent sur toute la longueur de la fibre striée. La fibre striée présente ainsi deux variétés principales : 1° la fibre uninucléée ; 2° la fibre multinucléée.

1° — *Fibre striée uninucléée.*

Chez certains lamellibranches, le muscle adducteur des valves, ainsi que l'a montré LEBERT dès 1850, est formé en partie par du tissu musculaire strié (grosse portion, portion striée de l'adducteur). Ce tissu musculaire se laisse dissocier en longues fibres rubanées qui se terminent en pointe à leurs deux extrémités ; elles mesurent une longueur de 1,5 à 2 millimètres sur une largeur de 12 à 20 μ, avec une épaisseur de 2 à 3 μ. Chacune de ces longues fibres présente des stries transversales nettement accusées, et l'on peut reconnaître par un grossissement suffisant que ces stries sont formées par l'alternance régulière de parties claires et sombres (BLANCHARD, 1888 ; TOURNEUX et BARROIS, 1888 ; ROULE, 1888). Vers le milieu de la fibre, et sur l'une des faces, on remarque un noyau ovalaire de 9 μ. entouré d'une petite quantité de substance granuleuse non striée. Il n'existe pas de membrane d'enveloppe comparable à celle des fibres striées multinucléées.

Les éléments que nous venons de décrire sommairement sont donc des cellules allongées et étirées en forme de fibre. Elles méritent par la suite le nom de fibres-cellules, seulement ces fibres-cellules, au lieu d'être lisses, comme dans les muscles involontaires, sont striées. Elles forment la transition entre les fibres lisses et les fibres striées multinucléées.

2° — *Fibre striée multinucléée.*

Nous passerons successivement en revue les différents caractères des fibres striées, renvoyant pour leurs propriétés à celles du tissu musculaire avec lesquelles elles se confondent.

1° Forme. — Les fibres striées affectent la forme de cylindres ou de prismes terminés en pointe mousse à leurs deux extrémités. Les arêtes de ces prismes, au nombre de 4, 5 ou 6 en général, sont plus ou moins accusées, si bien que l'on peut rencontrer toutes les formes intermédiaires entre la fibre régulièrement cylindrique, et la fibre prismatique.

Les fibres striées sont généralement indépendantes dans toute leur longueur. Toutefois on peut trouver une fibre qui se divise à l'une de ses extrémités, ou se soude avec une autre plus ou moins obliquement (fig. 101). Les fibres striées de la langue de

la grenouille et du lapin sont souvent ramifiées à leur extrémité périphérique.

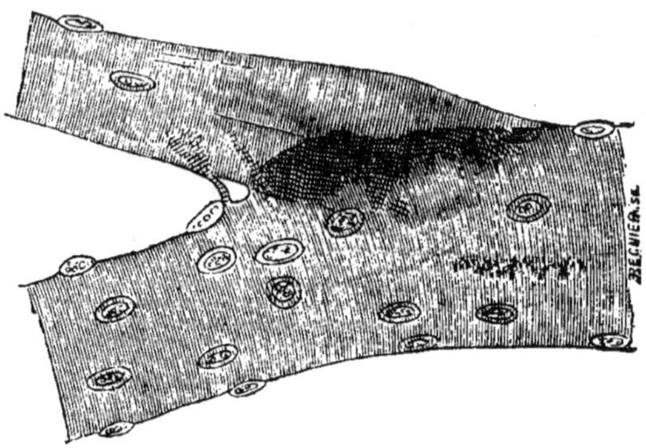

Fig. 101.

Deux fibres striées anastomosées chez l'axolotl, d'après Pouchet
et Tourneux (gr. 250/1).

2° Dimensions. — Les dimensions des fibres striées diffèrent
selon les animaux, et chez le même animal, selon les organes
envisagés ; elles sont toujours considérables. Leur longueur est
en moyenne de 3 centimètres, mais elle peut atteindre jusqu'à
12 centimètres dans le muscle couturier de l'homme. Les fibres
striées ne s'étendent donc pas d'une insertion musculaire à l'autre,
sauf dans les petits muscles, comme les muscles de l'œil et les
muscles intercostaux.

Leur épaisseur varie de 15 μ à 150 μ. Les fibres sont en général
étroites chez les oiseaux, où le système musculaire paraît atteindre son maximum de développement ; elles sont très larges,
au contraire, chez l'écrevisse. Chez l'homme et chez les mammifères, elles sont plus étroites dans la langue que dans les muscles
des membres.

3° Couleur. — Les muscles de l'homme prennent après la
naissance une coloration rouge qui n'est pas due au sang : cette
coloration persiste alors que les capillaires sont absolument
vides : elle est propre à la substance musculaire (Kühne). On
admet toutefois qu'elle est due à la combinaison avec celle-ci

d'une faible proportion d'hémoglobine, présentant à l'analyse spectrale tous les caractères de l'oxyhémoglobine.

La coloration des muscles varie considérablement selon l'état de santé ou de maladie, selon les espèces animales, selon les muscles chez la même espèce, enfin, selon l'âge qui a une influence bien connue. Les muscles sont incolores pendant une grande partie de la vie embryonnaire, et deviennent progressivement rouges. Nous reviendrons sur la coloration des muscles, qui coïncide généralement avec des différences structurales, à propos des muscles envisagés en tant qu'organes (p. 867).

4° Composition chimique. — Les fibres musculaires striées broyées et comprimées, laissent transsuder un liquide, le *suc musculaire* (plasma musculaire ou myoplasme) qui se coagule spontanément en formant un caillot. Ce caillot comprend une partie solide qui se rétracte, la *fibrine musculaire* ou *myosine* (KÜHNE), et un liquide exprimé, le *sérum musculaire*. La coagulation de la myosine paraît se produire dans des conditions analogues à celles de la fibrine du sang, c'est-à-dire qu'elle a lieu également sous l'influence d'un ferment, le *myosin-ferment*. Le sérum musculaire renferme des albumines solubles (myo-albumine), et, en plus, de la créatine, de la créatinine, de l'inosite, du glycogène et de l'acide lactique, etc.

La coagulation de la myosine nous rend compte de la *rigidité* d'un muscle soustrait à l'apport du sang artériel. Cette rigidité se produit après la mort sur le cadavre entier ; elle prend alors le nom de *rigidité cadavérique*. La température, l'état de fatigue ou de dénutrition, influent sur la rapidité avec laquelle apparaît la rigidité cadavérique, aussi bien que sur la durée de celle-ci. La décomposition cadavérique ne commence que quand cesse la rigidité.

5° Striation des fibres. — Si l'on examine au microscope une fibre musculaire prise sur un animal vivant ou peu après la mort, dans un liquide neutre tel que du sérum, on constate qu'elle présente une double striation (fig. 102). Transversalement, on aperçoit des bandes alternativement claires et foncées très marquées sur certains muscles, et qui ont fait donner leur nom aux fibres découvertes par Leeuwenhoek, et aux muscles qu'elles composent : ce sont les *stries* proprement dites.

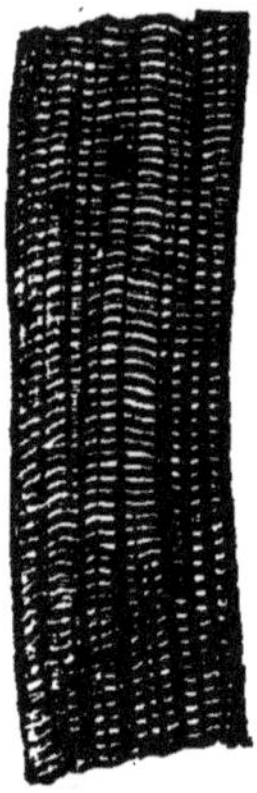

Indépendamment de ces stries transversales presque toujours très nettes, très visibles, on remarque encore des lignes longitudinales perpendiculaires aux premières, et qu'on désigne sous le nom de *stries longitudinales*.

Nous allons étudier en détail chacune de ces striations, en commençant par la striation longitudinale.

a. *Striation longitudinale.* — Les stries longitudinales (fig. 102) se présentent ordinairement comme des lignes grisâtres, sans épaisseur appréciable. Elles sont rectilignes, parallèles et se montrent aussi bien dans la profondeur du faisceau strié qu'à sa surface. Elles varient selon les régions du corps, et selon les individus. En général, les stries longitudinales sont abondantes dans les muscles qui travaillent beaucoup, comme ceux des bras, des jambes chez l'homme; leur écartement varie de 2 μ à 3 μ.

Fig. 102.

Fibre musculaire montrant des stries transversales et longitudinales (d'après Pouchet).

Certains réactifs exagèrent en quelque sorte la striation longitudinale des faisceaux striés; ce sont, en général, tous les réactifs qui durcissent la substance musculaire, comme l'alcool, l'acide chromique, etc. Mais en même temps, ces réactifs décomposent les fibres en une série de *fibrilles* à bords nets, rectilignes, qu'il serait difficile d'obtenir isolées dans toute autre circonstance. L'épaisseur de ces fibrilles n'atteint pas 1 μ, sur la plupart des muscles des vertébrés. Par conséquent, les stries longitudinales distantes de 2 à 3 μ ne sauraient répondre aux lignes de juxtaposition des fibrilles. Comme nous le verrons plus loin, elles ne sont que la projection optique de cloisons séparant des groupes ou fascicules de fibrilles, et formées d'une substance distincte. La fibre musculaire striée résultant ainsi de l'association d'un grand nombre de fascicules, est elle-même un faisceau :

c'est le *faisceau musculaire primitif* (Fontana, 1787), bien que cette désignation conviendrait mieux aux fascicules de fibrilles.

b. *Striation transversale.* — Les stries transversales persistent après la mort, et s'accentuent par l'action de certains réactifs (eau, acide chlorhydrique dilué, potasse, soude, suc gastrique, etc.). Leur espacement est en général de 1 à 2 μ, mais il diffère selon le muscle que l'on considère, et selon l'état de relâchement ou de contraction où était celui-ci, quand il a été frappé de mort.

Pour se rendre compte de la signification de ces stries, il convient de recourir à l'étude des fibres striées dissociées après durcissement dans l'alcool ou dans l'acide chromique. Sur des fibrilles isolées de cette façon, et colorées ensuite au carmin ou mieux à l'hématéine, on peut constater l'alternance des parties foncées et des parties claires dont nous avons déjà parlé. C'est l'alternance de ces diverses parties claires et foncées des fibrilles qui produit l'aspect strié de la fibre musculaire. Si, dans plusieurs fibrilles juxtaposées, les parties claires et foncées de chacune se correspondent exactement, l'ensemble paraîtra strié. Si l'on vient, au contraire, à détruire par la pression les rapports naturels des fibrilles, l'aspect strié est remplacé par un pointillé spécial qui résulte du manque de rapport entre les parties similaires : la fibre paraît granuleuse

Ces stries transversales comme toutes les stries observées sur des préparations convenablement disposées, donnent lieu au phénomène des réseaux. Ce phénomène se manifeste également sur les viandes bouillies, telles que le jambon, quand on pratique avec un instrument bien tranchant des coupes d'une obliquité donnée à la direction des fibres. Il se traduit alors par un aspect irisé bien connu.

Si, au lieu de faire durcir un faisceau strié, on le soumet à l'action de l'acide chlorhydrique étendu, ou si même on le laisse tout simplement macérer dans l'eau pendant un temps suffisant, il ne se divise plus comme dans les réactifs durcissants en fibrilles longitudinales. On le voit se séparer en disques perpendiculaires à l'axe de la fibre, parallèlement, par conséquent, aux stries transversales. dont certaines marquent le lieu où se fait cette séparation (fig. 103). C'est ce qu'on appelle les *disques de Bowman*, du nom de l'anatomiste anglais qui les a décrits le premier (1840).

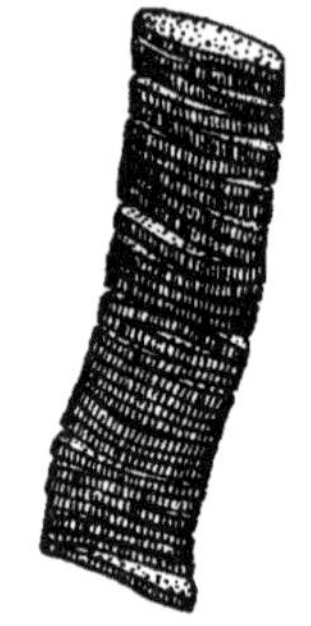

Fig. 103.
Fragment d'une fibre musculaire décomposée en disques de Bowman (d'après Tes-tut).

Cette décomposition de la fibre musculaire en disques transversaux résulte d'un partage qui se fait dans les fibrilles, au niveau des parties claires, tandis que les parties sombres restent, au contraire, unies latéralement. Les disques de Bowman ne sont qu'un artifice de préparation propre à nous renseigner sur les rapports des parties constitutives du faisceau strié, et sur la nature des réactions de la substance des fibrilles; ils n'ont qu'une importance secondaire au point de vue de l'idée qu'il convient de se faire d'un faisceau strié, et des fibrilles qui le composent.

6° Structure. — Les fibres striées présentent à étudier : 1° une membrane d'enveloppe mince et élastique; 2° des fibrilles musculaires; 3° une substance homogène finement granuleuse, interposée aux fascicules de fibrilles, et englobant de nombreux noyaux musculaires.

A. Sarcolemme. — La substance contractile striée, est enveloppée dans tous les muscles excepté le cœur, par une mince gaine qui a reçu le nom de *myolemme* ou de *sarcolemme* (fig. 104). Celle-ci joue un rôle tout à fait passif ; elle se distend latéralement, quand la fibre augmente de diamètre pendant la contraction; elle s'allonge, quand la fibre revient à sa longueur primitive.

Les dimensions du sarcolemme varient naturellement comme la fibre qu'il embrasse; son épaisseur est moindre que 1 μ. Il forme une membrane transparente, élastique, beaucoup plus résistante que la masse qu'elle contient. C'est ainsi que l'eau et les acides dilués ne la modifient pas sensiblement, tandis qu'ils agissent plus ou moins rapidement sur la substance intérieure contractile. Cette membrane se distingue toutefois par ses caractères chimiques de la substance des fibres élastiques, dont elle partage simplement les caractères physiques. La potasse à 40 p. 100 (RANVIER), le suc gastrique la dissolvent facilement, tandis que ces substances sont sans action sur les fibres élastiques.

A l'état normal, le sarcolemme est dans la plupart des cas immédiatement appliqué contre le contenu demi-solide de la fibre, et, comme son indice de réfraction diffère peu de celui de la substance du faisceau, il n'est pas visible. Pour le mettre en évidence, il faut avoir recours à certains artifices de préparation. Si l'on dissocie dans une goutte d'eau, des fibres musculaires à l'état frais, l'eau pénètre par endosmose sous le sarcolemme, et le soulève par places. On voit encore très bien le sarcolemme sur certaines préparations où la substance striée, légèrement durcie, s'est rompue à l'intérieur de la membrane, et a laissé, entre les deux bouts, un espace où le sarcolemme reste vide (fig. 104).

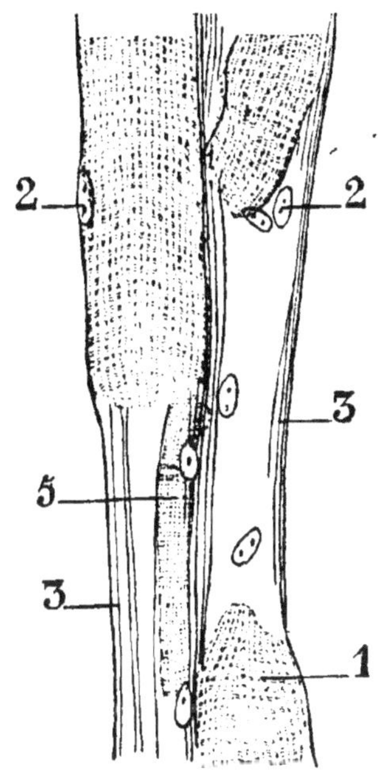

Fig. 104.

Deux fibres musculaires du grand adducteur du chien, rompues et montrant le sarcolemme entre les tronçons de substance contractile, d'après RANVIER (gr. 270/1). Figure empruntée à TESTUT.

1, substance contractile. — 2, noyaux musculaires. — 3, sarcolemme. — 5, couche mince de substance contractile restée adhérente au sarcolemme.

B. NOYAUX MUSCULAIRES, SARCOPLASME, CHAMPS DE COHNHEIM, COLONNES MUSCULAIRES. — On découvre, à l'intérieur du sarcolemme, des noyaux ovalaires en nombre plus ou moins considérable, logés dans des sortes de lacunes de la substance contractile. Chez les mammifères, ces noyaux sont relégués presque exclusivement à la périphérie de la substance contractile entre elle et le sarcolemme (fig. 105). Chez les reptiles, les batraciens, les poissons et les crustacés, ils sont épars dans toute l'épaisseur de la fibre (fig. 106); enfin, dans certains muscles d'insectes, les noyaux sont disposés en une seule ou en plusieurs files plongées dans la substance musculaire, et orientées suivant la longueur des fibres. Chez l'homme, les noyaux appliqués contre le sarcolemme, sont légèrement aplatis. Ils mesurent environ 10 μ de long sur 4 à 5 μ de large, et renferment un à deux nucléoles brillants ; leur grand axe est parallèle à celui de la fibre.

Les noyaux musculaires sont englobés dans une quantité plus ou moins considérable d'une substance granuleuse, qui se prolonge dans l'épaisseur de la fibre, sous forme de minces cloisons enveloppant et séparant des groupes ou fascicules de fibrilles. Cette substance qui représente la portion non différenciée en fibrilles du protoplasma de la cellule

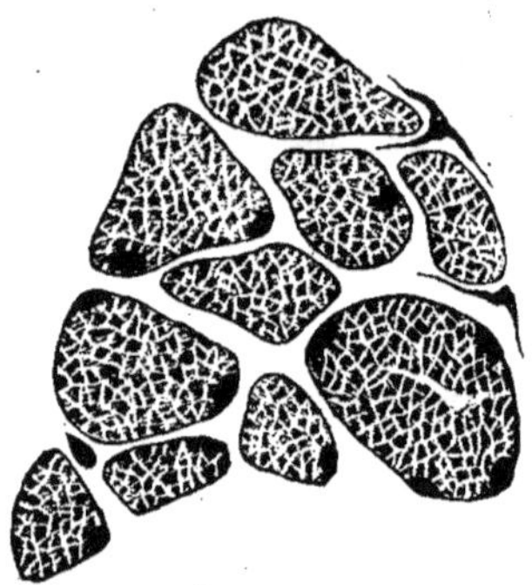

Fig. 105.

Fibres musculaires striées d'un mammifère vues sur la coupe transversale (d'après KLEIN). La substance contractile se trouve fragmentée en champs de Cohnheim ; les noyaux sont marginaux.

musculaire primitive, a reçu le nom de *protoplasma musculaire* ou de *sarcoplasme* (SIEBOLD). Elle semble avoir été indiquée pour la première fois par LEBERT (1850) sous la désignation de *substance intermédiaire*.

Si l'on examine la coupe transversale d'une fibre musculaire, où le sarcoplasme est relativement abondant, comme chez l'écrevisse, on aperçoit une mosaïque formée de petites figures polygonales pouvant avoir 3 μ environ, séparées par des lignes plus foncées ou plus brillantes, selon la manière dont on fait jouer la lumière sur la préparation. Ces figures portent le nom de *champs de Cohnheim* (1865). La substance interposée aux champs de Cohnheim, et figurant sur la coupe transversale les lignes plus ou moins foncées qui délimitent ces champs, se continue superficiellement avec la mince couche de sarcoplasme enveloppant toute la surface du faisceau strié, au-dessous du sarcolemme. Par places, on découvre entre deux ou plusieurs champs de Cohnheim, dans l'épaisseur des travées qui les séparent, des amas granuleux au centre desquels on distingue de petits corps sphériques en apparence, mais qui ne sont autres que les noyaux musculaires ovoïdes se présentant par l'extrémité de

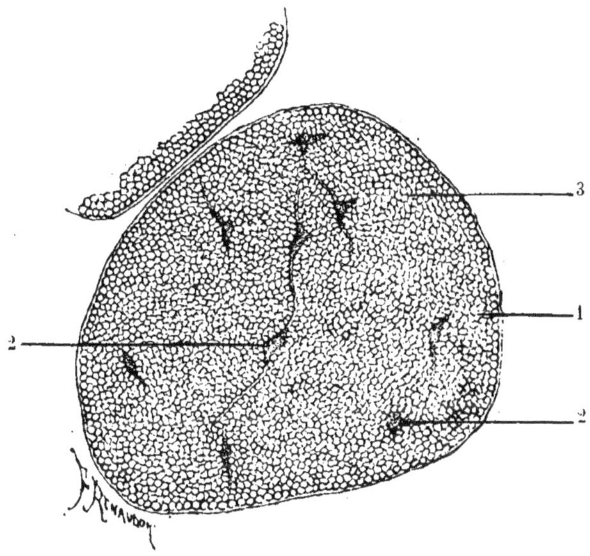

Fig. 106.

Coupe transversale d'une fibre musculaire de la grenouille, d'après RANVIER (gr. 625/1). Figure empruntée à TESTUT.

1, sarcolemme. — 2, noyaux musculaires. — 3, substance contractile fragmentée en champs de Cohnheim.

leur grand axe. Nous avons indiqué que, chez les crustacés, les noyaux musculaires n'étaient pas marginaux, mais épars dans la substance contractile.

Sur la coupe longitudinale, l'aspect est tout différent. On n'aperçoit que des stries longitudinales foncées, espacées de 2 à 3 μ, qui divisent la fibre musculaire en bandelettes longitudinales.

L'examen comparatif des coupes transversales et longitudinales, et mieux peut-être l'examen des coupes obliques, nous apprend que les champs de Cohnheim des coupes transversales et les bandelettes des coupes longitudinales, ne sont que des aspects différents d'une même disposition anatomique. Le sarcoplasme envoie dans l'épaisseur de la fibre musculaire des cloisons longitudinales qui s'anastomosent entre elles et décomposent cette fibre en une multitude de colonnettes prismatiques (*cylindres primitifs*, LEYDIG ; *colonnes musculaires*, KÖLLIKER).

D'un autre côté, il est facile de s'assurer, en comparant le diamètre des champs de Cohnheim avec celui des fibrilles isolées, telles qu'on les obtient par les réactifs durcissants, que chaque champ ne correspond pas à la coupe d'une seule fibrille, mais bien à un faisceau de fibrilles. Celles-ci, *fibrilles musculaires* ou *fibrilles primitives*, seraient donc disposées à l'intérieur de chaque faisceau strié, en un certain nombre de petits faisceaux qui ne sont autres que les *colonnes musculaires*, que séparent des cloisons plus ou moins épaisses de sarcoplasme.

C. FIBRILLES MUSCULAIRES. — Nous avons vu que les fibrilles isolées après action de l'alcool ou de l'acide chromique (*fibrilles primitives*), étaient formées par la succession de parties alternativement claires et sombres, désignées indifféremment sous les noms de *disques* ou de *bandes*. Pour éviter toute confusion, nous réserverons le nom de disques aux stries obscures, et celui de bandes aux stries transparentes. Avec un grossissement assez fort, on remarque que chaque bande claire se trouve habituellement divisée en deux moitiés par une strie transversale mince et opaque, représentant, suivant la terminologie que nous avons adoptée, un disque mince (*ligne opaque*, AMICI ; *strie d'Amici*). La fibrille musculaire sera ainsi formée par la succession régulière des différents disques et bandes suivantes : un disque mince, une bande claire (moitié de la large bande claire cloisonnée par le disque mince), un disque large, une bande claire, un nouveau disque mince, une bande claire, et ainsi de suite (fig. 107). Les segments de la fibrille compris entre deux disques minces, subissent pendant la contraction des modifications importantes (p. 244), et qui se reproduisent avec des caractères constants d'un segment à l'autre. On a pu ainsi considérer chaque partie de la fibre limitée par deux disques minces, comme représentant une unité élémentaire appelée par Merkel (1870) *élément musculaire*, et par Frédéricq (1873-74) *segment musculaire*.

Comme les segments musculaires ont surtout été étudiés sur les fibrilles musculaires des insectes, où ils atteignent des dimensions relativement considérables, nous les décrirons sur les muscles des ailes et sur les muscles des pattes de l'hydrophile et du dytique.

a. *Fibrilles des muscles des ailes des insectes.* — Les muscles qui font mouvoir les ailes des insectes appartiennent à la catégorie des muscles vibrants (p. 869). Dans ces muscles, le sarcolemme n'existe pas, ou se trouve représenté par une pellicule extraordinairement mince, comme chez l'hydrophile. D'autre part, le sarcoplasme est abondant, et renferme de nombreuses granulations et gouttelettes plus ou moins colorées en jaune, qui donnent parfois aux muscles des ailes une teinte jaunâtre (*muscles jaunes*). Le sarcoplasme semble s'insinuer entre de grosses fibrilles musculaires, et les isoler complètement les unes des autres. En réalité, les fibrilles que l'abondance de la substance intermédiaire permet facilement de dissocier, ne répondent pas à des fibrilles primitives, ainsi que le fait a été indiqué depuis longtemps, mais bien à des fascicules dont les fibrilles sont intimement soudées entre elles. Pour s'en convaincre, il suffit d'écraser et d'étaler avec la pointe d'une aiguille, l'une de ces fibrilles, pour la voir se décomposer en une quinzaine au moins de fibrilles primitives répondant à celles des vertébrés.

Quoi qu'il en soit, les fibrilles (en réalité les fascicules) des muscles jaunes des insectes, affectent une forme assez régulièrement cylindrique, et mesurent un diamètre de 2, 5 à 4 μ. La longueur des segments musculaires varie proportionnellement de 5 à 8 μ. Nous décrirons ceux-ci à l'état de repos, et successivement nous les envisagerons soumis à une tension modérée et à une tension exagérée.

α) *Tension modérée.* — Les segments musculaires présentent la structure que nous avons indiquée plus haut : limités à leur deux extrémités par un disque mince, ils sont cloisonnés transversalement par un disque large. Celui-ci à son tour offre en son milieu une partie plus claire, se colorant moins fortement que le reste de la strie par le carmin et par l'hématéine. Cette portion médiane est connue sous le nom de *strie de Hensen* (1868-69). .

β) *Tension exagérée*. — Tout autre est l'aspect du disque large

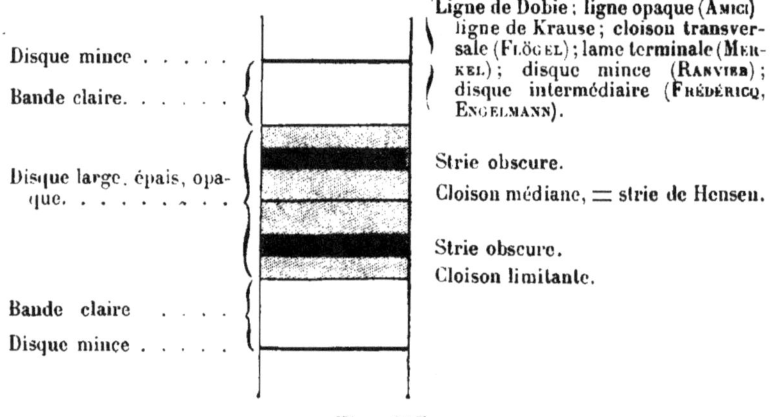

Fig. 107,

Segment musculaire d'une fibrille des muscles jaunes du dytique, à l'état de repos (tension exagérée). Représentation schématique.

sur les fibrilles fortement étirées. Il semble que l'extension exagérée des fibrilles écartant mécaniquement les parties constitutives des segments musculaires, ait mis en évidence certains détails que ne montrent point ces fibrilles modérément tendues. La substance foncée du disque épais s'est en grande partie condensée en deux stries obscures dirigées transversalement, et plus ou moins espacées, mais n'occupant plus les extrémités mêmes du disque large qui les déborde dans une étendue variable (fig. 107). La limite du disque large est indiquée par une sorte de cloison transversale mince et foncée, que l'on peut désigner sous le nom de *cloison limitante*, et qui paraît répondre à la *raie pseudo-accessoire* de RAMÓN Y CAJAL (1888).

L'espace compris entre chaque strie obscure du disque large, et chaque cloison limitante est occupé par une substance tantôt claire, transparente, tantôt légèrement foncée, mais en général moins colorée que la substance interposée aux deux stries obscures. Cette dernière laisse entrevoir en sa portion moyenne une cloison transversale sous forme d'une strie fine et nette qui se rapproche par son aspect des cloisons limitantes : cette cloison répond à la *lame médiane* de MERKEL (1870-71).

b. *Fibrilles des muscles des pattes des insectes.* — Les muscles des pattes se rapprochent par leur structure des muscles des vertébrés : les fibres striées sont de même enveloppées par le sarcolemme. Ce qui différencie surtout les segments musculaires de ces fibrilles d'avec ceux des muscles analogues, c'est la présence, au voisinage des disques minces qui les limitent, d'une strie étroite, légèrement obscure, granuleuse, mais ne se confondant pas avec le disque mince dont elle reste séparée par un trait clair toujours appréciable. Il résulte de cette disposition que chaque disque mince se trouve compris entre deux zones obscures, étroites, désignées par FLÖGEL (1872) sous le nom de *zones granuleuses* (disques accessoires, FRÉDÉRICQ (1873-74).

7° Observation des muscles à la lumière polarisée. — BRÜCKE (1858), en observant des muscles à la lumière polarisée, vit que certaines parties des fibrilles primitives, celles qui se présentent foncées à la lumière transmise, jouissent de la double réfraction, qu'elles sont en d'autres termes biréfringentes ou *anisotropes*, tandis qu'au contraire les parties transparentes sont monoréfringentes ou *isotropes*.

Pour observer les propriétés optiques de la substance musculaire, le plus simple est d'étudier des faisceaux striés entiers de l'hydrophile, préparés soit dans la glycérine, soit, de préférence, dans le baume. La réaction sous l'influence de la lumière polarisée, n'est toutefois très nette que pour l'état de repos. Sur les fibrilles au repos, et les nicols étant croisés, la bande obscure d'une part, le disque mince de l'autre s'éclairent nettement, tandis que les zones claires à la lumière ordinaire, restent absolument invisibles et se confondent avec le fond noir. Le muscle contracté ne donne plus des indications aussi nettes : tantôt, on a des espaces clairs larges alternant avec des espaces plus petits obscurs, c'est-à-dire une disposition rappelant la précédente: tantôt, au contraire, les espaces clairs sont étroits, alternant avec des espaces larges obscurs. Mais en même temps, on constate qu'aucune partie de la fibre contractée ne s'identifie avec le fond, et n'atteint pas l'invisibilité complète, comme cela arrive sur la fibre au repos. Il y a seulement différence d'intensité : la partie la mieux éclairée est le disque mince, puis vient la région avoisinant la lame médiane de Merkel, qui s'estompe à partir de celle-ci.

Nous verrons plus loin (p. 241 et suiv.) les déductions tirées par les auteurs de cet examen à la lumière polarisée, au point de vue du mécanisme intime de la contraction.

B. — TEXTURE

Les faisceaux primitifs striés se réunissent au nombre de 60 à 75 (Ch. ROBIN), pour constituer des *faisceaux secondaires*, que séparent des cloisons de tissu conjonctif, auxquelles on est convenu de donner le nom de *périmysium interne*. Les faisceaux striés constituant le faisceau secondaire, sont prismatiques par pression réciproque ; ils ne sont séparés que par des capillaires et par quelques cellules conjonctives anastomosées.

Les faisceaux secondaires de forme également prismatique, sont le plus souvent parallèles, mais peuvent se croiser à angle droit, comme dans la langue ; leur épaisseur varie d'un demi à un millimètre. Ils sont réunis à leur tour en groupes plus ou moins volumineux, *faisceaux de troisième ordre* ou *faisceaux tertiaires*, séparés par des cloisons plus épaisses de tissu conjonctif (fig. 108). Ces cloisons logent les troncs vasculaires et les troncs nerveux de l'organe, et, de plus, une notable proportion de cellules adipeuses, au moins dans certains muscles, comme le grand fessier, par exemple. Dans les muscles très volumineux, les faisceaux tertiaires peuvent être associés eux aussi en faisceaux plus considérables, *faisceaux de quatrième ordre*.

Enfin la masse charnue entière est enveloppée d'une couche de tissu lamineux, à laquelle toutes les cloisons, dont nous venons de parler, se rattachent de près ou de loin ; en sorte que ces cloisons peuvent être considérées comme les prolongements et les

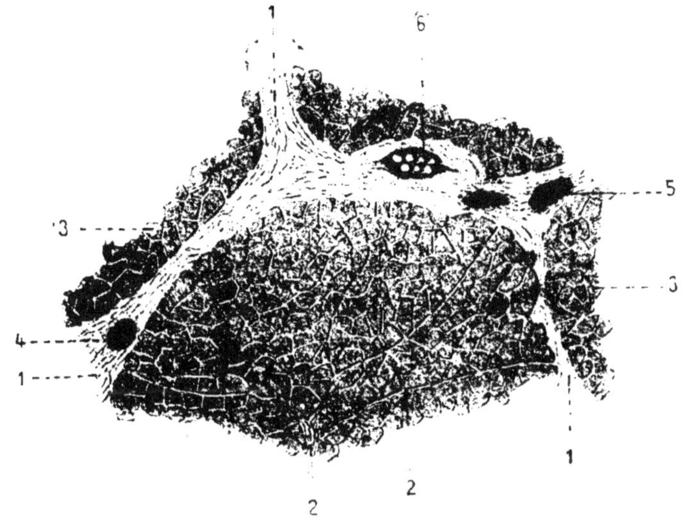

Fig. 108.

Coupe transversale d'un fragment du muscle splénius,
sur un supplicié (gr. 50/1).

1, cloisons de troisième ordre séparant les faisceaux tertiaires. — 2, cloisons de deuxième ordre séparant les faisceaux secondaires. — 3, fibres musculaires. — 4, faisceau nerveux. — 5, vaisseau sanguin. — 6, amas de vésicules adipeuses.

dépendances de cette gaine périphérique désignée sous le nom de *périmysium externe*.

C. — Vascularité et innervation

Les muscles reçoivent des branches artérielles nombreuses, qui s'enfoncent dans l'épaisseur des cloisons de troisième ordre. Ces branches se ramifient successivement dans les cloisons de troisième et de deuxième ordre, puis elles pénètrent à l'intérieur des faisceaux secondaires. Là, elles se résolvent en capillaires qui pour la plupart se dirigent parallèlement aux fibres musculaires, dans l'épaisseur des cloisons primaires. Ces vaisseaux capillaires s'anastomosent entre eux, et forment des mailles rectangulaires, allongées suivant l'axe des fibres striées, dont le petit côté mesure le diamètre même de ces fibres, et le grand côté trois à quatre fois cette dimension.

Quand le muscle est dans l'extension, les capillaires sont à peu près rectilignes; ils deviennent onduleux, quand le muscle se raccourcit par la contraction. Cela se voit très bien en particulier sur les muscles de la langue (fig. 109). Les capillaires des muscles comptent avec ceux de la substance grise des

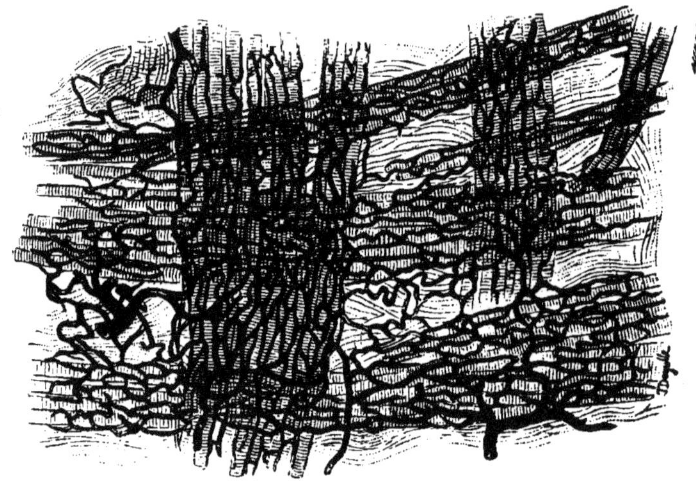

Fig. 109.

Faisceaux musculaires contractés de la langue de l'homme avec leur réseau capillaire, d'après POUCHET et TOURNEUX (gr. 150/1).

centres nerveux, parmi les plus fins: leur diamètre est **inférieur** à celui des hématies, qui ne les traversent que lentement, en se déformant.

Les veines qui naissent de ce réseau capillaire, cheminent d'abord isolément, puis, dans les cloisons de troisième et de quatrième ordre, elles s'accolent aux artères, et suivent un trajet parallèle.

Les nerfs se ramifient dans les cloisons conjonctives interposées aux faisceaux musculaires des divers ordres, en s'envoyant de fréquentes anastomoses. A l'intérieur des faisceaux secondaires, ils constituent une sorte de plexus terminal (VALENTIN), dont se détachent, par petits groupes, les tubes nerveux destinés aux fibres musculaires striées. Nous étudierons plus loin (p. 349), leur mode de terminaison.

§ 2. — PROPRIÉTÉS

Les éléments constitutifs du muscle strié ou fibres striées affectent généralement une disposition parallèle. Il est par suite facile d'étudier leurs propriétés sur le muscle lui-même qui représente la somme directe des propriétés ou des actions individuelles de ses parties composantes.

A. — DÉVELOPPEMENT

Les muscles striés se développent aux dépens des plaques dorsales ou musculaires des protovertèbres (*Précis d'embryologie*, p. 367) : ce sont donc des dérivés mésoblastiques.

Chaque fibre striée est primitivement représentée par une

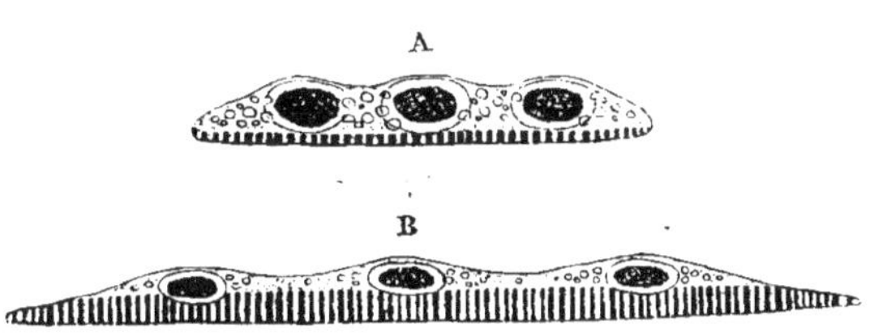

Fig. 110.

Deux fibres musculaires d'une larve d'axolotl vues à deux stades successifs de développement : A et B (d'après POUCHET et TOURNEUX). Figure demi-schématique.

cellule mésodermique (*myoblaste*), qui s'allonge progressivement, tandis que son noyau est le siège d'une division rapide. La cellule musculaire se transforme ainsi chez l'homme, en un long filament épais de 3 à 4 μ environ, offrant de place en place des noyaux ovoïdes plus larges, et munis de leur nucléole. Les renflements que l'on rencontre sur le parcours de ces filaments musculaires, et qui répondent aux noyaux musculaires, la présence de trois noyaux réguliers sur les filaments striés des jeunes larves de batraciens, ont fait regarder ces filaments comme formés par un certain nombre de cellules allongées (trois chez les batraciens), qui se souderaient bout à bout (fig. 110). Mais des recherches plus récentes semblent avoir démontré que les filaments en question sont dus simplement au développement d'une cellule musculaire unique. Ces filaments musculaires mesurent, chez l'embryon humain au commencement du deuxième mois, 2 à 3 μ de dia-

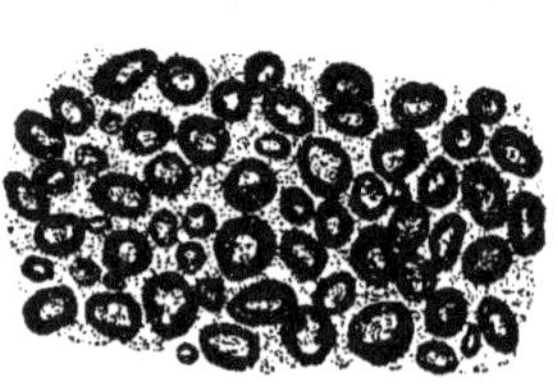

Fig. 111.

Coupe transversale de fibres musculaires striées sur un embryon de mouton, d'après POUCHET et TOURNEUX, 1877 (gr. 250/1). La substance striée, représentée plus foncée, enveloppe complètement la substance protoplasmique.

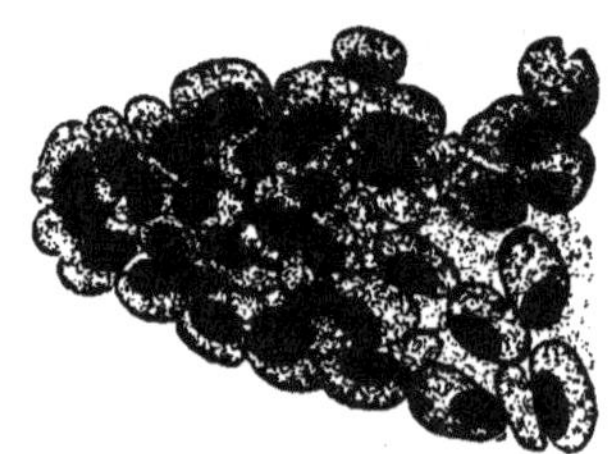

Fig. 112.

Coupe transversale de fibres musculaires striées sur un têtard de grenouille, montrant la disposition réciproque de la substance striée et de la substance protoplasmique, d'après POUCHET et TOURNEUX, 1877 (gr. 300/1).

mètre entre les noyaux. Ceux-ci sont larges de 6 μ, et ordinairement écartés de 60 à 80 μ. On trouve encore des fibres musculaires en cet état sur les embryons de deux mois et demi, mêlés à des fibres plus développées. Celles-ci se présentent sous la forme cylindrique, et mesurent une largeur de 8 μ environ. Les stries sont alors distinctes, et il est facile de se rendre compte que la substance striée forme autour du protoplasma et de ses noyaux un véritable étui. Les coupes, comme celle qui est représentée dans la figure 111, et qui provient d'un muscle de la cuisse sur un embryon de mouton, montrent nettement cette disposition que l'on retrouve chez tous les mammifères. Il est possible toutefois que cet étui ne soit pas continu; ou plutôt, les discontinuités observées sur les coupes, conduisent à penser que, dès cette époque, la substance contractile est séparable en fibrilles.

Chez les batraciens, les rapports entre la substance striée et la substance protoplasmique sont sensiblement différents : la substance striée est enveloppée aux trois quarts par la substance protoplasmique (fig. 112). Nous rappellerons qu'il en est autrement chez l'adulte, ce qui indique que des remaniements intérieurs se sont produits dans l'épaisseur de la fibre striée : chez les mammifères, les noyaux sont devenus marginaux, tandis que, chez les batraciens, ils sont épars entre les fascicules de fibrilles.

Les fibrilles striées apparaissent ainsi comme un produit d'élaboration intracellulaire. Ce qui reste du protoplasma des cellules musculaires devient la substance intermédiaire ou sarcoplasme dont les rapports avec les fibrilles striées varient suivant les animaux. Quant au sarcolemme, c'est une membrane de protection que secrète le sarcoplasme à la surface de la fibre striée, comme pour assurer la contraction synergique des différentes fibrilles.

Le diamètre des fibres striées chez l'adulte, est environ cinq fois plus grand que chez le nouveau-né. Cet accroissement résulte d'une augmentation en nombre des fibrilles primitives, et non d'un épaississement de celles-ci. Les fibrilles ont, en effet, dès leur apparition, l'épaisseur qu'elles possèdent sur les faisceaux adultes (Ch. Robin).

B. — Contractilité

La contraction musculaire diffère de la contraction des substances sarcodiques par ce fait, qu'elle affecte toujours une direction en rapport avec la forme de l'élément : elle est en quelque sorte polarisée. Le muscle, allongé à l'état de repos, se raccourcit par la contraction, en même temps que son diamètre transversal augmente : il ne subit pas de changement de volume appréciable.

Le tissu musculaire, même quand il nous paraît à l'état de repos, est toujours soumis à un certain état de tension (*tonus musculaire*), sous l'influence des centres médullaires, comme on peut s'en assurer, en pratiquant une section sur un muscle au repos : les fragments s'écartent. Il résulte de cette particularité que, dès le début de la contraction, le muscle produit sur les points où il s'insère un travail effectif.

1° Secousse musculaire. — Le muscle excité se raccourcit, puis tend à reprendre son état primitif; c'est ce qu'on caractérise par le nom de *secousse musculaire*. Celle-ci est mesurée par le temps qui sépare l'entrée du muscle en action, de l'instant où il rentre dans son repos initial. Elle présente tous les degrés de brièveté et de longueur, selon les animaux, selon les muscles, selon les circonstances ; sur le gastro-cnémien de la grenouille, sa durée est d'environ 0, 1 seconde. Le relâchement des fibres striées après la contraction, est favorisé par l'élasticité des gaines de sarcolemme.

WEBER a montré dès 1846 que si, avant la fin d'une secousse musculaire, une excitation nouvelle vient en provoquer une autre, et ainsi de suite, le muscle passe à l'état de *contraction permanente* ou de *tétanos physiologique*. MAREY décrit celui-ci comme produit par une *fusion de secousses*. Sur le masséter de l'homme, il faudrait trente-deux secousses pour arriver à la tétanisation (HELMHOLTZ). En auscultant un muscle tétanisé, on perçoit un *bruit musculaire* dont le nombre de vibrations correspond à celui des secousses musculaires. La contraction volontaire pourrait être assimilée au tétanos musculaire physiologique.

2° Onde musculaire (AEBY, 1862). — Un muscle dans les conditions normales se contracte sensiblement dans toute sa longueur en même temps. Il n'en est plus de même si le muscle est fatigué : il présente alors une contraction partielle limitée au point excité, qui se propage ensuite de proche en proche sous forme d'*onde*. Naturellement, le même phénomène se retrouve sur une fibre striée isolée. Quand une onde de contraction, marquée par un épaississement local, débute à une extrémité de la fibre, elle se propage vers l'autre ; si elle débute dans le milieu, on peut la voir se diviser et se propager à la fois vers les deux extrémités. Parfois, la même fibre est parcourue simultanément par deux ou plusieurs ondes qui se suivent à des intervalles égaux ou inégaux.

Une question qui se pose naturellement est celle de savoir s'il existe quelque relation entre l'onde et la secousse musculaires, et si la fatigue de la fibre striée n'aurait pas pour effet de dissocier la secousse en un certain nombre d'ondes distinctes, dont elle ralentirait la vitesse de progression. Il semble bien qu'il en soit ainsi. De même que le tétanos est formé par une fusion de secousses, de même la secousse résulterait d'une fusion d'ondes musculaires. Ce qui paraît légitimer cette manière de voir, c'est qu'une fibre striée peut être parcourue en même temps par plusieurs ondes, plus ou moins rapprochées et parfois d'inégale étendue, et que les conditions qui modifient la durée de la secousse, modifient également la vitesse de l'onde musculaire.

3º Phénomènes chimiques de la contraction. — La réaction du muscle à l'état de repos est neutre ou légèrement alcaline. Le muscle qui se contracte prend, au contraire, une réaction acide nettement caractérisée, par suite de la production d'une certaine quantité d'acide lactique aux dépens du glycogène dont les produits d'oxydation sont l'acide lactique, l'eau et l'acide carbonique. C'est à cet acide lactique qu'est dû le goût particulier de la chair des animaux chassés à courre. D'après un certain nombre d'auteurs, l'acidité du muscle fatigué serait causée par le phosphate acide de potasse.

Le muscle, pouvant se contracter encore un certain temps après qu'il a été séparé du corps, et qu'il ne reçoit plus de sang, est donc capable de puiser en lui-même, dans une certaine mesure, les énergies qu'il met en liberté sous forme de chaleur et de travail. En d'autres termes, le muscle, pour se contracter, se consomme lui-même. Il ne conserve ou ne retrouve sa force qu'à la condition que le sang aura enlevé les produits du travail moléculaire intime qui s'est produit en lui, et que le sang lui aura fourni des matériaux de reconstitution. L'apport de ces matériaux nouveaux, l'enlèvement des résidus, marchent de pair. Si ces derniers ne disparaissent point avec assez de rapidité et séjournent dans le muscle, celui-ci entre en *état de fatigue*. On peut expérimentalement provoquer la fatigue en portant dans le muscle les substances que nous savons produites par le travail musculaire (*substances fatigantes*), tandis que, au contraire, un muscle fatigué est aussitôt reposé, si on lui enlève les produits résultant du travail effectué. Dans l'état normal, la rapidité de la reconstitution musculaire a lieu en proportion de la rapidité de la circulation. La ligature de l'artère qui alimente le muscle, maintient l'épuisement produit par un exercice violent.

4° Phénomènes électriques de la contraction. — Le muscle à l'état de repos, non séparé du corps, non isolé, non lésé, ne présente point de courant électrique ; celui-ci n'apparaît que quand le muscle au repos a été placé dans les circonstances anormales que nous venons d'indiquer. Ce courant est analogue à celui des nerfs, et il sera recueilli sans difficulté par les mêmes procédés ; il est seulement beaucoup plus fort. Il marche, dans le conducteur extérieur, de la surface longitudinale du muscle à la surface de section, et, par conséquent, il marche à l'intérieur du muscle, de la surface de section à la surface longitudinale.

Si l'on fait, au contraire, contracter un muscle mis en rapport par sa coupe et par sa surface avec un galvanomètre, on voit, aussitôt que la contraction se manifeste, l'aiguille revenir vers le zéro : il se produit, comme pour les nerfs, une *variation négative* ; mais qui ne va jamais jusqu'au renversement du courant. D'après d'Arsonval, cette variation négative serait déterminée par le changement de forme des disques larges qui tendraient à se rapprocher de la forme sphérique. Lippmann a, en effet, démontré que toute déformation d'un globule métallique s'accompagnait d'une production d'électricité ; quand la surface augmente, le globule devient positif ; quand elle diminue, il devient négatif.

5° Phénomènes histologiques de la contraction. — Nous rappellerons d'abord les principales théories qui ont été émises sur la structure de la fibrille musculaire et sur la contraction, puis nous décrirons en détail les modifications que présente le segment musculaire, en passant du stade de repos au stade de contraction.

A. Théories sur la structure de la fibrille musculaire et sur la contraction. — Nous suivrons dans notre description l'ordre chronologique. .

a. *Théorie de Bowman* (1840). — Les fascicules primitifs sont constitués par de petits corps allongés, les *éléments sarceux* (sarcous elements), soudés bout à bout et latéralement par l'intermédiaire d'un ciment (fig. 113). Toutefois la composition du ciment longitudinal serait différente de celle du ciment transversal, et c'est ce qui explique que suivant les réactifs employés, les fascicules se décomposent soit en fibrilles longitudinales, soit en disques transversaux.

b. *Théorie de Brücke* (1858). — Cette théorie repose sur l'observation des muscles à la lumière polarisée (p. 231). Pour expliquer la biréfringence de certaines parties de la fibrille musculaire (disques larges), Brücke supposa que chaque élément sarceux était formé par un groupe de corpuscules

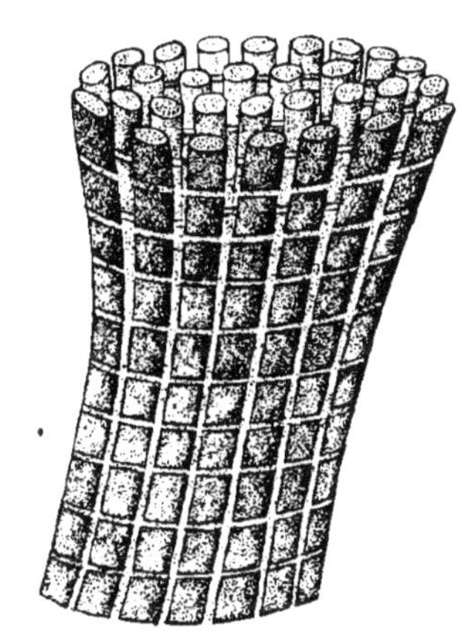

Fig. 113.

Schéma de la conception de Bowman sur la structure de la fibre musculaire striée. Figure empruntée à Testut.

jouissant de propriétés optiques définies, qu'il désigne sous le nom de *disdiaclastes*, dérivé de l'adjectif disdiaclasticus appliqué par Erasme Bartholin (1670) au spath d'Islande. Les disdiaclastes seraient orientés différemment à l'état de repos, et à l'état de contraction.

Comme on le voit, la théorie de Brücke n'est qu'une simple vue de l'esprit mal interprétée par certains biologistes qui ont cru à la réalité objective des disdiaclastes.

c. *Théorie de W. Krause* (1868). — La fibre musculaire est formée par l'assemblage d'un grand nombre de cases musculaires limitées sur les côtés par une *membrane latérale*, et à chacune de leurs extrémités par une *membrane fondamentale*. Chacune de ces cases renferme un prisme musculaire séparé de chaque membrane fondamentale par un liquide. Le passage de l'état de repos à l'état de contraction, serait caractérisé anatomiquement par le déplacement du liquide qui viendrait en partie s'insinuer entre la paroi latérale du prisme musculaire et la membrane latérale, diminuant ainsi la longueur de la fibre et augmentant son épaisseur (fig. 114). Ce déplacement serait dû à des attractions magnétiques entre les prismes musculaires.

d. *Théorie de Fr. Merkel* (1870-71). — MERKEL donne le nom d'*éléments musculaires* aux cases musculaires de KRAUSE limi-

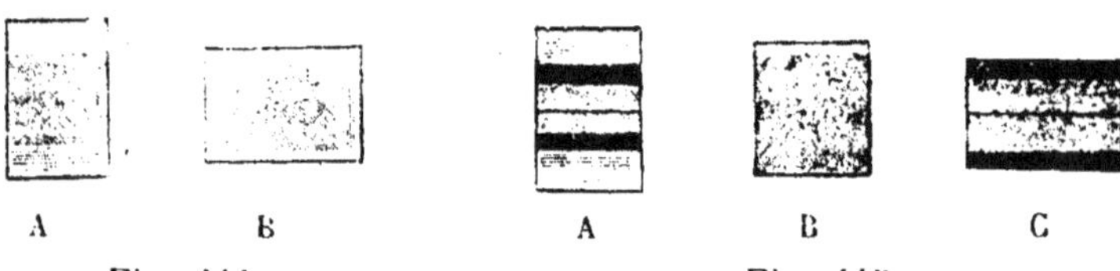

<table>
<tr><td align="center">A　　　　　　B</td><td></td><td align="center">A　　　　　B　　　　　C</td></tr>
<tr><td align="center">Fig. 114.</td><td></td><td align="center">Fig. 115.</td></tr>
<tr><td align="center">Schéma de la contraction
(d'après KRAUSE).</td><td></td><td align="center">Schéma de la contraction
(d'après MERKEL).</td></tr>
<tr><td align="center">A, stade de repos. — B, stade de
contraction.</td><td></td><td align="center">A, stade de repos. — B, stade intermédiaire.
C, stade de contraction.</td></tr>
</table>

tées à leurs deux extrémités par une *lame terminale*. Chacun de ces éléments, fermé de toutes parts, présente en outre dans sa portion moyenne une cloison transversale très mince (*lame médiane*) qui divise la cavité de l'élément en deux cavités d'égale dimension. A l'état de repos, la substance contractile serait appliquée de chaque côté contre la lame médiane, et l'ensemble figurerait le disque épais.

Plus tard (1881), MERKEL a admis que le disque large résultait de l'association de deux substances : l'une obscure, fixant le carmin et l'hématoxyline, monoréfringente (*substance kinétique*), et l'autre transparente, biréfringente (*substance disdiaclastique*). La substance beaucoup plus fluide des bandes claires est appelée *substance plasmatique*. Dans le passage du stade de repos au stade de contraction, la substance kinétique abandonne la substance disdiaclastique, et se porte vers la lame terminale (*stade intermédiaire*) ; la substance plasmatique se trouve refoulée de son côté vers la lame médiane, et vient gonfler la substance disdiaclastique. La lame médiane devient dès lors apparente, tandis que la lame terminale se trouve masquée par la substance kinétique (fig. 115). Le non-déplacement de la substance disdiaclastique, en même temps que son imbibition par la substance plasmatique, rendrait compte, pour MERKEL, de ce fait, que les disques larges restent biréfringents pendant la contraction, mais en diminuant d'intensité.

Comme on le voit, le fait capital indiqué par MERKEL, c'est que dans la contraction les parties foncées prennent la place des parties claires et inversement : il y a *inversion* des substances.

e. *Théorie de Frédéricq* (1875 et 1876). — FRÉDÉRICQ, dont les observations concernent surtout les muscles des pattes de l'hydrophile, confirme les données principales de MERKEL, et apporte, à l'appui de la théorie de l'inversion, les deux faits suivants :

1° Si l'on essaye de briser des fibrilles durcies à l'état de repos, on observe que la cassure a toujours lieu dans la zone claire, tandis qu'à l'état de contraction, c'est toujours au niveau de la zone obscure qu'elle se produit ;

2° Il arrive fréquemment que le sarcolemme se soulève en une série de festons qui correspondent, sur la fibre à l'état de repos, au disque large, tandis que cette membrane semble fixée aux fibrilles par des points intermédiaires répondant aux disques minces. C'est l'inverse qu'on observe sur les fibres durcies à l'état de contraction : les points d'attache du sarcolemme correspondent aux disques larges, et les soulèvements aux disques minces.

f. *Théorie d'Engelmann* (1878). — Pour ENGELMANN, il n'y a pas d'inversion des substances, ce que démontre l'examen des fibres striées à la lumière polarisée pendant la contraction : les parties isotropes (disques sombres) à l'état de repos restent isotropes pendant la contraction, et il en est de même des parties anisotropes (bandes claires). Les disques sombres sont les parties actives : ils augmentent de volume, en s'imbibant d'un liquide qui leur est abandonné par les bandes claires, et qui retourne à ces bandes après la contraction. Ainsi s'explique l'amincissement des bandes claires, et l'élargissement des disques larges, dont la forme contractée tend à se rapprocher de la sphère.

g. *Théorie de Ranvier* (1880). — Les disques larges sont seuls doués de contractilité; les bandes claires sont des parties élastiques. Pendant la contraction, les disques larges tendent à se rapprocher de la forme sphérique, en exprimant de leur substance un liquide plasmatique qui en partie s'épanche au dehors de la fibrille, et en partie se mélange avec la substance des bandes claires (fig. 116). Ce liquide rentre à nouveau dans le disque large, quand le muscle se relâche. L'inversion des substances n'existe pas : les stries se succèdent exactement dans le même ordre pendant l'état de repos, et pendant l'état de contraction.

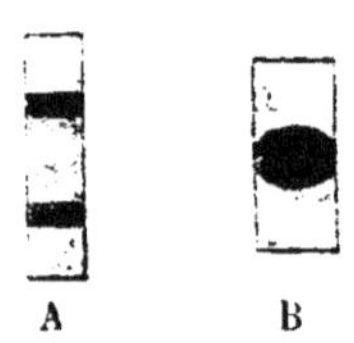

Fig. 116.

Schéma de la contraction (d'après RANVIER).

A, stade de repos.
B, stade de contraction.

h. *Théorie de Carnoy, de Van Gehuchten* (1886), *de Ramón y Cajal* (1888). — Cette théorie nous présente une conception toute nouvelle de la structure des fibres musculaires. Les fibrilles sont des produits artificiels, comme d'ailleurs les différentes stries provoquées par l'action des réactifs. La fibre, abstraction faite du sarcolemme, se compose de deux parties distinctes : 1° une partie figurée constituée par un *réticulum plastinien* avec des trabécules longitudinales et transversales d'une très grande régularité ; 2° une partie amorphe, visqueuse, comblant les mailles du réseau de plastine, c'est l'*enchylème myosique*. Le réticulum plastinien seul est actif et contractile, l'enchylème myosique suit passivement les mouvements du réticulum.

La fibre striée se rapproche ainsi par sa structure d'une cellule ordinaire (p. 33) : son protoplasma se laisse de même différencier en deux substances distinctes : l'une figurée en forme de réseau, et l'autre amorphe ou de remplissage (enchylème).

B. MODIFICATIONS DE LA FIBRILLE MUSCULAIRE PENDANT LA CONTRACTION. — Nous venons de rappeler succinctement les théories émises par un certain nombre d'auteurs sur la structure de la fibrille musculaire à l'état de repos, et sur ses modifications pendant la contraction. Il faut bien le dire, aucune de ces théories ne nous renseigne sur le mécanisme intime de la contraction. Nous pouvons bien constater au microscope l'élargissement de la fibrille et son raccourcissement, les changements de forme ou de position de ses différentes parties constitutives, mais la cause physiologique de ces modifications qui caractérisent anatomiquement la contraction, nous échappe entièrement. S'agit-il de phénomènes électro-magnétiques ou de tension superficielle, comme le supposent IMBERT (1897) et BORDIER (1899)? Ce sont là autant de problèmes à l'étude, et qui probablement ne recevront pas de solution définitive, avant qu'on ait pu expliquer la simple contraction de l'amibe. L'élaboration de fibrilles striées dans la substance contractile des animaux supérieurs, semble être en rapport, non avec le phénomène de contraction, mais avec la rapidité et l'orientation de la contraction.

Conformément aux indications qui précèdent, nous nous occuperons exclusivement des modifications d'ordre structural que l'on constate sur les fibrilles musculaires striées pendant la contraction d'après les observations de RETZIUS (1890), de ROLLETT (1891) et de TOURNEUX (1892). En raison de la rapidité de la contraction, ces modifications ne peuvent que très difficilement être observées sur le vivant, et, d'ailleurs, certains détails de structure intime ne peuvent être mis en évidence que par l'emploi des réactifs colorants. On est donc obligé de fixer le muscle pendant le repos et pendant la contraction, et de recourir aux dissociations.

Dans les préparations, toutes les fibrilles ne se présentent pas sur toute leur longueur à l'état de repos ou à l'état de contraction. Quelques-unes sont contractées à l'une de leurs extrémités, tandis que l'autre extrémité est à l'état de repos. En comparant ainsi les différentes fibrilles, en suivant avec soin les modifications des segments musculaires d'une zone de repos à une zone contractée voisine, on arrive à se convaincre qu'entre le stade de repos et le stade de contraction, il existe un stade intermédiaire différent à la fois de l'un et de l'autre.

Nous choisirons, comme sujet d'étude, la fibrille des muscles jaunes des insectes, et nous envisagerons les stades de repos, de transition et de contraction, sur cette fibrille successivement soumise à une tension modérée et à une tension exagérée.

a. *Stade de repos.* — Nous avons déjà insisté (p. 229) sur la structure de la fibrille musculaire à l'état de repos. Nous nous contenterons de rappeler que dans une tension modérée (fig. 117), le disque large présente en son milieu une bande transversale moins foncée (strie de Hensen), et que, dans une tension exagérée, on aperçoit, en plus, trois stries minces et nettes (fig. 117, B),

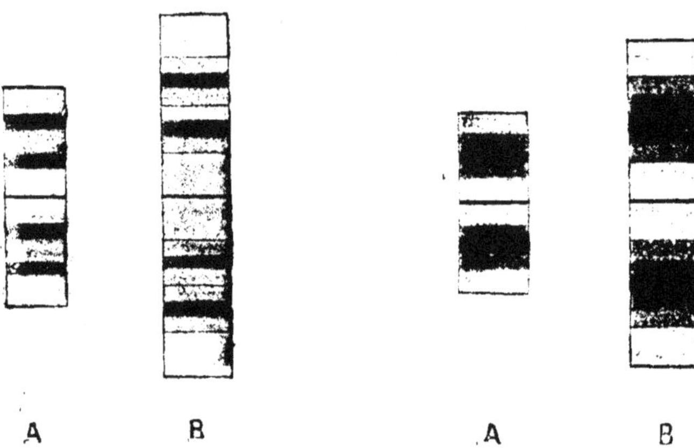

<table>
<tr><td align="center">A</td><td align="center">B</td><td align="center">A</td><td align="center">B</td></tr>
<tr><td align="center" colspan="2">Fig. 117.</td><td align="center" colspan="2">Fig. 118.</td></tr>
</table>

Deux fibrilles des muscles jaunes du dytique au stade de repos (gr. 3000/1).

A. fibrille modérément tendue.
B, fibrille fortement tendue.

Deux fibrilles des muscles jaunes du dytique au stade intermédiaire (gr. 3000/1).

A, fibrille modérément tendue.
B, fibrille fortement tendue.

cloisonnant et limitant le disque large (cloison médiane et cloisons limitantes).

b. *Stade intermédiaire.* — Le stade intermédiaire, comme son nom l'indique, forme la transition entre le stade de repos et le stade de contraction.

α) *Tension modérée.* — Lorsqu'on examine une fibrille suivant sa longueur, et qu'on passe graduellement du stade de repos au stade de contraction, on constate tout d'abord que la substance chromatique ou kinétique (MERKEL) se condense en grande partie contre la cloison médiane, formant ainsi une strie médiane foncée (fig. 118), qui masque entièrement la cloison. Cette strie médiane foncée, décrite et figurée par VAN GEHUCHTEN, caractérise le stade intermédiaire. D'autre part, la substance qui compose les deux bandes claires du segment musculaire diminue d'épaisseur, d'où le rapprochement des disques larges et des disques minces. Pendant ces modifications intimes, le segment musculaire diminue de hauteur et augmente de largeur.

β) *Tension exagérée.* — Sur les fibrilles fortement étirées, on retrouve, à chaque extrémité des disques larges, la cloison limitante parfaitement distincte.

c. *Stade de contraction.* — Le passage du stade intermédiaire au stade de contraction s'accuse par la disparition complète des bandes claires (fig. 119). Il est probable que la substance des bandes

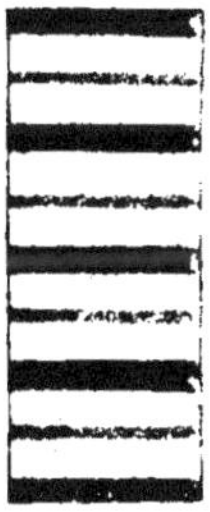

Fig. 119.

Fibrille des muscles jaunes du dytique au stade de contraction (gr. 3000/1).

Fig. 120.

Onde musculaire (portion contractée) sur une fibrille des muscles jaunes du dytique au stade intermédiaire (gr. 3000/1).

claires ne s'écoule pas en dehors de la fibrille musculaire, mais passe à l'intérieur des disques larges dont la hauteur ne varie pas sensiblement aux différents stades (sur les fibrilles modérément tendues), mais dont la largeur augmente progressivement du stade de repos au stade de contraction.

La strie médiane foncée du stade intermédiaire diminue d'opacité, tandis que les disques minces deviennent plus épais, probablement sous l'influence d'un déplacement de la substance chromatique qui de la strie médiane opaque se porterait vers les cloisons limitantes accolées aux disques minces (stade d'*inversion*, de *renversement* ou de *retournement* de MERKEL, de FRÉDÉRICQ et de ENGELMANN). Les segments musculaires continuent à s'aplatir; les disques minces épaissis et les stries médianes opaques se tassent de plus en plus, mais il est toujours possible de distinguer, à leur teinte plus foncée, les stries répondant aux disques minces, des stries médianes des disques larges.

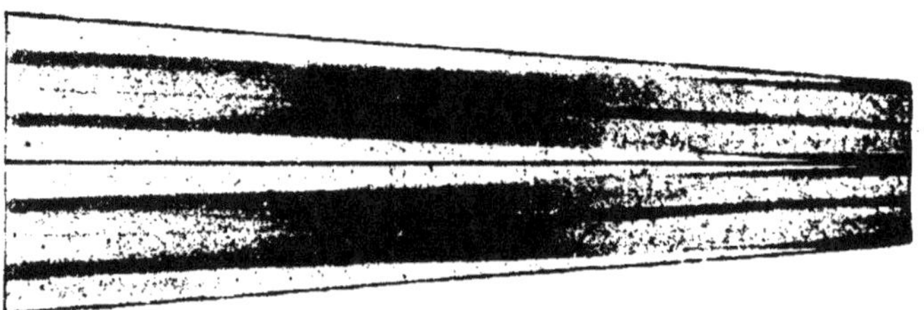

Fig. 121.

Figure schématique montrant de droite à gauche les modifications successives que subissent deux segments musculaires d'une fibrille des muscles jaunes du dytique, en passant du stade de repos au stade de contraction (gr. 3000/1).

Habituellement, les disques minces épaissis débordent légèrement en dehors les disques larges interposés.

Les seules différences qu'on observe à ce stade sur les fibrilles soumises à une traction modérée et à une traction exagérée, portent sur la longueur du segment musculaire.

d. *Renflements des fibrilles, ondes musculaires.* — On rencontre, dans certains cas, de petits renflements ou nodosités sur des fibrilles au stade intermédiaire, et sur des fibrilles au stade de contraction. Ceux qu'on observe sur les fibrilles au stade intermédiaire répondent vraisemblablement à autant d'ondes musculaires. D'aspect fusiforme, ils présentent tous les caractères d'une zone contractée (fig. 120), et se montrent parfois échelonnés sur une même fibrille fixée au stade intermédiaire. Les renflements plus arrondis des fibrilles au stade de contraction, reproduisent la structure de ces fibrilles avec une teinte plus foncée et un léger tassement des parties composantes ; nous n'avons pu nous rendre compte de la signification de ces derniers renflements.

e. *Schéma de la contraction, retour à l'état de repos.* — Nous venons d'indiquer les modifications structurales que présentent les fibrilles musculaires, en passant de l'état de repos à l'état de contraction. On peut représenter l'ensemble de ces modifications de deux façons différentes, soit en considérant un seul segment musculaire, et en représentant ses transformations successives (fig. 121), soit en figurant suivant sa longueur une fibrille musculaire, dont les segments d'une extrémité à l'autre montrent les transitions entre le stade de repos, le stade intermédiaire et le stade de contraction (fig. 122). La figure 121 (premier mode de représentation) ne diffère de celle de FRÉDÉRICQ que par l'interposition du stade intermédiaire à strie médiane foncée. Quant à la figure 122 (deuxième mode de représentation), elle est conforme dans sa disposition générale à celle donnée par ROLLETT. Nous avons supposé que dans l'un et dans l'autre cas, les segments musculaires étaient soumis à une tension modérée.

Le retour du stade de contraction au stade de repos, s'opère vraisemblablement par la succession en sens inverse des mêmes modifications.

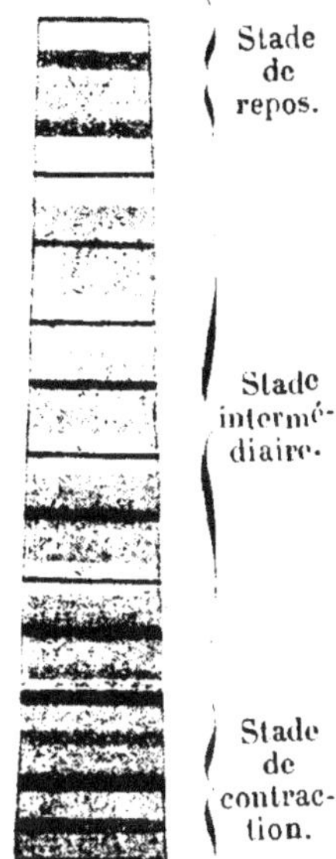

Fig. 122.

Fibrille des muscles jaunes du dytique dont les différents segments de haut en bas montrent la transition entre le stade de repos et le stade de contraction (gr. 3000/1).

ARTICLE III

TISSU MUSCULAIRE DU CŒUR

Le tissu musculaire du cœur rentre dans le groupe des muscles à fibres striées, mais il offre des particularités de structure qui n'appartiennent point aux autres muscles, et qui en font un tissu à part dans l'économie.

§ 1. — CARACTÈRES

Le myocarde présente une coloration rouge analogue à celle des muscles volontaires ; son tissu est mou, friable, dépourvu d'élasticité.

A. — STRUCTURE

L'élément fondamental de ce tissu est représenté par une fibre striée, seulement, tandis que les fibres des muscles volontaires sont formées par une seule cellule allongée et multinucléée, les fibres cardiaques sont manifestement constituées par des cellules soudées bout à bout : ce sont des fibres striées multicellulaires.

Chez un certain nombre de mammifères, on rencontre à la face profonde de l'endocarde, des traînées de cellules striées, qui, en quelques points de leur étendue, se continuent directement avec les fibres cardiaques. Comme ces cellules sont plus lâchement unies entre elles que celles qui composent les fibres cardiaques, qu'elles sont seulement striées dans leur couche superficielle, et que, par suite, elles ont pu être envisagées comme des cellules cardiaques restées à l'état embryonnaire, leur étude semble devoir précéder celles des fibres musculaires du cœur.

1° — *Cellules de Purkinje.*

A la face interne des ventricules chez le cheval et chez les ruminants, PURKINJE découvrit, en 1839, des filaments qui ont gardé son nom. Ces filaments transparents et anastomosés, dessinent sur les parois des ventricules un réseau clair ; leur épaisseur peut atteindre, chez le mouton, trois quarts de millimètre. Les coupes normales à la paroi ventriculaire, montrent qu'ils sont appliqués à la face profonde de l'endocarde, dans le tissu conjonctif qui relie celui-ci au tissu cardiaque. On peut voir, au reste, ces filaments se continuer avec certains faisceaux musculaires, et parfois même s'engager dans toute la longueur des cordes tendineuses insérées sur les parois ventriculaires.

Les filaments de PURKINJE sont formés de grosses cellules mesurant 50 à 60 μ, polyédriques, juxtaposées, de manière à constituer des cordons solides ; elles contiennent en général deux noyaux ovoïdes (fig. 123). Le corps cellulaire présente trois zones distinctes : 1° une zone centrale ou périnucléaire finement granuleuse ; 2° une zone moyenne transparente ; 3° une zone super-

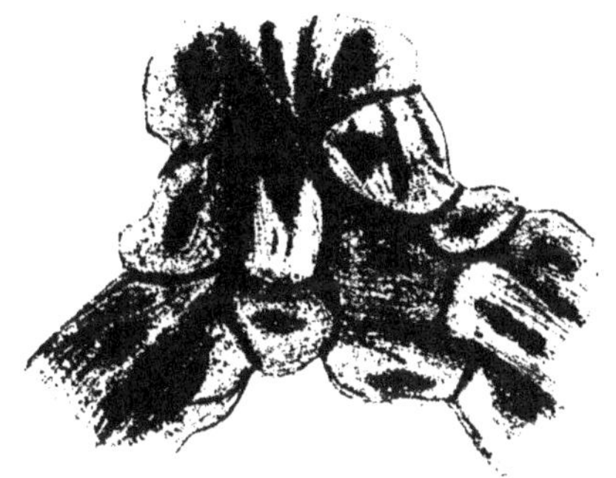

Fig. 123.

Filaments de Purkinje sous l'endocarde du mouton (gr. 110 1). Les cellules, pourvues fréquemment de deux noyaux, montrent à leur surface des fibrilles striées qui passent d'un élément à l'autre.

ficielle striée. Sur la limite de la zone granuleuse et de la zone transparente, sont de grosses granulations très réfringentes, mais qui ne paraissent pas constituées par des matières grasses, car elles ne brunissent pas dans l'acide osmique.

La zone superficielle est la plus intéressante. Cette zone est, en effet, parcourue par des fibrilles striées transversalement, et se rapprochant par tous leurs caractères des fibrilles qui composent les faisceaux musculaires du cœur. Seulement, tandis que dans ces derniers, toutes les fibrilles affectent une distinction rigoureusement parallèle à l'axe, au contraire dans les filaments de PURKINJE, les fibrilles striées courent dans tous les sens, semblant ainsi s'enchevêtrer avec celles des éléments voisins : elles passent sans interruption d'une cellule à l'autre MARCEAU, 1901). Au niveau de la transition entre un filament de Purkinje et une fibre cardiaque, on voit les fibrilles des cellules de Purkinje devenir de plus en plus abondantes, au détriment de la zone sous-jacente, en même temps que leur orientation se régularise suivant la longueur des filaments.

Le développement des filaments de Purkinje, leur mode de continuité avec les fibres cardiaques, leurs caractères histologiques, permettent d'assimiler les cellules de Purkinje aux cellules musculaires qui composent les fibres cardiaques. Ce sont des cellules musculaires cardiaques en quelque sorte avortées, dont la couche corticale seule a subi la fibrillation, et dont les fibrilles sont orientées dans toutes les directions. Cette disposition fibrillaire résulte, peut-être, de ce fait que les filaments de Purkinje ne se composent pas habituellement d'une seule file de cellules, tandis que les fibres cardiaques sont constituées par une colonne unique de cellules polarisées dans le même sens.

2° — *Fibres musculaires du cœur.*

En dehors de leur mode de contraction, les fibres musculaires du cœur se différencient des fibres de la vie animale par un certain nombre de caractères : elles sont dépourvues de sarcolemme, et elles sont fréquemment anastomosées, de manière à constituer un réseau à mailles étroites.

1° Forme. — Les fibres cardiaques affectent, en général, une forme prismatique ou aplatie. Elles sont fréquemment bifurquées, et leurs branches de bifurcation vont s'unir obliquement aux fibres voisines. L'ensemble figure un réseau dont toutes les travées sont allongées dans le sens du faisceau musculaire secondaire, si bien que les mailles, occupées par les éléments accessoires, se présentent sous l'aspect de fentes étroites, étirées dans la direction des fibres.

2° Dimensions. — L'épaisseur des fibres cardiaques varie dans des proportions assez notables ; en général, elle est comprise entre 20 et 40 μ. Les bifurcations des fibres se répètent à

des distances très rapprochées, qui ne dépassent pas habituellement 100 μ.

3° Couleur. — La coloration rouge du tissu cardiaque est
due, comme celles des muscles volontaires, à une certaine proportion d'hémoglobine combinée avec la substance musculaire.

4° Striation des fibres cardiaques. — Les fibres cardiaques présentent une double striation, longitudinale et transversale. La striation longitudinale est nettement accusée. Quant
à la striation transversale, elle est souvent masquée par des
granulations jaunes, volumineuses, mesurant de 1 à 2 μ, à bords
réfringents, offrant les caractères optiques des corps gras. Ces
granulations sont contenues dans l'épaisseur des fibres, et paraissent avoir parfois une tendance marquée à prendre une disposition sériée régulière. On rencontre surtout ces granulations à
la surface du cœur, auquel elles donnent, quand elles sont abondantes, la nuance connue des pathologistes sous le nom de *feuille
morte*. La double striation des fibres cardiaques reconnait les
mêmes causes que celle des fibres striées volontaires.

5° Structure. — Les fibres cardiaques, bien que paraissant
continues suivant toute leur longueur, sont en réalité formées
par la disposition bout à bout de segments distincts, dont chacun
renferme un ou deux noyaux, et doit par suite être assimilé à
une cellule musculaire striée (fig. 124). Les fibres cardiaques représentent ainsi une pluralité cellulaire : ce sont des *fibres striées
multicellulaires*.

C'est Weissmann (1861) qui, le premier, en traitant des
fibres du cœur par une solution de potasse à 40 p. 100, est
arrivé à décomposer chaque fibre en segments distincts nucléés
(*segments de Weissmann*). Cette décomposition s'opère facilement chez les batraciens, et, en particulier, chez le triton.
Aeby et Eberth (1866), au moyen du nitrate d'argent et de
l'acide acétique, ont pu de même mettre en évidence la limite
des segments. Cette limite n'apparaît pas toujours, sur les fibres
observées au microscope, sous l'aspect d'un trait régulier, dirigé

transversalement. Fréquemment, elle se montre comme une ligne brisée qu'on désigne sous le nom de *trait scalariforme d'Eberth*. Les segments musculaires délimités par l'une des méthodes indiquées ci-dessus, mesurent une longueur de 80 à 140 μ chez l'homme ; ils présentent souvent, à l'une de leurs extrémités deux branches de bifurcation qui s'unissent soit à des segments musculaires, soit à des branches de bifurcation d'autres segments. Chez la grenouille, ces segments musculaires sont

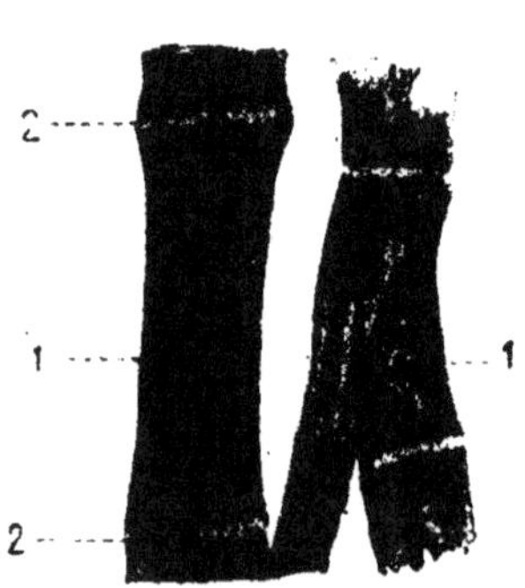

Fig. 124.

Deux segments musculaires du cœur de l'homme, d'après Szymonowicz, (gr. environ 400). Le segment du côté gauche présente une bifurcation.

1, noyaux des segments. — 2, limites transversales des segments.

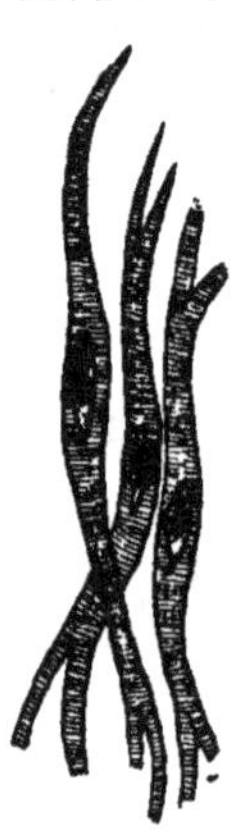

Fig. 125.

Trois cellules musculaires du cœur chez un batracien. Figure schématique (d'après Testut).

allongés, fusiformes, comme les fibres-cellules dont ils ne diffèrent que par leur striation transversale (fig. 125).

Les noyaux des cellules musculaires cardiaques, pourvus de un à deux nucléoles, occupent l'axe même des fibres. Ils sont enveloppés, comme dans les muscles ordinaires, par un peu de matière amorphe, finement granuleuse. Ce *sarcoplasme* se prolonge dans toute l'épaisseur du segment musculaire, sous forme d'expansions lamelleuses longitudinales s'anastomosant entre elles, et décomposant la substance de la cellule musculaire en un certain nombre de colonnes longitudinales offrant les mêmes caractères que dans les fibres striées volontaires. Ces *colonnes musculaires* se laissent de même décomposer en fibrilles musculaires primitives, offrant une succession régulière de parties sombres et de parties claires : les bandes claires sont également cloisonnées transversalement par une strie opaque mince (disque mince).

Les cloisons de sarcoplasme qui séparent les différentes colonnes musculaires, sont un peu plus épaisses que dans les

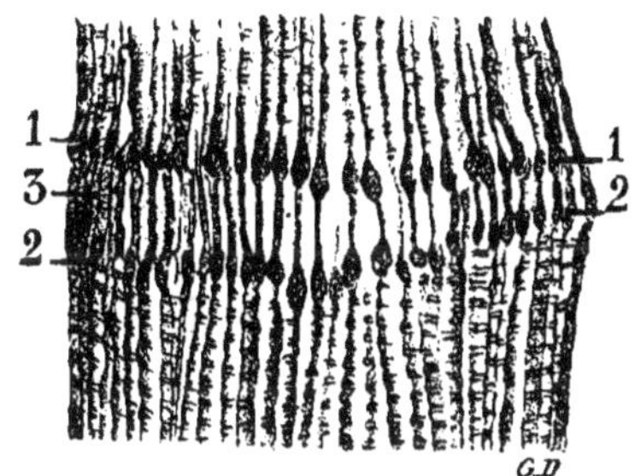

Fig. 126.

Mode d'union de deux segments musculaires du cœur de l'homme (d'après PRZEWOSKI). Figure empruntée à TESTUT.

1. 2, nodules terminaux des colonnes musculaires. — 3, fils unissants.

fibres striées ordinaires. Aussi, l'aspect strié longitudinal des fibres cardiaques est-il plus accusé que dans ces dernières ; de même, sur la coupe transversale, les champs de Cohnheim sont également mieux délimités. A la surface du segment cardiaque, les cloisons de sarcoplasme s'étalent pour former à ce segment une couche superficielle très mince. Comme on le voit, c'est la même disposition que dans les fibres volontaires, avec cette différence que les noyaux sont centraux, et que, d'autre part, le sarcoplasme est plus abondant.

Les différents segments musculaires du cœur ne sont pas soudés les uns aux autres par l'intermédiaire d'un ciment, ainsi qu'on le supposait autrefois, en s'appuyant sur les imprégnations au nitrate d'argent. Les recherches de PRZEWOSKI (1893) ont, en effet, montré que chaque colonne musculaire se terminait aux deux extrémités du segment par un petit renflement ou nodule (fig. 126) et que les nodules de deux segments voisins étaient unis les uns aux autres par de minces filaments (fils unissants), de la même façon que certaines cellules épithéliales (p. 65) ou encore que les fibres musculaires lisses (p. 214), suivant quelques auteurs.

B. — TEXTURE

Les mailles étroites et allongées que délimitent par leurs anastomoses les fibres cardiaques, sont occupées par du tissu conjonctif, des vaisseaux et des nerfs. Le tissu conjonctif lâche interfasciculaire ne renferme qu'une faible proportion de fibres élastiques, si bien que l'élasticité du cœur, en tant qu'organe, est due principalement aux éléments élastiques du péricarde viscéral (épicarde) et de l'endocarde.

Les fibres cardiaques (faisceaux striés primitifs) fréquemment anastomosées entre elles, et séparées par de minces cloisons conjonctives, s'associent au nombre de 5 à 30 pour constituer des faisceaux secondaires entre lesquels sont interposées des cloisons conjonctives plus épaisses, mesurant de 20 à 40 µ d'épaisseur. Les faisceaux secondaires peuvent à leur tour se réunir en faisceaux tertiaires. Le tissu des cloisons conjonctives, véritable périmysium interne, se continue avec les tissus conjonctifs sous-péricardique et sous-endocardique. Au point où, dans l'épaisseur du myocarde, plusieurs cloisons secondaires ou tertiaires viennent à s'adosser, elles déterminent un espace triangulaire ou étoilé sur la coupe, connu sous le nom de *fente* ou de *lacune de Henle*, et que l'on considérait autrefois comme étant de nature lymphatique.

C. — VASCULARITÉ ET INNERVATION

Le tissu musculaire du cœur est très vasculaire. Les capillaires, alimentés par les artères coronaires, circonscrivent des mailles rectangulaires dont le grand axe est parallèle à la direction des fibres cardiaques. On peut dire que chaque fente délimitée par les anastomoses de ces fibres, donne passage à un ou plusieurs capillaires.

Le cœur des batraciens, auquel on peut assimiler le cœur des embryons de mammifères (*Précis d'embryologie*, p. 399), ne renferme pas de vaisseaux capillaires, mais la cavité cardiaque, délimitée par son endothélium, se prolonge dans l'épaisseur du myocarde, entre les trabécules musculaires, si bien qu'on a pu comparer le cœur de la grenouille à une sorte d'éponge vasculaire. Les nerfs du myocarde sont formés pour la plus grande partie de fibres appartenant au grand sympathique. Nous décrirons leur mode de terminaison, à propos des terminaisons nerveuses en général (p. 353).

§ 2. — Propriétés

Nous venons de voir que le tissu musculaire du cœur présente des caractères propres qui en font un tissu à part dans l'économie. A ces caractères, correspondent des propriétés également spéciales.

1° Contractilité. — La contraction du myocarde est rapide, comme pour les muscles striés ordinaires, elle n'est point soumise à la volonté, comme pour les muscles lisses ; elle est sous la dépendance de centres moteurs intracardiaques que nous indiquerons plus loin (p. 941).

Cette contraction se distingue encore de celle des muscles de la vie animale par un certain nombre de caractères. La secousse musculaire est plus longue et, pourvu qu'une excitation soit suffisante pour provoquer une contraction, elle atteint toujours son maximum d'intensité : elle est *maximale*. De plus, le myocarde n'est pas excitable pendant sa contraction (*phase d'inexcitabilité périodique* de Marey), d'où sa grande résistance à la tétanisation, à moins qu'on ne fasse intervenir des excitations très fortes. Les contractions cardiaques sont rythmiques.

D'après Marceau (1902), les fibres cardiaques, pendant la contraction, présentent les mêmes modifications structurales que les fibres striées ordinaires.

2° Développement. — Le myocarde, comme les muscles lisses, est d'origine mésodermique. Nous n'avons pas à relater ici les premiers développements du cœur (*Précis d'embryologie*, p. 392 et suiv.) ; nous nous bornerons à indiquer que cet organe se contracte de très bonne heure, vers la vingt-sixième heure d'incubation chez l'embryon de poulet. A ce moment, sa paroi est encore formée de cellules distinctes, sans striation appréciable. Chez l'embryon humain, les stries commencent à apparaître au commencement du deuxième mois ; vers le milieu du même mois, elles sont très manifestes. Les cellules s'unissent bout à bout, et constituent des fibres qui, comme nous l'avons vu, s'envoient latéralement de fréquentes anastomoses. RANVIER et MALASSEZ ont montré que ces éléments augmentaient de longueur avec l'âge : sur le lapin de huit jours, la longueur moyenne est de 46 μ, tandis que, chez le lapin adulte, elle atteint 100 μ.

Les cellules musculaires du cœur subissent une évolution plus avancée que les fibres lisses, puisque dans leur épaisseur se différencient des fibrilles striées, mais le protoplasma cellulaire ou sarcoplasme reste plus abondant que dans les fibres striées ordinaires.

CHAPITRE IX

TISSU NERVEUX

Le tissu nerveux qui compose les centres nerveux et les nerfs périphériques avec leurs renflements ganglionnaires, présente des caractères différents suivant les parties que l'on considère. Aussi les anatomistes avaient-ils admis l'existence de plusieurs tissus nerveux (gris central, blanc central, gris périphérique, blanc périphérique), et le système nerveux, comprenant l'ensemble des organes premiers formés par ces tissus, pouvait-il être envisagé comme une sorte de système hétérogène qui ne répondait pas à la définition de BICHAT. Les recherches modernes ont montré qu'il n'existe en réalité qu'un seul élément nerveux partout semblable à lui-même. C'est une cellule de forme généralement étoilée, dont l'un des prolongements, au bout d'un certain trajet, peut s'entourer de gaines diverses, et constituer avec celles-ci une fibre nerveuse de coloration blanche ou grise suivant la nature des enveloppes.

Les fibres nerveuses servent à mettre en relation deux cellules nerveuses éloignées, ou encore une cellule nerveuse centrale avec un organe périphérique. Elles s'accolent généralement entre elles et forment des cordons ou faisceaux nerveux dont le tissu porte le nom de tissu blanc central ou périphérique (*substance blanche*) suivant que ces faisceaux appartiennent aux centres nerveux, ou, au contraire, aux nerfs périphériques. Le corps des cellules nerveuses et les autres prolongements restent nus. Leur ensemble figure la *substance grise* centrale (des centres nerveux) ou périphérique (des ganglions sympathiques).

Si donc, au point de vue morphologique, on semble autorisé

à admettre plusieurs variétés de tissu nerveux, au point de vue fonctionnel, on ne doit envisager qu'un seul tissu réductible à un seul élément : la cellule nerveuse avec ses prolongements. Ce qui différencie les variétés de tissu nerveux, des variétés d'un autre tissu, comme le tissu épithélial, par exemple, c'est que, dans ce dernier tissu, les variétés résultent de l'association de cellules de forme différente, tandis que dans le tissu nerveux, les variétés comprennent non pas des éléments distincts, mais des portions analogues d'un même élément anatomique.

Depuis une trentaine d'années, les découvertes les plus importantes concernant le système nerveux, sont dues à la méthode au chromate d'argent indiquée par GOLGI (1875), et perfectionnée par RAMÓN Y CAJAL (1888), ainsi qu'à la méthode au bleu de méthylène préconisée par EHRLICH (1886).

Nous passerons successivement en revue les caractères et les propriétés du tissu nerveux. En raison de leur importance, nous consacrerons un article distinct à l'étude des terminaisons nerveuses.

ARTICLE PREMIER

CARACTÈRES

Parmi les caractères du tissu nerveux, nous étudierons seulement les caractères d'ordre organique, tels que la structure et la texture. A propos de la texture, nous décrirons les différentes variétés du tissu nerveux, avec leurs caractères d'ordre physique, comme la couleur, la consistance, etc.

§ 1. — STRUCTURE

Le tissu nerveux nous offre à considérer un élément fondamental et des éléments accessoires.

A. — ÉLÉMENT FONDAMENTAL

L'élément fondamental se présente sous l'aspect d'une cellule globuleuse, fusiforme ou étoilée, munie d'un, de deux ou de plusieurs prolongements (*cellule unipolaire, bipolaire* ou *mul-tipolaire*). Il n'existe pas de cellule nerveuse sans prolongement (*cellule apolaire*). L'un des prolongements d'une cellule nerveuse peut s'étendre à une très grande distance du corps cellulaire, et atteindre parfois une longueur considérable (près d'un mètre pour certains éléments). Ce prolongement, en passant de la substance grise où il a pris naissance, dans la substance blanche, s'entoure d'un manchon d'une substance spéciale (*myéline*) avec laquelle il constitue un tube nerveux central (*fibre blanche centrale*). Ce tube nerveux, à son tour, peut abandonner les centres, et se prolonger dans les nerfs périphériques, où il s'enveloppe d'une nouvelle gaine superficielle pour former un tube nerveux périphérique (*fibre blanche périphérique*).

Quels que soient la forme du corps de la cellule nerveuse, le nombre et les dimensions de ses prolongements, il n'est pas possible de séparer l'étude de ces différentes parties. Corps cellulaire et prolongements forment un seul et même élément anatomique, et représentent, au point de vue morphologique et fonctionnel, une unité nerveuse que WALDEYER (1891) a désigné sous le nom de *neurone*. Aussi la description des tubes nerveux centraux et périphériques, nous parait-elle devoir suivre immédiatement celle de la cellule nerveuse envisagée à un point de vue général.

1° Cellule nerveuse en général. — Les cellules nerveuses, découvertes par VALENTIN de 1836 à 1839, présentent, suivant les régions, de grandes variétés de forme et de dimensions. Nous choisirons, comme type de notre description, la cellule nerveuse, telle qu'on l'observe dans les cornes antérieures de la moelle épinière, renvoyant l'étude des autres variétés principales à la fin de cet alinéa (p. 280). Nous envisagerons successivement le corps cellulaire et les prolongements.

A. CORPS CELLULAIRE. — Le corps des cellules nerveuses des cornes antérieures de la moelle (fig. 127), se présente sous l'aspect d'un polyèdre irrégulier dont les angles donnent naissance à de nombreux prolongements ; son diamètre mesure de 70 à 140 μ.

17*

Il est formé par une substance finement granuleuse, au sein de laquelle on peut mettre en évidence un fin réseau dont se détachent des fibrilles très grêles qui se poursuivent à l'intérieur des prolongements. Dans certaines régions, ce corps cellulaire renferme des granulations pigmentaires brunes ou noires, surtout abondantes chez les vieillards. Ce sont ces granulations qui donnent leur coloration spéciale au locus niger des pédoncules cérébraux, et au locus cœruleus du plancher du quatrième ventricule. Enfin la méthode de NISSL (voy. *Précis de Technique*

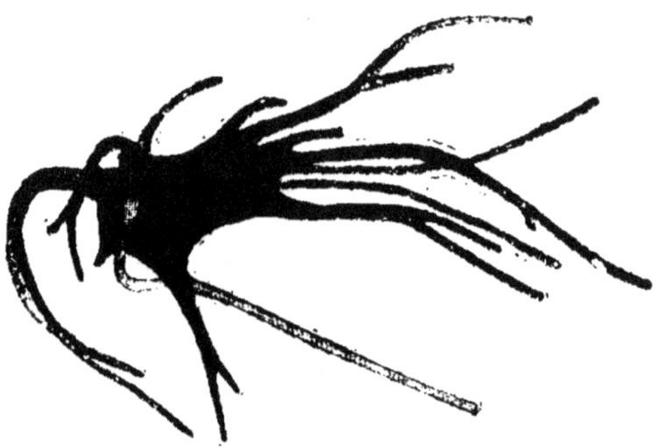

Fig. 127.

Cellule nerveuse provenant des cornes antérieures de la moelle du bœuf (gr. 100/1). Le cylindraxe se distingue, par sa plus grande transparence, des prolongements protoplasmiques striés suivant leur longueur. Ceux-ci, par suite des manœuvres de la dissociation, ont été déjetés à gauche.

histologique) a révélé dans le corps des cellules nerveuses, l'existence d'une substance chromophile sous forme de masses polygonales ou de bâtonnets qui se colorent d'une façon intense par le bleu polychrome (fig. 128). Cette substance se prolonge sur une certaine étendue à l'intérieur de tous les prolongements cellulaires, sauf un (SCHAFFER, 1893). On s'accorde à la considérer comme une sorte de réserve fonctionnelle destinée à être utilisée pendant la période d'activité des cellules nerveuses.

Il nous reste à signaler une curieuse réaction du nitrate d'argent qui en solution étendue détermine sur le corps des cellules nerveuses, et sur ses prolongements, la formation de stries

transversales noirâtres (fig. 129) séparées par des espaces clairs
(GRANDRY, 1868). L'épaisseur des stries, variable d'une place à
l'autre, mesure de 1 à 5 μ, celle des espaces clairs interposés

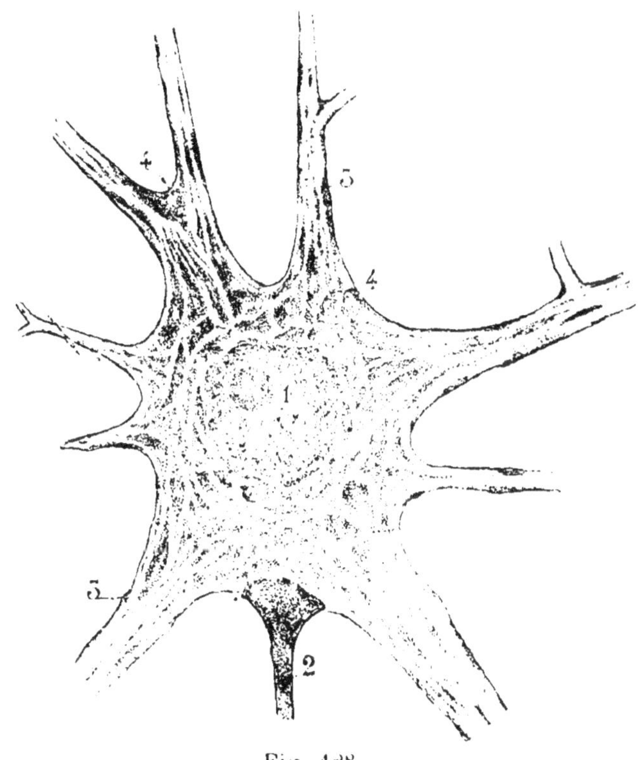

Fig. 128.

Cellule nerveuse de la corne antérieure de la moelle, colorée par le
bleu polychrome (d'après NISSL). Figure empruntée à TESTUT.

1, noyau. — 2, cylindraxe. — 3, prolongements protoplasmiques. — 4, masses
chromophiles.

de 1 à 3 μ. Les stries les plus fines se montrent complètement
homogènes, les larges sont en général ponctuées, comme formées
de granulations noirâtres, rapprochées les unes des autres.
Entre les stries, la substance est moins attaquée, quelquefois
tout à fait incolore. On ignore la signification de cette réduction

du nitrate d'argent. D'après Fischel, elle serait due à un phénomène d'ordre physique, sans rapport par conséquent avec la structure cellulaire.

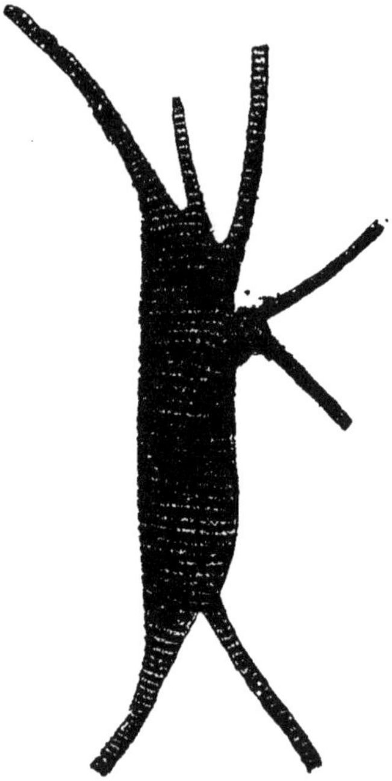

Le noyau des cellules nerveuses, ovoïde dans la plupart des cas, est pauvre en substance chromatique ; ses dimensions sont toujours proportionnées à la grosseur de l'élément, et peuvent atteindre jusqu'à 18 μ pour la longueur. Ce noyau renferme un et quelquefois plusieurs nucléoles toujours brillants, dont le diamètre s'élève jusqu'à 7 μ.

B. Prolongements. — Les premiers histologistes confondaient dans une description commune tous les prolongements qui se détachent du corps de la cellule nerveuse. Ce fut seulement en 1865 que Deiters appela l'attention sur les caractères d'un prolongement particulier qu'il appela *prolongement cylindraxile*, réservant aux autres le nom de *prolongements protoplasmiques*. Le prolongement cylindraxile, en effet, s'entoure d'une gaine spéciale, en passant de la substance grise dans la substance blanche, et devient le cylindraxe d'un tube nerveux.

Fig. 129.

Cellule nerveuse de la corne antérieure de la moelle du bœuf, traitée par le nitrate d'argent, et montrant une striation transversale (d'après Grandry). Figure empruntée à Testut.

a. *Prolongements protoplasmiques.* — Les prolongements protoplasmiques continuent directement le corps de la cellule, et sont visiblement constitués de la même substance. Ils diminuent de diamètre, à mesure qu'ils s'éloignent de l'élément, et, en même temps, se ramifient plus ou moins régulièrement, à la manière des branches d'un arbre. Ils leur a, par suite, donné le nom de *dendrites*. Les dernières ramifications atteignent une ténuité extrême, et se terminent librement par des *arborisations* (*bouquets* ou *panaches terminaux*).

La substance qui constitue ces prolongements, est finement granuleuse, comme celle du corps cellulaire, et renferme de même, dans la portion initiale des prolongements, des corps chromophiles fixant le bleu polychrome. Elle est parcourue par des fibrilles extrêmement fines que MAX SCHULTZE (1868) désigna sous le nom de *fibrilles nerveuses primitives*. Ce sont ces fibrilles qui, en se partageant en deux faisceaux, déterminent les ramifications des prolongements protoplasmiques dont la diminution de volume serait ainsi fort bien expliquée. En pénétrant à l'intérieur du corps cellulaire, le faisceau de fibrilles nerveuses semble s'épanouir : une partie des fibrilles se perdent dans le réseau cellulaire : les autres passent dans les prolongements voisins, ou décrivent, dans la couche superficielle de la cellule, des arcades à courbure superficielle : quelques-unes, enfin, traversent directement le corps cellulaire, en contournant le noyau, pour se rendre dans les prolongements opposés.

b. *Prolongement cylindraxile, prolongement de Deiters*. — A part quelques exceptions que nous indiquerons plus loin (p. 696), le prolongement de DEITERS (*prolongement nerveux*, GERLACH, 1871: *axone*, KÖLLIKER), est unique. Il se détache du corps de la cellule, et parfois d'un des gros prolongements protoplasmiques, par une base plus conique que celle des autres prolongements, ne se ramifie pas comme ces derniers, mais, dès qu'il a atteint un diamètre de 3 μ environ pour les grosses cellules, ses bords, au lieu de continuer à se rapprocher, restent parallèles. Il a ordinairement la forme d'un ruban aplati, épais de 1 à 2 μ sur 3 μ de large pour les plus gros. Parfois, au sommet de son cône d'implantation, il présente un léger rétrécissement ou *collet*. Ses contours sont toujours fortement accusés.

La substance qui le compose est plus brillante, moins granuleuse que celle des autres prolongements, et possède une fine striation longitudinale. Elle fixe aussi plus énergiquement le carmin et l'hématoxyline : le chlorure d'or la colore en violet.

Les imprégnations au nitrate d'argent, y provoquent le dépôt de stries transversales noirâtres exactement semblables à celles obtenues sur le corps des cellules nerveuses (p. 263).

Le prolongement cylindraxile peut se terminer au sein même de la substance grise (p. 281), mais il peut aussi s'enfoncer dans la substance blanche, et constituer ce que nous décrirons sous le nom de *cylindraxe* dans les tubes nerveux. Or, déjà en 1836, REMAK avait indiqué que ce cylindraxe était en réalité un faisceau de fibrilles extrêmement ténues que nous pouvons comparer et assimiler aux fibrilles nerveuses primitives contenues dans les prolongements protoplasmiques. La seule différence serait que, dans les prolongements de Deiters, la substance qui unit et englobe les fibrilles, est moins abondante et plus homogène ; elle ne renferme pas de corps chromophiles. On lui a donné le nom de *neuroplasme* (KÖLLIKER) ou d'*axoplasme* (WALDEYER). La mince couche qu'elle forme à la surface du faisceau fibrillaire (fig. 130) répond vraisemblablement à ce qui a été décrit comme *gaine de Mauthner* dans les nerfs périphériques (p. 278).

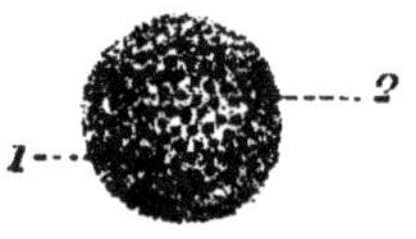

Fig. 130.

Section transversale du cylindraxe d'une fibre nerveuse montrant : 1. le faisceau de fibrilles nerveuses ; 2. la couche engainante de neuroplasme.

Au voisinage de sa terminaison, le prolongement de DEITERS, devenu cylindraxe d'un tube nerveux, se dépouille successivement de ses enveloppes, devient un cylindraxe nu, et se termine par une arborisation.

2° Tubes nerveux blancs centraux (fibres à myéline, fibres à double contour). — Les tubes nerveux dont l'ensemble constitue la substance blanche des centres (cordons et faisceaux), et de quelques nerfs périphériques (nerfs des sens spéciaux : optique, acoustique), sont essentiellement formés par un prolongement de DEITERS qui prend le nom de *cylindraxe*, enveloppé d'un manchon d'une substance spéciale appelée *myéline*. A la surface de cette substance, se trouvent appliquées de distance en distance des cellules particulières connues dans les tubes nerveux périphériques sous le nom de *cellules segmentaires* (*cellules de Ranvier-Vignal*).

Le diamètre des tubes nerveux des centres, varie sensiblement d'un tube à l'autre. Les plus larges atteignent, en général, de 9 à 12 μ ; les plus petits ne mesurent pas plus de 4 à 6 μ.

a. *Cylindraxe* (bandelette axile, REMAK, 1837 ; cylinderaxis. PURKINJE, 1839 ; cylindre d'axe, cylindraxe, axe, axone). — Le cylindraxe qui fait suite au prolongement de DEITERS, en présente tous les caractères. C'est une sorte de ruban ou de bandelette qui varie de dimensions, comme les tubes eux-mêmes, et qui, sur les coupes transversales, se montre parfois légèrement incurvé en forme de croissant.

b. *Myéline* (substance médullaire, moelle nerveuse). — La myéline qui enveloppe le cylindraxe, absolument comme le suif entoure la mèche d'une chandelle, est d'un blanc éclatant à la lumière incidente, et légèrement jaunâtre à la lumière transmise. C'est elle qui donne à la substance blanche des centres nerveux, et aux cordons nerveux périphériques où nous la retrouverons, leur éclat mat caractéristique. Une particularité optique intéressante de la myéline, est d'offrir, quand on l'observe par transparence, un double contour. Le tube nerveux se montre limité de chaque côté par deux lignes parallèles, l'externe ordinairement plus large que l'interne. Les deux lignes internes n'indiquent pas, comme on pourrait le penser au premier abord, les limites latérales du cylindraxe. En effet, quand après la mort la myéline s'écoule sous forme de gouttes, celles-ci, comme les tubes eux-mêmes, offrent le double contour caractéristique. Cet écoulement en gouttes, après la mort, désigné sous le nom de coagulation, en est précisément l'inverse, et mériterait plutôt celui de liquéfaction. Les bords des tubes nerveux cessent d'être parallèles, et offrent des varicosités plus ou moins saillantes (*fibres variqueuses*) ; enfin, de véritables gouttes abandonnent le cylindraxe, et s'écoulent dans le véhicule employé.

Les gouttes de myéline, détachées des tubes nerveux, ne se fusionnent point comme le font les corps gras. Elles se réunissent, se pénètrent, mais la ligne de contact de deux gouttes ainsi agrégées, reste plus ou moins distincte, et dessine des arabesques à l'intérieur de la masse commune.

La myéline plongée dans l'alcool, se change en une masse homogène, granuleuse, sans se liquéfier ni s'écouler ; il y a alors une véritable coagulation. Elle ne se colore point par le carmin, mais noircit par l'acide osmique, en prenant une teinte encre de Chine. Elle parait formée par le mélange semi-fluide de graisses phosphorées (lécithines, protagons) avec de la cholestérine et des graisses ordinaires.

D'après les recherches d'Ewald et Kühne (1877), l'enveloppe médullaire des tubes nerveux, serait traversée par un fin réseau d'une substance insoluble dans l'alcool, se rapprochant par ses caractères de la kératine des cellules épidermiques (p. 829), et que ces auteurs ont proposé de désigner

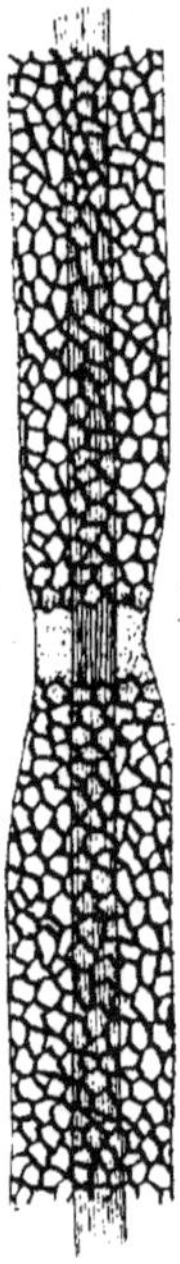

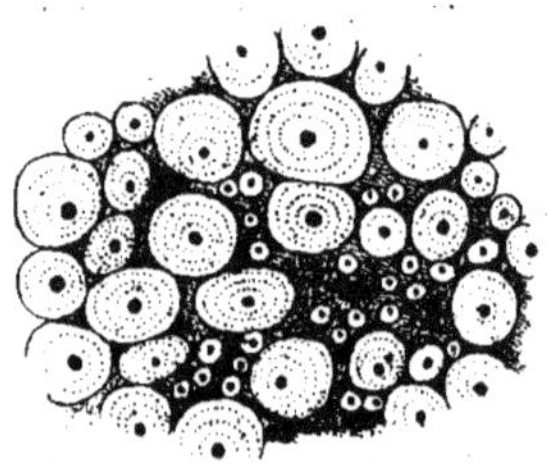

Fig. 131.

Réseau de neurokératine dans une fibre nerveuse du crapaud (d'après Gedœlst). Figure empruntée à Testut.

Fig. 132

Tubes nerveux d'un cordon antérieur de la moelle humaine, vus en coupe transversale (gr. 225/1). On aperçoit, notamment sur les tubes larges, la disposition en couches concentriques de la myéline.

sous le nom de *neurokératine* (fig. 131). Cette substance, d'autre part, fournit au manchon de myéline une gaine externe et une gaine interne. D'après d'autres auteurs, le réseau de neurokératine ne serait qu'un produit artificiel dû à l'action des réactifs.

Comme dans les tubes nerveux périphériques, la myéline des
tubes blancs centraux, est fragmentée en un certain nombre
de tronçons séparés par des incisures obliques que nous étudierons plus loin en détail (p. 273). Sur la coupe transversale, elle
paraît disposée sous forme de couches concentriques envelop-

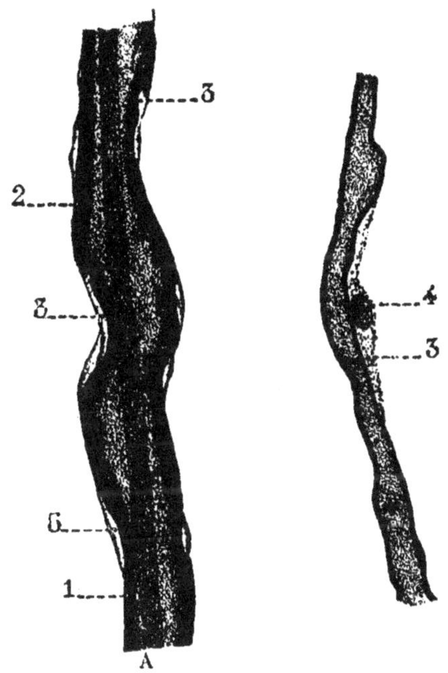

Fig. 133.

Deux fibres nerveuses des cordons antérieurs de la moelle épinière
(d'après Ranvier). Figure empruntée à Testut.

1, cylindraxe. — 2, gaine de myéline. — 3, enveloppe protoplasmique discontinue
(cellules segmentaires). — 4, noyau d'une cellule segmentaire.

pant le cylindraxe, et trop nombreuses pour qu'on puisse les
attribuer toutes aux segments de myéline emboîtés les uns dans
les autres (fig. 132).

c. *Cellules de Ranvier* (cellules segmentaires). — A la surface
de la myéline, se trouvent étalées de distance en distance des
cellules particulières que leurs caractères nous permettent de rapprocher des éléments décrits dans les tubes nerveux périphériques

sous le nom de *cellules de Ranvier* (p. 274). Ce sont des cellules plates, enroulées autour du manchon de myéline (fig. 133), mais ne constituant pas au tube nerveux central une enveloppe complète. Cependant, en quelques points, comme à la surface de la moelle épinière, les cellules de Ranvier paraissent s'agencer en une couche continue, ainsi que le démontrent les imprégnations au nitrate d'argent, qui déterminent, sur le trajet des fibres nerveuses, la formation de disques transversaux noirâtres analogues à ceux qu'on obtient par le même procédé sur les tubes nerveux périphériques (Tourneux et Legoff, 1875; Schiefferdecker). Parfois même, on peut observer de véritables croix latines, analogues aux croix de Ranvier (p. 276).

3° Tubes nerveux blancs périphériques (fibres à myéline, fibres à gaine de Schwann).— Les tubes nerveux qui représentent les éléments fondamentaux des racines et des nerfs blancs périphériques, diffèrent des tubes nerveux des centres par la présence d'une gaine spéciale, dite *gaine de Schwann*, qui enveloppe la myéline et les cellules de Ranvier. Chaque tube nerveux offrira donc à étudier les différentes parties suivantes : a, le cylindraxe; b, la gaine de myéline; c, la cellule de Ranvier; d, la gaine de Schwann.

Les premiers histologistes pensaient que la gaine de myéline était continue dans toute la longueur des tubes nerveux. En 1871, Ranvier montra que cette gaine était interrompue, de distance en distance, par l'interposition d'une sorte d'anneau ou de virole entre le cylindraxe et la gaine de Schwann, que les interruptions se reproduisaient à des intervalles réguliers, pour un même tube, et qu'à leur niveau la fibre nerveuse montrait un rétrécissement notable, un *étranglement annulaire*. Ranvier désigna, sous le nom de *segment interannulaire*, la portion d'un tube nerveux comprise entre deux étranglements (fig. 134). Nous aurons ainsi à ajouter aux parties constitutives des tubes nerveux que nous avons énumérées plus haut : e, les étranglements annulaires ou étranglement de Ranvier; f, les segments interannulaires.

Les tubes nerveux périphériques peuvent se diviser dichoto-

miquement, en gardant leur constitution complexe. Dans ce
cas, le cylindraxe se bifurque en deux
axes dont le volume total représente
celui du premier. Au niveau du point
de division, on observe un double étranglement. Les bifurcations assez fréquentes chez les vertébrés inférieurs
(poissons, batraciens, etc.), où elles
ont été vues et figurées depuis longtemps, sont beaucoup plus rares chez
les vertébrés supérieurs, et en particulier chez les mammifères.

a. *Cylindraxe*. — Le cylindraxe découvert dans les nerfs périphériques par
REMAK (1837), a reçu de PURKINJE (1839)
le nom d'*axencylinder*. Il affecte ordinairement, comme l'axe des tubes nerveux centraux avec lequel il se continue
directement, la forme d'une bandelette
dont la coupe transversale aurait une
figure ovalaire ou rectangulaire. Le diamètre de l'axe varie beaucoup ; il est
surtout considérable dans les gros tubes
moteurs, et toujours proportionné aux
autres parties du tube. REMAK avait
décrit depuis longtemps l'axe comme
offrant de fines stries longitudinales,
avant que MAX SCHULTZE l'eût considéré
comme n'étant qu'un faisceau de fibrilles nerveuses d'une extrême finesse.
D'après G. WEISS (1890), les fibrilles
nerveuses prennent seules les couleurs
d'aniline, après traitement par l'acide
osmique, tandis que l'axoplasme (p. 266),

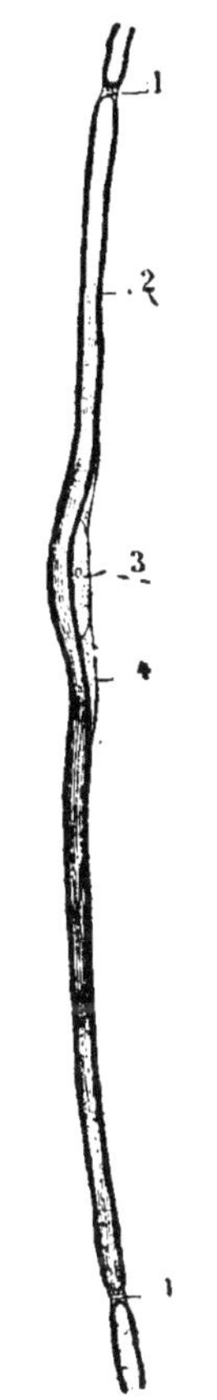

Fig. 134.

Segment interannu-
laire sur une fibre
nerveuse fixée par
l'acide osmique faible
(d'après TESTUT).

1, étranglements annu-
laires. — 2, segment interannulaire. — 3, noyau de 4,
la cellule segmentaire.

dont la masse est plus considérable que
celle des fibrilles, reste incolore ; ces dernières ne sont pas indépendantes les unes des autres, mais elles forment, à l'intérieur

de l'axe, un réseau fibrillaire très fin. Cette description ne concorde pas avec la conception du neurone, telle que nous l'avons exposée, mais elle est conforme aux données de certains observateurs (APATHY, 1899).

Sous l'influence du nitrate d'argent, le cylindraxe présente des stries transversales foncées (FROMMANN, 1864), analogues à celles que provoque ce réactif sur le corps des cellules nerveuses et sur leurs prolongements (fig. 135). Ces stries sont toujours, pour une certaine étendue, régulièrement espacées ; mais la distance qui les sépare, aussi bien que l'épaisseur des stries elles-mêmes, varie d'une place à l'autre sur le même axe. L'épaisseur des stries est comprise entre 1 et 5 μ environ, celle des espaces qui les séparent entre 1 et 3 μ. Tantôt la strie est uniformément colorée en brun, et tantôt elle semble formée par une accumulation de granulations métalliques. Celles-ci peuvent être rares et espacées sur les tubes qui n'ont pas été vivement attaqués par le réactif. Ces stries sont en réalité de petits disques au niveau desquels la substance de l'axe a réduit l'argent. On peut, en effet, pour la compression combinée à des mouvements de latéralité,

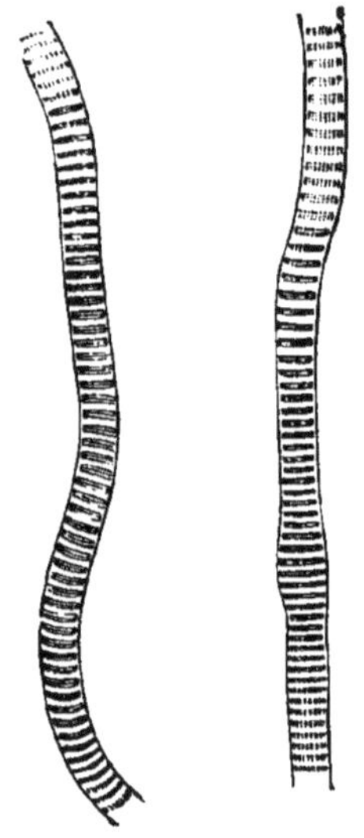

Fig. 135.

Cylindraxes du sciatique du lapin montrant les stries de Frommann (d'après RANVIER).

voir les stries se déplacer sans perdre leur forme, à la manière d'anneaux solides que l'on peut arriver à isoler. Nous avons dit plus haut que la signification de cette réduction du nitrate d'argent à la surface des éléments nerveux, était inconnue.

La substance du cylindraxe résiste à l'acide acétique et à l'acide chlorhydrique étendus ; les alcalis la dilatent et la dissolvent en partie ; l'acide nitrique chaud, au contraire, la contracte et la durcit.

b. *Myéline.* — La gaine de myéline n'offre rien de particulier :

ses caractères sont identiques à ceux de la myéline des centres. Lorsque l'altération cadavérique commence, la myéline emprisonnée à l'intérieur de la gaine de Schwann, ne peut pas diffuser sur les parties latérales des tubes, et leur donner l'aspect variqueux, comme elle le fait dans les centres. Elle s'épanche seulement en grosses gouttes par les extrémités rompues de la gaine. A l'intérieur de celle-ci, elle se distribue en gouttes allongées ou sphériques plus ou moins volumineuses, qui s'entassent confusément entre l'axe et la gaine. Il en résulte un aspect granuleux et cailleboté très net, surtout sur les tubes larges, et tout à fait caractéristique.

La gaine de myéline n'est pas continue à l'intérieur d'un même segment interannulaire, mais elle est divisée en un certain nombre de fragments cylindro-coniques (fig. 136), par des incisures obliques qui la traversent dans toute son épaisseur, et qui sont connues sous le nom d'*incisures de Schmidt* (1874) ou *de Lantermann* (1876). Les fragments de myéline dont le nombre et les dimensions varient sensiblement d'un segment nerveux à l'autre, se terminent par des surfaces coniques saillantes ou rentrantes, par lesquelles ils s'emboîtent régulièrement les uns dans les autres. Tantôt les deux extrémités d'un même fragment sont saillantes, tantôt elles sont excavées ; d'autrefois encore, l'une est convexe et l'autre concave. Les fragments extrêmes du segment interannulaire finissent contre l'anneau de l'étranglement par une portion

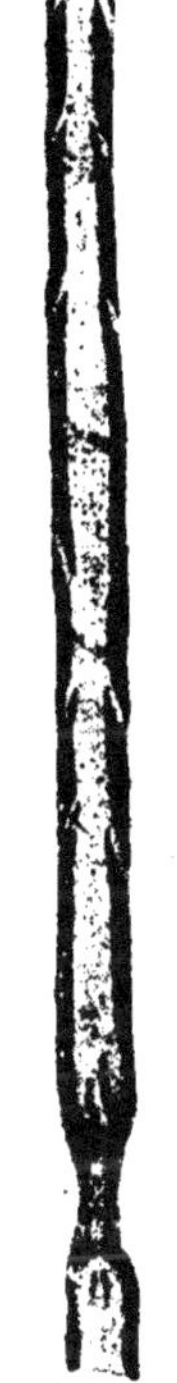

Fig. 136.

Fragment d'un tube nerveux du sciatique du lapin imprégné à l'acide osmique, et montrant les incisures de Lantermann dans la gaine de myéline (gr. 300/1). On aperçoit, au voisinage de l'extrémité inférieure, un étranglement traversé suivant sa longueur par le cylindraxe.

légèrement renflée qui vient augmenter la profondeur de l'encoche dessinant l'étranglement. Les incisures se traduisent sur la coupe transversale par des anneaux concentriques; elles sont parfois traversées par de fines trabécules qui unissent intimement les deux fragments de myéline.

c. *Cellules segmentaires, cellules de Ranvier.* — Chaque segment nerveux renferme une cellule interposée entre la myéline et la gaine de Schwann (fig. 137). Les noyaux de ces éléments, connus autrefois sous le nom de noyaux de la gaine de Schwann, répondent exactement à la région moyenne des segments interannulaires; ils sont ovoïdes, allongés dans le sens des tubes nerveux. La portion du corps annulaire qui les entoure, renflée, se trouve logée dans une dépression de la couche de myéline, et donne naissance à une expansion membraniforme qui se prolonge à la surface de la myéline. Il n'est pas démontré toutefois que, chez l'adulte, la cellule segmentaire ou cellule de Ranvier occupe toute l'étendue d'un segment nerveux. Les noyaux de ces cellules alternent entre eux d'une façon régulière, c'est-à-dire que, si le noyau d'un segment donné occupe le bord droit du tube nerveux, les noyaux des deux segments adjacents se trouvent relégués sur le bord opposé.

d. *Gaine de Schwann* (membrane limitante, VALENTIN; gaine membraneuse, PHILIPPEAUX et VULPIAN). — La gaine de Schwann du nom de l'anatomiste qui l'a découverte, est une membrane extrêmement mince, mesurant tout au plus un quart de millième de millimètre d'épaisseur. Elle est formée d'une substance tenace, homogène, hyaline. Contrairement aux éléments du tissu conjonctif, avec lesquels elle a été fréquemment assimilée, la gaine de Schwann résiste même aux acides minéraux et aux alcalis caustiques qui attaquent, au contraire, plus ou moins la myéline et l'axe contenu à son intérieur. Un excellent mode de préparation consiste à traiter les tubes nerveux par l'acide azotique fumant, et à ajouter ensuite de la potasse caustique. Sous l'influence de ces réactifs, la myéline s'écoule du tube en petites gouttes; l'axe se dissout et il ne reste plus que la gaine vide colorée en jaune.

e. *Étranglements de Ranvier.* — Nous avons vu plus haut

(p. 270) que les tubes nerveux blancs périphériques présentaient de distance en distance des portions rétrécies correspondant à des interruptions dans la couche de myéline, et connues sous le nom d'*étranglements annulaires*. On a beaucoup discuté sur la nature de ces étranglements, et il semble se confirmer aujourd'hui que les interruptions de la myéline sont dues à la présence de petits disques transversaux d'une substance spéciale, sur lesquels se trouve appliquée intimement la gaine de Schwann, et dont le

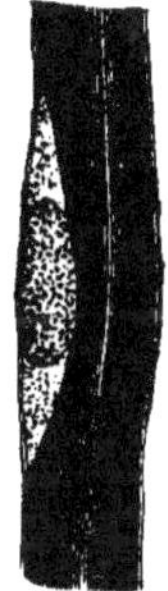

Fig. 137.

Cellule segmentaire sur un tube nerveux fixé par l'acide osmique (d'après Pouchet et Tourneux).

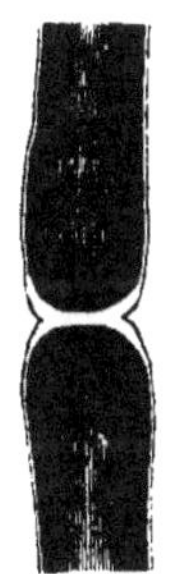

Fig. 138.

Étranglement sur un tube nerveux fixé à l'acide osmique (d'après Pouchet et Tourneux). Le cylindraxe n'est pas figuré.

centre est traversé par le cylindraxe (*renflements biconiques*, Ranvier). La gaine de Schwann et le cylindraxe se continuent directement d'un segment interannulaire à un autre, et il ne paraît pas possible de rattacher les disques annulaires à l'une ou à l'autre de ces parties ; le cylindraxe subit même, au niveau de l'étranglement, un léger rétrécissement attribué par Weiss (1890) à la disparition de l'axoplasme.

Les étranglements s'observent surtout bien sur les pièces traitées par l'acide osmique ou par le nitrate d'argent, et colorées ensuite par le picrocarmin. Dans le premier cas (fig. 138), la myéline est teintée en noir intense, le cylindraxe en rouge, et l'on aperçoit nettement, interposée entre les deux manchons de myéline, une substance transparente à la fois indépendante de l'axe et de la gaine.

Dans le second cas (immersion prolongée dans une solution de nitrate d'argent à 1 p. 1000), c'est au contraire, la substance du disque annulaire qui se colore en noir. D'autre part, l'interruption de la gaine de myéline au niveau des étranglements,

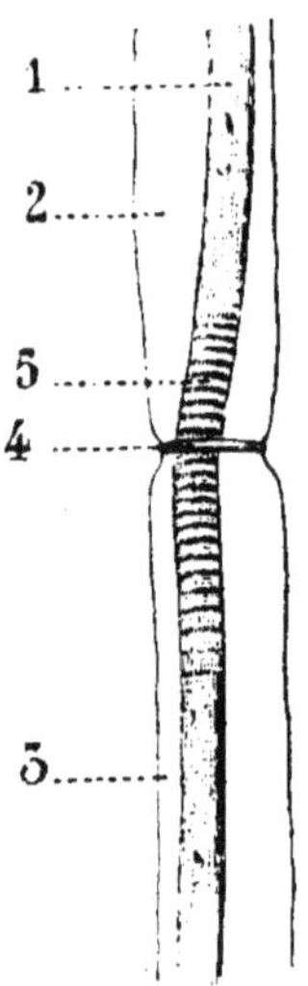

Fig. 139.

Fibre nerveuse à myéline, imprégnée au nitrate d'argent (d'après Ranvier). Figure empruntée à Testut.

1, cylindraxe. — 2, myéline non colorée. — 3, gaine de Schwann. — 4, étranglement annulaire. — 5, stries de Frommann.

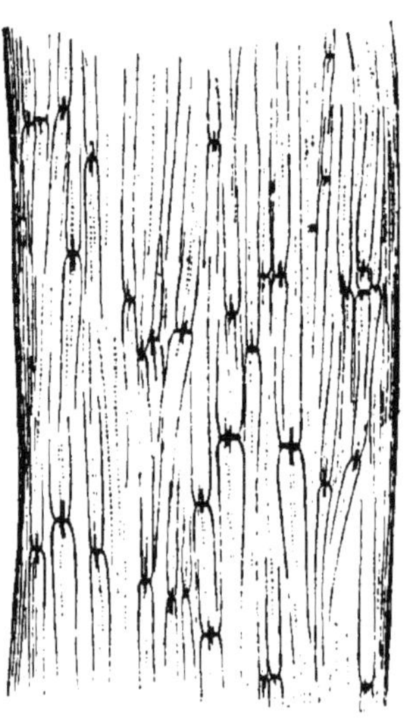

Fig. 140.

Faisceau nerveux du nerf thoracique de la souris, après imprégnation au nitrate d'argent (d'après Ranvier). On aperçoit de nombreuses croix latines répondant aux étranglements. Figure empruntée à Testut.

permet au nitrate d'argent d'aller provoquer sur le cylindraxe la formation de stries tranversales foncées dont il a été déjà question (p. 272) : ces stries s'étendent de part et d'autre de l'étranglement, mais en s'affaiblissant progressivement (fig. 139). Dans certains cas, lorsque la solution de nitrate d'argent est plus concentrée (3 à 4 p. 1000 environ), le nitrate d'argent, au lieu de dessiner des stries sur l'axe, s'y dépose confusément dans une certaine étendue. Il en résulte alors, avec l'anneau argentique vu de profil l'apparence d'une petite *croix latine* (RANVIER, fig. 140).

f. *Segments interannulaires.* — Les segments nerveux ou segments interannulaires, c'est-à-dire les portions de tubes nerveux comprises entre deux étranglements successifs, mesurent une longueur sensiblement égale pour un même tube. Cette longueur varie avec la grosseur des tubes ; elle varie également avec l'âge du sujet, par suite de l'allongement progressif du nerf. Le tableau suivant que nous empruntons à AXEL KEY et RETZIUS (1876) montre la longueur des segments nerveux relativement au diamètre des tubes nerveux :

DIAMÈTRE DES TUBES NERVEUX	LONGUEUR DES SEGMENTS NERVEUX CORRESPONDANTS
2 μ	89,6 μ
4 «	256 «
8 «	640 «
11.2 «	809,6 «
14,4 «	800 «
16 «	873 «

Nous avons vu plus haut (p. 274) que la portion moyenne d'un segment nerveux était occupée par une cellule de Ranvier étalée, au-dessous de la gaine de Schwann, à la surface de la myéline qu'elle recouvre plus ou moins complètement. On s'est naturellement préoccupé de rechercher les relations qui pouvaient exister entre les cellules segmentaires, la myéline et la gaine de Schwann, et l'on a été amené à comparer le segment nerveux à une cellule adipeuse perforée par le cylindraxe. La myéline représente la substance grasse, et la gaine de Schwann figure la membrane d'enveloppe décrite par quelques observateurs à la surface des vésicules adipeuses (RANVIER).

On admet ainsi que la cellule segmentaire non seulement s'étale dans toute la longueur du segment nerveux, formant à la myéline une enveloppe complète (*gaine externe*), mais encore qu'au niveau des étranglements, elle se réfléchit en dedans, et s'insinue entre le cylindraxe et la myéline (*gaine interne* ou *gaine de Mauthner*) qui se trouve ainsi enveloppée de toutes parts. Les incisures de Schmidt répondent à des cloisons obliques unissant entre elles les deux lames (gaines externe et interne) de la cellule de Ranvier. Quant à l'anneau compris au niveau des étranglements entre les deux manchons de myéline, il représente le ciment interposé à deux cellules segmentaires, et réduisant le nitrate d'argent, comme entre deux cellules épithéliales.

Les recherches récentes n'ont pas entièrement confirmé cette manière de voir, assurément séduisante. La cellule de Ranvier ne tapisse pas toute la longueur du segment nerveux, et surtout ne se réfléchit pas en dedans à la surface du cylindraxe. La gaine interne ou gaine de Mauthner qu'on supposait formée par la partie réfléchie de la cellule segmentaire, paraît répondre à la couche superficielle de l'axoplasme (p. 266), et, par suite, la signification des incisures obliques nous échappe entièrement. Mais, si la comparaison morphologique du segment nerveux avec une cellule adipeuse ne saurait être établie d'une façon absolue, il n'en reste pas moins démontré, et c'est là le grand mérite de Ranvier, que chaque segment nerveux, le cylindraxe mis à part, correspond à une cellule, et que cette cellule, ainsi que nous le montre l'étude du développement (p. 328), élabore, à la surface du cylindraxe sur lequel elle s'est moulée, deux enveloppes protectrices : la myéline et la gaine de Schwann.

4° Fibres de Remak (Fibres ganglieuses Remak; fibres gélatineuses, Henle; fibres embryonnaires, Hénocque; fibres grises, fibres nerveuses à noyaux). — On trouve dans un grand nombre de nerfs, et en particulier dans les filets du sympathique et dans le nerf olfactif, à côté de tubes nerveux blancs, d'autres fibres dépourvues d'une gaine de myéline, qu'on appelle *fibres de Remak* du nom de l'anatomiste qui les a découvertes en 1838 (fig. 141). Ces fibres sont larges d'un à quelques μ, à bords nets, réguliers, parallèles; elles sont pâles, grisâtres, finement striées suivant leur longueur. A leur surface, on aperçoit des noyaux ovalaires, allongés (12 μ), finement granuleux et sans nucléole. Ces noyaux sont entourés d'une mince couche de protoplasma étalée à la surface de la fibre, et lui constituant une enveloppe partielle.

D'après Ranvier, les fibres de Remak,
à l'intérieur d'un même cordon, s'anastomosent entre elles, de manière à constituer un plexus à mailles allongées
suivant la direction du cordon. Selon
d'autres auteurs, cette disposition serait
exceptionnelle, et résulterait d'une dissociation incomplète.

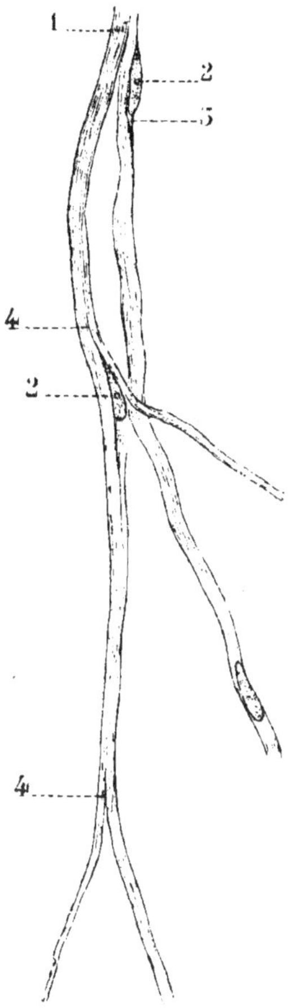

Les fibres de Remak se différencient
des fibres conjonctives avec lesquelles
elles ont été souvent confondues, par un
grand nombre de caractères. Elles résistent à l'action des alcalis et des acides,
en particulier de l'acide nitrique qui
les durcit, tandis qu'il gonfle le tissu
lamineux, et lui donne la transparence
et la consistance de la gélatine. Depuis
longtemps, en anatomie descriptive, on
se sert de cette réaction de l'acide nitrique pour disséquer et suivre au loin les
filets gris du grand sympathique, à peu
près uniquement composés de fibres de
Remak. De même, l'eau bouillante, loin
de rendre les fibres de Remak transparentes, gélatineuses et de les dissoudre,
comme les éléments du tissu conjonctif,
rend ces fibres troubles et opaques.

L'étude du développement (p. 328)
montre que les fibres de Remak doivent
être considérées comme des fibres à
myéline restées à l'état embryonnaire,
et encore réduites au cylindraxe et à la
couche des cellules de Ranvier. On
peut même voir, chez l'adulte, une
fibre de Remak se continuer directe-
ment avec une fibre à myéline, comme l'a signalé Ranvier dans
le cordon du sympathique abdominal chez le lapin.

Fig. 141.

Fibres de Remak du
pneumogastrique du
chien (d'après Ran-
vier). Figure em-
pruntée à Testut.

1, fibre de Remak. —
2, 3, noyau et corps de la
cellule de Ranvier. — 4, bifurcations.

5⁰ Terminaisons nerveuses en général. — Les fibres nerveuses se terminent soit dans les centres nerveux cérébro-spinaux ou ganglionnaires, soit à la périphérie du corps, ou dans l'intimité de nos différents organes. Il existe donc des terminaisons centrales et des terminaisons periphériques. Les recherches contemporaines poursuivies à l'aide de la méthode au chromate d'argent, ont établi que les fibres nerveuses se terminaient partout de la même façon par des extrémités libres, et que, si dans certaines régions, comme dans la tache olfactive, les fibres semblaient aboutir à des éléments cellulaires, ces éléments devaient être considérés comme leur centre d'origine et non comme leur terminaison. La fibre nerveuse, qu'il s'agisse d'une fibre blanche centrale ou d'une fibre blanche périphérique, commence par se dépouiller de ses différentes membranes d'enveloppe, puis, réduite au cylindraxe, elle se termine, au bout d'un certain trajet, par une extrémité renflée, ou encore se ramifie en fibrilles formant des arborisations terminales plus ou moins touffues, parfois contenues à l'intérieur d'organes spéciaux. Dans certains cas, les cylindraxes nus s'enchevêtrent entre eux, de manière à constituer des plexus (grand sympathique) dont se détachent alors les fibrilles terminales.

La forme des ramifications terminales du cylindraxe, leurs rapports avec les parties voisines, varient sensiblement suivant les organes envisagés. Aussi n'est-il pas possible de confondre toutes les terminaisons nerveuses dans une description commune, comme celle que nous présenterons p. 336, et devrons-nous renvoyer l'étude d'un certain nombre de terminaisons à celle des organes afférents.

6⁰ Variétés de cellules nerveuses. — Les cylindraxes de toutes les cellules nerveuses ne se comportent pas, comme nous l'avons indiqué plus haut. Quelques-uns restent localisés dans la substance grise, ne s'entourent jamais de myéline, et se terminent à une faible distance du corps cellulaire. On a pu ainsi considérer des cellules à cylindraxe court, et des cellules à cylindraxe long.

A. Cellules a cylindraxe court (type de Golgi). — Ces cellules, de forme étoilée et de dimensions réduites, sont caractérisées par ce fait que le prolongement de Deiters, peu après son origine, se ramifie dichotomiquement en branches de plus en plus ténues dont l'ensemble constitue une arborisation (fig. 142). Ces

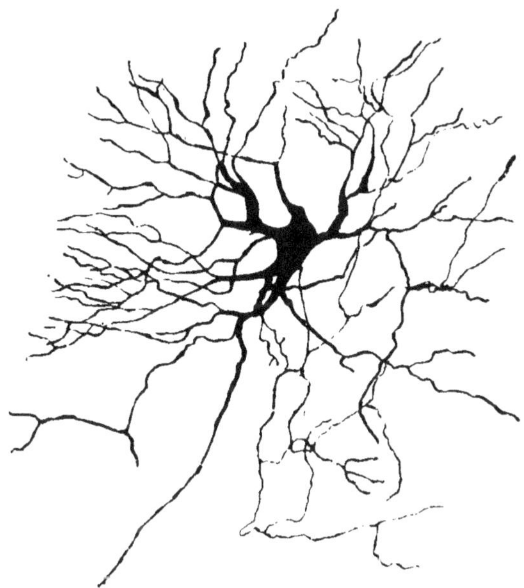

Fig. 142.

Cellule à cylindraxe court (type de Golgi) provenant de la couche granuleuse de l'écorce du cervelet (d'après Kölliker). Le cylindraxe avec ses nombreuses ramifications est figuré en rouge. Figure empruntée à Testut.

branches finissent librement, au sein de la substance grise, par une sorte de nodule terminal.

B. Cellules a cylindraxe long (type de Deiters). — Le cylindraxe des éléments appartenant à ce groupe (fig. 143), ne reste pas limité à la substance grise, comme précédemment, mais il pénètre dans la substance blanche, s'entoure de myéline, et contribue ainsi à former une fibre nerveuse complexe, dont il représente la partie fondamentale. Pendant son trajet dans la substance grise, il émet latéralement et de distance en distance, un certain nombre de fibres grêles connues sous le nom de *collaté-rales*. Ces collatérales découvertes par Golgi, bien étudiées par Ramón y Cajal, se détachent généralement à angle droit du cylindraxe ; elles se ramifient en un petit nombre de branches qui se terminent dans la substance grise par un léger renfle-

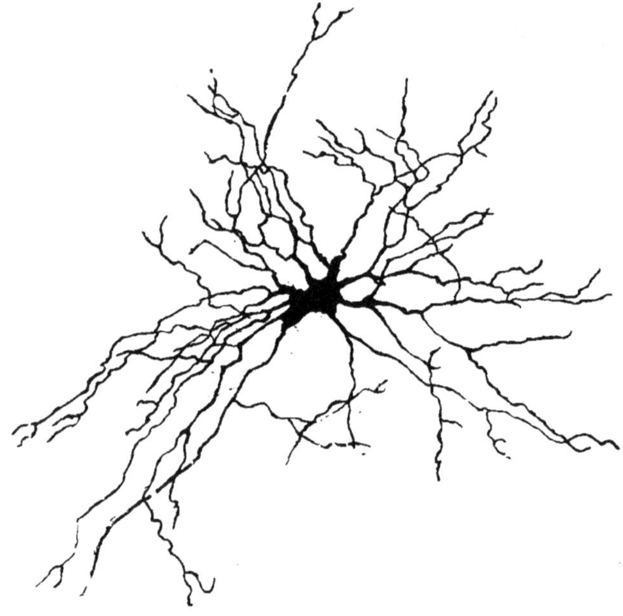

Fig. 143.

Cellule à cylindraxe long (type de Deiters) provenant des cornes antérieures de la moelle sur un fœtus humain de 30 centimètres (d'après Lenhossék). Le cylindraxe avec une collatérale est représenté en rouge. Figure empruntée à Testut.

ment variqueux. On pourrait peut-être, à ce point de vue, considérer les cellules de Golgi, à cylindraxe court, comme des éléments dont le cylindraxe s'épuise presque au sortir du corps cellulaire, en fournissant de nombreuses collatérales.

Les cellules nerveuses varient sensiblement de forme suivant les régions. Les expansions cellulaires, multiples dans la plupart des cas, peuvent se réduire à deux et même à un seul prolongement. Aussi les anciens anatomistes avaient-ils divisé les cellules nerveuses en *multipolaires, bipolaires* et *unipolaires*. Ils avaient même décrit des cellules *apolaires*, mais il convient assurément de rejeter sur des accidents de préparation, l'apparence de certaines cellules nerveuses que l'on a cru voir complètement dépourvues de prolongement. Il serait même impossible, dans l'état actuel de nos connaissances, de nous figurer le fonctionnement d'un élément nerveux qui serait ainsi dépourvu de toute relation avec des points extérieurs dont il doit recevoir l'incitation, ou bien auxquels il doit la transmettre.

Le volume des cellules, aussi bien que leur forme, diffère considérablement d'un endroit à l'autre. Les cellules motrices de la moelle, abstraction faite de leurs prolongements, peuvent atteindre un diamètre de 140 μ, tandis que les myélocytes ou grains des circonvolutions cérébelleuses (p. 284) ne dépassent pas 9 μ. D'une manière générale, PIERRET a remarqué que, chez l'homme, les cellules nerveuses étaient d'autant plus grosses qu'on s'avançait plus vers l'extrémité inférieure de la moelle ; il existerait, peut-être, à ce point de vue, une relation entre la grosseur des cellules nerveuses, et la longueur des cylindraxes qui en partent.

a. *Cellules multipolaires.* — Parmi les cellules multipolaires, nous n'envisagerons que les formes les plus caractéristiques.

α) *Cellules des cornes antérieures de la moelle* (cellules motrices, cellules radiculaires). — Ces cellules que nous avons choisies comme type de notre description générale, comptent parmi les plus volumineuses. Ce sont des éléments étoilés mesurant un diamètre de 70 à 140 μ, dont les prolongements protoplasmiques se terminent par des arborisations dans la substance grise ou entre les tubes du cordon antéro-latéral, et dont le prolongement cylindraxile traverse la substance blanche, en s'entourant d'une gaine de myéline, pour former l'une des fibres radiculaires antérieures. Dans la substance grise, le cylindraxe émet quelques collatérales qui s'y ramifient un petit nombre de fois, et s'y terminent librement.

β) *Cellules des ganglions sympathiques.* — Les cellules ganglionnaires sympathiques (fig. 144), à part leurs dimensions plus réduites, se rapprochent beaucoup par leur configuration générale, des cellules motrices de la moelle. Ce sont des cellules multipolaires présentant des prolongements protoplasmiques en nombre considérable, et un prolongement cylindraxile unique (Ramón y Cajal, 1891). Les prolongements protoplasmiques se ramifient plusieurs fois, puis se terminent librement dans l'épaisseur même du ganglion. Quant au prolongement cylindraxile, il se continue directement avec une fibre de Remak qui

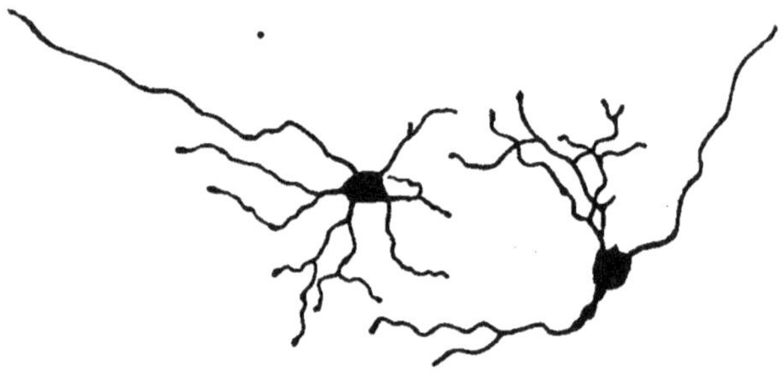

Fig. 144.

Deux cellules nerveuses du ganglion cervical supérieur d'un chat nouveau-né (d'après Van Gehuchten). Le cylindraxe est représenté en rouge, et les prolongements protoplasmiques en noir.

pénètre dans le cordon du grand sympathique, ou émerge par des branches viscérales destinées aux organes de la vie végétative (Ramón y Cajal). Chez le lapin, les cellules sympathiques renferment habituellement deux noyaux nucléolés.

La cellule sympathique possède une membrane d'enveloppe parsemée de noyaux, semblables à ceux des fibres de Remak. Il est probable que cette membrane, continue avec l'enveloppe des fibres de Remak, résulte de l'accolement de plusieurs cellules de Ranvier, dont les imprégnations au nitrate d'argent marquent, sans doute, les limites respectives.

γ) *Grains du cervelet (myélocytes)*. — Dans certaines régions des centres nerveux, notamment dans les lamelles du cervelet on rencontre des cellules nerveuses remarquables par leur petitesse. Ce sont les *grains nerveux* (granules de la substance grise, PURKINJE, 1838), que Ch. ROBIN désignait sous le nom de *myélocytes* (Ch. ROBIN et LITTRÉ, 1865). Leur corps cellulaire, polyédrique ou ovoïde suivant les endroits, mesure de 5 à 6, rarement 8 μ de diamètre. Lorsque le grain affecte une forme polyédrique, il donne naissance par ses angles à quatre ou cinq prolongements protoplasmiques qui se terminent par une arborisation courte et touffue; le cylindraxe est toujours plus grêle que les prolongements protoplasmiques. Lorsque le grain possède, au contraire, une forme ovoïde, ses pôles émettent deux minces prolongements qui ont fait parfois donner à ces éléments le nom de *noyaux à queue.*

Certains auteurs ont considéré les grains nerveux comme des cellules nerveuses restées à l'état embryonnaire, et les ont assimilés aux neuroblastes. Nous avons montré, au point de vue anatomique, que ces éléments présentaient, avec des dimensions plus réduites, une structure identique à celle des autres cellules nerveuses adultes. Nous ajouterons, au point de vue physiologique, que la moelle d'un grand nombre de poissons, comme l'ablette, renferme exclusivement des myélocytes.

δ) *Cellules pyramidales des circonvolutions cérébrales* (cellules psychiques de RAMÓN Y CAJAL). — Ces cellules, relativement petites (20 à 30 μ de diamètre), ont la forme d'une pyramide dont le sommet est tourné vers la périphérie, et dont la base regarde la profondeur (fig. 145). Elles donnent naissance à des prolongements protoplasmiques de deux ordres : 1° le prolongement pyramidal (*prolongement primordial* de RAMÓN Y CAJAL) qui prolonge directement en haut le sommet de la pyramide; 2° les prolongements latéraux qui émanent des faces latérales ou mieux des angles dièdres séparant les faces latérales. Tous ces prolongements se ramifient dans la substance grise en arborisations terminales; l'arborisation qui termine le prolongement pyramidal, figure un panache des plus élégants dont les différentes branches sont couvertes de petites *saillies épineuses* (épines, RAMÓN Y CAJAL; appendices pyriformes, Mlle STEFANOWSKA). Quant au prolongement de Deiters, il tire son origine de la base, ou encore de l'un des gros prolongements basilaires, descend verticalement et s'enfonce dans la substance blanche où il s'entoure de myéline. Ce cylindraxe, devenu ainsi l'axe d'un tube nerveux central, après avoir traversé la capsule interne, le pédoncule cérébral et la protubérance annulaire, se termine dans l'un des

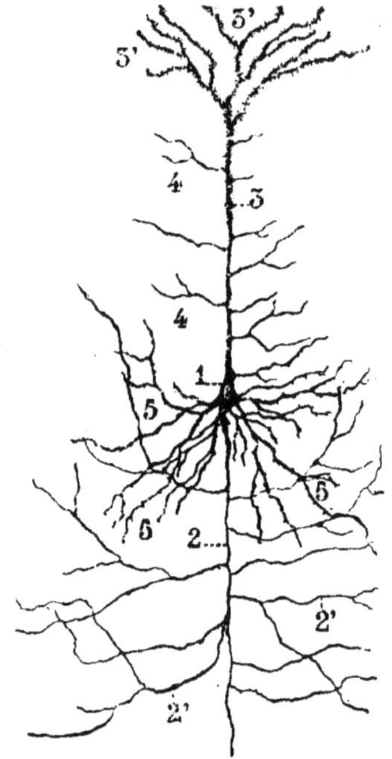

Fig. 145.

Cellule pyramidale de l'écorce cérébrale de l'homme (d'après Ramón y Cajal). Figure empruntée à Testut.

1, corps cellulaire. — 2, cylindraxe avec 2' ses collatérales. — 3, prolongement pyramidal avec 3' son panache terminal. — 4, expansions latérales de la tige. — 5, prolongements latéraux.

noyaux moteurs du bulbe ou dans la substance grise de la moelle (corne antérieure). Pendant son trajet dans la substance grise, le cylindraxe fournit de 5 à 10 collatérales, qui se résolvent en un petit nombre de ramifications que termine un léger renflement variqueux.

ε) *Cellules cérébelleuses* (cellules de Purkinje, cellules en bois de cerf). — Les cellules de Purkinje situées dans la couche superficielle des lamelles du cervelet (couche moléculaire ou grise), se présentent sous l'apect de gourdes dont la partie renflée regarde la profondeur, et dont la partie rétrécie ou col est diri-

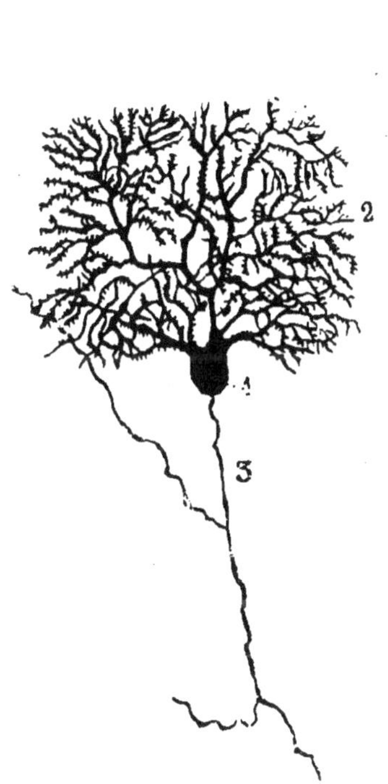

Fig. 146.

Cellule de Purkinge du cervelet, sur un chat de 15 jours (d'après RAMÓN Y CAJAL). Figure empruntée à TESTUT.

1, corps cellulaire. 2, dendrites. — 3, cylindraxe avec deux collatérales.

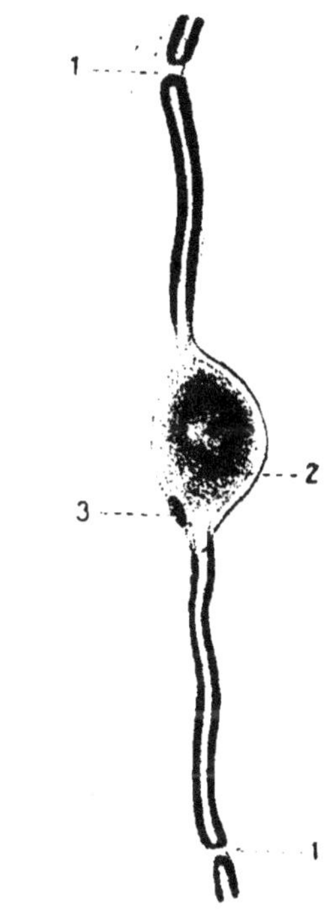

Fig. 147.

Cellule nerveuse bipolaire occupant la portion moyenne d'un segment nerveux, dans le ganglion acoustique. Figure demi-schématique.

1, étranglements annulaires délimitant le segment nerveux. — 2, corps de la cellule nerveuse. — 3, noyau de la cellule segmentaire.

gée vers la surface. Leur largeur mesure en moyenne 30 μ, leur épaisseur 20 μ, et leur longueur 60 à 65 μ. Le col se continue par un ou plusieurs prolongements protoplasmiques qui s'élèvent vers la surface, en se ramifiant de plus en plus, et en formant d'élégantes arborisations dont les branches se terminent librement (fig. 146). Il est à remarquer que l'ensemble de ces dendrites couverts de saillies épineuses, s'étale dans un même plan, et que ce plan est dirigé perpendiculairement aux faces latérales des lamelles cérébelleuses. L'aspect des cellules de Purkinje varie donc sensiblement, suivant qu'on examine ces éléments de face ou de profil (p. 687).

De la partie centrale renflée, se détache le prolongement cylindraxile qui traverse la couche profonde des lamelles cérébelleuses (couche granuleuse ou rouillée), et pénètre dans la substance blanche où il s'enveloppe de myéline. Les fibres nerveuses de cette substance se rendent partiellement dans les trois pédoncules cérébelleux, et partiellement dans l'olive centrale. Dans son trajet au travers de la couche profonde, le cylindraxe abandonne un petit nombre de collatérales qui remontent dans la couche superficielle, pour s'y terminer librement par des arborisations.

b. *Cellules bipolaires*. — On a signalé depuis longtemps la présence de cellules nerveuses bipolaires dans les ganglions spinaux des poissons (ROBIN, 1847; WAGNER, 1847; BIDDER, 1847), et dans les ganglions acoustiques des vertébrés supérieurs. Ces cellules se trouvent, en quelque sorte, interposées sur le trajet du cylindraxe d'un tube nerveux à myéline, dont elles occupent assez exactement le milieu d'un segment interannulaire (fig. 147). Leur corps cellulaire, ovoïde, se continue ainsi à chacun de ses deux pôles avec un prolongement offrant tous les caractères morphologiques d'un cylindraxe, mais, ainsi que nous le verrons à propos du développement (p. 326), l'axe du tube nerveux afférent représente en réalité un prolongement protoplasmique, et seul, l'axe du tube nerveux efférent doit être envisagé comme un prolongement cylindraxile.

La myéline du segment interannulaire occupé par la cellule ganglionnaire, s'arrête brusquement de chaque côté, à une faible distance des pôles. Quant à la gaine de Schwann, elle se prolonge à la surface du corps cellulaire, toujours doublée à sa face interne par une cellule segmentaire dont le noyau se trouve habituellement relégué vers l'un des pôles de la cellule ganglionnaire. Dans le ganglion acoustique du brochet (MAX SCHULTZE), la myéline ne cesse pas aux deux pôles de la cellule ganglionnaire, mais se

continue à sa surface, formant ainsi une couche non interrompue dans toute la longueur du segment nerveux.

c. *Cellules unipolaires.* — Cette variété de cellules nerveuses est
représentée chez les vertébrés supérieurs par les cellules des ganglions cérébro-rachidiens (*cel-
lules ganglionnaires, corpuscules ganglionnaires*). Ces éléments ont été découverts en
1833 par Ehrenberg qui les
appela simplement corpuscules. De forme en général sphérique, ils diffèrent considérablement de volume : leur diamètre est compris entre 25 et
90 μ. Dans le même ganglion,
on peut rencontrer à la fois de
très grosses et de très petites
cellules.

Les cellules des ganglions
cérébro-spinaux donnent naissance à un prolongement unique qui s'entoure immédiatement de myéline, traverse un
premier étranglement, puis
parcourt un segment nerveux,
et vient alors s'unir perpendiculairement au cylindraxe d'un
tube nerveux des racines sensitives (fig. 148). Le prolongement émané de la cellule ganglionnaire semble en ce point
se bifurquer en deux branches
dont l'une se porte vers la

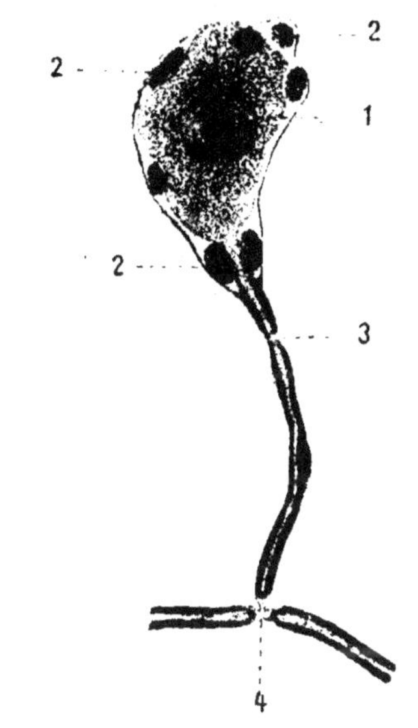

Fig. 148.

Cellule unipolaire d'un ganglion
spinal sur un fœtus humain du
8e mois. Le segment nerveux
terminé par la cellule nerveuse,
est séparé de la bifurcation en
T par un court segment intercalaire. Figure demi-schématique.

1, corps de la cellule ganglionnaire.
— 2, noyaux appartenant à la couche endothéliale de l'enveloppe. — 3, étranglement annulaire. — 4, double étranglement (bifurcation en T).

périphérie, et dont l'autre remonte vers la moelle ou vers l'encéphale avec les racines sensitives (*bifurcation en T de Ranvier*).
Au point de bifurcation du cylindraxe, on observe un double
étranglement annulaire.

La disposition que nous venons de signaler n'est pas originelle, mais acquise. A l'origine (p. 326), les cellules ganglionnaires sont, en effet, pourvues de deux *prolongements opposito-polaires*, puis le corps cellulaire se développant latéralement et d'un seul côté, les deux prolongements finissent par s'accoler sur une partie de leur longueur (fig. 149). Le prolongement périphérique est considéré par les auteurs, comme l'analogue d'un prolongement protoplasmique ; le prolongement central représente le cylindraxe.

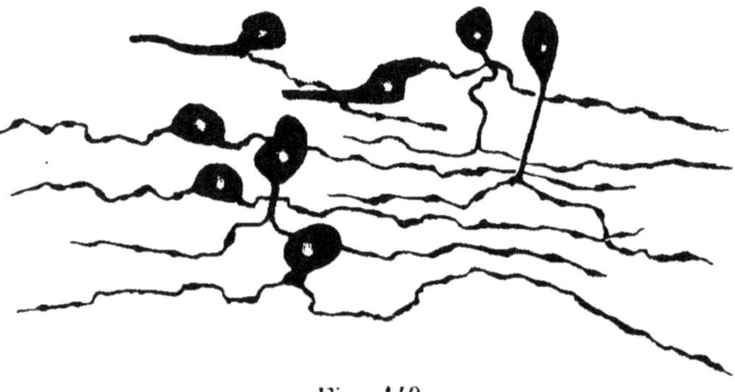

Fig. 149.

Coupe du ganglion de Gasser sur un embryon de cobaye, montrant la transformation des cellules primitivement bipolaires en cellules unipolaires (d'après Van Gehuchten). Le cylindraxe est représenté en bleu, et le prolongement protoplasmique en noir.

Le premier se termine dans les différentes parties du corps par un renflement ou par une arborisation, le second (pour les nerfs rachidiens) pénètre dans la moelle avec les racines postérieures, et se divise en deux branches, l'une ascendante, l'autre descendante, qui forment les fibres constitutives des cordons postérieurs. Ces fibres émettent transversalement sur leur parcours un grand nombre de collatérales, qui finissent librement dans la substance médullaire ; elles se terminent elles-mêmes soit dans la substance grise de la moelle, soit dans les noyaux du bulbe (noyaux des faisceaux de Goll et de Burdach).

Les cellules ganglionnaires possèdent une sorte de capsule ou de membrane d'enveloppe présentant un certain nombre de noyaux à sa face interne. Cette membrane d'enveloppe se continue directement avec la gaine de Schwann du tube nerveux qui fait suite à la cellule ganglionnaire ; quant aux noyaux aplatis qui en doublent la face interne, ils appartiennent à une couche régulière de cellules de Ranvier, dont il est possible de délimiter les contours par les imprégnations au nitrate d'argent (FRAENZEL, 1867).

Lorsque la gaine de Schwann abandonne le tube nerveux pour se réfléchir sur l'enveloppe, la myéline ne disparait pas immédiatement, mais elle accompagne le cylindraxe dans son trajet en dedans de l'enveloppe, et finit au point même où le cylindraxe se perd dans la substance du corps cellulaire (RANVIER).

Après la mort, lorsque la cellule ganglionnaire commence à s'altérer, le corps cellulaire s'écarte de l'enveloppe ; l'espace qui les sépare présente alors parfois des gouttelettes sarcodiques, signes d'une modification dialytique commençante.

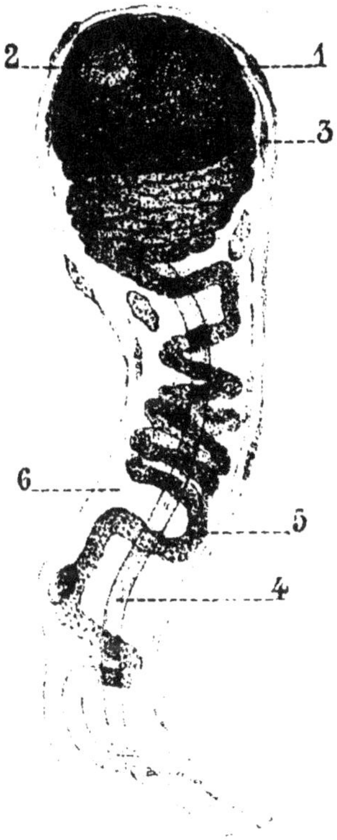

Les cellules des ganglions sympathiques des amphibiens (plexus cardiaque, pulmonaire, etc.), découvertes par BEALE et ARNOLD, ont été longtemps con-

Fig. 150.

Cellule nerveuse sympathique de la grenouille (d'après A. KEY et G. RETZIUS). Figure empruntée à TESTUT.

1, corps de la cellule nerveuse. — 2, noyau de la cellule. — 3, capsule nucléée. — 4, fibre droite. — 5, fibre spirale. — 6, gaine commune aux deux fibres.

sidérées comme des cellules bipolaires (fig. 150). L'un des prolongements suit un trajet à peu près rectiligne (*fibre droite*), l'autre décrit au pourtour du premier un certain nombre de tours de spire plus ou moins rapprochées (*fibre spirale*). Les recherches récentes ont montré que seule la fibre droite avait son origine dans la cellule ganglionnaire, et que la fibre spirale, loin d'y prendre naissance, se terminait, au contraire, à sa surface par des ramifications très déliées. Il s'agit donc d'une cellule unipolaire, mais on ignore encore d'une façon précise comment chacune des fibres se comporte en dehors de la cellule.

B. — ÉLÉMENTS ACCESSOIRES

Les éléments accessoires du tissu nerveux sont représentés, dans les ganglions et dans les nerfs périphériques, par des éléments conjonctifs et par des vaisseaux dont nous nous occuperons à propos de ces organes. Dans les centres nerveux cérébro-spinaux, on trouve, en plus de ces parties, des cellules spéciales décrites sous le nom de cellules de l'épendyme et de cellules de la névroglie.

1º Cellules de l'épendyme. — La cavité des centres nerveux (canal central de la moelle et ventricules encéphaliques) est tapissée par une couche de cellules disposées comme les éléments d'un épithélium, sur un seul rang, mais plongeant par des extrémités en pointe dans le tissu sous-jacent. Ces cellules offrent de grandes variétés de forme et de dimensions, suivant les endroits où on les considère. Dans le troisième ventricule, elles sont régulièrement polyédriques, mesurant de 18 à 20 μ de diamètre. Au plafond du quatrième ventricule, elles sont très déprimées ainsi que sur la valvule de Tarin. Elles sont, au contraire, très élevées dans l'infundibulum et sur le plancher du quatrième ventricule. Elles se continuent, avec l'aspect nettement pavimenteux, à la surface des plexus chroroïdes.

Dans le canal central de la moelle, ces cellules, allongées, affectent la forme de cellules épithéliales prismatiques (fig. 151). Elles possèdent deux prolongements : l'un central, court et épais qui se termine carrément à la limite du canal médullaire, l'autre périphérique, beaucoup plus grêle, qui plonge profondément dans la gelée de Stilling. Ramón y Cajal a montré que, chez l'embryon, le prolongement périphérique traversait la moelle dans toute son épaisseur, en fournissant dans les couches superficielles un certain nombre de branches parallèles qui se terminent au-dessous de la pie-mère par un renflement conique. Cette disposition ne persiste chez l'adulte que chez les poissons, les batraciens et les reptiles. Chez les oiseaux et chez les mammifères, le prolongement périphérique s'atrophie partiellement, et finit

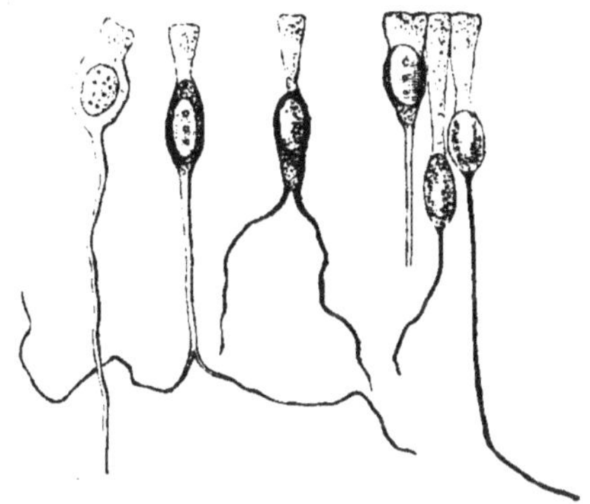

Fig. 151.

Cellules du canal central de la moelle chez le bœuf, d'après POUCHET et TOURNEUX, 1877 (gr. 350 1).

alors soit dans la substance grise, soit dans la substance blanche.

Les cellules de l'épendyme sont surmontées par un certain nombre de fins prolongements que KÖLLIKER, contrairement à l'opinion de LENHOSSÉK, assimile à de véritables cils vibratiles. Il serait facile de constater le mouvement de ces cils directement sous le microscope.

Nous verrons, à propos du développement (p. 325), les relations intimes qui unissent entre elles les cellules de l'épendyme, les cellules en araignée et les cellules nerveuses.

2° Cellules de la névroglie (cellules de Deiters ; cellules en araignée, JASTROWITZ ; cellules en pinceau, BOLL ; cellules astériformes, astrocytes). — Quand on examine une coupe convenablement durcie de substance grise, on voit les cellules nerveuses comme suspendues dans une sorte de gangue dont la masse surpasse en général celle des éléments cellulaires. Cette gangue qui se prolonge dans la substance blanche entre les différents tubes nerveux, a reçu de Virchow (1846) le nom de *névroglie*. On a beaucoup discuté sur sa nature, et, suivant les auteurs, elle a été considérée comme une substance conjonctive ou nerveuse.

Les recherches contemporaines, surtout celles poursuivies à

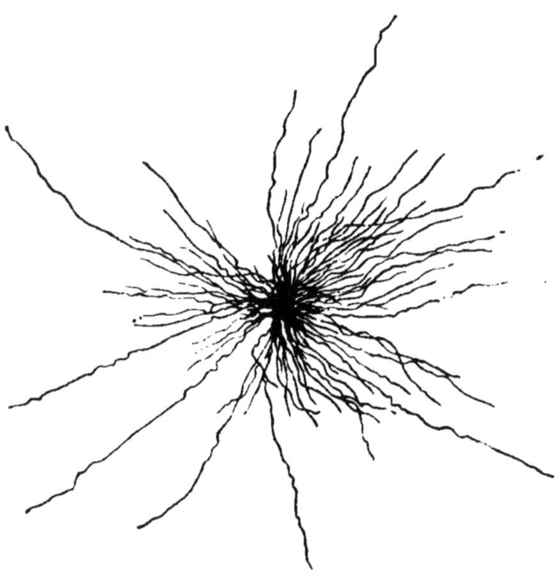

Fig. 152.

Cellule de la névroglie (en araignée) de la moelle épinière sur un enfant de 9 mois (d'après Lenhossék).

l'aide de la méthode de Golgi, ont démontré que la névroglie n'est pas homogène, mais qu'en dehors des ramifications nerveuses qui la traversent, elle est formée par un lacis inextricable de fibrilles extraordinairement ténues. Ces fibrilles, dont il est impossible, dans la plupart des cas, de mesurer la longueur, se détachent de cellules spéciales bien décrites par Deiters (1863) et par Golgi, et désignées communément sur le nom de *cellules de la névroglie*. Ces cellules ont, en général, un corps peu volumineux, couvert sur toute sa surface d'une multitude de fibrilles qui s'en détachent radiairement, et qui donnent à l'ensemble de l'élément un aspect chevelu caractéristique (*cellules en araignée*, fig. 152). Les fibrilles émanées de différentes cellules, ne se ramifient pas et ne s'anastomosent pas entre elles, mais elles se croisent sous les angles les plus divers, et constituent ainsi une trame d'une très grande finesse servant de soutènement aux éléments nerveux. RANVIER (1873-1882) a montré que ces

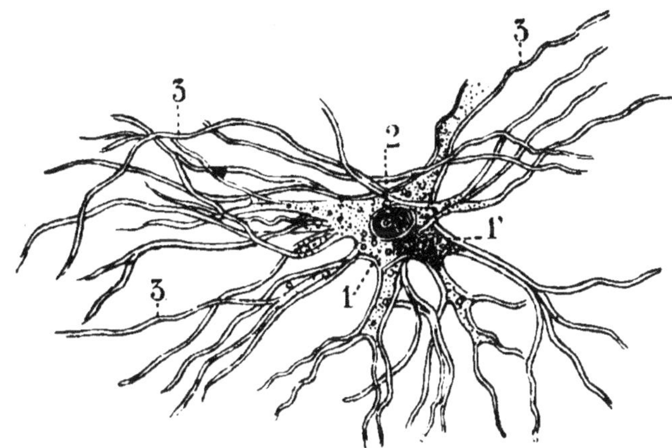

Fig. 153.

Cellule névroglique de l'écorce cérébrale d'un supplicié (d'après VIGNAL). Figure empruntée à TESTUT.

1, 1'. corps cellulaire. — 2. noyau. — 3. prolongements dont quelques-uns traversent le corps de la cellule.

fibrilles se comportent au niveau du corps cellulaire, exactement comme les fibrilles nerveuses à l'intérieur du corps des cellules nerveuses, c'est-à-dire que la plupart d'entre elles le traversent, sans confondre leur substance avec le protoplasma (fig. 153).

Outre la trame extraordinairement déliée formée par les prolongements des cellules de DEITERS, qui s'entremélent avec les fibrilles nerveuses, il est probable que la névroglie renferme une substance amorphe interposée, plus ou moins abondante à diverses places, et dont les caractères n'ont pas encore été nettement déterminés.

Nous aurons l'occasion de signaler dans la rétine et dans la tache olfactive, des éléments de soutien en tous points semblables aux cellules de l'épendyme et aux cellules de la névroglie.

§ 2. — Texture

Les différents éléments (nerveux et accessoires) que nous venons de décrire, s'associent entre eux, de manière à constituer des parties complexes qui concourent à la formation des organes nerveux, comme le cervelet ou la moelle épinière. Ces parties complexes, bien que différentes d'aspect et de composition, ne représentent cependant pas des organes premiers appartenant à des systèmes différents. Comme nous le disions au début (p. 259), le système nerveux est un, et le tissu nerveux, en quelque point qu'on l'envisage, est toujours réductible à un seul et même élément nerveux, le *neurone*, c'est-à-dire à une cellule nerveuse avec ses prolongements. Seulement, comme certains de ces prolongements peuvent atteindre une longueur considérable, et s'entourer de gaines spéciales, ils semblent constituer par leur accolement un tissu distinct de celui qui renferme les corps cellulaires des neurones. Aussi, pour éviter toute confusion, ne décrirons-nous pas des tissus nerveux différents, mais bien des substances différentes que nous envisagerons successivement dans les centres nerveux et dans les organes nerveux périphériques.

A. — Centres nerveux

L'examen le plus superficiel montre dans les centres nerveux (moelle et encéphale) la coexistence de deux substances : l'une grise, pâle, transparente, avec des nuances diverses, l'autre blanche et brillante. Ces deux substances sont étalées par couches, ou condensées en masses plus ou moins considérables portant le nom de noyaux. Dans certains endroits, elles semblent se pénétrer l'une l'autre (bulbe); ailleurs, la substance blanche forme des traînées suspendues en quelque sorte dans la substance grise (corps striés). Ces deux substances, dont nous n'avons pas à étudier ici les connexions réciproques, non plus que les configurations diverses, sont distinctes, quoique la limite de l'une à l'autre ne soit jamais aussi absolument tranchée que pour la plupart des tissus de l'économie. Cela tient précisément à cette continuité dont nous avons parlé entre les éléments de l'une et l'autre substance.

1° Substance grise. — La substance grise, quelque soit son aspect extérieur, présente à peu près partout une constitution identique. On y trouve comme éléments figurés : des cellules nerveuses et des cellules de la névroglie. Il y a, en outre, des capillaires, et par conséquent une certaine proportion d'éléments conjonctifs accompagnant ceux-ci, et enfin, par places, quelques éléments isolés appartenant plus spécialement à la substance blanche.

Les différents aspects qu'offre la substance grise, et qui ont été cause de dénominations spéciales, sont dus aux proportions diverses de ces éléments, ou à leurs propriétés physiques variables. La teinte orangée des olives bulbaires et du corps rhomboïdal, la coloration plus foncée du locus niger sont dues à l'abondance et à la qualité du pigment répandu dans les cellules de ces régions. La gelée de Stilling autour du canal central de la moelle, la gelée de Rolando dans les cornes postérieures, doivent, au contraire, leur aspect à l'abondance et à la qualité spéciale de la névroglie.

Nous décrirons plus loin en détail, à propos de l'appareil nerveux, la composition des différentes régions des centres.

2° Substance blanche. — La substance blanche des centres céphalo-rachidiens, est beaucoup plus abondante que la grise. Elle offre surtout cette particularité de présenter, partout où on la rencontre, une constitution analogue. Elle est essentiellement formée, comme élément fondamental, par des fibres nerveuses à myéline, mêlées à une proportion plus ou moins grande de névroglie. Ces fibres généralement réunies en faisceaux, sont de grosseur variable : les plus larges atteignent, en général de 9 à 12 μ de diamètre, les plus minces de 4 à 6 μ, mais on en trouve de beaucoup plus fines.

Les fibres qui constituent la substance blanche rapprochées et presque en contact les unes avec les autres, sont parfaitement cylindriques, et non prismatiques par pression réciproque : elles sont donc séparées les unes des autres par une substance interposée qui n'est autre que la névroglie, ainsi qu'on peut s'en assurer facilement sur les coupes, surtout après traitement par la méthode de Golgi, ou coloration par la méthode de Weigert. On voit, en effet, la névroglie pénétrer de la substance grise dans la substance blanche, et s'insinuer entre les fibres nerveuses qu'elle sépare en faisceaux de plus en plus petits par des cloisons de plus en plus minces.

3° Vascularité de la substance grise et de la substance blanche, gaines périvasculaires. — La substance grise et la substance blanche présentent un degré de vascularité très différent, à l'avantage de la substance grise. Dans la substance grise, les mailles capillaires sont arrondies, contournées; dans la substance blanche, au contraire, la disposition des mailles, comme dans les muscles formés également d'éléments allongés, dessine des figures en général rectangulaires, avec leur grand axe dirigé dans le sens même des tubes. Les capillaires sont très fins (5 à 6.5 μ) particularité qu'on retrouve dans le tissu musculaire.

Les gros capillaires de la substance grise, et surtout les premiers vaisseaux qui en naissent, artérioles ou veinules, sont entourés d'une gaine spéciale (*gaine périvasculaire*) formant autour d'eux une sorte d'étui ou de manchon au milieu duquel ils flottent librement. Cette gaine est distante de 10 à 30 μ environ des parois du vaisseau qu'elle contient; elle s'en rapproche toutefois au voisinage des capillaires les plus fins, pour se terminer en cul-de-sac. De distance en distance, surtout sur les capillaires les plus volumineux, elle est rattachée à la surface des vaisseaux par de minces prolongements. Enfin, on peut trouver des anastomoses transversales entre deux gaines périvasculaires, mais ces anastomoses ne logent aucun vaisseau sanguin.

Les gaines périvasculaires signalées pour la première fois par Kölliker (1850) sur les artérioles du cerveau, poursuivies par

Virchow (1851) sur les capillaires, bien décrites par Ch. Robin (1853-59) et par His, mesurent une épaisseur de 1 à 2 μ. Elles présentent des noyaux ovoïdes ou sphériques qui semblent faire légèrement saillie à leur face interne, mais n'appartiennent pas à un revêtement endothélial, contrairement à l'opinion d'Eberth. Sur leur face externe, viennent s'implanter des fibres de la névroglie. L'espace compris entre la gaine et le vaisseau, est rempli par un liquide transparent dans lequel flottent un certain nombre de leucocytes, et qui paraît se rapprocher par ses caractères du liquide céphalo-rachidien. On y rencontre, en plus, chez les sujets âgés, une certaine quantité de grains d'hématosine et de gouttelettes graisseuses.

La signification des gaines périvasculaires et des espaces qu'elles limitent, est encore controversée. Quelques auteurs y voient des origines de lymphatiques, bien que ces espaces n'aient pu été suivis que jusqu'à la pie-mère, et qu'on ne soit pas encore parvenu à injecter par leur intermédiaire les ganglions lymphatiques les plus voisins. D'autres, au contraire, les mettent en relation avec un système lacunaire spécial et fermé qui serait situé au-dessous de la pie-mère (*espaces épicérébraux* et *épispinaux* de His). Enfin, on peut se demander si la cavité de ces gaines, aussi bien que les espaces dont nous venons de parler, ne seraient pas tout simplement la continuation des lacunes du tissu sous-arachnoïdien qu'il faudrait dès lors décrire comme pénétrant avec les vaisseaux à une certaine profondeur dans le tissu des centres nerveux.

B. — Organes nerveux périphériques

Nous avons vu que la trame de soutènement des cellules nerveuses était représentée dans les centres nerveux par des cellules spéciales (cellules de l'épendyme et cellules de la névroglie); les organes nerveux périphériques ne renferment que des éléments conjonctifs. Nous décrirons successivement : 1° les ganglions cérébro-rachidiens ; 2° les racines nerveuses; 3° les nerfs cérébro-rachidiens ; 4° les nerfs des sens spéciaux ; 5° les ganglions sympathiques; 6° les nerfs sympathiques; et 7° les organes paraganglionnaires, comme les glandes coccygienne, carotidienne, etc., que l'on tend à rapprocher des formations sympathiques.

1° Ganglions cérébro-rachidiens. — Ces ganglions forment de véritables centres nerveux disposés sur le trajet des nerfs périphériques (fibres ou racines sensitives). Ils sont essentiellement constitués par des cellules ganglionnaires dont le prolongement vient s'unir à angle droit au cylindraxe d'une fibre nerveuse sensitive, ou plutôt se bifurque en deux branches qui représentent les cylindraxes du tube nerveux afférent et de la fibre nerveuse efférente (p. 289).

Le névrilème des nerfs, pour les ganglions cérébraux, la pie-mère des racines postérieures, pour les ganglions rachidiens, se continuent sur ces organes, et leur forment une sorte de gaine ou d'enveloppe de tissu conjonctif fenêtré, avec de nombreuses fibres élastiques. Cette gaine envoie des cloisons vasculaires qui partagent le ganglion en plusieurs loges, renfermant chacune des groupes cellulaires allongés (files ou colonnes) qui, à leur tour, sont subdivisés par des cloisons plus minces.

Les ganglions annexés aux nerfs craniens mixtes (comme le ganglion de Gasser pour le trijumeau, le ganglion géniculé pour le facial, les ganglions d'Andersh et d'Ehrenritter pour le glosso-pharyngien, les ganglions jugulaire et plexiforme pour le pneumogastrique), possèdent une structure identique à celle des ganglions rachidiens, dont ils représentent des organes homologues.

Les portions des nerfs craniens comprises entre ces ganglions et l'encéphale, doivent par suite être considérées comme les racines de ces nerfs. D'après KAMKOFF (1897), le prolongement des cellules du ganglion de Gasser, avant de se bifurquer en **T**, décrit un grand nombre de sinuosités.

2° Racines nerveuses. — Le tissu des racines diffère de la substance blanche des centres nerveux, par ce fait que les tubes nerveux groupés en faisceaux distincts, sont séparés et enveloppés par une trame conjonctive en continuité avec la pie-mère ; la névroglie fait complètement défaut.

Les racines antérieures sont, en général, composées de tubes larges, et les postérieures de tubes minces ; mais cette disposition n'est pas rigoureuse. Les racines diffèrent plutôt par la proportion des tubes larges ou minces qu'elles présentent, que par l'existence exclusive des uns ou des autres.

3° Nerfs cérébro-rachidiens. — Au point où les faisceaux nerveux qui entrent dans la constitution des racines, tra-

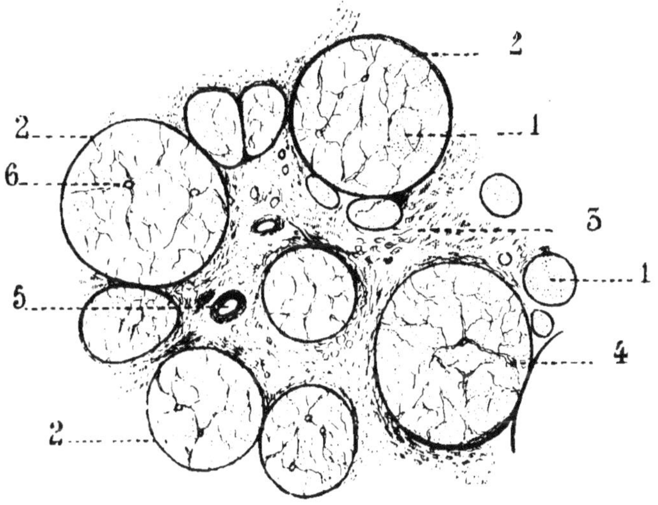

Fig. 154.

Une portion du nerf sciatique de l'homme, vue en coupe transversale, d'après RANVIER (gr. 20/1). Figure empruntée à TESTUT.

1. faisceaux nerveux. — 2, périnèvre. — 3, trame conjonctive interfasciculaire (névrilème). — 4, trame conjonctive intrafasciculaire (endonèvre). — 5, artériole du névrilème. — 6, vaisseau de l'endonèvre.

versent la dure-mère, ils s'entourent d'une gaine conjonctive particulière connue sous le nom de *périnèvre*. Nous serons ainsi amenés à considérer dans les nerfs périphériques, en plus des fibres nerveuses réunies en faisceaux, une trame conjonctive intrafasciculaire, une couche conjonctive périfasciculaire, et une trame conjonctive interfasciculaire (fig. 154). Enfin, nous aurons à décrire le mode de distribution des vaisseaux sanguins et lymphatiques.

a. *Faisceaux nerveux.* — Les faisceaux, disposés parallèlement entre eux, suivant la direction du nerf, mesurent un diamètre fort variable, en général proportionné à la grosseur du nerf. Les plus volumineux peuvent atteindre 500 μ, et sont nettement visibles à l'œil nu ; les plus petits, à la suite de divisions successives, ne renferment que quelques fibres nerveuses. D'après W. Krause, les faisceaux nerveux à l'intérieur d'un même nerf ne seraient pas indépendants les uns des autres, mais ils s'enverraient de distance en distance des anastomoses très obliques, présentant ainsi une disposition plexiforme.

La présence de fibres de Remak au milieu des tubes nerveux à myéline, dans les faisceaux d'un certain volume, paraît constante ; quant aux tubes larges ou minces, ils n'offrent aucune particularité de distribution, et sont mélangés sans ordre apparent.

b. *Trame conjonctive intrafasciculaire* (endonèvre, A. Key et Retzius). Cette trame fort délicate se trouve réduite à quelques fibres conjonctives affectant, en général, une direction longitudinale, et à des cellules conjonctives moulées à la surface des fibres nerveuses, et présentant des crêtes d'empreinte. Par places, ces éléments se disposent sous la forme de lames étroites qui semblent se détacher de la couche conjonctive périfasciculaire, et qui, s'enfonçant entre les fibres nerveuses, décomposent incomplètement les faisceaux nerveux en fascicules (*faisceaux primitifs*, W. Krause). C'est dans ces cloisons plus épaisses que rampent les vaisseaux sanguins. L'endonèvre ne renferme pas de fibres élastiques.

Nous avons signalé (p. 94), dans les nerfs des solipèdes, la présence de cellules conjonctives spéciales (*cellules godronnées*, Renaut) interposées entre le faisceau nerveux et la couche conjonctive périfasciculaire.

c. *Couche conjonctive périfasciculaire* (périnèvre, Ch. Robin ; gaine lamelleuse, Ranvier). — A la surface des faisceaux nerveux se trouve appliquée une gaine particulière entrevue par Bichat (1801) et par Bogros (1824), et bien décrite par Ch. Robin (1854) et par Ranvier (1872). Cette gaine connue sous le nom de *périnèvre* (Ch. Robin) ou de *gaine lamelleuse* (Ranvier), accompagne les faisceaux jusqu'à leur terminaison, c'est-à-dire qu'elle se ramifie avec eux, et qu'elle peut même s'anastomoser avec une autre gaine semblable, pour permettre aux fibres nerveuses que toutes deux renferment, de se mêler ou de passer d'un nerf dans un autre.

La largeur des gaines périnévriques varie nécessairement avec le diamètre des faisceaux nerveux qu'elles entourent. Les plus larges mesurent un diamètre de 500 μ à un millimètre, c'est-à-dire qu'elles forment avec leur contenu un ensemble nettement visible sans le secours d'aucun instrument. C'est ce qu'on appelait autrefois les *fibres nerveuses* (nervuli de LEEUWENHOEK). Leur épaisseur est également soumise à de grandes variations (2 à 10 μ). En général, elle est plus considérable sur les gros faisceaux, et aussi sur ceux qui peuvent être soumis à de fortes pressions. Sur les derniers ramuscules nerveux et sur les fibres isolées, le périnèvre forme une enveloppe décrite depuis longtemps par HENLE 1841, et connue sous le nom de *gaine de Henle*.

Les gaines de périnèvre ne sont pas homogènes dans toute leur épaisseur; elles résultent de l'accolement d'un nombre plus ou moins considérable de lamelles, d'où le nom de *gaine lamelleuse* qui lui a été assigné par RANVIER. Ces lamelles sont au nombre de 7 à 15 sur les gros faisceaux du sciatique du chien. Elles sont constituées par une substance homogène, tenace, englobant des fibres conjonctives dirigées transversalement, ainsi que des éléments élastiques sous forme de grains, de plaques ou de fibrilles (RANVIER). De plus, chaque lamelle est recouverte sur ses deux faces ou seulement sur la face interne par une couche continue de cellules endothéliales (fig. 155) que les imprégnations au nitrate d'argent mettent nettement en évidence (HOYER, 1865). Les différentes lamelles ainsi constituées ne sont pas indépendantes les unes des autres, mais elles sont reliées entre elles par d'autres lamelles anastomotiques : l'ensemble représente un *système de tentes* (RANVIER). Les fibres conjonctives des lamelles interne et externe, se continuent directement avec la trame conjonctive intrafasciculaire et périfasciculaire.

Les gaines de Henle se trouvent réduites à une seule lamelle homogène, tapissée en dedans par une couche endothéliale.

d. *Trame conjonctive interfasciculaire* (névrilème; épinèvre,
A. KEY et G. RETZIUS). — Cette trame qui réunit les faisceaux
nerveux, et constitue l'enveloppe superficielle du nerf, est plus ou
moins abondante suivant le nerf envisagé; en général, les cloi-

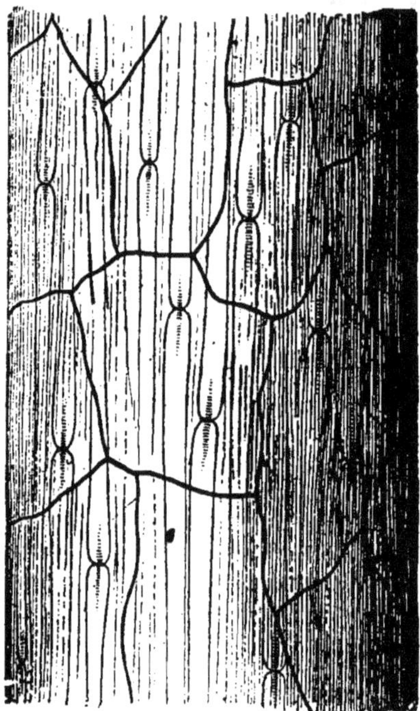

Fig. 155.

Filet nerveux imprégné au nitrate d'argent (d'après TESTUT). Au-
dessous du périnèvre réduit à une seule lamelle avec son revêtement endothélial (gaine de Henle), on aperçoit sur un certain
nombre de fibres les aspects connus sous le nom de *croix latines*
de RANVIER.

sons interfasciculaires et l'enveloppe sont d'autant plus épaisses
que le nerf est exposé à de plus fortes pressions. La trame interfasciculaire est formée de tissu conjonctif lâche renfermant des
faisceaux conjonctifs à direction longitudinale, et un réseau de
fibres élastiques; on y rencontre parfois des vésicules adipeuses.

Au pourtour des faisceaux nerveux, la trame conjonctive interfasciculaire se dispose sous la forme de lames qui forment la transition avec le périnèvre (RANVIER).

c. *Vaisseaux sanguins et lymphatiques.* — Les faisceaux nerveux d'un certain volume sont pénétrés par des vaisseaux sanguins (fig. 156) qui forment un réseau capillaire à mailles allongées dont le diamètre transversal mesure environ 70 μ, chez le tamanoir (G. POUCHET, 1867). C'est ce diamètre transversal des mailles

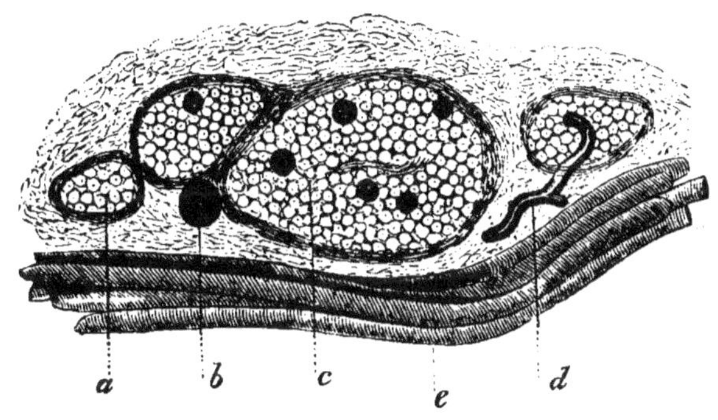

Fig. 156.

Coupe transversale d'un filet nerveux de la langue du tamanoir montrant la vascularité des faisceaux nerveux, d'après G. POUCHET (gr. 100/1).

a, faisceau nerveux non vasculaire. — *b*, artériole. — *c*, gros faisceau avec cinq capillaires — *d*, capillaire franchissant la gaine périnévrique. — *e*, faisceaux striés de la langue.

qui règle le nombre des capillaires. Quand la largeur du faisceau est égale ou inférieure à cette dimension de 70 μ, on n'y trouve pas de capillaires; quand elle dépasse de peu cette dimension, on n'y voit, en général, qu'un seul capillaire parallèle aux tubes. Enfin, pour les faisceaux plus épais, le nombre des capillaires est à peu près régulièrement proportionnel à l'aire de la section transversale, à raison d'une distance moyenne de 70 μ entre eux.

Les vaisseaux lymphatiques restent limités aux cloisons interfasciculaires; ils ne pénètrent jamais à l'intérieur des faisceaux.

4° Nerfs des sens spéciaux. — Nous envisagerons successivement le glosso-pharyngien, l'acoustique, l'optique et l'olfactif.

a. *Nerf glosso-pharyngien*. — Des nerfs affectés aux sens spéciaux, le glosso-pharyngien seul présente la composition des nerfs cérébro-rachidiens, telle que nous venons de la décrire en général. Les ganglions d'Andersch et d'Ehrenritter sont en tous points comparables aux ganglions rachidiens ; la portion du nerf comprise entre le bulbe et ces ganglions, représente la double racine sensitive et motrice.

b. *Nerf acoustique*. — Le nerf acoustique, dans son trajet entre le bulbe et les ganglions de Corti et de Scarpa, annexés respectivement aux branches cochléenne et vestibulaire, possède également la structure d'une racine ; ses différents faisceaux, séparés par des cloisons conjonctives en relation avec la pie-mère, ne sont point enveloppés d'une gaine périnévrique. Les cellules du ganglion spiral de Corti et du ganglion de Scarpa sont nettement bipolaires, et les branches nerveuses qui se distribuent presque immédiatement dans les différentes régions de l'oreille interne (limaçon, taches et crêtes acoustiques) ne sont pas groupées en faisceaux distincts pourvus d'une enveloppe périnévrique. Les fibres nerveuses de la branche vestibulaire sont, en général, plus larges que celles de la branche cochléenne. On rencontre des cellules ganglionnaires aberrantes assez nombreuses sur le parcours du nerf acoustique, soit à sa surface, soit dans son épaisseur.

c. *Nerf optique*. — Ainsi que le montre l'étude de son développement, le nerf optique est une dépendance des centres nerveux ; sa structure se rapproche beaucoup de celle de la substance blanche. Les fibres nerveuses qui le constituent, sont larges de 5 à 8 μ, mais un grand nombre mesurent un diamètre inférieur à ces dimensions. Elles sont dépourvues de gaine de Schwann, comme les fibres des centres, et sont réparties en un grand nombre de faisceaux (1 000 environ) par des cloisons conjonctives molles émanant de la gaine piale qui enveloppe le nerf. A l'intérieur d'un même faisceau, les fibres sont séparées par une gangue névroglique contenant des cellules en araignée.

A l'intérieur du crâne, l'enveloppe du nerf optique est essentiellement constituée par la pie-mère, mais, au niveau du canal optique, les autres méninges viennent se surajouter à la pie-mère, si bien que sur une section intéressant transversalement le nerf optique à l'intérieur de l'orbite (fig. 396), on peut reconnaître, de dedans en dehors, les couches suivantes : la pie-mère, le tissu sous-arachnoïdien, le feuillet viscéral de l'arachnoïde, le feuillet pariétal de l'arachnoïde réduit à une simple couche endothéliale, enfin, la dure-mère dont les faisceaux conjonctifs affectent en dehors une direction longitudinale dominante. La cavité arachnoïdienne et le tissu arachnoïdien se terminent au point où les enveloppes du nerf optique se réfléchissent à la surface du globe oculaire pour se continuer avec la sclérotique et avec la choroïde.

Au voisinage de la rétine, sur une longueur de 10 à 15 millimètres, l'axe du nerf optique est occupé par l'artère et par la veine centrale de la rétine enveloppées de tissu conjonctif.

Ainsi que nous le verrons à propos de la rétine, les neurones visuels périphériques sont situés dans l'épaisseur de cette membrane.

d. *Nerf olfactif.* — Les rameaux olfactifs sont essentiellement constitués par des fibres dépourvues de myéline et de gaine de Schwann. Ces fibres se différencieraient des fibres de Remak, d'après Ranvier, par leur épaisseur plus considérable, et par l'absence d'anastomoses. Elles sont groupées en filets recouverts par une gaine périnévrique (A. Key et G. Retzius, 1875, 1876), et doublés superficiellement par une enveloppe conjonctive, prolongement des méninges.

Les neurones olfactifs périphériques sont représentés par les cellules olfactives (p. 717) intercalées entre les cellules épithéliales de la région olfactive des fosses nasales. Les rameaux du nerf olfactif peuvent donc être assimilés à une racine sensitive.

5° Ganglions sympathiques. — Les ganglions vertébraux annexés aux cordons du grand sympathique renferment des cellules nerveuses multipolaires (p. 284), entre lesquelles viennent s'entrecroiser un grand nombre de fibres nerveuses. Cellules et fibres nerveuses sont plongées dans une gangue conjonctive qui offre une résistance assez grande à la dissociation des éléments, et qui ne contient aucune cellule en araignée. Les cellules ganglionnaires ne sont pas mélangées aux fibres des cordons, mais elles sont disposées latéralement, et un certain nombre seulement des fibres des cordons se mettent en rapport avec elles. Le ganglion, y compris le cordon sympathique accolé, est entouré d'une gaine périnévrique doublée elle-même par une couche conjonctive superficielle.

Les vaisseaux sanguins forment à l'intérieur du ganglion un réseau capillaire, à mailles assez larges enveloppant une ou plusieurs cellules ganglionnaires. A ce réseau capillaire, font suite des veines volumineuses, tortueuses, qui débutent brusquement par un cul-de-sac dans lequel viennent se jeter un certain nombre de capillaires.

Nous ne pouvons songer à décrire ici les relations complexes qu'offre le ganglion avec le cordon sympathique et avec le système cérébro-spinal. On trouvera à cet égard des renseignements détaillés dans les traités d'anatomie descriptive. Aussi nous bornerons-nous aux indications générales suivantes : les cylindraxes des cellules ganglionnaires sympathiques se rendent soit dans les rameaux périphériques du sympatique, soit, par l'intermédiaire des rameaux communiquants, dans les nerfs rachidiens, soit encore dans les cordons du sympathique. Dans le premier cas, ils constituent des fibres splanchniques, dans le second, des fibres somatiques, et, dans le troisième, des fibres d'association entre les différents ganglions.

6° Nerfs sympathiques. — Les cordons latéraux du sympathique sont constitués en majeure partie de fibres à myéline grêles et pourvues, par suite, de segments interannulaires assez courts. Les rameaux de communication du grand sympathique (racines) renferment exclusivement des fibres à myéline appartenant à la variété étroite. Quant aux branches du grand sympathique, elles sont formées par le mélange de fibres à myéline et de fibres de Remak. Les unes sont blanches, comme les nerfs splanchniques ; les autres sont d'un blanc grisâtre, comme les nerfs intestinaux, les nerfs de l'utérus ; quelques-unes, enfin, sont grises, comme les rameaux carotidiens, les nerfs cardiaques, etc. Ces différences d'aspect tiennent à la très grande variété de composition de ces filets, les uns contenant un grand nombre de fibres à myéline, les autres formés uniquement de fibres de Remak. Il est à remarquer qu'à mesure qu'on s'éloigne du ganglion, pour un même nerf sympathique, le nombre des fibres à myéline diminue progressivement, si bien que les derniers filets ne renferment que des fibres de Remak.

Les cordons du grand sympathique, les rameaux communiquants et les filets du sympathique, sont enveloppés par une gaine périnévrique.

Les filets gris du sympathique présentent sur leur parcours un grand nombre de cellules ganglionnaires, tantôt isolées, tantôt groupées en petits amas. Ces ganglions microscopiques sont parfois réunis les uns aux autres par des filets nerveux qui dessinent ainsi un réseau dont les ganglions occupent les nœuds des mailles. C'est ce qu'on observe en particulier dans les plexus de l'intestin connus sous les noms de plexus d'Auerbach et de Meissner (p. 430 et 431). Tantôt les cellules ganglionnaires, au nombre d'une dizaine environ, semblent s'unir à toutes les fibres du filet sympathique, tantôt elles font saillie sur l'un des côtés du filet dont certaines fibres semblent alors n'avoir pas de rapports avec elles ; tantôt enfin, elles se disposent bout à bout, en série enveloppée par les fibres nerveuses.

7º Organes paraganglionnaires. — Nous décrirons avec Kohn (1900), sous ce nom, un ensemble d'organes avoisinant les ganglions du grand sympathique, et se développant aux dépens de fragments détachés de l'ébauche sympathique. Dans cette catégorie, nous rangerons : le paraganglion coccygien, le paraganglion carotidien, et le paraganglion tympanique. On rencontre des formations analogues, annexées aux ganglions sympathiques de l'abdomen et du bassin (Stilling).

Le *paraganglion coccygien* (glande coccygienne, glomus coccygeum), découvert par Luschka en 1859, est situé au niveau de la pointe du coccyx, en rapport avec les filets du ganglion coccygien, et avec les branches terminales de l'artère sacrée moyenne. Il mesure environ la grosseur d'un grain de chènevis (2 à 4 millimètres), et se trouve parfois divisé en plusieurs fragments rapprochés.

Le *paraganglion carotidien* (ganglion intercaroticum, glandula carotica, glande carotidienne), découvert par HALLER et par ANDERSCH, est logé dans l'angle de bifurcation de la carotide primitive, un peu en arrière (RIEFFEL, 1892) ; sa longueur atteint 5 à 6 millimètres. Le paraganglion carotidien peut, comme le coccygien, être fragmenté en un certain nombre de segments distincts.

Le *paraganglion tympanique* (glande tympanique) entoure le nerf de Jacobson dans son passage à travers le canal tympanique, et s'étend sur une longueur de 4 millimètres environ.

Toutes ces formations présentent une structure identique. Elles sont, en effet, formées par des amas de cellules polyédriques disposées sous forme de nodules distincts, ou de cordons ramifiés et anastomosés, mesurant une épaisseur de 50 à 150 μ. Un certain nombre des éléments présentent une teinte jaunâtre ou brunâtre, qui devient très accusée sous l'influence des solutions chromiques (*cellules chromaffines*). Les cloisons conjonctives séparant les nodules ou les cordons cellulaires, renferment de nombreux filets nerveux appartenant pour la plupart au grand sympathique, et présentant sur leur parcours quelques cellules ganglionnaires, ainsi que d'abondants vaisseaux sanguins qui envoient des branches capillaires à l'intérieur même des amas cellulaires. Les éléments fondamentaux des paraganglions se rapprochent, par leur origine, des cellules ganglionnaires sympathiques (H. JACOBSON, 1899) ; leur fonction est inconnue.

ARTICLE II

PROPRIÉTÉS

On sait depuis les recherches de Ch. BELL (1811) et de MAGENDIE (1822), que les racines antérieures de la moelle sont motrices, et que les racines postérieures sont sensitives, c'est-à-dire qu'une excitation portée sur les premières, détermine la contraction des muscles innervés par ces racines, tandis que le tiraillement des secondes provoque une sensation douloureuse. On sait, d'autre part, que les fibres nerveuses des racines antérieures prennent leur origine dans les cellules multipolaires des cornes antérieures de la moelle, tandis que les fibres des racines postérieures émanent des cellules des ganglions rachidiens. On a pu ainsi considérer non seulement des fibres motrices et des fibres sensitives, mais aussi des cellules nerveuses sensitives et des cellules nerveuses motrices, et, comme on est convenu de désigner l'ensemble de la cellule nerveuse et de ses prolongements sous le nom de neurone, on a admis des *neurones moteurs* et des *neurones sensitifs*. A la vérité, les neurones sensitifs des ganglions rachidiens ne perçoivent pas la sensation ; ils ne font que recevoir les impressions recueillies par les nerfs périphériques sensitifs, et les transmettre à des neurones encéphaliques où ces impressions sont transformées en sensations. Ainsi, pour distinguer les neurones ganglionnaires céphalo-rachidiens des neurones sensitifs encéphaliques, désigne-t-on les premiers sous le nom de *neurones sensitifs périphériques*, et les seconds sous celui de *neurones sensitifs centraux*. Pour une raison analogue, on distingue des *neurones moteurs périphériques* ou *médullaires* et des *neurones moteurs centraux* ou *cérébraux*.

Les prolongements des cellules nerveuses, tant de fois assimilés à de simples fils télégraphiques, ne paraissent cependant pas conduire l'influx nerveux dans les deux sens. Les recherches physiologiques semblent, en effet, avoir démontré que les prolongements protoplasmiques transportent les excitations de leur extrémité au corps de la cellule nerveuse, tandis que le prolongement cylindraxile conduit ces excitations modifiées par la cellule, depuis le corps cellulaire jusqu'à son extrémité. Les prolongements protoplasmiques jouissent ainsi de la *conduction cellulipète*, et le prolongement cylindraxile de la *conduction cellulifuge*. A ce point de vue, le prolongement périphérique des cellules des ganglions rachidiens, doit être assimilé à un véritable prolongement protoplasmique, cellulipète, bien qu'il se rapproche par sa structure d'un cylindraxe, et qu'il s'entoure comme ce dernier d'une série de gaines d'isolement et de protection. Il faut sans doute en chercher la raison dans le trajet considérable que parcourt ce prolongement périphérique.

Il ne semble pas qu'une cellule nerveuse puisse entrer d'elle-même en activité. Elle a besoin de recevoir des excitations par ses prolongements protoplasmiques, et ces excitations lui viennent de l'extérieur ou lui sont transmises par l'extrémité du cylindraxe d'un élément voisin. Les cellules des ganglions rachidiens, sensitives, reçoivent leur excitation de l'extérieur ; les cellules des cornes antérieures motrices sont actionnées par les collatérales des cellules sensitives ou par les cellules pyramidales. Les cellules nerveuses s'associent donc entre elles, et tout phénomène nerveux suppose l'association de deux neurones au moins.

L'association des neurones entre eux, ne paraît pas devoir se faire par continuité de substance. On n'admet plus aujourd'hui l'existence du *réseau de Gerlach* (1871) ou *neurosponge* constitué par les anastomoses des prolongements protoplasmiques, ni celle du *réseau de Golgi* formé au contraire par les anastomoses des cylindraxes des cellules de GOLGI avec les collatérales des cylindraxes des cellules de DEITERS. Presque tous les observateurs (RAMÓN Y CAJAL, KÖLLIKER, VAN GEHUCHTEN, RETZIUS, LENHOSSÉK, WALDEYER, etc.) se sont ralliés à la théorie de FOREL (1886) de Zurich, d'après laquelle l'union des neurones aurait lieu non par continuité, mais par simple contiguïté. Et, comme nous avons vu (p. 311) que la conduction était de sens différent dans les prolongements protoplasmiques et dans le prolongement cylindraxile, par rapport au corps de la cellule, il faut évidemment, pour assurer le fonctionnement d'un couple cellulaire, comme dans l'arc médullaire simple, par exemple, que le contact s'établisse entre les ramifications terminales du cylindraxe (ou de ses collatérales) d'un neurone sensitif, et celles des prolongements protoplasmiques d'un neurone moteur. Au point de rencontre, les deux arborisations terminales, l'une cylindraxile sensitive, l'autre dendritique motrice, s'enchevêtrent étroitement entre elles, et semblent en plusieurs points se confondre, mais la substance de l'une reste toujours distincte de la substance de l'autre. Elles s'*articulent* entre elles, mais ne se fusionnent pas.

Un neurone sensitif, grâce aux collatérales qui émanent de son cylindraxe, peut agir directement sur plusieurs neurones moteurs. Mais, pour que cette action puisse s'étendre sur une plus large surface, il existe entre les neurones sensitifs et les neurones moteurs, des neurones interposés que l'on désigne sous le nom de *neurones d'association*. Ces neurones, en contact par une de leurs arborisations dendritiques avec une fibre terminale ou une collatérale d'un neurone sensitif, sont en rapport par leur cylindraxe et par ses collatérales avec les arborisations dendritiques d'un grand nombre de cellules motrices (fig. 159). On comprend ainsi que l'excitation d'une cellule sensitive unique puisse se communiquer à des cellules motrices situées à des hauteurs différentes, ou éloignées les unes des autres dans un même plan horizontal.

Comme introduction à l'étude des propriétés des éléments nerveux, nous croyons devoir indiquer sommairement le trajet suivi par l'influx nerveux dans l'accomplissement des principaux actes nerveux.

§ 1. — VOIE PARCOURUE PAR L'INFLUX NERVEUX
DANS LES PRINCIPAUX ACTES NERVEUX

Pour montrer comment l'influx nerveux se propage dans les organes nerveux centraux et périphériques, nous choisirons quelques exemples typiques, et nous indiquerons pour chacun d'eux les modifications qui résultent de l'interposition des neurones d'association. L'expression d'*arc* est empruntée à M. DUVAL.

1° Arc réflexe simple (arc médullaire). — Si l'on excite faiblement un nerf rachidien sensitif, sur un animal dont la moelle a été sectionnée au cou, on voit se produire des mouvements dans le muscle innervé par le nerf moteur correspondant. L'impression sensitive n'aura pas été perçue, ni la contraction musculaire voulue, puisque la moelle est isolée de l'encéphale, mais l'impression sensitive recueillie par les cellules des ganglions rachidiens, a été transmise aux cellules motrices de la moelle du même côté. En même temps, l'activité des éléments impressionnés s'est modifiée, puisque de sensitive qu'elle est dans la cellule ganglionnaire, elle devient motrice dans la cellule de la corne antérieure. C'est ce qui caractérise l'*arc réflexe simple* ou *arc médullaire simple*. Les figures 157 et 158 montrent la voie suivie par l'influx nerveux : le cylindraxe de la cellule ganglionnaire se met en rapport, par ses branches terminales ou par ses collatérales, avec les prolongements protoplasmiques de la

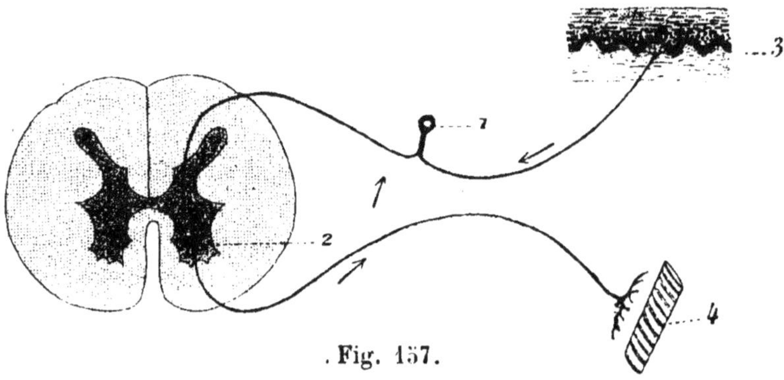

.Fig. 157.

Figure schématique, d'après les auteurs, montrant, sur la coupe transversale de la moelle, la marche de l'influx nerveux dans l'arc réflexe simple (arc médullaire simple). Le neurone sensitif ganglionnaire est représenté en bleu, le neurone moteur médullaire en rouge.

1, corps cellulaire du neurone sensitif ganglionnaire. — 2, corps cellulaire du neurone moteur médullaire. — 3, peau. — 4, muscle.

corne antérieure du même côté. Rappelons d'autre part, que la branche supérieure de bifurcation du cylindraxe de la cellule ganglionnaire se prolonge dans certains cas jusqu'à la substance grise du bulbe, et que certaines collatérales courtes se terminent au sein même de la corne postérieure.

L'arc réflexe simple que nous avons envisagé dans la moelle entre les racines antérieures et postérieures des nerfs rachidiens, s'observe également dans le bulbe et dans la protubérance entre les nerfs crâniens sensitifs et moteurs.

2° Arc réflexe complexe. — Les cellules ganglionnaires n'agissent pas seulement sur les cellules motrices correspondantes de la corne antérieure du même côté, mais elles peuvent également, dans le cas d'une excitation suffisamment forte, influencer

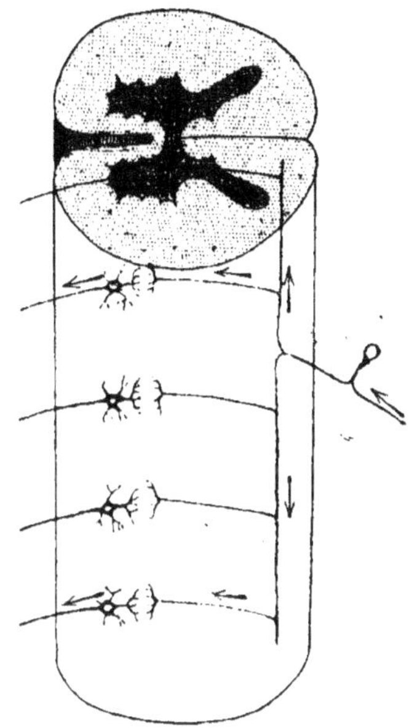

Fig. 158.

Figure schématique, d'après les auteurs, montrant comment l'impression sensitive recueillie par une cellule ganglionnaire, se trouve transmise aux cellules motrices de la corne antérieure par l'intermédiaire des collatérales du cylindraxe de la cellule ganglionnaire. Le neurone sensitif est figuré en bleu, le neurone moteur en rouge.

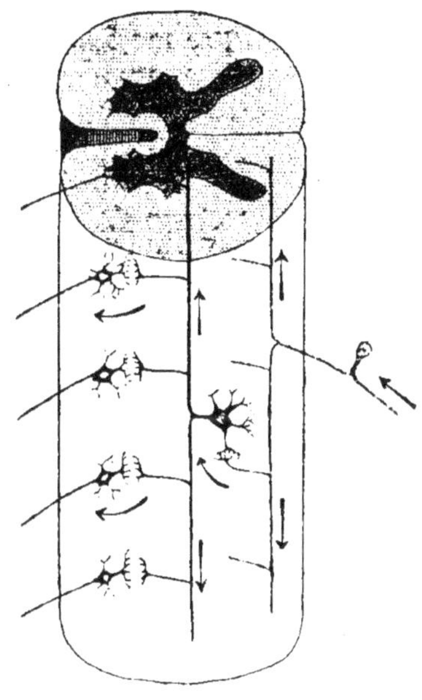

Fig. 159.

Figure schématique, d'après les auteurs, montrant la marche de l'influx nerveux dans l'arc réflexe médullaire complexe, par suite de l'interposition d'un neurone d'association entre le neurone sensitif et le neurone moteur. Le neurone sensitif est figuré en bleu, le neurone moteur en rouge, et le neurone d'association en noir.

les cellules motrices du côté opposé, et leur action peut même retentir sur toutes les cellules nerveuses du névraxe. Cette diffusion de l'excitation sensitive est due à l'existence, dans toute la substance grise de la moelle, de cellules d'association dont le prolongement cylindraxile s'engage dans l'un des cordons de la moelle, se bifurque en deux branches longitudinales ascendante et descendante qui s'entourent d'une gaine de myéline, et émettent sur leur parcours de nombreuses collatérales (fig. 159). Les branches terminales ou collatérales du cylindraxe des cellules d'association, se mettent en relation avec les arborisations dendritiques des neurones moteurs. Quant aux prolongements protoplasmiques des cellules d'association, ils sont en rapport avec les branches terminales ou collatérales du cylindraxe des neurones sensitifs.

Comme les cylindraxes des neurones d'association font partie constitutive, avec leur gaine de myéline, des cordons de la moelle, Ramón y Cajal leur a donné le nom de *neurones cordonaux*, par opposition aux *neurones radiculaires* représentés par les cellules motrices des cornes antérieures.

Les neurones cordonaux ne mettent pas seulement en relation les neurones sensitifs et moteurs d'un même côté de la moelle, mais encore les neurones sensitifs d'un côté avec les neurones moteurs du côté opposé, de même aussi qu'ils établissent des connexions entre les différents étages de la moelle. C'est ce qui nous rend compte des modalités physiologiques de l'acte réflexe : unilatéralité, symétrie, irradiation. Van Gehuchten a appelé les neurones cordonaux *tautomères*, *hétéromères* ou *hécatéromères*, suivant qu'ils relient un neurone sensitif à des neurones radiculaires du même côté (unilatéraux), à des neurones radiculaires du côté opposé (oppositoires), grâce à la bifurcation de leur cylindraxe, ou encore à des neurones radiculaires des deux côtés (bilatéraux).

3° Arc volontaire (arc cérébral). — Si nous envisageons maintenant la moelle non plus sectiónnée, mais dans ses rapports naturels avec l'encéphale, le retentissement des impressions reçues par les neurones sensitifs périphériques (ganglionnaires), pourra s'étendre jusqu'au cerveau, en s'accompagnant d'un phénomène nouveau, exclusivement cérébral, la perception. Et de même que les neurones sensitifs périphériques sont le point de départ d'une double influence sur la moelle et sur l'encéphale, de même les cellules des cornes antérieures subiront une double influence, celle de la moelle et celle des centres conscients encé-

phaliques qui deviennent, dans ce cas, le siège d'actes caractérisés sous le nom de volonté.

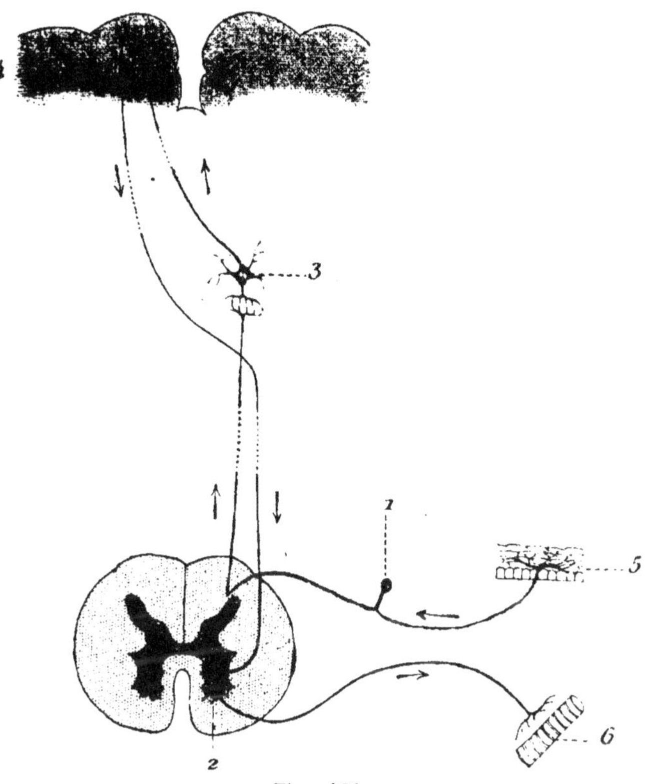

Fig. 160.

Figure schématique, d'après les auteurs, montrant la marche de
l'influx nerveux dans l'arc cérébral : les collatérales ont été supprimées. Les neurones sensitifs (voie ascendante) ont été figurés
en bleu, et les neurones moteurs (voie descendante) en rouge.

1, corps cellulaire du neurone sensitif périphérique (ganglion spinal). — 2, corps
cellulaire du neurone moteur périphérique (moelle). — 3, corps cellulaire du neurone sensitif central (bulbe). — 4, corps cellulaire du neurone moteur central
(écorce cérébrale). — 5, épithélium. — 6, fibre musculaire striée.

L'arc volontaire comprend deux neurones centraux greffés sur
l'arc réflexe simple (fig. 160) : un neurone sensitif et un neurone
moteur. La branche cylindraxile ascendante du neurone sensitif
ganglionnaire, dont les collatérales avec la branche inférieure se

portent en regard des cellules motrices radiculaires, remonte
jusqu'au bulbe dans la substance grise des noyaux de Goll et de
Burdach (p. 669), où elle s'articule avec les prolongements protoplasmiques des neurones sensitifs centraux. De ces neurones,
partent des cylindraxes qui, après un entrecroisement sur la ligne
médiane, et après avoir subi problablement un relais dans la
couche optique, se rendent dans les circonvolutions cérébrales,
où ils étalent leurs arborisations terminales au contact des neurones moteurs centraux représentés par les cellules pyramidales.
Enfin, les cylindraxes des neurones moteurs centraux descendent
dans le bulbe, s'y entrecroisent et s'engagent ensuite dans les cordons antérieurs de la moelle, où ils se terminent contre les arborisations protoplasmiques des neurones radiculaires. Et, de même
que l'arc réflexe simple peut se transformer en arc réflexe complexe, de même aussi, grâce à l'existence de neurones d'association cérébraux (p. 696), l'arc cérébral simple que nous venons
de décrire, peut se compliquer, et devenir un arc cérébral complexe.

Comme on le voit, les impressions reçues par les cellules sensitives ganglionnaires peuvent prendre deux directions : la voie
réflexe ou bien la voie cérébrale ; elles peuvent encore en suivre
une autre : la voie cérébelleuse.

4° Arc cérébelleux. — Cet arc qui reproduit la disposition
de l'arc cérébral, est constitué par l'association de deux neurones,
l'un médullaire, l'autre cérébelleux (fig. 161). Le neurone médullaire est figuré par une cellule du noyau de Stilling, dont les prolongements protoplasmiques sont mis en activité par les collatérales des neurones sensitifs ganglionnaires. Le cylindraxe
traverse de dedans en dehors la base de la corne postérieure,
pénètre dans le cordon latéral où il s'entoure de myéline (faisceau
cérébelleux direct), et remonte dans le bulbe et dans le pédoncule
cérébelleux inférieur jusqu'aux lamelles cérébelleuses où il se termine dans la substance grise, en se ramifiant en *fibres moussues*
(Ramón y Cajal). Le neurone cérébelleux est représenté par une
cellule de Purkinje dont le cylindraxe descend successivement
dans le pédoncule cérébelleux inférieur, le bulbe et la moelle ou

il occupe l'un des faisceaux du cordon antéro-latéral. Au bout
d'un certain trajet, ce cylindraxe se dépouille de sa gaine de
myéline, pénètre dans la substance grise de la corne antérieure,
et s'y résout en arborisation terminale au contact d'un prolongement protoplasmique d'une cellule motrice radiculaire. On ne
connaît pas encore, d'une façon précise, le rôle rempli par l'arc

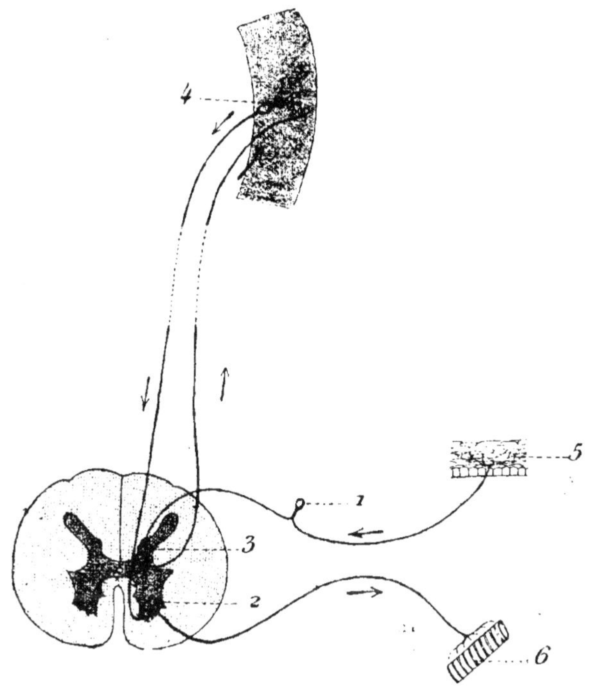

Fig. 161.

Figure schématique, d'après les auteurs, montrant la marche de l'influx
nerveux dans l'arc cérébelleux ; les collatérales ont été supprimées.
La voie ascendante est figurée en bleu, la voie descendante en rouge.

1, corps cellulaire du neurone sensitif périphérique (ganglion spinal). — 2, corps
cellulaire du neurone moteur périphérique (moelle). — 3, neurone cérébelleux périphérique (colonne de Clarke). — 4, neurone cérébelleux central (lamelles du cervelet) — 5, épithélium. — 6, fibre musculaire striée.

cérébelleux. Il est probable que cet arc concourt à la coordina-
tion des mouvements.

La description que nous venons de présenter de l'arc cérébelleux, correspond à celle généralement admise et figurée par les auteurs. Nous verrons plus loin (p. 688) que la disposition des neurones est un peu complexe, et qu'entre les fibres ascendantes et descendantes, se trouve interposé un neurone supplémentaire.

5° Arc réflexe sympathique. — L'arc sympathique se présente avec une complexité plus ou moins grande, suivant qu'on admet dans les ganglions sympathiques périphériques l'existence de cellules sensitives (DOGIEL), ou, au contraire, qu'on localise les cellules des fibres sensitives dans les ganglions rachidiens ou dans la moelle (KÖLLIKER).

Dans le premier cas, l'arc sympathique se trouverait réduit à l'association de deux neurones, l'un sensitif, l'autre moteur, comme l'arc réflexe médullaire simple. Une excitation périphérique recueillie par une cellule sympathique sensitive serait transmise directement par son cylindraxe ou par les collatérales de ce cylindraxe, à une ou à plusieurs cellules sympathiques motrices.

Dans le second cas, au contraire, l'arc sympathique comprendrait trois neurones : un neurone sensitif dont le corps cellulaire est situé dans un ganglion rachidien (ou dans la corne antérieure de la moelle), un neurone médullaire dont le corps cellulaire appartient au groupe antéro-interne des cornes antérieures de la moelle, enfin, un neurone moteur dont le corps cellulaire est représenté par une cellule ganglionnaire sympathique.

Si l'on admet avec DOGIEL que les ganglions sympathiques périphériques renferment des cellules sensitives, et si, d'autre part, on reconnaît avec KÖLLIKER que des fibres sympathiques sensitives viennent se terminer au pourtour des cellules des ganglions rachidiens, on pourra se former de l'arc sympathique la conception suivante : 1° l'arc sympathique simple comprend l'association de deux neurones sympathiques, l'un sensitif, l'autre moteur (fig. 162, A) ; 2° l'arc sympathique complexe est constitué par l'association de quatre neurones, deux sympathiques et deux médullaires (dont un neurone ganglionnaire rachidien (fig. 162, B). Dans ce dernier cas, l'arc médullaire serait venu se greffer sur l'arc sympathique, de la même façon que, dans l'acte volontaire, l'arc cérébral vient se greffer sur l'arc médullaire.

Il faut encore tenir compte des neurones d'association, dont les cylindraxes avec leurs collatérales mettent en relation entre eux les neurones sympathiques moteurs d'un même ganglion ou de plusieurs ganglions voisins. Dans la première hypothèse que nous avons envisagée, les neurones d'association se trouvent interposés entre les neurones sympathiques sensitifs et les neu-

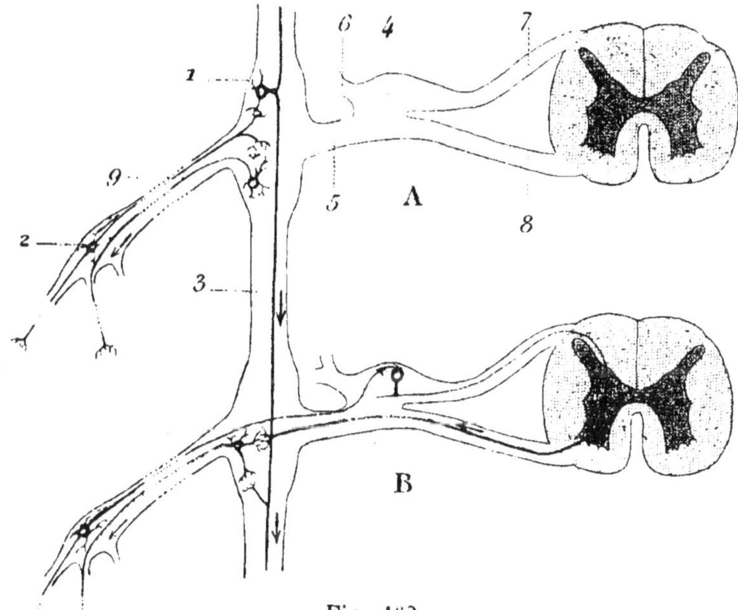

Fig. 162.

Schéma de l'arc sympathique réflexe simple (A), et de l'arc sympathique médullaire (B). Les neurones sensitifs sont représentés en bleu, les neurones moteurs en rouge, et le neurone d'association en noir.

1, ganglion sympathique central. — 2, ganglion sympathique périphérique. — 3, cordon intermédiaire. — 4, ganglion spinal. — 5, rameau communiquant. — 6, nerf mixte rachidien. — 7, racine postérieure. — 8, racine antérieure.

rones sympathiques moteurs, dans la seconde, entre les neurones sympathiques sensitifs et les neurones des ganglions rachidiens, ou encore entre les neurones médullaires et les neurones sympathiques moteurs.

L'arc réflexe sympathique tient sous sa dépendance la contraction des fibres lisses.

§ 2. — NUTRITION DES ÉLÉMENTS NERVEUX, DÉGÉNÉRESCENCE

Nous avons signalé plus haut la différence de vascularisation que présentent les substances grise et blanche des centres (p. 298), ainsi que la pauvreté en capillaires des faisceaux nerveux périphériques. Ce fait semble indiquer à lui seul que la nutrition du neurone est surtout accusée au niveau du corps cellulaire, et que les prolongements cylindraxiles n'empruntent au milieu ambiant qu'une faible proportion de principes nutritifs, si même ils lui en empruntent. C'est dans le corps cellulaire, à l'exclusion du cylindraxe, que s'accumule la substance chromophile, véritable réserve fonctionnelle qui se détruit pendant l'activité cellulaire, et se régénère pendant la période de repos. Les capillaires de la substance blanche et des cordons périphériques paraissent surtout destinés aux éléments cellulaires accessoires (cellules segmentaires et cellules de la névroglie dans les centres, cellules segmentaires et cellules conjonctives dans les nerfs périphériques).

Le cylindraxe étant un prolongement du corps de la cellule nerveuse, il est évident, d'après ce que nous avons dit plus haut des rapports intimes du noyau et du cytoplasme (p. 36), que tout cylindraxe détaché de son centre d'origine, ne tardera pas à entrer en dégénérescence. De même, si un cylindraxe se trouve sectionné sur un point de son trajet, le bout central, c'est-à-dire le bout attenant au corps cellulaire conservera son intégrité, tandis que le bout périphérique, c'est-à-dire le bout séparé du corps cellulaire, sera frappé de mort, s'altérera et finalement sera résorbé. La description que nous avons donnée des neurones sensitifs ganglionnaires et des neurones moteurs ganglionnaires, nous rend compte de la marche de la dégénérescence que l'on observe dans une racine rachidienne sectionnée : pour les racines motrices, c'est la portion attenante à la moelle qui reste intacte, tandis que la portion périphérique dégénère ; pour les racines sensitives, c'est de même la portion attenante au ganglion, centre d'origine, qui persiste, tandis que la portion séparée du ganglion, qu'elle se dirige vers la moelle ou vers la périphérie, est frappée de mort (WALLER, 1852). La marche de la dégénérescence des fibres nerveuses pourra même être utilisée pour déterminer l'emplacement de leurs cellules d'origine (méthode wallérienne). Par exemple, dans les dégénérescences ascendantes ou descendantes de la moelle, les cellules seront situées à un niveau inférieur ou supérieur à celui des cordons dégénérés.

RANVIER (1878) a décrit avec soin les modifications que subit le bout périphérique d'une fibre nerveuse séparée de sa cellule d'origine. Quelques jours après la section, le noyau de la cellule segmentaire a proliféré, le cytoplasme est devenu plus abondant, et la myéline se trouve fragmentée en boules de grosseur inégale. Le cylindraxe de son côté s'est divisé en segments ondulés qui se réduisent de plus en plus. Au dixième jour, le cylindraxe et la myéline ont complètement disparu, et la gaine de Schwann se trouve occupée tout entière par la cellule segmentaire renfermant des noyaux multiples et des granulations graisseuses. Puis, la cellule se ratatine, se flétrit, si bien que vers le trentième jour, la gaine de Schwann ne contient plus qu'une lame protoplasmique d'aspect corné et parsemée de noyaux. Nous verrons prochainement comment s'opère la régénération du bout périphérique aux dépens du bout central (p. 329).

La mort de la cellule entraîne celle de ses prolongements, y compris le cylindraxe. Et, comme les cellules nerveuses s'associent entre elles pour l'accomplissement des différents actes nerveux, que l'excitation de la première se propage à la seconde, de la seconde à la troisième, et ainsi de suite, il arrive, en plus, que la mort d'une cellule de la chaîne retentit sur la cellule suivante qui dégénère à son tour. La dégénérescence suit naturellement le sens du courant nerveux : elle se produit plus lentement que dans le cas de section : elle est secondaire.

Certains physiologistes désignent sous le nom de *nerfs tro phiques*, des nerfs qui auraient pour fonction spéciale de présider à la nutrition des éléments anatomiques composant les tissus. Les nerfs ont certainement sur la nutrition une influence que démontre, entre autres faits, l'état particulier de la peau dans beaucoup de cas de paralysie ; mais il reste à déterminer si cette influence est directe ou indirecte. Les partisans de l'action trophique *indirecte* des nerfs, rattachent celle-ci à des troubles de la circulation causés par des modifications dans l'innervation des parois des vaisseaux. On comprendrait, en effet, que le régime modifié du cours du sang, influe à son tour sur les éléments anatomiques, en modifiant les conditions générales de nutrition nécessaires à leur évolution.

Rien dans l'état actuel de nos connaissances ne contredit à un rôle trophique *direct* de certains nerfs sur les éléments anatomiques. On a bien allégué que quelques éléments, comme les leucocytes, les spermatozoïdes, peuvent fonctionner indépendamment de toute attache avec le système nerveux, mais il convient de remarquer que les leucocytes et les spermatozoïdes représentent des éléments jusqu'à un certain point indépendants du corps sur lequel ils ont pris naissance, et pouvant vivre un certain temps en dehors de lui. Toutefois, nous n'avons aucun moyen à notre disposition pour distinguer dans les organes les nerfs trophiques à conduction cellulifuge d'avec les nerfs sensitifs à conduction cellulipète, et la constatation anatomique des nerfs trophiques n'a pas encore été établie.

A la mort, les nerfs paraissent perdre leurs fonctions, plus tôt que les muscles, ou du moins le nerf ne transmet plus l'excitation de l'étincelle au muscle, alors que le muscle est encore sensible à celle-ci. D'après Marie et Cluzet (1899), l'excitabilité des nerfs a disparu deux heures après la mort.

§ 3. — Développement des éléments nerveux

Les éléments nerveux dérivent du feuillet externe du blastoderme. Au moment où le tube médullaire se détache de l'ectoderme (*Précis d'embryologie humaine*, p. 82 et 289), ses parois sont constituées par un tassement de petits éléments ovoïdes, à grand axe dirigé perpendiculairement à la surface. Ces éléments offrent tous les caractères des myélocytes (p. 284). Bientôt, dans la couche interne du tube médullaire, on distingue des cellules arrondies (*cellules germinatives*, His) se multipliant activement, et donnant naissance aux *neuroblastes* qui émigrent dans la couche superficielle de la moelle. Les neuroblastes se transforment en cellules nerveuses, tandis que les cellules de la couche interne ou *spongioblastes*, fournissent les éléments de l'épendyme et les cellules en araignée. On voit ainsi que les cellules nerveuses et les éléments de soutien des centres, offrent des liens d'une parenté étroite.

Nous rechercherons successivement comment se développent : 1° les cellules nerveuses centrales ; 2° les cellules des ganglions cérébro-spinaux ; 3° les cellules des ganglions sympathiques ; 4° les fibres et les faisceaux nerveux et nous terminerons 5° par une courte description de la régénération des fibres nerveuses.

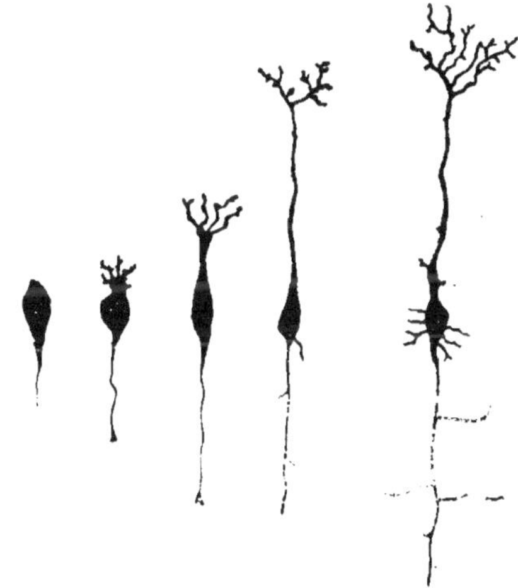

Fig. 163.

Cinq stades successifs de l'évolution d'une cellule pyramidale du cerveau (d'après RAMÓN Y CAJAL). Le prolongement cylindraxile avec ses collatérales est représenté en rouge, les prolongements protoplasmiques en noir.

1° Cellules nerveuses centrales. — Le prolongement apparaissant tout d'abord à la surface des neuroblastes, est le prolongement cylindraxile qui se termine par une extrémité légèrement renflée en forme de massue ou de cône (*cône d'accroissement*). Puis, à mesure que le cylindraxe s'allonge, on voit se soulever les prolongements protoplasmiques avec leurs arborisations terminales. Les collatérales du cylindraxe ne se montrent qu'en dernier lieu. La figure 163, que nous empruntons à RAMÓN Y CAJAL, représente cinq stades successifs de l'évolution des cellules pyramidales du cerveau.

2° Cellules des ganglions cérébro-spinaux. — Les cellules des ganglions rachidiens

se développent aux dépens des **crêtes** neurales ou ganglionnaires appendues au pédicule médullaire (*Précis d'embryologie humaine*, p. 312) ; elles représentent donc également une dérivation des cellules ectodermiques. La seule différence qu'on observe entre la formation médullaire et la formation ganglionnaire, c'est que dans la première les éléments évoluent partie en neuroblastes et partie en spongioblastes, tandis que dans la seconde tous les éléments se transforment en cellules ganglionnaires. C'est ce qui explique que chez l'adulte, les ganglions cérébrorachidiens ne renferment pas de cellules de la névroglie.

Les neuroblastes ganglionnaires ou *ganglioblastes* sont primitivement bipolaires (HIS, LENHOSSÉK). Dans la suite, à l'exception des cellules du ganglion acoustique qui conservent la bipolarité, le corps de la cellule semble se développer exclusivement

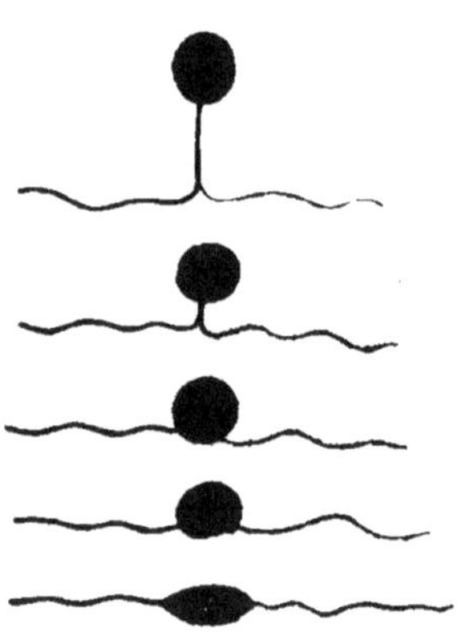

Fig. 164.

Figure schématique montrant (de bas en haut) cinq stades successifs de la transformation d'une cellule ganglionnaire bipolaire, en cellule unipolaire (d'après VAN GEHUCHTEN). Le cylindraxe est représenté en bleu, le corps cellulaire et le prolongement protoplasmique en noir.

d'un seul côté : les deux prolongements se rapprochent alors, et s'accolent sur une certaine longueur, disposition décrite chez l'adulte sous le nom de *bifurcation en T* (fig. 164). RAMÓN Y CAJAL a émis l'hypothèse à laquelle se sont ralliés tous les auteurs, que le prolongement périphérique d'une cellule ganglionnaire rachidienne devait être assimilé à un prolongement protoplasmique, ce qui nous expliquerait sa conduction cellulipète.

3° Cellules des ganglions sympathiques. — Les cellules des ganglions sympathiques proviennent de l'extrémité ventrale des ganglions rachidiens. Elles dérivent donc également de l'ectoderme par l'intermédiaire des crêtes ganglionnaires.

4° Fibres nerveuses et faisceaux nerveux. — Malgré les recherches importantes dont ils ont été l'objet, les faisceaux nerveux et les fibres nerveuses présentent encore, dans l'étude de leur développement, de nombreuses lacunes. Un point qui semble hors de conteste, c'est que le cylindraxe d'une fibre nerveuse (ainsi que le prolongement périphérique d'une cellule ganglionnaire), malgré la longueur considérable qu'il peut atteindre chez l'adulte, représente une émanation directe d'une cellule nerveuse. Le cylindraxe terminé par un cône d'accroissement qui figure vraisemblablement l'arborisation terminale, se soulève de bonne heure et s'allonge rapidement ; dans la suite, il subira un accroissement en longueur et en largeur en rapport avec les dimensions de l'embryon. A la surface du cylindraxe, se déposeront successivement les différentes gaines enveloppantes dans l'ordre suivant : cellules segmentaires, gaine de myéline, gaine de Schwann.

A l'origine, les cordons nerveux centraux ou périphériques sont exclusivement représentés par des fascicules de cylindraxes grêles, entre lesquels on voit s'insinuer des cellules migratrices dont la provenance est encore discutée (KÖLLIKER, VIGNAL, 1883). Ces cellules, que nous désignerons avec M. DUVAL sous le nom de *cellules de Vignal*, s'appliquent de distance en distance à la surface d'un cylindraxe, s'étalent et se moulent sur lui, de manière à l'envelopper, et à lui constituer une gaine cellulaire discontinue (fig. 165). Dans un stade ultérieur, les cellules de Vignal s'allongent, et se rapprochent ainsi les unes des autres, en même temps qu'à leur face interne se dépose une couche de myéline. Les cellules de Vignal se transforment ainsi en cellules segmentaires ou cellules de Ranvier. La myéline doit vraisemblablement être considérée comme un produit de sécrétion des cellules de Vignal, et c'est ce qui a permis à RANVIER d'établir sa comparaison séduisante entre les cellules segmentaires et les cellules adipeuses (p. 277).

La gaine de Schwann apparaît seulement lorsque les cellules segmentaires dans leur allongement progressif sont arrivées au contact l'une de l'autre, déterminant ainsi les étranglements

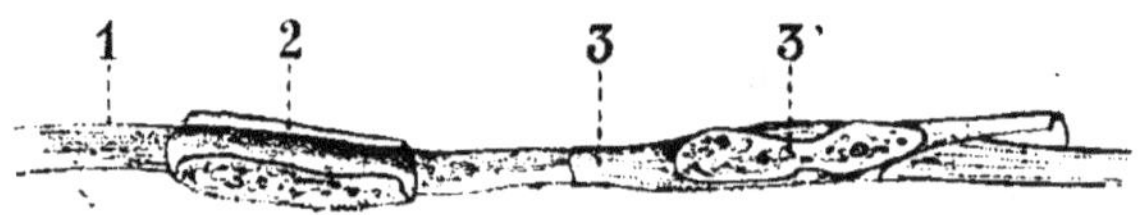

Fig. 165.

Deux cellules migratrices s'enroulant à la surface d'un cylindraxe (d'après VIGNAL). Figure empruntée à TESTUT).

1, cylindraxe. — 2, cellules migratrices. — 3, cellule dont le noyau 3' est en voie de division.

annulaires : elle représente, comme la myéline, une production de ces éléments. Parfois, les cellules segmentaires sont trop écartées l'une de l'autre pour arriver à se toucher ; on voit alors une cellule migratrice s'interposer entre elles et donner naissance à un segment nerveux court, sorte de *segment intercalaire* (segment court intercalaire, RENAUT, 1881).

RANVIER a constaté que la longueur des segments augmente avec l'âge. C'est là un simple phénomène de croissance, commun d'ailleurs à d'autres éléments anatomiques et, en particulier, aux fibres musculaires striées, ainsi que POUCHET a pu facilement le vérifier sur certaines espèces de crustacés.

Pendant une longue période de la vie intra-utérine, les nerfs périphériques de l'embryon ne présentent que des fibres de Remak mélangées à des fibres conjonctives. Le nerf cubital jusqu'au cinquième mois, n'est pas autrement constitué. Cet état qu'on peut appeler embryonnaire persiste toute la vie dans les branches du grand sympathique, où les fibres grises sont exclusivement constituées par un cylindraxe central recouvert par une couche de cellules segmentaires.

Les fibres blanches des centres répondent à un stade plus

avancé du développement, puisque les cellules segmentaires ont sécrété la couche de myéline, mais ne se sont pas enveloppées d'une gaine de Schwann, comme les fibres blanches des nerfs périphériques.

Les nerfs périphériques sont partagés de très bonne heure en faisceaux cylindriques (POUCHET et TOURNEUX, 1876). Cette disposition est déjà nettement visible sur les branches du trijumeau d'un embryon de mouton de 18 millimètres (fig. 166). Les nerfs dentaires, par exemple, sont formés par la réunion de 10 à 12 faisceaux environ, mesurant en moyenne 45 μ, et sur la périphérie desquels on distingue des noyaux appartenant à une membrane périnévrique extrêmement ténue. Vers le milieu de la vie intra-utérine, chez l'homme, quand les fibres nerveuses sont encore à l'état de fibres grises, on peut isoler les faisceaux entourés de leur gaine de périnèvre, très distincte par ses réactions du tissu conjonctif ambiant.

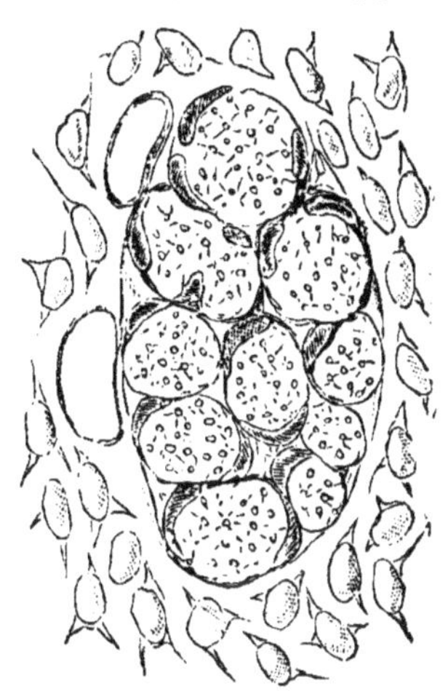

Fig. 166.

Coupe du nerf maxillaire inférieur sur un embryon de mouton de 18 millimètres, d'après POUCHET et TOURNEUX, 1877 (gr. 250/1).

5° **Régénération des fibres nerveuses**. — Nous avons vu plus haut (p. 323) qu'après la section d'un nerf, le bout périphérique ne tardait pas à entrer en dégénérescence, et que, vers le trentième jour, les tubes nerveux n'étaient plus représentés que par leur gaine de Schwann dépourvue de cylindraxe et de myéline, et ne renfermant plus que des lames protoplasmiques cornées et parsemées de noyaux, figurant les cellules segmentaires. C'est à peu près à ce moment que le bout central, qui est resté intact, commence à bourgeonner. On voit les cylindraxes des tubes nerveux pousser, au niveau de l'étranglement situé immédiatement au-dessus de la section, une, deux, trois ou quatre fines branches qui traversent le tissu cicatriciel interposé aux deux surfaces de section, et atteignent le bout périphérique dégénéré. Là, ces fines branches qui deviendront les cylindraxes d'autant de tubes nerveux de nouvelle formation, s'engagent entre les vieilles gaines de Schwann, ou pénètrent directement à leur intérieur, et se prolongent progressivement jusqu'à la terminaison du nerf, avec une vitesse de croissance évaluée par Vanlair (1893) à un millimètre par jour. Puis, autour de chaque cylindraxe, viendront se disposer des cellules de Vignal qui élaboreront une couche de myéline, et s'envelopperont d'une gaine de Schwann : l'évolution de ces fibres nerveuses de nouvelle formation, rappelle entièrement ce qui se passe dans le développement normal.

On conçoit, d'après ce que nous venons de dire, que la régénération sera d'autant plus active, que l'affrontement des deux surfaces de section sera plus parfait : elle est achevée vers le cent soixantième jour, chez le lapin (Renaut).

§ 4. — Mouvements des cellules nerveuses

Les cellules nerveuses possèdent-elles, même à un degré rudimentaire, la motilité? La question est encore aujourd'hui controversée, et si les observations de Wiedersheim (1890) semblent avoir démontré que les cellules nerveuses de certains arthropodes transparents présentent des mouvements amiboïdes manifestes, le fait est loin d'être confirmé pour les vertébrés supérieurs, malgré les tentatives de Demoor (1897), de Mlle Stefanowska (1897), de Manouélian (1898) et d'Odier (1899).

Rabl-Ruckhard (1890) paraît être le premier observateur qui ait songé à faire intervenir les mouvements des cellules nerveuses dans l'interprétation de certains phénomènes nerveux. Admettant l'existence du réseau de Gerlach (*neurosponge*, p. 312), il supposait que les prolongements protoplasmiques des neurones, grâce à des mouvements amiboïdes, pouvaient se détacher du neurosponge, interrompant ainsi temporairement le courant nerveux, et s'y souder à nouveau.

De leur côté, Tanzi (1893) et Lugaro (1895), adoptant les vues

nouvelles sur l'histologie des centres nerveux, et s'appuyant sur
ce principe que tout élément anatomique s'hypertrophie pendant son fonctionnement, admirent que les prolongements protoplasmiques des cellules soumises à une activité continue ou
fréquemment répétée, s'allongeaient progressivement, augmentaient de volume, et établissaient ainsi des contacts plus
nombreux et plus étendus avec les éléments voisins. Ainsi
s'expliquait ce fait que certains actes nerveux, lents au début,
s'accomplissaient dans la suite avec une très grande rapidité,
au point de devenir presque inconscients. On voit ainsi que
l'habitude, d'après Tanzi et Lugaro, peut modifier la forme et
les dimensions des éléments nerveux, mais il faut bien reconnaître que cette modification lente est d'ordre purement
évolutif, et ne répond nullement à un phénomène de motilité.

Tout autre est la conception de Lépine (1894) et de M. Duval
(1895). Les prolongements des cellules nerveuses sont doués de
mouvements amiboïdes : ils peuvent s'allonger, se rétracter, et
s'allonger à nouveau dans des conditions déterminées, provoquant des interruptions passagères dans le courant nerveux. Ainsi
peuvent s'expliquer, pour Lépine, les paralysies hystériques, le
somnambulisme et le sommeil naturel. M. Duval s'est surtout
attaché à développer la *théorie histologique du sommeil*. Les cellules nerveuses, fatiguées par une activité prolongée, reviennent
à l'état de repos, c'est-à-dire rétractent leurs prolongements.
Le courant se trouve interrompu : il y a sommeil pendant
lequel la cellule répare les pertes qu'elle a subies pendant son
fonctionnement. Certaines substances, comme les anesthésiques
(chloroforme, morphine, cocaïne), provoquent la rétraction des
prolongements des cellules nerveuses, tandis que d'autres,
comme le thé, le café et l'alcool, jouissent, au contraire, de la
propriété d'exciter la cellule, et de déterminer l'expansion de
ses prolongements.

C'est surtout par l'intermédiaire des appendices qui ornent les
ramifications des dendrites que les auteurs ont cherché à expliquer les relations de contact entre les neurones (fig. 167). Tantôt,
ces appendices sont longs et effilés (*appendices filiformes*, Van

Gehuchten) donnant aux filaments l'aspect d'une *échelle suédoise* (Demoor) ; tantôt ils sont courts et terminés par un léger renflement en forme de massue (*appendices piriformes*, Mlle Stefanowska), tantôt, enfin, les appendices sont remplacés par des nodosités situées sur le trajet des ramifications dendritiques (*état perlé, dispositif perlé*, Renaut, 1895). Ces trois formes ont été considérées comme répondant à trois phases distinctes de l'activité de la cellule nerveuse, sans que les auteurs aient pu

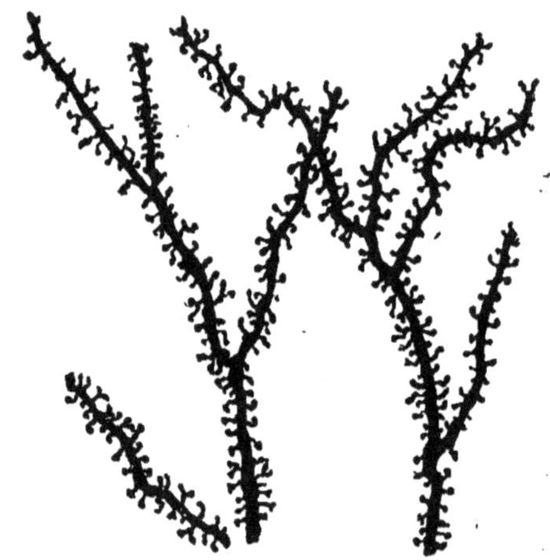

Fig. 167.

Portion du panache terminal d'une cellule pyramidale sur une souris adulte (d'après Ramón y Cajal). Les arborisations des prolongements protoplasmiques, sont couvertes d'appendices piriformes.

se mettre d'accord sur l'aspect morphologique correspondant au stade de repos. Les recherches entreprises sur les animaux dont les centres nerveux avaient été excités ou fatigués, ont abouti à des résultats contradictoires, dont aucune conclusion ferme ne paraît devoir se dégager.

D'après Renaut, la disposition perlée qui répond à une attitude d'activité, aurait pour effet de tendre les fibrilles nerveuses, et de rendre plus intimes les *contacts adhésifs* que les fibrilles de neurones distincts contractent entre elles, et au niveau desquels l'influx nerveux passe d'une cellule à l'autre.

Il faut se garder de confondre les appendices dont nous venons de parler avec les varicosités signalées par tous les auteurs sur les fibrilles nerveuses et déterminant *l'état monili-forme*. Ces varicosités représentent des gouttes sarcodiques produites après la mort le long des filaments aux dépens de l'axoplasme.

La théorie histologique du sommeil compte assurément parmi les plus séduisantes, mais il ne faut pas oublier qu'elle est une théorie exclusivement anatomique : elle ne nous renseigne pas sur la cause intime des modifications morphologiques que subirait la cellule nerveuse en passant de l'état de repos à l'état d'activité, et inversement. Aussi voyons-nous certains auteurs, comme DEMOOR, admettre l'existence de *substances dormitives* qui s'accumuleraient à l'intérieur de la cellule pendant son fonctionnement, provoqueraient le retrait de ses prolongements, et seraient ensuite éliminées pendant le sommeil. Quant au réveil des cellules nerveuses, caractérisé anatomiquement par l'expansion de leurs prolongements, il est assez difficile à expliquer, à moins d'admettre que les neurones périphériques, ayant réparé leurs pertes pendant le sommeil, ou ayant éliminé les substances dormitives, deviennent plus excitables, et, par suite, peuvent, en s'allongeant, provoquer de proche en proche, la mise en activité des neurones centraux. La cause déterminante serait ainsi périphérique et non centrale.

Ajoutons que P. RAMÓN et RAMÓN Y CAJAL (1895) expliquent l'interruption du courant nerveux par l'interposition des fibrilles des cellules névrologiques, qu'ils supposent douées de motilité.

§ 5. — INNERVATION

Ce que nous avons à dire de l'innervation (p. 7) sera très incertain, parce que nous sommes ici en face de phénomènes particuliers pour lesquels l'étude du monde inorganique ne peut nous donner aucun point de comparaison, et dont l'existence ne nous est révélée dans beaucoup de cas que par notre seule conscience.

Une excitation portée sur un nerf périphérique, provoque une contraction musculaire involontaire (acte réflexe). Nous disons dans ce cas que le *courant*, l'*onde* (*neurocyme*, FOREL), l'*influx* ou l'*ébranlement nerveux* s'est propagé d'un neurone sensitif à un neurone moteur, mais la nature intime de ce courant nerveux qui parcourt, en une seconde, de 30 à 60 mètres suivant les nerfs, nous échappe entièrement. Nous ignorons la part exacte qui revient à chaque neurone dans l'acte réflexe, et comment une excitation portée sur le prolongement périphérique d'un neurone sensitif, se trouve transformée dans le neurone moteur en excitation motrice.

Les prolongements des cellules nerveuses doivent-ils être assimilés à de simples conducteurs, transportant l'influx nerveux au corps cellulaire, où cet influx subit certaines modifications ; ou bien, dans le cas d'association de plusieurs neurones, l'influx nerveux se trouve-t-il modifié dès son passage d'un neurone dans un autre ? La question est encore controversée, bien qu'on ait émis l'hypothèse (MORAT, 1894) que la modification s'opère au niveau des articulations des neurones, que l'excitation sensitive, par exemple, se transforme en incitation motrice au point où le cylindraxe d'un neurone sensitif se met en rapport avec les arborisations dendritiques d'un neurone moteur.

Si nos connaissances ne nous permettent pas d'analyser, au point de vue de l'innervation, un acte réflexe simple, à plus forte raison sommes-nous arrêtés, lorsque les impressions périphériques (sens général et sens spéciaux) sont transmises à l'encéphale où elles sont perçues et provoquent des actes conscients, comme la sensation, la pensée, la volition, etc. On peut, à la rigueur, comprendre, sans connaître bien entendu la cause intime du phénomène, comment un ébranlement moléculaire déterminé par une impression sensitive, se propage de neurone en neurone, et suscite la contraction d'un groupe de fibres musculaires striées. On peut également comprendre comment cet ébranlement moléculaire se trouve transporté à des neurones centraux où s'éveille la perception, mais nous ne pouvons nous rendre compte de la perception en elle-même, ni comment, suivant les neurones envisagés, telle sensation se traduit sous forme de couleur, telle autre sous forme de son, telle autre encore sous forme de chaleur, de poids, de résistance. On n'oubliera pas, en tout cas, que la nature spéciale de la perception ne dépend en aucune façon des terminaisons périphériques, mais uniquement des neurones centraux. C'est ainsi que certains individus voient des couleurs en même temps qu'un son frappe leur oreille, sans doute par suite de quelque trajet anormal des fibres nerveuses de l'oreille (ou de leurs collatérales) se rendant aux centres perceptifs exclusivement affectés d'ordinaire par les fibres du nerf optique (*audition colorée*).

Une impression périphérique, pour être perçue sous forme de son, de lumière, de chaleur, etc., doit être modérée ; exagérée, elle ne provoque qu'une sensation douloureuse.

Si les différentes parties du système nerveux se commandent sérialement dans beaucoup de circonstances les unes les autres, ces différentes parties peuvent, d'autre part, se combattre, se neutraliser réciproquement, ou toutes agir simultanément pour un but commun. Ce dernier cas est celui de l'attention, soit qu'elle neutralise toutes les autres sensations au profit d'une seule, soit au contraire qu'elle tende à exagérer la sensibilité générale, quand par exemple l'individu redoute une douleur qu'il sait devoir se produire sur un point indéterminé de son corps. Tantôt, nous voyons *la volonté dominer les réflexes*, comme l'individu torturé qui ne laisse rien voir de ses souffrances ; tantôt, au contraire, *les réflexes dominent la volonté* chez celui dont le tremblement accuse une émotion qu'il voudrait cacher.

La pensée éteint la perception chez les martyrs et les fanatiques ; elle influence au contraire la mécanique des actes involontaires, quand sous l'impression d'un souvenir le cœur bat plus vite, ou que la rougeur monte au visage, ou que l'eau vient à la bouche et les larmes aux yeux. A l'inverse, *la mécanique des organes influence la pensée* : certaines attitudes font naître des idées voluptueuses. On pourrait multiplier à l'infini ces exemples d'actions et de réactions des différentes parties des centres nerveux les unes sur les autres.

ARTICLE III

TERMINAISONS NERVEUSES

Nous décrirons successivement les terminaisons des nerfs cérébro-spinaux, et celles des fibres du grand sympathique.

§ 1. — TERMINAISONS DES NERFS CÉRÉBRO-SPINAUX

Il importe de différencier nettement les terminaisons des nerfs centripètes d'avec celles des nerfs centrifuges. Les premières destinées à recevoir les impressions périphériques, et à les transmettre, par l'intermédiaire des nerfs centripètes, au corps des cellules sensitives, mériteraient plutôt le nom d'origines des nerfs affectés à la sensibilité générale et spéciale. Les secondes, au contraire, communiquent les incitations qui leur sont amenées par les nerfs centrifuges de cellules nerveuses spéciales (cellules motrices, par exemple), à des organes où ces incitations subissent des transformations spéciales en rapport avec l'organe (mouvement, lumière, électricité, etc.) ; elles répondent donc bien à la désignation de terminaisons nerveuses.

A. — TERMINAISONS (OU MIEUX ORIGINES) DES NERFS CENTRIPÈTES

Nous n'envisagerons ici que les terminaisons qui ont trait à la sensibilité générale. Les terminaisons des nerfs affectés aux nerfs spéciaux (goût, olfaction, vision, audition), ne peuvent être étudiées avec fruit qu'après l'étude détaillée des organes adaptés à ces terminaisons.

Les nerfs sensitifs se terminent soit par des extrémités libres, soit par des extrémités contenues à l'intérieur d'organes spéciaux connus sous le nom de *corpuscules nerveux*. On ignore, d'ailleurs, le rôle que remplit chacune de ces formes terminales dans les impressions sensitives correspondant aux sensations diverses que l'on a coutume de confondre sous la rubrique de *tact* ou de *toucher*.

1° — *Terminaisons libres.*

On observe surtout ce mode de terminaison dans la peau et dans les muqueuses, où nous le décrirons plus spécialement.

Les nerfs profonds de la peau et des muqueuses, envoient leurs filets vers la couche superficielle du derme cutané et du

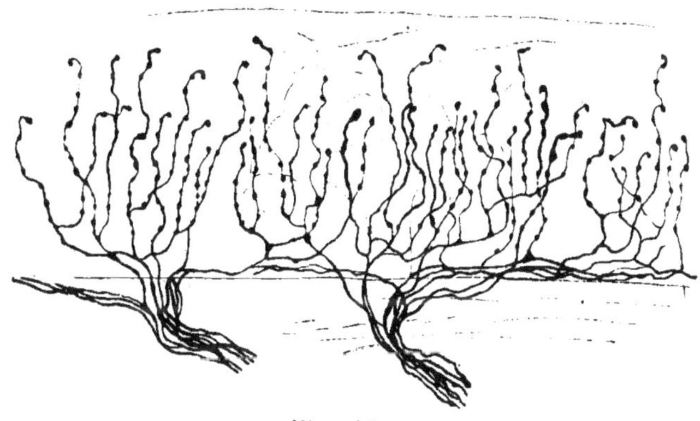

Fig. 168.

Terminaisons nerveuses dans l'épithélium pavimenteux stratifié qui recouvre les cordes vocales inférieures, d'après G. RETZIUS. Méthode de GOLGI. Figure empruntée à TESTUT.

chorion des muqueuses, où ils se résolvent brusquement en un *plexus fondamental* à mailles étroites, formé de fibres pour la plupart sans myéline. Les fibres à myéline se distribuent aux corpuscules nerveux : les autres s'enfoncent dans la couche épithéliale, s'y ramifient et, dans certains cas (cornée), s'anastomosent entre elles, pour constituer un *plexus intra épithélial*. De ce plexus, se détachent les fibrilles terminales qui s'élèvent verticalement entre les cellules épithéliales, et se terminent par une extrémité légèrement renflée (*bouton terminal*). Toutes les fibres contenues dans l'épithélium sont, d'ailleurs, couvertes de nombreuses varicosités que l'on met bien en évidence par les imprégnations au chlorure d'or ou au chromate d'argent (fig. 168). Dans l'épiderme, les fibrilles terminales, découvertes par LANGERHANS (1868), ne dépassent pas superficiellement la limite du corps muqueux.

2° — *Terminaisons dans les corpuscules nerveux.*

Nous décrirons successivement les différentes variétés de corpuscules nerveux, en faisant précéder cette étude de celle des ménisques et des cellules tactiles.

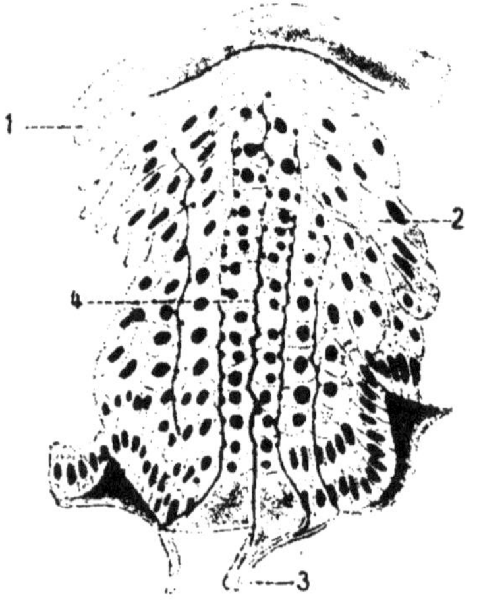

Fig. 169.

Organe de Eimer dans le museau de la taupe (d'après Huss, 1897). Les fibrilles nerveuses surchargées de petites nodosités latérales, s'élèvent entre les files de cellules tactiles.

1, couche cornée de l'épiderme. — 2, couche muqueuse. — 3, fibres nerveuses afférentes. — 4, fibrilles moniliformes intra-épidermiques.

1° Ménisques et cellules tactiles. — Le mode de terminaison que nous venons d'indiquer dans l'épiderme n'est pas le seul qu'on rencontre dans cette membrane épithéliale. En certains points, notamment à la pulpe des doigts chez l'homme, le bouton terminal des fibrilles nerveuses s'élargit, et, se moulant contre la face profonde d'une cellule épithéliale différenciée, figure une sorte de ménisque désigné sous le nom de *ménisque tactile*. Quant à la cellule épithéliale différenciée en *cellule tactile* (MERKEL, 1875), elle représente une véritable cellule sensorielle transmettant au ménisque tactile les impressions superficielles. De forme ovoïde, et à grand axe orienté parallèlement à la surface, elle possède un protoplasma plus transparent que celui des cellules voisines. RANVIER (1880), a donné à l'ensemble de ces terminaisons qui « rappelle assez bien par sa disposition un lierre rampant à la surface d'une muraille », le nom de *terminaisons hédériformes*.

Les ménisques et les cellules tactiles sont particulièrement abondants dans l'épiderme du museau de certains mammifères, comme le porc et la taupe (fig. 169). Chez ce dernier animal, les cellules tactiles disposées sur deux files verticales, constituent des colonnes auxquelles on a donné le nom d'*organes d'Eimer* (1871).

2° Corpuscules du tact. — Les corpuscules du tact peuvent être simples ou composés.

a. *Corpuscules simples.* — La forme la plus élémentaire est représentée par les corpuscules signalés pour la première fois par GRANDRY (1869) dans le bec et dans la langue du canard (fig. 170), au milieu de corpuscules de Pacini (p. 341). Ces *corpuscules de Grandry* sont, en effet, essentiellement constitués par deux cellules tactiles de forme hémisphérique, et se regardant par leur face plane, entre lesquelles le cylindraxe se termine par une portion étalée en forme de gâteau ou de *disque tactile* (fig. 171). L'ensemble est entouré par une capsule en continuité avec le

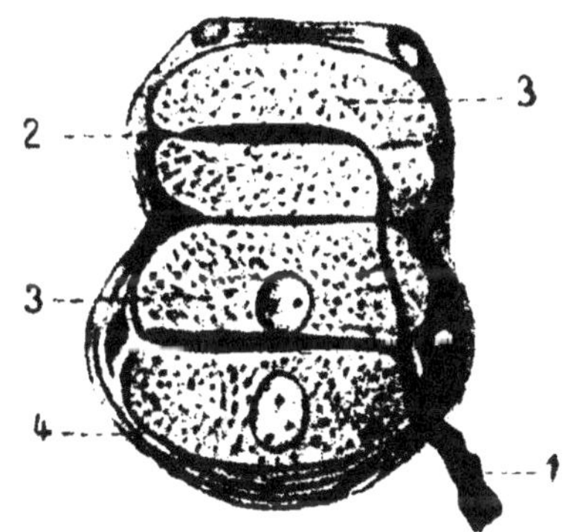

Fig. 170.

Corpuscule de Grandry du bec du canard (d'après Fr. MERKEL).

1, fibre nerveuse. — 2, disque tactile. — 3, cellules tactiles. — 4, enveloppe du corpuscule.

périnèvre de la fibre nerveuse afférente, dont la myéline disparaît peu après le point de pénétration. Cette capsule est doublée intérieurement par une lamelle endothéliale qui se réfléchit légèrement entre les deux cellules tactiles, de manière à constituer un diaphragme annulaire dont l'ouverture centrale est occupée par le disque tactile (RANVIER).

Certains corpuscules de Grandry peuvent renfermer trois ou

même un nombre plus considérable de cellules tactiles empilées

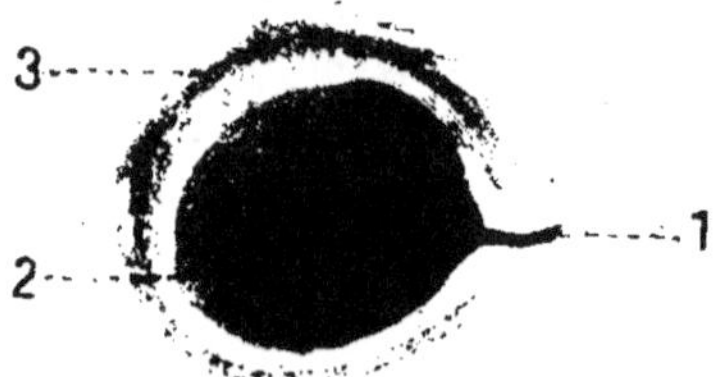

Fig. 171.

Disque tactile d'un corpuscule de Grandry, vu de face
(d'après Szymonowicz, 1897).

1, fibre nerveuse. — 2, disque tactile. — 3, diaphragme annulaire.

les unes sur les autres. Dans ce cas, le cylindraxe fournit une branche à chaque disque tactile interposé.

b. *Corpuscules composés.* — Ces corpuscules ont été découverts dans la peau par Wagner et Meissner (1852), dont ils portent le nom (*corpuscules de Wagner et Meissner, corpuscules de Meissner*). Ils ont été signalés particulièrement à la pulpe des doigts et des orteils, à la paume de la main et à la plante des pieds, sur la face dorsale de ces deux organes, puis sur le mamelon, sur la face antérieure de l'avant-bras. De forme ovoïde, ils se trouvent logés dans les papilles dites nerveuses de la peau (p. 832), qu'ils remplissent presque entièrement (fig. 172). Leur grand axe, dirigé dans le sens de la papille, mesure de 110 à 180 µ; leur largeur varie de 30 à 50 µ. Leur extrémité profonde, légèrement renflée, est en rapport avec une ou plusieurs fibres nerveuses.

Chaque corpuscule de Meissner possède une mince enveloppe en continuité avec le périnèvre de la fibre nerveuse afférente. De la face interne de cette enveloppe, se détachent des prolongements lamelleux qui cloisonnent l'intérieur du corpuscule en un certain nombre de logettes renfermant des groupes de cellules tactiles. Les cellules tactiles présentent ceci de particulier chez l'adulte, que leurs noyaux sont tous relégués vers le bord marginal. D'après RANVIER (1880), ces cellules seraient des cellules mésodermiques différenciées en vue d'une adaptation spéciale.

La fibre nerveuse aborde le corpuscule par son extrémité profonde, s'enroule autour de lui, en décrivant quelques tours de spire, et en émettant sur son parcours des collatérales au niveau des étranglements annulaires. Elle perfore ensuite l'enveloppe, perd sa gaine de myéline, et, réduite au cylindraxe, se ramifie en fibrilles terminales qui s'insinuent entre les segments centraux non nucléés de cellules tactiles, et s'y terminent par un disque tactile. Les collatérales se comportent de la même façon.

Deux ou trois corpuscules de Meissner peuvent s'associer, de manière à constituer un corpuscule composé de deux ou trois lobes. Dans ce cas, le corpuscule recevra plusieurs fibres nerveuses, dont chacune en général se rend à un lobe distinct.

3° Corpuscules de Pacini. — Les *corpuscules de Pacini* (1836), nommés aussi *corpuscules de Vater* (1741), du nom d'un anatomiste qui les avait indiqués avant PACINI, diffèrent des corpuscules du tact par l'épaisseur de leur enveloppe, et surtout par l'absence de cellules tactiles au contact de la terminaison du cylindraxe. Ces corpuscules sont répandus dans presque toute l'économie. On les a signalés sur les rameaux cutanés des nerfs de la main et du pied, sur les nerfs du péritoine, des os, des articulations, dans la mamelle, à la base du gland du clitoris, dans l'enveloppe fibro-élastique de la verge, etc. C'est aux doigts et aux orteils, particulièrement à la troisième phalange, qu'ils sont le plus nombreux.

Le volume des corpuscules de Pacini est variable ; ils ont tantôt moins de 1 millimètre, et tantôt plus de 4 millimètres de long. Leur forme est celle d'un ovoïde régulier appendu à l'extrémité d'une fibre nerveuse, ordinairement unique. La gaine périnévrique considérablement épaissie de cette fibre nerveuse,

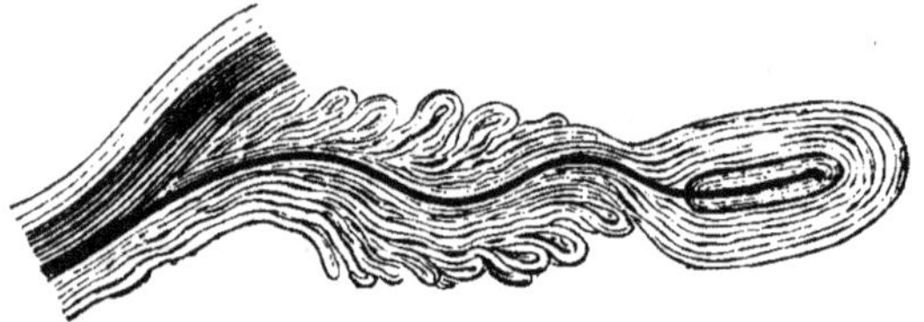

Fig. 173.

Gaines périnévriques concentriques sur un tube nerveux, au voisinage d'un corpuscule de Pacini de la patte du raton, d'après JOBERT (gr. 150/1).

(fig. 173), se continue directement avec l'enveloppe du corpuscule également formée de lamelles concentriques, emboîtées les unes dans les autres, et d'autant plus serrées qu'on se rapproche de la partie centrale. Ces lamelles dont le nombre peut être considérable et dépasser la centaine sur les gros corpuscules, sont doublées à leur face profonde par un revêtement endothélial que le nitrate d'argent fait apparaître. Les cellules endothéliales sont plus larges dans les couches superficielles, plus réduites et, par suite, les noyaux plus nombreux et plus rapprochés dans les couches profondes. Les corpuscules qui conviennent le mieux pour les imprégnations à l'argent sont ceux qu'on trouve en grande abondance dans le mésentère du chat, le long des rayons vasculaires (fig. 174).

Les couches concentriques périnévriques qui constituent l'enveloppe, limitent au centre du corpuscule un espace allongé, ovoïde, occupé par une substance finement granuleuse, grisâtre et sans noyaux : c'est le *bulbe central* ou la *massue terminale* (fig. 175 et 176). Parfois la substance de ce bulbe présente une vague striation concentrique.

La fibre nerveuse pénètre dans le corpuscule par l'un de ses pôles, et se dirige vers le bulbe central, abandonnant au fur et à mesure ses lamelles périnévriques qui se continuent directement avec celles de l'enveloppe. Toutefois, comme les lamelles de l'enveloppe sont plus nombreuses que celles de la fibre nerveuse, il faut forcément admettre que ces dernières en s'écartant de la fibre nerveuse se sont dédoublées et multipliées. La myéline

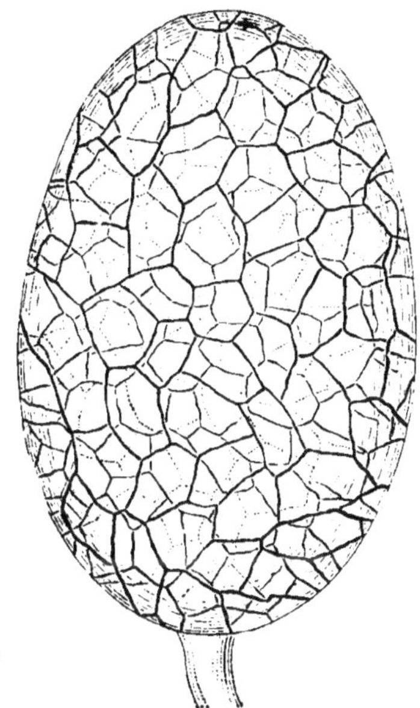

Fig. 174.

Corpuscule de Pacini du mésentère du chat, imprégné au nitrate d'argent, d'après Pouchet et Tourneux (gr. 150/1). On voit plusieurs couches de cellules endothéliales qui tapissent la face interne des lamelles concentriques du périnèvre.

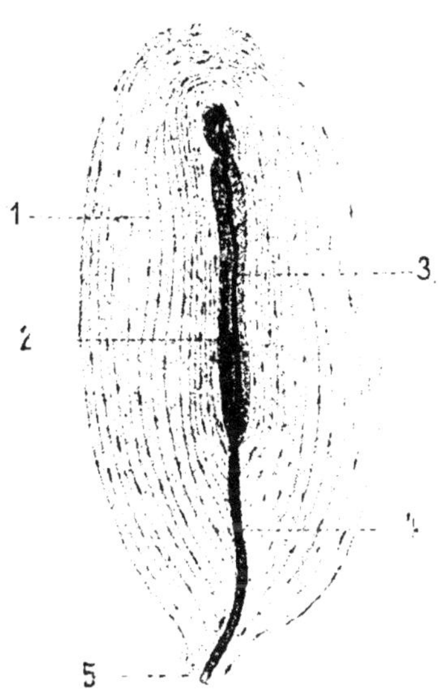

Fig. 175.

Corpuscule de Pacini du mésentère du chat, vu en coupe optique (gr. 50/1).

1, lamelles du périnèvre. — 2, bulbe central. — 3, cylindraxe. — 4, tube nerveux à myéline. — 5, pédicule du corpuscule.

disparaît à l'endroit où la fibre pénètre dans le bulbe central. Le cylindraxe, entré par une des extrémités, s'avance ordinairement jusqu'au voisinage de l'autre extrémité. Là, il se divise souvent en deux ou trois branches qui se terminent presque aussitôt par une portion étalée. Quelquefois, le cylindraxe se replie et revient sur lui-même jusqu'à une certaine distance.

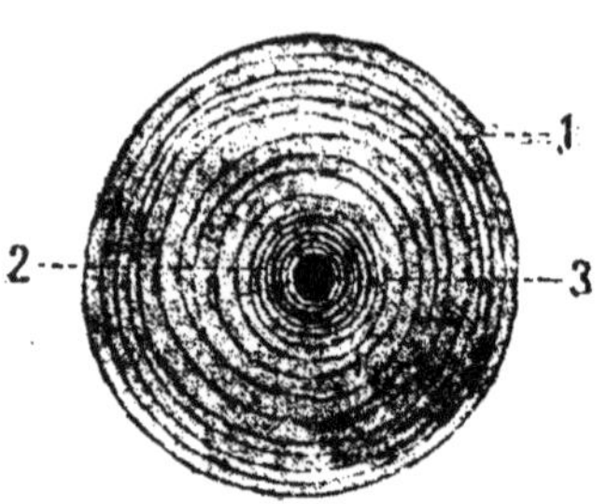

Fig. 176.

Coupe transversale d'un corpuscule de Pacini du mésentère du chat (gr. 50/1).

1, lamelles périnévriques. — 2, bulbe central. — 3, cylindraxe.

Les corpuscules de Pacini se laissent pénétrer, comme les gaines du périnèvre, par des capillaires, ainsi que l'ont montré depuis longtemps Todd et Bowman. Quelquefois, une petite artériole s'engage par le pédicule dans les lamelles périphériques, où elle se résout en un réseau capillaire à larges mailles, limité toutefois au pourtour du pédicule.

Comme variété des corpuscules de Pacini, nous signalerons certaines terminaisons que l'on rencontre chez les oiseaux (bec

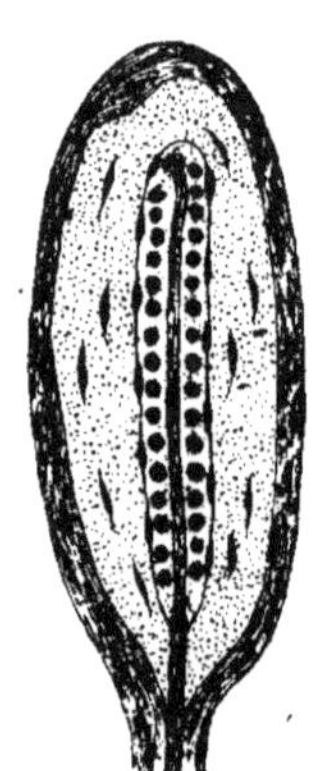

Fig. 177.

Corpuscule de Herbst de la langue de la perruche ondulée (gr. 280/1).

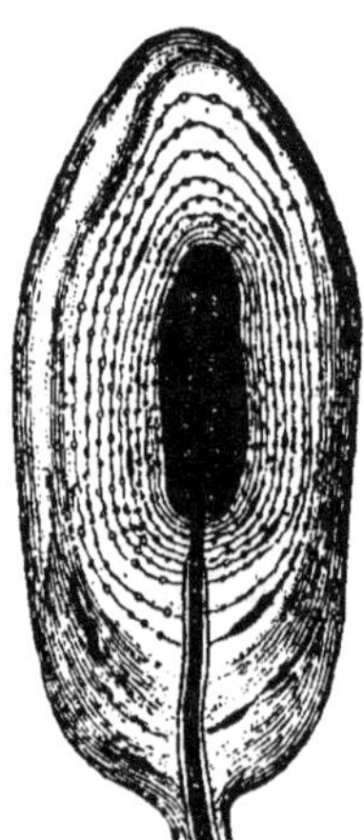

Fig. 178.

Corpuscule de Herbst de la langue du canard (gr. 280/1).

et langue), et qui ont reçu le nom de *corpuscules de Herbst* (1848). Ces corpuscules se distinguent des précédents par la présence de noyaux dans le bulbe central, et par ce fait que la paroi enveloppant le bulbe se compose d'une lame unique séparée des couches extérieures par une matière amorphe abondante, parsemée de nombreuses granulations et renfermant quelques noyaux (fig. 177). Parfois cette couche intermédiaire présente des stries concentriques, comme dans la langue du canard (fig. 178).

4° Corpuscules de Krause. — Ces corpuscules découverts en 1858 par W. KRAUSE dans la conjonctive, s'écartent des corpus-

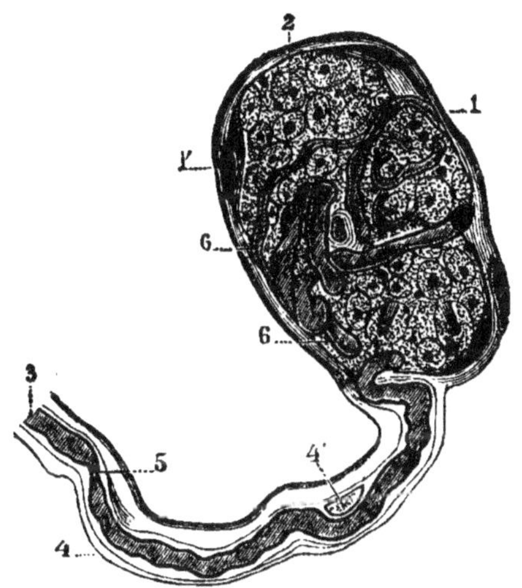

Fig. 179.

Corpuscule de Krause de la conjonctive (d'après A. KEY et G. RETZIUS).
Figure empruntée à TESTUT.

1, enveloppe du corpuscule avec 1' un noyau. — 2, cellules du corpuscule. — 3, tube nerveux afférent. — 4, périnèvre. — 4', noyau d'une cellule segmentaire. — 5, étranglement annulaire. — 6, ramifications du tube nerveux.

cules de Meissner par leur forme en général arrondie, et par leur volume moins considérable qui varie de 25 à 100 μ. On les trouve surtout dans la conjonctive, dans les plis muqueux sublinguaux, sous les papilles filiformes de la langue et du voile du palais. KÖLLIKER les signale également dans les papilles du bord rouge des lèvres, dans les papilles fongiformes de la langue, et dans le tégument du gland et du clitoris.

La **structure** de ces corpuscules paraît identique à celle des corpuscules de Meissner. La fibre nerveuse afférente s'enroule en spirale autour du segment profond (fig. 179), puis elle perfore l'enveloppe continue avec le périnèvre, et se ramifie en un certain nombre de branches qui se terminent chacune par un disque entre des cellules tactiles.

D'après Suchard (1884), les corpuscules qu'on rencontre dans la conjonctive du veau, se rapprochent par leur composition de petits corpuscules de Pacini, dont l'enveloppe se trouve réduite à quelques lamelles concentriques.

5° Corpuscules du sens génital (corpuscules de la volupté).

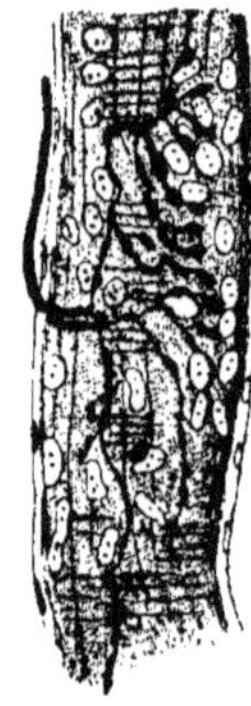

Fig. 180.

Fuseau neuro-musculaire imprégné au chlorure d'or, d'après **Weiss** et **Dutil** (gr. 175/1).

— Les corpuscules du sens génital ne seraient, d'après Suchard (1886), que des corpuscules de Meissner composés, remarquables par leur aspect framboisé et par leur volume considérable (150 à 200 μ).

6° Terminaisons sensitives dans les muscles striés, fuseaux neuro-musculaires. — Les muscles striés ne renferment qu'un petit nombre de fibres nerveuses sensitives : les unes se terminent librement entre les faisceaux musculaires, notamment à la périphérie du muscle, les autres aboutissent à des corpuscules nerveux connus sous le nom de *fuseaux neuro-musculaires* (fig. 180).

Les fuseaux neuro-musculaires, découverts par Kölliker (1862) dans le muscle peaussier de la grenouille, retrouvés par Kuhne (1863-64), chez les mammifères, présentent une structure qui se rapproche beaucoup de celle des *corpuscules de Golgi* dans les tendons. Ces fuseaux intéressent habituellement deux à trois faisceaux musculaires dont la substance contractile est fusionnée à leur niveau, et privée de striation transversale. Ce n'est qu'aux extrémités du fuseau que les faisceaux musculaires recouvrent leur indépendance et leur striation. Chaque fuseau reçoit une, deux ou trois grosses fibres nerveuses à myéline, et à segments courts, dont les gaines de Henle et de Schwann se poursuivent à la surface du fuseau, pour se continuer au delà avec le sarcolemme, tandis que la myéline s'amincit et disparaît peu après le point de pénétration. Le cylindraxe devenu libre se ramifie un certain nombre de fois en fibrilles variqueuses et contournées, qui se terminent librement soit dans la partie centrale, soit de préférence dans la couche superficielle du faisceau musculaire. Aux fibrilles terminales, se trouvent associés de nombreux noyaux disposés en séries longitudinales, et plongés dans une substance homogène qui paraît se continuer avec la substance fondamentale du muscle. Enfin, comme dans les corpuscules de Golgi, des vaisseaux sanguins peuvent perforer l'enveloppe lamelleuse des fuseaux neuro-musculaires, et se mettre en rapport avec les fibrilles nerveuses. Nous reproduisons, d'après WEISS et DUTIL, un fuseau neuro-musculaire sur un muscle de la patte postérieure du cobaye.

Les fuseaux neuro-musculaires varient sensiblement de nombre suivant les espèces animales, et aussi suivant le muscle envisagé. On les rencontre surtout dans les petits muscles des pattes. La présence de plaques motrices sur des faisceaux musculaires présentant des fuseaux neuro-musculaires, la comparaison de ces fuseaux avec les corpuscules de Golgi dans les tendons, permettent de les considérer comme des terminaisons nerveuses sensitives.

7° Terminaisons sensitives dans les tendons, corpuscules de Golgi. — On trouve dans les tendons des terminaisons nerveuses appartenant à trois ordres, et en rapport sans doute avec des modes différents de la sensibilité : 1° des terminaisons libres ; 2° des terminaisons dans des corpuscules de Pacini ; 3° des terminaisons dans des organes spéciaux connus sous le nom de *corpuscules de Golgi*.

1° Les terminaisons libres ne présentent rien de particulier ; elles s'effectuent selon le procédé général.

2° Les corpuscules de Pacini, dont nous avons fait connaître plus haut la structure (p. 341), occupent soit la profondeur, soit la surface du tendon : en général, ils sont peu nombreux.

3° Les corpuscules de Golgi paraissent avoir été observés pour la première fois par C. SACHS (1875) et par A. ROLLETT (1876), dans le tendon du muscle sterno-radial de la grenouille. Ils ont été bien décrits chez les oiseaux et chez les mammifères par GOLGI qui leur a laissé son nom. Ce sont des sortes de plaques nucléées étalées sur un petit nombre de faisceaux tendineux (2 à 3 en moyenne), au voisinage des insertions musculaires. Au niveau de ces plaques, les faisceaux tendineux sont entièrement fusionnés entre eux, et, de plus, leur ensemble est renflé en forme de fuseau (fig. 181). Chaque plaque nerveuse reçoit une ou plusieurs fibres nerveuses dont les gaines lamelleuses se prolongent à la surface du renflement fusiforme, pour disparaître au point où ce renflement se continue avec la portion normale des faisceaux tendineux. La myéline s'arrête peu après le point de pénétration, et le cylindraxe se ramifie un grand nombre de fois, et constitue une arborisation élégante et très touffue. Nous représentons d'après G. WEISS et A. DUTIL (1896), un corpuscule de GOLGI sur un tendon de la patte postérieure chez un fœtus de cobaye.

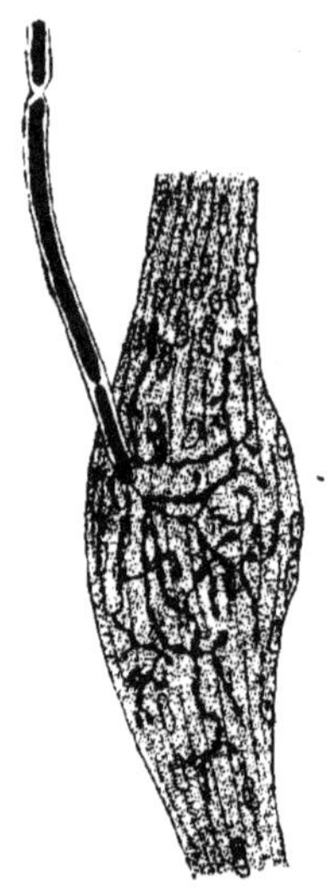

Fig. 181.

Terminaison nerveuse sensitive (corpuscule de Golgi) dans un tendon, d'après WEISS et DUTIL, 1896 (gr. 175/1).

B. — TERMINAISONS DES NERFS CENTRIFUGES

Parmi les terminaisons des nerfs centrifuges, nous examinerons successivement : 1° les terminaisons dans les muscles striés ; 2° les terminaisons dans les organes électriques des poissons.

1° Terminaisons motrices dans les muscles striés. — Le mode de terminaison des nerfs dans les muscles striés a été découvert en 1840 par Doyère sur les tardigrades. Les fibres nerveuses dépourvues de myéline se terminent, chez les articulés, dans des sortes d'élevures connues aujourd'hui sous le nom d'*éminences de Doyère*. En 1862, Kühne décrivit la terminaison des nerfs dans les muscles de la grenouille, et montra que la

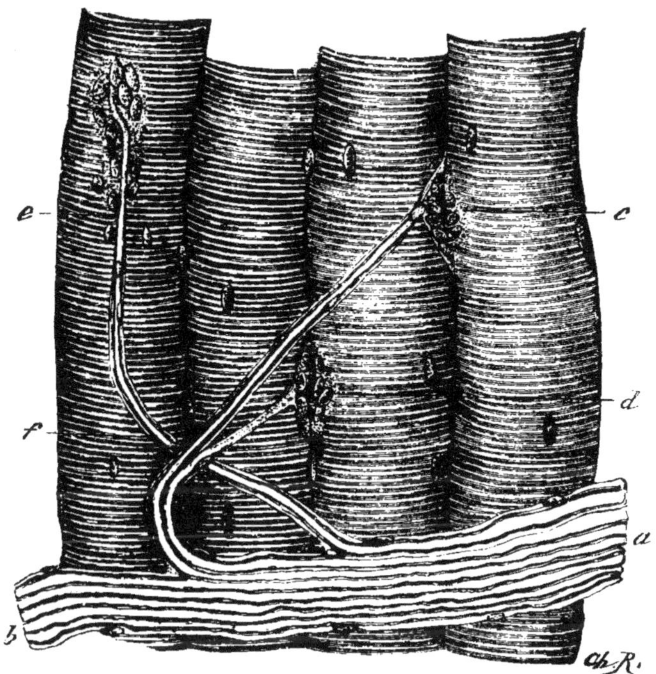

Fig. 182.

Terminaisons nerveuses dans le muscle droit supérieur de l'œil du chien, d'après Ch. Robin (gr. 400 1).

a. b, petit faisceau nerveux dont se séparent les tubes isolés *f*. — *c. d*, plaques terminales vues de profil. — *e*, tube nerveux aboutissant à une plaque terminale vue de face.

fibre nerveuse se ramifiait au-dessous du sarcolemme et à la surface de la substance contractile, formant un buisson terminal auquel il a laissé son nom (*buisson de Kühne*). La même année, Rouget indiqua que chez les mammifères, les oiseaux et les reptiles, les fibres nerveuses se terminaient dans des plaques formées d'une substance granuleuse, qu'il considéra comme une expansion du cylindraxe (*plaque terminale, plaque motrice, plaque de Rouget*). Les observations de ROUGET furent confirmées dans les trois classes supérieures des vertébrés par WALDEYER qui décrivit de plus la plaque motrice chez les poissons (1863).

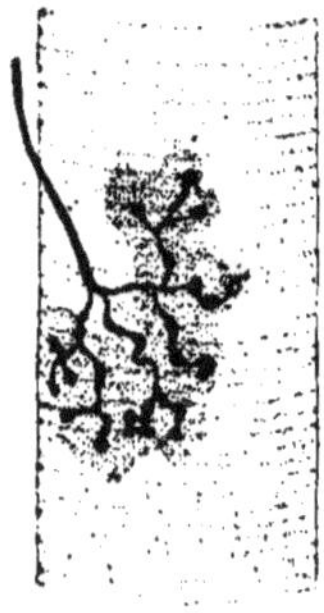

Chez l'homme et chez les vertébrés à sang chaud, si l'on suit un filet nerveux dans l'intérieur d'un muscle, on le voit, peu de temps avant d'arriver au voisinage immédiat des faisceaux striés qu'il va animer, se diviser en plusieurs branches, puis en fibres isolées sur lesquelles le périnèvre s'amincit et se réduit à la seule gaine de HENLE. Chaque tube se dirige perpendiculairement ou obliquement sur un faisceau musculaire, strié et s'unit à lui, à peu près vers le milieu de sa longueur. Le point d'union de la fibre nerveuse et du faisceau musculaire est occupé par une plaque arrondie ou ovalaire qui n'est autre que la plaque terminale décrite par ROUGET (fig. 182).

Fig. 182 *bis*.

Plaque motrice sur une fibre musculaire striée du lézard. Imprégnation au chlorure d'or. Figure demi-schématique.

Cette plaque terminale ou motrice mesure à peu près en largeur la moitié du diamètre du faisceau strié. Elle est peu épaisse et, quand on l'observe de profil, elle ne forme parfois qu'une saillie peu accusée. Observée normalement à sa surface, elle présente un fond finement granuleux où se dessinent des noyaux foncés et des noyaux clairs, ainsi qu'une figure rameuse dont les branches semblent continuer directement le cylindraxe (fig. 182 *bis*). L'observation de la plaque par le profil montre que ces branches sont superficielles, et qu'elles reposent sur la substance finement granuleuse qui forme la plus grande partie de la plaque, et qui renferme des noyaux clairs, transparents, légèrement ovoïdes.

Les procédés de la technique contemporaine, notamment la méthode au chlorure d'or, ont permis d'établir les rapports exacts entre la fibre nerveuse et le faisceau musculaire strié. La gaine de Henle s'étale à la surface de la plaque pour se continuer au delà avec le sarcolemme : la gaine de myéline cesse au niveau du point de pénétration, tandis que la fibre nerveuse réduite au cylindraxe et à la gaine de Schwann, se ramifie à la surface de la plaque, et constitue une arborisation terminale, sans qu'on ait encore pu préciser le point exact où cesse la gaine de Schwann avec ses noyaux sous-jacents. Les branches de l'arborisation nerveuse, irrégulières, bosselées, se terminent par une extrémité libre arrondie, parfois légèrement renflée. Quant à la substance granuleuse de la plaque terminale, elle se continue directement avec le sarcoplasme dont elle représente un épaississement local. C'est à cette substance qu'appartiennent les noyaux clairs, volumineux, tandis que les noyaux plus obscurs et plus réduits doivent être rattachés à des cellules doublant la face profonde de la gaine Henle étalée à la surface de la plaque, ou encore aux cellules de Ranvier accompagnant la gaine de Schwann, à la surface des premières ramifications du cylindraxe.

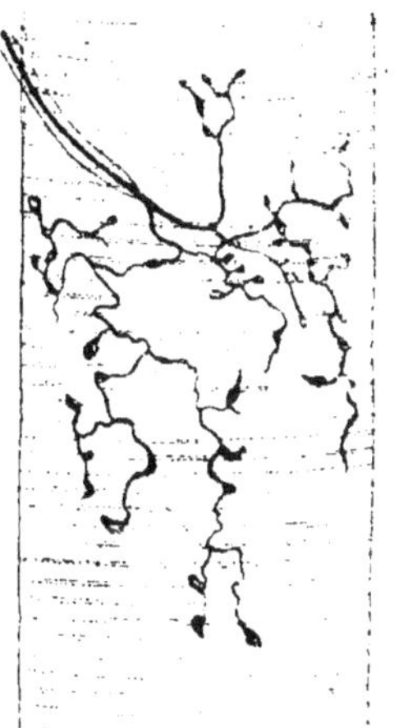

Fig. 183.

Arborisation nerveuse terminale (buisson de Kühne) sur une fibre musculaire striée de la grenouille (muscle peaussier de la poitrine), d'après Retzius. Injection au bleu de méthylène.

Les terminaisons nerveuses connues chez les batraciens sous le nom de *buissons de Kühne* (fig. 183), diffèrent surtout des plaques motrices des vertébrés supérieurs, par l'absence de substance granuleuse et par la forme de l'arborisation terminale dont les branches beaucoup plus longues sont généralement orientées suivant la longueur du faisceau musculaire.

2° Terminaisons dans les organes électriques des poissons. — On sait que les organes électriques des poissons, pairs et symétriques, sont formés par l'assemblage de petits prismes à cinq ou six plans, dirigés de la face dorsale à la face ventrale.

et résultant chacun de la superposition de minces lamelles (40 μ) d'une substance finement granuleuse et parsemée de noyaux (*substance électrique* ou *électrogène*). Les nerfs provenant des lobes électriques du cerveau qui font défaut chez les autres poissons, se divisent et se subdivisent dans les cloisons interposées aux prismes électriques. Puis les tubes nerveux, au moment

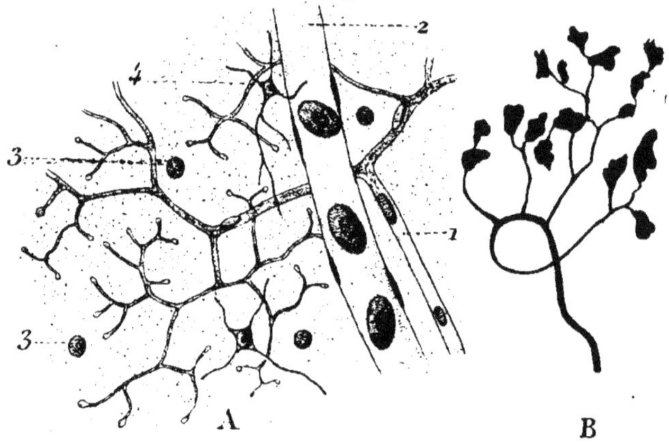

Fig. 184.

Terminaisons nerveuses dans l'organe électrique des poissons.

A. ramifications d'une fibre nerveuse contre la face ventrale d'une lamelle électrique de la torpille (gr. 225/1). B, Plaques terminales des fibrilles nerveuses dans l'organe électrique de Raja radiata (d'après G. Retzius). Imprégnation par la méthode de Golgi.

1, fibre nerveuse dépourvue de myéline. — 2. capillaire sanguin. — 3, noyaux de la substance électrogène. — 4, cellule conjonctive.

de traverser la gaine propre des prismes, se ramifient en un certain nombre de branches (12 à 20) qui s'insinuent entre les lamelles électriques des prismes, et viennent s'appliquer contre la face inférieure ou ventrale de la lamelle supérieure. Les tubes nerveux, tout en se divisant, perdent successivement leurs différentes gaines (gaine de myéline, gaine secondaire et gaine de Schwann), puis forment des arborisations élégantes dont les dernières branches se terminent par de légers renflements, sortes de plaques terminales (fig. 184).

En résumé, comme dans le tissu musculaire, les fibres nerveuses aboutissent à des terminaisons libres. Dans le muscle, l'énergie est utilisée dans le changement de forme de la substance contractile. Dans l'organe électrique, cette substance contractile faisant défaut, l'énergie se dépense au dehors par des décharges électriques.

§ 2. — Terminaisons des fibres du sympathique

L'existence de fibres sympathiques centripètes étant encore controversée, nous n'aurons à envisager que les terminaisons

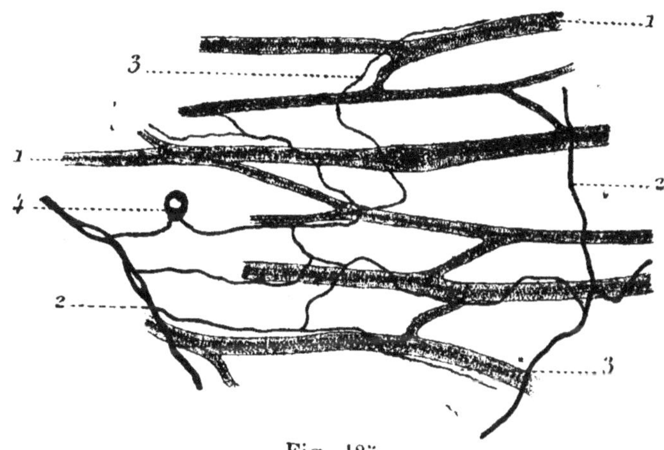

Fig. 185.

Plexus nerveux intramusculaire dans un cul-de-sac gastrique de la sangsue, d'après une préparation de G. HERRMANN (gr. 120/1).

1, fibres musculaires lisses anastomosées en réseau : les fibres sont formées d'un axe médian granuleux (substance protoplasmique), et d'une couche superficielle moins foncée (substance contractile) : l'une des fibres contient un noyau. — 2, fibres nerveuses anastomosées en plexus. — 3, fibrilles terminales. — 4, cellule nerveuse.

des fibres centrifuges. Nous les étudierons successivement : 1° dans les muscles lisses ; 2° dans le muscle cardiaque ; 3° dans les glandes.

1° Terminaisons motrices dans les muscles lisses. — Les nerfs qui commandent aux éléments musculaires lisses, appartiennent au grand sympathique : ils sont formés en majeure partie par des fibres de Remak. D'ailleurs, les quelques fibres blanches qu'ils renferment, perdent leur gaine de myéline, avant de concourir à la formation des *plexus nerveux* qui précèdent les terminaisons nerveuses. Ces plexus sont, en général, au nombre de trois : un plexus fondamental, un plexus intermédiaire, et un plexus intramusculaire.

a. *Plexus fondamental.* — Le plexus fondamental, situé en dehors de la couche musculaire, comprend des filets nerveux plus ou moins grêles qui s'anastomosent entre eux, de manière à constituer un réseau à mailles losangiques ou polygonales irrégulières. Les angles de ce réseau sont occupés par des cellules ganglionnaires sympathiques (périphériques) pourvues de plusieurs prolongements. En réalité, les fibres nerveuses ne s'anastomosent pas entre elles ; elles ne font que s'entrecroiser aux points nodaux. La constitution générale du grand sympathique permet de supposer que les fibres constituant les travées du plexus fondamental proviennent, partie des cellules ganglionnaires reléguées dans les angles de ce plexus, partie des cellules des ganglions centraux du sympathique, et partie enfin des cellules des ganglions spinaux ou des cellules médullaires. Ces dernières fibres, complétant l'arc sympathique (p. 320), se termineraient au contact des prolongements protoplasmiques des cellules ganglionnaires centrales.

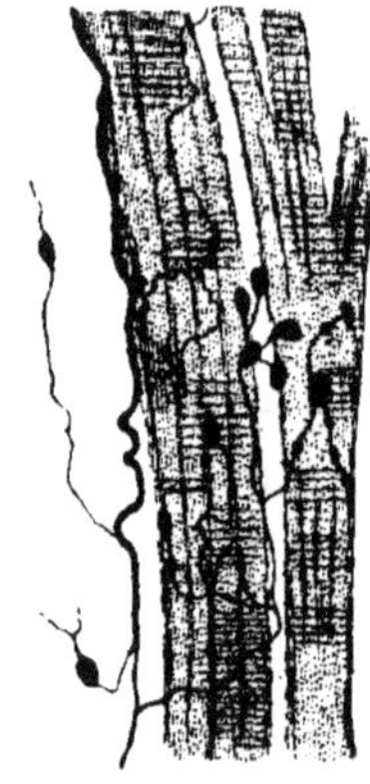

Fig. 186.

Terminaisons nerveuses dans le myocarde ventriculaire d'un jeune rat (d'après JACQUES, 1894).

b. *Plexus intermédiaire.* — Des travées ou des angles du plexus fondamental, naissent des branches plus fines qui s'entrecroisent entre elles, et forment un second plexus (*plexus intermédiaire*) sous-jacent au premier. Ce plexus diffère surtout du plexus fondamental par l'absence de cellules ganglionnaires aux points nodaux.

c. *Plexus intramusculaire.* — Enfin, les travées du plexus intermédiaire abandonnent des fibres très grêles qui s'insinuent et serpentent entre les cellules musculaires lisses, et constituent un troisième plexus, le *plexus intramusculaire* (HÉNOCQUE). C'est de ce plexus (fig. 185), que se détachent les fibres terminales variqueuses qui vont se terminer au contact des fibres musculaires par une extrémité légèrement renflée en forme de bouton.

La terminaison nerveuse paraît répondre au segment moyen de la fibre musculaire, en regard, ou au voisinage du noyau.

2° Terminaisons motrices dans le muscle cardiaque. —

Les fibres nerveuses émanées du plexus fondamental intra-

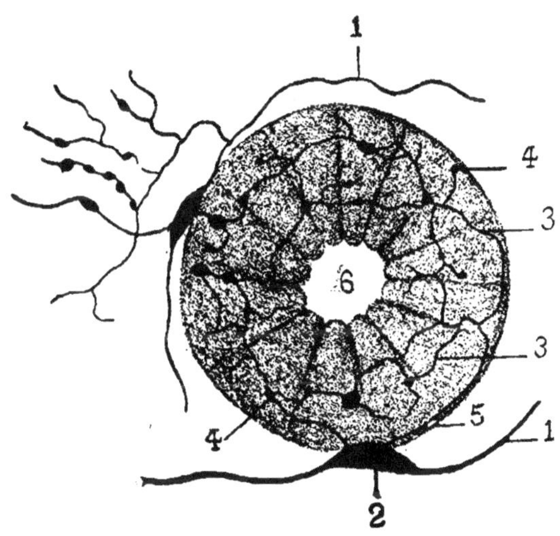

Fig. 187.

Coupe d'un saccule glandulaire d'une glande muqueuse de la langue.
d'après FUSARI et PANASCI, 1890. Figure empruntée à TESTUT.

1, ramifications nerveuses épilemmales. — 2, cellule nerveuse. — 3, ramifications nerveuses hypolemmales. — 4, nodosités sur le trajet des fibres nerveuses. — 5, surface du saccule. — 6, lumière glandulaire.

musculaire, après un trajet rectiligne plus ou moins long, se ramifient en de nombreuses fibrilles terminales, contournées et variqueuses (fig. 186). Ces fibrilles se terminent par des renflements punctiformes à la surface des segments musculaires, mais sans présenter de disposition rappelant la plaque terminale des nerfs moteurs volontaires (Jacques. 1894).

3° Terminaisons dans les glandes. — Ainsi que l'ont démontré depuis longtemps les recherches de Ludwig et de Cl. Bernard, les organes glandulaires reçoivent des filets sympathiques (*nerfs sécrétoires*) chargés de provoquer l'activité sécrétoire des cellules épithéliales. Les fibres nerveuses toutefois ne pénètrent pas à l'intérieur des cellules glandulaires, comme l'avaient admis Pflüger (1866) et Kupffer (1874). Ces fibres se ramifient d'abord à la surface des culs-de-sac et des tubes glandulaires. De ces ramifications appliquées en dehors contre la paroi propre (*ramifications épilemmales*), se détachent des fibrilles qui perforent la paroi propre, et se divisent entre les éléments cellulaires (*ramifications hypolemmales*), où elles se terminent par un léger renflement (Fusari et Panasci, 1890). Toutes ces fibrilles terminales présentent sur leur parcours de nombreuses nodosités, ainsi que de petites excroissances latérales (fig. 187).

DEUXIÈME PARTIE

ORGANES ET APPAREILS

Nous décrirons les différents appareils qui composent l'organisme dans l'ordre suivant : appareil digestif, appareil respiratoire, appareil génito-urinaire, appareil nerveux, appareil de la gustation, appareil de l'olfaction, appareil de la vision, appareil de l'audition, appareil cutané, appareil de la locomotion, appareil de la circulation. Toutefois, avant d'aborder cette étude, nous croyons devoir consacrer deux chapitres distincts à des organes lamelleux ou conglobés qui se présentent dans la constitution de ces différents appareils avec des caractères sensiblement analogues : ce sont les *membranes* et les *glandes*.

CHAPITRE PREMIER

MEMBRANES

D'une manière générale, les membranes se composent d'une trame conjonctive plus ou moins complexe (*derme* ou *chorion*), à la surface de laquelle s'étend un *épithélium*. Telles sont, en particulier, les *muqueuses* et les *séreuses*. Ce sont de véritables organes seconds étalés en surface, puisque chacune de ces membranes résulte de l'accolement d'organes premiers appartenant a deux systèmes différents, le système conjonctif et le système épithélial. Toutefois, lorsque ces membranes ne sont plus envisagées isolément, mais dans leurs connexions avec les autres couches d'un même organe. comme dans l'intestin par exemple, on les considère volontiers comme formant un seul tout anatomique, et c'est l'organe qu'elles concourent à former qui reçoit le nom d'organe second. En réalité, les muqueuses et les séreuses représentent des organes seconds, et les parties plus complexes dans la composition desquelles entrent ces membranes, constituent des organes de troisième ordre.

ARTICLE PREMIER

MUQUEUSES

Les muqueuses sont des membranes tapissant les cavités de nos organes, qui communiquent avec l'extérieur par les orifices naturels. Leur ensemble forme le tégument interne, par opposition au tégument externe représenté par la peau. Elles sont caractérisées, en général, par la mollesse de leur surface imprégnée d'un liquide visqueux, filant, le *mucus*, auquel elles ont emprunté leur nom. Elles reposent, sur les parties sous-jacentes, par l'interposition d'une couche de tissu cellulaire lâche (*couche sous-muqueuse*), qui, dans certains cas, peut faire défaut, comme dans les voies génitales de la femme.

Chaque muqueuse devra être décrite à part. On peut toutefois diviser l'ensemble de ces membranes en deux groupes distincts, selon la nature de l'épithélium qui les tapisse : 1° les muqueuses à épithélium pavimenteux ; 2° les muqueuses à épithélium prismatique.

§ 1. — MUQUEUSES A ÉPITHÉLIUM PAVIMENTEUX

(MUQUEUSES DERMOÏDES OU DERMO-PAPILLAIRES)

Les muqueuses de ce groupe forment la transition entre les muqueuses à épithélium prismatique et la peau, qu'elles semblent prolonger à l'intérieur du corps, et avec laquelle elles se confondent pas leurs caractères généraux. Parmi ces muqueuses, nous rangerons : la partie supérieure du tube digestif jusqu'au cardia, la muqueuse anale, la muqueuse du vagin et de la vulve, la muqueuse balano-préputiale, la conjonctive, etc. La vessie, souvent décrite comme une muqueuse à part, mérite de rentrer, par la nature de son épithélium, dans le groupe des muqueuses à épithélium pavimenteux.

1° Épithélium. — L'épithélium des muqueuses de cet ordre est presque toujours stratifié, et les couches superficielles distinctes des profondes (p. 79). La surface de l'épithélium est sèche

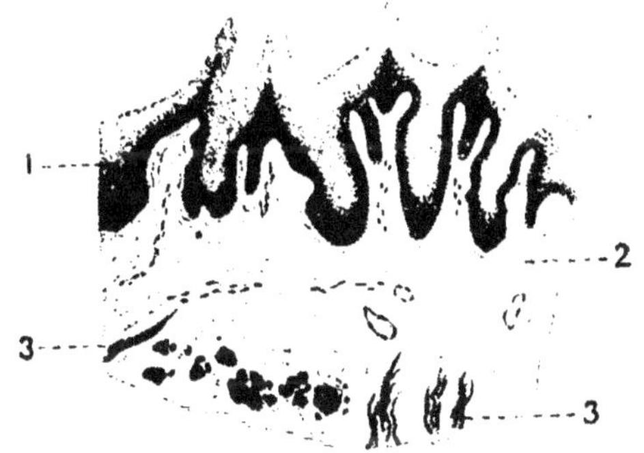

Fig. 188.

Coupe perpendiculaire de la muqueuse linguale de l'homme
(gr. 25,1).

1, épithélium pavimenteux stratifié. — 2, chorion surmonté d'élevures papillaires.
3, fibres musculaires striées.

naturellement; son état habituel d'humidité n'est entretenu que par la sécrétion de certaines glandes, ou par l'écoulement du mucus des parties voisines. On sait que certaines muqueuses à épithélium pavimenteux stratifié comme la muqueuse du dos de la langue, quand elles se trouvent par suite de quelque infirmité ou de quelque maladie privées des liquides qui les lubréfient, deviennent aussi sèches que la peau, ce qui n'a jamais lieu pour les muqueuses à épithélium prismatique.

Tantôt l'épithélium pavimenteux stratifié qui recouvre les élevures dermiques (papilles), comble leurs interstices, et forme au-dessus d'elles une surface lisse, comme à la face interne des joues; tantôt la couche épithéliale ne remplit qu'en partie les vallées qui séparent les papilles, et laisse ainsi ces dernières soulever l'épithélium à leur niveau, et faire une saillie appréciable, comme à la surface de la langue (fig. 188).

2° Chorion. — La couche conjonctive profonde, derme ou chorion, d'une épaisseur variable, renferme une notable proportion de fibres conjonctives et de fibres élastiques minces, ramifiées et anastomosées, qu'englobe une matière amorphe plus ou moins consistante. Elle est traversée par les conduits excréteurs des glandes situées au-dessous d'elle, dans la couche conjonctive sous-muqueuse, mais ne contient pas habituellement elle-même de glandes propres.

Sa surface qui supporte l'épithélium est exceptionnellement lisse : généralement, elle est hérissée de prolongements coniques ou *papilles* qui s'enfoncent dans la couche épithéliale, d'où le nom de *muqueuses dermo-papillaires* sous lequel sont encore désignées les muqueuses à épithélium pavimenteux stratifié. Le tissu qui forme les saillies papillaires, est plus riche en matière amorphe que le restant du chorion, et renferme une quantité moins considérable d'éléments fibrillaires (*tissu phanérophore*, CH. ROBIN).

3° Vaisseaux et nerfs. — Les vaisseaux sanguins forment, dans la partie superficielle du chorion, un réseau capillaire à larges mailles, dont se détachent des anses vasculaires qui s'enfoncent à l'intérieur des papilles, suivant leur axe. Ce réseau capillaire avec ses branches papillaires, paraît surtout destiné à la nutrition des éléments de la couche épithéliale : la hauteur des papilles, qu'il convient d'envisager comme des organes de nutrition, est généralement en rapport avec l'épaisseur de l'épithélium.

Le chorion renferme également un réseau lymphatique superficiel, en communication avec un réseau profond situé dans la couche sous-muqueuse.

Quant aux nerfs, après avoir constitué un ou plusieurs plexus dans l'épaisseur du chorion, ils aboutissent à des terminaisons

nerveuses spéciales, ou s'enfoncent dans l'épithélium, pour s'y
terminer librement (p. 337).

§ 2. — Muqueuses a épithélium prismatique

Les muqueuses à épithélium prismatique sont en général
situées profondément ; elles se continuent toujours par l'intermédiaire d'une muqueuse dermo-papillaire avec le revêtement cutané. Parmi les muqueuses de ce groupe, se rangent :
la muqueuse du tube digestif depuis le cardia jusqu'à l'anus, la
muqueuse des voies biliaires, la muqueuse des bronches, de la
trachée, du larynx (les cordes vocales exceptées), de la portion
nasale du pharynx, des fosses nasales, de la trompe de Fallope,
de l'utérus, du canal de l'urèthre, etc.

1° Épithélium. — L'épithélium de ces muqueuses est formé
tantôt d'un seul rang de cellules cylindriques, et tantôt de plusieurs rangs de cellules superposées; il est parfois vibratile.
L'épithélium revêt toutes les saillies du chorion, plis ou villosités, mais il ne comble pas leurs intervalles, et garde partout
la même épaisseur. En d'autres termes, il traduit exactement à
l'extérieur toutes les inégalités de la surface qu'il recouvre, contrairement à ce qui arrive dans les muqueuses dermoïdes.

2° Chorion. — Le chorion de ces muqueuses renferme, en
général, peu d'éléments élastiques; les fibres conjonctives y
sont aussi moins serrées que dans le groupe précédent. Par
contre, la matière amorphe est très abondante, surtout à la face
profonde de l'épithélium, où elle forme une zone bien limitée,
épaisse de plusieurs millièmes de millimètre, et qui parait souvent offrir une consistance plus grande que la matière amorphe
continue avec elle, qui s'engage entre les éléments conjonctifs
sous-jacents. Cette *membrane basilaire* ou *basale* (fig. 189) qu'on
trouve dans certains cas nettement délimitée, avait reçu de
Henle (1841) le nom de *membrane intermédiaire;* elle a été désignée par Todd et Bowman (1845) sous le nom de *basement membrane*.

Un autre caractère du chorion des muqueuses à épithélium prismatique, est de loger le plus souvent dans son épaisseur un grand nombre de glandes en tube dont la longueur mesure l'épaisseur même de la membrane. Les glandes en grappe, quand elles existent, sont situées dans le tissu cellulaire sous-muqueux, qu'une mince couche de fibres musculaires lisses (*musculaire muqueuse*) sépare parfois du chorion ; leurs conduits excréteurs traversent seuls le chorion de la muqueuse.

La plupart des muqueuses à épithélium prismatique présen-

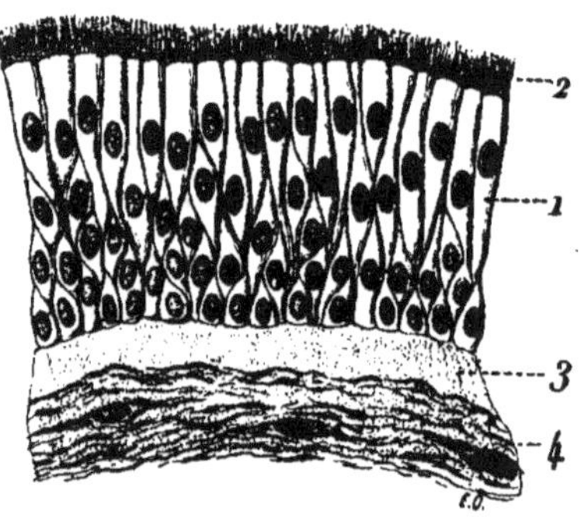

Fig. 189.

Coupe perpendiculaire de la partie superficielle de la muqueuse trachéale de l'homme, montrant la membrane basilaire (gr. **220/1**).

1, épithélium prismatique stratifié. — 2, cils vibratiles. — 3, membrane basilaire. — 4, partie superficielle du chorion.

tent une surface absolument lisse. La muqueuse qui s'étend du pylore à la valvule iléo-cæcale est seule, chez l'homme, hérissée de *villosités*. On désigne ainsi des excroissances du chorion qui font à la surface une saillie plus ou moins marquée. Les villosités se différencient des papilles par ce fait que leur richesse vasculaire est plus considérable, et que leurs vaisseaux sont superficiels, presque immédiatement recouverts par l'épithélium : les villosités (p. 42) sont des organes d'absorption, tandis que les papilles ne remplissent qu'un rôle de nutrition pour l'épithélium superficiel.

3° Vaisseaux et nerfs. — Nous ne ferons que signaler ici la richesse vasculaire du chorion des muqueuses à épithélium prismatique. La description des vaisseaux sanguins et lymphatiques trouvera place à propos de chaque variété de muqueuse. Les nerfs se terminent librement dans l'épithélium superficiel.

§ 3. — Rôle des muqueuses, mucus

Le rôle des muqueuses est en rapport avec la nature de leur couche épithéliale. Les muqueuses dermo-papillaires, tapissées par un épithélium épais et résistant, sont des membranes de protection qui forment, comme nous l'avons dit, la transition entre la peau et les muqueuses à épithélium prismatique. Elles sont donc superficielles, limitées au voisinage des orifices naturels. Ce n'est qu'exceptionnellement qu'on rencontre dans la profondeur une région revêtue par une muqueuse dermoïde, qui se trouve entourée de toutes parts par une muqueuse à épithélium prismatique. Nous signalerons, comme exemple de cette disposition rare, les cordes vocales inférieures et supérieures dont le revêtement, en raison sans doute de leur fréquente vibration, rentre dans le groupe des muqueuses dermoïdes.

Pour les muqueuses à épithélium prismatique, reléguées dans la profondeur de l'organisme, le rôle de protection semble, au contraire, masqué par d'autres rôles plus accusés, tels que le rôle d'absorption ou le rôle de transport suivant les cas. La muqueuse de l'intestin grêle, avec ses villosités vasculaires saillantes dans la cavité intestinale, paraît surtout disposée en vue de l'absorption des substances nutritives. La muqueuse des bronches, avec sa surface de cellules ciliées, est surtout organisée pour l'expulsion des particules étrangères introduites accidentellement dans les voies respiratoires, la muqueuse des trompes pour le transport des ovules. Comme on le voit, pour les muqueuses profondes, le rôle de protection est devenu en quelque sorte secondaire ; les deux rôles importants sont celui d'absorption pour la muqueuse intestinale, et celui de transport pour les autres muqueuses (voies respiratoires, trompe de Fallope, utérus, etc.).

La surface des muqueuses est lubréfiée par un enduit protecteur, le *mucus,* qui facilite le glissement des corps étrangers. C'est une substance plus ou moins fluide, filante, d'une teinte grisâtre, dont la viscosité est due à une substance albuminoïde appelée *mucosine* (De Blainville) ou *mucine*. Cette substance sécrétée par les glandes muqueuses, ou par les cellules caliciformes éparses dans certains revêtements à épithélium cylindrique, possède la propriété de se gonfler en fixant une quantité considérable d'eau. Au microscope, elle paraît striée, et la striation, contrairement à ce qu'on observe pour la fibrine, s'exagère par l'action des acides, et notamment de l'acide acétique.

Le mucus englobe un certain nombre de cellules épithéliales détachées de la surface muqueuse, et aussi des cellules arrondies, granuleuses, désignées sous le nom de *corpuscules du mucus*. Ces corpuscules ne sont autres que des cellules migratrices provenant du chorion, et ayant traversé, grâce à leurs mouvements amiboïdes, l'épithélium superficiel.

§ 4. — Développement des muqueuses

Le développement des différentes muqueuses varie suivant celle que l'on considère, et, nous sommes obligés de renvoyer, pour les détails, aux chapitres correspondants du *Précis d'embryologie humaine*.

On peut dire, d'une manière générale, que l'épithélium des muqueuses dermo-papillaires dérive du feuillet externe du blastoderme, tandis que celui des muqueuses profondes provient soit de l'endoderme (intestin et voies respiratoires), soit du feuillet moyen du blastoderme (voies génitales). Mais cette règle comporte de nombreuses exceptions : nous en avons signalé quelques-unes à propos du développement des épithéliums en général (p. 85). Le chorion résulte toujours d'une modification des éléments du feuillet moyen.

ARTICLE II

SÉREUSES

Les membranes séreuses (fermées de toutes parts, sauf le péritoine chez la femme) constituent, suivant la définition de

Bichat, des sortes de sacs clos, interposés entre un ou plusieurs viscères et la paroi du corps, de manière à faciliter le glissement des organes. Une portion de la séreuse sera donc appliquée et moulée sur le viscère (*feuillet viscéral*), et l'autre contre la paroi du corps (*feuillet pariétal*). Les deux feuillets se continuent l'un avec l'autre au niveau des culs-de-sac séreux, et, si le viscère envisagé affecte une forme arrondie, il sera rattaché à la paroi par un pédicule plus ou moins large au niveau duquel s'opérera la transition entre les deux feuillets. Dans ce cas, le viscère semblera s'être invaginé à l'intérieur du sac séreux, de la même

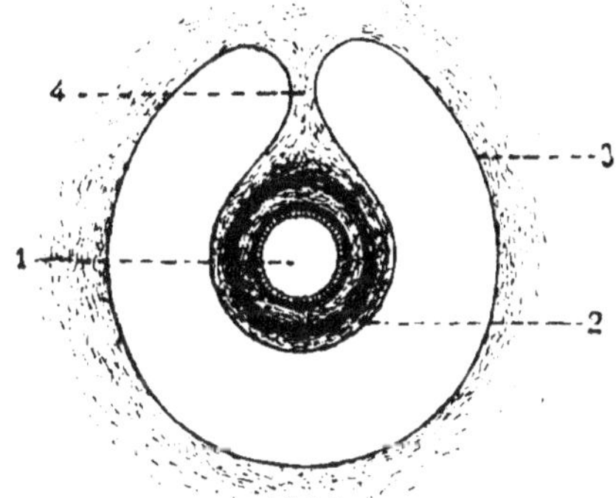

Fig. 190.

Figure schématique montrant la disposition des deux feuillets d'une membrane séreuse ; ces deux feuillets ont été artificiellement écartés l'un de l'autre.

1, viscère. — 2, feuillet viscéral. — 3, feuillet pariétal. — 4, méso.

façon que la tête se coiffe d'un bonnet de coton. Si le viscère possède au contraire une forme tubuleuse, comme l'intestin, l'union des deux feuillets viscéral et pariétal, s'effectuera suivant une ligne, et le viscère sera fixé contre la paroi par une sorte de lame ligamenteuse formé par l'adossement de la membrane séreuse à elle-même, et désigné sous le nom de *méso* (fig. 190).

A l'état normal, les deux feuillets présentent une surface lisse et polie, et glissent étroitement l'un sur l'autre ; ils sont humectés par une petite quantité de *sérosité*, mais aucune glande ne se déverse dans la cavité séreuse.

Nous décrirons d'abord les séreuses en général, puis nous étudierons quelques membranes particulières, comme le mésentère et le grand épiploon.

§ 1. — Séreuses en général

Les membranes séreuses sont formées par la superposition de deux couches : l'une profonde, conjonctive, appelée par analogie, avec la couche similaire des muqueuses, *derme* ou *chorion*, l'autre superficielle, de nature *épithéliale*. Dans certains cas, elles sont séparées des parties sous-jacentes par l'interposition d'une couche de tissu cellulaire lâche (*couche sous-séreuse*).

Parmi les séreuses, nous rangerons : le péritoine, la tunique vaginale, les plèvres, le péricarde et l'arachnoïde.

1° Épithélium. — L'épithélium des séreuses, découvert par VALENTIN, appartient à la variété de revêtement cellulaire dite *endothélium* (p. 76). Les cellules, dont on peut facilement mettre les contours en évidence, par les imprégnations au nitrate d'argent, affectent la forme de polygones plus ou moins réguliers (fig. 191),

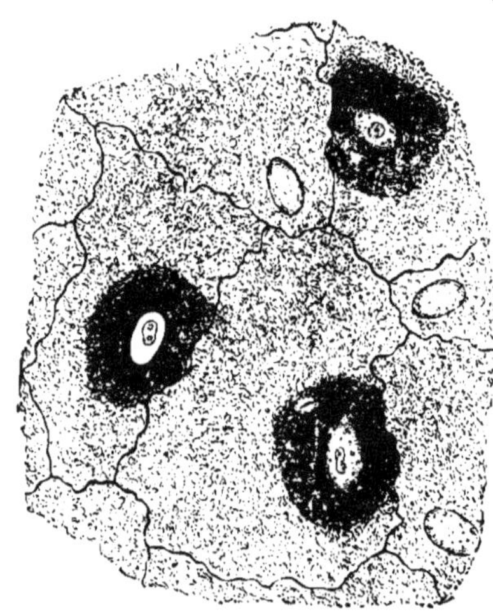

Fig. 191.

Endothélium péritonéal du triton traité par le nitrate d'argent, d'après POUCHET et TOURNEUX (gr. 250/1). La partie du corps cellulaire qui entoure le noyau, a pris, sous l'influence du réactif, une teinte foncée.

à cinq ou six côtés, et mesurent un diamètre de 15 à 50 μ. Leurs bords sont tantôt rectilignes, et tantôt ondulés. C'est ainsi que, chez la brebis, les cellules qui tapissent la face externe du pavillon de la trompe sont d'une régularité parfaite ; sur le mésen-

tère, au contraire, leurs bords deviennent sinueux. On peut
dire, en général, que sur les parties membraneuses minces,
mésentère, grand épiploon, ligament falciforme, etc., les contours des cellules présentent de nombreuses dentelures, en même
temps que leur diamètre augmente. Les limites cellulaires
deviennent aussi d'une imprégnation beaucoup plus difficile, et

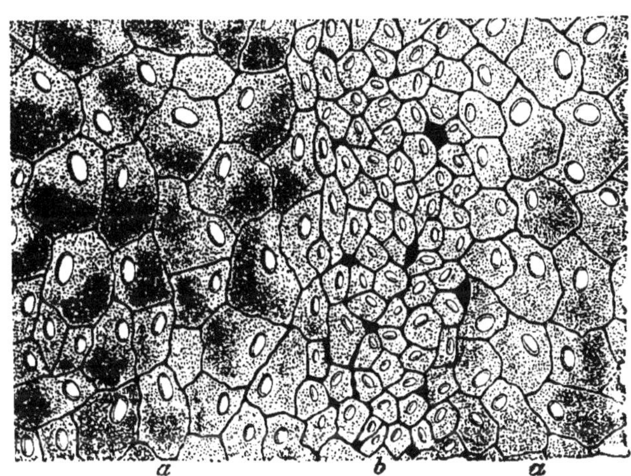

Fig. 192.

Revêtement endothélial de la face péritonéale du centre phrénique
du lapin, d'après KLEIN (gr. 250 1).

a, cellules normales. — b, traînée de petites cellules, entre lesquelles on voit des
dépôts irréguliers d'argent (pseudostomates).

exigent, pour apparaître nettement, une imbibition prolongée
dans le bain de nitrate d'argent.

Chaque cellule contient un noyau ovalaire relégué contre
l'un des bords ou dans l'un des angles de l'élément. Parfois,
les noyaux de plusieurs cellules voisines sont groupés au pourtour du point de convergence de plusieurs limites cellulaires.

Les cellules d'une même séreuse n'offrent pas toutes les mêmes
dimensions. Il est fréquent de rencontrer, au milieu des larges
plaques endothéliales, des amas de cellules beaucoup plus
petites (*cellules muqueuses*, p. 77), disposées par ilots ou par
traînées, et tranchant par leur coloration et par leur aspect légè-

rement grenu, sur les éléments voisins. On a signalé des amas de cet ordre dans presque toutes les séreuses. Ils sont surtout fréquents sur le péritoine de la grenouille et à la face inférieure du centre phrénique du lapin (fig. 192). Nous reviendrons plus loin sur la disposition spéciale qu'affectent les éléments dans ces deux régions (p. 946 et p. 949). Il est probable que ces amas de petites cellules répondent à des centres de prolifération cellulaire (p. 86).

Les cellules endothéliales subissent des changements de forme, en rapport avec les variations de volume de l'organe que la séreuse recouvre. Les recherches de PANETH (1876), de SCHWARTZ (1892) et de SOULIÉ (1897) ont, en effet, démontré que pendant le retrait de l'organe, les cellules endothéliales diminuent de largeur, en perdant leurs sinuosités, augmentent d'épaisseur, et se rapprochent ainsi de la forme pavimenteuse.

Le passage des cellules des séreuses à un autre épithélium, comme celui qui existe au bord du pavillon de la trompe de Fallope, s'opère assez brusquement. Nous reviendrons, à propos de la trompe de Fallope, sur le seul exemple de cette transition épithéliale qu'on rencontre dans les séreuses des mammifères.

2° Chorion. — Le chorion des séreuses est constitué par une matière amorphe englobant les éléments figurés suivants : des fibres conjonctives, des fibres élastiques, des cellules conjonctives, des cellules migratrices, enfin des vaisseaux et des nerfs. Son épaisseur varie de 30 à 120 μ.

Les fibres conjonctives étroites s'entrecroisent fréquemment les unes avec les autres, mais toujours dans le plan d'étalement de la membrane. Les fibres élastiques, fines en général, sont surtout abondantes dans la partie profonde du chorion, où elles forment parfois une couche distincte, qui sépare le chorion du tissu cellulaire sous-séreux. Les cellules conjonctives étoilées ou fusiformes, quelques-unes aplaties, ne paraissent pas orientées parallèlement aux fibres conjonctives.

La matière amorphe interposée déborde superficiellement les élément figurés, et forme au-dessous de l'épithélium une mince bordure hyaline mesurant de 1 à 3 μ d'épaisseur (*membrane basilaire*). C'est à la présence de cette mince couche basilaire, que les séreuses doivent l'état poli de leur surface, qu'elles conservent même après la desquamation de leur revêtement endothélial (Cadiat).

A la surface des enveloppes fibreuses de certains organes (albuginée du testicule, foie, dure-mère), le chorion de la séreuse diminue sensiblement d'épaisseur, et se réduit parfois à la membrane basilaire.

3° Vaisseaux et nerfs. — Les séreuses sont peu vasculaires. Les artères et les veines rampent dans la couche sous-séreuse, où ces vaisseaux, accompagnés de nerfs et de lymphatiques, constituent des réseaux sous-séreux. De ces réseaux, se détachent des branches qui pénètrent dans le chorion de la muqueuse, et y forment un réseau capillaire à larges mailles qui en certains endroits peut faire complètement défaut. Nous rechercherons plus loin (p. 946) les rapports qu'affectent les séreuses avec les lymphatiques.

Les nerfs forment dans la couche sous-séreuse un plexus, dont se détachent de fines fibrilles qui s'enfoncent dans le chorion, et constituent à la surface un deuxième plexus sous-endothélial.

4° Rôle des séreuses, sérosité. — Les séreuses sont des membranes de glissement. Leur surface est humectée par une petite quantité d'un liquide transparent, légèrement citrin, de réaction neutre, qui se coagule spontanément chez le lapin (Cl. Bernard). Cette *sérosité* contient, en proportion variable, des cellules arrondies, granuleuses, dont le diamètre est compris entre 9 et 25 μ (*corpuscules des sérosités*). Ces éléments qui se rapprochent par certains caractères des leucocytes, présentent pour la plupart des mouvements amiboïdes ; les plus volumineux d'entre eux seuls sont immobiles. Ils dérivent vraisemblablement des bourgeons cellulaires que l'on trouve dans certaines régions appendus à la surface de l'endothélium (p. 372). D'après Ranvier (1892), on rencontrerait en plus, dans la sérosité péritonéale, quelques globules rouges.

5° Développement des séreuses. — Nous n'avons pas à

indiquer ici comment se creusent dans l'épaisseur du feuillet moyen, chez l'embryon, les premières fissures représentant les cavités séreuses (voy. *Précis d'embryologie*, p. 75). Dès que les fentes séreuses sont appréciables, les éléments mésodermiques qui les circonscrivent se transforment en cellules cylindriques ou cubiques, et se disposent suivant une couche continue, à la manière d'un épithélium. Dans la suite, les cellules de revêtement séreux s'aplatissent, et se transforment progressivement en cellules endothéliales. Toutefois, en certains points comme à la surface de l'ovaire et dans les dépressions des surfaces séreuses (p. 951), elles conservent leurs caractères originels, et se présentent chez l'adulte comme de véritables cellules épithéliales cylindriques ou cubiques. Nous aurons occasion de mentionner plus loin (p. 938) que, chez l'homme, le revêtement épithélial du péricarde se rapproche plutôt de la forme cubique.

§ 2. — MÉSENTÈRE

Le mésentère est formé par une lame de tissu cellulaire lâche dans laquelle rampent les vaisseaux sanguins et les nerfs, et que tapisse sur chaque face la séreuse qui présente sa constitution habituelle. Remarquons toutefois que, chez les rongeurs, les fibrilles élastiques sont d'une finesse extrême, et que, de plus, elles sont réunies, notamment au niveau de leurs anastomoses, par des lamelles élastiques, si bien que leur ensemble affecte l'aspect d'une membrane élastique fenêtrée et gaufrée.

Ajoutons encore que chez les batraciens urodèles (triton), le mésentère renferme de petits fascicules de fibres musculaires lisses, ainsi que des clasmatocytes remarquables par leurs dimensions exagérées.

Dans le mésentère du chat, on trouve, le long des travées vasculaires, des corpuscules de Pacini isolés ou réunis par petits groupes.

§ 3. — GRAND ÉPIPLOON

Le grand épiploon de la plupart des mammifères adultes (de même que le mésopéricarde), se présente sous l'aspect d'une lame percée d'orifices dont la forme et les dimensions variables suivant les groupes, lui ont fait donner le nom d'*épiploon troué, fenêtré* ou *réticulé*. Chez le lapin, l'épiploon est percé de trous (fig. 193), tandis que chez le cochon d'Inde, le rat, la souris, la taupe, le chien, le chat, etc., il forme un réticulum très délicat (fig. 194).

Chez l'homme, le grand épiploon se rapproche de la forme

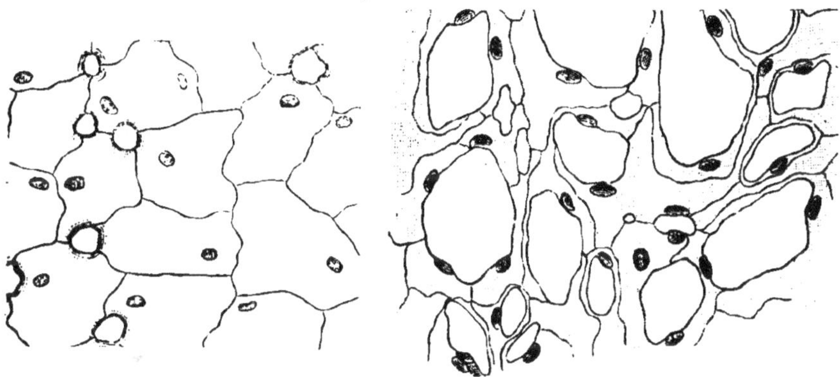

<table>
<tr><td>Fig. 193.</td><td>Fig. 194.</td></tr>
<tr><td>Grand épiploon troué du lapin imprégné au nitrate d'argent. et montrant les orifices de la membrane, d'après POUCHET et TOURNEUX (gr. 250/1).</td><td>Grand épiploon fenêtré du cochon d'Inde traité par le nitrate d'argent. et montrant les larges orifices de la membrane, d'après POUCHET et TOURNEUX (gr. 300/1).</td></tr>
</table>

fenêtrée. Les travées conjonctives anastomosées en réseau et tapissées par une couche de cellules endothéliales, sont de dimensions variables. ainsi du reste que les mailles qu'elles limitent. Quelquefois, elles sont si fines que leur revêtement endothélial n'est constitué que par une seule cellule enroulée sur elles.

On a signalé, sur l'épiploon de l'homme, des amas ou *foyers de cellules bourgeonnantes* (KÖLLIKER, 1867). Ces amas sont surtout accusés chez les petits mammifères, et en particulier chez le cochon d'Inde. Sur des préparations convenablement fixées, on aperçoit, comme appendus au réticulum. des filaments minces, granuleux. insérés en apparence sur le revête-

ment épithélial et terminés par des amas cellulaires plus ou
moins volumineux. Les éléments qui composent ces amas, diffèrent notablement des cellules endothéliales tapissant le réticulum : ils sont sphériques, légèrement granuleux, et pourvus
d'un noyau volumineux souvent étranglé en bissac, ce qui
semble indiquer que ces agglomérations sont le siège d'un travail actif de prolifération. On observe des formations identiques à la surface des travées du mésopéricarde fenêtré du chat
(fig. 195). Il est probable que ces amas de cellules bourgeon-

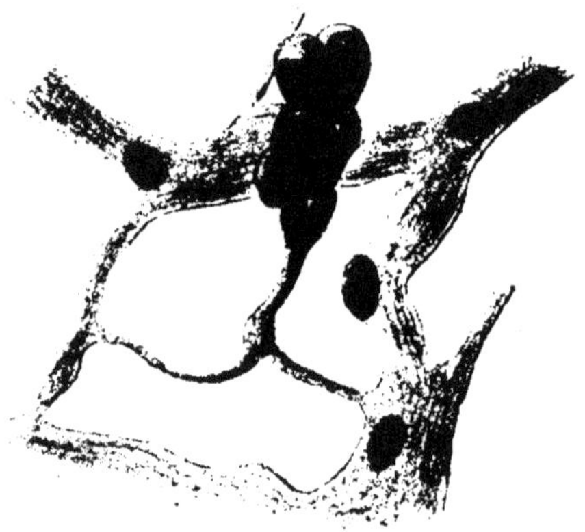

Fig. 195.

Grappe de cellules bourgeonnantes appendue à la surface d'une
travée du mésopéricarde du chat (gr. 580/1).

nantes, qu'il convient de rattacher, avec KLEIN et d'autres
observateurs, à une prolifération des cellules épithéliales qui
recouvrent les travées de l'épiploon, donnent naissance aux
corpuscules flottant dans la sérosité.

Chez le fœtus et chez le jeune mammifère, le grand épiploon
forme une membrane continue dans toute son étendue. Les
trous qu'on observe chez l'adulte, seraient dus, d'après RANVIER,
à l'action des leucocytes qui perforeraient l'épiploon, en laissant sur leur passage des solutions de continuité.

CHAPITRE II

GLANDES EN GÉNÉRAL

Les glandes sont des organes épithéliaux qui fabriquent, avec les matériaux que leur apporte le sang, des substances qu'on ne trouve pas en nature dans ce liquide : les mamelles donnent la caséine, les glandes de l'estomac la pepsine, etc. C'est ce qu'on exprime, en disant que les glandes *sécrètent*. La définition précédente ne permet pas de considérer comme des glandes véritables, les organes à l'intérieur desquels s'opère une simple filtration des principes du plasma sanguin (organes filtrateurs, reins, glandes sudoripares). Elle élimine également les organes producteurs d'éléments anatomiques, comme les ovaires et les testicules.

L'élément essentiel de la *sécrétion* est une cellule épithéliale différenciée, que l'on désigne sous le nom de *cellule glandulaire*. A la vérité, par le seul fait qu'elle se nourrit, toute cellule de l'économie assimile et désassimile, c'est-à-dire élimine des produits divers qui n'existent pas préformés dans le sang, et dont les uns peuvent être utiles et les autres nuisibles à l'organisme. Toute cellule, par le simple jeu de la nutrition, fabrique donc des substances nouvelles : elle sécrète. Ce qui différencie les cellules glandulaires des autres cellules de l'organisme, c'est que ces éléments sont plus spécialement différenciés en vue de la sécrétion qui devient alors leur fonction prépondérante.

En général, le produit de sécrétion élaboré par une glande s'écoule à l'extérieur, ou dans quelque cavité du corps communiquant plus ou moins directement avec l'extérieur, par l'inter-

24.

médiaire d'un canal particulier connu sous le nom de *canal excréteur,* et dont la constitution s'éloigne de celle de la portion sécrétante. Les glandes ainsi pourvues d'un canal excréteur, sont appelées *glandes à sécrétion externe, glandes ouvertes.* Mais il est certains organes glandulaires qui, privés de canal excréteur, ne sont pas en communication avec l'extérieur. Les produits de la sécrétion sont alors repris directement par les mêmes vaisseaux capillaires qui avaient apporté les matériaux nécessaires à leur élaboration. Dans ce cas, les glandes sont nommées : *glandes à sécrétion interne* (BROWN-SÉQUARD), *glandes closes.*

ARTICLE PREMIER

GLANDES POURVUES D'UN CANAL EXCRÉTEUR

(GLANDES A SÉCRÉTION EXTERNE, GLANDES OUVERTES).

Quels que soient le volume et l'arrangement intérieur d'un organe glandulaire, son canal excréteur affecte toujours la forme d'un tube simple, rectiligne ou contourné. Au contraire, les portions sécrétantes constituant le *parenchyme glandulaire,* présentent, d'une glande à l'autre, de notables différences dans leur configuration, dans leurs rapports et aussi dans leur structure.

§ 1. — CONFIGURATION DES GLANDES OUVERTES, LEUR CLASSIFICATION ANATOMIQUE

Tantôt les portions sécrétantes, ramassées sur elles-mêmes, figurent de petites outres (*alvéoles, utricules* ou *vésicules*), plus ou moins serrées les unes contre les autres ; tantôt, au contraire, elles s'allongent et affectent la forme de tubes plus ou moins longs, et plus ou moins contournés. On a pu ainsi diviser les glandes, au point de vue anatomique, en deux groupes distincts : les *glandes alvéolaires* et les *glandes tubuleuses.* Il convient d'ajouter qu'entre ces deux types extrêmes, on peut rencontrer des formes intermédiaires (*glandes sacculiformes*).

1° Glandes alvéolaires. — Les glandes alvéolaires présentent une complexité plus ou moins grande, suivant les organes auxquels elles sont annexées.

a. *Glande alvéolaire simple*. — La forme la plus élémentaire est représentée par un simple alvéole (fig. 196), comme on en rencontre dans la peau des batraciens. Cet alvéole, arrondi, est plongé au sein du tissu conjonctif, et se trouve par lui en rapport avec les fluides nourriciers que lui apporte le torrent circulatoire. A l'intérieur, existe l'épithélium glandulaire qui le tapisse ou le remplit suivant les cas.

L'alvéole s'ouvre à l'extérieur. La partie du cul-de-sac qui avoisine son orifice, celle qui déverse à l'extérieur les principes élaborés par l'épithélium du fond de l'alvéole, joue donc par rapport à celui-ci un rôle accessoire et tout à fait passif; c'est une sorte de canal excréteur rudimentaire. Cette distinction entre le fond et le collet de l'alvéole, n'est pas d'ailleurs seulement physiologique : elle est toute anatomique, et, presque constamment, ce sont deux épithéliums différents qui tapissent ces deux régions.

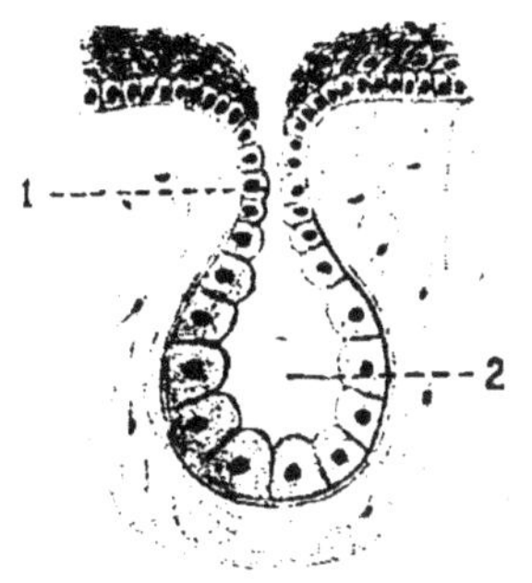

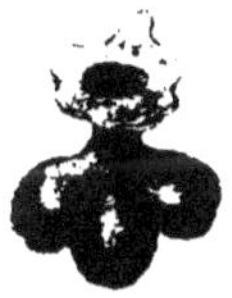

Fig. 196.

Coupe longitudinale schématique d'une glande alvéolaire simple, montrant ses deux segments : 1, excréteur, et 2, sécréteur.

Fig. 197.

Schéma d'une glande alvéolaire composée (glande acineuse simple).

b. *Glande alvéolaire composée (glande acineuse simple)*. — Il peut arriver que la glande simple dont nous venons de parler, se soit quelque peu allongée, et que son extrémité profonde renflée soit couverte de dépressions secondaires répondant à autant d'alvéoles qui s'ouvrent tous à l'extérieur par l'intermédiaire d'une portion commune (fig. 197). Celle-ci constitue alors un véritable canal excréteur auquel les alvéoles sont comme appendus. L'ensemble des alvéoles sécréteurs représente un *grain glandulaire* désigné, depuis MALPIGHI, sous le nom d'*acinus;* les divisions de l'acinus, c'est-à-dire les alvéoles composants, s'appellent les *culs-de-sac*. Certaines glandes sébacées élémentaires se trouvent réduites à un seul acinus.

c. *Glande acineuse composée (glande en grappe simple).* — La complication peut aller plus loin encore. On peut imaginer plusieurs glandes acineuses simples, agglomérées et disposées de

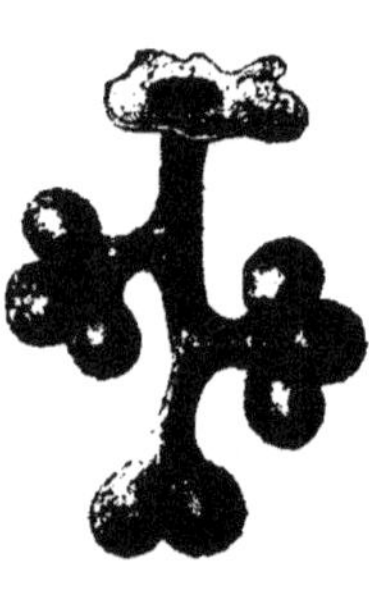

<table>
<tr><td>Fig. 198.
Schéma d'une glande acineuse composée (glande en grappe simple).</td><td>Fig. 199.
Schéma d'une glande en grappe composée (glande racémeuse).</td></tr>
</table>

telle sorte que tous les canaux excréteurs (devenus canaux excréteurs secondaires) s'abouchent les uns dans les autres, et se réunissent pour former un canal unique (canal excréteur principal ou *canal collecteur*). On aura ainsi le plan général d'une *glande en grappe simple* (fig. 198), comme sont construites les glandules du plancher de la bouche. Plusieurs acinus agglomérés entre eux, constituent un *lobule*, expression qui est parfois employée pour désigner un acinus unique.

d. *Glande en grappe composée (glande racémeuse,* RENAUT*).* — Enfin, on peut supposer que plusieurs glandes en grappe simples se sont unies entre elles, et ont ainsi donné naissance à une glande en grappe composée ou *glande racémeuse* (fig. 199). On a justement comparé la disposition d'une pareille glande à celle d'une grappe de raisin. La glande mammaire rentre dans ce groupe.

2° Glandes tubuleuses. — De même que les glandes alvéolaires, les glandes tubuleuses sont simples ou composées. Leurs ramifications peuvent, dans certains cas, s'anastomoser les unes avec les autres : la glande tubuleuse se transforme ainsi en glande réticulée, ce qu'on n'observe jamais pour les glandes acineuses.

a. *Glande tubuleuse simple*. — Cette forme élémentaire est

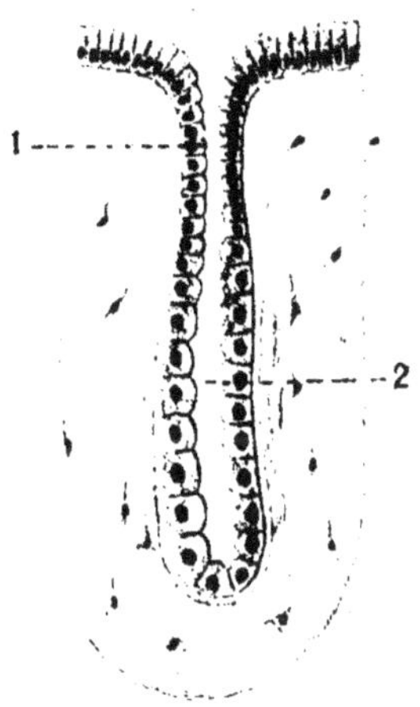

Fig. 200.
Coupe longitudinale schématique d'une glande en tube simple, montrant ses deux segments : 1, excréteur. et 2, sécréteur.

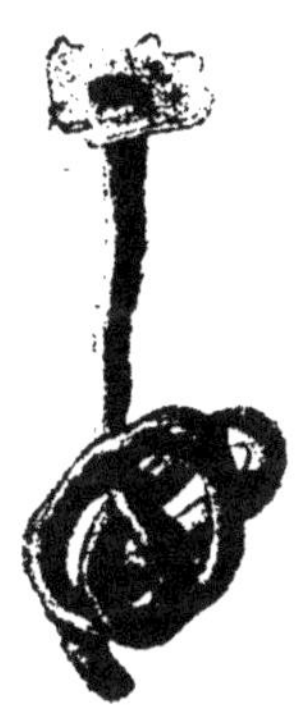

Fig. 201.
Schéma d'une glande en tube glomérulée simple.

figurée par un simple tube qu'on désigne sous le nom de *follicule* (fig. 200). Le follicule avec ses deux segments (sécréteur profond et excréteur superficiel), peut être droit, rectiligne, comme pour les glandes de Lieberkühn ; mais il peut aussi se replier dans sa partie profonde, et se contourner sur lui-même, de manière à former une sorte de peloton appelé *glomérule* (fig. 201). Les glandes de la sueur sont des *glandes en tube glomérulées*.

b. *Glande tubuleuse composée*. — Nous pouvons maintenant supposer que plusieurs glandes en tube simples (follicules simples) s'unissent les unes avec les autres, de manière à s'ouvrir à l'extérieur par un canal excréteur commun. Les glandes en

tube simples se transforment ainsi en une glande composée.
En réalité, il s'agit non de la fusion de plusieurs glandes primitivement distinctes, mais bien des divisions et ramifications
d'un même organe. Les glandes en tube composées (follicules
composés), peuvent être droites (fig. 102), comme les glandes de

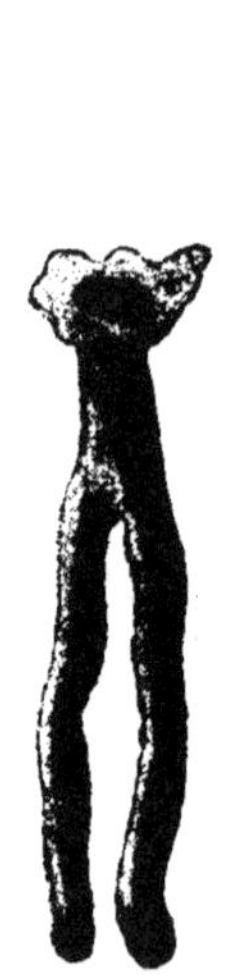

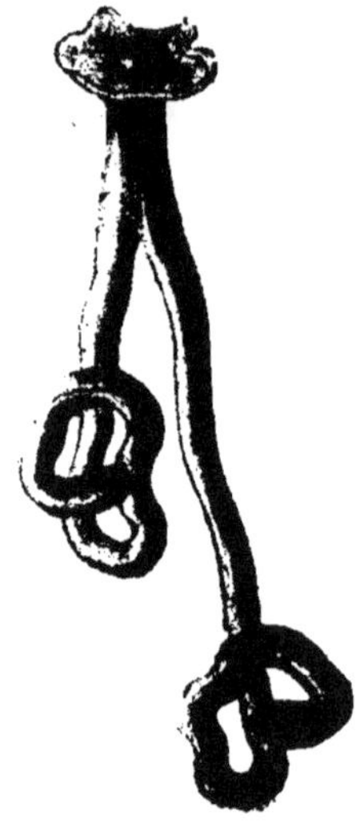

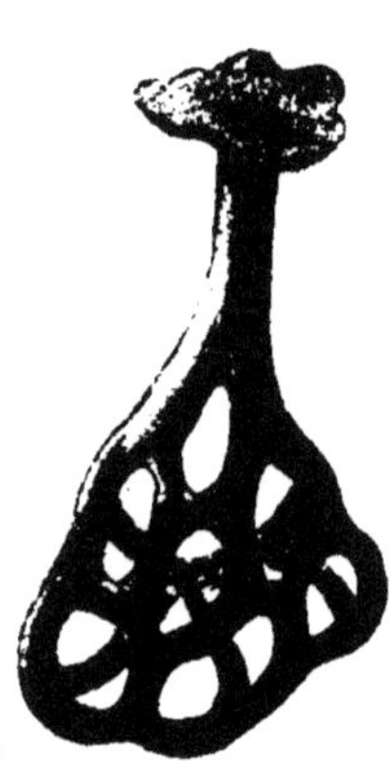

Fig. 202.
Schéma d'une glande
en tube composée.

Fig. 203.
Schéma d'une glande
en tube glomérulée
composée.

Fig. 204.
Schéma d'une glande
réticulée.

l'estomac, ou glomérulées (fig. 203), comme les glandes sudoripares de l'aisselle.

c. *Glande réticulée.* — Dans certains cas (foie, glandes gastriques du cheval, etc.), les tubes glandulaires d'une même
glande, au lieu de rester indépendants, s'envoient latéralement
des anastomoses, et transforment ainsi la glande en tube composée en une *glande réticulée* (fig. 204).

3° Glandes intermédiaires (glandes sacculiformes). —
Nous désignerons sous le nom de *glandes sacculiformes*, les glandes
dont la forme est intermédiaire entre celle des glandes alvéolaires et celle des glandes tubuleuses. Les portions sécrétantes

renflées se présentent sous l'aspect de petits sacs plus ou moins contournés et bosselés, appendus à l'extrémité des canaux excréteurs (fig. 205). Le pancréas, les glandes de Brünner rentrent dans cette catégorie.

Nous nous bornerons à signaler ici les classifications chimiques et physiologiques des glandes reposant sur la composition chimique, la destinée ou le rôle des humeurs sécrétées (E. GLEY, 1893). Ces classifications, tout intéressantes qu'elles puissent être, ne sauraient être utilisées par l'anatomiste dont l'étude se borne à l'observation des caractères purement objectifs.

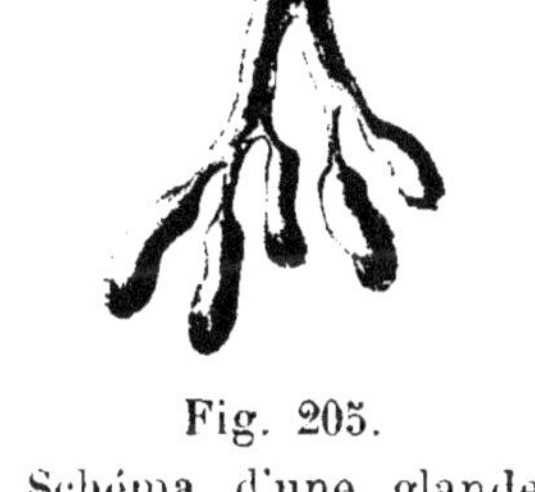

Fig. 205.

Schéma d'une glande sacculiforme composée.

§ 2. — STRUCTURE

Ainsi que nous l'avons indiqué plus haut, chaque glande comprend deux parties distinctes : 1° une partie profonde sécrétante que nous désignerons sous le nom de *parenchyme glandulaire*: 2° un *canal excréteur* par lequel s'écoulent les produits de la sécrétion.

A. — PARENCHYME GLANDULAIRE

Tout parenchyme glandulaire, quelle que soit la forme des ramifications de la glande envisagée, se compose : 1° de cellules épithéliales qui sécrètent (*cellules glandulaires*) ; 2° de vaisseaux sanguins qui apportent aux cellules glandulaires les matériaux nécessaires à leur élaboration. Généralement, on trouve interposée entre l'épithélium glandulaire et les vaisseaux sanguins, une membrane mince, hyaline, connue sous le nom de *paroi propre glandulaire* ou de *membrane vitrée*. Enfin, dans certains cas, cette membrane est elle-même doublée à sa face interne par une couche plus ou moins continue de cellules qui présentent des phénomènes de contraction, et que l'on peut par suite appeler *cellules épithélio-musculaires* ou *myo-épithéliales*.

1° Cellules glandulaires. — La forme de la cellule glandulaire varie suivant l'organe envisagé. D'une façon générale, on peut dire qu'elle se rapproche de celle d'un tronc de pyramide dont la grande base (*face basale*) répond à la paroi propre, et dont la petite base ou sommet (*face apicale*) contribue à délimiter la cavité de l'alvéole ou du tube glandulaire (*lumière glandulaire*).

Au point de vue du mécanisme de l'excrétion, il convient d'envisager deux cas bien distincts. Tantôt les produits élaborés comme la graisse ou le pigment, ne sont pas miscibles à la substance du corps cellulaire, et alors ils s'y déposent sous forme de gouttelettes ou de grains plus ou moins volumineux. Tantôt, au contraire, les produits, comme le mucus, deviennent à un moment donné solubles dans le cytoplasme, et alors ils se mélangent intimement au corps cellulaire. Dans le premier cas, la mise en liberté des gouttelettes graisseuses ne pourra avoir lieu que par destruction de la cellule, dont on ne retrouve que des débris. Dans le second cas, au contraire, la substance sécrétée pourra diffuser au dehors de l'élément glandulaire qui ne se videra que partiellement. Ranvier a donné aux glandes de la première catégorie, le nom de *glandes holocrines*, et, à celles de la seconde, le nom de *glandes mérocrines*. Nous appliquerons ces dénominations aux cellules glandulaires elles-mêmes.

A. Cellule holocrine. — Le type de cette variété d'éléments glandulaires, est représenté par la cellule sébacée. Les glandes sébacées sont des glandes en grappe, dont les alvéoles sont entièrement comblés par des cellules épithéliales. Les cellules superficielles, en rapport avec la paroi propre, ne se différencient par aucun caractère des cellules épithéliales ordinaires, tandis que les cellules intérieures plus volumineuses, se remplissent de goutelettes graisseuses de plus en plus nombreuses à mesure qu'on se rapproche du centre. Ce sont les cellules centrales qui se désagrègent pour former le *sébum*, en même temps qu'elles sont remplacées par de nouvelles cellules développées dans la couche superficielle de l'alvéole. En d'autres termes, l'alvéole est tapissée par un épithélium pavimenteux stratifié dont la couche génératrice est reléguée à la périphérie, et dont les éléments, au fur et à mesure qu'ils sont refoulés vers le centre, se chargent de gouttelettes graisseuses de plus en plus abondantes.

La muqueuse du jabot des colombidés qui, pendant le gavage des jeunes, sécrète une substance analogue au lait moins la lactose, peut être assimilée à une glande holocrine. Le mécanisme de la sécrétion et de l'excrétion, rappelle absolument ce qui se passe dans les glandes sébacées des mammifères. C'est une glande holocrine étalée en surface. La poche du noir de la seiche rentre également dans le groupe des glandes holocrines (GOODSIR, 1842 ; GIROD, 1881).

B. CELLULE MÉROCRINE. — Cette cellule se présente sous deux variétés principales : *a*, la cellule muqueuse, et *b*, la cellule séreuse. La première fabrique du mucus, la seconde élabore un ferment.

a. *Cellule muqueuse.* — La cellule muqueuse, destinée à l'élaboration du mucus, est une cellule claire, transparente, avec un noyau déjeté vers la face basale. La cellule caliciforme (fig. 206) représente le type d'une cellule muqueuse, et, comme elle se trouve intercalée au milieu d'autres cellules épithéliales non glandulaires, on la décrit habituellement comme une *glande unicellulaire*. Mais les cellules muqueuses peuvent s'associer entre elles, et former des glandes complexes, comme la sublinguale et la rétrolinguale du cochon d'Inde, comme les glandes de la muqueuse palatine chez l'homme. De pareilles glandes, dont les portions sécrétantes sont exclusivement constituées par des cellules muqueuses, ont reçu le nom de *glandes muqueuses.*

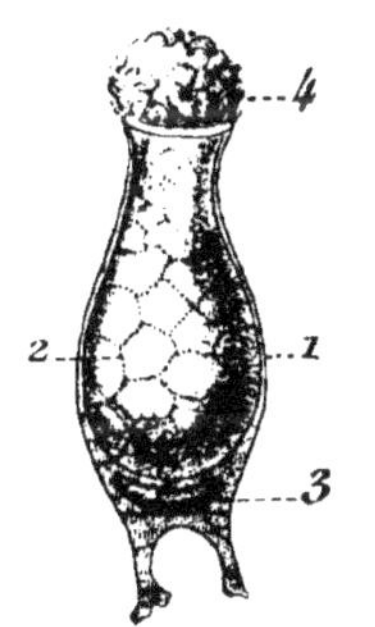

Fig. 206.

Cellule caliciforme montrant le bouchon muqueux, et le réseau protoplasmique du calice. Représentation demi-schématique.

Nous avons déjà indiqué, à propos des cellules caliciformes (p. 73), le mode d'élaboration du mucus. Nous nous bornerons à rappeler que la sécrétion du mucus comprend, d'après RANVIER, deux phases distinctes : 1º l'élaboration de boules de *mucigène* qui se déposent dans le protoplasma cellulaire ; 2º le mélange du mucigène avec un liquide contenu dans des vacuoles voisines, et la formation du mucus qui s'échappe de la cellule, en provoquant son ratatinement. Au point de vue histologique, il convient de réserver l'expression de sécrétion à la formation du mucus à l'intérieur du cytoplasme. L'expulsion de ce mucus en dehors de la cellule, répond à une véritable excrétion cellulaire. Mais il faut ajouter que pour beaucoup de glandes, on n'a pu encore établir la dissociation de ces deux actes essentiellement distincts.

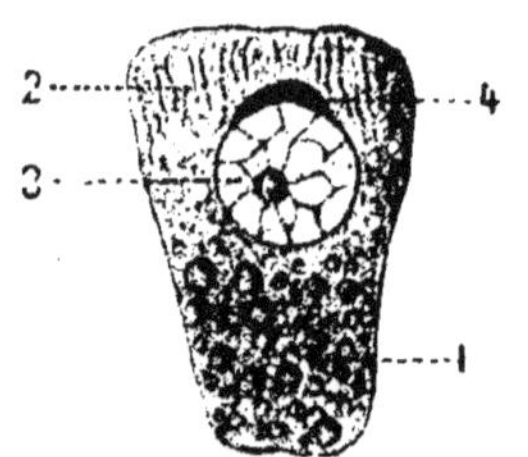

Fig. 207.

Cellule pancréatique d'un amphibien (représentation schématique, d'après LAGUESSE).

1, zone interne remplie de grains de zymogène. — 2, zone externe striée. — 3, noyau avec un gros nucléole. — 4, noyau accessoire semi-lunaire.

b. *Cellule séreuse.* — La cellule séreuse, chargée de la sécrétion des ferments, des *zymases*, est par opposition à la cellule muqueuse, une cellule granuleuse (fig. 207). Le noyau occupe à peu près le centre de l'élément, dont le segment en rapport avec la lumière glandulaire, se remplit de granulations formées par une substance qui n'est pas le ferment, mais qui le deviendra, en se combinant avec un liquide : on a donné à cette substance le nom de *zymogène*. Elle se présente sous l'aspect de granulations réfringentes plus ou moins volumineuses qui se colorent en rouge vif par la safranine et par la fuchsine acide, après fixation par le sublimé ou par le liquide de Flemming, et en brun foncé par l'acide osmique. Parfois, ces granulations envahissent le segment externe de la cellule, et masquent entièrement le noyau.

Les grains de zymogène se comportent comme les boules de mucigène dans les cellules muqueuses. Ils se combinent avec un liquide riche en sels minéraux que renferment les vacuoles du protoplasme, se dissolvent, et le ferment soluble diffuse alors dans la lumière glandulaire.

On désigne sous le nom de *glandes séreuses* ou *albumineuses*, les glandes dont les portions sécrétantes ne contiennent que des cellules séreuses. La parotide de l'homme rentre dans cette catégorie. Les *glandes mixtes*, comme la sous-maxillaire et la sublinguale de l'homme, renferment à la fois des cellules muqueuses et des cellules séreuses, soit que chaque variété se trouve reléguée dans un cul-de-sac distinct, soit que le même cul-de-sac contienne à la fois des cellules séreuses et des cellules muqueuses.

2° Paroi propre glandulaire, cellules myo-épithéliales.

— Nous avons vu plus haut que l'épithélium glandulaire était limité superficiellement par une paroi propre

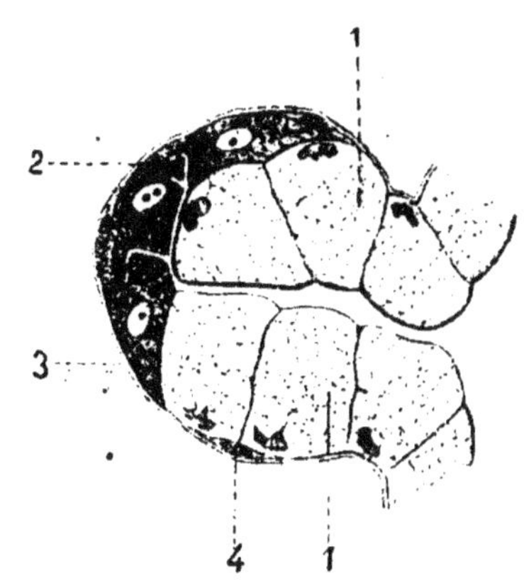

Fig. 208.

Saccule sécréteur de la sous-maxillaire de l'homme, d'après une préparation de R. Krause (gr. 600/1). Figure empruntée à Szymonowicz, et en partie modifiée.

1, cellules muqueuses. — 2, cellules séreuses formant un croissant de Gianuzzi. — 3, paroi propre. — 4, cellule de Boll. La lumière glandulaire se prolonge entre les cellules séreuses, sous la forme de fins canalicules intercellulaires.

ou membrane vitrée l'isolant de la trame vasculaire ambiante (fig. 208). Cette paroi propre se présente sous l'aspect d'une membrane mince (1 μ d'épaisseur environ), homogène, hyaline, qui résiste à l'action des acides, et des alcools dilués. Au niveau du collet de la glande, elle se continue directement avec la membrane basilaire sous-épithéliale, à laquelle plusieurs observateurs l'assimilent, tout en lui accordant une individualité plus grande.

Dans un certain nombre de glandes, la paroi propre est doublée à sa face interne par une couche discontinue de cellules que l'on s'accorde aujourd'hui à considérer comme douées de motilité. Ces *cellules myo-épithéliales* (*épithélio-musculaires*), aplaties parallèlement à la surface, peuvent revêtir deux aspects différents. Tantôt, comme dans les glandes sudoripares, elles sont étirées en forme de fuseau, et ressemblent assez à des fibres musculaires lisses ; disposées parallèlement, elles constituent une couche régulière dans laquelle toutefois les éléments ne sont pas en contact immédiat. Tantôt au contraire, comme à la surface des culs-de-sac salivaires, elles sont étoilées, rameuses, s'anastomosent entre elles par leurs prolongements, et forment des sortes de paniers treillagés enlaçant l'épithélium glandulaire (fig. 209). Cette disposition particulière a valu à cette deuxième variété de cellules myo-épithéliales le nom de *cellules en panier* (Boll, 1869).

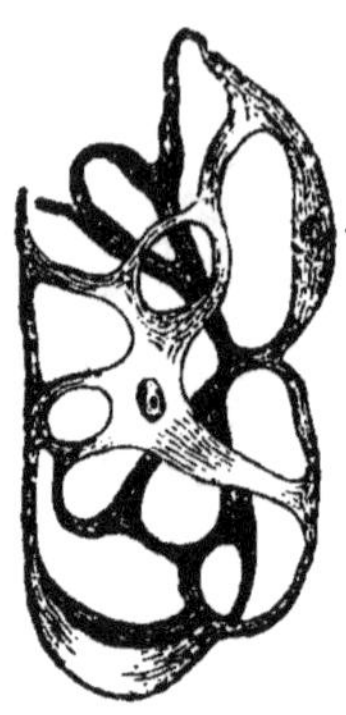

Fig. 209.

Cellules en panier de Boll provenant de la glande sous-maxillaire du chien (d'après Frey). Figure empruntée à Testut.

3° Vaisseaux et nerfs. — La trame légère de tissu conjonctif lâche qui enveloppe les culs-de-sac ou les tubes glandulaires, contient de nombreux vaisseaux sanguins qui vont former un riche réseau capillaire appliqué contre la paroi propre. Les mailles sont arrondies ou polygonales dans les glandes alvéolaires ; elles sont allongées, rectangulaires dans les glandes tubuleuses, avec leur grand axe dirigé suivant la longueur des tubes.

Les différents lobules de la glande sont séparés par des cloisons conjonctives plus épaisses qui renferment, en plus des vaisseaux sanguins, des vaisseaux lymphatiques.

Les glandes reçoivent des filets nerveux émanés du grand sympathique dont les fibrilles après avoir traversé la paroi propre, se terminent entre les cellules glandulaires (p. 354). Ces filets nerveux sont considérés par tous les auteurs comme des nerfs centrifuges tenant sous leur dépendance la sécrétion (*nerfs sécrétoires*). Mais, si l'action du système nerveux sur la sécrétion glandulaire est indéniable, ainsi que le démontrent les expériences de Ludwig (1851), et de Cl. Bernard (1852) sur la corde du tympan, et celles de Luchsinger (1876-77) sur les nerfs sudoripares, le rôle exact des cellules myo-épithéliales d'une part et des cellules glandulaires de l'autre, ne semble pas avoir été nettement déterminé dans le cas de la sécrétion consécutive à une excitation nerveuse. Les cellules myo-épithéliales en se contractant, provoquent le retrait de l'alvéole, et expulsent le contenu de la cavité glandulaire ; peut-être, peuvent-elles aussi, en comprimant les cellules glandulaires, contribuer dans une certaine mesure à l'expulsion des produits de la sécrétion en dehors des cellules, c'est-à-dire à l'excrétion cellulaire.

B. — Canal excréteur, canalicules intercellulaires

A mesure que la structure de la glande se complique, le canal excréteur revêt une individualité plus grande. Ce n'est plus seulement une continuation de la portion sécrétante, avec un épithélium quelque peu modifié, comme dans les glandes simples, mais ce canal a une paroi dont la structure plus ou moins complexe s'écarte sensiblement de celle du cul-de-sac. Cette paroi est, en effet, formée par une couche conjonctive et par un épithélium essentiellement différent de celui des acinus : en général, cet épithélium se rapproche de la forme prismatique.

D'ailleurs, dans les grosses glandes composées, comme la mamelle et les glandes salivaires, le canal excréteur principal est formé par la réunion d'un certain nombre de canaux secondaires, et ceux-ci à leur tour résultent de la fusion de plusieurs canaux tertiaires. Tous ces canaux présentent une structure différente, qui varie pour chaque espèce de glande, et dont nous renvoyons la description aux différents parenchymes glandulaires.

Il nous reste à signaler un caractère anatomique différentiel des glandes muqueuses et des glandes séreuses, relatif à la manière dont se comporte la lumière glandulaire vis-à-vis des cellules muqueuses et des cellules séreuses. Dans les glandes muqueuses, les cellules limitent directement la lumière glandulaire, tandis que dans les glandes séreuses, cette lumière se

prolonge entre les éléments cellulaires sous forme de fins canalicules (*canalicules intercellulaires*, fig. 210) qui, pour quelques
auteurs, pénétreraient à l'inté-
rieur même des cellules glandulaires.

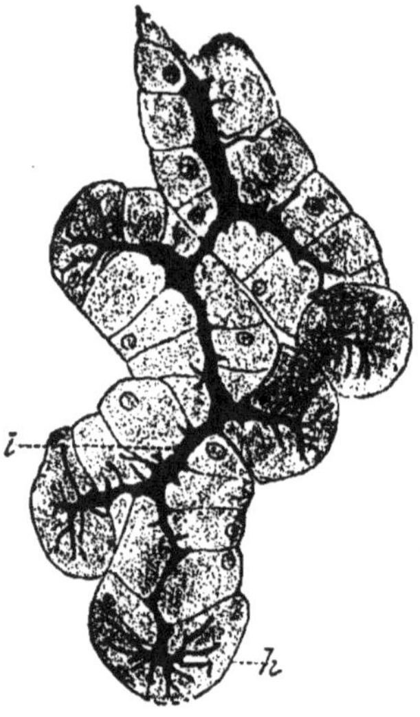

§ 3. — Développement
DES GLANDES

Le développement de la plupart des glandes est assez bien
connu. Ces organes, ou du moins
les épithéliums qui les tapissent,
ne sont à l'origine que des expansions de la couche épithéliale à
la surface de laquelle s'ouvrira la
glande. On voit un prolongement
plein, une sorte de promontoire
épithélial s'enfoncer dans le tissu
conjonctif embryonnaire sous-jacent. Tandis que l'épithélium du
prolongement subit une série de
transformations, le tissu conjonctif ambiant présente de son
côté certaines modifications : les
cellules conjonctives sont plus

Fig. 210.

Acinus d'une glande séreuse
imprégnée par le chromate
d'argent (d'après E. Mül-
ler).

l, lumière glandulaire colorée en
noir, dont se détachent *h* les canalicules inter- et intracellulaires.

serrées et plus tassées à la surface du bourgeon épithélial ;
elles se colorent aussi plus activement que les éléments ambiants.

Les cellules du prolongement épithélial ne s'écartent que
secondairement, pour constituer au milieu d'elles la cavité
glandulaire. Le prolongement garde son aspect primitif, s'il doit
donner naissance à un follicule simple. Il s'enroule sur lui-
même, s'il doit former un follicule glomérulé ; il se dichotomise
et se ramifie, s'il doit devenir une glande en grappe. L'apparence qu'il offre est d'ailleurs très variable : tantôt il est étroit
et allongé dès l'origine (glandes salivaires) ; tantôt il est presque

aussi large que long au début, et constitue une simple bosselure épithéliale. Pour la détermination des époques correspondantes aux premiers développements et à l'évolution des différentes glandes, nous renvoyons au *Précis d'embryologie humaine*.

La paroi propre paraît être une modification locale de la substance amorphe du tissu conjonctif ambiant, provoquée par les cellules glandulaires. Quant aux cellules myo-épithéliales, elles dériveraient, d'après RANVIER, des éléments les plus superficiels du bourgeon glandulaire, et peuvent être assimilées aux éléments de même nom qu'on rencontre dans le tégument externe de l'hydre d'eau douce (p. 84).

ARTICLE II

GLANDES DÉPOURVUES DE CANAL EXCRÉTEUR

(GLANDES A SÉCRÉTION INTERNE. GLANDES CLOSES)

D'après la définition que nous avons donnée plus haut, une glande close est une glande dépourvue de canal excréteur, et souvent même de lumière glandulaire, qui déverse directement dans le sang les produits de sécrétion élaborés par ses éléments glandulaires. Ces glandes peuvent donc modifier la composition du plasma sanguin, et c'est ce qui leur avait valu jadis le nom de *glandes vasculaires sanguines*. Or, tout élément anatomique qui vit, se nourrit et fonctionne, élimine de sa propre substance des produits de déchet fort variables, nuisibles ou utiles, que l'on peut comparer et peut-être même assimiler à des produits de sécrétion, et qui sont absorbés par les capillaires. On peut ainsi admettre que toute glande ouverte présente, en réalité, une double sécrétion, une sécrétion externe dont les produits s'écoulent par le canal excréteur, et une sécrétion interne dont les produits sont repris directement par le sang. Cette double sécrétion n'a pu encore être établie nettement que par les grosses glandes, comme le foie et le pancréas, mais il n'est pas douteux qu'elle est l'apanage de tout organe glandulaire. Toute cellule sécrète donc, par le seul fait de son fonctionnement, des substances diverses ; toutefois la fonction sécrétoire devient assez accusée dans les éléments des glandes closes, pour que ces organes puissent être compris au nombre des organes glandulaires. Remarquons que les produits sécrétés par les glandes ouvertes s'écoulent en majeure partie à l'extérieur des organes (sécrétion externe), tandis que ceux qui sont élaborés par les glandes closes sont entraînés en totalité par le plasma sanguin sécrétion interne.

On a rangé parmi les glandes closes, une foule d'organes de constitution fort diverse, et dont la nature glandulaire pour quelques-uns ne semble pas encore nettement démontrée. Nous en donnerons l'énumération suivante : la thyroïde, le thymus, les glandules parathyroïdiennes, la glande intercarotidienne, la glande coccygienne, la glande tympanique, les capsules surrénales, la rate, la pituitaire, les ganglions lymphatiques et les follicules clos. Il est impossible, dans l'état actuel de nos connaissances, d'établir une classification naturelle de ces différents organes. La plupart d'entre eux, comme la thyroïde et la pituitaire, se développent bien à la manière d'une glande ouverte par un bourgeon épithélial, mais l'origine épithéliale est encore discutée pour d'autres.

Certaines glandes closes (thyroïde) rappellent une glande ouverte par la disposition de leurs vésicules auxquelles il ne manque que le canal excréteur. D'autres (pituitaire), composées de cordons pleins, répondent à une glande ouverte qui serait restée à l'état embryonnaire. Enfin, dans une troisième catégorie (thymus), les bourgeons épithéliaux ont été profondément *remaniés* (M. Duval) par l'envahissement des vaisseaux sanguins et des éléments conjonctifs. Il semble donc rationnel de considérer les formations précédentes comme des organes en voie de régression.

Les ganglions lymphatiques, les follicules clos, les amygdales et la rate, dont les fonctions sécrétoires, si tant est qu'elles existent, sont absolument inconnues, forment un groupe assez naturel. Tous ces organes renferment, en effet, un tissu particulier auquel on a donné le nom de *tissu adénoïde* (His), de *tissu lymphoïde*, ou encore de *tissu folliculaire*. Ce tissu est constitué par une charpente réticulée formée de cellules anastomosées (voir *tissu réticulé*, p. 117), englobant dans ses mailles de petits éléments cellulaires analogues aux leucocytes mononucléaires (*cellules lymphoïdes*). Tantôt la formation adénoïde est diffuse, c'est-à-dire qu'elle ne présente pas de limites appréciables : tantôt, au contraire, elle est condensée en des organes arrondis appelés *follicules clos*, dont la surface se délimite assez nettement du tissu ambiant. Les organes adénoïdes, par leur constitution anatomique, doivent être envisagés comme des centres de multiplication cellulaire.

Enfin la glande coccygienne, la glande carotidienne et la glande tympanique, sont vraisemblablement des ganglions sympathiques en voie de régression (*paraganglions*). On pourrait peut-être ranger dans le même groupe l'*organe parasympathique* décrit par ZUCKERKANDL (1901), à l'origine de l'artère mésentérique inférieure.

Suivant l'usage, nous décrirons la plupart des organes que nous venons d'énumérer, en même temps que les appareils avec lesquels ils offrent des rappports de voisinage ou de contiguité. C'est ainsi que la thyroïde et le thymus seront étudiés avec l'appareil de la respiration, les capsules surrénales avec l'appareil urinaire, la rate avec l'appareil digestif, la pituitaire avec l'appareil nerveux, et les ganglions lymphatiques avec l'appareil de la circulation. Les paraganglions ont été décrits avec les ganglions sympathiques (p. 309).

CHAPITRE III

APPAREIL DE LA DIGESTION

L'appareil de la digestion comprend un certain nombre d'organes creux dont l'ensemble constitue le *tube digestif*, et auxquels se trouvent annexées des glandes volumineuses. Nous rattacherons à l'étude de ces *annexes,* les dents, les amygdales et la rate, en raison des connexions que ces organes affectent avec le tube digestif.

ARTICLE PREMIER

TUBE DIGESTIF

Nous suivrons dans la description des organes qui concourent à la formation du tube digestif, un ordre empirique, c'est-à-dire que nous passerons en revue les différentes parties du tube digestif les unes après les autres, depuis la bouche jusqu'à l'anus. Nous ferons remarquer ici, à un point de vue général, que la muqueuse intestinale proprement dite, revêtue par un épithélium prismatique, se continue supérieurement et inférieurement avec le tégument externe par l'intermédiaire d'une muqueuse dermo-papillaire tapissée par un épithélium pavimenteux stratifié. La transition supérieure brusque, s'opère au niveau du cardia ; la transition inférieure également brusque, se fait au niveau de la ligne de séparation de la muqueuse rectale et de la muqueuse anale (ligne ano-rectale, p. 434).

§ 1. — LÈVRES

Les lèvres sont formées par une couche moyenne musculeuse tapissée en avant par la peau, et en arrière par une muqueuse dont elle est séparée par une couche sous-muqueuse riche en formations glandulaires. Au niveau du bord libre des lèvres, la peau se continue insensiblement avec la muqueuse, par l'intermédiaire d'une zone de transition.

1º Peau. — La peau des lèvres renferme des glandes sudoripares et de nombreux follicules pileux auxquels sont annexées des glandes sébacées. Elle adhère intimement à la couche musculeuse sous-jacente dont les faisceaux viennent prendre insertion sur sa face profonde.

2º Zone de transition (zone cutanée lisse). — Cette zone se différencie du revêtement cutané par l'absence de glandes sudoripares et de follicules pileux. Au fur et à mesure qu'on s'éloigne de la peau, les papilles deviennent plus longues et plus vasculaires, et donnent au bord libre des lèvres sa coloration rouge (*bord rouge* des lèvres). La zone de transition s'étend depuis le bord recourbé en avant de l'orbiculaire jusqu'à l'insertion en arrière des premières fibres musculaires du muscle de la succion (p. 393). Chez la moitié des sujets environ, le bord rouge des lèvres contient des glandes sébacées libres (p. 842), c'est-à-dire non annexées à des follicules pileux, dont les acinus se réduisent à un petit nombre d'utricules. Ces glandes découvertes par KÖLLIKER (1862) et bien étudiées par WERTHEIMER (1883) seraient plus fréquentes chez l'homme que chez la femme. Elles font défaut au moment de la naissance, et ne se développent qu'à l'époque de la puberté.

Dans certains cas (environ 30 p. 100), ces glandes sébacées s'étendent à la muqueuse des joues, surtout au voisinage de la commissure (DOUGLAS, MONTGOMERY et HAY, 1897; AUDRY, 1899). On sait, d'ailleurs, que le revêtement épithélial de la muqueuse de la joue, comme celui de la muqueuse des lèvres, dérive du feuillet externe du blastoderme.

3º Muqueuse. — La muqueuse labiale appartient à la catégorie des muqueuses dermo-papillaires. Elle se continue en avant avec la zone cutanée lisse, et en arrière avec la muqueuse gingivale au niveau du sillon vestibulaire.

La délimitation des différentes zones du bord libre des lèvres est surtout accusée chez le nouveau-né (fig. 211). Au voisinage de la zone cutanée lisse s'étendant sur une longueur d'environ

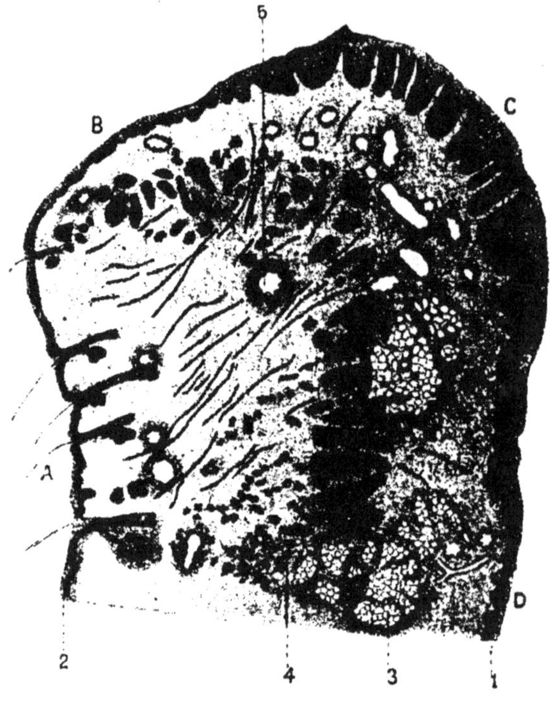

Fig. 211.

Coupe sagittale de la lèvre inférieure, chez un nouveau-né
(gr. 10/1).

A, peau. — B. zone cutanée lisse. — C, zone villeuse de la muqueuse labiale. — D, muqueuse labiale.
1, épithélium de la muqueuse labiale. — 2, épiderme. — 3, glandes labiales. — 4, orbiculaire des lèvres dont le segment recourbé en avant, est traversé par les fibres du muscle de la succion. — 5, artère coronaire exceptionnellement située dans la concavité du muscle orbiculaire.

2 millimètres, l'épithélium de la muqueuse labiale présente sa plus grande épaisseur (750 µ). Dans cet épithélium épaissi, s'enfoncent des papilles longues et effilées, richement vascularisées qui donnent à cette région de la muqueuse un aspect villeux caractéristique (*pars villosa*, Luschka). A partir de cette région

villeuse, l'épithélium diminue progresssivement d'épaisseur, jusqu'à ce qu'il atteigne une hauteur de 225 μ, qu'il conservera sur le restant de la muqueuse. En même temps, les papilles deviennent plus courtes et plus renflées. Chez l'adulte, ces distinctions se sont en grande partie effacées, et la zone villeuse ne se distingue plus du restant de la muqueuse.

A la surface de la muqueuse labiale, viennent se déverser de nombreuses glandes en grappe offrant tous les caractères des glandes salivaires mixtes. Ces *glandes labiales*, dont les lobules sont logés dans le tissu cellulaire sous-muqueux (*couche glanduleuse* de certains auteurs), ne commencent à se montrer, à partir du bord libre, qu'au moment où l'épithélium a atteint l'épaisseur qu'il conservera jusqu'au fond du sillon vestibulaire.

4º Couche musculeuse. — Cette couche est occupée en majeure partie par le muscle orbiculaire des lèvres, auquel viennent se joindre les extrémités d'un grand nombre de muscles voisins.

Au voisinage du bord libre des lèvres, le muscle orbiculaire est traversé par des fibres musculaires unissant la peau à la muqueuse, surtout dans sa région villeuse. Ces fibres, très développées chez le nouveau-né, constituent le *muscle de la succion* (Luschka, 1863 : *compressor labii*, Klein, 1870).

§ 2. — Gencives

La muqueuse dermo-papillaire des gencives doit sa consistance à une grande abondance de fibres conjonctives dont la disposition rappelle le tissu fibreux : elle adhère intimement au périoste sous-jacent. Les fibres élastiques font complètement défaut vers le bord libre des gencives.

L'épithélium pavimenteux stratifié, dans lequel le chorion envoie de longues papilles effilées, mesure une épaisseur de 450 μ. La couche superficielle s'amincit progressivement, et disparaît au niveau du bord tranchant du repli semi-lunaire que forme la gencive contre la dent. La couche profonde contourne seule le repli semi-lunaire, et s'insinue entre la gencive et la dent à une profondeur qui varie de 100 à 200 μ (LEGAY, 1882).

Au niveau de la base des gencives, l'épithélium envoie dans la chorion sous-jacent, des bourgeons cylindriques que SERRES considérait comme des glandes destinées à la production du tartre dentaire (*glandes tartariques*). Ces formations épithéliales sont pleines, et ne présentent aucun caractère glandulaire.

La muqueuse qui revêt le sillon vestibulaire marquant la transition entre la muqueuse labiale et la muqueuse gingivale, est caractérisée par l'aspect absolument lisse de son chorion. Les papilles des muqueuses gingivale et labiale disparaissent à quelques millimètres du fond du sillon.

§ 3. — MUQUEUSE DES JOUES

La muqueuse de la face interne des joues (fig. 212) se rap-

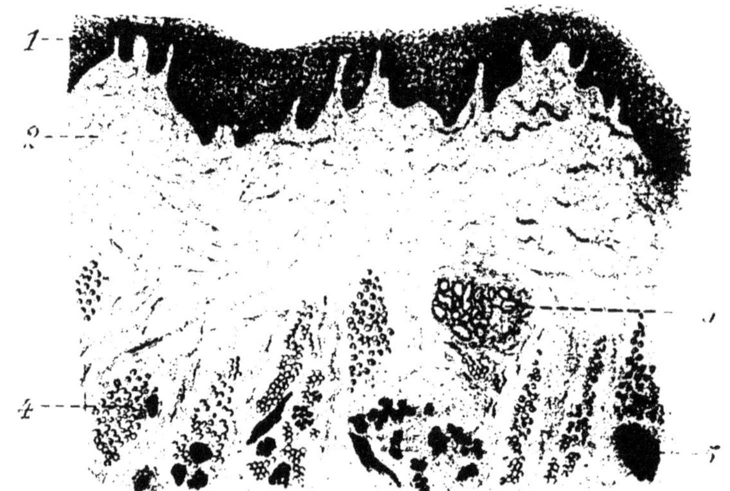

Fig. 212.

Muqueuse buccale de l'homme, vue sur la coupe perpendiculaire à la surface (gr. 16/1).

1. épithélium pavimenteux stratifié. — 2, derme surmonté de papilles. — 3, acinus glandulaire. — 4, lobule adipeux. — 5, faisceaux musculaires du buccinateur.

proche beaucoup de la muqueuse des lèvres que nous venons de décrire ; elle repose sur le muscle sous-jacent, sans interposition de tissu cellulaire sous-muqueux (fig. 212). Les *glandes buccales*, petites et espacées, sont situées contre le buccinateur, entre quelques rares lobules adipeux. Le canal de Sténon est accompagné de glandes plus volumineuses (*glandes molaires*) logées dans l'épaisseur même du tissu musculaire, ou au-dessous de l'aponévrose buccinatrice, et dont les conduits excréteurs traversent le buccinateur et la muqueuse, pour s'ouvrir isolément dans la cavité buccale.

§ 4. — MUQUEUSE DE LA VOUTE PALATINE

La muqueuse de la voûte du palais (fig. 213) adhère intimement au périoste sous-jacent, par des tractus fibreux qui tra-

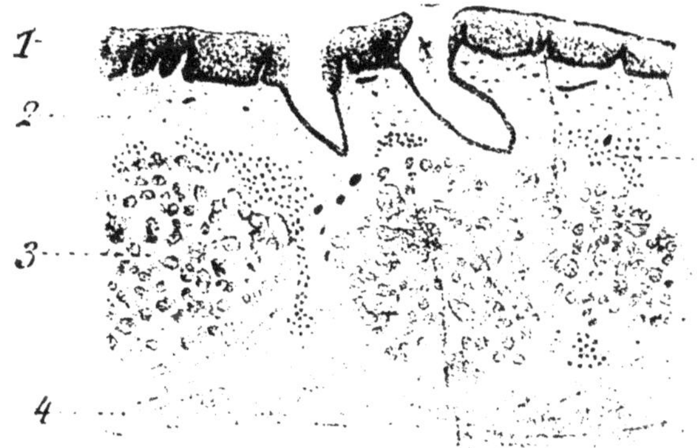

Fig. 213.

Coupe normale de la muqueuse de la voûte palatine sur un sujet de 25 ans (gr. 10/1).

1, épithélium pavimenteux stratifié. — 2, chorion de la muqueuse avec ses papilles. — 3, glandes palatines. — 4, périoste. — 5, lobules adipeux.

versent normalement ou obliquement la couche des *glandes palatines*. Celles-ci forment de chaque côté de la ligne médiane deux nappes presque continues, où les lobules glandulaires sont entourés de quelques vésicules adipeuses. Les glandes palatines appartiennent à la catégorie des glandes muqueuses pures : en arrière, elles se prolongent dans l'épaisseur du voile du palais ;

en avant, elles sont très clairsemées ou même font complètement défaut. L'adhérence de la muqueuse au périoste, sera par
suite plus intime dans la portion antérieure du voile du palais
que dans la portion postérieure.

L'épithélium, pavimenteux stratifié, mesure une hauteur de
400 μ. Le chorion renferme de nombreuses fibres élastiques dans
sa partie profonde ; son épaisseur, au niveau de la couche glanduleuse, est d'environ 400 μ.

Chez le nouveau-né, on rencontre, le long de la ligne médiane

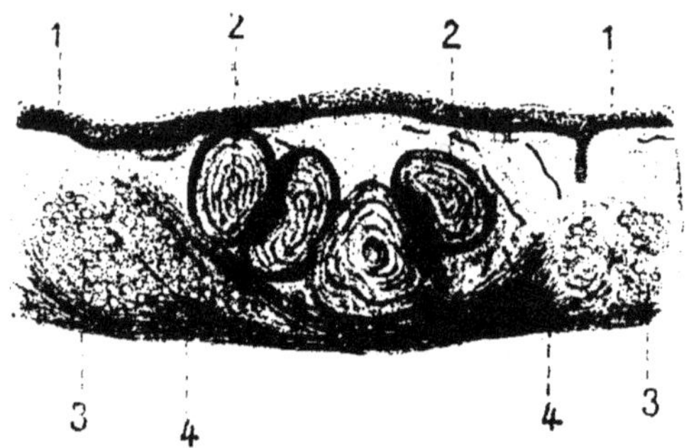

Fig. 214.

Coupe normale de la muqueuse de la voûte palatine sur un fœtus
humain de 8 mois (gr. 12/1).

épithélium pavimenteux stratifié. — 2, globes épidermiques. — 3, glandes
palatines. — 4, périoste.

et dans l'épaisseur du chorion, des formations épithéliales sous
forme de globes arrondis dont le diamètre peut atteindre un
millimètre (fig. 214). Ces corps épithéliaux à couches concentriques, rappelant par leur structure les globes épidermiques des
épithéliomas, représentent des nodules épithéliaux emprisonnés
entre les bords internes des lames palatines, lors de la formation de la voûte palatine (*Précis d'embryologie humaine*, p. 164) ;
ils peuvent donner naissance à des tumeurs épithéliales.

§ 5. — VOILE DU PALAIS ET LUETTE

C'est au niveau du voile du palais que s'opère la transition
entre la muqueuse buccale et la muqueuse nasale. Cette transi-

tion s'effectue sur la face nasale du voile, à une distance de 3 centimètres du sommet de la luette, et, pour les parties latérales du voile, à une distance de 2 centimètres environ du bord libre des piliers postérieurs : elle est graduelle, c'est-à-dire qu'on passe par une transition ménagée de l'épithélium pavimenteux stratifié de la muqueuse buccale à l'épithélium prismatique stratifié des fosses nasales.

Le voile du palais et la luette renferment sur leurs deux faces de nombreuses glandes en grappe, entre lesquelles se répandent les fibres des muscles staphylins. Les glandes de la face buccale appartiennent au type muqueux ; celles de la face nasale sont des glandes mixtes. Le bord libre de la luette est dépourvu de glandes sur une étendue de quelques millimètres.

§ 6. — Langue

La langue est un organe essentiellement musculaire, revêtu sur sa plus grande surface par une muqueuse dermo-papillaire, la *muqueuse linguale*. Cette muqueuse adhère intimement aux muscles sous-jacents, sauf à la face inférieure de la langue, où l'on observe une couche de tissu cellulaire sous-muqueux. De nombreuses fibres musculaires viennent s'insérer normalement sur la partie profonde du chorion, dense et résistante (*fascia linguæ*) au niveau du dos de la langue ; chez certains animaux, ces fibres musculaires sont multifides.

La masse musculaire de la langue est divisée en deux moitiés par une cloison médiane, *septum lingual*, improprement appelée *cartilage médian* (BLANDIN, 1838). Cette cloison est, en effet, uniquement constituée par du tissu fibreux à faisceaux diversement entrelacés. Toutefois, chez certains mammifères (chien, chat, etc.), sa partie inférieure renferme un cartilage (*cartilage sous-lingual*), et l'on a pu exceptionnellement, chez l'homme, rencontrer dans son épaisseur des nodules cartilagineux. Le septum lingual a été assimilé au prolongement lingual de l'os hyoïde, chez les oiseaux, et à la tige cartilagineuse linguale des reptiles.

Nous envisagerons successivement les papilles linguales, les

glandes linguales, les vaisseaux, les nerfs et l'enduit de la langue
La muqueuse de la base infiltrée de tissu adénoïde (*amygdale linguale*) sera étudiée plus loin (p. 457).

1° Papilles de la langue. — La muqueuse linguale pré-sente de nombreuses papilles dermiques dont les unes, petites, sont complètement enfouies dans l'épithélium superficiel, et dont les autres, volumineuses, soulèvent en dehors cet épithé-lium, et déterminent ainsi à la surface une série d'élevures

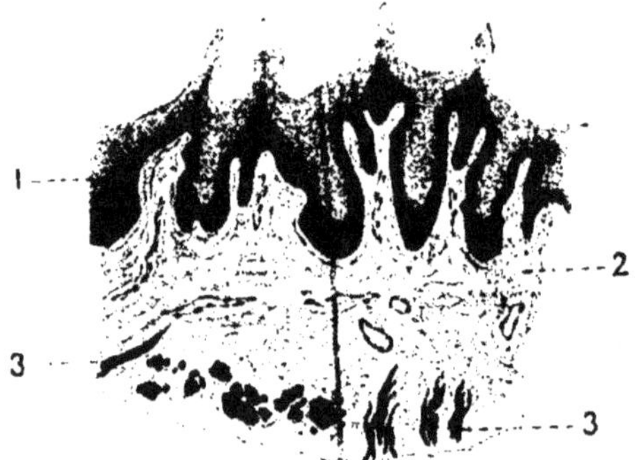

Fig. 215.

Papilles filiformes de la langue de l'homme, vues en coupe longitudinale (gr. 25/1). A chaque papille épithéliale, répondent une ou
plusieurs papilles dermiques.

1, épithélium pavimenteux stratifié. — 2, chorion de la muqueuse. — 3, fibres
musculaires striées.

qu'on désigne sous le nom de *papilles de la langue*. Ces dernières papilles occupent exclusivement la face dorsale de la langue ; les formes variées qu'elles revêtent ont permis de les diviser en quatre variétés principales : les papilles filiformes, les papilles fongiformes, les papilles caliciformes et les papilles foliées.

a. *Papilles filiformes* (*papilles corolliformes*, SAPPEY). — Ces papilles, de beaucoup les plus nombreuses, recouvrent le dos et les bords de la langue. Elles sont formées par une saillie conique du chorion surmontée elle-même d'un certain nombre de *papilles dermiques secondaires* (de 5 à 20 environ, KÖLLIKER). La couche épithéliale dessine le même profil en l'accentuant considérablement (fig. 215). A chaque papille secondaire, correspond un cône épithélial étroit, allongé, presque filiforme, se terminant en pointe ; quelques-uns de ces cônes atteignent jusqu'à 1^{mm},5 de longueur. L'épithélium qui les forme, est stratifié de telle façon que les cellules les plus externes affectent la disposition des ardoises recouvrant un clocher pointu. Une seule cellule plus ou moins contournée sur elle-même termine souvent le cône. Ces prolongements épithéliaux tombent ordinairement d'un seul coup par desquamation. Quand celle-ci est

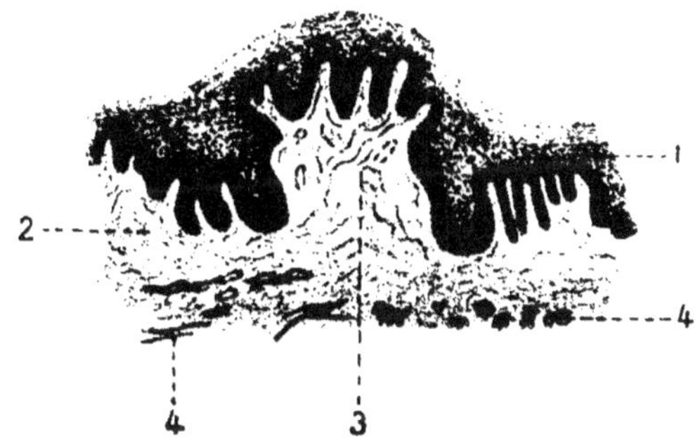

Fig. 216.

Papille fongiforme de la pointe de la langue de l'homme, vue en coupe longitudinale (gr. 25/1).

1, épithélium pavimenteux stratifié. — 2, chorion de la muqueuse. — 3, papille fongiforme dermique hérissée de papilles secondaires. — 4, fibres musculaires striées.

un peu retardée, la langue devient blanche, on dit qu'elle est *chargée*.

Chez le nouveau-né, les papilles filiformes sont simples ; ce n'est que plus tard qu'elles offrent des prolongements multiples.

b. *Papilles fongiformes*. — Les papilles fongiformes se rencontrent surtout vers la pointe et sur les bords de la langue. Elles ont la forme d'un champignon porté sur un court pédicule (fig. 216). La papille dermique est garnie de papilles secondaires, mais les intervalles en sont entièrement comblés par l'épithélium, en sorte que la surface de la papille fongiforme est lisse ; l'épithélium est lui-même peu épais, d'où la coloration rosée de ces papilles.

c. Papilles caliciformes. — Les papilles caliciformes dont l'ensemble constitue le V lingual, peuvent être considérées comme des papilles fongiformes dont le pied est entouré d'un bourrelet annulaire figurant une espèce de rempart tantôt plus élevé, tantôt moins haut que les papilles : de là le nom de *papillæ circumvallatæ* que leur avait donné HALLER. La papille centrale est fréquemment excavée en forme de cupule ; parfois, elle se trouve décomposée en un certain nombre de lobes par des incisures profondes (fig. 217).

Le derme présente, au sommet seul de la papille centrale et du bourrelet marginal, des papilles secondaires semblables à

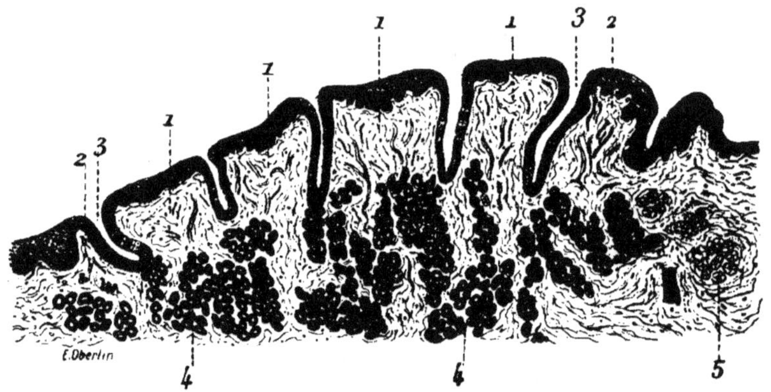

Fig. 217.

Coupe perpendiculaire d'une papille caliciforme composée sur un sujet de 25 ans (gr. 11/1).

1, lobes de la papille centrale. — 2, bourrelet annulaire. — 3, sillon de circumvallation. — 4, glandes séreuses de von Ebner. — 5, glandes mixtes.

celles des papilles fongiformes. Ces éminences peu élevées sont enfouies dans l'épithélium superficiel dont la surface reste absolument lisse.

C'est dans l'épaisseur de l'épithélium qui tapisse les deux versants du fossé, c'est-à-dire du sillon annulaire séparant la papille centrale du bourrelet, que se trouvent enclavés les organes du goût ou *bourgeons gustatifs* (fig. 218) que nous étudierons avec l'appareil de la gustation (p. 708). Dans le fond du fossé, viennent déboucher des glandes salivaires séreuses connues sous le nom de *glandes de von Ebner* (p. 402).

Immédiatement en arrière de la papille caliciforme occupant le sommet du V lingual, on rencontre une petite fossette connue sous le nom de *foramen cæcum*. Cette fossette répond à l'origine linguale du canal thyréo-glosse (*Précis d'embryologie humaine,* p. 156). Parfois, la papille caliciforme la plus reculée occupe

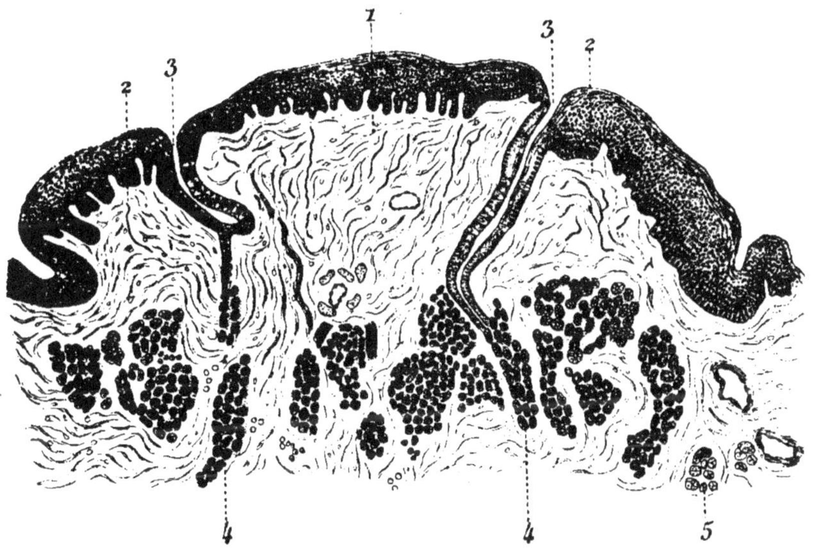

Fig. 218.

Coupe perpendiculaire à la surface d'une papille caliciforme sur un sujet de 25 ans (gr. 17,1).

1, papille fongiforme centrale. — 2, bourrelet annulaire. — 3, sillon de circumvallation. — 4, glandes séreuses. — 5, glande mixte.

le fond même du trou borgne, dont le pourtour représente alors le bourrelet marginal.

d. *Papilles foliées.* — Ces papilles sont réduites chez l'homme à une série de plis qui existent de chaque côté de la base de la langue, et qui sont disposés perpendiculairement à son grand axe. La hauteur de ces plis, ainsi que la profondeur des sillons qui les séparent, diminuent en avant. Bien que cette plicature soit loin d'être aussi régulière que celle de la papille foliée de certains animaux, tels que les rongeurs (fig. 219), elle pré-

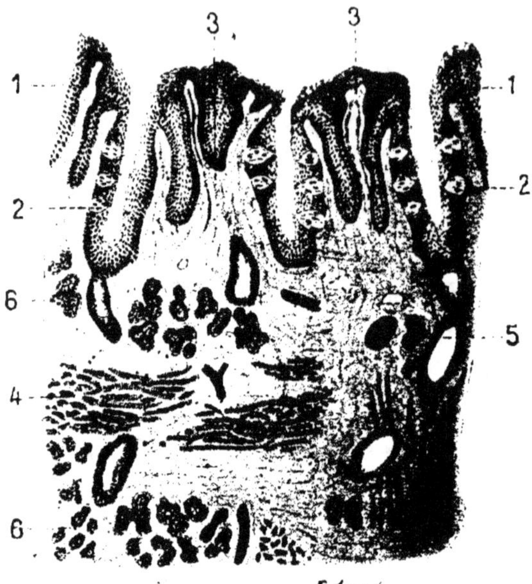

Fig. 219.

Coupe perpendiculaire aux lamelles de l'organe folié du lapin
(gr. 60,1).

1, épithélium pavimenteux stratifié. — 2, bourgeons gustatifs. — 3, lamelles renfermant trois crêtes dermiques dont la médiane est vasculaire, et dont les deux
latérales renferment des nerfs se rendant aux organes du goût. — 4, fibres musculaires striées. — 5, faisceau nerveux. — 6, glandes séreuses.

sente des organes du goût analogues à ceux qu'on trouve dans
les papilles caliciformes, et mérite d'être classée à côté de
celles-ci.

2° Glandes de la langue. — Les glandes qui déversent leur
produit de sécrétion à la surface de la langue, appartiennent
presque toutes à la catégorie des glandes salivaires mixtes.
Telles sont les glandes de Blandin (1823) ou de Nühn (1845)
situées à la face inférieure de la pointe de la langue, les glandes
de Weber occupant la partie postérieure du bord de la langue,
enfin les glandes de la base qui viennent s'ouvrir pour la plu-

)art au fond des cryptes de l'amygdale linguale. Seules les
glandules qui débouchent dans le sillon des papilles caliciformes (*glandes de von Ebner*, 1873; *glandes du goût*, RAN-
VIER) affectent le caractère séreux, et se rapprochent par leur
structure des parotides. La surface du dos de la langue, en
avant du V lingual, est entièrement dépourvue d'organes glandulaires.

3° Vaisseaux des papilles. — Les papilles fongiformes et
caliciformes reçoivent deux ou trois artérioles qui se ramifient
dans leur épaisseur, et envoient une anse capillaire dans chaque
éminence secondaire de la papille dermique. La disposition est
la même dans les grosses papilles filiformes surmontées de plusieurs prolongements. Celles qui sont simples, ne possèdent
qu'une seule anse vasculaire. D'après SAPPEY, la muqueuse
linguale est extrêmement riche en vaisseaux lymphatiques.
Ceux-ci formeraient dans chaque papille un réseau délicat, superficiel.

4° Nerfs. — Les nerfs destinés à la muqueuse dérivent du
lingual, branche du trijumeau, pour la partie antérieure de la
langue, du glosso-pharyngien pour la base de la langue et
la région du V lingual, et enfin du laryngé supérieur pour la
portion avoisinant l'épiglotte et les replis aryténo-épiglottiques.
Le lingual et le laryngé supérieur appartiennent à la sensibilité
générale; le glosso-pharyngien renferme à la fois des fibres de
la sensibilité générale et de la sensibilité gustative, c'est lui qui
se distribue aux bourgeons gustatifs (p. 712).

Les fibres nerveuses, après avoir formé dans le tissu sous-
muqueux un premier plexus de fibres à myéline (*plexus sous-muqueux*), pénètrent dans le chorion et y constituent un deuxième
plexus de fibres à myéline et de fibres sans myéline (*plexus
muqueux*). Au-dessous de l'épithélium, les fibres grises émanées
du plexus muqueux, s'enchevêtrent de nouveau en un troisième
plexus (*plexus sous-épithélial*), dont se détachent les dernières
fibrilles qui s'insinuent entre les cellules épithéliales, et s'y terminent par des arborisations libres. A ces différents plexus, se

trouvent associées des cellules nerveuses multipolaires que certains auteurs considèrent comme l'origine de fibres sympathiques (vaso-motrices et sécrétoires).

Les terminaisons libres intra-épithéliales ne sont pas les seules qu'on observe dans la muqueuse linguale. Un certain nombre de tubes nerveux à myéline, pourvus d'une gaine périnévrique épaisse, aboutissent à des corpuscules nerveux siégeant à la base ou au sommet des papilles. On a signalé, chez l'homme, des corpuscules de Meissner dans les papilles filiformes, ainsi que dans les élevures secondaires des papilles fongiformes et caliciformes. Chez la plupart des animaux, les corpuscules de Meissner sont remplacés par des corpuscules de Pacini plus ou moins modifiés. La langue des oiseaux renferme des corpuscules de Herbst (p. 344).

5° Enduit de la langue. — L'épithélium, en rénovation toujours rapide à la surface de la langue, constitue pour la plus grande part l'enduit blanchâtre qui la revêt même en état de santé, dans certaines circonstances, comme après un sommeil prolongé. Cet enduit essentiellement formé de cellules ayant achevé ou près d'achever le cours de leur existence, destinées à tomber ou même déjà détachées, est susceptible d'emprunter aux corps avec lesquels il se trouve en contact des colorations diverses, comme on l'observe après l'ingestion d'aliments et de boissons ayant un pouvoir colorant énergique.

Mais la cavité buccale est encore normalement le siège d'un certain nombre de productions parasitaires qui se développent et se renouvellent à sa surface. On trouve constamment dans la salive une foule de corps parmi lesquels on peut énumérer les suivants : 1° des cellules épithéliales desquamées ; 2° des leucocytes ; 3° des débris d'aliments ; 4° des microbes de nature diverse ; 5° des filaments de leptothrix buccalis.

Le *leptothrix buccalis* (Ch. Robin) se présente sous l'aspect de filaments extrêmement déliés et quelquefois ramifiés dichotomiquement. Ces filaments peuvent atteindre dans certains cas une longueur de 100 µ et plus. L'acide sulfurique et la potasse caustique même en solution concentrée sont sans action sur eux.

La dessiccation ne modifie que très légèrement leur forme et leur apparence.

§ 7. — PHARYNX

La muqueuse du pharynx possède une structure différente suivant la région que l'on envisage. Dans la portion supérieure ou nasale répondant à l'apophyse basilaire et au voisinage des trompes d'Eustache, elle présente les caractères d'une muqueuse à épithélium prismatique cilié qui se continue directement avec la muqueuse des fosses nasales. Dans la portion inférieure

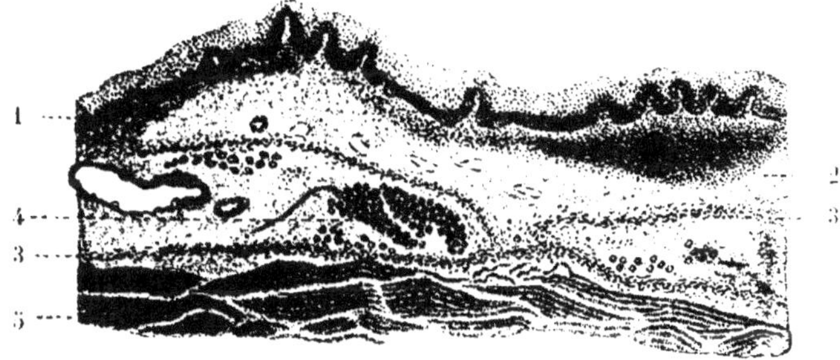

Fig. 220.

Coupe verticale de la paroi postérieure du pharynx, en regard de l'épiglotte, sur un sujet de 25 ans (gr. 18/1).

1, épithélium pavimenteux stratifié. — 2, chorion de la muqueuse infiltré de cellules lymphoïdes, et renfermant à gauche un follicule clos. — 3, couche élastique. — 4, fibres musculaires striées coupées en travers. — 5, fibres musculaires striées intéressées suivant leur longueur.

(segments buccal et laryngé), le pharynx est revêtu, au contraire, par une muqueuse dermo-papillaire dont les papilles font légèrement saillie à la surface de la muqueuse (fig. 220). La transition entre ces deux muqueuses est graduelle : au niveau de la voûte, elle répond à la bourse pharyngienne de LUSCHKA (fig. 221). Nous rappellerons que chez le fœtus, la portion du pharynx située au-dessus de cette bourse, et tapissée par l'ectoderme du sinus naso-buccal, se montre revêtue de bonne heure par un épithélium prismatique cilié, tandis que la portion inférieure répondant au cul-de-sac céphalique de l'intestin, possède jusqu'à la naissance un épithélium mixte formé partie par des cellules pavimenteuses stratifiées, et partie par des cellules cylindriques à cils vibratiles.

Le chorion de la muqueuse du pharynx est infiltré de tissu adénoïde formant par places des nodules folliculaires. Ce tissu est particulièrement abondant au pourtour de la bourse de

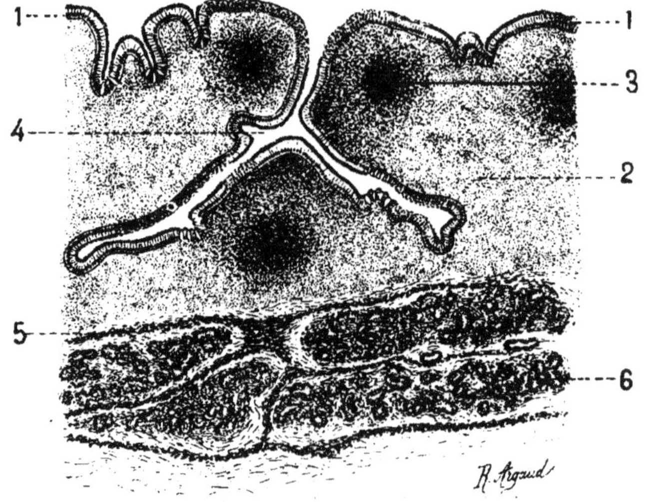

Fig. 221.

Coupe transversale de la muqueuse du pharynx, au niveau de l'amygdale pharyngienne (gr. 225/1).

1, épithélium prismatique cilié, ou pavimenteux stratifié suivant les endroits. — 2, chorion de la muqueuse infiltré de cellules lymphoïdes. — 3, follicules clos. — 4, crypte de l'amygdale. — 5, couche élastique. — 6, glandes pharyngiennes.

Luschka, où il constitue l'*amygdale pharyngienne* que nous étudierons plus loin (p. 457).

A la face profonde de la muqueuse et la séparant des muscles sous-jacents (constricteurs), s'étale une nappe conjonctive représentant le tissu cellulaire sous-muqueux. Ce tissu renferme une abondante proportion de fibres élastiques ; il s'insinue en dehors entre les fibres musculaires les plus voisines. A la face postérieure du pharynx buccal, au voisinage de la bourse de Luschka, la couche sous-muqueuse présente une épaisseur et aussi une consistance plus considérable que dans le segment laryngé, notamment à la paroi antérieure : ces caractères lui ont valu des anatomistes le nom d'*aponévrose pharyngienne* (*tunique fibreuse du pharynx*).

Les glandes du pharynx éparses sont situées à la face profonde de la couche sous-muqueuse, contre les fibres musculaires ; elles appartiennent au type mixte, avec prédominance des cellules muqueuses.

§ 8. — ŒSOPHAGE

L'œsophage présente à étudier deux tuniques, l'une muqueuse,

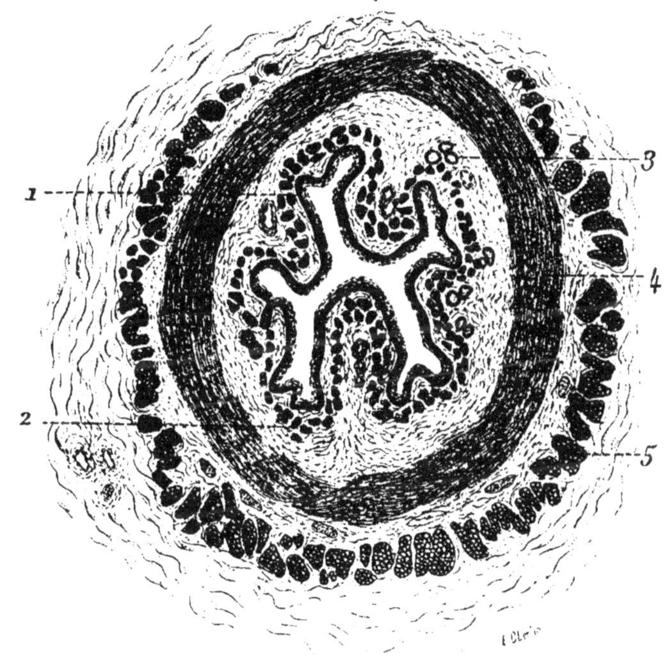

Fig. 222.

Coupe transversale de l'œsophage d'un nouveau-né, au niveau de son segment inférieur (gr. 12/1).

1. épithélium pavimenteux stratifié. — 2. musculaire muqueuse. — 3. glandules. — 4. couche musculaire circulaire lisse. — 5. couche longitudinale lisse.

l'autre musculeuse, séparées par une couche de tissu cellulaire sous-muqueux (fig. 222).

1° Tunique muqueuse. — La muqueuse de l'œsophage est une muqueuse dermo-papillaire dont l'épithélium très épais (250 μ) est pénétré par des papilles coniques ne dépassant généralement pas la moitié de sa hauteur. Cependant, par places, on rencontre des papilles plus volumineuses, à sommet mousse et surmonté de petites papilles secondaires, qui font saillie. L'épaisseur du chorion muqueux varie de 150 à 250 μ.

A la face profonde de la muqueuse, on trouve des faisceaux

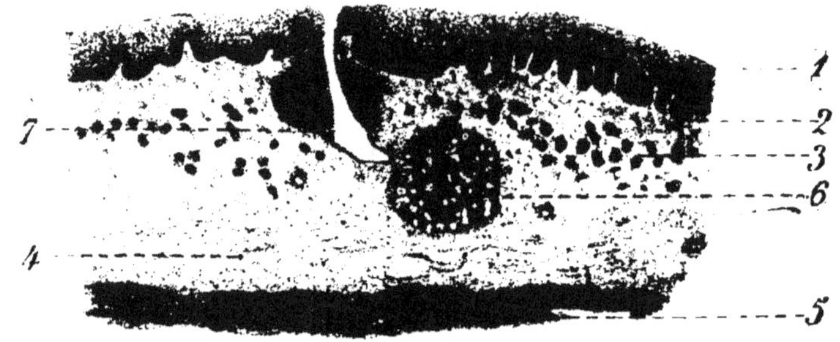

Fig. 223.

Coupe transversale de la muqueuse œsophagienne de l'homme, en regard des premiers anneaux de la trachée (gr. 16,5/1).

1, épithélium pavimenteux stratifié. — 2, chorion de la muqueuse. — 3, musculaire muqueuse. — 4, tissu cellulaire sous-muqueux. — 5, couche circulaire de la tunique musculeuse striée. — 6, glande œsophagienne. — 7, tissu folliculaire enveloppant le canal excréteur de la glande œsophagienne, au-dessus de sa dilatation ampullaire.

de fibres musculaires lisses, constituant une *musculaire muqueuse*. Ces faisceaux affectent une direction longitudinale : dans la partie supérieure de l'œsophage, ils sont minces et espacés les uns des autres ; dans la partie inférieure, ils deviennent plus nombreux, et forment une couche presque continue d'une épaisseur de 150 μ.

La couche sous-muqueuse, prolongement inférieur de la couche similaire du pharynx, est également riche en fibres élastiques, et se prolonge de même entre les faisceaux de la tunique musculeuse. C'est dans l'épaisseur de cette couche que se trouvent logées les glandes œsophagiennes. Celles-ci d'un diamètre de 1 à 1,5 millimètre, sont espacées de 10 à 15 millimètres. Elles appartiennent au type muqueux presque pur, et présentent cette disposition particulière que leur canal excréteur, au point où il émerge du parenchyme glandulaire, subit une notable dilatation (*citerne de Schaffer*, 1897), et que, d'autre part, pendant son trajet au travers du chorion muqueux, il se trouve enveloppé d'un amas plus ou moins régulier de tissu folliculaire (fig. 223). Indépendamment de cette première catégorie de glandes, on rencontre, au voisinage du cardia, d'autres glandules séro-muqueuses situées dans l'épaisseur même du chorion. Ces dernières glandules ressemblent aux organes décrits par Kölliker dans la muqueuse de l'estomac sous le nom de *glandes du cardia* (p. 415).

2° Tunique musculeuse. — La tunique musculeuse de l'œsophage comprend deux couches distinctes, une couche externe à fibres longitudinales, et une couche interne à fibres circulaires. Ces deux couches sont constituées dans la partie supérieure de l'œsophage par des fibres striées qui font place graduellement à des fibres musculaires lisses d'autant plus nombreuses qu'on se rapproche davantage du cardia. Vers le tiers inférieur de l'œsophage, les fibres striées ont presque totalement disparu.

§ 9. — Estomac

Les parois de l'estomac sont constituées par la superposition de trois tuniques qui sont de dedans en dehors : une tunique muqueuse, une tunique musculeuse, et une tunique séreuse. Entre la tunique muqueuse et la tunique musculeuse, se trouve interposée une couche de tissu cellulaire lâche : la couche sousmuqueuse (tunique celluleuse) que nous décrirons après la tunique muqueuse.

1° Tunique muqueuse. — La muqueuse de l'estomac composée d'un épithélium et d'un chorion, se trouve doublée à sa face profonde par une musculaire muqueuse, et renferme dans son épaisseur de nombreuses glandes tubuleuses. Dans l'état de vacuité ou de contraction de l'estomac, elle présente une série de plis longitudinaux qui s'effacent pendant la réplétion de l'organe. Au niveau du pylore, ces plis sont plus nombreux que dans le reste de l'estomac, et donnent à la surface un aspect tomenteux. L'épaisseur de la muqueuse de l'estomac va en augmentant du cardia (1 millimètre) jusqu'au pylore (1,5 milli-mètre).

A. Epithélium. — L'épithélium superficiel est formé de cel-lules prismatiques à cinq ou six pans mesurant une hauteur de

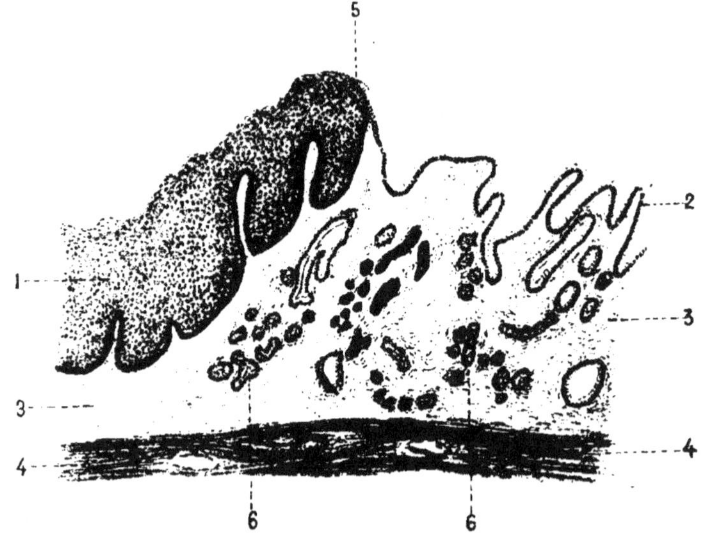

Fig. 224.

Coupe longitudinale du cardia, sur un supplicié (gr. 24/1).

1, épithélium pavimenteux stratifié de l'œsophage. — 2, épithélium prismatique de l'estomac. — 3, chorion. — 4, musculaire muqueuse. — 5, transition du cardia. — 6, glandes du cardia.

20 à 30 μ, sur une épaisseur de 5 à 6 μ. Ces cellules agencées sur une seule couche, avec quelques rares cellules intercalaires, font suite brusquement à l'épithélium pavimenteux stratifié de l'œsophage (*transition du cardia*, fig. 224). Tantôt, le corps de l'élément est finement granuleux dans toute sa hauteur ; tan-

tôt, au contraire, il se montre composé de deux zones distinctes :
une zone superficielle ou apicale claire, transparente, ressemblant à la cupule des cellules caliciformes, et une zone profonde, basale qui renferme le noyau. Entre ces deux variétés, on rencontre une série de formes intermédiaires, et on a pu ainsi considérer les cellules épithéliales de l'estomac comme des cellules glandulaires muqueuses dont le produit de sécrétion ne serait pas expulsé en bloc, mais s'écoulerait constamment à la surface muqueuse.

B. Chorion. — Le chorion de la muqueuse de l'estomac est disposé sous forme de minces cloisons entre les différents tubes glandulaires. Il se compose de tissu conjonctif ordinaire renfermant des cellules conjonctives étoilées et fusiformes, des leucocytes assez nombreux, enfin des fibres musculaires lisses provenant de la musculaire muqueuse.

Le chorion présente par places des formations adénoïdes, surtout abondantes au voisinage du pylore. Ces formations ne semblent pas constituer de véritables follicules permanents comme dans l'intestin, et paraissent « le résultat d'une infiltration de cellules migratrices poussée à un degré énorme, mais n'ayant qu'une existence temporaire » (Nicolas).

C. Musculaire muqueuse. — La musculaire muqueuse de l'estomac mesure une épaisseur de 50 à 100 μ. Les fibres lisses qui la constituent, et qui font suite aux éléments similaires de l'œsophage, ne semblent pas orientées suivant plusieurs couches nettement différenciées. En dedans, du côté de la muqueuse, les faisceaux affectent en général une direction circulaire, tandis qu'en dehors, contre la tunique celluleuse, leur direction dominante est longitudinale ; ces deux ordres de faisceaux sont unis étroitement par des fibres obliques. De la musculaire muqueuse, se détachent, de distance en distance, de petits fascicules de fibres musculaires lisses qui s'élèvent verticalement dans le chorion muqueux.

Contre la face interne ou muqueuse de la musculaire muqueuse, on trouve étroitement appliquée, chez quelques animaux (chat), une lame homogène, et transparente (20 μ) connue sous le nom de *stratum compactum* (membrane de Zeissl, 1875); cette lame fait complètement défaut chez l'homme.

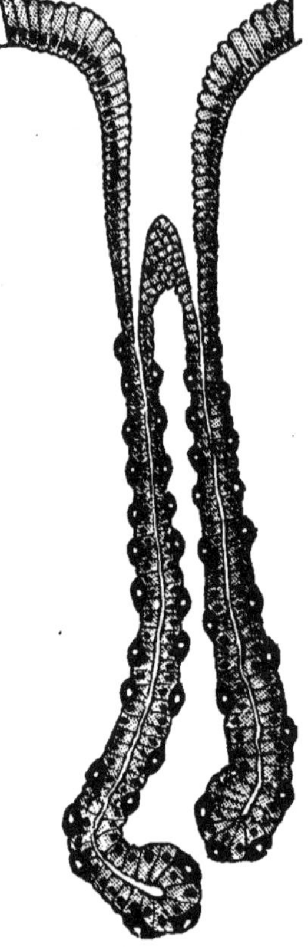

Fig. 225.

Deux glandes à pepsine s'ouvrant au fond d'une fossette gastrique (d'après Klein).

D. Glandes de l'estomac. — Ces glandes se trouvent répandues sur toute la surface de l'estomac : elles élaborent le suc gastrique. Au niveau du cardia et du pylore, on rencontre deux variétés de glandes qui semblent former la transition entre les glandes du suc gastrique et les glandes de l'œsophage et de Brünner : ce sont les glandes du cardia et du pylore.

a. *Glandes du suc gastrique* (glandes à pepsine; glandes du fond, R. Heidenhain). — Les glandes à pepsine affectent la forme de tubes ramifiés qui traversent normalement toute la muqueuse, pour se terminer à une faible distance de la musculaire muqueuse. Leur longueur sera par suite en rapport avec l'épaisseur même de la muqueuse; leur diamètre est compris entre 40 et 70 μ.

Ces glandes viennent s'ouvrir au nombre de deux ou de trois, par un col rétréci au fond de dépressions coniques de la surface de la muqueuse (*fossettes gastriques*), dans lesquelles s'enfonce l'épithélium superficiel dont la hauteur seule diminue légèrement (fig. 225). Les fossettes gastriques mesurent en profondeur environ le tiers ou le quart de l'épaisseur totale de la muqueuse. Sur leur parcours, les glandes gastriques se ramifient dichotomiquement un certain nombre de fois, et donnent naissance à des branches parallèles dont le fond, qui repose sur la musculaire muqueuse, présente un renflement légèrement recourbé ; parfois cette extrémité est bilobée. Chez le cheval, on constate, d'après ZIMMERMANN (1898), des anastomoses latérales entre les différents tubes glandulaires.

α) *Paroi propre*. — La paroi propre mesure moins de 1 μ d'épaisseur. Elle est homogène, hyaline, et présente des noyaux faisant saillie en dehors.

β) *Epithélium*. — L'épithélium des glandes gastriques se compose de deux variétés de cellules glandulaires : des cellules principales, et des cellules bordantes. — Les *cellules principales* (R. HEIDENHAIN, 1870) ou *cellules adélomorphes* (ROLLETT, 1870), rappellent par leur configuration et par leur mode d'arrangement les éléments d'une glande ordinaire. Elles affectent la forme de prismes ou de pyramides tronquées, et sont agencées sur une seule rangée, limitant au centre du tube glandulaire une lumière très réduite mesurant de 2 à 7 μ (KÖLLIKER). Leur substance est parsemée, surtout dans son segment apical, de fines granulations qui rendent parfois les contours cellulaires peu distincts, ce qui a valu aux cellules principales la qualification d'*adélomorphes*. — Les *cellules bordantes, de recouvrement* (R. HEIDENHAIN) ou *cellules délomorphes* (ROLLETT) se distinguent des cellules principales par leur situation, leur forme, leur réfringence, et par la facilité plus grande avec laquelle elles fixent les substances colorantes, telles que le carmin, l'hématoxyline, ou les couleurs d'aniline. De forme globuleuse, elles sont disséminées dans la longueur du tube glandulaire, appliquées en général contre la paroi propre qu'elles soulèvent légèrement en dehors. Dans le fond des follicules, elles sont clairsemées ou même peuvent faire complètement défaut. Elles sont les plus nombreuses au niveau du collet glandulaire, où elles s'insinuent en forme de coin entre les cellules principales, et participent à la délimitation de la lumière glandulaire. Le corps cellulaire des cellules bordantes est formé par une substance réfringente, finement granuleuse, et renferme fréquemment deux ou même un nombre plus considérable de noyaux (HENLE, TRINKLER). Contrairement à ce qu'on observe pour les cellules principales, la lumière glandulaire pénètre à l'intérieur des cellules bordantes, et s'y termine par un certain nombre de ramifications constituant les canalicules intracellulaires (fig. 226).

γ) *Modifications des cellules des glandes gastriques pendant la sécrétion*. — Pendant la digestion, qui correspond à la période d'excrétion cellulaire, les cellules des glandes gastriques se comportent comme des éléments séreux. Les granulations qui s'étaient accumulées dans le segment interne des cellules, se dissolvent au contact d'un liquide remplissant des vacuoles (p. 383), et le produit s'écoule dans la lumière glandulaire. Ces modifications s'observent à la fois sur les cellules principales et sur les cellules bordantes.

δ) *Suc gastrique*. — Le suc gastrique renferme de l'acide chlorhydrique dans la proportion de 2 p. 1000, et un ferment soluble, la *pepsine* (Schwann, 1836), susceptible de transformer les substances albuminoïdes en peptones facilement assimilables. Les auteurs se sont efforcés de déterminer le rôle des deux variétés de cellules glandulaires, principales et bordantes, dans l'élaboration de l'acide chlorhydrique et de la pepsine. Suivant les uns (R. Heidenhain et ses élèves), les cellules principales sécréteraient la pepsine (*cellules pepsinogènes*), et les cellules bordantes l'acide (*cellules oxyntiques*); suivant les autres (Nussbaum), les cellules bordantes fabriqueraient, au contraire, la pepsine; enfin, d'après une troisième opinion, les cellules bordantes et les cellules principales ne seraient pas des éléments morphologiquement et fonctionnellement différents, mais représenteraient deux stades évo-

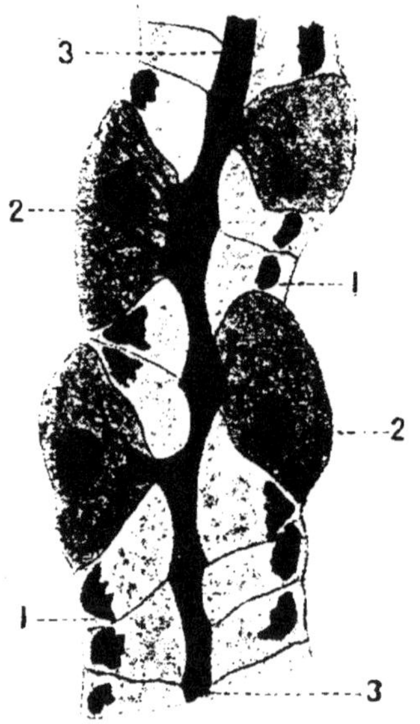

Fig. 226.

Portion d'une glande à pepsine de la grande courbure de l'estomac de l'homme, montrant les canalicules intracellulaires, d'après Zimmermann, 1898 (gr. 500/1).

1, cellules principales. — 2, cellules bordantes pénétrées par les canalicules intracellulaires. — 3, lumière glandulaire.

lutifs d'un même élément anatomique. On incline aujourd'hui à admettre que l'acide n'est pas élaboré en nature par tel ou tel élément glandulaire, mais qu'il se produit secondairement aux dépens des matériaux chlorurés du suc gastrique. Cl. Bernard (1877) a montré, en effet, que l'acidité du suc gastrique ne devient manifeste qu'au niveau de l'embouchure des glandes, et l'on sait, d'autre part, que les cellules bordantes n'existent que chez un certain nombre de mammifères, et manquent totalement chez les ovipares.

L'estomac du nourrisson sécrète une diastase spéciale (*Labferment*, Hammarsten) coagulant le lait.

b. *Glandes du cardia* (Kölliker). — Ces glandes bien décrites par Schaffer (1897), n'existent que dans une zone étroite de quelques millimètres au pourtour du cardia ; elles forment la transition entre les glandes de l'œsophage et les glandes du suc gastrique. Sur une coupe longitudinale du cardia, on remarque que les glandes œsophagiennes, au voisinage de la ligne de transition, abandonnent le tissu cellulaire sous-muqueux, pour venir se loger dans le corps même de la muqueuse. Au delà du cardia, les glandes se tassent les unes contre les autres, en même temps que le nombre de leurs ramifications diminue progressivement. Les cellules glandulaires sont d'abord claires et transparentes, comme celles des glandes œsophagiennes, puis elles se chargent de fines granulations, et l'on voit apparaître dans le revêtement épithélial quelques cellules bordantes. Celles-ci augmentent progressivement de nombre, tandis que les tubes glandulaires se rapprochent de la forme régulière qu'ils affectent dans les glandes gastriques.

c. *Glandes du pylore*. — Les glandes du pylore qui occupent dans l'estomac une hauteur de 6 à 10 centimètres au-dessus du pylore (v. Kupffer), se différencient des glandes gastriques par les caractères suivants : les tubes glandulaires sont plus tortueux et plus ramifiés, la lumière glandulaire, plus large, mesure de 6 à 12 μ, les fossettes gastriques, plus profondes, atteignent la moitié de l'épaisseur de la muqueuse ; enfin, les cellules bordantes font complètement défaut. Les glandes pyloriques peuvent ainsi être assimilées à des glandes du suc gastrique, dont le revêtement glandulaire serait exclusivement composé de cellules principales ; elles forment la transition entre les glandes gastriques et les glandes de Brünner.

2° Couche sous-muqueuse (tunique celluleuse). — Cette tunique représente une couche de tissu conjonctif lâche interposée à la muqueuse et à la musculeuse ; c'est elle qui facilite le glissement et le plissement de la muqueuse pendant le retrait de l'organe. Il est à remarquer que les sommets des replis de la muqueuse répondent aux lignes d'irradiation des fibres de la musculaire muqueuse dans l'épaisseur du chorion.

3° Tunique musculeuse. — La tunique musculeuse de l'estomac est essentiellement constituée par des fibres musculaires lisses. D'une épaisseur variant suivant les régions de 0,5 à 2 millimètres, elle se compose de trois ordres de fibres : des fibres longitudinales, des fibres transversales et des fibres obliques. Les fibres longitudinales sont les plus externes, et résultent en grande partie de l'épanouissement des fibres longitudinales de l'œsophage ; elles forment, au niveau de la petite courbure, le ruban connu sous le nom de *cravate de Suisse*. Les fibres transversales, les plus nombreuses, font suite aux fibres similaires de l'œsophage. Elles sont surtout abondantes au voisinage du pylore, où elles constituent le *sphincter pylorique* (p. 485). Quant aux fibres obliques (paraboliques ou en anse), qui forment la couche musculaire interne, elles n'existent qu'au niveau du fond de l'estomac et de la grande courbure, et paraissent se détacher de la couche circulaire moyenne, dont les faisceaux les plus internes subiraient un changement de direction.

4° Tunique séreuse. — Le revêtement séreux de l'estomac est constitué par le péritoine séparé de la tunique musculeuse par une mince couche sous-séreuse.

5° Vaisseaux et nerfs. — Les artérioles, après avoir traversé la tunique musculeuse à laquelle elles abandonnent un certain nombre de branches, forment dans la tunique celluleuse un réseau artériel sous-muqueux donnant naissance à des branches muqueuses, et à des branches récurrentes musculaires.

Les branches ascendantes traversent la musculaire muqueuse, et se divisent en capillaires très fins dès la face profonde du chorion. Ces capillaires enveloppent les tubes glandulaires d'un

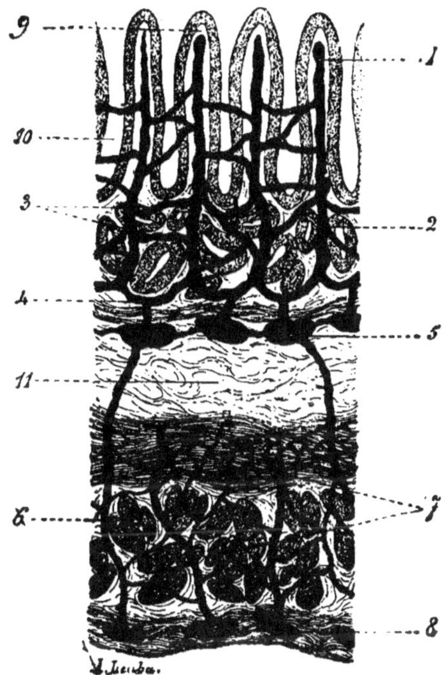

Fig. 227.

Coupe schématique de la paroi de l'estomac, pour montrer la disposition générale des lymphatiques (d'après Cuneo). Figure empruntée à Testut.

1, ampoules initiales. — 2, lymphatiques descendants. — 3, réseau périglandulaire. — 4, réseau sous-glandulaire. — 5, réseau sous-muqueux. — 6, troncs collecteurs de la muqueuse traversant la tunique musculeuse. — 7, réseau intramusculaire. — 8, réseau sous-péritonéal. — 9, cloisons interglandulaires. — 10, glandes de l'estomac. — 11, couche sous-muqueuse.

réseau à mailles plus petites que leur propre diamètre; à la surface, entre les orifices glandulaires, ils sont situés immédiatement au-dessous de l'épithélium. C'est de cette nappe superficielle que naissent les veinules qui traversent normalement le chorion, et vont former dans la tunique celluleuse un plexus sous-muqueux, dont les branches efférentes suivent assez exactement le trajet des artères. Les branches descendantes du réseau artériel sous-muqueux reviennent en arrière, et se distribuent à la partie adjacente de la tunique musculeuse.

Les lymphatiques constituent dans l'épaisseur de la muqueuse deux réseaux, l'un superficiel sous-épithélial, et l'autre profond sous-glandulaire, unis par des branches verticales. Du réseau profond, se détachent de courts canaux qui vont se jeter dans le réseau sous-muqueux en relation avec le réseau sous-séreux par des branches traversant la tunique musculeuse dont elles recueillent les lymphatiques (fig. 227).

Les nerfs présentent la même disposition que dans l'intestin (p. 429).

§ 10. — Intestin grêle

La paroi de l'intestin grêle est formée par trois tuniques superposées qui sont de dedans en dehors : une tunique muqueuse, une tunique musculeuse, et une tunique séreuse. Ces tuniques représentent la continuation des tuniques similaires de l'estomac, et, d'autre part, se prolongent inférieurement dans le gros intestin. La musculeuse est séparée de la muqueuse par une couche de tissu conjonctif lâche constituant la tunique celluleuse d'un certain nombre d'auteurs.

1° Tunique muqueuse. — La muqueuse de l'intestin grêle forme de nombreux replis semi-lunaires (*valvules conniventes*) comprenant dans leur duplicature des prolongements de la couche sous-muqueuse ; sa surface est hérissée, en outre, d'une multitude de petites saillies, les *villosités*, dont la forme varie suivant les points considérés. Le chorion, limité à sa face profonde par une mince lame de fibres musculaires lisses (*musculaire muqueuse*), renferme une foule de follicules simples dits *follicules* ou *glandes de Lieberkühn*, qui le traversent dans toute son épaisseur. Dans le duodénum, viennent déboucher, en plus, les conduits excréteurs de glandes composées, les *glandes de Brünner*. Enfin, le chorion présente encore des *follicules clos* isolés ou agminés (*plaques de Peyer*), empiétant plus ou moins largement, par places, sur le tissu sous-muqueux. L'épaisseur de la muqueuse, abstraction faite des villosités, varie de 300 à 450 μ.

a. *Épithélium*. — L'épithélium qui revêt toute la surface interne de l'intestin, se compose d'une couche unique de cellules prismatiques à noyaux ovoïdes nucléolés, d'une épaisseur de 20 à 25 μ. Sur l'animal vivant, ces cellules sont pâles, transparentes, mais, après la mort, elles se chargent de nombreuses granulations ; on peut aussi y rencontrer des gouttelettes de graisse au moment de la digestion. L'extrémité profonde de ces éléments est le plus souvent atténuée, avec interposition de quelques cellules de remplacement ; leur extrémité libre, au contraire, est élargie et supporte un mince plateau cuticulaire (1,7 μ) figuré pour la première fois par HENLE. A un faible grossissement ce plateau paraît hyalin, homogène, mais, avec de forts objectifs, on y distingue une série de stries disposées perpendiculairement à la surface libre (KÖLLIKER, 1855). Si l'on vient à traiter par l'eau une des cellules épithéliales, on voit le plateau s'écarter légèrement du corps cellulaire, puis se dissocier en de petits corps allongés ou bâtonnets qui ne sont pas sans quelque analogie avec des cils vibratiles. A la base de chacun de ces bâtonnets, on observe un petit nodule (MALL, HEIDENHAIN) ou grain réfringent (NICOLAS). Parfois aussi les plateaux de plusieurs cellules voisines se détachent tout d'une pièce, et figurent alors une sorte de membrane cuticulaire continue. La signification de ce plateau, et surtout de sa striation verticale, n'a pas encore été clairement déterminée jusqu'à ce jour. PRENANT (1899) incline à considérer le plateau strié comme « une garniture vibratile en quelque sorte immobile et figée, et comme atrophiée par le fait de l'immobilisation ». Il ne sera pas sans intérêt de rappeler, à ce sujet, que l'épithélium intestinal du pétromyzon est garni de véritables cils.

Au milieu des éléments prismatiques, se trouvent enclavées de nombreuses cellules caliciformes (fig. 228) observées pour la première fois en 1843 par GRUBY et DELAFOND (*epithelium capitatum*). On s'accorde à considérer ces cellules comme des glandes uni-cellulaires destinées à l'élaboration du mucus, mais leur origine est encore discutée. On ignore si ces éléments représentent des formations glandulaires permanentes, ou bien s'ils ne dérivent pas des autres cellules épithéliales arrivées peut-être au terme de leur évolution (Donders, Kölliker, Pouchet et Tourneux). Suivant Paneth (1887), ils seraient susceptibles, leur contenu muqueux une fois évacué, de se transformer en cellules épithéliales ordinaires.

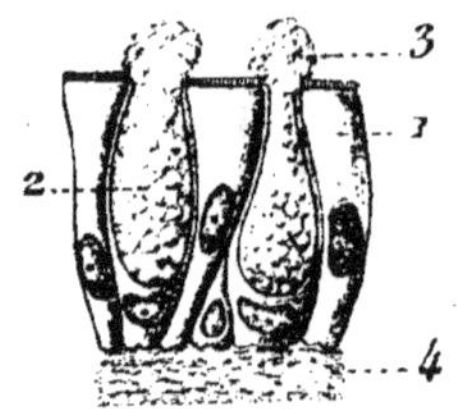

Fig. 228.

Coupe perpendiculaire de l'épithélium intestinal montrant les rapports des cellules prismatiques à plateau strié, et des cellules caliciformes. Représentation demi-schématique.

1, cellule cylindrique. — 2, cellule caliciforme — 3, bouchon muqueux d'une cellule caliciforme. — 4, chorion de la muqueuse.

L'épithélium de la muqueuse intestinale est parsemé de nombreux leucocytes auxquels certains auteurs font jouer un rôle dans l'absorption des gouttelettes graisseuses, que ces leucocytes transporteraient de l'épithélium à l'intérieur des chylifères. D'après Renaut (1873), les leucocytes pourraient même perforer les cellules épithéliales, et les transformer en *cellules fenêtrées*.

C'est au niveau de la valvule pylorique que s'opère la transition graduelle entre l'épithélium régulier de l'estomac, et l'épithélium polymorphe de l'intestin.

L'épithélium de l'intestin grêle, en dehors des fonctions de sécrétion muqueuse dévolues aux cellules caliciformes, remplit un rôle d'absorption, c'est-à-dire qu'il se laisse traverser par les produits de la digestion qui sont ensuite repris par les capillaires sanguins (substances albuminoïdes et glycose) ou par les lymphatiques des villosités (graisses). Dans cette absorption, l'épithélium intestinal ne se comporte pas comme une membrane inerte, mais il se laisse traverser de préférence par telle ou telle substance qu'il est susceptible de modifier au passage. Il semble, en effet, démontré que les graisses pénètrent à l'état d'acides gras ou de savons solubles à l'intérieur des cellules épithéliales, et qu'elles s'y reconstituent ensuite en graisses neutres. Celles-ci se déposent sous forme de fines gouttelettes qui passent secondairement dans les chylifères, soit directement, soit par l'intermédiaire des leucocytes.

b. *Chorion.* — Le chorion muqueux est formé d'un tissu conjonctif mou, riche en matière amorphe englobant un réseau de corps fibro-plastiques anastomosés, dans les mailles duquel on trouve de petites cellules sphériques analogues aux éléments des follicules clos ou du tissu folliculaire des ganglions lymphatiques. Les fibres lamineuses sont en général peu abondantes, mais on observe à cet égard de grandes variations suivant les animaux, et aussi suivant les points envisagés. C'est ainsi que chez l'homme, le lapin, etc., la structure du chorion se rapproche de celle du tissu adénoïde (p. 389), tandis que chez le chat, le chien, etc., l'élément fibrillaire prédomine. A la surface du chorion, la matière amorphe devient plus dense, et constitue une couche hyaline distincte (membrane basilaire), mais non isolable comme les parois propres glandulaires.

c. *Musculaire muqueuse.* — Le chorion de la muqueuse est limité à sa face profonde par un double plan de fibres musculaires lisses, affectant la même orientation que dans la tunique musculeuse proprement dite : les fibres-cellules les plus internes sont circulaires, les plus externes longitudinales. L'épaisseur de cette musculaire muqueuse, découverte par Middeldorpf et Brücke, ne dépasse pas 20 μ chez l'homme. Ainsi que l'a démontré Kölliker, on voit de grêles fascicules musculaires se détacher de distance en distance de la musculaire muqueuse, et pénétrer dans l'épaisseur des villosités.

d. *Villosités.* — Les villosités sont des élevures permanentes du chorion de la muqueuse, revêtues par l'épithélium intestinal, et comparables aux papilles dermiques (fig. 229). Serrées les unes contre les autres, elles s'étendent depuis le pylore jusqu'au bord libre de la valvule iléo-cæcale ; courtes et aplaties dans le duodénum, elles s'allongent peu à peu et prennent dans l'iléon une forme conique ou cylindrique. Leur longueur est en moyenne chez l'homme de 400 à 600 μ (E. Verson, 1871) ; leur largeur varie suivant leur forme : elle est comprise, pour les villosités cylindriques, entre 60 et 120 μ. Sur la muqueuse qui tapisse les follicules clos, les villosités, de même que les glandes de Lieberkühn

27.

diminuent de hauteur et font même entièrement défaut au niveau de la partie la plus saillante de ces organes.

Le tissu des villosités diffère de celui de la muqueuse proprement dite par une abondance plus considérable de matière amorphe englobant des corps fibro-plastiques et des leucocytes migrateurs. On y rencontre, de plus, quelques fibres lamineuses émergeant de la profondeur du chorion, ainsi que des éléments

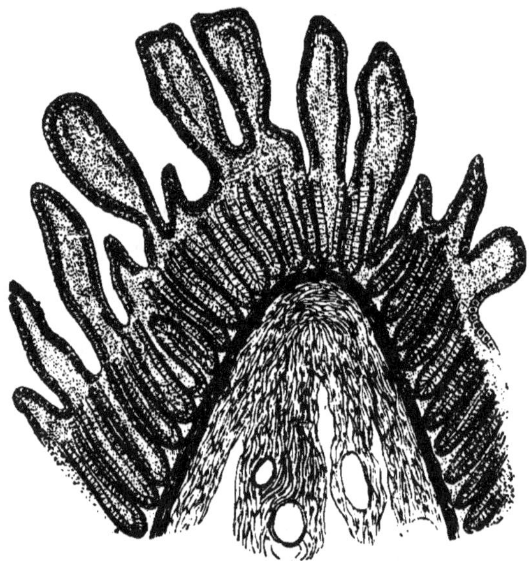

Fig. 229.

Coupe transversale d'une valvule connivente du jéjunum chez le chien (d'après KLEIN). La muqueuse renferme des glandes de Lieberkühn, et supporte des villosités intestinales.

musculaires lisses dépendant de la musculaire muqueuse. A l'intérieur des larges saillies villeuses du duodénum, les fibres musculaires constituent une lame presque continue; elles sont, au contraire, beaucoup plus rares dans les villosités cylindriques, et paraissent groupées au pourtour du chylifère central. D'après KLEIN, on pourrait distinguer dans chaque villosité un double système de fibres lisses : les unes tapisseraient circulairement la paroi du chylifère central, les autres seraient disposées longitudinalement et détermineraient, en se contractant, le plissement des villosités. Suivant GRAF SPEE (1885) et KÜLTS-CHITZKY (1887), au contraire, toutes les fibres musculaires lisses des villosités affecteraient un trajet longitudinal, et iraient se terminer, en s'irradiant à la surface de la villosité, au voisinage du revêtement épithélial. Elles ne seraient nullement en relation, d'après KÜLTSCHITZKY, avec la paroi du chylifère central.

Les villosités, en raison du rôle spécial qui leur est échu dans l'absorption, renferment un réseau sanguin très développé, ainsi que les origines des vaisseaux chylifères; la disposition de ces parties sera étudiée plus loin (p. 426 et suiv.).

e. *Glandes ou follicules de Lieberkühn.* — Les glandes de Lieberkühn existent dans toute l'étendue de l'intestin grêle, sauf toutefois au niveau des follicules clos. Ce sont des glandes en tube simple traversant normalement le chorion, et venant reposer par leur extrémité arrondie sur la musculaire muqueuse dont les sépare une mince couche choriale. Elles mesurent par suite l'épaisseur même de la muqueuse, c'est-à-dire que leur longueur varie de 250 à 500 μ; leur largeur est comprise entre 40 et 90 μ. Étroitement serrées les unes contre les autres, elles viennent s'ouvrir par un orifice circulaire dans les sillons qui séparent les villosités. L'épithélium qui en constitue le revêtement interne, se compose, comme celui des villosités, de cellules prismatiques à plateau et de cellules caliciformes; on y remarque, en plus, surtout dans le fond des glandes, des cellules granuleuses (*cellules de Paneth*, 1887) considérées par certains auteurs comme des éléments à ferment.

Le suc intestinal sécrété par les glandes de Lieberkühn, possède un ferment qui a la propriété de transformer le sucre de canne en glucose assimilable (*ferment inversif*, CL. BERNARD).

f. *Glandes de Brünner.* — Les glandes de Brünner sont des glandes en tube composées localisées dans le duodénum. Abondantes dans la première partie de ce conduit, elles diminuent ensuite progressivement de nombre, et disparaissent totalement vers son extrémité inférieure.

Chez l'homme, les glandes de Brünner sont disposées en deux groupes superposés (RENAUT, 1879) : l'un situé en dedans de la musculaire muqueuse (groupe interne), l'autre placé en dehors de cette membrane, dans le tissu sous-muqueux (groupe externe, sous-muqueux ou intermusculaire). Ces deux groupes ne sont pas toutefois absolument indépendants l'un de l'autre ; ils communiquent entre eux, de distance en distance, au travers de la musculaire muqueuse, qui paraît comme dissociée à leur niveau. Chez le chien et le chat, il n'existe qu'un seul groupe glandulaire sous-muqueux ; ce n'est qu'au niveau de la transition avec l'estomac, que ces glandes deviennent superficielles, pour se continuer avec les glandes pyloriques.

Les tubes glandulaires ramifiés et diversement contournés mesurent un diamètre de 50 à 60 μ, avec une lumière de 12 à 20 μ ; leur extrémité profonde est légèrement renflée. L'épithélium ne diffère pas de celui des glandes pyloriques : il est formé de cellules prismatiques, hautes de 20 à 25 μ, finement granuleuses.

g. *Follicules clos.* — On rencontre dans toute l'étendue de l'intestin des follicules clos isolés, sous forme de corpuscules arrondis, blanchâtres, d'un diamètre compris entre 0^{mm},2 et 2^{mm},5 ; en certains points, ces follicules sont associés en nombre variable (agminés), et constituent alors les *plaques de Peyer*. Quelques plaques ne renferment qu'un petit nombre de follicules (3 à 5), mais la plupart en comprennent de 20 à 30 ; enfin, dans les grandes plaques, on peut en observer jusqu'à 50 et même 60. Chez l'homme, les plaques de Peyer sont localisées dans la partie inférieure du jéjunum et surtout dans l'iléon, et situées sur le bord de l'intestin opposé à l'insertion du mésentère.

Tous les follicules isolés ou agminés possèdent une structure identique (p. 389), et ne diffèrent que par leur écartement et leurs dimensions. Les follicules solitaires ont un diamètre à peu près double de celui des follicules agminés. Chaque follicule représente un petit corps piriforme placé dans l'épaisseur de la muqueuse, de telle sorte que son sommet soulève légèrement la surface épithéliale, et que sa base élargie repose directement sur la musculaire muqueuse, ou perfore encore cette couche musculaire, pour venir faire saillie dans le tissu conjonctif sous-muqueux. Au pourtour des follicules clos, le chorion muqueux dessine un bourrelet annulaire qui renferme des glandes de Lieberkühn, et qui supporte des villosités; celles-ci font défaut au sommet même du follicule. Chaque follicule occupe ainsi le fond d'une petite dépression ou cupule, dont le sépare latéralement un sillon annulaire plus ou moins accusé.

2° Couche sous-muqueuse (tunique celluleuse). — La couche sous-muqueuse facilite le glissement de la muqueuse sur la tunique musculeuse. Elle est formée par un tissu cellulaire lâche très extensible, qui se prolonge à l'intérieur des différents replis de la muqueuse. Son épaisseur varie notablement suivant l'état de réplétion ou de vacuité de l'intestin; elle se rapproche en moyenne de 250 à 300 μ. La couche sous-muqueuse renferme de nombreux vaisseaux sanguins et lymphatiques et des nerfs dont nous indiquons plus loin le mode de distribution (p. 426 et suiv.).

3° Tunique musculeuse. — La tunique musculeuse de l'intestin grêle comprend deux couches distinctes : l'une interne à fibres circulaires, l'autre externe à fibres longitudinales. La couche interne est la plus épaisse (200 à 300 μ); la couche longitudinale ne dépasse pas 100 μ d'épaisseur. Il existe, à ce point de vue, des variations individuelles sensibles. C'est ainsi que sur l'iléon d'un supplicié, revenu sur lui-même, il est vrai, la couche circulaire mesure 750 μ d'épaisseur, et la couche longitudinale 225 μ. Vers l'extrémité inférieure du duodénum, la couche longitudinale s'épaissit légèrement par adjonction de faisceaux musculaires provenant des parties voisines, puis les deux couches vont en diminuant jusqu'à la valvule iléo-cæcale. Cette atténuation porte surtout sur la couche longitudinale qui, dans la partie inférieure de l'iléon, peut même manquer complètement au niveau de l'insertion du mésentère.

Au niveau du pylore, la couche circulaire se renfle considérablement, en intriquant ses faisceaux, et constitue un bourrelet annulaire (*sphincter du pylore*) qui refoule en dedans la muqueuse, et détermine ainsi la formation de la *valvule pylorique* (fig. 230). Une partie des fibres internes de la couche longitudinale, participe à la constitution du sphincter.

4° Tunique séreuse. — Le péritoine, qui représente la tunique externe de l'intestin, possède la constitution habituelle des séreuses ; son épaisseur ne dépasse pas en général 70 μ. Une

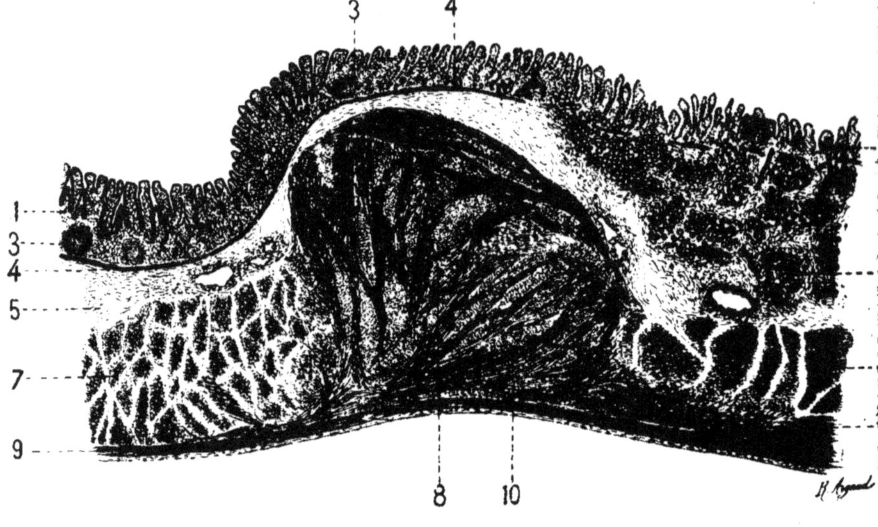

Fig. 230.

Coupe longitudinale du pylore sur un supplicié (gr. 9/1).

1. muqueuse de l'estomac englobant les glandes pyloriques. — 2, muqueuse du duodénum avec ses saillies villeuses, ses follicules clos et ses glandes de Lieberkühn. — 3, follicule clos de la muqueuse gastrique. — 4, musculaire muqueuse. — 5, couche sous-muqueuse. — 6, glandes de Brünner. — 7, couche musculaire circulaire. — 8, sphincter pylorique soulevant la muqueuse (valvule pylorique). — 9, couche musculaire longitudinale. — 10, péritoine.

couche de tissu conjonctif lâche, peu abondant, sépare le péritoine de la tunique musculeuse ; par places, ce tissu sous-séreux semble même faire complètement défaut.

5° Vaisseaux sanguins. — Les vaisseaux qui se rendent à l'intestin, traversent la couche musculaire longitudinale, après avoir envoyé quelques rameaux isolés au péritoine. Entre les deux couches musculaires, ils émettent un grand nombre de branches qui se répandent dans toute la tunique musculeuse, et s'y résolvent en un réseau capillaire à mailles allongées. Les branches les plus volumineuses perforent la couche musculaire circulaire, et constituent dans la tunique celluleuse un réseau artériel sous-muqueux. De ce réseau, se détachent de nombreux

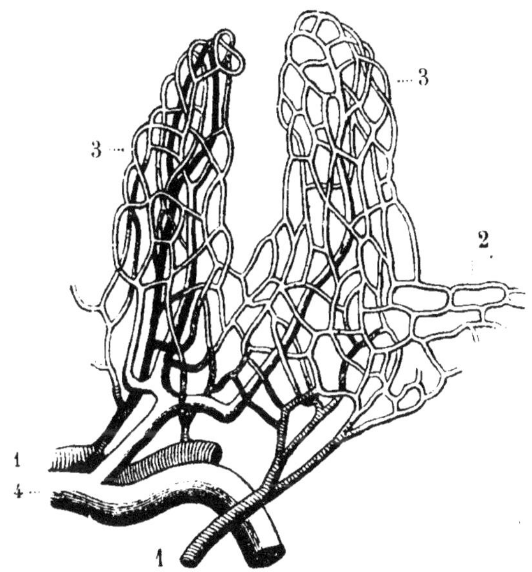

Fig. 231.

Vaisseaux des villosités intestinales chez le lapin (d'après FREY).

1, artérioles. — 2, réseau capillaire de la surface intestinale, au pourtour des glandes de Lieberkühn. — 3, réseau capillaire des villosités. — 4, veine.

rameaux qui traversent normalement la musculaire muqueuse, et s'enfoncent dans la couche des glandes de Lieberkühn. Une partie des artérioles se divise en capillaires qui forment un réseau serré autour des follicules, l'autre partie s'élève entre les glandes, et pénètre dans les villosités. La surface de celles-ci, comme d'ailleurs toute la surface libre de l'intestin, est parcourue, au-dessous de l'épithélium, par un réseau capillaire dans lequel le sang circule de la base au sommet de la villosité. (fig. 231). Là, il aboutit à une veinule plus large qui se constitue au point culminant de la villosité, et va se jeter, après avoir traversé la couche glandulaire, dans le réseau veineux sous-jacent. Le réseau capillaire des villosités présente cette particularité que son revêtement endothélial forme une couche plasmodiale non divisée en cellules distinctes (Ranvier).

Au niveau des plaques de Peyer, les artérioles qui occupent les cloisons interfolliculaires, émettent latéralement un certain nombre de branches destinées aux follicules. Ces branches forment, à la surface des follicules, un réseau à mailles arrondies d'où s'avancent, à l'intérieur, de nombreux capillaires très ténus, mesurant de 4 à 6 μ. Ceux-ci convergent vers le centre du follicule, en contractant entre eux de nombreuses anastomoses, puis il reviennent vers la périphérie, décrivant ainsi des anses entrelacées, à sommet central.

Les vaisseaux sanguins de la tunique musculeuse, constituent un réseau à mailles allongées, rectangulaires, parallèles à la direction des fibres-cellules. Les capillaires, rectilignes à l'état de repos, deviennent flexueux dans la contraction de l'intestin.

6° Vaisseaux lymphatiques, chylifères. — Chaque villosité est le centre d'origine d'un vaisseau chylifère qui en occupe assez exactement la partie axiale (*chylifère central*, fig. 232). Ce chylifère débute vers le sommet de la villosité par un cul-de-sac, puis il descend verticalement, et traverse l'épaisseur de la muqueuse, en s'insinuant entre les follicules de Lieberkühn. Arrivés à la face profonde de la muqueuse, les chylifères s'unissent entre eux, et constituent un réseau sous-muqueux dont se détachent des branches dont les unes perforent la paroi intestinale, pour aller se jeter dans les lymphatiques sous-séreux, et dont les autres vont se perdre dans un réseau interposé aux deux couches de la tunique musculeuse (*réseau interlaminaire* d'Auerbach).

Parfois les chylifères forment, à la base des villosités, un premier réseau superficiel qui entoure les orifices glandulaires. Enfin, une seule villosité peut contenir plusieurs chylifères ; ceux-ci se terminent alors isolément, ou sont réunis par une branche recourbée en forme d'anse qui occupe le sommet de la villosité. C'est ainsi que, chez le mouton, il existe dans chaque

villosité plusieurs conduits anastomosés, tandis qu'on n'observe
qu'un seul vaisseau central chez le cheval, le chien et le bœuf.
Au pourtour des follicules clos, les chylifères qui descendent des
villosités s'anastomosent entre eux, et constituent une sorte de

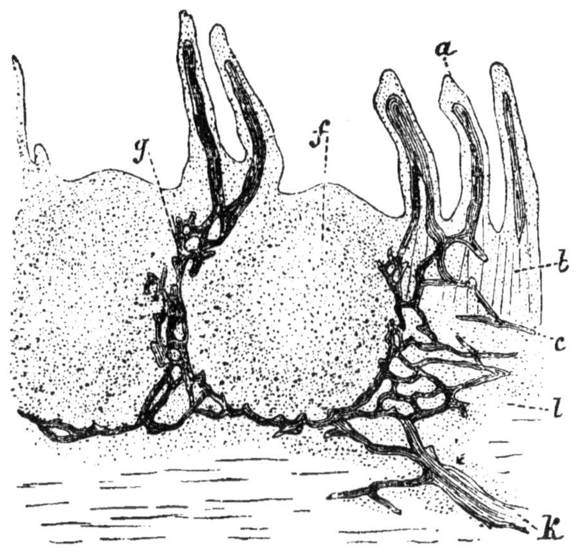

Fig. 232.

Coupe transversale d'une portion d'une plaque de Peyer chez
l'homme, montrant la disposition des vaisseaux lymphatiques
dans la muqueuse et dans la sous-muqueuse, d'après FREY.

a, villosité avec son chylifère central. — *b*, glandes de Lieberkühn. — *c*, lympha
tiques sous-muqueux. — *f*, follicule clos. — *g*, réseau lymphatique interfolliculaire.
— *l*, couche sous-muqueuse. — *k*, tronc lymphatique efférent.

réseau enveloppant (*sinus lymphatique* de FREY), de la partie
profonde duquel se détachent les vaisseaux efférents.

7° Nerfs. — Les faisceaux nerveux qui abordent les parois
de l'intestin, sont constitués par un mélange de fibres de Remak
et de tubes à myéline. Ils s'anastomosent au-dessous du revêtement péritonéal, et forment un plexus sous-séreux dont se détachent de nombreux tractus qui traversent de toutes parts la
couche musculaire longitudinale, et se mettent en relation avec

un deuxième plexus situé entre les deux couches musculaires
(*plexus myentérique, plexus d'Auerbach*). Le plexus d'Auerbach,
enserré entre les deux couches de la tunique musculeuse se compose de fascicules nerveux aplatis parallèlement à la surface, qui
se réunissent presque à angle droit, et limitent ainsi des mailles
assez régulières, en général rectangulaires ; chez le cochon d'Inde
(fig. 233), le diamètre des mailles est d'environ 1/2 millimètre.
Les points nodaux de ce plexus sont occupés par de petits ganglions également aplatis, dont les cellules sont munies de plusieurs prolongements. Il n'est par rare de voir les cellules gan-

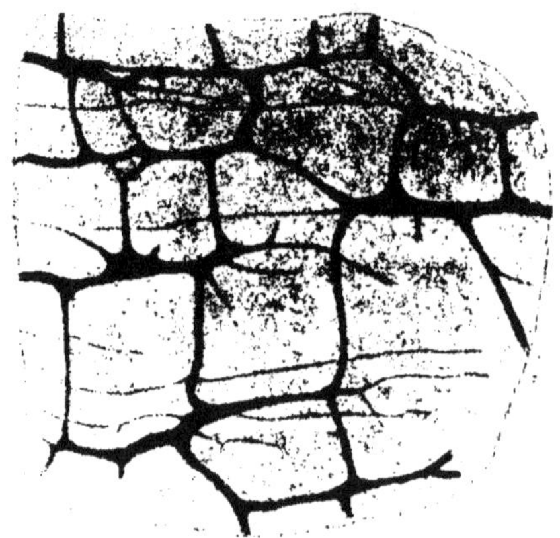

Fig. 233.

Plexus myentérique d'Auerbach dans l'intestin grêle du cochon
d'Inde, imprégné au chlorure d'or, d'après une préparation de
G. HERRMANN (gr. 23,5/1).
Les tractus nerveux, avec leurs renflements ganglionnaires, délimitent des mailles
de forme rectangulaire.

glionnaires se poursuivre à une certaine distance à l'intérieur
des tractus anastomotiques. Chacune des mailles que nous
venons de décrire, se subdivise elle-même en mailles plus
étroites de second ordre. Les fibres qui limitent celles-ci, fournissent à leur tour de fines branches qui s'enfoncent dans les
deux couches musculaires.

Un certain nombre de rameaux nerveux qui se dirigent ainsi
en dedans, perforent la couche circulaire interne, et, arrivés

dans le tissu cellulaire sous-muqueux, y constituent un troisième plexus découvert par REMAK et par MEISSNER (*plexus de Meissner*, fig. 234). Ce plexus présente des mailles plus étroites et moins régulières que le plexus d'Auerbach. Les fibres qui en émanent, se rendent, partie dans la couche circulaire de la tunique musculeuse, partie dans la musculaire muqueuse, et partie enfin dans le chorion de la muqueuse, où elles forment de

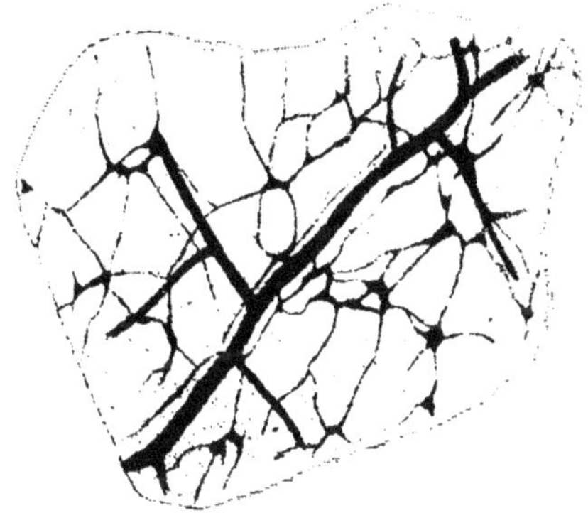

Fig. 234.

Plexus de Meissner de l'intestin grêle du cochon d'Inde, imprégné au chlorure d'or, d'après une préparation de G. HERRMANN (gr. 22,5/1).

Les tractus nerveux, avec leurs renflements ganglionnaires, délimitent des mailles irrégulières au pourtour des vaisseaux sanguins.

nouveaux plexus au pourtour des glandes de Lieberkühn, et à l'intérieur des villosités.

§ 11. — GROS INTESTIN

Le gros intestin présente à étudier les mêmes tuniques que l'intestin grêle. Les villosités de l'intestin grêle s'atténuent progressivement, et disparaissent sur la face de la valvule iléo-cæcale en rapport avec l'iléon.

1° Tunique muqueuse. — A part quelques élevures qu'on trouve de place en place, la muqueuse du gros intestin est complètement dépourvue de villosités chez l'homme ; la surface est seulement criblée d'orifices glandulaires, comme la muqueuse de l'estomac. Son épaisseur est d'environ 600 μ (rectum). Chez le lapin, la surface du côlon est recouverte dans son premier quart de saillies nombreuses, mais assez larges et traversées par des glandes tubulées comme le reste de la muqueuse du côlon.

Le chorion de la muqueuse du gros intestin offre peu de différences avec celui de l'intestin grêle. La trame en est cependant un peu plus serrée, et les cellules conjonctives y sont relativement moins abondantes. L'épithélium se compose, comme dans l'intestin grêle, de cellules prismatiques à plateau strié et de cellules caliciformes.

Les glandes de Lieberkühn ne sont pas moins nombreuses dans le gros intestin que dans l'intestin grêle (fig. 235). Quelquefois, elles sont réunies par places en groupes plus denses que dans le reste de la muqueuse. Elles sont deux fois plus longues que celles de l'intestin grêle.

On trouve également, dans le gros intestin, des follicules clos solitaires plus volumineux que ceux de l'intestin grêle. Ils mesurent en moyenne $1^{mm},5$ à 2 millimètres. Ils offrent, de plus, cette particularité que la muqueuse à leur niveau présente une légère dépression, ce qui les a fait considérer autrefois comme des glandes munies d'un conduit excréteur.

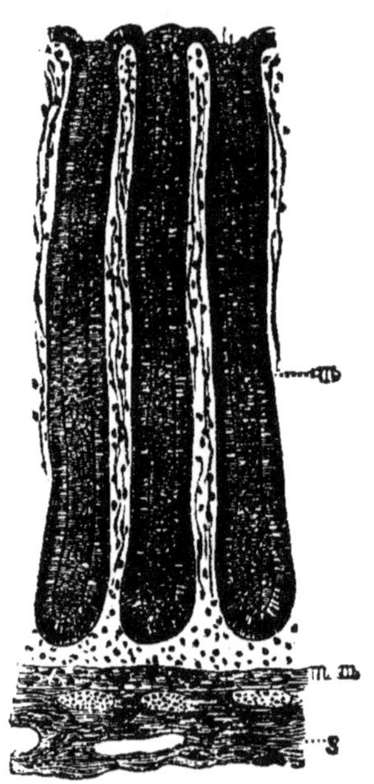

Fig. 235.

Coupe perpendiculaire de la muqueuse du gros intestin du chien (d'après KLEIN).

m, glande de Lieberkühn. — *mm*, musculaire muqueuse. — *s*, couche sous-muqueuse.

Les follicules clos sont particulièrement abondants dans l'appendice iléo-cæcal, où ils constituent une couche presque continue (fig. 236): les minces cloisons qui les séparent renferment des follicules de Lieberkühn rudimentaires, dont quelques-uns n'atteignent pas en longueur la moitié de l'épaisseur du chorion. L'épaisseur totale des parois de l'appendice varie de $1^{mm},5$ à

2 millimètres, dont 1 millimètre environ pour la muqueuse : la musculaire muqueuse est dissociée par les nombreuses formations folliculaires qui viennent faire saillie dans le tissu conjonctif sous-muqueux.

La disposition des vaisseaux sanguins de la muqueuse du gros intestin, est la même que dans l'intestin grêle, abstraction

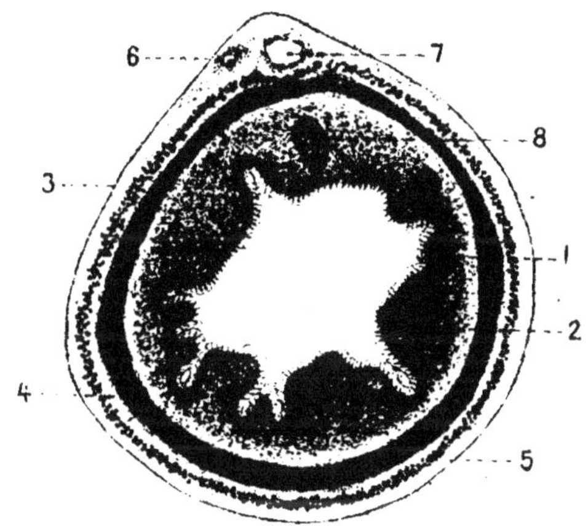

Fig. 236.

Coupe transversale de l'appendice sur un fœtus humain de 19 26 centimètres au niveau de sa portion libre (gr. 27/1).

1, épithélium. — 2, tissu folliculaire. — 3, couche longitudinale de la tunique musculeuse. — 4, couche circulaire. — 5, péritoine. — 6, artère appendiculaire. — 7, veine appendiculaire. — 8, glandes de Lieberkühn.

faite des villosités de ce dernier. Les nerfs forment des plexus analogues à ceux de l'intestin grêle.

2° Tunique musculeuse. — A la surface du côlon, la couche externe se soulève en trois faisceaux rubanés, dits *ligaments du côlon*, entre lesquels on ne retrouve qu'un mince plan de fibres longitudinales. Au rectum, ces bandes musculaires s'étalent de nouveau sur toute la périphérie de l'intestin, dont les parois augmentent progressivement d'épaisseur, soit par un accroissement en nombre des fibres propres de la paroi, soit par l'adjonction de fibres musculaires insérées sur les parties avoisinantes. La couche circulaire se poursuit sans modification de l'intestin grêle sur le cæcum et le côlon ; elle augmente également de volume sur le rectum, où elle atteint une épaisseur de 3 millimètres. Il en est de même de la musculaire muqueuse qui mesure 30 μ sur le côlon, et 200 μ au voisinage de la muqueuse anale.

Au niveau de l'appendice iléo-cæcal, les deux couches de la tunique musculeuse ne sont pas nettement délimitées entre elles, mais elles s'envoient obliquement de petits faisceaux anastomotiques. Cette disposition s'accentue au sommet même de l'appendice, où les faisceaux des deux couches, diversement entrelacés, constituent un véritable plexus musculaire.

3° Tunique séreuse. — Le péritoine présente la même structure qu'à la surface de l'intestin grêle ; son épaisseur est d'environ 100 μ. On voit s'en détacher de nombreux appendices flottants, chargés de vésicules adipeuses (*appendices épiploïques*).

§ 12. — Conduit anal

Nous désignerons sous le nom de *conduit anal* le segment terminal du tube digestif, interposé entre le rectum et le tégument externe. Ce segment, au niveau duquel la musculature de l'intestin subit un certain nombre de modifications, est surtout caractérisé par une muqueuse de transition (*muqueuse anale*) que deux lignes nettes, mais à contour festonné, séparent de la muqueuse rectale et de la peau. La ligne supérieure a reçu le nom de *ligne sinueuse anale* (Robin et Cadiat, 1874), de *ligne ano-rectale* (G. Herrmann, 1880), ou encore de *ligne sinueuse supérieure* ; la ligne inférieure, celui de *ligne sinueuse cutanée* (Robin et Cadiat, 1874), de *ligne ano-cutanée* (G. Herrmann, 1880) ou encore de *ligne sinueuse inférieure*. La distance de ces deux lignes mesurant la hauteur de la muqueuse anale et par suite du conduit anal, varie de 5 à 12 millimètres.

1° Tunique muqueuse. — La muqueuse anale ne présente pas une surface lisse, mais elle est soulevée de distance en distance par les colonnes de Morgagni (*columnæ recti*, au nombre de 6 à 10), de telle sorte qu'elle recouvre une série de saillies longitudinales, dans l'intervalle desquelles elle se déprime, pour tapisser les enfoncements en forme de godets limités par les piliers et les valvules semi-lunaires (*sinus de Morgagni*). Ces dépressions très accusées au niveau des valvules, s'effacent peu à peu en remontant vers la ligne ano-rectale, où les colonnes de Morgagni s'atténuent progressivement. La ligne ano-cutanée répond au bord libre des valvules semi-lunaires.

a. *Épithélium*. — L'épithélium de la muqueuse anale appartient tantôt au type pavimenteux stratifié, et tantôt au type prismatique stratifié. D'une façon générale, l'épithélium pavimenteux stratifié recouvre les parties saillantes (colonnes de Morgagni) ; il succède brusquement à l'épithélium prismatique simple du rectum, tandis qu'inférieurement, au niveau de la ligne ano-cutanée, il se continue par une transition graduelle avec l'épithélium pavimenteux stratifié de la zone cutanée lisse : son épaisseur varie de 40 à 80 μ. L'épithélium prismatique stratifié (35 μ) tapisse les enfoncements de la muqueuse, c'est-à-dire les points qui ne sont pas directement exposés à des pressions ou à des efforts mécaniques.

b. *Chorion*. — Le chorion de la muqueuse anale est formé par un feutrage de fibres lamineuses disposées parallèlement à la surface sur une épaisseur de 60 à 80 μ, entre lesquelles on distingue de nombreuses cellules conjonctives. Cette couche est doublée à sa face profonde par un réseau de fibres élastiques longitudinales, et supporte, d'autre part, une membrane basilaire sur laquelle repose l'épithélium.

Quant au tissu cellulaire sous-muqueux, il est parcouru dans toute son épaisseur par des fibres musculaires lisses à direction longitudinale, provenant en majeure partie de la musculaire muqueuse très épaissie du rectum. A ces fibres musculaires, viennent s'ajouter d'autres faisceaux détachés de la couche longitudinale de la tunique musculeuse du rectum (ROUX, 1881), et qui, après avoir traversé la couche circulaire au-dessus de la muqueuse anale, descendent dans la partie profonde du tissu cellulaire sous-muqueux, et finissent par entremêler leurs fibres avec celles de la musculaire muqueuse (fig. 237). Les faisceaux provenant de la couche longitudinale, ne constituent pas à l'origine contre la face interne de la couche circulaire de

la tunique musculeuse une nappe continue analogue à celle que
forme la musculaire muqueuse à la face profonde du chorion de

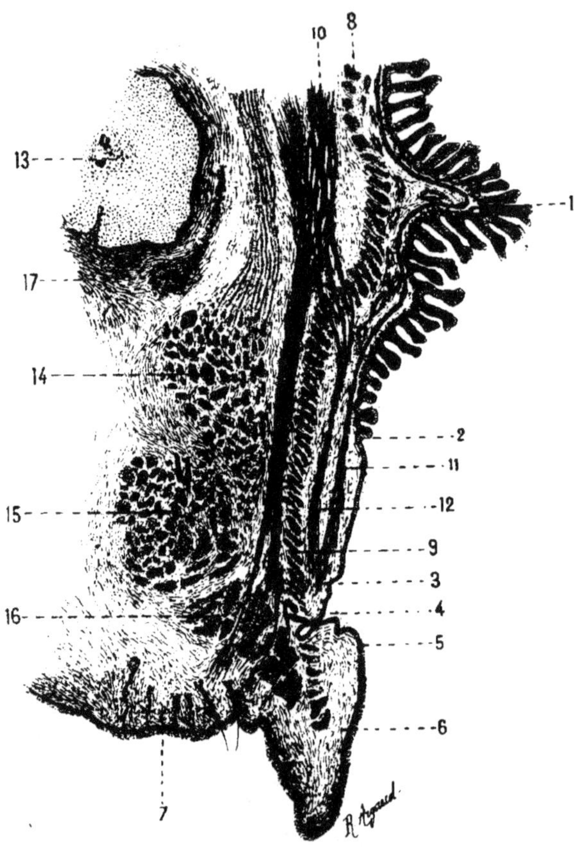

Fig. 237.

Coupe longitudinale de la paroi postérieure du conduit anal chez un
fœtus humain de 20,31 centimètres (gr. 11,5/1).

Le bourrelet anal, très accusé, fait directement saillie en bas. — 1, muqueuse
u rectum. — 2, ligne ano-rectale. — 3, muqueuse anale. — 4, sinus de Morgagni.
— 5, ligne ano-cutanée. — 6, zone cutanée lisse recouvrant en dedans le bourrelet
anal. — 7, peau. — 8, couche musculaire circulaire du rectum. — 9, sphincter lisse
(renflement de la couche circulaire). — 10, couche musculaire longitudinale dont les
faisceaux se dirigent partie en dedans à travers le sphincter lisse, et partie en dehors
à travers le sphincter strié. — 11, musculaire muqueuse. — 12, faisceaux musculaires
de la couche longitudinale ayant traversé le sphincter lisse. — 13, pointe du
coccyx. — 14, portion horizontale du releveur de l'anus. — 15, sphincter externe
'rié. — 16, portion recourbée en dedans du sphincter externe, et traversée par des
fibres de la couche longitudinale. — 17, glande coccygienne.

la muqueuse. Mais ils sont groupés en amas distincts, et c'est vraisemblablement à cette disposition que sont dues en majeure partie les élevures représentant les colonnes de Morgagni. Les tendons qui terminent tous ces faisceaux musculaires, vont se perdre dans la peau du voisinage de l'anus.

c. *Glandes.* — On trouve dans la muqueuse anale des follicules clos surtout abondants au voisinage de la ligne ano-rec-

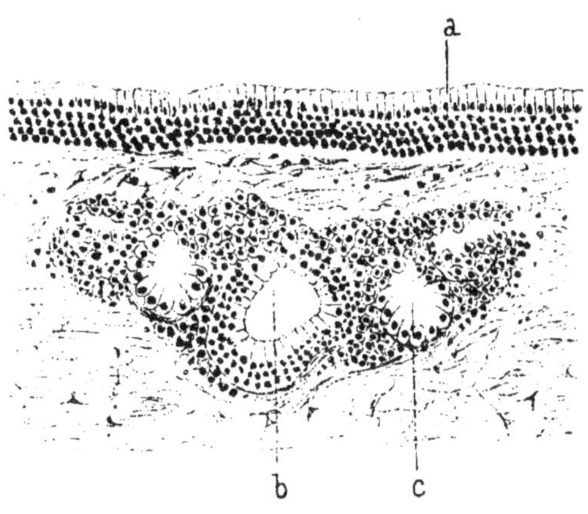

Fig. 238.

Petite glande en grappe de la région anale, dont les ramifications sont enveloppées de tissu folliculaire (d'après G. HERRMANN, 1880).

a, épithélium prismatique stratifié de la muqueuse anale. — *b*, conduit excréteur de la glande. — *c*, cul-de-sac glandulaire.

tale, des glandes en tube isolées et offrant tous les caractères des glandes du gros intestin, qui siègent dans la partie supérieure de la muqueuse (*glandes erratiques du rectum*), enfin, des dépressions ou sinus dont quelques-unes traversent en doigt de gant le sphincter interne, et viennent se terminer par quelques courtes ramifications dans le tissu conjonctif qui sépare le sphincter de la couche musculaire longitudinale. Ces dernières formations s'observent de préférence au fond des godets de Morgagni contre la base des valvules semi-lunaires. Un certain nombre de ces sinus aboutissent à de petits culs-de-sac glandulaires sous-muqueux (fig. 238), qui rappellent les glandes acineuses que l'on rencontre complètement développées dans la muqueuse anale de quelques mammifères (G. Herrmann et Desfosses, 1879).

2° Tunique musculeuse. — Les différentes couches de la tunique musculeuse du rectum se comportent de la façon suivante au niveau de la muqueuse anale.

a. *Couche circulaire*. — La couche circulaire s'épaissit progressivement en regard de l'extrémité inférieure du rectum, et forme un renflement annulaire connu sous le nom de *sphincter interne* ou *de sphincter lisse de l'anus*. La hauteur de ce renflement est d'environ 3 centimètres, son épaisseur de 6 millimètres ; il débute à 15 millimètres au-dessus de la ligne anorectale, et se termine inférieurement au point où la zone cutanée lisse se continue avec la peau proprement dite.

b. *Couche longitudinale*. — La couche longitudinale, renforcée par des fibres qui proviennent de la face antérieure des dernières vertèbres coccygiennes (*muscles recto-coccygiens* de Treitz), se prolonge inférieurement dans toute l'étendue de la muqueuse anale, et se perd dans la peau du bassin, après avoir traversé l'extrémité inférieure du sphincter externe strié recourbée vers l'anus. Cette couche, au-dessus de la muqueuse anale, abandonne un certain nombre de faisceaux qui perforent le sphincter lisse, et vont mélanger leurs fibres à celles de la musculaire muqueuse.

§ 13. — Zone cutanée lisse anale

La *zone cutanée lisse anale* (Robin et Cadiat) forme la transition graduelle entre la muqueuse anale et la peau proprement dite ; elle répond assez exactement à l'orifice anal. La membrane qui tapisse cette zone annulaire présente les caractères généraux de la peau, mais elle est entièrement dépourvue de glandes et de follicules pileux qui ne commencent à se montrer qu'à une distance de 12 millimètres environ du bord libre des valvules semi-lunaires (Ch. Robin et Cadiat). Cette distance qui répond à la hauteur de la zone cutanée lisse, paraît subir un certain nombre de variations individuelles ; c'est ainsi que, sur un supplicié, nous la trouvons réduite à 5 millimètres.

L'épithélium pavimenteux de la zone cutanée lisse se continue par une transition insensible avec l'épiderme dont il mesure à peu près l'épaisseur (130 μ) ; le pigment apparaît dans la couche profonde à une faible distance du bord libre des valvules (1 millimètre environ). Quant au derme, il est couvert de nombreuses papilles courtes et effilées. Ce n'est qu'au moment de l'apparition des premiers follicules pilo-sébacés, que les papilles prennent la disposition régulière qu'elles offrent sur le reste de la peau. Les glandes sudoripares volumineuses et analogues aux glandes axillaires (*glandes circumanales* de GAY, 1871) apparaissent un peu plus loin.

D'après KRAUSE (1868), un grand nombre de filets nerveux munis de corpuscules terminaux, viendraient se distribuer dans cette région.

§ 14. — MATIÈRES FÉCALES

Les matières fécales représentent le résidu des aliments, auquel s'ajoutent quelques éléments anatomiques provenant de la dernière portion de l'intestin ; ceux qui ont pu se détacher plus haut, ayant subi l'action des sucs intestinaux, ont été digérés.

Parmi les substances organiques figurées qu'on peut trouver dans l'examen microscopique des excréments, nous signalerons les parties ligneuses des plantes, les téguments chitineux des insectes et des crustacés, et certains éléments des tissus des animaux, comme les fibres élastiques, qui résistent à l'action des sucs digestifs de l'homme.

ARTICLE II

ANNEXES DU TUBE DIGESTIF

Nous décrirons, comme annexes du tube digestif, les dents, les glandes salivaires, les amygdales, le foie, le pancréas et la rate.

§ 1. — DENTS

Les dents constituent des organes à part dans l'économie humaine. Elles sont, chez l'homme et chez les vertébrés supérieurs, localisées sur la muqueuse dermoïde de la bouche ; mais on trouve chez beaucoup d'animaux inférieurs et principalement chez les poissons, des organes analogues répandus sur toute la surface du corps.

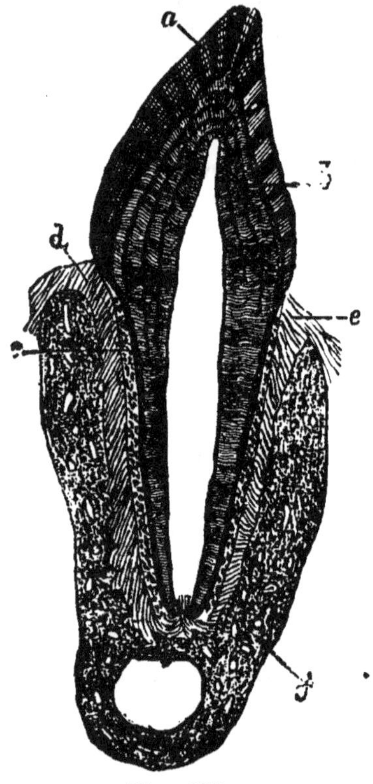

Fig. 239.

Coupe longitudinale de la pre- mière molaire du chat (d'après WALDEYER).

a, émail. — *b*, ivoire délimitant la cavité qui loge la pulpe dentaire. — *c*, cément. — *d, e*, ligament alvéolo-den- taire. — *f*, paroi osseuse de l'alvéole.

En anatomie descriptive, on considère à chaque dent deux por- tions distinctes : une portion su- perficielle, libre, plus ou moins renflée (*couronne*), qui fait saillie au-dessus du rebord de la gen- cive ; et une portion profonde, conique uni-ou multicuspidée (*ra- cine*), qui se trouve logée dans une excavation alvéolaire de l'un des maxillaires, aux parois de laquelle la rattache le *ligament alvéolo-dentaire*. Un rétrécisse- ment plus ou moins bien délimité (*collet* de la dent), sépare la cou- ronne de la racine. La couronne est creusée en son centre d'une excavation (*cavité dentaire*) qui se prolonge sous forme d'un canal (*canal dentaire*) à l'intérieur de la racine, et qui vient s'ouvrir au sommet de cette racine par un orifice arrondi (*trou dentaire*). La cavité et le canal dentaires sont occupés par une substance molle appelée *pulpe dentaire* qui com- munique avec le tissu conjonctif ambiant par l'intermédiaire du trou dentaire. La partie dure de la dent qui enveloppe la pulpe, est formée par l'association de trois substances dont l'une l'*ivoire* ou *dentine* entoure de toutes parts la pulpe dentaire (fig. 239). Au niveau de la couronne, l'ivoire est recouvert par une substance d'une dureté extrême, l'*émail*, et au niveau de la racine (fig. 140) par une couche de tissu osseux qui porte ici le nom particulier de *cément*. L'émail et le cément finissent tous les deux en s'effilant au niveau du collet, la couche de cément empiètant légèrement sur l'émail.

Nous nous occuperons successivement des parties dures et des

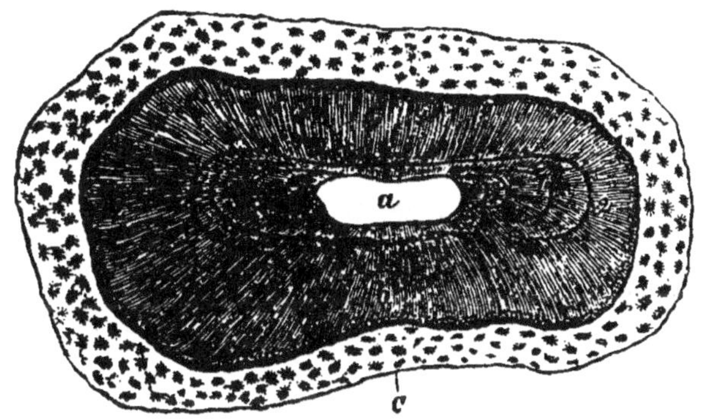

Fig. 240.
Coupe transversale d'une dent, au niveau de la racine
(d'après RAUBER).

a, cavité de la pulpe. — *b*, dentine ou ivoire. — *c*, cément. — 1, lignes de contour. — 2, couche granuleuse de l'ivoire.

parties molles de la dent, et nous ferons suivre cette description d'une étude sommaire sur le tartre et sur le dépôt gingivo-dentaire.

A. — PARTIES DURES

Les parties dures de la dent comprennent l'ivoire, l'émail et le cément.

1° Ivoire (*dentine*, RICHARD OWEN). — L'ivoire est constitué par un tissu spécial qui présente de grandes analogies avec le tissu osseux. Il est, en effet, formé comme ce dernier, par une substance fondamentale parcourue par un nombre considérable de fins canalicules (*canalicules dentaires*) qui logent des prolongements cellulaires appelés *fibres dentaires*.

a. *Substance fondamentale.* — Cette substance, blanche, résistante, semble devoir être assimilée à la substance osseuse. Elle est également composée d'osséine combinée à des sels calcaires ; toutefois la proportion des sels calcaires (72 p. 100) est un peu plus forte, et celle de l'osséine (28 p. 100) un peu plus faible que dans les os : c'est de la substance osseuse condensée.

Examinée sur une coupe longitudinale de la dent, l'ivoire présente un certain nombre de lignes concentriques, régulièrement emboîtées les unes dans les autres (*lignes de contour*, R. Owen ; *lignes incrémentales*, Salter). Ces lignes répondent aux plans de superposition des dépôts successifs de la dentine (*Précis d'embryologie humaine*, p. 174), et ne doivent pas être confondues avec les *lignes de Schreger* déterminées par les ondulations que décrivent les canalicules suivant une même courbe.

b. *Canalicules de l'ivoire.* — Les canalicules de l'ivoire ou de la dentine, doivent être rapprochées des canalicules osseux qui se détachent des ostéoplastes. Ils sont toutefois plus larges, et mesurent 2 μ environ. Ils naissent par un orifice ouvert en forme de cône sur la paroi de la cavité dentaire ; de là, ils s'étendent, espacés en général de 5 à 10 μ, à travers toute l'épaisseur de l'ivoire jusqu'à l'émail et au cément. Partout, leur direction est à peu près normale aux deux surfaces interne et externe de l'ivoire. Leur trajet est légèrement onduleux, ce qui contribue à donner aux coupes de dentine un aspect moiré. Chaque canalicule décrit, en général, deux ou trois grandes courbes dont l'ensemble forme les *lignes de Schreger*, et un nombre considérable de courbes plus petites, plus ou moins prononcées.

Les canalicules subissent des bifurcations surtout nombreuses à une faible distance de la cavité dentaire, où chaque tube se divise le plus souvent en deux autres, dont la lumière est à peu de chose près aussi large que celle du tube d'origine. Les canalicules qui succèdent à cette première bifurcation sont parallèles, et se ramifient de nouveau en approchant de la surface externe de l'ivoire. Ils donnent sur leur parcours, latéralement, des branches très déliées, dont la plupart se dirigent obliquement de dedans en dehors à partir de leur insertion au canalicule, et s'unissent entre elles.

Les canalicules dentaires présentent parfois vers leur extrémité périphérique de petites lacunes qui peuvent être très nombreuses, irrégulièrement triangulaires ou étoilées, dans les

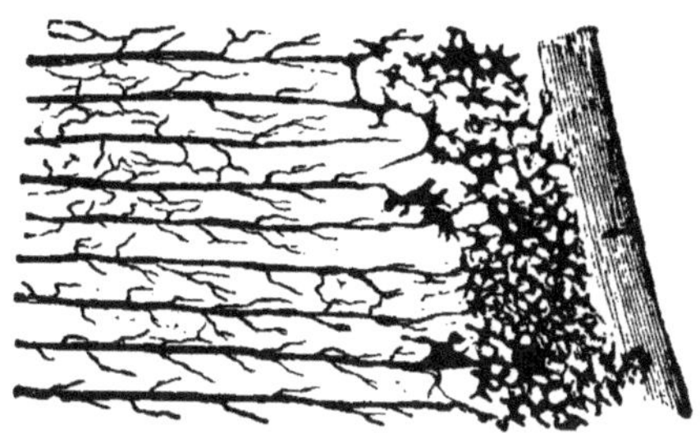

Fig. 241.

Canalicules de l'ivoire se terminant dans les espaces de la couche
granuleuse (d'après TOMES). Figure empruntée à TESTUT.

angles desquelles s'abouchent les canalicules dentaires (fig. 241).
Ces vacuoles forment alors un véritable réseau lacunaire qui
peut envoyer de petits prolongements en forme de massue dans
la couche de l'émail (*couche granuleuse de l'ivoire*, TOMES).

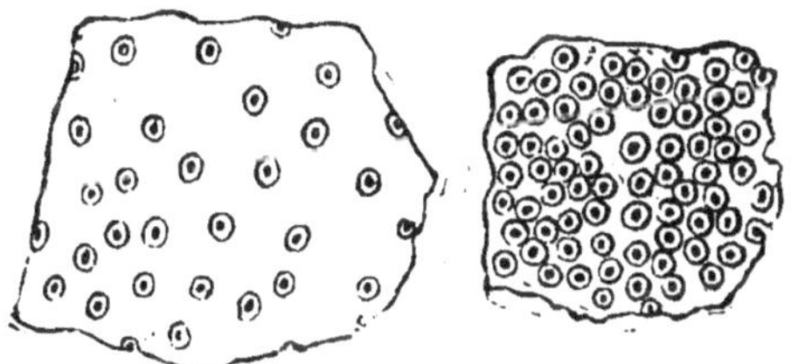

Fig. 242.

Canalicules de l'ivoire vus sur la coupe transversale, et montrant
la gaine de Neumann dont l'épaisseur a été exagérée à dessein.

Chaque canalicule, dans son tronc principal, ses branches
secondaires et ses anastomoses, présente une sorte de paroi
propre comparable à celle qui a été décrite autour des ostéoplastes
(p. 154). Cette paroi, que l'on peut isoler par l'action de l'acide
chlorhydrique, porte le nom de *gaine de Neumann* (fig. 242). Elle
est homogène, brillante, formée d'une substance transparente,
sans granulations ni stries ; son épaisseur ne dépasse pas 1 μ.

En pratiquant une coupe dans la dentine, on trouve très souvent, enclavés dans cette substance, des globes solides (*globes de dentine*) assez régulièrement arrondis, et qui sont eux-mêmes formés de dentine avec ses tubes caractéristiques. Ces globes de dentine mesurent en général de 10 à 30 μ de diamètre, mais ils sont souvent plus petits ; ils peuvent aussi être réunis plusieurs en amas mamelonnés. Ils sont toujours plus ou moins

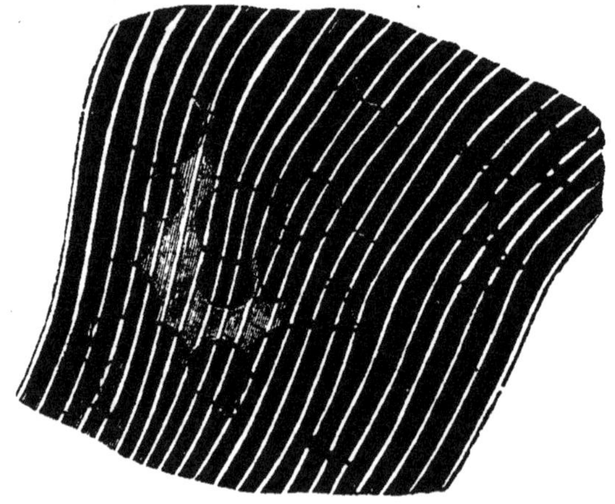

Fig. 243.

Espaces interglobulaires de l'ivoire (d'après Tomes).
Figure empruntée à Testut.

en continuité de substance avec l'ivoire au milieu duquel ils sont plongés ; mais il peut arriver que plusieurs de ces globes au voisinage l'un de l'autre, soient incomplètement enclavés, et qu'il reste entre eux de véritables lacunes à parois rentrantes arrondies (fig. 243), que l'on appelle *espaces interglobulaires* (Czermak). Ces lacunes sont parfois très nombreuses dans certaines dents, et constituent alors un véritable vice de conformation. Quelquefois, elles forment vers la périphérie de la dentine une sorte de couche continue, qui a reçu le nom de *zone des globes de dentine*. On se gardera, en tout cas, de confondre les espaces interglobulaires avec les cavités anastomotiques de l'extrémité des canalicules dentaires.

c. *Fibres dentaires*. — Ces fibres n'étant que les prolongements périphériques de cellules spéciales situées dans la couche superficielle de la pulpe, nous croyons devoir renvoyer leur description à celle de ces derniers éléments.

2° Émail. — L'émail est encore plus résistant que la dentine ; il renferme une proportion plus considérable de sels minéraux (environ 97 p. 100), et ne donne point de gélatine par la coction. Il appartient à la classe des produits épithéliaux, et se

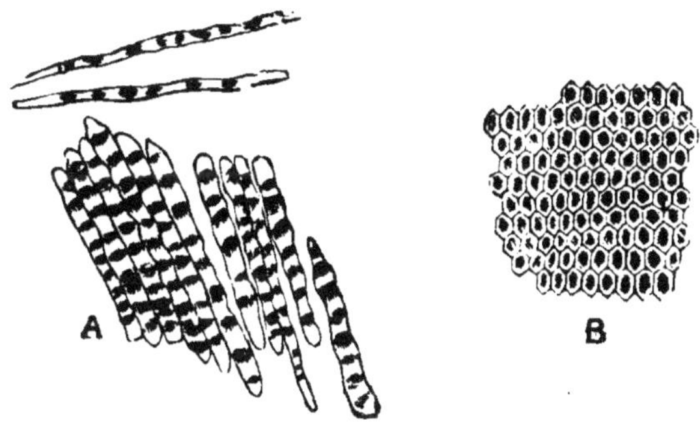

Fig. 244.

Prismes de l'émail, vus : A. suivant leur longueur, et B. suivant leur section transversale (d'après KÖLLIKER). Figure empruntée à KLEIN.

compose de prismes particuliers disposés parallèlement entre eux, et traversant l'émail dans toute son épaisseur. A leur surface, se trouve étalée une mince membrane appelée *cuticule de l'émail*.

a. *Prismes de l'émail* (prismes adamantins). — Ces prismes un peu irréguliers, allongés, sont à cinq ou six pans (fig. 244) ; ils mesurent en largeur de 3 à 4 µ, et en longueur l'épaisseur même de l'émail à l'endroit qu'ils occupent. Chez l'adulte, ces éléments sont assez faciles à observer, tant sur des coupes parallèles à leur grand axe que sur des coupes transversales, mais ils sont toujours difficiles à isoler. Dans le jeune âge, on les sépare plus aisément, et l'on peut alors constater, surtout après addition d'acide chlorhydrique étendu, qu'ils présentent des stries transversales distantes de 3 à 5 μ. L'action prolongée de l'acide fait pâlir les prismes, et efface leurs stries.

Les prismes de l'émail sont immédiatement juxtaposés dans une direction à peu près normale à la surface qu'ils recouvrent, en sorte que le revêtement adamantin, observé par sa surface ou sur une coupe perpendiculaire à l'axe des prismes, offre l'aspect d'une élégante mosaïque faite de pièces à peu près régulièrement hexagonales (fig. 244, B). Quelques auteurs ont admis entre les prismes une substance cimentaire ; il est probable que leur adhérence reconnaît simplement pour cause l'attraction moléculaire.

L'émail peut être fortement coloré sur le vivant par des pratiques particulières à certains peuples. C'est ainsi que l'habitude de chiquer le bétel en Cochinchine donne à l'émail une teinte noire foncée, tout en lui laissant son brillant. L'émail n'en est point altéré, il est simplement coloré en noir par une réaction spéciale.

b. *Cuticule de l'émail.* — L'émail est recouvert, au moins sur les dents jeunes, par une membrane délicate découverte en 1839 par Nasmyth qui la désigna sous le nom de *cuticule de l'émail ;* celle-ci est transparente et un peu granuleuse. Son épaisseur moyenne est de 1 μ ; elle est très résistante et inattaquable par les acides. La cuticule de l'émail représente vraisemblablement la dernière couche d'émail déposée par l'organe adamantin (*Précis d'embryologie humaine*, p. 177).

c. *Cément.* — Le *cément* (Cuvier) ou *cortical osseux* (Tenon, 1805) est constitué par du tissu osseux, et conséquemment on y trouve des ostéoplastes, excepté toutefois quand il est trop mince, comme sur les dents temporaires dans toute son étendue, et sur les dents définitives depuis le bord de l'émail qu'il recouvre, jusqu'à la moitié ou aux deux tiers de la longueur de la racine. Les canalicules osseux les plus profonds peuvent s'anastomoser avec les canalicules de la dentine sous-jacente.

Quand le cément, par les progrès de l'âge, arrive à dépasser 1 ou 2 millimètres d'épaisseur, il s'y développe des canaux de Havers englobant des vaisseaux. On peut observer aussi dans le cément, à partir d'un certain âge, au milieu des ostéoplastes, d'autres cavités beaucoup plus grandes, et qui semblent être des ostéoplastes qui auraient grandi jusqu'à des dimensions tout à fait extraordinaires (*ostéoplastes géants*).

B. — PARTIES MOLLES

Nous décrirons comme parties molles de la dent : la pulpe dentaire et le ligament alvéolo-dentaire.

1º Pulpe dentaire. — La pulpe qui remplit la cavité dentaire est constituée par un tissu conjonctif mou, friable, représentant une variété de tissu muqueux. La matière amorphe abondante englobe des cellules conjonctives de forme étoilée, des fibres conjonctives, des vaisseaux et des nerfs : les fibres élastiques font entièrement défaut.

A la surface de ce tissu muqueux, et englobée dans la matière amorphe fondamentale, on rencontre une couche de cellules spéciales (fig. 245) qui ont présidé aux dépôts successifs de la dentine, et que l'on désigne par suite sous le nom de *cellules de la dentine* ou *d'odontoblastes* (WALDEYER, 1864; (voy. *Précis d'embryologie humaine*, p. 174). Ces éléments sont surtout accusés

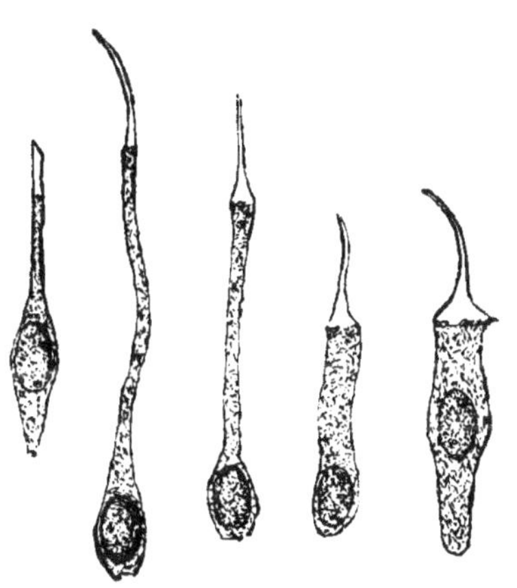

Fig. 245.

Cellules de la dentine d'un jeune chat. quelques jours après la naissance. Les corps cellulaires granuleux sont surmontés d'un prolongement hyalin qui s'enfonce dans la dentine (fibre dentaire).

pendant la période de naissance de la dent; chez l'adulte, ils sont revenus sur eux-mêmes et comme flétris, présentant des altérations qui rappellent celles des cellules osseuses. Ils sont caractérisés anatomiquement par l'existence d'un prolongement superficiel qui s'enfonce à l'intérieur d'un canalicule, et s'y ramifie autant de fois que le canalicule lui-même. Ces prolongements périphériques des cellules de la dentine, constituent les *fibres dentaires* ou *fibres de Tomes* (1853).

La pulpe dentaire contient des vaisseaux et des nerfs. Les vaisseaux alimentés par une branche de l'artère dentaire (artère pulpeuse), qui s'engage par le trou nourricier dans le canal dentaire, forment des mailles arrondies ayant trois ou quatre fois le diamètre des capillaires limitants. Dans certains cas, le réseau de la pulpe reçoit, en plus de l'artère pulpeuse, plusieurs artérioles qui traversent le cément et l'ivoire au voisinage du sommet de la racine (Legros et Magitot, 1879 ; Aguilhon de Sarran, 1881). Les tubes nerveux, après avoir perdu leur gaine de myéline, se terminent librement à la périphérie de la pulpe, au pourtour des odontoblastes.

2° Ligament alvéolo-dentaire. — Les fibres de ce ligament (Aguilhon de Sarran, 1884) considérées jadis comme une membrane périostique, sont tendues transversalement ou obliquement entre la racine et la paroi de l'alvéole. Elles s'enfoncent de part et d'autre dans le tissu du cément et dans le tissu osseux de l'alvéole, sous forme de fibres de Sharpey. C'est à la laxité de ce ligament qu'est due la mobilité des dents chez certains poissons. Les nombreux vaisseaux qu'il renferme, sont destinés partie à la paroi de l'alvéole osseuse, et partie au cément de la dent.

Le ligament alvéolo-dentaire englobe des vestiges de l'organe adamantin décrits par Malassez (1884) sous le nom de *débris épithéliaux paradentaires*. Ces vestiges se présentent sous l'aspect de globes ou de cordons pleins épithéliaux.

C. — Tartre dentaire

Le tartre dentaire est un enduit blanchâtre qui se dépose au pourtour du collet des dents, et forme, en se durcissant, une incrustation qui, dans certains cas, finit par recouvrir toute la surface de la couronne. Cet enduit est constitué par une substance organique parcourue par des filaments de leptothrix, et associé à des sels minéraux provenant de la salive (en particulier des phosphates et carbonates de chaux).

La surface extérieure du tartre présente un aspect finement spongieux, avec des excavations de forme polyédrique. A l'état frais, ces sortes de pores sont remplis par de la salive mélangée de détritus et d'organismes divers.

D. — Dépot gingivo-dentaire

Le dépôt gingivo-dentaire, bien distinct du tartre qu'il recouvre dans beaucoup de cas, est essentiellement formé de granulations provenant de la décomposition du mucus et de l'épithélium buccal, auxquelles s'ajoutent des détritus de matières étrangères empruntées à l'alimentation. On y trouve communément aussi des leucocytes qui sont presque toujours gonflés et transparents, des leptothrix tant à l'état de masses amorphes granuleuses qu'à celui de filaments. Le tout forme une substance molle, onctueuse, qui se trouve en général sur le collet des dents et dans leur intervalle, mais qui est complètement dépourvue de concrétions ou de parcelles pierreuses.

§ 2. — Glandes salivaires

Les glandes salivaires, disséminées en grand nombre sur les parois de la bouche, affectent la forme de glandes en grappe simples ou composées. Nous aurons surtout en vue dans cet article les organes plus particulièrement désignés sous ce nom, tels que la parotide, la sous-maxillaire et la sublinguale. Toutefois, il convient d'ajouter que la même structure se retrouve dans les glandes de la région postérieure des lèvres, de la face interne des joues, de la voûte du palais, du voile du palais, de la base de la langue, ainsi que dans celles qui tapissent une partie de la voûte du pharynx.

Les observateurs ont cherché dans la constitution des glandes salivaires des différences en rapport avec les espèces de salive qu'elles élaborent. Certaines glandes, comme la sublinguale du cochon d'Inde, sécrètent une salive épaisse et filante, dont la viscosité est due à l'abondance du mucus ; d'autres, comme la parotide, produisent une salive très fluide et claire, comparable aux sérosités, et renfermant une proportion notable d'albumine. Dans le premier cas, les parties sécrétantes sont exclusivement tapissées par des cellules glandulaires muqueuses, et, dans le second, par des cellules séreuses. Enfin, dans un troisième cas, où la salive présente des caractères intermédiaires à ceux que nous avons indiqués plus haut, on rencontre à la fois des cellules muqueuses et des cellules séreuses. On a pu ainsi, à la suite de HEIDENHAIN (1870), de LAVDOWSKI (1876), et de RANVIER, répartir les glandes salivaires en trois groupes distincts,

1° GLANDES MUQUEUSES

- Sous-maxillaire (chien, chat).
- Rétrolinguale (rat, cochon d'Inde, taupe, chauve-souris).
- Sublinguale (rat, cochon d'Inde, chauve-souris).
- Glandules palatines (homme).

2° GLANDES SÉREUSES OU ALBUMINEUSES

- Parotide (chien, chat, lapin, homme).
- Sous-maxillaire (rat, cochon d'Inde, lapin).

3° GLANDES MIXTES

- a. *Avec prédominance des éléments muqueux :* sublinguale (cheval, mouton, homme).
- b. *Avec prédominance des éléments séreux :* sous-maxillaire (chauve-souris, cheval, mouton, homme).
- c. *Avec proportion à peu près égale des éléments muqueux ou séreux :* sous-maxillaire, sublinguale (chien, chat, lapin).

Nous décrirons successivement le parenchyme glandulaire, les voies d'excrétion, les vaisseaux et les nerfs, et nous terminerons par un court aperçu sur la sécrétion salivaire.

A. — PARENCHYME GLANDULAIRE

Le parenchyme glandulaire est distribué sous forme de lobules polyédriques irréguliers (1 à 1,5 mm), que séparent des cloisons conjonctives épaisses de 40 à 60 μ, avec, par places, des amas de cellules adipeuses. Chaque lobule est décomposable en une multitude de saccules sécréteurs, étroitement serrés les uns contre les autres. et venant déboucher dans des canaux excréteurs qui. pendant une partie de leur trajet, sont contenus dans l'épaisseur même des lobules.

Nous nous occuperons successivement de la forme et des dimensions des saccules glandulaires. de leur structure, et enfin de la trame conjonctive intralobulaire.

1° Forme et dimensions des saccules glandulaires. — Les saccules se présentent sous l'aspect de boyaux tortueux et irrégulièrement bosselés. Ils sont plus allongés dans les glandes muqueuses, et aussi plus volumineux que dans les glandes séreuses. C'est ainsi que dans les glandes muqueuses, leur diamètre transversal mesure de 50 à 60 μ. tandis que dans les glandes séreuses. il descend à 30 ou 40 μ.

2° Structure des saccules glandulaires. — Chaque saccule glandulaire comprend de dedans en dehors : 1° un épithélium sécréteur. 2° une paroi propre.

A. ÉPITHÉLIUM SÉCRÉTEUR. — L'épithélium sécréteur varie suivant les trois ordres de glandes muqueuse, séreuse et mixte.

a. *Épithélium des glandes muqueuses*. — Dans les glandes muqueuses (glandules de la voûte palatine et de la face inférieure du voile du palais, SCHAFFER. 1897. LAGUESSE), l'épithélium est constitué par une couche unique de cellules prismatiques ou mieux pyramidales tronquées, dont la petite base limite une lumière glandulaire très étroite mesurant à peine quelques μ. Ces éléments clairs, transparents. offrent tous les caractères des cellules glandulaires muqueuses (p. 381); leur noyau. aplati parallèlement à la surface. est habituellement relégué contre la face externe.

b. *Épithélium des glandes séreuses*. — Dans les glandes séreuses (parotide et glandes de von Ebner, 1872, qui viennent déboucher au fond du fossé des papilles caliciformes). l'épithélium glandulaire est également formé par une couche unique de cellules (fig. 246). Seulement ce sont des cellules séreuses, granuleuses. dont le protoplasma est parfois entièrement bourré de grains de ferment (p. 382). Ces éléments sont aussi plus réduits que ceux

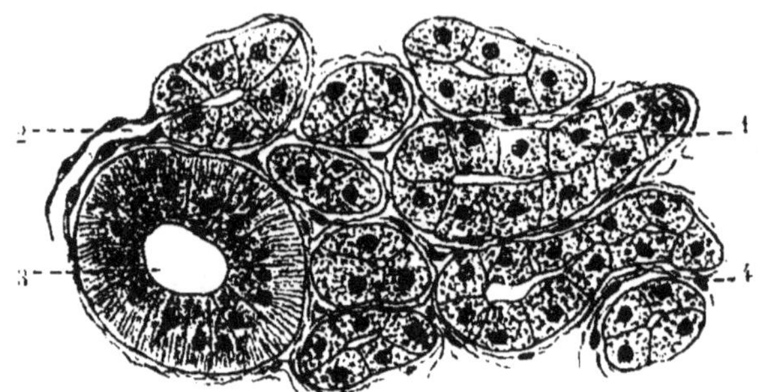

Fig. 246.

Coupe de la parotide de l'homme (d'après Böhm et Davidoff).
Figure empruntée à Testut.

1, cellules glandulaires séreuses. — 2, canal intercalaire. — 3, canal à épithélium
strié. — 4, trame conjonctive.

des saccules muqueux, et ne laissent au centre qu'une lumière

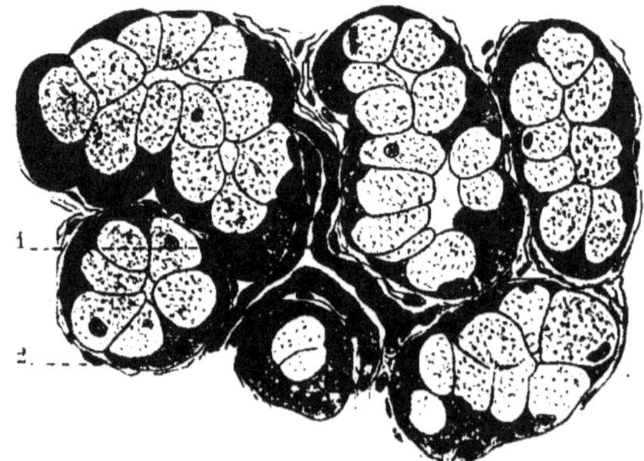

Fig. 247.

Coupe de la glande sublinguale de l'homme (d'après Böhm
et Davidoff). Figure empruntée à Testut.

1, canal intercalaire bifurqué. — 2, croissant de Gianuzzi.

à peine appréciable : leur noyau arrondi se trouve plus rapproché de la face externe que de l'interne.

c. *Epithélium des glandes mixtes.* — Enfin dans les glandes mixtes
(sous-maxillaire et sublinguale, fig. 247), la répartition des cel-

lules muqueuses et des cellules séreuses varie suivant le saccule envisagé. Tantôt les cellules muqueuses et les cellules séreuses se trouvent distribuées dans des saccules distincts, tantôt, au contraire, elles coexistent à l'intérieur d'un même saccule. Les formations muqueuses sont plus clairsemées dans la sous-maxillaire, plus abondantes dans la sublinguale de l'homme.

L'épithélium des saccules muqueux et des saccules séreux possède la structure que nous venons d'indiquer. Lorsque le même saccule renferme à la fois des éléments muqueux et des éléments séreux, ces der-niers, réunis par amas de 2 à 6 environ, forment à la face externe du revêtement mu-queux continu, une sorte de gâteau dont la coupe figure un croissant ou une demi-lune (fig. 248). On a donné à ces amas de cellules séreuses le nom de *croissants* ou de *lu-nules de Gianuzzi* (1865). Leur face interne est creusée d'exca-vations répondant aux extré-mités des cellules muqueuses.

Dans la sous-maxillaire du chien, qu'on a souvent choi-sie comme type d'une glande

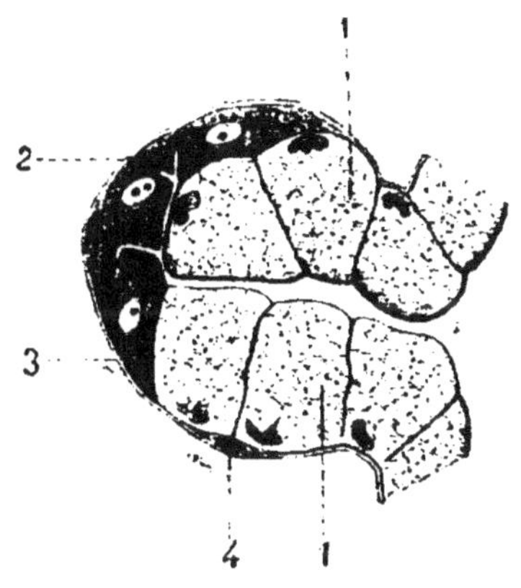

Fig. 248.

Saccule sécréteur de la sous-maxillaire de l'homme, d'après une préparation de R. KRAUSE (gr. 600/1). Figure empruntée à SZYMONOWICZ, et légèrement modifiée.

1, cellules muqueuses. — 2, crois-sant de Gianuzzi. La lumière glandulaire se prolonge entre les cellules séreuses sous la forme de fins canalicules inter-cellulaires. — 3, paroi propre. — 4, cel-lules en panier de BOLL.

mixte, les cellules muqueuses présentent une disposition spé-ciale qu'on ne retrouve que très atténuée dans la sous-maxillaire de l'homme. Leur face externe est pourvue d'une sorte de pro-longement ou de languette qui s'insinue sous la cellule voisine, et dont la base est occupée par le noyau. Tous ces prolonge-ments cellulaires sont orientés dans la même direction.

B. PAROI PROPRE, CELLULES EN PANIER. — Les saccules glandulaires sont limités à leur surface par une paroi propre mince et transparente, qui se prolonge à la surface des canaux excréteurs, pour se continuer vraisemblablement avec la membrane basilaire de la muqueuse buccale. Cette paroi propre est doublée à sa face interne par des *cellules en panier* (fig. 249, et p. 384) qui, d'après Unna et Renaut, doivent être assimilées à de véritables éléments contractiles.

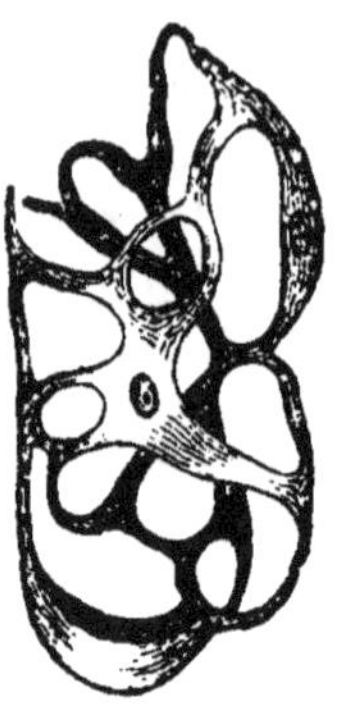

Fig. 249.

Cellules en panier de Boll, isolées par macération, de la glande sous-maxillaire du chien (d'après Frey). Figure empruntée à Testut.

C. Trame conjonctive intralobulaire. — Cette trame très délicate n'est représentée que par quelques éléments conjonctifs accompagnés de vaisseaux sanguins. On y rencontre normalement, au moins dans certaines glandes comme la parotide, des vésicules adipeuses isolées ou réunies par petits groupes. Quelques auteurs (Schlüter) ont signalé, en plus, la présence de fibres musculaires lisses éparses.

B. — Canaux excréteurs

Les saccules glandulaires se continuent avec les canaux excréteurs par l'intermédiaire de minces conduits (15 à 25 μ), désignés sous le nom de *segments intercalaires* ou *passages de Boll* (Renaut). Ces conduits sont tapissés par une couche de cellules épithéliales cubiques (sous-maxillaire) ou aplaties (parotide), qui, dans certains cas (parotide), peut se prolonger à l'intérieur du saccule, et revêtir partiellement l'épithélium glandulaire d'une couche centrale de *cellules centro-acineuses* (p. 482). Quant aux canaux excréteurs proprement dits, ils sont pourvus d'un épithélium prismatique dont les éléments à l'intérieur du lobule, présentent dans leur segment externe, des stries dirigées perpendiculairement à la surface. Pflüger a donné à ces **canaux à** épithélium strié le nom de *tubes salivaires*. Dans les cloisons interlobulaires, l'aspect strié ne tarde pas à disparaître, tandis que les cellules épithéliales augmentent progressivement de hauteur, et qu'à leur surface vient s'appliquer une enveloppe conjonctive de plus en plus épaisse. Les canaux excréteurs principaux, comme le canal de Sténon, offrent la constitution suivante : 1° un épithélium prismatique stratifié sur deux couches (40 μ) et parsemé de cellules caliciformes, que double en dehors une couche hyaline épaisse de 8 à 10 μ ; 2° une tunique conjonctive (40 μ) englobant un réseau de fibres élastisques dis-

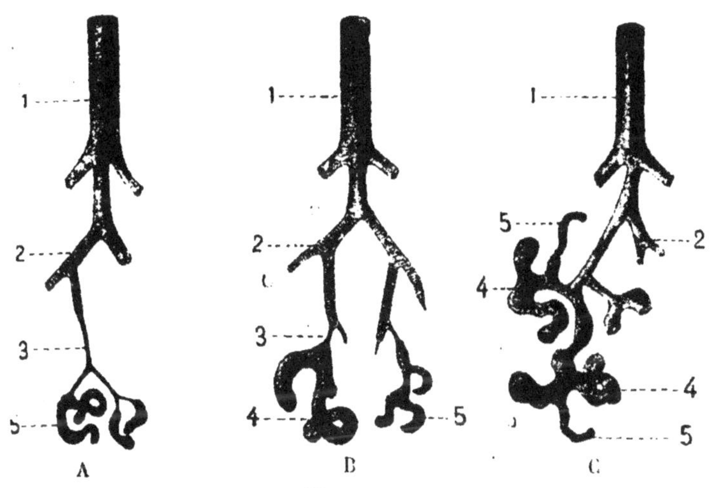

Fig. 250.

Représentation schématique des glandes salivaires, en partie
d'après STÖHR.

A, parotide. — B, sous-maxillaire. — C, sublinguale.
1, canaux excréteurs. — 2, tubes salivaires à épithélium strié. — 3, segments intercalaires. — 4, saccules muqueux. — 5, saccules séreux.

posées pour la plupart circulairement. KÖLLIKER et SCHLÜTER ont signalé dans le canal de Wharton la présence de quelques fibres musculaires dirigées en général suivant l'axe du conduit.

Les différents segments des canaux excréteurs subissent des variations d'une glande à l'autre. C'est ainsi que, dans la sublinguale, les canaux à épithélium strié et les pièces intercalaires font à peu près totalement défaut. La figure 250 que nous empruntons à Stöhr, montre la disposition de ces segments dans les trois variétés de glandes salivaires.

C. — Vaisseaux et nerfs

Chaque lobule possède un réseau sanguin indépendant fourni par une artériole et une veinule dont les divisions forment entre les saccules des mailles très irrégulières. Le diamètre des capillaires est en moyenne de 8 μ. Chaque saccule glandulaire se trouve enveloppé de deux à trois mailles capillaires, qui communiquent largement avec celles des saccules voisins.

Les canaux excréteurs sont également pourvus, jusqu'à leur abouchement à la surface de la muqueuse, d'un réseau à mailles arrondies. Celui-ci est accompagné, en dehors, de deux veinules qui s'anastomosent de place en place, et finissent par se perdre dans le réseau veineux de la muqueuse (Toldt).

Les cloisons interlobulaires renferment des capillaires lymphatiques à surface irrégulièrement bosselée.

De nombreux filets nerveux se distribuent aux glandes salivaires. Ces filets sont constitués en majeure partie par des fibres de Remak accompagnées de quelques fibres à myéline. Ils forment, dans les cloisons interlobulaires, un premier plexus pourvu de cellules ganglionnaires, et, autour des saccules glandulaires, un deuxième plexus envoyant les fibrilles terminales dans l'épaisseur même des saccules (p. 354 et fig. 187).

D. — Sécrétion salivaire

La salive mixte provenant du mélange des produits de sécrétion des différentes glandes salivaires, est un liquide opalin, de réaction faiblement alcaline, d'une densité de 1 003 à 1 008. Elle renferme, avec une abondante proportion d'eau (995 pour 1 000), de la mucine, de la ptyaline, de l'albumine et des sels (chlorures et phosphates) parmi lesquels on a signalé une très faible quantité de sulfocyanure de potassium. La ptyaline ou diastase salivaire, élaborée avec l'albumine par les glandes séreuses, jouit de la propriété de transformer l'amidon en dextrine et en maltose ; la mucine est sécrétée par les glandes muqueuses.

Nous avons décrit plus haut (p. 381 et suiv.) les modifications des cellules glandulaires muqueuses et séreuses pendant les deux phases de sécrétion et d'excrétion. Nous nous bornerons à rappeler que les cellules muqueuses ne se détruisent pas, pour fournir à l'élaboration du mucus. On ne saurait par suite considérer les éléments des croissants de Gianuzzi comme des cellules de remplacement destinées à la régénération de l'épithélium glandulaire, ainsi que le pensait R. HEIDENHAIN (1868). Ces éléments, d'autre part, ne sauraient être envisagés comme des cellules muqueuses vidées de leur contenu muqueux (théorie des *phases fonctionnelles* de STÖHR, 1896), car elles conservent leurs caractères différentiels sur la glande au repos et à l'état d'activité. Ce sont en réalité des cellules séreuses (RANVIER, 1869-70), entre lesquelles la lumière glandulaire se prolonge par des canalicules intercellulaires (RAMÓN Y CAJAL, RETZIUS) qu'on ne rencontre que dans les glandes séreuses (fig. 208).

§ 3. — AMYGDALES

Les *amygdales* ou *tonsilles* représentent des formations adénoïdes groupées par amas sur le pourtour de la ligne de séparation entre le pharynx buccal, la bouche et le pharynx nasal. Cette ligne répond assez exactement, sauf pour la base de la langue, au bord marginal de la membrane pharyngienne (et par suite au voile du palais primitif) qui sépare le sinus nasobuccal ectodermique du cul-de-sac supérieur de l'intestin céphalique, revêtu par l'endoderme (*Précis d'embryologie*, p. 99 et 184).

Les amygdales sont au nombre de quatre principales, dont deux paires, les amygdales palatines (gutturales) et tubaires, et deux impaires, les amygdales linguale et pharyngienne. Tous ces organes possèdent une structure identique : ils sont, en effet, constitués par du tissu adénoïde (p. 389) étalé dans le chorion de la muqueuse, au pourtour d'excavations anfractueuses ou cryptes qui viennent s'ouvrir à la surface de la muqueuse. Par places, cette nappe adénoïde plus ou moins dé-

composée en lobes distincts par des cloisons conjonctives, présente dans son épaisseur des nodules sphériques ou ovoïdes
offrant tous les caractères des follicules clos. Les follicules des
amygdales, d'un diamètre de 1 à 1,5 millimètre, sont généralement disposés sur une seule rangée au pourtour des cryptes
amygdaliens; leur centre germinatif (p. 958) montre de nombreuses figures de karyokinèse.

L'épithélium qui revêt la surface de la muqueuse, varie
naturellement avec l'amygdale envisagée. Au niveau des amygdales palatines et linguale, c'est un épithélium pavimenteux
stratifié, qui s'enfonce sans modifications à l'intérieur des
cryptes. Au niveau de l'amygdale pharyngienne, l'épithélium est
pavimenteux stratifié ou prismatique cilié, suivant les points
que l'on considère (fig. 221) : les cryptes sont revêtus de préférence par l'épithélium prismatique renfermant de nombreuses
cellules caliciformes; les parties saillantes de l'amygdale, interposées entre les excavations, possèdent un revêtement pavimenteux
stratifié. On n'oubliera pas que l'amygdale pharyngienne s'étale
au pourtour de la bourse de Lusckka, et que cette fosse répond à
la transition entre le pharynx buccal pourvu d'un épithélium
pavimenteux stratifié, et le pharynx nasal tapissé par un épithélium prismatique cilié. Enfin, au niveau de l'amygdale tubaire,
l'épithélium appartient au type prismatique cilié ; cependant,
en quelques points répondant à des follicules saillants, il se
transforme en épithélium pavimenteux stratifié.

Quel que soit l'épithélium envisagé, qu'il s'agisse de l'amygdale palatine ou de l'amygdale tubaire, la délimitation profonde
de cet épithélium qui repose sur le tissu folliculaire, n'est pas
toujours indiquée par une ligne précise. Par places, les deux
tissus se pénètrent intimement, au point qu'il est impossible de
reconnaître l'endroit exact où se termine le tissu folliculaire
sous-jacent, et où commence l'épithélium superficiel. Cet épithélium est d'ailleurs infiltré de cellules lymphoïdes qui le traversent pour former les corpuscules du mucus (p. 364). Nous
rappellerons que, pour RETTERER (1895), les amygdales sont des
formations dérivées de l'épithélium superficiel, et que, non seulement les cellules lymphoïdes, mais encore les cellules étoilées

du réticulum doivent être envisagées comme des dérivés épithéliaux.

Des glandes plus ou moins nombreuses viennent déboucher au fond des cryptes amygdaliens ou à la surface libre de la muqueuse. Ce sont des glandes muqueuses pour l'amygale palatine, et des glandes mixtes pour les autres amygdales, avec type séreux prédominant pour l'amygdale pharyngienne. Indépendamment de ces glandes salivaires, dont les lobules sont situés au-dessous de l'amygdale, on rencontre, dans l'amygdale pharyngienne et dans l'amygdale tubaire, de petites glandes muqueuses logées soit dans l'épaisseur même de l'épithélium (*glandes intra-épithéliales*), soit dans le tissu folliculaire sousjacent.

Les amygdales renferment des vaisseaux sanguins et lymphatiques. Les vaisseaux sanguins forment des réseaux capillaires dans le tissu interfolliculaire, ainsi que dans l'épaisseur des follicules. Les vaisseaux lymphatiques paraissent limités au tissu interfolliculaire. Les amygdales pourraient être ainsi comparées à des ganglions lymphatiques étalés en surface, dont la substance folliculaire serait représentée par les follicules, et dont la substance lacunaire répondrait au tissu interfolliculaire parcouru par des vaisseaux lymphatiques, avec cette différence que, dans les ganglions, les vaisseaux lymphatiques englobent dans leur cavité le tissu adénoïde (voy. *Ganglions lymphatiques*, p. 953 et suiv.).

Chez l'adulte et surtout chez le vieillard, les amygdales subissent une atrophie progressive. Le tissu interposé aux follilules se transforme graduellement en tissu fibreux, tandis que ces follicules diminuent de dimensions, et présentent par places des signes de dégénérescence graisseuse (RETTERER).

§ 4. — FOIE

Au point de vue physiologique, le foie se comporte à la fois comme une glande ouverte et comme une glande close. Il sécrète la bile qui se déverse dans l'intestin ; il élabore aussi d'autres substances qui, comme le glycogène, passent en quantité considérable dans le système veineux. Mais si le foie remplit ainsi une double fonction, il ne renferme qu'un seul et même élément glandulaire, la *cellule hépatique*, dont les produits de sécrétion en partie s'écoulent par les voies biliaires (sécrétion externe), et

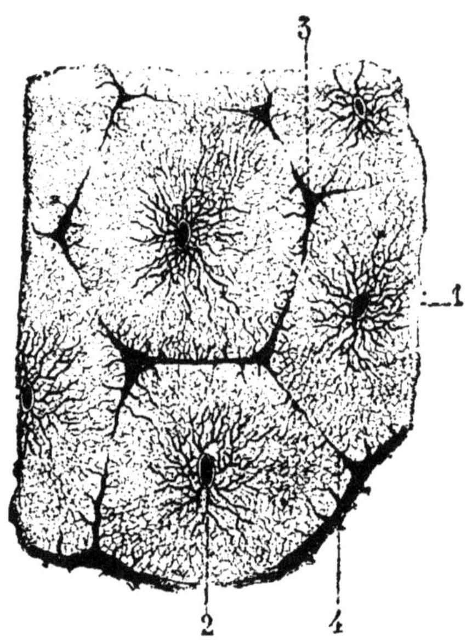

Fig. 251.

Coupe du foie pour montrer sa constitution lobulaire
(d'après TESTUT).

1, lobule hépatique. — 2, veine intralobulaire. — 3, espace de Kiernan. —
4, cloison interlobulaire.

en partie sont repris directement par les vaisseaux sanguins (sécrétion interne).

Quand on déchire la substance du foie, chez l'adulte, elle se sépare en petits grains qui ont depuis longtemps reçu le nom de *lobules hépatiques* (fig. 251), par une analogie supposée avec ce qu'on observe dans les glandes ordinaires. Les lobules du foie n'ont pas, en effet, la même indépendance : ils ne sont pas non plus appendus à l'extrémité d'autant de canaux excréteurs, mais paraissent plutôt en rapport avec les extrémités radiculaires des veines sus-hépatiques.

Les lobules sont séparés plus ou moins complètement les uns des autres, par des cloisons conjonctives accompagnant les troncs de la veine porte, de l'artère hépatique et des conduits biliaires. Ces cloisons interlobulaires sont très accusées chez certains mammifères, comme le porc et le cochon d'Inde : à la surface, elles se continuent avec l'enveloppe fibreuse de l'organe.

A. — ENVELOPPE FIBREUSE DU FOIE

Le foie est enveloppé par une membrane fibro-élastique, d'une épaisseur moyenne de 40 à 50 μ. Au niveau du hile, cette membrane présente un épaississement notable (*capsule de Glisson*) envoyant à l'intérieur du foie des prolongements qui englobent les vaisseaux sanguins et les conduits biliaires (*prolongements de la capsule de Glisson*). Ces prolongements, qui contribuent à former par leurs anastomoses les cloisons interlobulaires, vont se fixer, d'autre part, sur la face profonde de l'enveloppe commune. Celle-ci est recouverte par le feuillet viscéral du péritoine, sans interposition de tissu cellulaire sousséreux, si bien que quelques auteurs (HENLE) ont pu décrire le revêtement séreux comme réduit à une seule couche endothéliale.

B. — PARENCHYME GLANDULAIRE, LOBULES HÉPATIQUES

Le foie étant constitué par l'assemblage d'une multitude de lobules tous semblables, il nous suffira de décrire la composition d'un de ces lobules, en envisageant successivement sa structure et sa texture.

1° Structure du lobule hépatique. — Les lobules du foie renferment, au milieu d'une trame conjonctive, des cellules hépatiques et des vaisseaux sanguins.

A. CELLULES HÉPATIQUES. — Ces cellules, découvertes par PURKINJE et par HENLE (1838-39), se présentent comme de petits corps polyédriques, à 7 ou 8 faces, d'un diamètre moyen de 18 à 25 μ. Les arêtes limitant les faces sont saillantes, ou déprimées en forme de gouttière pour le passage des vaisseaux sanguins (fig. 256). Le noyau sphérique (7 à 8 μ) ou plus rarement ovalaire occupe le centre de l'élément ; il est souvent double.

Le corps de la cellule hépatique est parcouru par un réseau protoplasmique dont les mailles sont occupées par une substance liquide (*paraplasma*), et qui, à la surface de l'élément se condense en une lame compacte (*ectoplasme*), simulant une membrane d'enveloppe. Il renferme des granulations et des gouttelettes de nature diverse (pigments biliaires, glycogène, graisse, etc.) ; parfois, ces dépôts sont tellement abondants qu'ils masquent entièrement le noyau.

a. *Granulations biliaires.* — Les granulations biliaires, d'un jaune intense, mesurent à peine 1 ou 2 μ de diamètre ; elles sont solubles dans l'eau, et, quand on examine dans ce véhicule des cellules hépatiques fraîches, on voit les granulations se résoudre, au milieu même de la substance de l'élément, en un léger nuage. Ces granulations sont formées par les produits de la sécrétion biliaire, et en particulier par de la bilirubine.

b. *Glycogène.* — Le glycogène (p. 477) est surtout abondant à la fin de la digestion. Il n'est pas représenté, comme le pensait Cl. Bernard par des granulations solides, mais bien par des gouttelettes d'une substance sirupeuse, claire et brillante, où le glycogène paraît être dissous dans un véhicule liquide. C'est ce que démontre, en particulier, l'action de l'alcool qui précipite le glycogène de sa solution en particules solides.

c. *Granulations graisseuses.* — La présence de granulations graisseuses dans les cellules hépatiques, et la teinte jaune qui en résulte, peuvent être envisagées comme un fait de domesticité : on retrouve, en effet, des granulations graisseuses plus ou moins abondantes chez tous les animaux domestiques. Chez les animaux sauvages, au contraire, le foie offre presque toujours une teinte uniforme et une certaine transparence.

Les granulations graisseuses peuvent être fines et espacées. Ailleurs, dans l'engraissement par exemple, elles deviennent confluentes, et forment de grosses gouttes qui finissent par refouler latéralement le noyau, au point de donner à la cellule hépatique l'aspect d'une vésicule adipeuse. Leur répartition ne se produit pas uniformément dans toute l'épaisseur du lobule : chez la femme en lactation, la graisse s'accumule de préférence au pourtour de la veine centrale (DE SINÉTY, 1873), tandis que, chez les animaux soumis à l'engraissement, elle se localise surtout à la périphérie du lobule, ce qui se traduit par une différence entre le centre du lobule qui est d'un rouge brun, et la périphérie ordinairement jaunâtre et plus pâle.

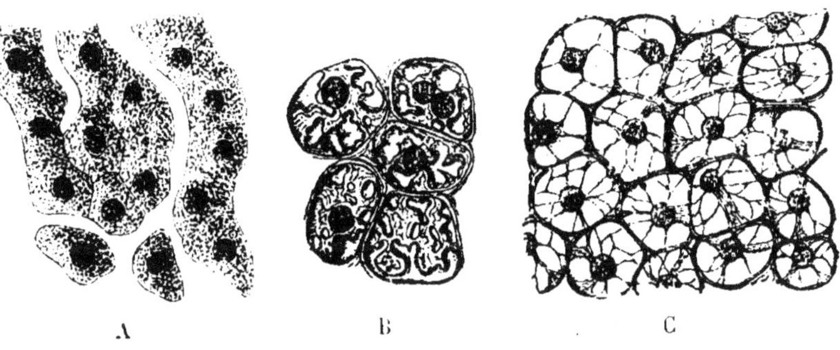

Fig. 252.

Cellules hépatiques du chien à différents stades de la digestion (d'après R. HEIDENHAIN, 1883). Figure empruntée à TESTUT.

A, cellules après un jeûne prolongé. — B, cellules remplies de substance glycogénique, après un repas abondant. — C, cellules montrant le réseau protoplasmique, après l'excrétion du glycose provenant de l'hydratation du glycogène.

d. *Modifications des granulations pendant la sécrétion.* — L'abondance de ces granulations diverses, et par suite l'aspect de la cellule hépatique varient, suivant qu'on considère l'élément à l'état de repos, sur l'animal à jeun, et au contraire, à l'état d'activité, sur l'animal en pleine digestion. Sur l'animal à jeun, les granulations sont fines, groupées de préférence au pourtour du noyau qui se détache nettement (fig. 252, A). Quelques heures après l'ingestion des aliments, les cellules augmentent de volume, sous l'influence des produits de la digestion apportés par le sang de la veine porte. Les granulations deviennent plus nombreuses, et envahissent la zone marginale de la cellule. Bientôt, on voit une partie de ces granulations se confondre et former de grosses gouttes d'une substance brillante qui présente tous les caractères du glycogène (fig. 252, B). Quinze heures environ après l'ingestion des aliments, le glycogène se transforme en glucose qui abandonne le corps de la cellule. Le réseau protoplasmique devient alors nettement apparent, et ses mailles ne sont plus occupées que par une substance liquide (fig. 253, C). Au bout de dix-huit à vingt-quatre heures, les cellules ont repris l'aspect granuleux qu'elles possédaient sur l'animal à jeun.

B. RÉSEAU CAPILLAIRE. — Le lobule hépatique est parcouru dans toute son épaisseur par un réseau de capillaires sanguins

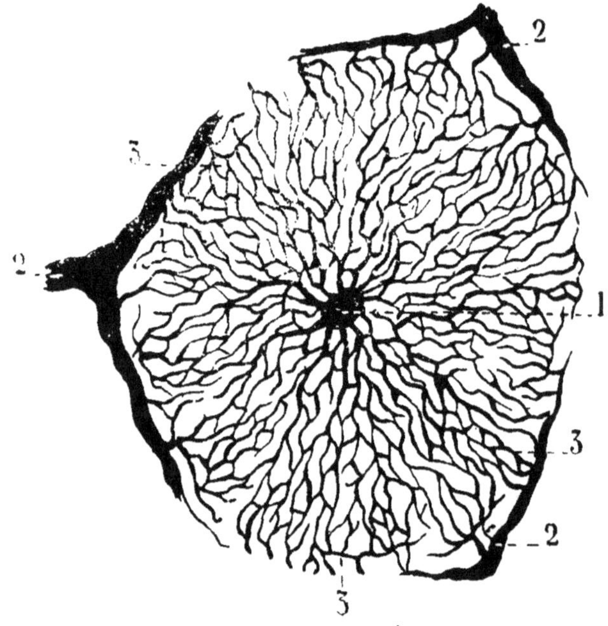

Fig. 253.
Réseau capillaire d'un lobule hépatique. Figure schématique
(d'après TESTUT).

1, veine centrale du lobule. — 2, branches de la veine porte (veines interlobulaires)
3, capillaires sanguins.

unissant les branches terminales de la veine porte aux branches d'origine des veines sus-hépatiques (fig.253). Les premières serpentent dans les cloisons interlobulaires, où elles forment les *veines*

interlobulaires (KIERNAN, 1833) ; les secondes naissent au centre
même du lobule par une radicule constituant la *veine intralobu-*
laire (KIERNAN) ou *veine centrale du lobule* (KRUKENBERG, 1843).
Les dimensions des capillaires sanguins sont comprises entre
10 et 15 μ ; leurs mailles, allongées suivant les rayons du lobule,
mesurent de 25 à 40 μ. RANVIER (1892) a montré que la paroi
de ces capillaires n'était pas décomposable par le nitrate d'argent en cellules distinctes, mais qu'elle était représentée par
une lame continue (*plasmodiale*) parsemée de noyaux.

C. TRAME INTRALOBULAIRE. — Cette trame est représentée par
un ensemble de fibrilles extraordinairement ténues qui s'enche-

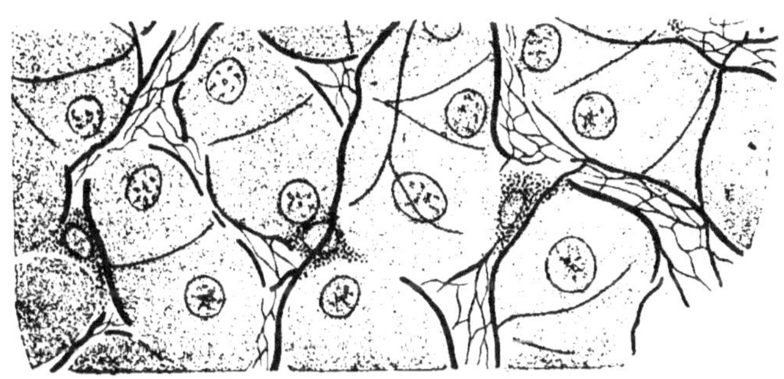

Fig. 254.

Trois cellules étoilées du foie de l'homme (d'après KUPFFER). Figure
    empruntée à TESTUT. Les cellules hépatiques sont colorées en
    rose. On aperçoit, en plus, des fibrilles de dimensions diverses re-
    présentant les fibres treillagées de OPPEL.

vêtrent dans tous les sens, et déterminent sur la coupe l'aspect
d'une sorte de treillis ou de grillage (*fibres treillagées* ou *gril-*
lagées de OPPEL, 1891). Ces fibres enlacent étroitement les vaisseaux capillaires auxquels elles semblent constituer une membrane de soutènement. Elles se rapprochent par leurs caractères
généraux des fibrilles du tissu conjonctif, mais s'en écartent par
la coloration noire qu'elles prennent sous l'influence du chromate d'argent, ce qui a permis à quelques auteurs de les rapprocher des fibrilles de la névroglie.

A la surface même des capillaires sanguins, se trouvent appli-

quées des cellules étoilées signalées pour la première fois par
Kupffer en 1876, et que la plupart des auteurs considèrent
comme des cellules conjonctives, rappelant les chromoblastes
pigmentés en noir du foie des batraciens (*cellules périvasculaires*
de Waldeyer). D'après des recherches récentes de Kupffer
(1899), ces éléments feraient partie intégrante de la paroi
endothéliale des capillaires, ou plutôt répondraient aux zones
périnucléaires épaissies de la couche plasmodiale représentant
l'endothélium vasculaire (fig. 254).

2° Texture du lobule hépatique. — Les cellules hépatiques logées dans les mailles capillaires, s'associent entre elles
de manière à constituer des
cordons à une ou deux files
de cellules (*cordons hépatiques*),
qui s'anastomosent entre eux,
et forment un réseau étroitement enchevêtré avec le réseau
sanguin. L'entrelacement est
si intime, que toutes les mailles du réseau des cordons hépatiques sont occupées par des
vaisseaux sanguins, et, réciproquement, que toutes les
mailles vasculaires sont remplies par des cordons hépatiques. Ces cordons représentent
des formations glandulaires
dont les cellules sécrétantes

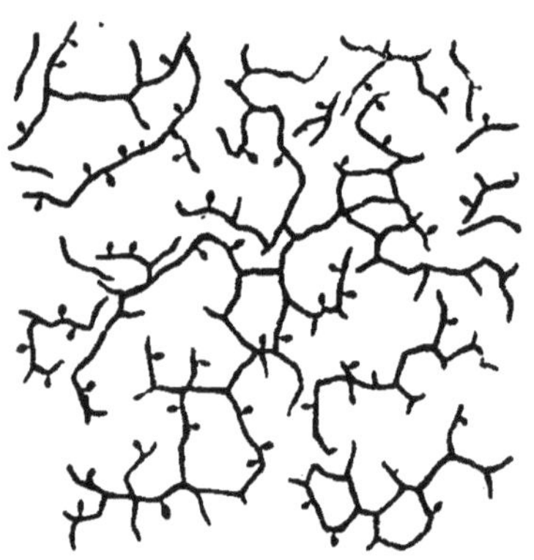

Fig. 255.

Canalicules du foie de l'homme,
montrant leurs diverticules latéraux (d'après Oppel). Coloration au chromate d'argent.

délimitent suivant l'axe des cordons une lumière glandulaire connue sous le nom de *canalicule biliaire*. Contrairement à ce qu'on
observe dans la plupart des glandes, les canalicules biliaires
sont d'une étroitesse extrême, et mesurent à peine de 1 à 2 µ de
diamètre. Ils s'anastomosent entre eux, de même que les cordons à l'intérieur desquels ils sont creusés, et le réseau qu'ils
constituent peut être rempli par une injection poussée dans les
voies biliaires (E. Weber, 1842 ; Nathalis Guillot, 1848).

La disposition du réseau de canalicules biliaires est surtout
nettement accusée, quand le réseau sanguin a été injecté avec
une masse différemment colorée. D'ailleurs, la confusion entre
les deux réseaux n'est pas possible. Les mailles capillaires, indépendamment du diamètre plus considérable des vaisseaux

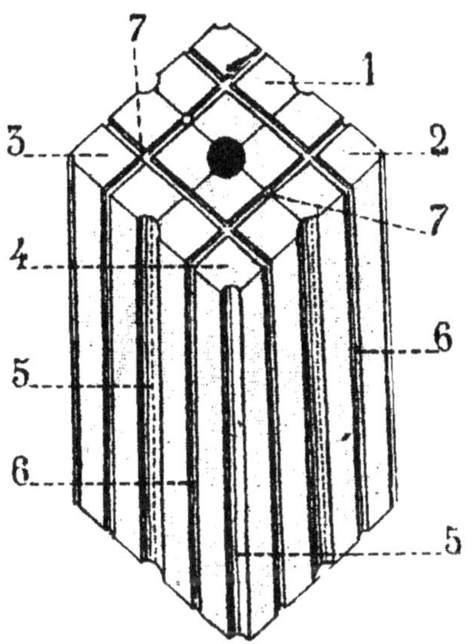

Fig. 256.

Schéma montrant quatre cellules hépatiques dans leurs rapports
    avec les capillaires sanguins et les canalicules biliaires (d'après
    M. Duval). Figure empruntée à Testut.

1, 2, 3, 4, cellules hépatiques. — 5, gouttières occupant les arêtes des cellules,
et destinées à loger les capillaires sanguins. — 6, 7, gouttières répondant aux canalicules biliaires.

eux-mêmes, sont allongées de la périphérie au centre du lobule,
tandis que les mailles du réseau biliaire, formées de conduits
beaucoup plus fins, sont polygonales, ayant pour diamètre en
tous sens à peu près celui d'une ou de deux cellules hépatiques.

Le réseau des canalicules biliaires peut être imprégné en noir
par le chromate d'argent. On remarque alors, encore plus nettement que sur les pièces injectées, que, des canalicules biliaires
se détachent latéralement des bourgeons courts et renflés à

leur extrémité, qui s'insinuent entre les cellules hépatiques, et, suivant quelques auteurs, s'enfoncent même à l'intérieur des cellules hépatiques (fig. 255). La disposition de ces bourgeons n'a rien de spécial à la glande hépatique : elle est en rapport, ainsi que nous l'avons indiqué plus haut (p. 385), avec la sécrétion de ferment.

Les canalicules biliaires représentent les cavités centrales des cordons ou tubes glandulaires du lobule. Par suite, les cellules qui les délimitent se trouveront par leur face opposée en rap-

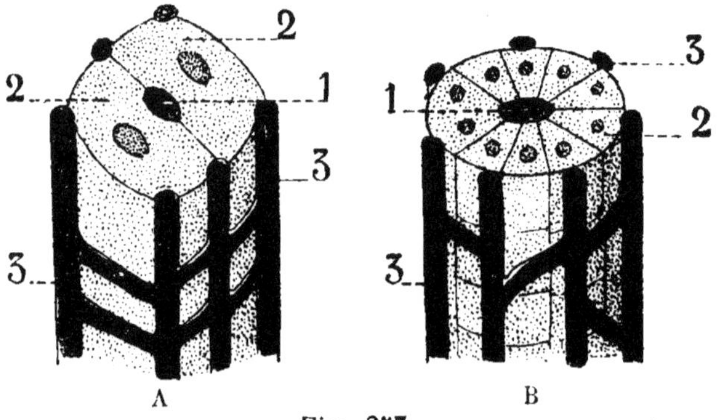

Fig. 257.

Parallèle d'un tube glandulaire hépatique (A), avec un tube glandulaire ordinaire (B) (d'après TESTUT).

1, lumière glandulaire. — 2, cellules glandulaires. — 3, capillaires sanguins.

port avec un ou plusieurs capillaires. Les auteurs (HERING, 1866) se sont efforcés de schématiser (fig. 256), peut-être sous une forme un peu trop absolue, les rapports que les cellules affectent avec les canalicules et avec les vaisseaux sanguins. Ces rapports ne diffèrent pas, en somme, de ceux qu'on observe dans une glande ordinaire ; la lumière glandulaire est toujours centrale, par conséquent opposée aux vaisseaux sanguins superficiels. Ce qui différencie le foie des autres organes glandulaires, c'est que les cordons en tubes sécréteurs s'anastomosent fréquemment les uns avec les autres, établissant une solidarité fonctionnelle dans toute l'étendue de l'organe, ou tout au moins du lobule, et que, de plus, la lumière glandulaire est très étroite, si bien que deux cellules hépatiques suffisent à la délimiter (fig. 257). Le foie des vertébrés supérieurs appartient ainsi à la catégorie des glandes en tube anastomosées : c'est une *glande réticulée* (p. 378).

3° Espaces portes, lobule veineux et lobule biliaire. —

Nous avons décrit, sous le nom de lobule du foie, un ensemble de cordons hépatiques anastomosés entre eux, et groupés au

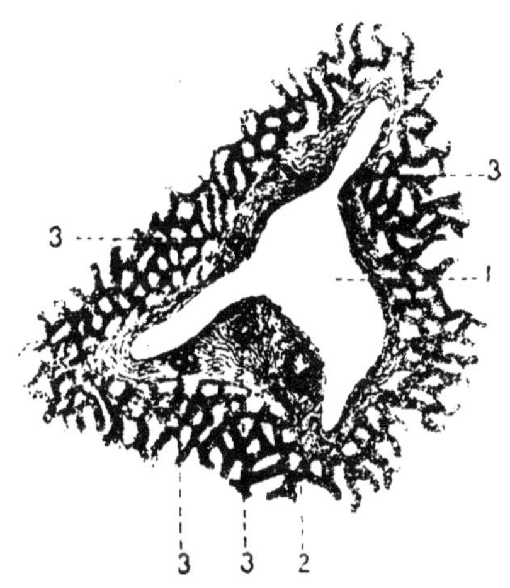

Fig. 258.

Espace moyen du foie de l'homme (gr. 60/1).

1, branche de la veine porte. — 2, branche de l'artère hépatique. —
3, canaux biliaires.

pourtour d'une des branches d'origine des veines sus-hépatiques. C'est en somme un *lobule veineux*, puisque le parenchyme glandulaire se trouve divisé en autant de fragments que les veines sus-hépatiques comprennent de branches radiculaires (veines centrales des lobules). Ces différents lobules veineux sont séparés chez un certain nombre de mammifères (porc par exemple), par des cloisons de tissu conjonctif qui les isolent complètement les uns des autres. Chez d'autres mammifères et chez l'homme, les lobules sont en continuité de substance les uns avec les autres, et les cloisons conjonctives interlobulaires se trouvent réduites à l'étude de vestiges relégués dans les carrefours qui résultent de l'adossement de trois ou d'un plus grand nombre de lobules (*espaces de Kiernan*, 1833). Dans ces carrefours de forme généralement triangulaire sur la coupe, on rencontre toujours un conduit biliaire, une branche terminale de la veine porte, une artériole provenant de l'artère hépatique, et quelques nerfs. Aussi les espaces de Kiernan sont-ils encore désignés sous le nom d'*espaces portes* (fig. 258) ou d'*espaces porto-biliaires* (CHARCOT).

Dans tous les organes glandulaires, les lobules sont appendus à l'extrémité des canaux excréteurs et, représentent ainsi de véritables lobules glandulaires, constitués par un ensemble de

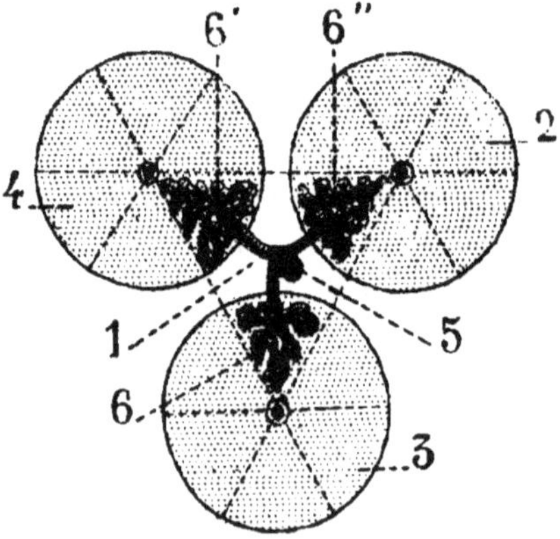

Fig. 259.

Schéma du lobule biliaire (d'après la conception de SABOURIN).
Figure empruntée à TESTUT.

1, espace de Kiernan. — 2, 3, 4, lobules veineux circonscrivant cet espace. — 5, conduit biliaire interlobulaire. — 6, 6', 6", trois acinus glandulaires constituant dans leur ensemble le lobule biliaire.

cavités sécrétantes venant se déverser dans un même canal excréteur. Peut-on de même décomposer le foie en lobules glandulaires distincts les uns des autres? Certains auteurs l'ont pensé, entre autres SABOURIN (1888), qui, en s'appuyant surtout sur des considérations d'anatomie pathologique, s'est efforcé de délimiter le *lobule biliaire*, en envisageant comme centre un espace porte, ou mieux le conduit biliaire logé dans cet espace. Chaque lobule biliaire comprendrait, dans cette conception, un certain nombre d'acinus empruntés aux lobules veineux environnants, et affectant sur la coupe une forme triangulaire dont la base répond à l'espace porte et le sommet au centre du lobule veineux (fig. 359).

Il est certain que le foie se développe à la manière d'une glande ordinaire, par un bourgeon émané du tube intestinal, et que ce bourgeon se divise et se ramifie de plus en plus. Seulement, à un moment donné, les dernières ramifications pleines s'anastomosent étroitement les unes avec les autres, et forment une sorte de masse compacte que les vaisseaux sanguins viennent pénétrer et remanier secondairement. Les cordons glandulaires sont donc anastomosés non seulement à l'intérieur d'un même lobule veineux, mais encore d'un lobule à l'autre sur le foie des animaux où les cloisons interlobulaires font partiellement défaut. Par suite, les produits de la sécrétion s'écoulent par plusieurs canaux excréteurs, et il ne nous semble pas possible de substituer le *lobule biliaire*, conception théorique, au *lobule veineux* qui, lui, est une réalité anatomique (SOULIÉ).

C. — CANAUX EXCRÉTEURS

Nous envisagerons successivement les canaux excréteurs, les glandes qui leur sont annexées, et les formations connues sous le nom de *vasa aberrantia*.

1° Structure des canaux excréteurs. — Les canalicules biliaires émergent sur toute la périphérie du lobule, et se déversent dans des canaux excréteurs interlobulaires anastomosés entre eux, comme les canalicules d'origine, et dessinant un réseau à larges mailles. Le passage entre les conduits glandulaires dont les canalicules représentent la lumière centrale, et les canaux excréteurs interlobulaires, s'opère brusquement (*passage de Hering*) : les cellules hépatiques diminuent de hauteur à la limite même du lobule, et se continuent sans transition avec une couche de cellules épithéliales pavimenteuses (8 μ d'épaisseur) formant le revêtement du canal interlobulaire (fig. 260). Cette couche épithéliale est elle-même doublée en dehors par une paroi propre homogène mesurant de 2 à 3 μ d'épaisseur.

Le diamètre des premiers canaux excréteurs qui font suite aux cordons des cellules hépatiques, mesure de 25 à 30 μ chez l'homme. Ce diamètre ne tarde pas à s'élever au niveau des premières anastomoses (45 μ), en même temps que l'épithélium devient cubique sur une hauteur de 12 à 14 μ, et qu'une tunique

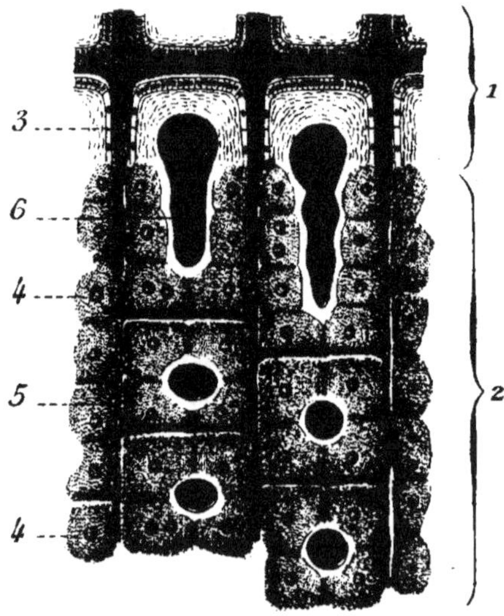

Fig. 260.

Représentation schématique de la glande hépatique. Les conduits biliaires sont colorés en bleu, et les vaisseaux sanguins en rouge.

1, cloisons interlobulaires renfermant les canaux excréteurs. — 2, lobule glandulaire formé par des tubes sécréteurs anastomosés. — 3, canaux excréteurs anastomosés. — 4, cellules hépatiques. — 5, canalicules biliaires intralobulaires. — 6, capillaires sanguins alimentés par des branches de la veine porte.

conjonctive de plus en plus épaisse vient s'appliquer à la face externe de la paroi propre.

Dans les espaces de Kiernan, les conduits biliaires collecteurs du réseau interlobulaire atteignent une épaisseur de 200 μ environ. Leur épithélium est représenté par une couche de cellules prismatiques hautes de 25 à 30 μ, et portant sur leur face libre une sorte de plateau cuticulaire. Cet épithélium repose sur la paroi propre que tapisse extérieurement une tunique conjonctive de 50 µ d'épaisseur.

Les conduits biliaires logés dans les espaces de Kiernan, après s'être envoyé quelques anastomoses latérales, s'unissent entre eux, de manière à former des conduits de plus en plus volumineux, qui aboutissent aux deux branches d'origine du canal hépatique. Sur les gros conduits biliaires, l'épithélium prismatique mesure une épaisseur de 25 à 30 µ, et repose toujours sur une paroi propre, moins nette cependant que sur les conduits de plus faible calibre. Quant à la tunique conjonctive, épaisse de 300 à 500 µ, elle se laisse décomposer en deux couches distinctes, dont l'interne se rapproche de plus en plus par ses caractères d'un chorion muqueux.

2ᵒ Glandes biliaires. — Les conduits biliaires présentent le long de leurs parois de nombreux appendices, sortes de diverticules ou de glandes imparfaites, connus sous le nom général de *glandes biliaires*. Ces glandes commencent à se montrer sur les conduits de 100 à 200 µ. D'abord réduites à quelques utricules ou à un simple acinus compris dans l'épaisseur de la paroi, elles se ramifient sur les gros conduits, et prennent l'aspect d'une glande en grappe composée dont les lobules font hernie au travers de la tunique conjonctive, pour se loger dans le tissu conjonctif ambiant. Toutes ces formations diverticulaires sont limitées en dehors par une mince paroi propre homogène, et tapissées par un épithélium prismatique offrant une grande ressemblance avec celui des conduits biliaires (Legros) ; elles s'ouvrent, d'autre part, largement à l'intérieur des conduits. C'est en s'appuyant sur ces deux caractères, que la plupart des auteurs leur ont refusé la qualité d'organes glandulaires, et les ont considérées comme de simples diverticules, réservoirs de la bile. Remarquons toutefois que la présence de cholestérine à l'intérieur de leur épithélium tendrait à affirmer leur nature glandulaire. et que ces organes, sans sécréter la bile tout entière, comme le pensait Ch. Robin, pourraient contribuer à son élaboration.

3ᵒ Vasa aberrantia. — Les *vasa aberrantia* (E. H. Weber,

1842) sont des conduits biliaires aberrants qui, après s'être anastomosés en réseau, se terminent par des extrémités borgnes, sans contracter d'union avec les lobules hépatiques. On les observe de préférence à la surface du foie, au-dessous de l'enveloppe fibreuse, et dans le ligament triangulaire gauche où ils sont particulièrement bien développés. Leur structure est celle des conduits biliaires : un épithélium cylindrique recouvert par une tunique conjonctive.

On considère habituellement les vasa aberrantia comme des conduits biliaires arrêtés dans leur développement, c'est-à-dire n'ayant pas abouti à la formation de lobules hépatiques. Pour quelques auteurs (SAPPEY), ils représentaient, au contraire, les conduits excréteurs de lobules superficiels qui se sont atrophiés et résorbés au cours du développement.

D. — VAISSEAUX ET NERFS

Les vaisseaux du foie sont alimentés par l'artère hépatique qui assure la nutrition des conduits biliaires (circulation nutritive), et par la veine porte qui fournit aux lobules des matériaux nécessaires à leur double sécrétion (circulation fonctionnelle).

1° Branches terminales de l'artère hépatique. — Les rameaux de l'*artère hépatique* forment autour des conduits biliaires et de leurs formations glandulaires, des réseaux capillaires qui se déversent dans le réseau lobulaire, soit directement, soit par l'intermédiaire de veinules connues sous le nom de *veines radiculaires portes*. Les dernières ramifications artérielles se jettent dans le réseau lobulaire qu'elles contribuent à alimenter, en fournissant surtout l'oxygène nécessaire au fonctionnement des cellules hépatiques.

2° Branches terminales de la veine porte. — Le réseau capillaire des lobules hépatiques est essentiellement constitué par les ramifications de la *veine porte*. Celle-ci qui apporte au foie le sang des parois de l'intestin, se bifurque dans le sillon transverse en deux branches qui s'enfoncent dans la substance du foie, et se divisent dans les prolongements de la capsule de Glisson (espaces portes) en rameaux de plus en plus réduits. Les veines interlobulaires qui font suite aux rameaux contenus dans les espaces de Kiernan, émettent à angle droit de courtes *veinules lobulaires* de 15 à 20 μ, qui se distribuent aux lobules voisins.

3° Branches d'origine des veines sus-hépatiques. — La circulation de départ est représentée par les veines sus-hépatiques. Celles-ci naissent, à l'intérieur des lobules, par quelques ramuscules (*étoile de Hering*) qui ne tardent pas à se collecter en un tronc commun central (*veine intralobulaire*, KIERNAN ; *veine centrale du lobule*, KRUKENBERG), en relation sur son parcours avec le réseau capillaire intralobulaire. Le lobule hépatique est généralement allongé dans le sens de la veine centrale qu'enveloppe de toutes parts le parenchyme glandulaire. On a pu ainsi considérer la veine centrale comme représentant l'axe du lobule, dont la base répondrait au point d'émergence de cette veine.

Les veines centrales émanées des différents lobules, s'abouchent dans des veines plus volumineuses en rapport avec la base des lobules (*veines sublobulaires* de KIERNAN). Ces veines qui ne traversent jamais un espace porte, s'unissent entre elles, et forment des troncs de plus en plus volumineux qui aboutissent aux veines sus-hépatiques.

Le réseau de capillaires sanguins intralobulaires se trouve donc interposé entre des troncs veineux afférents (ramifications de la veine porte) et des troncs veineux efférents (branches d'origine des veines sus-hépatiques). C'est le seul exemple de *système porte veineux* que présente le corps humain (p. 918).

4° Lymphatiques. — Les lymphatiques du foie peuvent être divisés en superficiels et profonds. Les superficiels forment dans l'enveloppe fibreuse un réseau à mailles très serrées, plus étroites que celles du réseau sanguin correspondant. Les profonds pénètrent dans l'organe avec les vaisseaux, et suivent en général leur trajet. Ils constituent entre les lobules un réseau élégant dont les mailles sont plus larges que celles du réseau lymphatique de la capsule. Les lymphatiques profonds et les lymphatiques superficiels échangent à la périphérie du foie de fréquentes anastomoses, qui établissent ainsi une sorte d'unité dans tout le système.

5° Nerfs. — Les nerfs du foie proviennent du plexus cœliaque et du pneumogastrique droit. Ils forment, dans les cloisons interlobulaires, de riches plexus accompagnant les branches de division de la veine porte, de l'artère hépatique, des veines sus-hépatiques et des conduits biliaires. Ces plexus envoient des fibrilles nerveuses dans l'épaisseur des lobules où elles se terminent librement à la surface des cellules hépatiques.

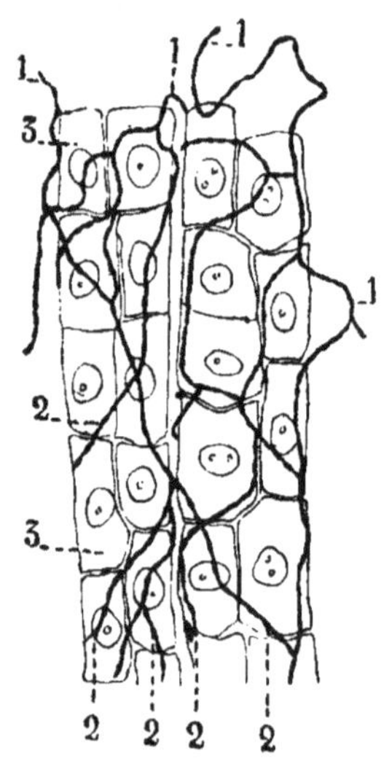

Fig. 261.

Plexus nerveux du lobule hépatique, chez le pigeon (d'après Koroï.kow).

1, 2, fibrilles nerveuses. — 3, cellules hépatiques.

E. — Fonctions du foie

La conception que nous devons nous faire des fonctions des cellules hépatiques, résulte des belles recherches de Cl. Bernard (1857). On peut en résumer ainsi les traits principaux. Les cellules hépatiques forment du glycogène, selon la qualité des matériaux apportés par la veine porte ; ce glycogène est régulièrement transformé en glucose versé lui-même dans les veines sus-hépatiques. La bile résultant des réactions dont les cellules sont le siège, s'écoule normalement dans les conduits biliaires, ce qui n'a plus lieu dans l'ictère où elle est directement versée dans le sang.

Le foie possède donc une double sécrétion interne et externe, sans que ces deux fonctions aient pu être nettement séparées l'une de l'autre. Elles semblent corrélatives, augmentant et diminuant dans les mêmes proportions, si bien qu'on a pu envisager la bile comme une sorte de déchet résultant de l'élaboration du glycogène.

1º Glycogène. — Le glycogène est une matière amylacée, soluble dans l'eau, insoluble dans l'alcool, ayant la même formule que l'amidon végétal : $6 (C^6 H^{10} O^5) + H^2 O$. Avec l'iode, il prend une teinte acajou intermédiaire entre le bleu de l'amidon et le rouge de la dextrine traitée par l'acide sulfurique. Le glycogène formé aux dépens des substances amylacées, albuminoïdes ou même graisseuses, se transforme en glucose sous l'influence d'un ferment diastasique que Cl. Bernard supposait fabriqué par la cellule hépatique, et qui, d'après les recherches récentes, proviendrait du sang. Pour extraire le glycogène, on prend un foie vivant qu'on coupe en très petits morceaux jetés aussitôt dans l'eau bouillante ; on les broie ensuite dans un mortier avec du charbon, et on filtre. Le liquide qui passe est opalin, et cette opalescence est due à la présence du glycogène. Le ferment diastasique est coagulable par la chaleur ; c'est pour le rendre inactif, qu'on jette les morceaux de foie dans l'eau bouillante, quand on veut obtenir le glycogène.

2º Bile. — La bile est un produit complexe dont tous les éléments ne paraissent pas fournis par les cellules hépatiques. C'est ainsi que le mucus et que les cholestérines, d'après Doyon et Dufourt (1897), seraient élaborés par les glandules annexées aux conduits biliaires. Rappelons, d'autre part, que la bile se condense dans la vésicule biliaire, puisque sa densité s'élève de 1010 dans le canal hépatique à 1030 environ dans la vésicule.

La bile de la vésicule est un liquide filant, de coloration jaune verdâtre, et de réaction alcaline. Elle renferme du mucus, des acides biliaires combinés à la soude (acides glycocholique et taurocholique), des matières colorantes (la bilirubine, substance voisine de l'hématoïdine, et la biliverdine produit d'oxydation de la bilirubine), enfin de la cholestérine. Elle favorise l'émulsion des graisses, en fournissant la base nécessaire à la formation de savons alcalins.

F. — Voies biliaires

Nous comprendrons sous ce nom : le canal hépatique, le canal cystique, la vésicule biliaire et le canal cholédoque. Les parois de tous ces organes sont composées par la superposition de deux tuniques, l'une interne muqueuse, l'autre externe celluleuse (tunique fibreuse) qui ne diffèrent d'un conduit à l'autre que par la proportion des éléments composants. Ces deux tuniques se continuent directement l'une avec l'autre, sans interposition de tissu cellulaire sous-muqueux. En raison de ses relations avec la paroi du tube digestif, nous consacrerons une description spéciale au segment intrapariétal du cholédoque.

1° Tunique muqueuse. — L'épithélium prismatique mesure une épaisseur de 20 à 25 μ ; les cellules supportent sur leur face libre un plateau finement strié, analogue à celui de l'épithélium intestinal.

Le chorion de la muqueuse, riche en capillaires sanguins, présente des épaississements locaux qui se traduisent sous la forme d'élevures ou de plis saillants dans la cavité du conduit. Ces plis sont surtout accusés dans la muqueuse de la vésicule biliaire, où ils déterminent par leurs anastomoses un aspect alvéolaire caractéristique.

2° Tunique celluleuse. — Cette tunique est formée en majeure partie de faisceaux conjonctifs orientés circulairement (tunique fibro-musculaire). Elle renferme des éléments musculaires lisses associés en fascicules dont la direction dominante est longitudinale. Ces fascicules, particulièrement abondants chez le bœuf, semblent manquer dans le canal hépatique de l'homme. Rares dans le canal cystique, ils constituent dans la vésicule biliaire une couche plexiforme dont les travées sont toujours séparées par des cloisons conjonctives. Dans le canal cholédoque, les faisceaux musculaires, peu accusés dans le segment initial, augmentent progressivement de nombre jusqu'à sa terminaison, où ils sont renforcés par des fibres provenant de la couche circulaire de l'intestin.

3° Glandes biliaires. — On rencontre, dans les conduits hépatique, cystique et cholédoque, des glandes biliaires dont les lobules sont situés dans la partie superficielle de la tunique celluleuse. Ces glandes sont clairsemées dans la vésicule biliaire; elles y feraient même complètement défaut d'après quelques auteurs.

4° Segment intrapariétal du cholédoque, ampoule de Vater. — Nous empruntons les détails qui suivent à la thèse de STOÏANOFF (1900), dont les recherches ont porté sur le chien.

Après avoir traversé la couche longitudinale de la tunique musculeuse du duodénum par un orifice sensiblement circulaire, le cholédoque s'engage dans l'épaisseur de la couche musculaire circulaire, à l'intérieur de laquelle il se prolonge de haut en bas sur une longueur de 1 centimètre environ (fig. 262). Le cholédoque est ainsi logé dans un véritable

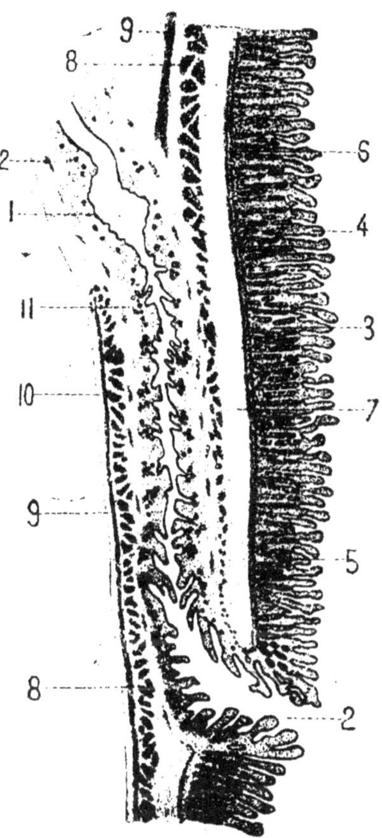

Fig. 262.

Coupe longitudinale de la paroi du duodénum, intéressant l'abouchement du cholédoque, chez le chien (gr. 6/1).

1, cholédoque. — 2, ouverture de l'ampoule de Vater. — 3, chorion de la muqueuse intestinale. — 4, villosités. — 5, glandes de Lieberkühn. — 6, musculaire muqueuse. — 7, couche sous-muqueuse. — 8, couche circulaire de la tunique musculeuse de l'intestin. — 9, couche longitudinale. — 10, péritoine. — 11, glandes du canal cholédoque. — 12, fibres musculaires de la paroi du cholédoque.

canal musculaire, dont se détachent des faisceaux qui pénètrent dans la tunique externe du cholédoque, et, changeant de direction, se disposent parallèlement à la longueur de ce canal. Ces faisceaux contribuent à la constitution de la musculature de la tunique externe ou fibro-musculaire du cholédoque. Il n'existe pas, chez le chien, de renflement musculaire comparable à un sphincter annulaire nettement différencié, notamment au point où le cholédoque s'évase pour former l'ampoule de Vater, mais l'ensemble du canal musculaire pourrait être assimilé à un sphincter étalé en surface, et ayant conservé ses connexions avec la couche circulaire dont il émane.

Au point où la portion ampullaire du canal cholédoque (*ampoule de Vater*) vient s'aboucher dans l'intestin, les éléments de la musculaire muqueuse s'entrecroisent entre eux, et remontent à la surface du cholédoque, en se continuant, partie avec la couche circulaire de l'intestin, et partie avec les faisceaux longitudinaux de la tunique externe du cholédoque.

La délimitation entre l'ampoule de Vater et le restant du canal cholédoque, est peu accusée chez le chien. On reconnaît cependant l'ampoule, en dehors de sa dilatation, à la hauteur plus considérable des franges qui en tapissent la face interne. Dans l'ampoule, vient se jeter fréquemment le canal pancréatique accessoire.

§ 5. — PANCRÉAS

Le pancréas, désigné par les auteurs allemands sous le nom de *glande salivaire abdominale*, appartient, comme les glandes salivaires, à la catégorie des glandes en grappe composées. Il se laisse, de même, décomposer en lobules irrégulièrement polyédriques dont le diamètre mesure de un à quelques millimètres.

A. — PARENCHYME GLANDULAIRE

Les lobules glandulaires comprennent deux ordres de formations anatomiques : les saccules glandulaires et les îlots de Langerhans, englobés dans une trame légère de tissu conjonctif.

1° Saccules glandulaires. — Les saccules sécréteurs du pancréas se présentent sous la forme de boyaux plus ou moins ramifiés et de longueur variable ; leur diamètre transversal mesure de 40 à 50 μ. Ils sont tapissés par un épithélium qui limite une lumière très étroite, et qui est doublé en dehors par une paroi propre.

A. ÉPITHÉLIUM. — L'épithélium des saccules glandulaires du pancréas est formé par deux assises superposées de cellules épithéliales ; ce sont, de dehors en dedans, les cellules principales et les cellules centro-acineuses.

a. *Cellules principales*. — Les cellules principales, disposées sur une seule assise, affectent la forme de troncs de pyramide que le noyau à peu près central permet de décomposer en deux zones distinctes : la zone basale et la zone apicale ou sommet (LANGERHANS, R. HEIDENHAIN). La zone basale, en contact avec la paroi propre, est parcourue par des filaments sinueux. La zone apicale se montre remplie de grains réfringents qui sont composés par la substance

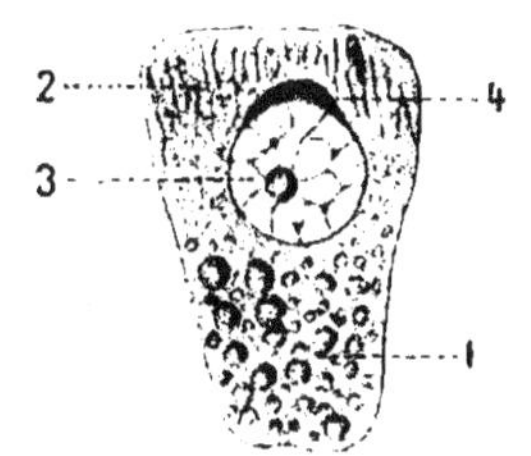

Fig. 263.

Cellule pancréatique d'un amphibien. Figure schématique (d'après LAGUESSE).

1, zone interne remplie de graines de zymogène. — 2, zone externe striée. — 3, noyau avec un gros nucléole. — 4, noyau accessoire semi-lunaire.

productrice du ferment, et que l'on a par suite désignés sous le nom de *grains zymogènes* (fig. 263). Chez les vertébrés inférieurs, on trouve, en plus des parties que nous venons d'énumérer, un *noyau accessoire* ou *corps paranucléaire* qui, d'après quelques auteurs (LAGUESSE, MOURET), contribuerait à la formation du ferment.

Les cellules principales que nous venons de décrire pendant la période de sécrétion, c'est-à-dire pendant la période d'élaboration des grains zymogènes, présentent un aspect tout différent, quand on les observe pendant la période d'excrétion. Les grains zymogènes se dissolvent, et le ferment soluble s'écoule dans la lumière glandulaire. La cellule revient alors sur elle-même, tandis que son noyau primitivement masqué par le ferment, devient plus apparent. Ces modifications cellulaires se traduisent extérieurement par des changements dans la forme et dans les dimensions des saccules. Ceux-ci diminuent de volume, mais leur cavité gonflée par les produits de sécrétion, augmentent de calibre. En même temps, la surface du saccule se bosselle, et prend sur la coupe longitudinale un aspect dentelé (fig. 264).

b. *Cellules centro-acineuses.* — Ces cellules, aplaties et allon-

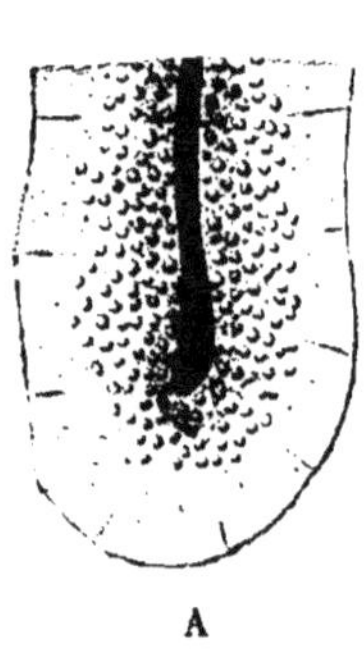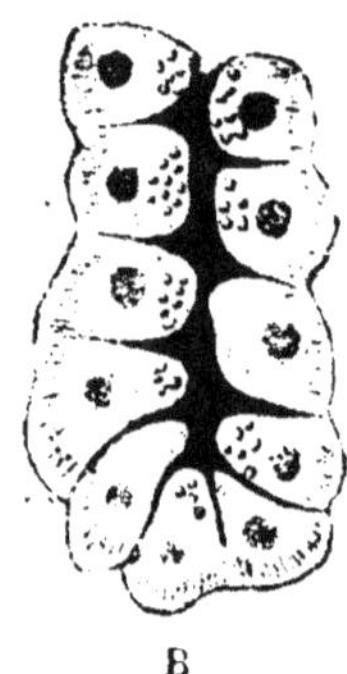

Fig. 264.

Deux saccules pancréatiques : A, pendant la sécrétion des grains de zymogène (état lisse) ; B, après l'excrétion du zymogène (état dentelé), d'après Kühne et Lea, 1892.

gées suivant l'axe du saccule, limitent directement la cavité glandulaire à laquelle elles forment un revêtement discontinu adossé en dehors contre la couche des cellules principales. Le nom de *cellules centro-acineuses* leur a été donné par Langerhans (1869), en raison de la qualification d'acinus appliquée par quelques auteurs au saccule pancréatique. Elles envoient, entre les cellules principales, de minces expansions membraneuses qui dans certains cas s'étendent jusqu'à la paroi propre.

La couche des cellules centro-acineuses se continue directement avec l'épithélium du canal intercalaire (excréteur), si bien qu'elle a pu être considérée comme le prolongement de cet épithélium à la face interne du saccule (fig. 265). Laguesse (1896) a montré que l'épithélium du saccule est originairement constitué par

deux assises dont l'externe devient la couche des cellules principales, et l'interne celle des cellules centro-acineuses. D'autres
observateurs (von EBNER, 1872 ; MOURET, 1894 et RENAUT, 1879-

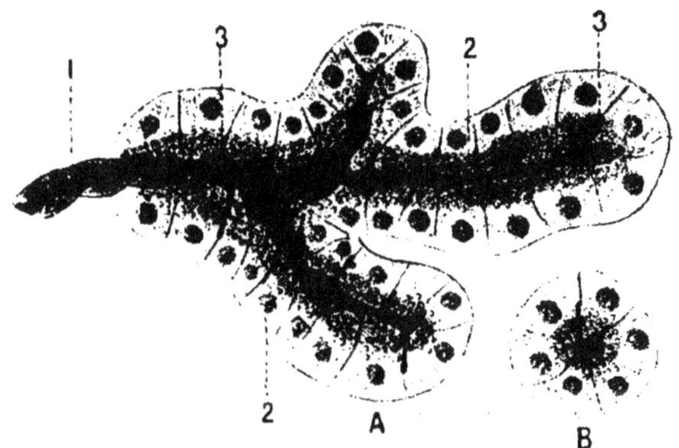

Fig. 265.

A, schéma d'un acinus pancréatique chez le lapin (d'après LAGUESSE,
1894) ; B, section transversale de l'un des saccules montrant au
centre deux cellules centro-acineuses.

1, segment intercalaire dont les éléments se continuent à l'intérieur de l'acinus
dans les différents saccules où elles deviennent les cellules centro-acineuses. —
2, cellules glandulaires. — 3, cellules centro-acineuses.

1897) considèrent les cellules centro-acineuses comme des éléments conjonctifs ou même lymphoïdes.

B. PAROI PROPRE. — La paroi propre est représentée par une
mince membrane hyaline, à peine isolable, que tapisse en dedans une couche de cellules rameuses et aplaties rappelant par
leur configuration les cellules en panier des glandes salivaires.
D'après certains auteurs (RENAUT), la paroi propre ferait complètement défaut.

C. CAVITÉ OU LUMIÈRE GLANDULAIRE. — La lumière centrale du
saccule très réduite, surtout pendant la période de réplétion des
cellules principales, s'insinue dans les interstices des cellules
centro-acineuses, et se prolonge entre les cellules principales
sous forme de fins canalicules intercellulaires supportant eux-
mêmes de courts diverticules latéraux (fig. 266). Ces canalicules

signalés par Langerhans (1869), ne dépassent pas, en général, le segment moyen des cellules glandulaires, et le réseau terminal péricellulaire décrit par Saviotti (1869) et par Gianuzzi (1869) doit être envisagé comme un artifice de préparation.

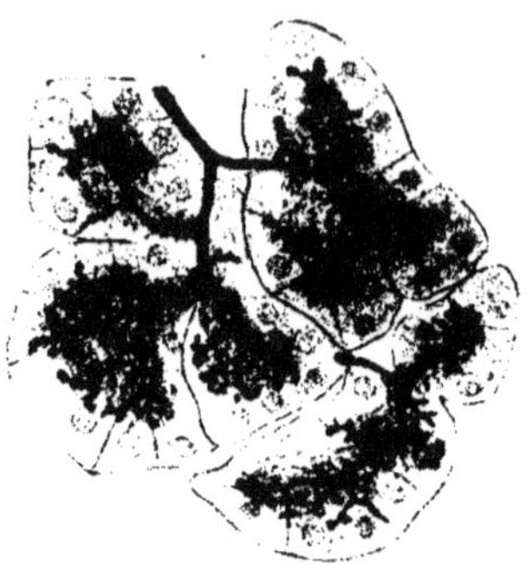

Fig. 266.

Pancréas du hérisson, imprégné au chromate d'argent (d'après Ramón y Cajal et Claudio Sala). Les voies d'excrétion colorées en noir montrent les canalicules inter- et intracellulaires.

2° Ilots de Langerhans (points folliculaires, Renaut 1879; ilots endocrines, Laguesse 1893). — Entre les saccules serrés les uns contre les autres, on remarque de distance en distance des nodules tranchant par leur teinte plus pâle sur le fond général de la glande. Ces nodules découverts en 1869 par Langerhans qui les décrivit sous le nom d'« *amas cellulaires* », présentent une forme arrondie, avec un diamètre compris entre 100 et 300 μ. Leur nombre est considérable, et Laguesse a pu en compter 150 sur une coupe d'un centimètre carré. Ils sont constitués par des cordons cellulaires pleins, tortueux, anastomosés entre eux, d'un diamètre de 15 à 20 μ. Les limites cellulaires sont peu accusées, si bien que leur ensemble figure parfois une seule masse plasmodiale parsemée de noyaux. A la périphérie de l'îlot, les cordons se continuent manifestement avec les saccules voisins.

La signification des ilots de Langerhans, a été diversement interprétée par les auteurs. Il semble rationnel, en raison de leur grande vascularité et de leur mode de formation aux dépens de bourgeons latéraux ou terminaux des saccules, de les considérer, avec Laguesse (1893), comme des organes glandulaires présidant à la sécrétion interne du pancréas.

3° Trame conjonctive intralobulaire. — Le tissu conjonctif interstitiel peu abondant, forme une trame légère dans laquelle on rencontre quelques vésicules adipeuses éparses. Les cloisons interlobulaires, dans lesquelles rampent les canaux excréteurs, les gros vaisseaux et les nerfs, sont constituées par un tissu plus dense, renfermant des lobules adipeux ; elles sont épaisses de 50 à 70 μ.

B. — CANAUX EXCRÉTEURS

Les saccules pancréatiques se continuent avec de minces conduits intercalaires (8 μ), tapissés par une seule couche de cellules épithéliales aplaties et fusiformes (fig. 267). Ces conduits, dont l'épithélium semble se prolonger à l'intérieur des saccules pour y constituer la couche discontinue des cellules centroacineuses, se transforment progressivement en canaux de moyen et de gros calibre. L'épithélium devient successivement cubique, puis prismatique (16 μ), en même temps qu'une tunique conjonctive de plus en plus épaisse vient doubler la face externe du conduit. Dans le canal principal ou canal de Wirsung, la tunique conjonctive renferme un lacis plexiforme de fibres musculaires lisses. Des glandules muqueuses, plus ou moins nombreuses suivant les mammifères, se déversent à l'intérieur du canal.

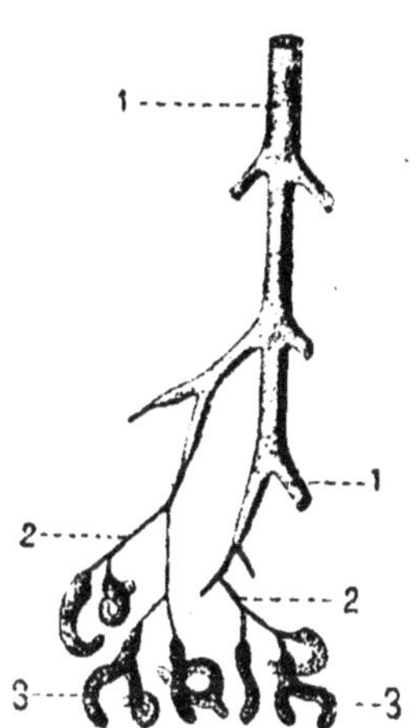

Fig. 267.

Représentation schématique du pancréas (d'après STÖHR).

1. canaux excréteurs. —
2. segments intercalaires. —
3. saccules sécréteurs.

C. — VAISSEAUX ET NERFS

Les saccules glandulaires du pancréas sont entourés par un riche réseau capillaire qui devient plus serré au pourtour des cordons constituant les îlots de Langerhans (fig. 268). Les lymphatiques ne s'observent que dans les cloisons interlobulaires.

Les nerfs, composés presque exclusivement de fibres de

Remak, forment, comme dans les glandes salivaires, un double plexus : un plexus interlobulaire et un plexus enveloppant les saccules.

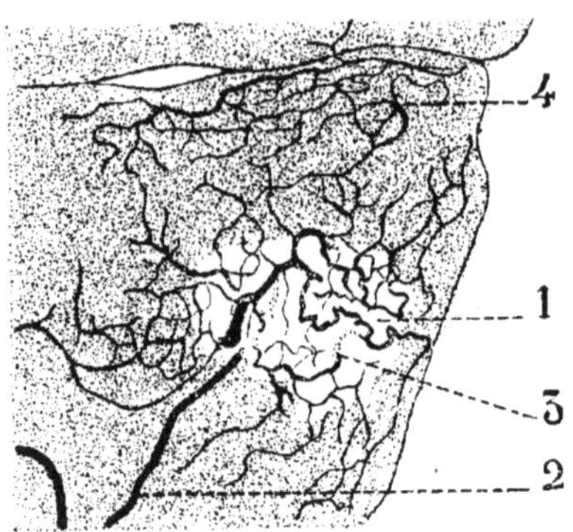

Fig. 268.

Un îlot de LANGERHANS chez l'homme, après injection des vaisseaux (d'après LAGUESSE).

1, îlot de Langerhans. — 2, artériole afférente. — 3, vaisseaux tortueux de l'îlot en continuité avec le réseau capillaire ambiant.

D. — SÉCRÉTION PANCRÉATIQUE

Le suc pancréatique, d'une densité de 1 010 et de réaction fortement alcaline, renferme une proportion abondante de matières albuminoïdes et de diastases (environ 90 p. 1 000), ainsi que du chlorure de sodium et des sels (10 p. 1 000). Les diastases se décomposent en : 1° *trypsine* transformant les substances albuminoïdes en albuminates alcalins et en propeptones ; 2° *stéapsine* dédoublant les graisses, et 3° *amylopsine* saccharifiant l'amidon. Ces trois ferments n'ont pu être isolés dans les cellules pancréatiques, et semblent dériver des mêmes grains de zymogène.

§ 6. — RATE

La rate appartient à la catégorie des organes hématopoïétiques : elle donne à la fois naissance aux globules rouges et aux globules blancs du sang et mériterait d'être rangée, dans l'appareil de la circulation, à côté des organes lymphoïdes, comme les ganglions lymphatiques. Nous nous conformons à l'usage habituel, en la décrivant comme annexe de l'appareil digestif.

La rate est entourée par une enveloppe conjonctive doublée en dehors par le revêtement péritonéal. Cette enveloppe conjonctive émet par sa face profonde un grand nombre de travées qui s'enfoncent à l'intérieur, tandis qu'au niveau du hile, elle se réfléchit à la surface des vaisseaux pour leur constituer des gaines dont l'ensemble représente la *capsule de Malpighi*. Les travées émanées de la face interne de l'enveloppe, se ramifient et s'anastomosent entre elles, et d'autre part vont se fixer sur les gaines de la capsule de Malpighi, de manière à décomposer la rate en une multitude d'*aréoles* (cellules de la rate, MALPIGHI) dont le diamètre varie de 1 à 5 millimètres, et qui communiquent toutes les unes avec les autres. Ces aréoles sont remplies par une substance molle, friable, de couleur lie de vin (*pulpe* ou *boue splénique* des hauteurs, *pulpe rouge* de LAGUESSE). L'épaisseur des travées limitantes varie de 80 à 150 μ.

Les dernières ramifications artérielles sont enveloppées par une gaine lymphoïde (p. 488) qui tranche par sa coloration blanchâtre sur le fond rougeâtre de la pulpe splénique, et dont l'ensemble représente la *pulpe blanche*. Par places, la gaine de pulpe blanche s'épaissit, et constitue de petits renflements sphériques d'une épaisseur de 200 à 500 μ, qui se rapprochent par leurs caractères des follicules clos (p. 389), et qui sont connus sous le nom de *corpuscules de Malpighi*. La pulpe rouge et la pulpe blanche ne sont séparées par aucune ligne de démarcation et semblent se continuer entre elles.

1° Enveloppe de la rate. — L'enveloppe de la rate est formée par un tissu fibro-élastique qui se continue dans les travées limitant les aréoles (prolongements de la capsule de Malpighi). Chez certains mammifères, les carnassiers en particulier, elle renferme, ainsi que les travées, de nombreuses fibres musculaires lisses qui en représentent l'élément fondamental. Chez l'homme, les fibres-cellules sont clairsemées dans l'enveloppe proprement dite ; on les rencontre surtout dans l'épaisseur des travées où elles affectent une direction longitudinale, mais toujours en faible proportion.

Le péritoine qui revêt en dehors la capsule de la rate, est très mince et intimement adhérent à la capsule, sauf au niveau du hile. Par places, il semble réduit à la couche endothéliale.

2° Pulpe rouge. — La pulpe rouge est essentiellement constituée par un réseau délicat de cellules ramifiées et anastomosées, dont les minces trabécules (*fibres grillagées* d'OPPEL, 1891) délimitent des aréoles qui communiquent toutes les unes avec les autres et qui renferment de nombreux éléments cellulaires.

Les cellules qui forment le réticulum, se différencient nettement des cellules conjonctives, par leur plus grande résistance à l'action des réactifs, et paraissent plutôt devoir être rapprochées des cellules épithéliales qui tapissent la paroi interne des vaisseaux (KÖLLIKER) : elles ne donnent pas de gélatine par la coction. D'après LAGUESSE (1890), leur noyau pourrait s'atrophier chez les sélaciens adultes, et se résorber entièrement.

Quant aux éléments contenus dans les mailles du réticulum, ils appartiennent à plusieurs catégories. Ce sont, d'après LAGUESSE : 1° des globules rouges ; 2° des leucocytes adultes ; 3° de petites cellules arrondies analogues par tous leurs caractères aux lymphocytes du sang ou de la lymphe ; 4° des cellules contenant des globules rouges en voie de destruction, ou des dérivés hémoglobiques ; 5° des cellules rouges de NEUMANN et de BIZZOZERO (p. 173) ; enfin 6° des hématoblastes ou plaquettes sanguines.

3° Pulpe blanche. — La pulpe blanche qui forme la gaine lymphoïde des artérioles, et les renflements de cette gaine ou corpuscules de Malpighi, se rapproche par sa constitution de la pulpe rouge. On y retrouve le même réticulum, seulement les éléments inclus dans les mailles, appartiennent tous à la variété de lymphocytes, sans mélange de globules rouges ni d'hématoblastes.

Les corpuscules de Malpighi sont, de plus, pénétrés par un réseau de capillaires émanés de l'artériole, et qui, vers la périphérie du corpuscule, se perdent dans la pulpe rouge.

Ainsi composés, les corpuscules de Malpighi ressemblent aux organes folliculaires ; leur centre, où l'on peut observer de nombreuses figures de karyokinèse, est de même le siège d'une prolifération active (*centre germinatif* de MÖBIUS, 1885).

4° Vaisseaux. — Les vaisseaux de la rate comprennent, en plus de conduits lymphatiques, des artères et des veines dont les voies de communication ne paraissent pas être représentées, comme dans le restant de l'économie, par des capillaires nettement délimités et pourvus d'un revêtement endothélial.

a. *Artères*. — Les artères et les veines, au nombre de 6 à

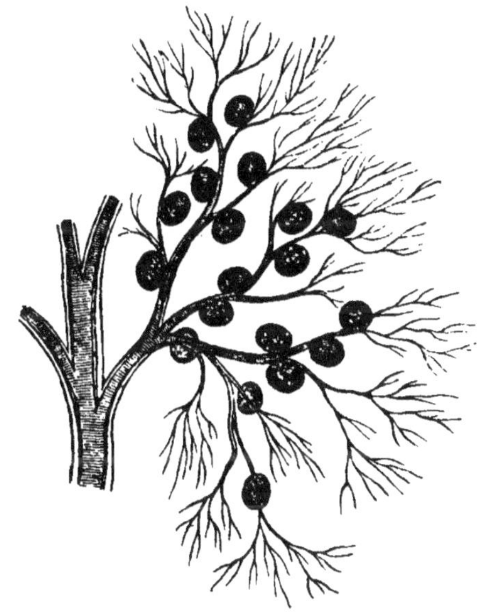

Fig. 269.

Artériole de la rate du chien dont les branches pénicillées supportent des corpuscules de Malpighi (d'après KÖLLIKER). Figure empruntée à TESTUT.

8 branches émanées de l'artère et de la veine spléniques, pénètrent ensemble par le hile, et s'engagent dans les prolongements de la capsule de Malpighi. Lorsqu'après plusieurs divisions successives, le diamètre des artères est descendu à 400 ou 200 μ, la veine qui accompagnait l'artère dans l'axe de la travée fibro-élastique, se sépare de l'artère, se porte à la périphérie, et s'enfonce dans la pulpe rouge. L'artère, une fois isolée de la veine, ne tarde pas à s'entourer d'une gaine lymphoïde de pulpe

blanche, puis elle se ramifie en un pinceau d'artérioles (*penicilli*) également enveloppées par la pulpe blanche dont elles semblent supporter les renflements ou corpuscules de Malpighi (fig. 269). Chacun de ces corpuscules reçoit de l'artériole correspondante quelques rameaux capillaires qui s'anastomosent en réseau, puis se perdent dans le tissu de la pulpe rouge. Lorsque l'artériole envisagée ne mesure plus qu'un diamètre de 20 à 40 μ, elle se dépouille de son manchon de pulpe blanche, puis s'ouvre directement dans la pulpe rouge, en présentant un léger renflement nettement accusé chez les sélaciens, où il a été décrit par Pouchet (1882) sous le nom de *corps terminal des artérioles*. Ce renflement artériel terminal semble formé par une masse plasmodiale en continuité d'une part avec l'endothélium vasculaire, et, de l'autre, avec les cellules trabéculaires de la pulpe rouge.

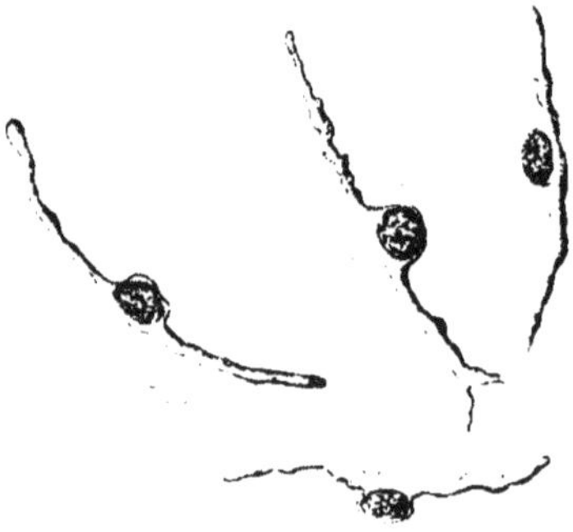

b. *Veines*. — Les veines, après s'être séparées des artères, se répandent, comme nous venons de le voir, dans le tissu de la pulpe rouge. Là, elles s'anastomosent entre elles, et constituent un réseau de larges *veinules capillaires* (Billroth) dont le diamètre, très variable suivant l'état de réplétion ou de vacuité, est habituellement compris entre 40 et 60 μ. La paroi de ces canaux présente une structure caractéristique. En dehors, elle est constituée par des fibres du réticulum disposées sous forme d'anneaux anastomosés entre eux ; en dedans, elle est formée par une couche de cellules endothéliales fusiformes, allongées suivant l'axe du conduit, et dont le noyau qui occupe le segment moyen de l'élément, fait une saillie souvent très accusée dans la lumière centrale (fig. 270). Ces cellules, d'autre part, ne sont pas immédiatement accolées par leurs bords, mais elles ménagent entre elles des orifices par l'intermédiaire des-

Fig. 270.

Cellules épithéliales isolées provenant d'une veinule capillaire de la rate, chez l'homme (gr. 370/1).

quels la cavité de la veine communique directement avec le tissu de la pulpe rouge.

Le mode de répartition des capillaires veineux a permis de décomposer la rate en lobules dont le centre est occupé par l'artériole entourée de sa gaine lymphoïde (pulpe blanche). Autour de la pulpe blanche, s'étale la pulpe rouge dont la couche superficielle englobe le réseau de capillaires veineux. Le sommet de ce lobule schématique répondrait au point de divergence de l'artériole et de la veinule.

c. *Voies de communication entre les artères et les veines.* — Les injections poussées par les artères, irriguent le tissu de la pulpe rouge, puis reviennent par les veines. Il existe donc, au sein de la pulpe rouge, des voies de communication entre le système artériel et le système veineux, seulement leur nature a été diversement interprétée par les auteurs.

On admettait autrefois l'existence de relations directes, ou s'effectuant par l'intermédiaire de capillaires sanguins. Les injections au nitrate d'argent n'ont pas permis de mettre en évidence le revêtement endothélial caractéristique de ces canaux interposés, et la majorité des auteurs contemporains tendent à reconnaître qu'il n'existe pas entre les artères et les veines de voies de communication préformées. Le sang de l'artériole terminale s'épanche librement dans la pulpe splénique, et se fraie un chemin au milieu des éléments de cette pulpe dont il entraîne un certain nombre, puis, arrivé au contact des capillaires veineux, il pénètre à leur intérieur par l'intermédiaire des orifices dont est percée leur paroi. Remarquons encore qu'en raison de la constitution de la pulpe rouge, le courant sanguin s'y trouve considérablement ralenti, et que, par suite, des hématies caduques peuvent s'attarder dans un carrefour où elles sont englobées et détruites par les leucocytes.

d. *Lymphatiques.* — La distribution lymphatique paraît varier chez l'homme et chez les animaux. C'est ainsi que chez le bœuf et le cheval, il existe à la périphérie de la rate, au-dessous du péritoine, un réseau superficiel qui, d'après SAPPEY, manquerait chez l'homme.

Les lymphatiques profonds, découverts par TOMSA, accom-

pagnent les vaisseaux artériels ; leur origine est peu connue.
Chez les animaux qui possèdent à la fois des lymphatiques superficiels et des lymphatiques profonds, ces deux ordres de
vaisseaux communiquent entre eux par des anastomoses qui
suivent le trajet des artérioles.

5° Nerfs. — Les nerfs de la rate sont constitués en majeure
partie par des fibres de Remak, et ne paraissent pas supporter
de formations ganglionnaires. Les quelques fibres à myéline qu'on
y rencontre, disparaissent à mesure que les filets nerveux deviennent plus grêles (20 μ). Les fibres de Remak sont surtout
destinées aux parois des vaisseaux ; quelques-unes iraient se terminer librement par des buissons, au sein de la pulpe rouge
(Retzius, 1892 ; Fusari, 1893 ; Kölliker, 1893).

6° Conception schématique de la rate. — Nous avons
vu que les artères ne se continuaient pas directement avec les
veines par des conduits capillaires, mais bien par l'intermédiaire
d'un système caverneux représenté par la pulpe rouge, et que,
d'autre part, la pulpe rouge était en continuité de substance
avec la pulpe blanche. Nous devons rechercher maintenant la
signification anatomique de ces différentes parties.

On sait, que les ébauches des premiers vaisseaux sanguins
sont représentées par des amas de cellules mésenchymateuses
dont les plus superficielles évoluent en cellules endothéliales,
tandis que les éléments centraux donnent naissance aux globules
sanguins, blancs et rouges. Supposons qu'une de ces formations
anatomiques atteigne des dimensions considérables, et rem-
plisse, par exemple, toute une aréole de la rate. Les cellules
les plus superficielles appliquées contre les travées fibreuses, se
transforment en cellules endothéliales, mais tous les éléments
centraux ne deviendront pas des globules sanguins. On peut
admettre qu'un certain nombre de ces éléments centraux évoluent en cellules endothéliales, et que, par suite des conditions où elles se trouvent placées, ces cellules endothéliales centrales prennent une forme étoilée, et s'anastomosent par leurs
prolongements, au lieu de se juxtaposer par leurs bords. Ainsi

se constituerait dans la masse de l'aréole, un réseau trabéculaire, de nature endothéliale, en continuité avec le revêtement
endothélial des travées fibreuses, ainsi qu'avec celui des artérioles

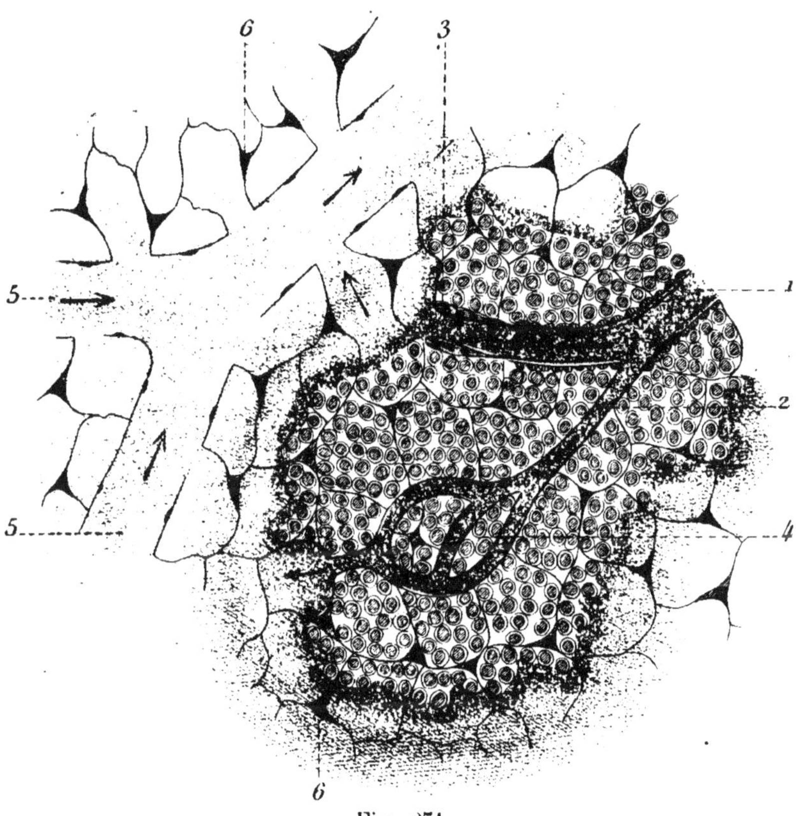

Fig. 271.

Représentation schématique de la rate.

1, artériole. — 2, vaisseau alimentant le réseau capillaire d'un corpuscule de
Malpighi. — 2, corps terminal artériel. — 4, corpuscule de Malpighi formé de pulpe
blanche. — 5, veines capillaires. — 6, réseau endothélial de la pulpe rouge se continuant avec le réseau de la pulpe blanche.

et des veinules (fig. 271). Nous avons insisté plus haut, sur les
caractères que présente ce réseau trabéculaire, et qui ne permettent pas de le confondre avec une formation conjonctive.
Dès lors, il convient d'assimiler les espaces cloisonnés par les

trabécules de ce réseau, à de véritables capillaires communiquant tous les uns avec les autres, ou mieux à des capillaires dont les cavités ne sont séparées que par une seule cellule endothéliale, ou encore par un simple prolongement cellulaire. L'ensemble figure une sorte de tissu caverneux en continuité par ses deux extrémités avec les artères et les veines, et dont les trabécules endothéliales cloisonnantes constituent un système de soutien, ou une barrière destinée à ralentir le cours du sang.

A l'origine, ainsi que l'a bien montré LAGUESSE (1890-1897), toute la pulpe de la rate appartient à la variété blanche, c'est-à-dire que les éléments qui ne se différencient pas en cellules endothéliales réticulées, donnent naissance à des globules blancs. Au fur et à mesure que le sang apporté par les artérioles s'insinue dans ce tissu primitivement plein, il se creuse un chemin entre les globules blancs dont il entraîne un certain nombre, circulant entre les cellules de la pulpe « comme l'eau d'un fleuve presque à sec chemine entre les cailloux » (FREY). La pulpe blanche se transforme ainsi progressivement en pulpe rouge. Les derniers vestiges de la pulpe blanche sont représentés par les gaines lymphoïdes des artérioles et par les corpuscules de Malpighi qui finissent par être envahis à leur tour et par disparaître chez le vieillard (PILLIET, 1892).

La rate doit ainsi être rapprochée des ganglions lymphatiques (p. 961), avec cette différence que le courant lymphatique est ici remplacé par un courant sanguin.

7º Fonctions de la rate. — Le sang de la veine splénique contient une proportion plus abondante de leucocytes et de globules rouges que le sang de l'artère (MALASSEZ et PICARD). La rate peut ainsi être envisagée comme un lien de formation à la fois des globules blancs et des globules rouges.

La composition intérieure de la rate, telle que nous venons de la faire connaître, nous rend compte de cette double fonction hématopoiétique. Le sang, se frayant un passage au travers des éléments de la pulpe rouge, en entraîne un certain nombre, et sa teneur en lymphocytes se trouve ainsi augmentée. Mais les éléments de la pulpe comprennent aussi des cellules rouges

(p. 173) et des hématoblastes (p. 202) qui peuvent donner nais-
nance à de nouvelles hématies.

D'autre part, la présence de globules rouges, ou de dérivés
hémoglobiques à l'intérieur de certains leucocytes (fig. 271 *bis*),

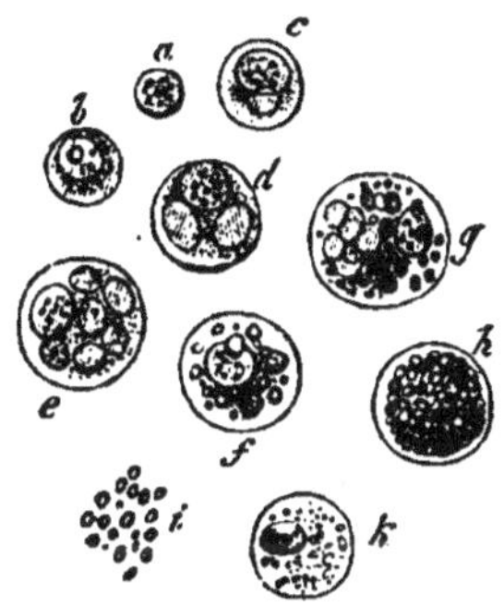

Fig. 271 *bis*.

Leucocytes de la pulpe splénique, contenant pour la plupart des
globules sanguins, et des granulations graisseuses ou formées par
des dérivés de l'hémoglobine (d'après FREY). Figure empruntée à
TESTUT.

Les cellules *a-d*, appartiennent à l'homme; les cellules *e* et *f*, au bœuf; les cellules *g-h*, au cheval. En *i*, on voit un amas de granulations libres.

témoigne manifestement en faveur de la destruction des hématies. La rate est donc non seulement un lieu de formation de
ces globules, mais encore un lieu de destruction. Seulement la
production d'hématies nouvelles, l'emporte sur la disparition
d'hématies caduques, et c'est pourquoi le sang de la veine splénique est plus riche en globules rouges que celui de l'artère.

CHAPITRE IV

APPAREIL DE LA RESPIRATION

L'appareil de la respiration comprend deux organes fondamentaux, les poumons, dont le parenchyme est le siège de l'hématose. Ces organes communiquent avec le pharynx par les voies respiratoires représentées par la trachée et par le larynx. A l'étude de ces parties que nous envisagerons, suivant la description classique, de la surface vers la profondeur, nous joindrons, comme annexes, celle de la thyroïde, du thymus et des glandules parathyroïdiennes, qui se développent dans la région branchiale, et qui offrent, d'ailleurs, des connexions de voisinage avec les voies respiratoires. La description du pharynx nasal et des fosses nasales, sera reportée à l'appareil de l'olfaction (p. 714).

ARTICLE PREMIER

VOIES RESPIRATOIRES

Nous ne comprendrons sous ce titre que le *larynx* et la *trachée*. Les bronches seront étudiées avec les poumons.

§ 1. — LARYNX

Le larynx, revêtu à sa face interne par une tunique muqueuse, possède une charpente cartilagineuse qu'une tunique fibro-élastique sépare de la muqueuse.

1° Tunique muqueuse. — La muqueuse du larynx qui prolonge inférieurement et en avant la muqueuse du pharynx buccal, varie de composition suivant les régions que l'on envisage. Dans la plus grande étendue de l'organe, elle est, en effet, tapissée par un épithélium prismatique cilié, tandis qu'au niveau des cordes vocales elle possède un revêtement pavimenteux stratifié, et prend, sur le bord libre de la corde vocale inférieure, tous les caractères d'une muqueuse dermo-papillaire. Son épaisseur est comprise entre 80 et 150 μ.

a. *Épithélium*. — L'épithélium appartient, en majeure partie, à la variété prismatique ciliée. C'est un épithélium stratifié, en ce sens qu'entre les pieds des cellules prismatiques allongées, se trouvent enclavés de nombreux éléments de remplacement dont les noyaux affectent une disposition stratifiée (p. 81). Son épaisseur est comprise entre 50 et 90 μ ; les cils atteignent une longueur de 6 μ. Aux cellules prismatiques, se trouvent mélangées des cellules caliciformes, ainsi que des cellules migratrices.

Les bords libres des cordes vocales, sur une étendue d'environ 5 millimètres répondant pour la corde vocale inférieure au ligament thyro-aryténoïdien, sont tapissés par un épithélium pavimenteux stratifié qui se substitue par une transition ménagée à l'épithélium prismatique. On rencontre d'ailleurs, dans presque toute l'étendue de la muqueuse laryngée, surtout dans la région vestibulaire, au milieu des éléments prismatiques, des ilots de cellules pavimenteuses qui rappellent la disposition qu'on observe dans le pharynx buccal et dans l'œsophage du fœtus (*épithélium mixte*, p. 82). Le nombre et l'étendue de ces ilots varient sensiblement d'un sujet à l'autre. Le passage entre l'épithélium pavimenteux stratifié du pharynx, et l'épithélium prismatique cilié ou mixte du larynx, s'opère habituellement à une distance d'un centimètre du bord libre de l'épiglotte et des replis aryténo-épiglottiques, sur la face laryngée de ces organes.

b. *Chorion* — Le chorion de la muqueuse laryngée renferme de nombreuses fibres élastiques, et se continue directement avec la tunique fibro-élastique sous-jacente, sans interposition d'une couche sous-muqueuse. La membrane basilaire sous-épithéliale ne

devient appréciable que dans le segment sous-glottique; elle se
prolonge inférieurement dans la trachée.

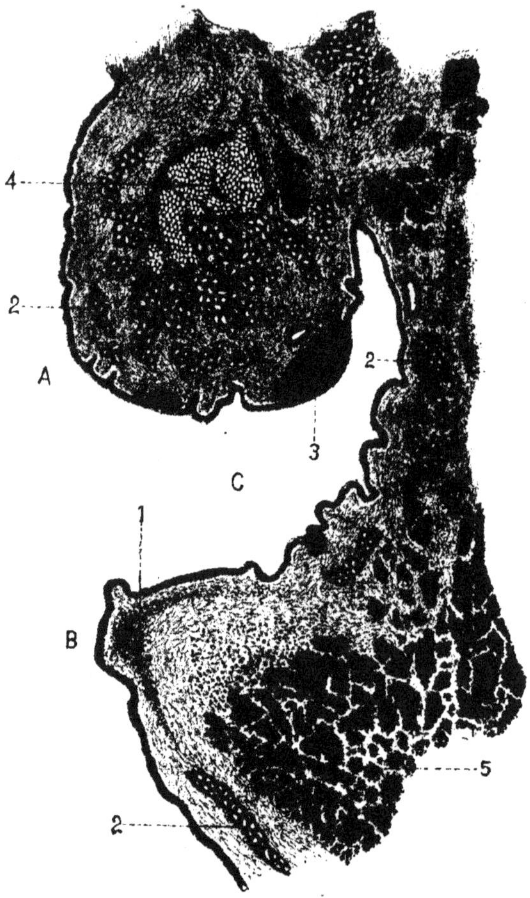

Fig. 272.

Coupe frontale des **deux** cordes vocales sur un assassiné (gr. 5/1).
La corde vocale supérieure (A), à bord arrondi, est séparée de la
corde vocale inférieure (B), à bord **aigu**, par le ventricule de Morgagni (C).

1, ligament élastique thyro-aryténoïdien. — 2, glandes du larynx. — 3, follicule
clos. — 4, lobule adipeux. — 5, muscle thyro-aryténoïdien.

Au niveau du bord libre de la corde inférieure, dans la portion
correspondant au ligament thyro-aryténoïdien, le chorion

devient plus dense et plus serré, et se soulève en papilles coniques qui s'enfoncent dans l'épithélium pavimenteux stratifié superficiel (fig. 272). Les cordes vocales inférieures se trouvent ainsi recouvertes par une véritable muqueuse dermo-papillaire.

c. *Glandes*. — Les parois du larynx renferment de nombreuses glandules sacculiformes composées, dont les éléments cellulaires se rapportent aux deux variétés muqueuse et séreuse (glandes mixtes). Ces glandules, disséminées dans toute l'étendue du larynx, forment en certains endroits des amas plus ou moins considérables, au niveau de l'épiglotte, des replis aryténo-épiglottiques, de la corde vocale supérieure, etc. Au niveau de l'épiglotte, les glandules sont situées au-dessous de la muqueuse, partie à la face antérieure du fibro-cartilage, et partie à la face postérieure. La muqueuse dermo-papillaire qui revêt le bord libre de la corde vocale inférieure, est entièrement dépourvue de glandes.

d. *Follicules clos*. — Dans la portion de la muqueuse laryngée située au-dessus des cordes vocales inférieures, le chorion englobe des follicules clos sous-épithéliaux (fig. 272), plus ou moins nombreux suivant les sujets. Ces follicules découverts par Luschka et bien décrits par Coyne (1874), sont surtout abondants dans les parois et l'appendice des ventricules de Morgagni, où ils constituent l'*amygdale laryngée* (FRÆNKEL, 1893).

e. *Vaisseaux et nerfs*. — La vascularité de la muqueuse laryngée est en rapport avec la nature de l'épithélium superficiel. Les cordes vocales tapissées par un épithélium pavimenteux stratifié, renferment moins de vaisseaux que les parties recouvertes par un épithélium prismatique.

Les nerfs, abondants dans la muqueuse du larynx, se terminent soit librement dans l'épithélium, soit dans des corpuscules spéciaux logés dans le chorion ou enclavés dans l'épithélium. Ces derniers corpuscules ressemblent aux bourgeons du goût, et siègent principalement à la partie postérieure de l'épiglotte, et sur les replis aryténo-épiglottiques.

2° Tunique fibro-élastique. — Cette tunique interposée entre la charpente cartilagineuse et la muqueuse, est plus ou moins épaisse, et aussi plus ou moins bien délimitée suivant les régions. Elle présente par places des épaississements qui constituent de véritables ligaments, comme les ligaments thyro-aryténoïdiens inférieur et supérieur.

3° Squelette cartilagineux. — Parmi les pièces cartilagineuses qui concourent à former le squelette du larynx, les unes se composent de tissu cartilagineux hyalin qui s'ossifie normalement chez l'adulte : ce sont le cartilage thyroïde, le cartilage cricoïde, et la plus grande partie des cartilages aryténoïdes. Les autres pièces appartiennent à la variété fibro-cartilagineuse élastique : cartilage épiglottique, cartilages de Santorini, cartilages de Morgagni ou de Wrisberg, sommet et apophyse vocale des cartilages aryténoïdes. Ces différents cartilages sont unis entre eux et aux parties voisines par des ligaments élastiques, comme la membrane thyro-hyoïdienne, et le ligament crico-thyroïdien. Les ligaments thyro-hyoïdiens latéraux représentant les bords postérieurs de la membrane thyro-hyoïdienne, contiennent dans leur épaisseur un nodule cartilagineux hyalin qui s'ossifie chez l'adulte (*cartilage hordéiforme* ou *triticé*).

§ 2. — TRACHÉE

Les parois de la trachée sont formées par la superposition de deux tuniques, l'une interne muqueuse, l'autre externe fibro-élastique, englobant dans son épaisseur des anneaux cartilagineux.

1° Tunique muqueuse. — La muqueuse trachéale se rapproche par ses caractères de la muqueuse qui revêt le segment inférieur du larynx ; son épaisseur varie de 150 à 300 μ. L'épithélium est prismatique, stratifié à cils vibratiles, et mesure une hauteur de 80 μ. Le chorion renferme de nombreuses fibres élastiques longitudinales, et présente, au-dessous de l'épithélium, une membrane basilaire très nette dont l'épaisseur s'élève à 6 ou 8 μ.

De nombreuses glandules viennent s'ouvrir à la face interne

de la trachée. En raison de leur situation dans l'épaisseur de la tunique fibro-élastique, nous les décrirons avec cette membrane.

2° Tunique fibro-élastique. — Cette tunique, sur la disposition de laquelle les auteurs ne sont point d'accord, semble résul-

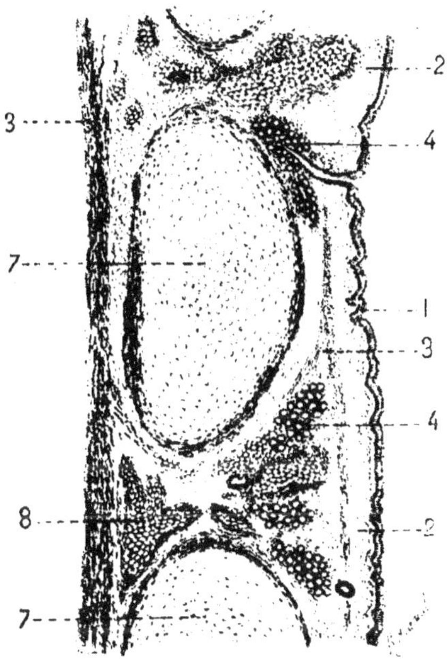

Fig. 273.

Coupe longitudinale de la paroi antérieure de la trachée sur un supplicié (gr. 10/4).

1. épithélium prismatique cilié. — 2. chorion de la muqueuse trachéale. — 3. tunique fibro-élastique. — 4. glandes trachéales. — 7. cartilages. — 8. lobule adipeux.

ter de l'association de deux lames fibro-élastiques, séparées par un tissu conjonctif plus lâche et moins riche en fibres élastiques, dans l'épaisseur duquel se trouvent logés des anneaux cartilagineux, des fibres musculaires lisses et des glandes (fig. 273). Ces deux lames, dont l'interne est en contact immédiat avec la muqueuse, s'envoient latéralement entre les anneaux cartilagineux, des tractus fibro-élastiques qui en établissent la solidarité anatomique : la direction dominante des fibres élastiques est longitudinale. La distance de la surface libre de la muqueuse aux anneaux est de 500 μ.

a. *Anneaux cartilagineux, muscle trachéal.* — Les anneaux cartilagineux de la trachée, au nombre de 15 à 20, sont constitués par du tissu cartilagineux hyalin qui se calcifie fréquemment, et parfois même s'ossifie chez les vieillards. Ces anneaux, étagés

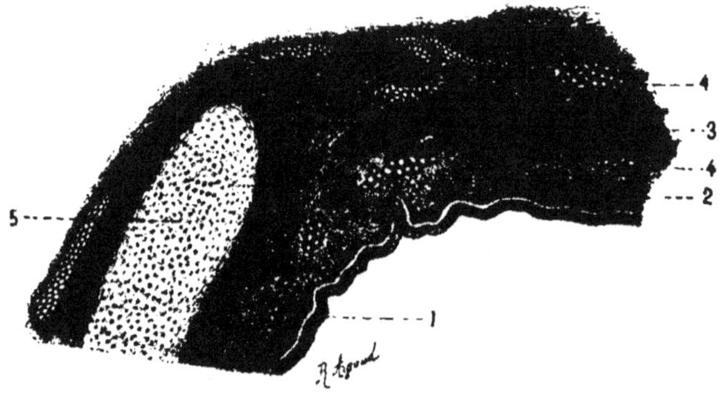

Fig. 274.

Coupe transversale de la paroi postérieure de la trachée sur un supplicié, intéressant l'extrémité postérieure d'un anneau cartilagineux (gr. 10/1).

1, épithélium prismatique cilié. — 2, chorion de la muqueuse avec sa membrane basilaire sous-épithéliale. — 3, couche musculaire. — 4, glandes trachéales situées en avant et en arrière de la couche musculaire. — 5, cartilage.

les uns au-dessus des autres, ne décrivent pas une circonférence complète. Ils sont, en effet, interrompus en arrière, et leur solution de continuité est comblée par des faisceaux de fibres musculaires lisses dirigés transversalement, et s'insérant de chaque côté sur la face interne des anneaux, au voisinage de leur extrémité postérieure (fig. 274). Les faisceaux musculaires lisses n'existent pas seulement au niveau des anneaux, mais on les rencontre également dans leur intervalle, où ils viennent se fixer directement sur la tunique fibro-élastique. Cette tunique renferme donc, dans toute la hauteur de la paroi postérieure de la trachée, dans l'espace compris entre les bords postérieurs des anneaux, une lame musculaire presque continue qui représente le *muscle trachéal*, et dont l'épaisseur est d'environ 500 μ.

Chez certains mammifères, le chat en particulier, les anneaux sont presque complets et les faisceaux musculaires s'insèrent sur le tiers postérieur de leur face externe. Il en résulte que les extrémités postérieures de ces anneaux chevauchent les unes sur les autres, pendant la contraction de l'organe. C'est vraisemblablement à cette disposition qu'il faut attribuer, chez le chat, la présence d'un épithélium pavimenteux stratifié contre la paroi postérieure de la trachée, entre les bords postérieurs des anneaux (HAYCRAFT et CARLIER, 1889).

b. *Glandes trachéales.* — Les glandes de la trachée sont des glandes séro-muqueuses, analogues à celles du larynx. Elles forment sur les parties antérieure et latérales une couche presque continue, dont les lobules glandulaires sont situés en dehors de la lame interne de la tunique fibro-élastique. Dans les intervalles des anneaux, les glandes plus nombreuses et plus volumineuses s'enfoncent dans les espaces intercartilagineux qu'elles remplissent en grande partie. En arrière, au niveau du muscle trachéal, les glandes sont disposées sur plusieurs couches, soit en avant de la nappe musculaire, soit dans son épaisseur et même en arrière ; dans ce dernier cas, la couche musculaire est traversée par les canaux excréteurs.

ARTICLE II

POUMON

Le poumon offre dans sa constitution une certaine analogie avec les glandes en grappe composées. Il est, en effet, formé par un ensemble de canaux de plus en plus ramifiés dans la profondeur (*bronches*), et se terminant dans les excavations anfractueuses de petits corps appelés *lobules pulmonaires*. L'ensemble des lobules représente le *parenchyme pulmonaire* pénétré par de nombreux vaisseaux. Enfin, la surface du poumon est recouverte par le feuillet viscéral de la *plèvre*.

§ 1. — BRONCHES

Les deux *troncs bronchiques* ou *bronches souches* résultant de la bifurcation de la trachée, se ramifient d'abord suivant le

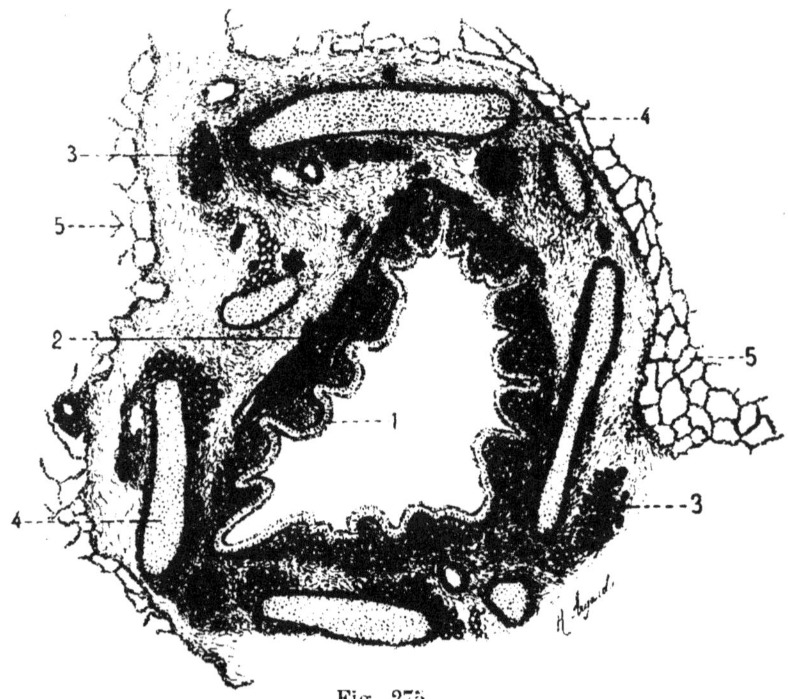

Fig. 275.

Coupe transversale d'une grosse bronche sur un supplicié
(gr. 14/1).

1. épithélium prismatique cilié de la muqueuse bronchique. — 2, muscles de Reissessen. — 3, glandes bronchiques. — 4. plaques cartilagineuses. — 5, parenchyme pulmonaire.

mode de division monopodique; les dernières ramifications ont lieu par dichotomie. Les bronches diminuent ainsi progressivement de calibre, et ne mesurent pas plus de 1 à 2 millimètres au moment où elles pénètrent à l'intérieur des lobules.

1° Bronches de gros et de moyen calibre. — Les bronches de gros et de moyen calibre présentent une structure sensiblement analogue à celle de la trachée. Leur paroi (fig. 275) est formée par une tunique muqueuse doublée en dehors par une tunique fibro-élastique qui renferme des fibres musculaires lisses et des plaques cartilagineuses. Superficiellement, la bronche est enveloppée par une atmosphère conjonctive, sorte d'adventice dans laquelle rampent les vaisseaux et les nerfs, et qui se continue avec la trame conjonctive générale de l'organe.

A. TUNIQUE MUQUEUSE. — Sur les bronches rétractées, la muqueuse se soulève en une série de plis longitudinaux (15 à 20), qui se traduisent sur la coupe transversale par un aspect festonné caractéristique. Ce plissement de la muqueuse ne disparait pas entièrement pendant la dilatation.

a. *Epithélium*. — L'épithélium, semblable à celui de la trachée, est prismatique stratifié à cils vibratiles, avec quelques cellules caliciformes disséminées çà et là ; son épaisseur sur les grosses bronches atteint 70 à 80 μ. Il diminue progressivement sur les bronches d'un volume plus restreint, et finit par n'être plus représenté sur les petites bronches que par un rang unique de cellules prismatiques ciliées.

b. *Chorion*. — Le chorion, plus ou moins infiltré de cellules lymphoïdes, renferme dans sa partie profonde de nombreuses fibres élastiques à direction longitudinale. Ces fibres sont surtout abondantes au niveau des plissements de la muqueuse, dont elles forment en grande partie la charpente ; la hauteur des plis peut atteindre 400 μ.

Le chorion est séparé de l'épithélium par une membrane basilaire de 6 μ d'épaisseur.

B. TUNIQUE FIBRO-ÉLASTIQUE. — Cette tunique, prolongement de la tunique similaire de la trachée, englobe dans son épaisseur des fibres musculaires lisses, des plaques cartilagineuses et des lobules glandulaires dont les conduits excréteurs traversent le chorion muqueux.

a. *Fibres musculaires lisses*. — Ces éléments, relégués dans la trachée au niveau de la paroi postérieure, s'insinuent progressivement en dedans des formations cartilagineuses. et ne tardent pas à constituer une couche complète qui se prolonge dans toute l'étendue de l'arbre bronchique (*muscles de Reisseissen*, 1808). Sur les grosses bronches, l'épaisseur de cette couche mesure de 200 à 300 μ ; elle diminue ensuite graduellement, pour descendre à 20 μ sur les bronches de petit calibre. Les faisceaux musculaires affectent pour la plupart une direction transversale ; anastomosés entre eux, ils constituent une sorte de plexus dont les espaces ou fentes intermusculaires, très appréciables sur les grosses bronches, sont également étirés dans le sens transversal.

b. *Plaques cartilagineuses.* — Les bronches souches dans leur trajet extrapulmonaire, renferment encore des anneaux analogues à ceux de la trachée, c'est-à-dire ouverts en arrière. Dans l'épaisseur du poumon, la substance cartilagineuse se montre fragmentée en lames irrégulières, lenticulaires ou allongées, dont l'épaisseur est en moyenne de 300 μ (fig. 275,3). Ces lames, très rapprochées dans les grosses bronches, s'écartent de plus en plus, à mesure que le diamètre de la bronche diminue. Elles finissent par disparaître complètement sur les bronches mesurant de un à deux millimètres de diamètre. Les derniers nodules cartilagineux s'observent dans l'angle de bifurcation des bronches.

c. *Glandes.* — Les glandes annexées aux bronches sont des glandes en grappe du type mixte, avec prédominance marquée des éléments séreux (BONNE, 1901). Elles sont logées dans l'épaisseur de la tunique fibro-élastique, tantôt en dehors des lames cartilagineuses, tantôt dans leur intervalle, et tantôt encore à leur face externe (fig. 275). Elles disparaissent presque en même temps que les lames cartilagineuses, quelquefois un peu plus tôt.

2° Petites bronches (bronchioles). — Les petites bronches, privées de lames cartilagineuses et de glandes, se trouvent réduites à une mince tunique muqueuse plissée et entourée par une couche musculaire (fig. 276). La tunique fibro-élastique semble avoir disparu, en se fusionnant avec la trame conjonctive ambiante. L'épithélium est formé de cellules épithéliales prismatiques ciliées disposées sur un seul plan, et le chorion, encore riche en fibres élastiques, se montre fréquemment infiltré de cellules lymphoïdes.

Les bronchioles mesurent un diamètre de 1 à 2 millimètres et

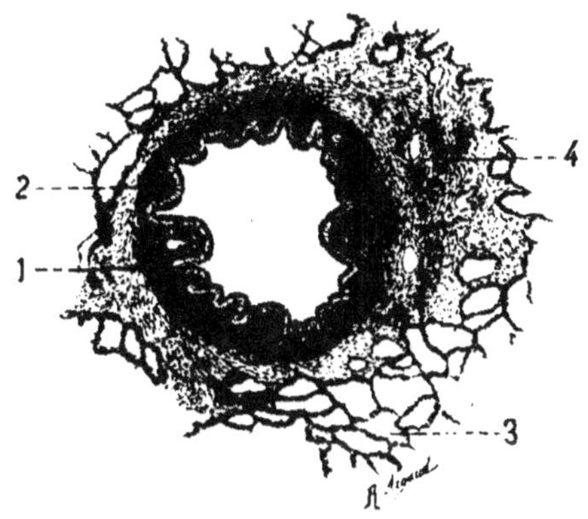

Fig. 276.

Coupe transversale d'une bronche de petit calibre (gr. 14/1).

1, épithélium cylindrique cilié. — 2, couche musculaire. — 3, parenchyme pulmonaire. — 4, dépôt d'anthracosis.

s'étendent sur une longueur de 12 à 15 millimètres, avant de pénétrer à l'intérieur des lobules pulmonaires.

§ 2. — PARENCHYME PULMONAIRE

Le parenchyme pulmonaire se laisse décomposer en une multitude de lobules appendus aux extrémités des bronchioles, et séparés par des cloisons conjonctives. Nous suivrons dans l'étude de ces lobules tous semblables, l'excellente description de LAGUESSE et d'HARDIVILLER (1898).

1° Topographie du lobe pulmonaire. — Le lobule pulmonaire se présente sous l'aspect d'un petit corps polyédrique ou pyramidal, suivant qu'il occupe la profondeur ou la surface de l'organe ; son épaisseur est comprise entre 10 et 15 millimètres. Nous envisagerons, dans notre description, un lobule de forme pyramidale, et nous lui considérerons une base superficielle, et un sommet profond (*hile*). La bronchiole aborde le lobule par son sommet : elle porte le nom de *bronche sus-lobulaire* (SAPPEY) ou de *bronche sub-lobulaire* (CHARCOT), et se continue à l'intérieur du lobule avec la *bronche intralobulaire*. Celle-ci, après avoir fourni quelques rameaux collatéraux, se ramifie dichotomiquement en deux branches d'un volume sensiblement

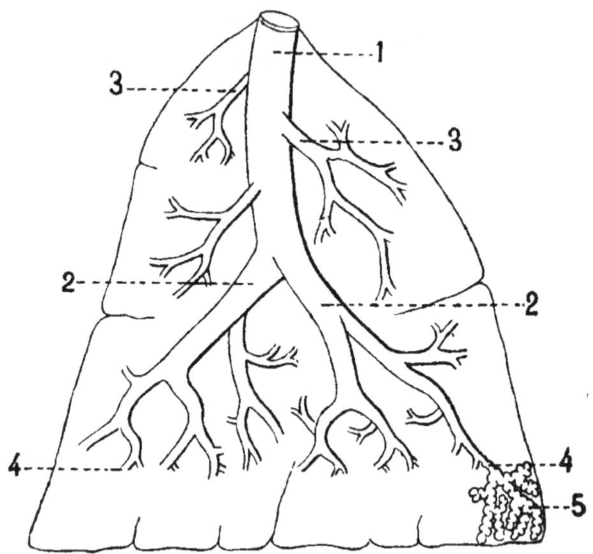

Fig. 277.

Schéma du lobule pulmonaire de l'homme (d'après une reconstruction de LAGUESSE et d'HARDIVILLER).

1, bronche intralobulaire. — 2, bronches de bifurcation terminales. — 3, bronches collatérales. — 4, bronchiole acineuse. — 5, conduit alvéolaire contribuant à former un acinus pulmonaire.

égal qui, après un trajet assez court, se divisent à leur tour. On peut ainsi observer jusqu'à six ramifications successives, ce qui porte la nombre total des rameaux ultimes de 50 à 80 (LAGUESSE et d'HARDIVILLER), y compris les divisions des branches collatérales : ce sont les *bronchioles terminales* (CHARCOT) ou *bronchioles acineuses* (GRANCHER).

Le schéma que nous reproduisons d'après LAGUESSE et d'HARDIVILLER (fig. 277), est intermédiaire à celui de RINDFLEISCH vul-

garisé en France par Charcot (1879), et à celui de Grancher
(1890). Rindfleisch attribuait une importance trop considérable
aux bronches collatérales, et Grancher n'admettait que la dichotomie pour les divisions de la bronche intralobulaire.

Les bronchioles acineuses présentent, le long de leur paroi,
quelques dépressions alvéolaires, puis elles s'élargissent en un canal
couvert de bosselures (*conduit alvéolaire*, F.-E. Schultze, 1871 ;
canalicule respiratoire, Ch. Robin). Les dépressions en cul-de-sac
déterminant les bosselures du canal, portent le nom d'*alvéoles
pulmonaires* (Rossignol, 1846) ou de *vésicules pulmonaires*. Les
alvéoles, serrés les uns contre les autres, affectent une forme
polyédrique par pression réciproque ; leur diamètre varie de 100
à 250 μ. Le canal alvéolaire dont la paroi est ainsi déprimée en
une série non interrompue d'alvéoles, subit à son tour un certain
nombre de divisions successives (jusqu'à 7), si bien qu'à l'extrémité de la bronche acineuse se trouvent appendus un ensemble
de canaux alvéolaires ramifiés et étroitement enchevêtrés. Les
divisions courtes, réduites à quelques alvéoles, constituent les
infundibulums des auteurs. C'est cet ensemble rappelant la disposition de certaines glandes, qu'il convient de désigner sous le
nom d'*acinus pulmonaire* (*lobule primitif* de quelques auteurs).

2° Structure du lobule pulmonaire.

— La bronche intra-
lobulaire et ses divisions aboutissant aux canaux alvéolaires,
sont accompagnées de vaisseaux sanguins et de nerfs, englobés
à l'origine dans une trame conjonctive qui se continue au niveau
du hile avec la trame générale du poumon. Nous nous bornerons
à indiquer ici la structure de la bronche et de ses ramifications,
renvoyant pour les vaisseaux, les nerfs et la trame intralobulaire
à la description d'ensemble.

A. Bronche intralobulaire et bronchioles acineuses. — La
structure de ces conduits se rapproche de celle des petites
bronches. Leur paroi est, en effet, exclusivement constituée par
une muqueuse riche en fibres élastiques, que double en dehors
une couche musculaire à faisceaux disposés circulairement, et
limitant entre eux des fentes allongées. L'épithélium, reposant

sur une mince couche basilaire, est à l'origine prismatique cilié, puis ses éléments, agencés sur un seul plan, perdent leurs cils vibratiles, diminuent ensuite de hauteur, et se transforment progressivement en cellules cubiques.

B. CANAUX ALVÉOLAIRES ET ALVÉOLES. — Avant de se dilater pour donner naissance aux canaux alvéolaires, les bronchioles acineuses

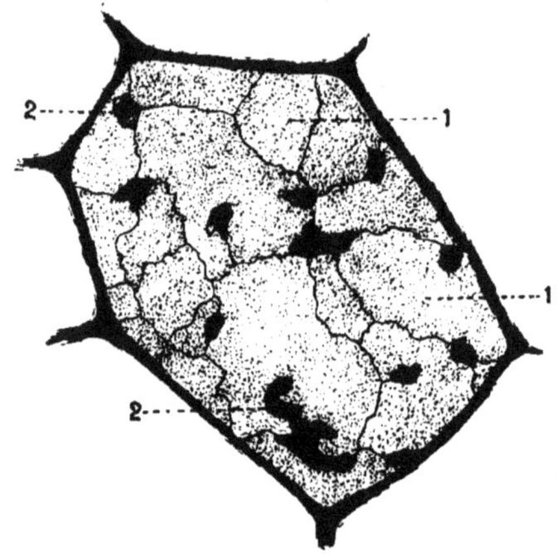

Fig. 278.

Épithélium respiratoire revêtant le fond d'un alvéole pulmonaire, sur un supplicié (gr. 150/1). Imprégnation au nitrate d'argent.

1, larges plaques transparentes, dépourvues de noyau. — 2, petites cellules granuleuses nucléées.

présentent sur leurs parois quelques dépressions alvéolaires, en même temps que les fibres musculaires deviennent de moins en moins nombreuses, et que l'épithélium bronchique se modifie par places, en prenant un aspect caractérisant *l'épithélium respiratoire* que l'on retrouve à l'intérieur des canaux alvéolaires. On a donné à la portion terminale des bronchioles acineuses, ainsi pourvue d'un épithélium mixte, le nom de *bronchioles respiratoires* (KÖLLIKER) ou *bronchioles de transition* (LAGUESSE).

La structure des canaux alvéolaires est essentiellement différente de celle des bronchioles acineuses. Leur paroi très amincie se trouve, en effet, réduite à l'épithélium respiratoire (p. 511) et à une membrane propre dans la substance de laquelle se trouvent enclavés superficiellement un réseau capillaire, et profondément un réseau de fibres élastiques. Les éléments musculaires lisses, déjà espacés dans les bronchioles respiratoires, deviennent de plus en plus clairsemés, et finissent par disparaître. On ne les retrouve que dans l'épaisseur des premiers

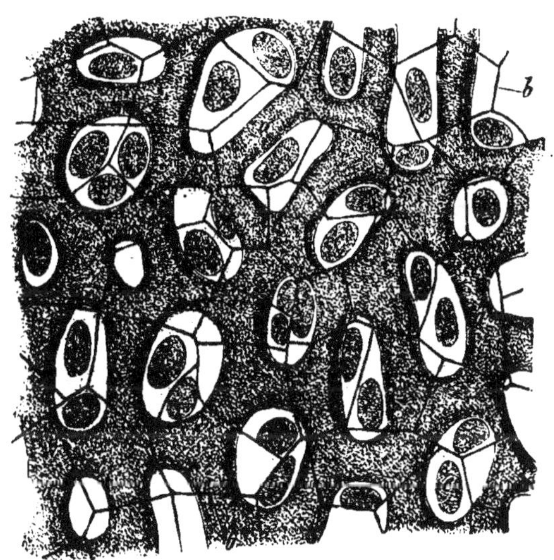

Fig. 279.

Réseau capillaire d'un alvéole pulmonaire de la grenouille avec l'épithélium pulmonaire imprégné au nitrate d'argent, d'après Kölliker (gr. 350/1). Les noyaux des cellules épithéliales répondent aux mailles capillaires.

éperons interalvéolaires. A la surface même des alvéoles, ils font totalement défaut.

a. *Epithélium respiratoire.* — L'épithélium respiratoire (Kölliker) signalé pour la première fois par Elenz (1864), se compose de deux sortes d'éléments (fig. 278) : 1° de petites cellules pavimenteuses nucléées, granuleuses, isolées ou réunies par petits groupes, mesurant un diamètre de 10 à 16 μ; 2° de larges plaques ou lamelles homogènes, dépourvues de noyau, à contours irréguliers, dont les dimensions varient de 30 à 100 μ. Les petites cellules nucléées se trouvent logées dans les mailles du réseau capillaire, tandis que les lamelles d'aspect endothélial s'étalent à la surface même des vaisseaux.

Chez le fœtus, jusqu'à la naissance, l'épithélium des conduits alvéolaires est formé de petites cellules polygonales toutes semblables, d'un diamètre de 10 à 15 μ. Ce n'est qu'au moment de la naissance, que s'accuse progressivement le polymorphisme épithélial. Les cellules, en rapport avec la surface des capillaires, s'étalent et se transforment en cellules endothéliales dont les noyaux finissent par disparaître. Il semble toutefois probable que les larges lamelles irrégulières délimitées chez l'adulte par le nitrate d'argent, ne répondent pas à une seule cellule, mais résultent de la fusion de plusieurs éléments.

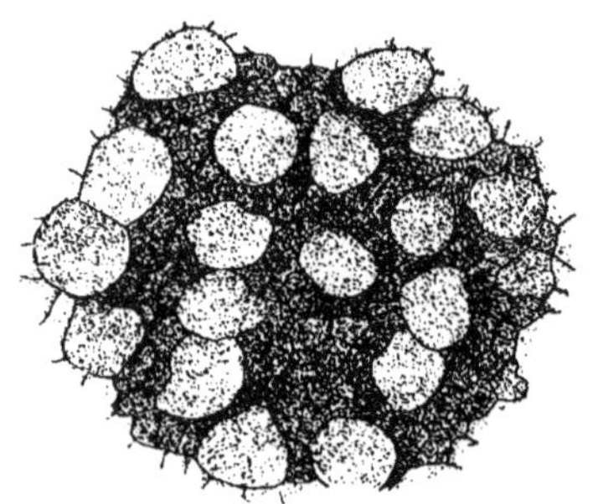

Fig. 280.

Épithélium respiratoire de la couleuvre imprégné au nitrate d'argent (gr. 150/1). On aperçoit de larges cellules claires séparées par des traînées de petites cellules granuleuses ; les noyaux n'ont pas été figurés.

Chez les batraciens, l'épithélium pulmonaire est formé de cellules toutes semblables dont les noyaux sont relégués dans les mailles capillaires (fig. 279). Chez les reptiles, on observe deux espèces de cellules : des cellules petites, granuleuses et des cellules endothéliales, ces dernières étalées à la surface des capillaires (fig. 280). Chez les mammifères, enfin, les cellules endothéliales se réduiraient à une minceur extrême, et pourraient se fusionner à plusieurs ensemble et perdre leur noyau.

b. *Paroi propre.* — La paroi propre se présente sous l'aspect d'une mince membrane mesurant 1 à 2 μ d'épaisseur. Elle fait suite vraisemblablement à la couche basale des ramifications bronchiques. Lorsque deux ou plusieurs alvéoles se trouvent accolés, leurs parois propres peuvent se fusionner en une lame commune (*septum alvéolaire*) qui ne semble pas présenter, chez l'homme, de solution de continuité.

c. *Capillaires sanguins.* — Entre l'épithélium respiratoire et la paroi propre, on remarque un réseau de capillaires sanguins, appartenant à la petite circulation. Les capillaires, à demi enclavés dans la paroi propre, et faisant une saillie appréciable à la face interne de l'alvéole, comptent parmi les plus larges de l'économie. Leur diamètre peut atteindre 10 à 12 μ, et même plus. En même temps, leurs parois offrent des noyaux plus rapprochés, plus nombreux et plus petits que partout ailleurs. Ils limitent des mailles si étroites que l'espace qui sépare deux capillaires, est à peine égal à leur diamètre.

d. *Fibres élastiques.* — A la face profonde de la paroi propre, se trouvent appliquées et comme incrustées de nombreuses fibres élastiques appartenant à la petite variété. Elles sont d'autant plus minces qu'on se rapproche davantage de la surface interne de l'alvéole. On observe de fréquentes anastomoses entre les fibres de deux alvéoles voisins, ce qui établit une sorte de solidarité entre toute la charpente élastique d'un même lobule. Dans l'épaisseur d'une cloison interalvéolaire, les fibres élastiques occupent la partie médiane.

§ 3. — TRAME CONJONCTIVE, ANTHRACOSIS

Les bronches et les vaisseaux sanguins sont englobés dans un tissu cellulaire lâche, riche en fibres élastiques, qui s'insinue entre les lobules (*cloisons interlobulaires*), et, d'autre part, accompagne la bronche et ses divisions à l'intérieur du lobule. Le tissu conjonctif intralobulaire forme, entre les acinus, des cloisons plus ou moins complètes, mais qui, en général, ne vont pas se fusionner à la périphérie du lobule avec les cloisons interlobulaires. Celles-ci n'envoient que quelques prolongements délimitant superficiellement les territoires de distribution correspondant aux principales divisions de la bronche intralobulaire (*lobulins*, GRANCHER).

Le poumon contient, chez la plupart des vieillards, une assez grande quantité d'une matière noire différente du pigment mélanique, et connue sous le nom de *charbon pulmonaire* ou *d'anthracosis*. Cette matière existe sous forme de granulations tant dans le corps des éléments eux-mêmes que dans leurs interstices. On l'observe particulièrement dans la paroi des vésicules pulmonaires, et dans la trame lamineuse qui réunit toutes les parties du poumon. Elle existe aussi en assez grande abondance dans les ganglions lymphatiques voisins, où elle se dépose ordinairement sous forme d'ilots foncés. Les caractères chimiques prouvent que cette substance n'est autre chose que du charbon provenant de l'extérieur, et ayant pénétré mécaniquement dans l'épaisseur de la trame pulmonaire.

§ 4. — Vaisseaux et nerfs

Les vaisseaux sanguins du poumon appartiennent à la petite et à la grande circulation. Les premiers (artères et veines pulmonaires) sont destinés aux lobules, les seconds (artères et veines bronchiques) aux parois des bronches.

1º Artères et veines pulmonaires. — Le réseau capillaire que nous avons décrit dans la paroi des alvéoles pulmonaires, est irrigué par des branches de l'artère pulmonaire, qui représente ainsi l'artère fonctionnelle du poumon. Ces branches suivent le trajet des ramifications bronchiques, se divisent en même temps que ces canaux, et fournissent à chaque bronche alvéolaire un ramuscule artériel qui se perd dans le réseau capillaire de l'acinus. Les réseaux capillaires des différents acinus appartenant à un même lobule, s'envoient de fréquentes anastomoses.

Les veines pulmonaires issues de ces réseaux capillaires, se portent à la périphérie du lobule, s'anastomosent entre elles dans les cloisons interlobulaires, et donnent naissance à des troncs plus larges qui s'accolent aux branches sublobulaires, et suivent, en sens inverse, les ramifications de l'arbre bronchique.

2º Artères et veines bronchiques. — Les artères bronchiques sont exclusivement destinées à la paroi des bronches, à la paroi des artères pulmonaires, et aux cloisons interlobulaires : ce sont les vaisseaux nourriciers du poumon. Elles ne pénètrent jamais à l'intérieur des lobules dont tout le sang est fourni par un rameau de l'artère pulmonaire.

On a signalé des anastomoses entre les artères fonctionnelles et les artères nourricières, au niveau des bronches de moyen calibre, si bien que les petites bronches reçoivent déjà un mélange de sang veineux et de sang artériel.

Les *veines bronchiques* ne ramènent le sang que des grosses bronches. Les veines provenant des bronches de moyen et de petit calibre, vont se jeter dans les veines pulmonaires (*veines broncho-pulmonaires* de Lefort).

3° Lymphatiques. — Les lymphatiques du poumon se divisent en superficiels et profonds. Les premiers forment à la surface du poumon, au-dessous de la plèvre, un réseau à mailles serrées. Les lymphatiques profonds naissent des parois bronchiques, et d'un réseau de capillaires périlobulaires, extraordinairement développé chez le bœuf (Pierret et Renaut, 1881). Ces deux ordres de vaisseaux communiquent entre eux par de nombreuses anastomoses.

4° Nerfs. — Les nerfs du poumon proviennent du grand sympathique et du pneumogastrique. Les uns se distribuent aux parois vasculaires; les autres sont destinés aux bronches et à leurs ramifications lobulaires.

§ 5. — PLÈVRE

La plèvre est formée, comme toutes les séreuses, par la superposition de deux couches distinctes, une couche superficielle, endothéliale, et une couche profonde, derme ou chorion, de nature conjonctive.

1° Endothélium. — L'endothélium pleural se compose de larges cellules régulièrement polygonales à cinq ou six pans, mesurant 40 à 50 de μ diamètre. Cette forme est des plus nettes sur la paroi thoracique, ainsi que sur le diaphragme. A la surface du poumon, elle se modifie légèrement : les bords des cellules deviennent plus ou moins dentelés. Nous rappellerons que les dimensions des cellules qui tapissent le feuillet viscéral, varient notablement suivant l'état de dilatation ou de retrait du poumon (Soulié).

Au niveau des espaces intercostaux, l'endothélium pleural est interrompu de place en place par des traînées d'éléments beaucoup plus petits, en rapport avec la rénovation des larges cellules endothéliales (p. 367).

2° Chorion. — Le chorion est représenté par une trame conjonctive riche en fibres élastiques. Celles-ci sont plus abondantes que dans la plupart des séreuses, sauf cependant le péricarde ; elles forment dans la profondeur de la plèvre un réseau à mailles serrées. Au-dessous de cette trame conjonctive et élastique, la plèvre pariétale présente une zone nettement fibreuse qui la sépare des parois thoraciques (*fascia endothoracique*, Luschka).

ARTICLE III

ANNEXES DE L'APPAREIL DE LA RESPIRATION

Comme annexes de l'appareil de la respiration, nous décrirons la *thyroïde*, le *thymus* et les *glandules parathyroïdiennes*.

§ 1. — THYROIDE

La thyroïde représente le type d'une glande close. Construite à l'origine, sur le modèle d'une glande ordinaire (*Précis d'embryologie*, p. 155), elle se trouve réduite, chez l'adulte, par suite de la disparition des canaux excréteurs, aux seules cavités sécrétantes. Celles-ci affectent, en général, la forme de *vésicules* plus ou moins régulières et plus ou moins volumineuses, que séparent de minces cloisons conjonctives englobant des vaisseaux sanguins et lymphatiques et des nerfs. Un certain nombre de vésicules s'associent entre elles, pour former des amas arrondis ou allongés, d'un diamètre moyen de 1/2 à 1 millimètre, qu'on a comparés à des lobules glandulaires. Ces lobules à leur tour se groupent entre eux pour composer des amas plus considérables (lobes), mais incomplètement isolés les uns des autres. Toutes ces parties sont séparées par des cloisons conjonctives de plus en plus épaisses qui vont se confondre, à la surface de l'organe, avec une membrane d'enveloppe décrite par un certain nombre d'auteurs sous le nom de *capsule*. En plus des vésicules, on observe des formations cellulaires pleines.

Nous confondrons dans la même description la thyroïde proprement dite, et les thyroïdes accessoires ou aberrantes.

1° Vésicules thyroïdiennes. — Les vésicules de la thyroïde se présentent sous la forme de petits sacs arrondis ou allongés,

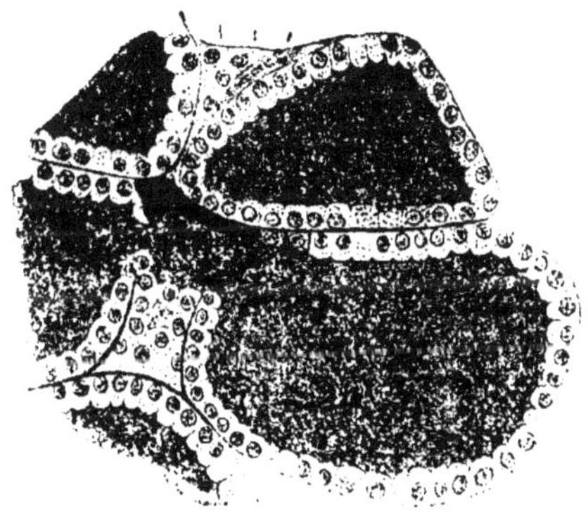

Fig. 281.

Vésicules thyroïdiennes d'un chien de huit semaines (d'après SCHMID).
Figure empruntée à TESTUT.

On voit deux vésicules communiquant l'une avec l'autre par suite de la résorption partielle de la cloison qui les séparait à l'origine.

plus ou moins indépendants les uns des autres (fig. 281). Parfois ces formations closes émettent des diverticules latéraux qui communiquent toujours largement avec la cavité centrale. Le diamètre des vésicules est habituellement compris entre 25 et 300 µ, mais en observe à cet égard des divergences notables, suivant les individus. Chez les femmes qui ont eu des enfants, les vésicules sont, en général, plus larges que chez les hommes et les jeunes sujets, et peuvent atteindre jusqu'à un millimètre ; elles augmentent aussi de volume au moment des règles.

Les vésicules sont constituées par une paroi propre revêtue à sa face interne par un épithélium ; leur contenu liquide a reçu le nom de *substance colloïde*.

a. *Paroi propre*. — La paroi propre, bien mise en évidence par RIVIÈRE (1893), est une membrane mince, homogène, non granuleuse et résistante. Elle mesure de 1 à 2 μ d'épaisseur, et adhère intimement à la trame conjonctive ambiante.

b. *Epithélium*. — L'épithélium des vésicules thyroïdiennes, est formé par une seule assise des cellules cubiques ou prismatiques. La hauteur des éléments, dont la substance montre parfois de fines stries longitudinales, est comprise entre 6 et 12 μ ; le noyau arrondi occupe le centre de figure.

Depuis les travaux de LANGENDORFF (1889), on distingue deux variétés de cellules, les *cellules principales* et les *cellules colloïdes*. Les premières sont claires, transparentes ; les secondes, au contraire, possèdent un protoplasma granuleux, et sont considérées par quelques auteurs comme des éléments glandulaires servant à l'élaboration de la substance colloïde centrale. Il convient toutefois de faire remarquer qu'on rencontre de nombreuses figures intermédiaires entre les cellules principales et les cellules colloïdes, et que par suite, les aspects divers que revêtent les éléments, répondent vraisemblablement à des stades fonctionnels différents.

c. *Substance colloïde*. — Le contenu des vésicules est représenté par un liquide épais, légèrement jaunâtre, qui se coagule sous l'influence de l'alcool, et qui se différencie du mucus par les caractères suivants : il se colore en rose par le carmin, en rouge par l'éosine, et en violet par l'hématoxyline. Les réactifs durcissants déterminent fréquemment le retrait de la substance colloïde, qui se détache alors de la paroi propre, avec un contour déchiqueté ; parfois aussi, la masse est creusée de vacuoles irrégulières.

On considère aujourd'hui la substance colloïde comme un véritable produit de sécrétion élaboré par l'épithélium des vésicules. Cette substance est d'abord sécrétée sous forme de grains qui obscurcissent le cytoplasme (*cellules colloïdes*), et dont les réactions se rapprochent de celles du contenu. Puis, les grains se dissolvent, et le produit liquide qui en résulte s'épanche à l'intérieur de la vésicule. Comme on le voit, cette sécrétion se rapproche de celle du mucus (p. 73) : aussi RENAUT a-t-il proposé de désigner la substance qui compose les grains, sous le nom de *thyromucigène*.

2° Formations cellulaires pleines. — Indépendamment des vésicules closes, on rencontre, notamment vers la surface des lobules, des formations cellulaires pleines, sous forme d'amas arrondis ou de cordons, sans trace de lumière, ou ne présentant qu'une faible cavité centrale occupée par une boule de substance colloïde. Ces formations ne paraissent pas répondre aux canaux excréteurs atrophiés; elles doivent vraisemblablement être envisagées comme des vestiges de la thyroïde fœtale n'ayant pas encore subi la transformation vésiculeuse.

3° Vaisseaux et nerfs. — La thyroïde renferme de nombreux vaisseaux sanguins et lymphatiques, et des nerfs.

a. *Vaisseaux sanguins.* — Chaque vésicule reçoit de deux à trois artérioles qui s'épanouissent brusquement en capillaires formant contre la paroi un réseau à mailles serrées. De ce réseau, se détachent des veinules plus larges que les artérioles, et qui se constituent rapidement en veines efférentes.

b. *Vaisseaux lymphatiques.* — Entre les vésicules thyroïdiennes, rampent de nombreux capillaires lymphatiques anastomosés en réseau. Ces vaisseaux lymphatiques représenteraient les voies d'absorption de la substance colloïde (BIONDI 1892, RENAUT 1897).

c. *Nerfs.* — Les nerfs de la thyroïde sont composés en majeure partie de fibres de Remak. Ils sont destinés, partie aux vaisseaux (nerfs vaso-moteurs) et partie aux vésicules où ils se terminent par un bouton contre la base des cellules épithéliales (nerfs glandulaires).

4° Sécrétion thyroïdienne. — Nous avons vu que l'épi-

thélium sécrétait une substance colloïde qui se déversait dans
la cavité des vésicules, et que cette substance ne pouvant s'écouler par des canaux excréteurs, s'accumulait à l'intérieur des
vésicules, d'où elle passait secondairement par dialyse à l'intérieur des vaisseaux, particulièrement des vaisseaux lymphatiques.

Cette sécrétion interne de la thyroïde semble jouer un rôle
important dans le fonctionnement de l'organisme. On sait, en
effet, que l'ablation de la thyroïde entraîne une série de troubles nerveux et nutritifs, caractérisant l'affection connue sous
le nom de *myxœdème*, ou de *cachexie strumiprive* (ORD, 1878),
et qu'il est possible de remédier à ces troubles au moyen d'injections de suc thyroïdien. Les analyses portant sur la substance colloïde, ont permis d'isoler deux substances protéiques,
dont l'une, (*iodothyrine* BAUMANN), exercerait une action sur
la nutrition en général, en activant les phénomènes d'oxydation,
et dont l'autre (*thyro-antitoxine*, FRÆNKEL) contribuerait à régu-
lariser la pression sanguine.

§ 2. — THYMUS

Le thymus est un organe transitoire qui atteint son plus grand
développement chez le jeune enfant. Il diminue ensuite progressivement de volume au moment de la puberté, pour disparaître vers l'âge de 20 à 25 ans, en laissant des vestiges rudimentaires jusque dans la vieillesse.

Chacun des deux lobes du thymus est entouré par une enveloppe de tissu conjonctif (capsule), qui émet par sa face interne
des cloisons d'épaisseur variable divisant l'organe en un certain
nombre de *lobules thymiques*. Ceux-ci affectent la forme d'une
pyramide à base superficielle, et mesurent un diamètre de 1,5
à 3 millimètres. La charpente conjonctive qui englobe tous ces
lobules, s'épaissit généralement dans l'axe des deux grands
lobes, constituant ainsi une sorte de tractus longitudinal ou de
cordon central, autour duquel viennent se grouper les divisions
de l'organe. Ce cordon central est souvent peu accusé, au moins
chez l'homme.

Chaque lobule du thymus se laisse à son tour décomposer en un certain nombre de *follicules*, d'un diamètre de 300 à 600 µ. Ces follicules ne sont pas complètement indépendants les uns des autres. Dans leur partie périphérique, ils sont, à la vérité, séparés par des lames conjonctives émanées des cloisons interlobulaires, mais, vers le centre, ils se continuent directement les uns avec les autres.

Les *thymus accessoires* présentent une structure identique à celle du thymus proprement dit, et nous les confondrons dans la même description.

1° Follicules. — Nous examinerons la structure des follicules pendant la période d'état, et pendant la période de régression, renvoyant pour la période de développement et de croissance au *Précis d'embryologie humaine*, p. 151.

A. PÉRIODE D'ÉTAT. — Chaque follicule se compose de deux substances distinctes : une substance corticale et une substance médullaire (fig. 282).

a. *Substance corticale*. — La substance corticale renferme un riche réseau vasculaire accompagné de quelques fibres conjonctives. Entre ces capillaires, s'étend une trame délicat, constituée par des cellules étoilées, dont les prolongements ramifiés s'anastomosent entre eux, et circonscrivent des mailles étroites que remplissent les éléments propres du thymus. Ces derniers, en tous points semblables aux lymphocytes, sont représentés par de petites cellules arrondies, d'un diamètre de 6 à 9 µ, dont le noyau remplit la majeure partie du corps cellulaire. La substance corticale rappelle, en un mot, par sa structure, les organes lymphoïdes constitués par le tissu folliculaire (389).

b. *Substance médullaire*. — Moins riche en vaisseaux que la substance corticale, la substance médullaire renferme, comme elle, un réseau de cellules anastomosées qui se continue avec le réticulum de l'écorce. Cette charpente cellulaire est toutefois moins délicate ; les cellules qui la constituent sont plus volumineuses et leurs prolongements plus épais. Les mailles de cette trame plus grossière sont généralement arrondies ; leur largeur augmente de la périphérie au centre, où il n'existe plus que de rares travées éloignées les unes des autres.

Comme dans la substance corticale, les espaces du réseau médullaire contiennent des lymphocytes, mais on y trouve, en outre, notamment vers la partie centrale, des cellules renfermant de grosses granulations jaunâtres, des cellules géantes

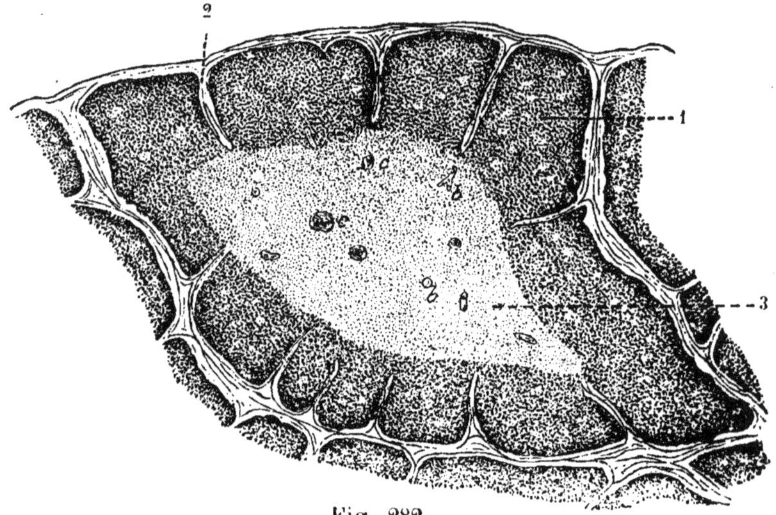

Fig. 282.

Coupe intéressant un lobule du thymus chez un enfant
(d'après Schæfer).

1, substance corticale décomposée en un certain nombre de follicules. — 2, lames conjonctives émanées des cloisons interlobulaires. — 3. substance médullaire continue d'un follicule à l'autre. — *b*, vaisseaux sanguins. — *c*, corpuscules de Hassall.

offrant quelque analogie d'aspect avec les myéloplaxes, et enfin des corpuscules à couches concentriques découverts par Hassall (1846), d'où le nom de *corpuscules de Hassall* que leur a donné Henle.

Ces *corps concentriques* qui paraissent distribués suivant les vaisseaux sanguins, sont formés de deux portions distinctes : une enveloppe et un contenu. La masse centrale, au moins dans les corps jeunes, est constituée par 1 à 3 cellules sphériques ou polyédriques; l'enveloppe à stratification concentrique se compose de cellules épithéliales lamelleuses, imbriquées en bulbe

d'oignon (fig. 283). Le volume de ces corpuscules varie de l'un
à l'autre, et augmente avec l'âge. Les plus petits ne mesurent
guère que 15 à 20 μ de diamètre, alors que les plus volumineux
peuvent atteindre jusqu'à 1/2 millimètre. Leur structure se modifie sensiblement avec l'âge. Transparents dans les phases du
début, ils subissent, peu après, la dégénérescence colloïde ;
celle-ci se montre d'abord dans les cellules centrales, au sein
desquelles on voit apparaître de petites masses homogènes qui

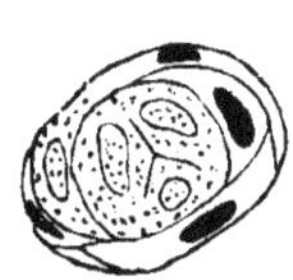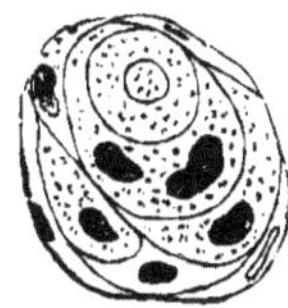

Fig. 283.

Deux corpuscules de Hassall du thymus humain (d'après KLEIN).

finissent par occuper la totalité des cellules. Après la naissance
et surtout, plus tard, au début de l'involution du thymus, les
corps concentriques peuvent devenir le siège d'un dépôt calcaire
qui débute également par le centre, et envahit peu à peu les
couches périphériques. Chez l'adulte, ils subissent la dégénérescence graisseuse, et finissent par disparaître.

B. PÉRIODE DE RÉGRESSION (INVOLUTION). — Les modifications
histologiques qui caractérisent cette période, consistent essentiellement dans l'atrophie des follicules qui se trouvent remplacés par un tissu cellulo-graisseux plus ou moins abondant. La
prolifération conjonctive débute dans les cloisons interlobulaires,
puis, elle se propage le long des vaisseaux, gagnant ensuite les
espaces interfolliculaires. Le tissu conjonctif nouvellement
formé pénètre bientôt jusqu'au centre même des follicules,
disjoignant et comprimant les éléments propres du thymus qui
s'atrophient progressivement, et subissent la dégénérescence
granulo-graisseuse.

2° Vaisseaux. — Les troncs artériels et veineux se ramifient dans les cloisons interlobulaires, soit à partir de la capsule d'enveloppe, soit depuis le cordon central. Chaque lobule reçoit par son sommet une artériole principale qui le parcourt suivant son axe, en émettant une série de ramuscules latéraux destinés aux follicules. Ces ramuscules s'engagent dans l'épaisseur de la substance médullaire, et s'y résolvent en un réseau de capillaires qui se prolonge dans la substance corticale, en affectant une disposition radiée. Du réseau capillaire cortical, naissent les veinules efférentes qui confluent pour former une sorte de lacis entourant la périphérie du lobule.

Les lymphatiques prennent naissance dans un réseau capillaire interfolliculaire qui, d'après quelques auteurs, communiquerait directement avec l'intérieur des follicules, par de courts vaisseaux traversant en rayonnant la couche corticale.

3° Fonctions du thymus. — Le thymus, eu égard à la structure de son parenchyme, semble devoir jouer un rôle hématopoiétique analogue à celui des autres organes à tissu réticulé. Aussi a-t-on admis qu'il fonctionnait comme un ganglion lymphatique, pendant la période fœtale. Après la naissance, sa fonction hématopoiétique se ralentirait et s'éteindrait peu à peu, en même temps qu'il subirait des modifications structurales.

§ 3. — GLANDULES PARATHYROIDIENNES

(V. *Précis d'embryologie*, p. 151 et suivantes).

Contre la face postérieure des lobes latéraux de la thyroïde, se trouvent appliqués deux groupes d'organes rudimentaires dérivant des deux dernières fentes branchiales. Chacun de ces groupes comprend : 1° une glandule parathyroïdienne ; 2° un nodule thymique ; 3° des vestiges de la cavité de la fente envisagée, sous forme de vésicules épithéliales. Le groupe le plus élevé, développé aux dépens de la 4e poche porte le nom de *groupe thyroïdien* ou de *groupe interne*. Il comprend, en plus des parties que nous venons d'énumérer, un organe rudimentaire, la *thyroïde latérale* formée par une invagination endodermique, immédiatement au-dessous de la 4ᵉ poche, et persistant chez l'adulte sous forme de vésicules closes dont l'épithélium peut se couvrir de cils vibratiles (chat, chien). Ce groupe supérieur est souvent complètement enfoui dans l'épais-

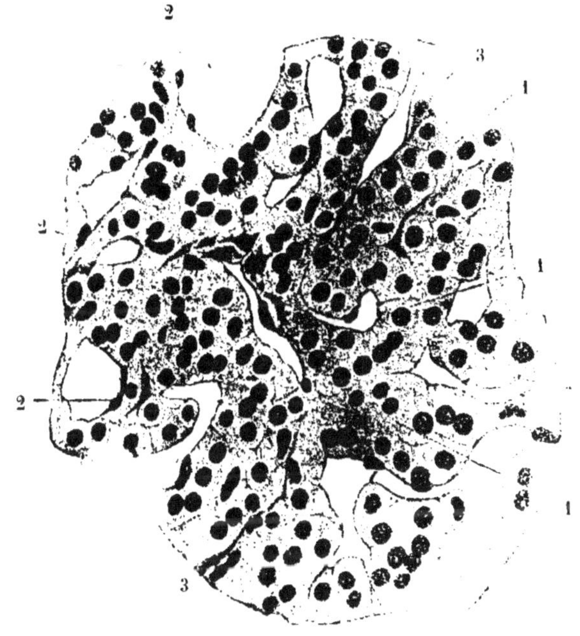

Fig. 284.

Coupe d'une glandule parathyroïdienne du mouton
(d'après Schaper, 1895). Figure empruntée à Testut.

1, cordons cellulaires. — 2, endothélium des capillaires. — 3, trainées de pigment.

seur même de la thyroïde, mais au voisinage de sa face postérieure.

Le *groupe thymique* ou *externe* reste toujours superficiel, et siège de préférence au voisinage du point de pénétration de l'artère thyroïdienne inférieure. Il répond à la 3ᵉ poche endodermique (*groupe thymique*), et a été entrainé secondairement au-dessous du groupe thyroïdien, par suite de l'abaissement du thymus (Tourneux et Verdun, 1897).

Les *glandules parathyroïdiennes* ont été signalées pour la première fois, chez l'homme, par SANDSTROEM (1880) ; elles mesurent une longueur de quelques millimètres (3 millimètres sur un supplicié). Leur structure est identique. Tous ces organes sont

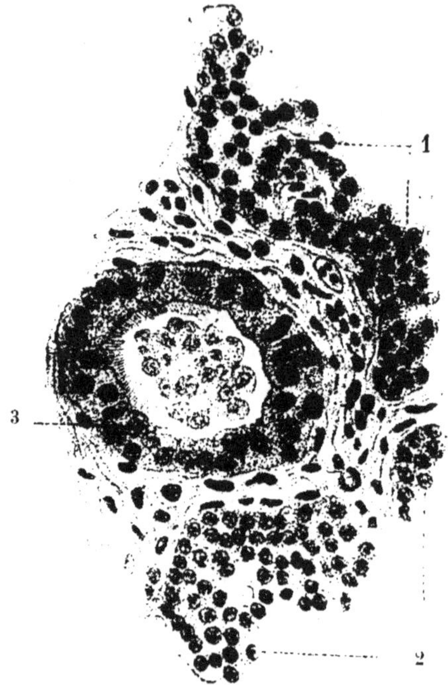

Fig. 285.

Coupe d'un fragment de la glandule parathyroïdienne externe, montrant une vésicule ciliée, sur le chien adulte (d'après KOHN). Figure empruntée à TESTUT.

1, 2, cordons cellulaires. — 3, vésicule dont l'épithélium est en partie surmonté de cils vibratiles ; le centre de la vésicule est occupé par des cellules épithéliales détachées de la paroi.

en effet, formés par des amas de cellules épithéliales claires, polyédriques, que les vaisseaux sanguins décomposent irrégulièrement en cordons anastomosés d'une épaisseur moyenne de 15 à 20 μ (fig. 284). Des éléments conjonctifs, en particulier des cellules qui peuvent subir la transformation adipeuse, accompagnent les vaisseaux sanguins les plus volumineux. Les capillaires réduits à leur tunique endothéliale sont en rapport direct avec les cellules des cordons, et parfois même en sont enveloppés de toutes parts, comme si le remaniement de l'organe primitivement compact par des vaisseaux sanguins, qu'on observe pendant la période fœtale, avait subi un arrêt de développement.

Les glandules parathyroïdiennes renferment parfois des vésicules ciliées (fig. 285), vraisemblablement développées aux dépens de vestiges de la poche endodermique branchiale correspondante.

Les fonctions de ces organes incomplètement étudiés au point de vue anatomique chez l'adulte, sont encore peu connues. Nous mentionnerons cependant l'opinion de GLEY (1891) d'après laquelle les animaux échapperaient aux suites de la thyroïdectomie (p. 520), si l'on prend soin de ne pas enlever les glandules parathyroïdiennes.

CHAPITRE V

APPAREIL URINAIRE

L'appareil urinaire comprend deux organes essentiels, les *reins*, servant à la filtration de l'urine, ainsi qu'un ensemble de conduits (calices, bassinet, uretère), qui transportent l'urine dans un réservoir commun, la vessie, d'où cette humeur est ensuite expulsée à l'extérieur par l'intermédiaire du canal de l'urèthre. Nous désignerons toutes ces parties secondaires sous le nom de *voies urinaires*.

Il importe de faire remarquer que le canal de l'urèthre, chez l'homme, est dans sa presque totalité, commun aux voies urinaires et aux voies génitales. Nous renverrons à l'appareil génital mâle l'étude de certaines glandes uréthrales qui, comme la prostate et les glandes bulbo-uréthrales, montrent un caractère sexuel nettement accusé.

A la fin de l'appareil urinaire, nous décrirons les capsules surrénales qui n'offrent d'ailleurs, avec les reins, que des rapports de contiguité. Nous avons indiqué plus haut (p. 388), les raisons anatomiques qui ne nous permettent pas de présenter, dans l'état actuel de nos connaissances, une description d'ensemble des glandes closes ou à sécrétion interne.

ARTICLE PREMIER

REIN

Le rein se compose d'un parenchyme filtrateur de l'urine, recouvert par une capsule fibreuse qui se continue, au niveau du

hile de l'organe, avec la paroi des calices; il est pénétré par de
nombreux vaisseaux sanguins et lymphatiques et par des nerfs.

§ 1. — CAPSULE

La capsule qui enveloppe le rein est formée de tissu fibreux
parcouru par des fibres élastiques très fines; son épaisseur

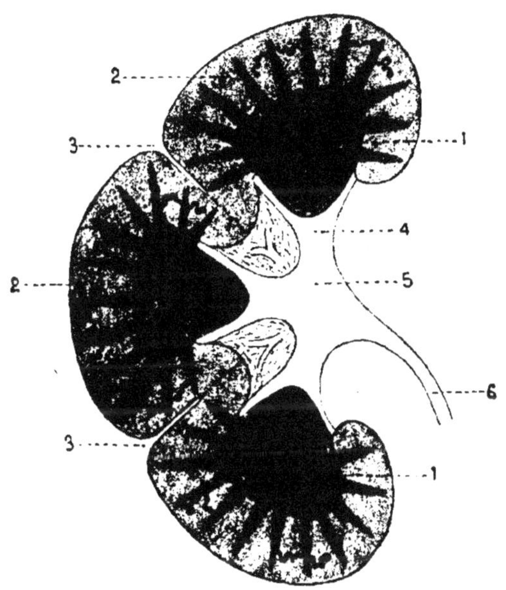

Fig. 286.

Coupe longitudinale d'un rein composé de trois lobes. Le trajet de
quelques tubes urinifères a été indiqué. Représentation schématique.

1, substance médullaire (pyramide de Malpighi) envoyant des irradiations (pyramides de Ferrein) dans la substance corticale. — 3, sillons séparant superficiellement les lobes. Au fond de ces sillons interlobaires, les substances corticales des
différents lobes sont fusionnées, et constituent les colonnes de Bertin; celles-ci sont
coiffées par une couche conjonctive formant les cloisons interposées aux calices, et
contenant les branches des artères et des veines rénales. — 4, calices. — 5, bassinet. — 6, uretère.

mesure environ 100 à 200 µ. Par sa face interne, la capsule
envoie de minces prolongements qui s'enfoncent dans la substance du rein, et ne tardent pas à se confondre avec la trame con-

jonctive de l'organe. Au niveau du hile, elle se comporte comme la capsule du foie, c'est-à-dire qu'elle se réfléchit à la surface des vaisseaux sanguins, pour accompagner ces conduits à l'intérieur du rein.

§ 2. — PARENCHYME RÉNAL

Examiné sur une coupe transversale ou longitudinale, le rein se montre formé de deux substances distinctes : 1º une substance superficielle molle, friable, de coloration légèrement jaunâtre, et parsemée de points rouges (*substance corticale* ou *labyrinthique* (LUDWIG) ; 2º une substance profonde, blanchâtre et d'aspect fibroïde (*substance médullaire, fibreuse* ou *tubuleuse*). De distance en distance, la substance corticale envoie dans l'épaisseur de la substance médullaire, des cloisons qui la décomposent en un certain nombre de pyramides (7 à 13 d'après TESTUT) dont les sommets répondent à autant de calices. Les pyramides portent le nom de *pyramides de Malpighi*, et les cloisons qui les séparent celui de *colonnes de Bertin* (1744).

Cette pénétration de la substance corticale dans la substance médullaire, résulte de ce fait que le rein de l'homme est un rein composé, formé par l'association d'un certain nombre de lobes représentant chacun un rein simple (fig. 286). Les substances corticales de deux lobes voisins se sont fusionnées suivant leur ligne de contact, et ce sont ces portions fusionnées qui représentent les colonnes de Bertin. Il nous suffira, par suite, de décrire la composition d'un seul lobe, en passant successivement en revue sa topographie et sa structure.

A. — TOPOGRAPHIE DU LOBE RÉNAL

Le lobe rénal de l'homme, ou encore le rein unilobé d'un certain nombre de mammifères (chien, mouton, lapin, etc.), se compose d'un amas de substance médullaire, enveloppé sur presque toute sa surface par une couche de substance corticale. L'amas médullaire affecte l'aspect d'une pyramide à base convexe, ou mieux d'un corps piriforme dont le sommet libre (*papille*) vient faire saillie dans une dilatation du canal excréteur figurant une sorte de *calice*. Les deux substances médullaire et corticale ne sont séparées l'une de l'autre par aucune délimitation tranchée, mais, de toute la surface de la substance médullaire, on voit s'irradier dans la substance corticale des prolongements en forme de pyramide, connus sous le nom de

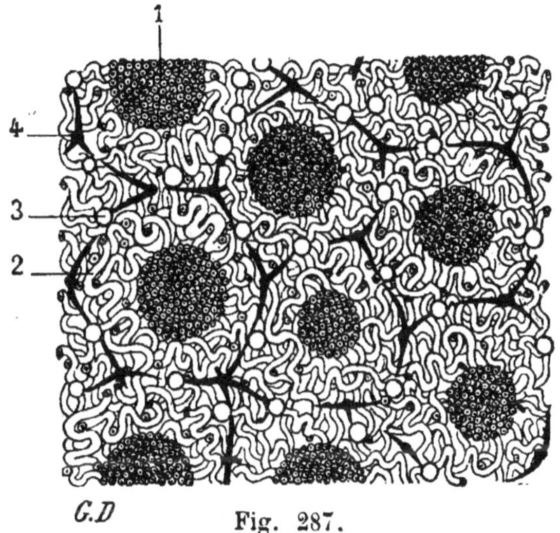

Fig. 287.

Coupe intéressant tangentiellement la substance corticale du rein, et montrant la disposition des lobules rénaux. Figure schématique (d'après Testut).

1, pyramides de Ferrein. — 2, tubes contournés et intercalaires. — 3, corpuscules de Malpighi. — 4, cloisons interlobulaires avec les vaisseaux.

pyramides de Ferrein (Arnold et Weber). La base de ces pyramides répond à la substance médullaire; leur sommet se termine à quelque distance de la surface du rein. On compte environ de 400 à 560 pyramides de Ferrein dans un lobe du rein de l'homme.

Ces irradiations que la substance médullaire envoie dans la substance corticale, ont permis à certains observateurs de décomposer la substance corticale en une multitude de lobules dont l'axe serait précisément représenté par une pyramide de Ferrein, autour de laquelle s'étalerait une couche de substance corticale (fig. 287). Les artères et les veines principales seraient comprises entre les différents lobules (*vaisseaux interlobulaires*, p. 538). Il convient toutefois de faire remarquer que les lobules rénaux n'ont pas une individualité aussi accusée que celle des lobules pulmonaires, car, si les pyramides de Ferrein sont distinctes, la substance corticale est manifestement continue d'un lobule à l'autre.

B. — Structure du lobe rénal

La substance corticale et la substance médullaire sont essentiellement constituées par des tubes vecteurs de l'urine (*tubes urinifères*), englobés dans un stroma conjonctif qui renferme, en plus, des vaisseaux sanguins et lymphatiques et des nerfs. Les tubes urinifères prennent naissance dans la substance corticale, puis, après un trajet assez compliqué, vont se jeter dans des canaux collecteurs qui s'unissent entre eux, de manière à former des conduits plus volumineux (*conduits papillaires*) s'ouvrant au sommet de la papille rénale, au nombre de 10 à 24 pour chaque lobe du rein humain. L'ensemble des ouvertures papillaires (*pores urinaires*) des gros canaux collecteurs, représente l'*area cribrosa*. Ce qui différencie la substance corticale de la substance médullaire, c'est la forme même des segments des tubes urinifères que chacune de ces substances renferme : dans la substance corticale, ces segments sont flexueux, contournés ; dans la substance médullaire, au contraire, ils sont rectilignes.

1° Trajet des tubes urinifères. — Les tubes urinifères (fig. 288) prennent naissance, dans la substance labyrinthique interposée aux pyramides de Ferrein, par une extrémité renflée en forme de vésicule sphérique (*corpuscule de Malpighi*), mesurant un diamètre de 130 à 220 μ. Après un léger étranglement au point même où il abandonne le corpuscule, le tube urinifère, d'une épaisseur de 40 à 70 μ, se contourne et s'enchevêtre avec les tubes voisins (*tube contourné*), en décrivant de nombreuses flexuosités. Il pénètre ensuite à l'intérieur d'une pyramide de Ferrein, diminue de calibre, se recourbe en bas, et, devenant rectiligne, descend dans une pyramide de Malpighi.

Après un trajet qui paraît sensiblement de même longueur pour tous les tubes, il se recourbe parallèlement à lui-même, augmente de dimension, et remonte dans une pyramide de Ferrein, plus haut que le corpuscule d'où il est sorti. L'anse ainsi décrite par le tube urinifère dans la substance médullaire, a reçu de KÖLLIKER le nom d'*anse de Henle*, du nom de l'anatomiste qui l'a décrite en 1862; la branche descendante mince, venant du corpuscule, mesure de 9 à 15 μ, et la branche ascendante plus large de 23 à 28 μ. Au sommet de son trajet dans une pyramide de Ferrein, la branche ascendante de l'anse de Henle, subit un élargissement, abandonne la pyramide, et s'engage dans la substance labyrinthique, où elle décrit des sinuosités analogues à celles du tube contourné. Cette portion du tube urinifère constitue le *segment intercalaire* (SCHWEIGGER-SEIDEL) ou *canal de communication* (ROTH), large de 40 à 46 μ, qui pénètre de nouveau dans une pyramide de Ferrein,

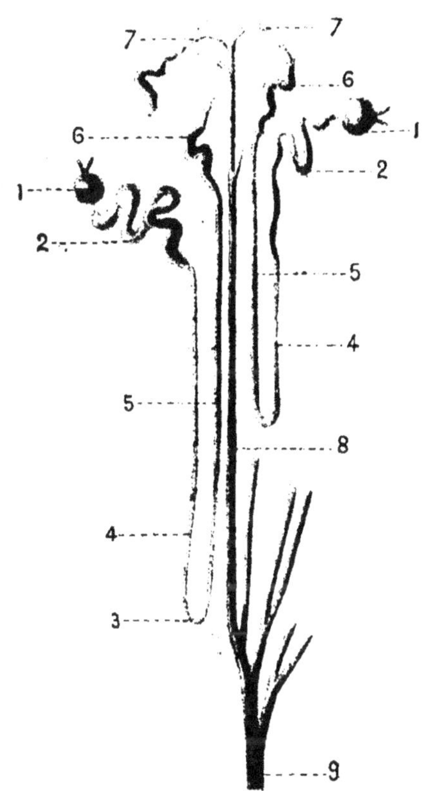

Fig. 288.

Représentation schématique du trajet des tubes du rein (d'après les auteurs).

1, corpuscule de Malpighi. — 2, tube contourné. — 3, anse de Henle. — 4, branche descendante de l'anse de Henle. — 5, branche ascendante. — 6, segment intercalaire. — 7, canal d'union. — 8, tube collecteur. — 9, conduit papillaire.

se rétrécit et se jette, sous le nom de *canal d'union* (25 μ) dans un *tube collecteur* ou *tube de Bellini* (1662). Parfois les segments intercalaires appartenant à deux tubes voisins, viennent déboucher dans le canal collecteur par l'intermédiàire d'un même canal d'union.

Chaque pyramide de Ferrein est parcourue verticalement, du sommet à la base, par un certain nombre de tubes collecteurs (*tubes de Bellini*) qui recueillent sur leur parcours l'urine des tubes urinifères adjacents. Les tubes collecteurs (65 à 100 μ) descendent ensuite dans la pyramide de Malpighi, se jettent obliquement les uns dans les autres, et constituent en dernier lieu les conduits papillaires qui débouchent au sommet de la papille rénale par les pores urinaires (80 à 400 μ).

2° Structure des tubes urinifères. — Les tubes urinifères présentent à considérer deux segments : le corpuscule de Malpighi et le tube urinifère proprement dit.

A. Corpuscule de Malpighi. — Le corpuscule de Malpighi comprend deux parties distinctes : a, la *capsule de Bowman*, représentant l'extrémité renflée d'un tube urinifère ; b, un peloton vasculaire qui semble logé à l'intérieur de la capsule, et qui porte le nom de *glomérule rénal*.

a. *Capsule de J. Müller (1830) ou de Bowman (1842)*. — La capsule de Bowman est formée par une paroi propre homogène (1 à 2 μ), tapissée, à sa face interne, par une couche de cellules endothéliales. Paroi propre et revêtement endothélial se continuent dans les tubes proprement dits.

Au niveau du pédicule qui supporte le glomérule vasculaire, la couche endothéliale se réfléchit à la surface du glomérule qu'elle englobe presque entièrement, en se moulant dans ses dépressions, seulement les délimitations cellulaires ne peuvent plus être mises en évidence par le nitrate d'argent, comme à la face interne de la paroi propre. L'étude du développement montre que l'extrémité renflée d'un tube urinifère s'est progressivement déprimée, pour loger à l'intérieur de sa portion invaginée un glomérule vasculaire. Cette disposition rappelle celle d'une membrane séreuse dont le feuillet pariétal serait ici représenté par l'endothélium doublant la face interne de la paroi propre, et dont le feuillet interne ou réfléchi, resté à l'état de couche plasmodiale, tapisserait la surface du glomérule (fig. 289). La paroi propre, de formation secondaire, n'aurait été élaborée que par les cellules du feuillet pariétal, et serait percée d'un orifice pour le passage des vaisseaux.

b. *Glomérule rénal.* — Les glomérules des corpuscules de Malpighi sont alimentés par des branches des artères interlobulaires

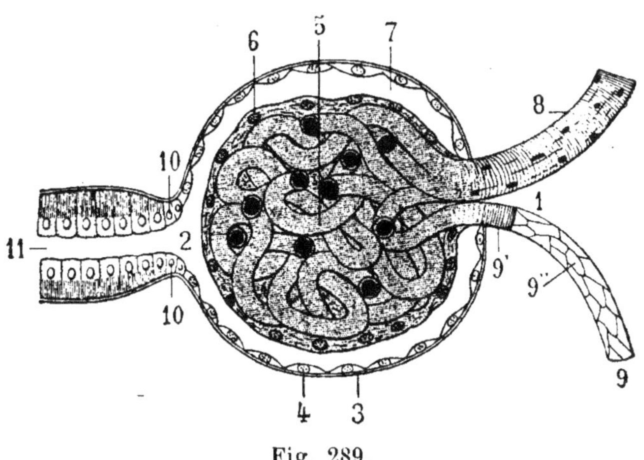

Fig. 289.

Coupe méridienne d'un corpuscule de Malpighi. Figure schématique
(d'après TESTUT).

1, pôle vasculaire. — 2, pôle urinaire. — 3, capsule de Bowman. — 4, revêtement épithélial de la capsule. — 5, glomérule vasculaire. — 6, revêtement épithélial du glomérule. — 7, cavité du corpuscule. — 8, artériole afférente. — 9, vaisseau efférent avec : 9', son sphincter, et 9'', son endothélium. — 10, col du corpuscule. — 11, tube contourné.

(artères glomérulaires, p. 539), à l'extrémité desquelles ils sont comme appendus, et qui en représentent le vaisseau afférent. L'artère glomérulaire, à peine entrée dans la capsule, se divise en plusieurs rameaux (4 à 8 environ) qui se ramifient eux-mêmes, se contournent, mêlent leurs anses, et se réunissent de nouveau, comme ils s'étaient divisés, pour donner naissance au vaisseau efférent. D'après LUDWIG, chaque division première de l'artériole constituerait un réseau admirable propre, qui se condenserait de nouveau, indépendamment des autres, pour former un des troncs d'origine du vaisseau efférent. Celui-ci est encore, par sa structure et par sa distribution, une artériole, seulement cette artériole, moins volumineuse que le vaisseau afférent, ne tarde pas, sauf pour les glomérules les plus voisins des pyramides de Malpighi, à se ramifier en capillaires. La couche de fibres musculaires lisses, disposées circulairement dans la paroi du vaisseau efférent, constitue une sorte de *sphincter* dont l'action, suivant les physiologistes, jouerait un grand rôle dans la régulation de la pression sanguine intraglomérulaire. Le réseau glomérulaire ainsi interposé entre deux troncs artériels, représente un véritable *système porte artériel* comparable au système porte veineux des lobules hépatiques (p. 475). Ses capillaires constitutifs offrent même la particularité, d'être tapissés par une couche plasmodiale que le nitrate d'argent ne permet pas de décomposer en cellules distinctes (Renaut et Hortolès, 1881).

B. Tube uriniÈre. — Le tube urinifère offre, dans toute sa longueur, une paroi propre facilement isolable des tissus ambiants, et tapissée intérieurement par une seule couche de cellules épithéliales.

a. *Paroi propre.* — La paroi propre se présente sous l'aspect d'une membrane hyaline, vitrée, sans stries ni granulations; elle mesure une épaisseur de 1 à 2 μ.

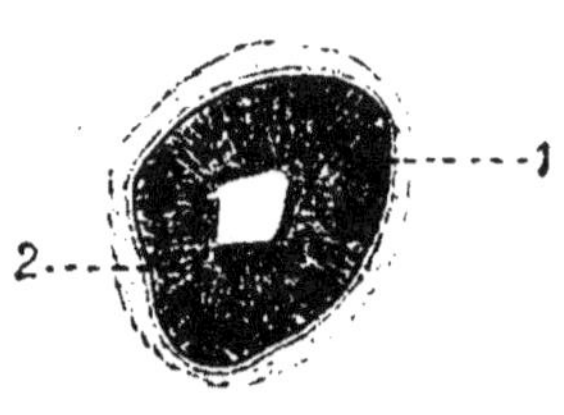

Fig. 290.

Coupe transversale d'un tube contourné (gr. 225/1).

1, paroi propre. — 2. couche de cellules épithéliales à protoplasma strié, et sans limites distinctes. La surface interne des cellules supporte une bordure en brosse.

b. *Epithélium.* — Les caractères des cellules épithéliales qui doublent la face interne de la paroi propre, varient suivant le segment du tube que l'on considère.

α) *Tube contourné.* — A un faible grossissement, l'épithélium du tube contourné paraît trouble, granuleux, à limites cellulaires peu distinctes (fig. 290). Cet aspect résulte de ce fait signalé par R. Heidenhain (1874), que le segment basal des cellules, qui contient un noyau arrrondi, présente des stries ou des bâtonnets orientés perpendiculairement à la surface du tube (*cellules à bâtonnets*), et se projetant, par suite, comme des points, lorsque l'élément est vu par sa base. Le segment interne de la cellule est granuleux, et supporte sur sa face libre une bordure striée de 2 à 3 μ d'épaisseur, offrant quelque analogie avec le plateau de l'épithélium intestinal (*bordure en brosse*, NUSSBAUM, 1878 ; SAUER, 1895 ; THÉOHARI, 1900).

Dans le rein primordial des vertébrés inférieurs (poissons, batraciens, reptiles), la transition entre l'épithélium de la capsule et celui du tube contourné s'opère par des cellules à cils vibra-

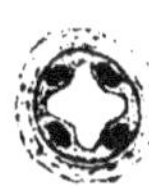

Fig. 291.

Coupe transversale de la branche descendante de l'anse de Henle (gr. 225/1). La paroi propre est tapissée par une couche de cellules épithéliales aplaties, sans limites distinctes.

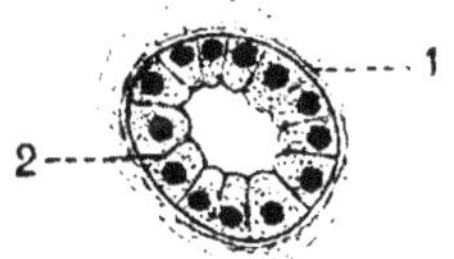

Fig. 292.

Coupe transversale d'un tube collecteur (gr. 225/1).

1. paroi propre. — 2. couche de cellules épithéliales cylindriques.

tiles dont le courant se dirige de l'intérieur du corpuscule vers le tube.

La lumière du tube contourné, en général étroite et irrégulière, varie de dimensions suivant les stades de fonctionnement de l'épithélium.

β) *Branche descendante de l'anse de Henle.* — En passant du tube contourné dans la branche descendante ou grêle de l'anse de Henle, l'épithélium subit une notable modification. Les cellules, toujours agencées sur un plan unique, s'aplatissent et se transforment en cellules pavimenteuses dont le grand axe est étiré suivant la longueur du tube, et qui simulent ainsi le revêtement endothélial d'un vaisseau sanguin (fig. 291).

γ) *Branche ascendante de l'anse de Henle ; segment intercalaire.* — Dans ces deux segments, l'épithélium présente une structure identique à celle qu'on observe dans le tube contourné. Les éléments sont seulement moins élevés, et les bâtonnets un peu plus courts, si bien que la lumière du tube augmente de dimensions.

δ) *Tubes collecteurs*. — A partir du segment intercalaire, les cellules épithéliales, dépourvues de striation dans leur segment externe, augmentent progressivement d'épaisseur, et se transforment en cellules cylindriques claires (fig. 292), dont la hauteur, dans les gros conduits papillaires, atteint de 20 à 25 μ. Dans les premiers canaux collecteurs, y compris le canal d'union, les éléments émettent par leur base des prolongements qui s'enchevêtrent avec ceux des cellules voisines.

C. TRAME CONJONCTIVE. — La trame conjonctive est surtout accusée dans les pyramides, où les fibrilles conjonctives affectent autour des tubes collecteurs une disposition concentrique. Dans la zone corticale, les fibrilles font presque entièrement défaut, et la trame n'est plus représentée que par des cellules étoilées, englobées dans une matière amorphe peu consistante.

Quelques auteurs ont décrit des éléments musculaires lisses dans la partie profonde de la capsule (EBERTH, 1872), ainsi qu'au niveau de la base des pyramides (JARDET). Ces derniers éléments seraient en rapport avec les fibres lisses des papilles (p. 544).

§ 3. — VAISSEAUX ET NERFS

Les branches de l'artère rénale s'enfoncent, entre les calices, dans l'épaisseur des colonnes de Bertin, et se répandent, en se ramifiant, entre la substance médullaire et la substance corticale des lobes adjacents. La disposition des artères, à la limite des deux substances, semble former une voûte (*voûte artérielle*), mais, ainsi que l'ont bien démontré les recherches de DESTOT et BÉRARD (1896) et celles de G. GÉRARD (1902), les vaisseaux ne contractent pas, entre eux, d'anastomoses. Le plus grand nombre des branches artérielles pénètrent dans la substance corticale, où elles forment les *artères interlobulaires* ou *radiées*, qui s'élèvent, à peu près verticalement, entre les différents lobules (fig. 293). Chaque artère interlobulaire figure une sorte de grappe chargée de grains. En effet, de place en place, elle émet latéralement de courtes branches (*artères glomérulaires*) qui aboutissent à un glomérule de Malpighi. Quelques rameaux artériels s'enfoncent dans la substance médullaire, où ils contribuent à former les *artérioles droites*.

Le vaisseau efférent du glomérule se distribue d'une manière différente, suivant la place occupée par le glomérule. Dans les glomérules superficiels, l'artériole efférente se résout presque immédiatement en un réseau capillaire extrêmement riche, enlaçant dans ses mailles les tubes urinifères. Pour ceux, au contraire, qui avoisinent la base des pyramides de Malpighi, le vaisseau efférent s'enfonce directement dans la substance médullaire, et constitue une *artériole droite* (ARNOLD) qui se ramifie ensuite en capillaires enveloppant les tubes urinifères. Aux artérioles droites provenant des glomérules de Malpighi, viennent s'ajouter quelques branches émanées directement de la voûte artérielle.

Les veines parcourent en sens inverse le trajet des artères. Les *veines*

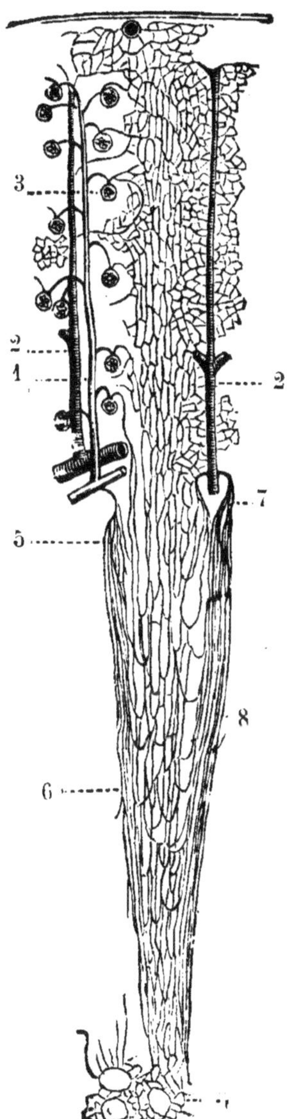

Fig. 293. — Vue d'ensemble des vaisseaux du rein (d'après LUDWIG). Figure empruntée à KLEIN.

Par suite d'une erreur de gravure, les artères de la voûte artérielle sont situées au-dessous des veines correspondantes. — 1, artère interlobulaire. — 2, veine interlobulaire. — 3, corpuscule de Malpighi. — 4, étoile veineuse de Verheyen. — 5, 6, artères droites. — 7, 8, veinules droites. — 9, réseau vasculaire de la papille.

interlobulaires ou *radiées*, parallèles aux artères de même nom, prennent naissance à la surface du rein par des branches convergentes, dont la disposition rayonnante leur a fait donner le nom d'*étoiles de Verheyen* ; elles s'unissent à la limite des deux substances aux *veinules droites* pour former la voûte veineuse du rein, située au-dessous des ramifications artérielles, et d'où partent les branches d'origine de la veine rénale.

L'origine des lymphatiques du rein est encore peu connue. Les vaisseaux superficiels cheminent à la surface de l'organe ; les vaisseaux profonds, qui prennent naissance dans le parenchyme rénal, accompagnent les canaux sanguins.

Les nerfs du rein appartiennent au grand sympathique. Ils se terminent soit dans la paroi des vaisseaux, soit aussi, suivant certains auteurs (AZOULAY, 1894), à la surface des tubes uriniferes.

§ 4. — FONCTIONS DU REIN, URINE

Le rein est chargé d'éliminer par l'urine la plus grande partie des produits de déchet et des substances toxiques, provenant de l'activité des éléments anatomiques. Ces produits de déchet, dissous dans une abondante proportion d'eau (44 parties pour 956 parties d'eau, A. GAUTIER), comprennent des composés azotés (urée, acide urique, acide hippurique, créatinine, etc.), des sels minéraux (chlorures, sulfates, phosphates, etc.), des pigments (urochrome, urobiline), enfin des traces de composés aromatiques et d'acides gras. Toutes ces substances, à part peut-être l'acide hippurique qui, d'après les recherches de BUNGE et de SCHMIEDEBERG, se formerait dans le rein, ne font que traverser la paroi des canalicules uriniferes. Aussi le rein ne saurait-il être assimilé à une glande véritable : c'est plutôt un organe filtrateur, mais un organe filtrateur électif, en ce sens qu'il se laisse traverser de préférence par telle ou telle substance contenue dans le sang.

Nous n'entrerons pas dans la discussion des différentes théories qui ont été émises sur le mécanisme de l'élaboration de l'urine. Nous nous bornerons à indiquer que, d'après la théorie de

Bowman (1842), complétée par les recherches de R. Heidenhain (1874), il se produirait au niveau des glomérules, en raison de l'élévation de la pression sanguine, une filtration d'une solution pure de chlorure de sodium, possédant la même tension osmotique, c'est-à-dire la même concentration moléculaire que le sang. C'est au niveau des segments contournés des tubes urinifères, qu'aurait lieu l'élimination des autres principes constitutifs de l'urine, coïncidant avec la résorption d'une partie du liquide glomérulaire. C'est ce que démontrent, en particulier, les expériences de Heidenhain, d'après lesquelles une injection vasculaire d'indigo-sulfate de soude colore la paroi des tubes contournés, et respecte, au contraire, les glomérules de Malpighi. On sait, d'autre part, que chez les poissons, les reptiles et les oiseaux, la circulation des glomérules est absolument distincte de celle des tubes contournés, ce qui permet, en supprimant l'une ou l'autre, de séparer artificiellement les substances qui passent au niveau des glomérules ou des tubes contournés. D'après Koranyi (1897-98), la solution filtrée au niveau de glomérule « se concentre dans les canalicules par résorption d'eau, et s'enrichit en matières extractives du sang par échange moléculaire, de telle façon que pour chaque molécule venue du sang dans l'urine, une molécule de chlorure de sodium passe des canalicules dans le sang » (Résumé par H. Claude et V. Balthazard, 1901).

ARTICLE II

VOIES URINAIRES

Nous décrirons, comme voies urinaires : les calices, le bassinet, les uretères, la vessie, et le canal de l'urèthre dans les deux sexes.

§ 1. — Calices, bassinet, uretères

Ces différents conduits sont essentiellement formés par la superposition des deux tuniques : une tunique muqueuse interne, et une tunique musculeuse externe. Il n'existe pas, entre ces deux tuniques, de couche sous-muqueuse nettement délimitée, mais le chorion se modifie insensiblement dans sa partie profonde, pour se continuer avec la trame conjonctive lâche qui se trouve interposée aux faisceaux musculaires, et qui les déborde en dehors, pour constituer une membrane d'enveloppe.

1° Tunique muqueuse. — Sur la coupe transversale de l'uretère rétracté (fig. 294), la muqueuse se soulève en une

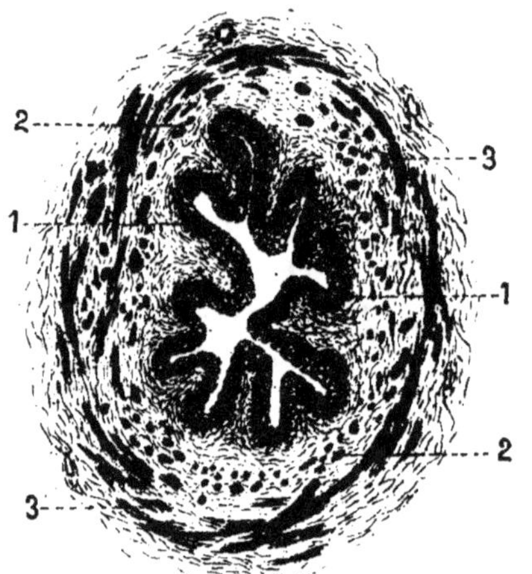

Fig. 294.

Coupe transversale du segment supérieur de l'uretère (gr. 20/1).

1, épithélium pavimenteux stratifié. — 2, faisceaux musculaires lisses longitudinaux. — 3, faisceaux musculaires lisses circulaires.

série de plis longitudinaux, au nombre de 6 à 8. Ces plis, plus ou moins frangés, sont surtout accusés dans la partie supérieure, et ne disparaissent pas complètement pendant la distension du canal. Ils se prolongent dans le segment inférieur des bassinets.

L'épaisseur de la muqueuse augmente depuis les calices jusqu'à la vessie : réduite à 60 μ au niveau des calices, elle s'élève à 450 μ au niveau du bassinet, et atteint, dans le canal de l'uretère 900 μ, en regard des plis, pour descendre à 250 μ dans leur intervalle.

Les glandes semblent faire complètement défaut chez l'homme, mais on en rencontre dans le bassinet et dans la partie supérieure de l'uretère, chez un certain nombre de mammifères (cheval, SERTOLI, 1872 ; chameau, HAMBURGER, 1880). Ce sont des glandes sacculiformes dont l'épithélium, assez régulièrement cylindrique, se rapproche du type muqueux.

a. *Epithélium.* — L'épithélium des calices, du bassinet et de l'uretère, est identique à celui de la vessie avec lequel il se continue inférieurement. C'est un épithélium pavimenteux stratifié, auquel on peut considérer deux couches distinctes : une couche profonde, dont les éléments, associés sur plusieurs rangées, sont allongés perpendiculairement à la surface, et une couche superficielle, réduite à une seule assise de larges cellules pavimenteuses (40 μ), dont le segment profond nucléé présente fréquemment un amas de granulations graisseuses. Son épaisseur totale mesure 90 μ.

L'épithélium qui tapisse la muqueuse des calices fait suite à l'épithélium de la papille rénale qui, lui-même, se continue avec celui des conduits papillaires. Tantôt la papille tout entière est recouverte par un bel épithélium prismatique simple des plus réguliers (20 μ), semblable à celui des conduits papillaires, comme on l'observe chez le chat ; tantôt, au contraire, ainsi que l'a montré BARTH (1893), l'épithélium papillaire ne revêt la forme prismatique simple qu'au pourtour de l'area cribrosa ; sur le restant de la papille, il devient prismatique stratifié, et englobe des cellules caliciformes assez nombreuses. Dans les deux cas, la transition ménagée entre l'épithélium de la papille et celui du calice s'opère au fond du sillon qui circonscrit la papille ; l'épithélium du calice n'atteint que graduellement l'épaisseur qu'il présente dans le bassinet.

b. *Chorion.* — Le chorion, peu développé au niveau des calices (20 μ), augmente graduellement d'épaisseur dans le bassinet et dans l'uretère. Supérieurement, au niveau de la base de la papille rénale, il se continue avec une mince couche conjonctive qui revêt la surface de la papille, au-dessous de l'épithélium. Il est formé d'une trame conjonctive renfermant un réseau de fibres élastiques d'autant plus serré qu'on se rapproche davantage de la vessie.

La surface du chorion n'est pas surmontée de papilles véritables, mais on y remarque de petites saillies arrondies, englobant des capillaires du réseau sanguin sous-épithélial. La terminaison des nerfs est inconnue.

2° Tunique musculeuse. — Cette tunique comprend deux couches de fibres musculaires lisses : une couche interne dont les faisceaux affectent une direction longitudinale, et une couche externe dont les faisceaux sont orientés circulairement. Il convient de faire remarquer que les faisceaux de ces couches ne sont pas étroitement serrés les uns contre les autres, comme dans l'intestin, mais qu'ils sont séparés par des cloisons relativement épaisses du tissu conjonctif, et qu'en réalité ils constituent des plexus musculaires que réunissent de nombreuses anastomoses obliques. Dans la partie inférieure de l'uretère, à la couche circulaire, viennent se superposer en dehors des faisceaux longitudinaux qui augmentent de nombre vers la vessie.

L'épaisseur totale de la tunique musculeuse atteint dans l'uretère 450 à 600 μ, dont la moitié environ revient à chaque couche. Au niveau des calices, les deux couches musculaires s'amincissent progressivement : la couche longitudinale disparaît d'abord, puis la couche circulaire forme, en regard du sillon entourant la papille rénale, un petit renflement annulaire décrit par HENLE (1868) sous le nom de *sphincter de la papille*.

§ 2. — VESSIE

Après l'étude du corps de la vessie, nous consacrerons une description spéciale au trigone vésical, dont la structure s'écarte, par un certain nombre de caractères, de celle du corps de la vessie, et nous terminerons par l'étude du canal de l'ouraque.

A. — CORPS DE LA VESSIE

Les parois de la vessie sont formées par la superposition de trois tuniques fondamentales qui sont de dedans en dehors : une tunique muqueuse, une tunique musculeuse et une tunique séreuse. Entre la tunique muqueuse et la tunique musculeuse, se trouve interposée une couche cellulaire lâche, que nous désignerons sous le nom de tunique celluleuse. Toutes ces tuniques renferment des vaisseaux sanguins et lymphatiques et des nerfs.

1° Tunique muqueuse. — Cette tunique, d'une épaisseur d'environ 100 μ sur la vessie distendue, comprend un épithélium reposant sur une trame conjonctive ou chorion.

a. *Epithélium*. — L'épithélium vésical mesure, sur la vessie rétractée, une épaisseur de 50 à 100 μ, qui diminue sensiblement sur l'organe dilaté. Il se compose de deux couches de cellules (LENDORF, 1901), dont l'aspect et la disposition rappellent l'épithélium du bassinet et de l'uretère. On lui applique volontiers la qualification d'épithélium mixte, parce que suivant la couche envisagée, ses éléments affectent le type prismatique ou le type pavimenteux ; mais, les cellules les plus superficielles étant nettement pavimenteuses, l'épithélium vésical doit rentrer dans la catégorie des épithéliums pavimenteux stratifiés.

Les cellules de la couche profondes, disposées sur plusieurs rangs, sont polyédriques ou allongées perpendiculairement à la surface du chorion ; un certain nombre, notamment dans la rangée externe, rappellent par leur configuration une raquette ou une massue dont la partie renflée regarde la cavité vésicale. Les cellules de la couche superficielle, agencées sur un seul plan, sont aplaties parallèlement à la surface, et mesurent sur la vessie rétractée un diamètre transversal de 25 à 50 μ (*cellules épithéliales géantes*, DOGIEL, 1890). Chacun de ces éléments présente deux zones distinctes : une zone superficielle, homogène, hyaline, et une zone profonde grenue, creusée d'alvéoles qui se moulent sur les extrémités arrondies des cellules en massue (DOGIEL). La zone profonde, qui renferme un ou fréquemment deux noyaux, émet, par sa face inférieure, des prolongements qui s'anastomosent avec ceux des éléments voisins ou des éléments sous-jacents. Sur la vessie dilatée, les cellules superficielles augmentent de largeur, et peuvent atteindre jusqu'à 100 et 200 μ. Pour les mettre nettement en évidence, il est nécessaire de recourir aux imprégnations de nitrate d'argent (fig. 295).

Chez les batraciens, Schiefferdecker (1883) et List (1884) ont signalé la présence, dans l'épithélium vésical, de cellules caliciformes qui font totalement défaut chez les vertébrés supérieurs.

Les modifications qui se produisent dans l'épithélium de la

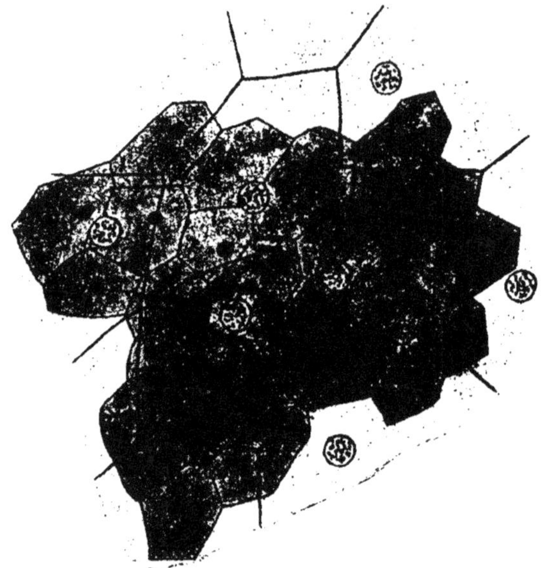

Fig. 295.

Epithélium de la vessie du lapin imprégné au nitrate d'argent (gr. 225/1). On voit, à la surface, de larges plaques épithéliales, et, au-dessous, des cellules pavimenteuses de dimensions plus réduites.

vessie, lorsque cet organe passe de l'état de vacuité à l'état de réplétion, ont été étudiées par G. Oberdieck (1884). D'après cet auteur, les plis de la muqueuse s'effacent, et l'épithélium diminue d'épaisseur, environ de moitié. Cette diminution d'épaisseur reconnaîtrait deux causes distinctes : les éléments épithéliaux s'agencent différemment, et les cellules superficielles s'aplatissent.

b. *Chorion*. — Le chorion, *très vasculaire*, se compose de nappes conjonctives parallèles à la surface, et entremêlées de rares fibres élastiques. La surface du chorion est absolument lisse, sauf toutefois dans la région du col (p. 550).

2° Tunique celluleuse. — Le tissu cellulaire lâche, qui unit le chorion de la muqueuse vésicale à la tunique musculeuse, se prolonge en dehors entre les faisceaux musculaires, et permet à ces faisceaux de glisser facilement les uns sur les autres, dans les états successifs de réplétion et de vacuité de l'organe.

3° Tunique musculeuse. — Dans la plus grande étendue de la vessie, la tunique musculeuse est formée de trois couches de fibres lisses : une couche externe à direction longitudinale (*detrusor urinæ*), dont l'épaisseur égale celle des deux autres réunies ; une couche moyenne circulaire ou annulaire ; une couche interne plexiforme, dont les mailles sont allongées verticalement dans le segment supérieur de l'organe, et transversalement dans le segment inférieur. Les faisceaux de ces différentes couches sont séparés entre eux par des cloisons relativement épaisses de tissu conjonctif lâche, leur permettant de glisser facilement les uns sur les autres.

La couche externe s'étend principalement sur les faces antérieure et postérieure de la vessie. Au niveau du sommet, quelques faisceaux se prolongent sur le ligament médian, tandis que les autres l'entourent, en décrivant des anses. Vers l'embouchure de l'urèthre, la plupart des fibres s'engagent, partie dans le tissu prostatique, et partie dans la tunique musculeuse de l'urèthre.

La tunique moyenne circulaire se prolonge dans le canal de l'urèthre, en augmentant d'épaisseur, et en formant le sphincter interne du col de la vessie (SAPPEY).

Là couche longitudinale interne, surtout développée vers le sommet de la vessie, est de beaucoup la plus faible. Les faisceaux qui la constituent, descendent pour la plus grande partie sur la face antérieure de la vessie, et les faisceaux médians se continuent directement sur l'urèthre. Sur la paroi postérieure de l'organe, les faisceaux sont rares, et ne descendent pas au delà de la portion moyenne. Il arrive fréquemment, surtout chez les sujets âgés, que les faisceaux musculaires internes s'hypertrophient, et viennent faire saillie dans la cavité de la vessie, en soulevant la muqueuse (*vessie à colonnes, à cellules*).

4° Tunique séreuse. — Cette tunique, représentée par le péritoine, ne recouvre que partiellement la surface de la vessie. Elle

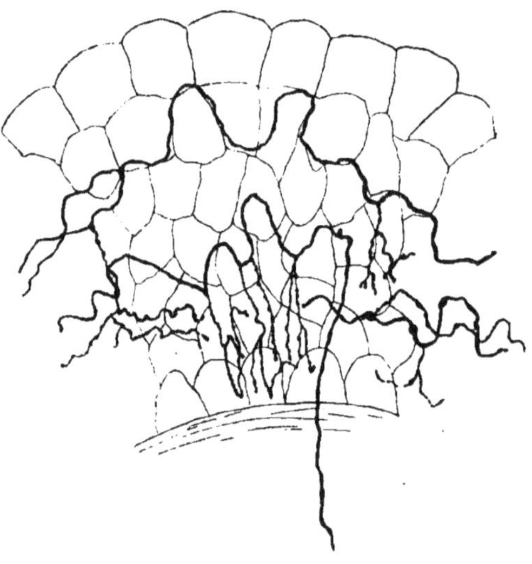

Fig. 296.
Terminaisons nerveuses dans l'épithélium vésical du lapin (d'après Retzius). Figure empruntée à Testut.

est fixée assez solidement à la tunique musculeuse dans la région où ces deux membranes affectent des rapports permanents, mais l'adhérence est beaucoup moins intime pour la portion du péritoine qui ne tapisse que temporairement le réservoir urinaire. A ce niveau, l'enveloppe séreuse est séparée du muscle vésical par une couche de tissu cellulo-adipeux dont l'épaisseur augmente, à mesure qu'on descend sur les côtés de l'organe.

5° Vaisseaux et nerfs. — Les *artères* se subdivisent à la surface de l'organe en un certain nombre de branches assez grêles qui pénètrent dans la paroi, émettant des ramifications de moindre calibre dont la plupart se distribuent à la tunique musculeuse. Les ramuscules terminaux vont s'épuiser dans la muqueuse, où ils alimentent un riche réseau capillaire formé d'un seul plan de mailles polygonales assez régulières.

Les *veines* formeraient, d'après GILETTE (1869) trois réseaux superposés : un réseau sous-muqueux, un réseau intermédiaire, et un réseau sous-péritonéal.

Les *lymphatiques*, d'après les recherches de G. et F. HOGGAN (1881), constitueraient un réseau d'origine à la face interne de la tunique musculeuse. Ce réseau à larges mailles serait en communication avec un deuxième réseau situé à la face externe de la tunique musculeuse, et dont les conduits seraient pourvus de nombreuses valvules.

Les *nerfs* composés de fibres à myéline et de fibres grises, accompagnent les vaisseaux entre les colonnes charnues, et offrent sur leur parcours de nombreux ganglions. Ils forment, dans l'épaisseur des parois vésicales, un riche plexus dont se détachent les filets terminaux destinés à la tunique musculeuse, aux parois des vaisseaux, et à la muqueuse où ils se terminent dans l'épaisseur même de l'épithélium (fig. 296).

B. — TRIGONE, COL DE LA VESSIE

Les parois vésicales au niveau du trigone, et du col de la vessie en général, présentent une disposition qui s'éloigne par un certain nombre de caractères de celle du corps de la vessie.

1° Tunique muqueuse. — La muqueuse du trigone forme la transition entre la muqueuse de corps de la vessie et celle du canal de l'urèthre.

a. *Epithélium.* — La partie supérieure du trigone est tapissée par l'épithélium vésical tel qu'il a été décrit plus haut, mais, à mesure qu'on se rapproche de l'orifice uréthral, on voit les éléments épithéliaux diminuer de volume, s'allonger perpendiculairement à la surface, et contracter entre eux une adhérence de plus en plus marquée. L'épithélium se rapproche ainsi progressivement du type prismatique stratifié qu'il affecte dans le canal de l'urèthre. En même temps, on constate dans son épaisseur l'existence de vacuoles sphériques qui deviennent plus nombreuses vers le canal de l'urèthre. Ces vacuoles, d'un diamètre qui peut atteindre 50 μ, renferment une substance colloïde que le picro-carmin colore légèrement en rose. D'autre part, l'épithélium du trigone émet, de distance en distance, des bourgeons qui s'enfoncent dans l'épaisseur du chorion, et peuvent contenir des vacuoles analogues à celles du revêtement superficiel. Ces bourgeons augmentent de nombre et de volume au voisinage de l'urèthre; ils s'allongent, se ramifient, se creusent d'une cavité centrale, et rappellent entièrement par leur disposition les glandules de la région prostatique. On rencontre, d'ailleurs, tous les intermédiaires entre les bourgeons rudimentaires de la partie supérieure, et les glandes bien développées de la prostate.

b. *Chorion*. — Le chorion, remarquable par sa densité et par sa richesse en fibres élastiques, se continue sans transition avec la trame conjonctive qui englobe les faisceaux de la tunique musculeuse. Sa surface se soulève en petites papilles effilées.

2° Tunique musculeuse. — Cette tunique comprend, comme dans le corps de la vessie, trois couches superposées, mais la couche longitudinale interne, réduite à de grêles faisceaux espacés les uns des autres, n'appartient pas en propre à la vessie, et représente un prolongement de la couche similaire de l'urèthre (W. Krause).

C. — Canal de l'ouraque

Le ligament médian de la vessie comprend, ainsi que l'ont surtout montré Luschka (1862), Suchannek (1879) et Wutz (1883) deux segments distincts : un segment inférieur vésical ou musculaire, et un segment supérieur exclusivement formé de fibres conjonctives dont les faisceaux s'entrecroisent avec ceux des ligaments latéraux. Le segment inférieur renferme habituellement un canal répondant à l'ouraque du fœtus, et s'étendant sur une longueur de 5 millimètres environ. Ce canal est tapissé par un épithélium pavimenteux stratifié, d'une épaisseur de 80 µ, et présente parfois des diverticules latéraux dont les extrémités renflées peuvent s'isoler et constituer de petits kystes (*kystes de l'ouraque*). Supérieurement, il se termine en cul-de-sac ; inférieurement, il s'ouvre dans la cavité vésicale par un orifice rétréci occupant le fond d'une dépression infundibuliforme que présente en ce point la face interne de la vessie.

§ 3. — URÈTHRE

Nous examinerons successivement l'urèthre chez l'homme et chez la femme.

A. — URÈTHRE DE L'HOMME

Le canal de l'urèthre a été divisé, chez l'homme, en trois segments distincts : le segment prostatique, le segment membraneux (ou musculaire) et le segment spongieux. Le segment prostatique se trouve en rapport avec la prostate ; le segment spongieux est enveloppé d'un manchon de tissu érectile, et enfin le segment membraneux représente la portion interposée. Mais, quel que soit le segment envisagé, la composition des parois uréthrales est sensiblement la même, et l'on retrouve, dans toute la longueur du canal, les deux tuniques muqueuse et musculeuse qui le caractérisent.

Les différences structurales que l'on observe d'un segment à l'autre, résultent de ce fait que la tunique musculeuse se trouve dissociée au niveau du segment prostatique par les glandes de la prostate, et, qu'au niveau du segment spongieux, cette même tunique est pénétrée par un lacis de vaisseaux sanguins qui la transforment en un véritable organe érectile (*corps spongieux*), dont l'extrémité postérieure renflée porte le nom de bulbe de l'urèthre. Au niveau de la portion membraneuse, les parois de l'urèthre englobent deux formations glandulaires (glandes bulbo-uréthrales), mais ces glandes ne sont pas assez développées, pour modifier sensiblement la configuration extérieure du canal.

Indépendamment des orifices des deux canaux éjaculateurs et de l'utricule prostatique qui occupent le sommet d'une crête longitudinale de la paroi postérieure de l'urèthre prostatique (*vérumontanum*, p. 555), on remarque, à la face interne du canal, les ouvertures de nombreuses glandes. Ce sont : dans le segment prostatique, les glandes prostatiques ; dans la portion correspondante au bulbe, les glandes bulbo-uréthrales ; et, dans toute la longueur du canal, des glandules moins développées que les précédentes, et qui, suivant leurs dimensions et leur configuration, ont reçu les appellations de *lacunes de Morgagni*, de *follicules* ou de *glandes de Littre ;* leurs ouvertures sont connues sous le nom de *foramina* et de *foraminula*. Nous renverrons à l'appareil génital mâle, en raison de leurs relations plus intimes avec cet appareil, l'étude des glandes prostatiques et des glandes bulbo-uréthrales.

1° Tunique muqueuse. — La muqueuse du canal de l'urèthre se continue directement avec la tunique musculeuse, sans interposition de tissu cellulaire sous-muqueux. Aussi est-il assez difficile d'évaluer son épaisseur, d'autant plus qu'elle présente sur la coupe un certain nombre de plis longitudinaux. La distance qui sépare l'épithélium des premiers faisceaux musculaires, varie de 300 à 750 μ. Les plis longitudinaux s'effacent par la distension.

a. *Epithélium*. — L'épithélium uréthral est un épithélium prismatique stratifié qui succède graduellement à l'épithélium vésical, au niveau du col de la vessie ; son épaisseur est comprise entre 40 et 80 μ. A une distance de 8 millimètres du méat urinaire, il se continue par une transition également graduelle avec l'épithélium pavimenteux stratifié qui revêt la portion terminale du canal.

b. *Chorion*. — Le chorion de la muqueuse uréthrale renferme une abondante proportion de fibres élastiques, fines, fréquemment anastomosées, et suivant en général la direction du conduit. Au-dessous de la muqueuse, ces fibres se continuent directement avec celles de la trame conjonctive intramusculaire. Le chorion comprend, en outre, des fibres conjonctives et une matière amorphe formant, au-dessous de l'épithélium, une membrane basilaire très nette.

La surface du chorion est surmontée de petites papilles coniques soulevant par places l'épithélium. Elles logent, en général, plusieurs anses vasculaires ; dans les endroits où elles manquent, la muqueuse présente, au-dessous de l'épithélium, un riche réseau sanguin. Le segment terminal du canal de l'urèthre est revêtu, sur une longueur de 8 millimètres environ à partir du méat urinaire, par une muqueuse dermo-papillaire.

Dans sa partie profonde, le chorion de la muqueuse uréthrale est parcouru par de nombreux vaisseaux sanguins qui donnent à cette partie un aspect caverneux (urèthre prostatique et urèthre membraneux). Au niveau de l'urèthre spongieux, les vaisseaux envahissent la tunique musculaire dans toute son épaisseur, et celle-ci se trouve ainsi transformée en un véritable tissu érectile qui constitue le corps spongieux de l'urèthre.

2° Tunique musculeuse. — La musculature du canal de l'urèthre comprend deux couches distinctes qui prolongent inférieurement les deux couches internes de la tunique musculeuse de la vessie. Quant à la couche longitudinale externe de la vessie, elle s'épuise rapidement sur le segment prostatique, en mêlant partiellement ses fibres à celles des couches persistantes.

La couche interne est exclusivement formée de fibres musculaires lisses affectant une direction longitudinale. Dissociée au niveau de la prostate, elle se reconstitue sur le segment membraneux de l'urèthre, pour être à nouveau modifiée par la pénétration de vaisseaux sanguins, dans toute la longueur de l'urèthre spongieux.

La couche externe comprend deux ordres de fibres musculaires à direction transversale : des fibres lisses profondes, et des fibres striées superficielles. Les fibres lisses profondes, très développées dans la partie postérieure de l'urèthre prostatique où elles constituent le *sphincter interne* ou *lisse* (6 à 7 millimètres d'épaisseur), se comportent comme les fibres longitudinales internes, c'est-à-dire qu'au niveau de la prostate, la couche qu'elles forment se trouve disloquée par les glandules prostatiques, et qu'au niveau de l'urèthre spongieux, elle est envahie, comme la couche interne, par des vaisseaux sanguins. Il résulte de ces modifications qu'au niveau de la prostate et du corps spongieux, les deux couches de fibres lisses, interne et externe, se confondent intimement l'une avec l'autre. Toutefois, dans la partie profonde du corps spongieux, les faisceaux musculaires affectent une direction dominante longitudinale, tandis que dans la partie superficielle ils sont, en majorité, disposés circulairement. A la surface du corps spongieux, au-dessous de l'enveloppe fibreuse ou albuginée, parfois dans l'épaisseur de cette membrane, ainsi qu'à la surface de la prostate, on retrouve quelques faisceaux à direction transversale.

Les fibres superficielles striées n'existent que dans les portions prostatique et membraneuse. Dans la portion prostatique, elles n'occupent que la paroi antérieure du canal, puis elles s'étendent progressivement en arrière, de manière à englober presque complètement le canal de l'urèthre dans la portion membraneuse (*sphincter externe* ou *strié*). Il est à remarquer que la disposition des deux sphincters lisse et strié de l'urèthre, se rapproche de celle que nous avons décrite au niveau de l'extrémité inférieure du tube digestif (p. 438).

3° Glandes uréthrales. — Nous comprendrons, sous cette désignation, non seulement les glandes en grappe connues sous le nom de *glandes de Littre* (1706), mais encore des dépressions tubuleuses simples ou bifurquées, appelées par les auteurs *lacunes de Morgagni* (1706), et *follicules*. On observe, en effet, tous les intermédiaires entre les follicules, les lacunes (ou sinus), et les glandes de Littre, si bien que ces parties semblent représenter trois stades différents de l'évolution d'un même organe.

Les formations les moins développées, les follicules, siègent dans l'épaisseur du chorion muqueux ; les lacunes de Morgagni, inclinées obliquement d'avant en arrière, à partir de leur ouverture, enfoncent leur extrémité profonde, arrondie, entre les éléments de la tunique musculeuse ; enfin, les glandes de Littre siègent également dans la profondeur, au milieu des fibres musculaires. Au niveau du corps spongieux, les lobules de ces petites glandes en grappe sont situés dans l'épaisseur du tissu érectile. Les lacunes de Morgagni ne se rencontrent que dans le segment spongieux de l'urèthre.

Les follicules et les lacunes sont revêtus par un épithélium sensiblement analogue à celui de la surface, qui s'épaissit dans le fond des culs-de-sac. Il en est de même du canal excréteur des glandes de Littre; les portions sécrétantes, en forme de saccules, montrent une paroi propre, tapissée par une couche de cellules prismatiques finement granuleuses. Les glandes de Littre se rapprochent, par leur composition, des glandes prostatiques, et peuvent, de même, présenter à leur intérieur des concrétions azotées. Il conviendrait, peut-être, de les ranger dans le même groupe, et de les considérer comme des glandules prostatiques avortées, au même titre que les glandules du trigone, chez l'homme, et les glandes du canal de l'urèthre, chez la femme.

4° Vérumontanum. — La saillie longitudinale qu'on observe sur la paroi postérieure de l'urèthre prostatique, et qui porte le nom de *vérumontanum*, présente une charpente musculo-élastique traversée par les conduits excréteurs des glandes prostatiques, et par les canaux éjaculateurs ; elle englobe, d'autre part, l'utricule prostatique (p. 604). Au niveau de la crête uréthrale qui prolonge en avant le verumontanum, cette charpente se condense sur la ligne médiane, et constitue une cloison formée par le mélange de fibres élastiques et de fibres musculaires lisses à direction longitudinale.

B. — Urèthre de la femme

L'urèthre de la femme répond, au point de vue embryologique, à la portion prostatique du canal de l'urèthre située en arrière des conduits éjaculateurs chez l'homme. Sa structure rappelle, par suite, celle de l'urèthre prostatique, avec cette différence que la tunique musculeuse n'est pas dissociée par l'interposition de glandules, comme au niveau de la prostate.

1º Tunique muqueuse. — La muqueuse uréthrale de la femme présente un certain nombre de plis longitudinaux qui s'effacent dans l'état de distension. La paroi postérieure est occupée sur la ligne médiane par une crête également longitudinale (fig. 297), qui se différencie des plis précédents par son

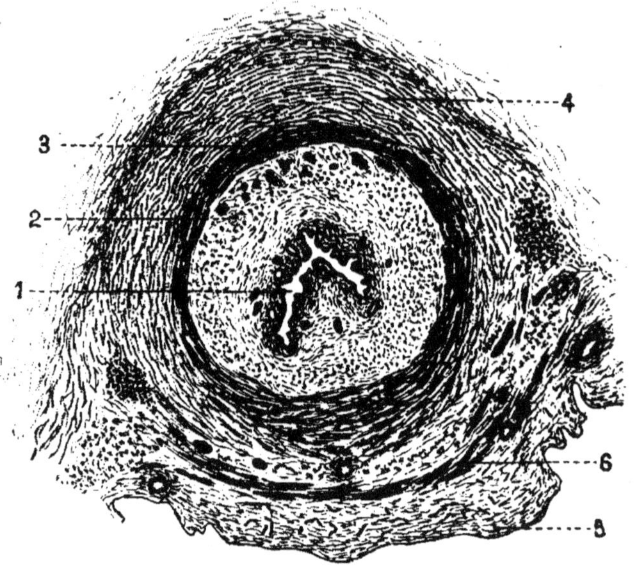

Fig. 297.

Coupe transversale de la portion moyenne du canal de l'urèthre, sur une fillette de cinq ans (gr. 6/1).

1. canal de l'urèthre dont la paroi postérieure se soulève en une crête uréthrale. 2, couche musculaire lisse longitudinale. — 3, couche musculaire lisse transversale (sphincter lisse). — 4, couche musculaire striée transversale (sphincter strié). — 5, paroi du vagin. — 6, couche musculaire lisse transversale du vagin. Entre cette couche et le sphincter de l'urèthre, on aperçoit la coupe transversale de faisceaux musculaires lisses représentant la couche musculaire longitudinale du vagin.

plus grand développement, et par sa persistance dans la dilatation du canal. Cette crête nous parait devoir, par sa configuration générale, être homologuée au vérumontanum de l'homme.

a. *Epithélium*. — L'épithélium appartient suivant les points envisagés au type prismatique stratifié ou au type pavimenteux stratifié, l'épithélium prismatique couvrant toutefois une surface beaucoup plus considérable que l'épithélium pavimenteux. L'épaisseur de l'épithélium uréthral varie de 40 à 80 μ.

La transition graduelle entre l'épithélium uréthral et l'épithélium pavimenteux stratifié du vestibule, ne s'opère pas au niveau de l'orifice même du méat urinaire, mais à l'intérieur du méat, à une profondeur de 1 centimètre environ.

b. *Chorion*. — La trame conjonctive du chorion, riche en fibres élastiques, se continue graduellement en dehors avec le tissu conjonctif interposé aux faisceaux les plus internes de la tunique musculeuse. Elle est parcourue, de même que la couche musculaire interne, par de nombreux vaisseaux et en particulier par des veines qui s'anastomosent fréquemment les unes avec les autres, et donnent à l'ensemble de la muqueuse et de la couche musculaire interne, un aspect caverneux (*corps spongieux* de KOBELT) rappelant la disposition des organes érectiles.

2° Tunique musculeuse. — Cette tunique est formée de deux couches distinctes : une couche interne longitudinale, et une couche externe circulaire. La couche interne se compose exclusivement de faisceaux de fibres musculaires lisses : elle est pénétrée, dans presque toute son épaisseur, par de nombreux vaisseaux sanguins, et contribue à la formation du corps spongieux de KOBELT.

La couche externe circulaire se laisse décomposer en deux zones distinctes. Dans sa partie profonde, elle est constituée par des fibres musculaires lisses (*sphincter interne* ou *lisse*), et, dans sa partie superficielle, par des fibres musculaires striées (*sphincter externe* ou *strié*). Les fibres musculaires striées ne forment toutefois un anneau complet qu'au voisinage du col de la vessie ; dans le segment inférieur du canal de l'urèthre, l'anneau strié est échancré aux dépens de sa paroi postérieure.

3° Glandes uréthrales. — Ces glandes se retrouvent dans toute la longueur du canal de l'urèthre, et siègent de préférence au fond des dépressions qui séparent les plis de la muqueuse. Elles sont toutefois plus nombreuses et plus développées au pourtour du méat urinaire où elles peuvent atteindre jusqu'à

3 millimètres de long. Ce sont des masses épithéliales arrondies ou tubuleuses, simples ou lobulées, creusées suivant leur axe d'une lumière étroite qui communique superficiellement avec le canal de l'urèthre. Les parois de ces organes sont en général épaisses, mesurant dans certains cas 120 et même 150 μ ; elles sont formées de petites cellules polyédriques ou allongées perpendiculairement à la surface, limitées du côté de la lumière centrale par des cellules pavimenteuses, ou encore par des cellules prismatiques analogues à celles du revêtement uréthral.

Ainsi constituées, les glandes uréthrales de la femme (sinus, lacunes, follicules mucipares des auteurs) ressemblent aux glandules prostatiques avortées, qui chez l'homme, occupent le col de la vessie, et la partie inférieure du trigone ; elles peuvent de même, ainsi que l'a montré Virchow (1853), être le siège de concrétions azotées ou sympexions (*Précis d'embryologie humaine*, p. 284).

Nous rattacherons aux glandules uréthrales deux conduits venant s'ouvrir contre le bord postérieur de l'orifice uréthral, de chaque côté de la ligne médiane, et qui ont été signalés pour la première fois par Skene, en 1880 (*Précis d'embryologie humaine*, p. 284).

ARTICLE III

ANNEXE DE L'APPAREIL URINAIRE
CAPSULE SURRÉNALE

La capsule surrénale offre à l'œil nu deux substances bien distinctes : 1° une substance périphérique ou corticale de coloration jaunâtre qui devient foncée, brunâtre dans la profondeur ; 2° une substance centrale ou médullaire enveloppée de toutes parts par la première, et dont la teinte, d'un blanc grisâtre, tranche sur le fond de la couche superficielle. Ces deux substances sont pénétrées par des vaisseaux sanguins et par des nerfs, et la capsule tout entière est enveloppée par une couche fibreuse mince (40 μ) contenant dans son épaisseur des fibres musculaires lisses (Fusari).

1° Substance corticale. — Cette substance est essentiellement constituée par des cordons cellulaires anastomosés entre eux, et séparées par de minces cloisons conjonctives en continuité, à la périphérie de l'organe, avec la membrane d'enveloppe. Le diamètre des cordons varie, suivant les points envisagés, de 40 à 80 μ, celui des cellules incluses de 15 à 20 μ.

La disposition qu'affectent les cordons cellulaires dans les différentes couches de la substance corticale, ont permis à ARNOLD (1866) de diviser cette substance en trois zones distinctes : glomérulée, fasciculée et réticulée (fig. 298). Dans la *zone glomérulée* superficielle, les cordons recourbés, pelotonnés sur eux-mêmes, forment des sortes de glomérules disposés sur un ou sur plusieurs rangs. Chez quelques mammifères (cheval, chien), ils décrivent des arcades dont la convexité regarde la surface, d'où le nom de *zone des arcs* sous lequel RENAUT désigne la zone glomérulée. Dans la *zone fasciculée* moyenne, les cordons accolés les uns aux autres et sensiblement parallèles, se dirigent à la manière de rayons vers le centre de la capsule. Enfin, dans la *zone réticulée* profonde,

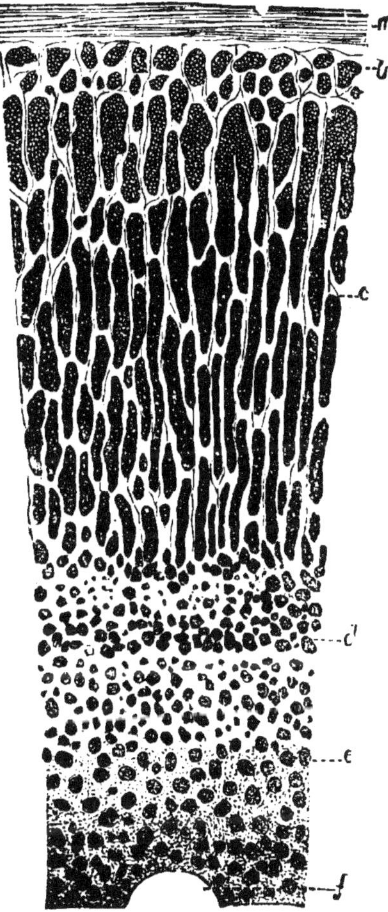

Fig. 298.

Coupe transversale de la capsule surrénale de l'homme (d'après EBERTH). Figure empruntée à KLEIN).

a, membrane d'enveloppe. — *b*, zone glomérulée. — *c*, zone fasciculée. — *d*, zone réticulée — *e*, substance médullaire. — *f*, veine centrale.

les cordons sont orientés dans tous les sens, et, par suite, le réseau qu'ils constituent est plus apparent que dans les zones glomérulée et fasciculée.

Aux trois zones de la substance corticale, répondent trois variétés cellulaires. Dans la zone glomérulée, les cellules sont finement granuleuses ; dans la zone fasciculée, elles renferment de nombreuses granulations graisseuses ; enfin, dans la zone réticulée, elles sont chargées de granulations jaunâtres et brunâtres. Tous ces éléments, d'aspect épithélial, sont étroitement serrés les uns contre les autres, et se trouvent directement en rapport, à la surface des cordons, avec les cloisons conjonctives, sans interposition d'une paroi propre.

2° Substance médullaire. — La substance médullaire renferme également, comme parties fondamentales, des cordohs cellulaires anastomosés entre eux, mais on y trouve, en plus, des artéres et des veines, des nerfs avec des cellules ganglionnaires, et des faisceaux épars de fibres musculaires lisses. La trame conjonctive est aussi plus abondante que dans la substance corticale, et s'en différencie par la présence de fibres élastiques.

Les cellules des cordons médullaires un peu plus volumineuses que celles des cordons corticaux, mesurent de 25 à 30 μ de diamètre. Elles sont aussi plus délicates, et se creusent fréquemment à leur surface de vacuoles qui leur donnent un aspect étoilé analogue à celui que présentent, dans les mêmes conditions, les cellules nerveuses ganglionnaires. Enfin, leur protoplasma finement granuleux, se colore en brun jaunâtre par les sels de chrome (*cellules chromaffines*). On incline aujourd'hui à considérer la substance médullaire des capsules surrénales comme une *formation paraganglionnaire* (p. 309).

3° Vaisseaux et nerfs. — Les deux substances corticale et médullaire sont irriguées par un réseau capillaire dont la forme des mailles est en rapport avec la disposition des cordons cellulaires. Le réseau cortical est alimenté par des branches artérielles superficielles, le réseau médullaire par des artérioles qui traversent la substance corticale, à l'intérieur des cloisons conjonctives les plus épaisses. Ce dernier réseau, dont les capillaires sont plus larges que ceux du réseau cortical, aboutit à un plexus de larges canaux veineux qui recueille également le sang de la zone réticulée, et qui donne naissance à la grande veine surrénale. Des troncules veineux, ramenant le sang de la couche superficielle de la substance corticale, émergent de toute la surface de la capsule.

Les lymphatiques forment un double réseau, à la face profonde de la membrane d'enveloppe, et dans la substance médullaire.

Les nerfs, provenant en majeure partie du grand sympathique, sont particulièrement abondants dans la substance médullaire, où ils se trouvent en rapport avec de nombreuses cellules ganglionnaires.

4° Fonctions des capsules surrénales. — La sécrétion interne des capsules surrénales, d'après ABELOUS et LANGLOIS (1892), aurait pour effet de neutraliser ou de détruire les substances toxiques curarisantes élaborées surtout au cours du travail musculaire. OLIVER et SCHÆFFER, LANGLOIS, ont montré de plus que les injections d'extrait capsulaire provoquent une élévation de la pression sanguine. Cette action serait due à la présence d'un alcaloïde (*adrénaline*) découvert par TAKAMINE (1901). Enfin, l'ablation des capsules entraîne rapidement la mort, avec des troubles analogues à ceux qu'on observe dans la maladie d'Addison.

CHAPITRE VI

APPAREIL GÉNITAL MALE

L'étude de cet appareil comprend la description du testicule et de ses enveloppes, des conduits qui lui sont annexés (voies génitales), et enfin des différents organes qui concourent à la ormation de la verge. Nous envisagerons, en terminant, comme annexes, les vestiges du corps de Wolff et des conduits de Müller.

ARTICLE PREMIER

BOURSES

Nous décrirons successivement la composition de la paroi des bourses, puis celle de la cloison séparant les deux cavités vaginales.

1° Paroi des bourses. — La paroi des bourses, telle qu'on l'observe dans la région antéro-latérale, se montre constituée par la superposition de cinq couches distinctes qui sont de dehors en dedans : la peau, la couche conjonctive sous-cutanée ; le crémaster externe, la tunique fibroïde et la vaginale.

a. *Peau.* — La peau des bourses ou *scrotum* est remarquable par sa grande minceur (500 μ), par sa coloration brune, et par la présence de nombreuses rides transversales qui viennent se perdre sur le raphé médian. Dans sa partie profonde, elle renferme des faisceaux de fibres musculaires lisses à direction verticale, formant une nappe musculaire épaisse de 200 à 250 μ (fig. 299,3).

On peut ainsi diviser la peau des bourses en deux zones distinctes : une zone superficielle ou cutanée proprement dite, et
une zone profonde de nature musculeuse (*muscle peaussier*).

b. *Couche conjonctive sous-cutanée*. — Cette couche présente
les caractères généraux du tissu cellulaire sous-cutané, avec
cette différence qu'elle est entièrement dépourvue de vésicules

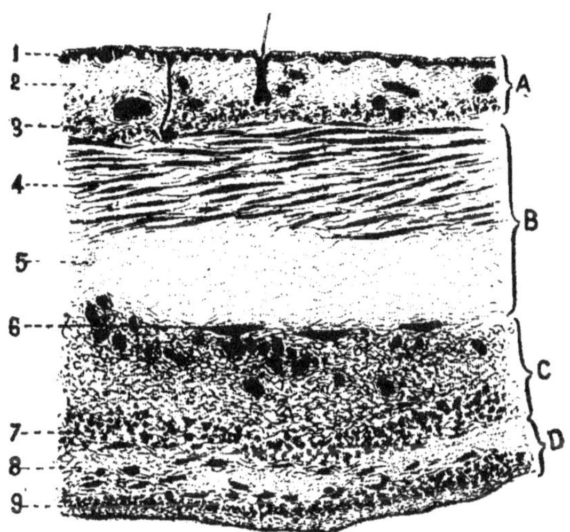

Fig. 299.

Coupe transversale de la paroi des bourses (gr. 14/1).

A, peau. — B, couche conjonctive sous-cutanée. — C, tunique fibroïde. — D, tunique séreuse.

1, épiderme du scrotum. — 2, derme cutané. — 3, muscle peaussier. — 4, dartos.
— 5, tunique celluleuse. — 6, faisceaux du crémaster externe strié (tunique érythroïde). — 7, crémaster moyen lisse. — 8, couche conjonctive sous-séreuse. —
9, crémaster interne lisse.

adipeuses. Dans sa partie superficielle attenante au derme, sur
une épaisseur de 900 μ environ, elle englobe des faisceaux musculaires lisses dont la direction transversale est perpendiculaire
à celle des fibres du muscle peaussier (fig. 299,4). Le tissu conjonctif sous-cutané se laisse ainsi décomposer en deux zones distinctes :
une zone superficielle musculeuse (*dartos*), et une zone profonde
formée par le mélange de faisceaux conjonctifs et de fibres élastiques ; l'épaisseur de cette zone profonde (*tunique celluleuse* des

auteurs) varie de 450 à 600 μ. A la racine de la verge, le dartos se continue avec le muscle péripénien.

c. *Tunique érythroïde.* — Cette tunique représente l'épanouissement de l'extrémité inférieure du *crémaster externe* ou *strié*. Les fibres striées appliquées à la surface de la tunique fibroïde (fig. 299,6), sont plus ou moins abondantes suivant les sujets; elles s'épuisent progressivement de haut en bas.

d. *Tunique fibroïde.* — La tunique fibroïde, d'une épaisseur totale de 750 μ, est formée par un feutrage de fibres conjonctives et de fibres élastiques qui lui donnent un aspect particulier, avec une teinte légèrement jaunâtre. Les fibres élastiques sont surtout nombreuses dans la zone superficielle, en rapport avec les fibres du crémaster, et, dans leur intervalle, avec la tunique celluleuse. Cette zone superficielle renferme aussi d'abondants vaisseaux sanguins (en particulier des veines), souvent disposés suivant une couche régulière. Dans sa zone profonde, regardant la vaginale, la tunique fibroïde englobe une couche de fibres musculaires lisses à direction verticale (fig. 299,7). Cette couche mesure une épaisseur de 200 à 250 μ; elle a reçu de Th. Barrois (1882) le nom de *crémaster moyen*. La tunique fibroïde se prolonge en s'amincissant à la surface du cordon, pour se continuer avec le fascia transversalis.

e. *Tunique vaginale.* — Cette tunique qui représente le feuillet pariétal de la séreuse vaginale, est séparée de la tunique précédente par une mince couche de tissu cellulaire sous-muqueux; son épaisseur est d'environ 200 μ.

L'endothélium est formé de cellules polygonales assez régulières, d'un diamètre de 20 à 25 μ. Le chorion contient dans sa portion externe, en contact avec le tissu cellulaire sous-muqueux, une couche de fibres musculaires lisses, à direction verticale, formant le *crémaster interne* de Henle et de Kölliker, d'une épaisseur de 75 à 150 μ. A la face externe de cette couche verticale, se trouvent appliqués par places quelques faisceaux musculaires obliques ou transversaux.

Au niveau du pôle postéro-inférieur du testicule, les deux crémasters lisses interne et moyen se fusionnent intimement entre eux, et donnent naissance à un cordon musculaire qui va

se fixer, d'autre part, sur l'albuginée du testicule et sur la queue
de l'épididyme. Ce cordon représente un vestige de gubernaculum
testis (*Précis d'embryologie humaine*, p. 276).

2° Cloison des bourses. — Des différentes couches que
nous venons de passer en revue, la tunique dartoïque, la tunique
fibroïde et la vaginale participent seules à la constitution de la
cloison. Celle-ci est, en effet, formée par une lame médiane
dartoïque doublée sur chaque face par la tunique fibroïde revêtue elle-même par le feuillet pariétal de la vaginale. Les
coupes intéressant la paroi des bourses et le bord adhérent de
la cloison, montrent que la peau et le muscle peaussier passent
comme un pont à la surface de la cloison, avec une légère
inflexion du muscle peaussier en dedans. Les faisceaux musculaires lisses du dartos envahissent toute l'épaisseur de la tunique
celluleuse, et se réfléchissent en totalité ; la couche dartoïque du
côté droit se fusionne intimement avec celle du côté gauche pour
former la lame médiane de la cloison. La tunique fibroïde, notablement amincie est dépourvue du crémaster moyen, mais on
retrouve, dans l'épaisseur de la vaginale, le crémaster interne.

ARTICLE I

TESTICULE

Le testicule, organe producteur des éléments générateurs mâles
(*spermatozoïdes*) est recouvert par une tunique fibreuse, l'*albuginée*, qui présente au niveau de son bord postéro-supérieur, un
épaississement connu sous le nom de *corps d'Highmore*. Cet épaississement qui s'enfonce à l'intérieur du testicule, où il affecte
des dispositions variées suivant les animaux, donne naissance
par sa face profonde à de nombreuses lamelles fibreuses qui
traversent la substance testiculaire à la manière de rayons, et
se portent à la rencontre d'autres lamelles émanées de la face profonde de l'albuginée (fig. 300). Toutes ces lamelles anastomosées
entre elles suivant leur longueur, forment de véritables cloisons

(*septa* ou *septula testis*) qui divisent le testicule en un grand

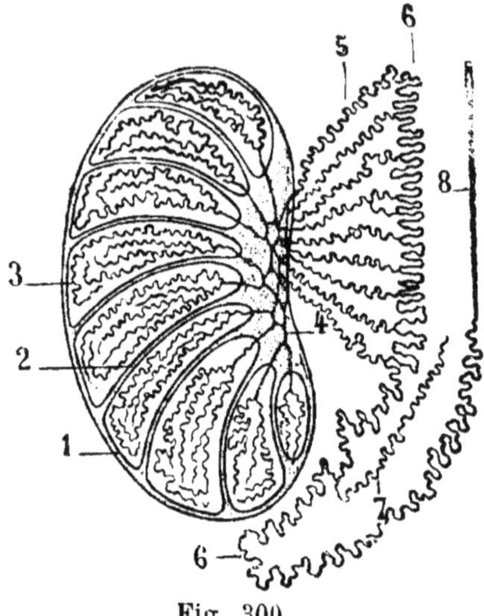

Fig. 300.

Figure schématique montrant la canalisation du testicule et de
l'épididyme (d'après TESTUT).

1, albuginée. — 2, cloisons interlobulaires. — 3, un lobule testiculaire avec ses
canalicules séminifères se terminant par les canaux droits. — 4, corps d'Highmore
avec le réseau testiculaire. — 5, vaisseaux efférents. — 6, canal de l'épididyme. —
7, vas aberrans de Haller. — 8, canal déférent.

nombre de lobules (350 à 400). L'ensemble de ces lobules constitue le *parenchyme testiculaire*.

§ 1. — ALBUGINÉE, CORPS D'HIGHMORE ET CLOISONS INTERLOBULAIRES

L'albuginée est une membrane presque entièrement fibreuse
chez l'homme, où elle mesure de 600 à 700 μ d'épaisseur. Elle
est formée d'un feutrage de faisceaux conjonctifs, avec de rares
fibres élastiques très fines. Les faisceaux conjonctifs, en général
parallèles à la surface, paraissent orientés sur deux couches distinctes, sans qu'on puisse trouver entre elles de délimitation précise : une couche profonde dont les éléments affectent une direction transversale par rapport au grand axe du testicule, et une

couche superficielle longitudinale. Le corps d'Highmore et les cloisons interlobulaires, sont constitués de même par un tissu fibreux qui se continue avec celui de l'albuginée.

Chez certains mammifères (cheval, mulet, etc.), l'albuginée est essentiellement musculaire, et envoie même des fibres lisses dans l'épaisseur des cloisons interlobulaires. Chez l'homme on ne rencontre de fibres musculaires lisses que dans la partie postéro-inférieure de l'albuginée, au niveau de la bride musculaire qui fixe le pôle inférieur du testicule, et la queue de l'épididyme, à la paroi postérieure des bourses. Les faisceaux musculaires de cette bride qui représente le gubernaculum, pénètrent dans l'albuginée, et remontent dans cette membrane, à la face postérieure du testicule, jusqu'au voisinage du corps d'Highmore.

L'albuginée est recouverte par le feuillet viscéral de la *vaginale*, réduit à l'endothélium séreux. Les cellules de revêtement possèdent une forme assez régulière, et mesurent de 15 à 30 μ de diamètre, sur une épaisseur de 5 μ.

§ 2. — PARENCHYME TESTICULAIRE

Les différents lobules dont l'ensemble représente le parenchyme testiculaire, possèdent une composition sensiblement identique; il nous suffira donc de décrire successivement la topographie et la structure d'un seul lobule.

A. — TOPOGRAPHIE DU LOBULE TESTICULAIRE

Le lobule testiculaire affecte la forme d'un cône ou mieux d'une pyramide dont la base superficielle répond à l'albuginée, et dont le sommet profond se trouve implanté sur le corps d'Highmore. Il est formé par un certain nombre de canalicules, *canalicules séminifères*, diversement contournés et englobés dans une *trame conjonctive interstitielle* renfermant des vaisseaux et des nerfs. Les canalicules séminifères mesurent un diamètre de 160 à 230 μ; leur longueur, qu'il est assez difficile d'évaluer, en raison des nombreuses flexuosités que décrivent ces canalicules, varierait, suivant Sappey, de 30 centimètres pour les petits lobules, à 175 centimètres pour les lobules volumineux.

Chaque lobule renferme de 2 à 5 canalicules qui s'envoient de fréquentes anastomoses latérales, et qui, d'autre part, supportent de nombreux bourgeons latéraux en forme de cœcum plus ou moins développés. C'est ce qui nous rend compte des divergences des auteurs concernant le mode d'origine des canalicules au niveau de la base superficielle des lobules : tantôt les canalicules prennent naissance par des extrémités arrondies ; tantôt, au contraire, ils sont unis par des anastomoses terminales en forme d'arcade. Quoi qu'il en soit, les canalicules se dirigent de la base vers le sommet du lobule, en décrivant des flexuosités multiples, puis ils se fusionnent pour se continuer avec un tube plus étroit désigné, en raison de son trajet rectiligne, sous le nom de *tube droit*. Les canalicules de deux lobules voisins échangent aussi quelques rares anastomoses.

B. — Structure du lobule testiculaire

Nous étudierons successivement les canalicules séminifères, la trame conjonctive interstitielle, les vaisseaux et les nerfs.

1° Canalicules séminifères. — Les canalicules séminifères présentent à considérer une paroi et un contenu épithélial.

A. Paroi. — La paroi, d'une épaisseur de 5 μ, est formée d'un certain nombre de lamelles tubuleuses emboîtées les unes dans les autres, entre lesquelles se trouvent emprisonnées des cellules aplaties. La substance des lamelles paraît entièrement homogène ; quant aux cellules intercalaires, considérées généralement comme des cellules conjonctives, elles s'agencent suivant une couche régulière, figurant un revêtement endothélial. Cette disposition est surtout accusée sur le testicule des petits mammifères, où la paroi des canalicules séminifères, beaucoup plus mince que chez l'homme, est constituée, d'après REGAUD (1901) par deux lamelles homogènes, entre lesquelles s'étale une couche de cellules endothéliales (fig. 301), qu'il est facile de mettre en évidence par les imprégnations au nitrate d'argent (von EBNER, 1871; NEUMANN, 1875; MALASSEZ, 1876). Les cellules endothéliales mesurent, chez le rat, un diamètre de 35 à 60 μ.

La présence d'une paroi propre, vitrée, à la face interne de cette gaine lamelleuse qui rappelle le périnèvre, est encore discutée.

B. CONTENU ÉPITHÉLIAL. — Les premiers cordons sexuels qui parcourent le parenchyme testiculaire, sont entièrement bourrés d'éléments cellulaires se rapportant à deux espèces ou du moins à deux formes différentes : les cellules épithéliales et les ovules mâles. Les cellules épithéliales, les plus nombreuses, sont disposées suivant une couche continue

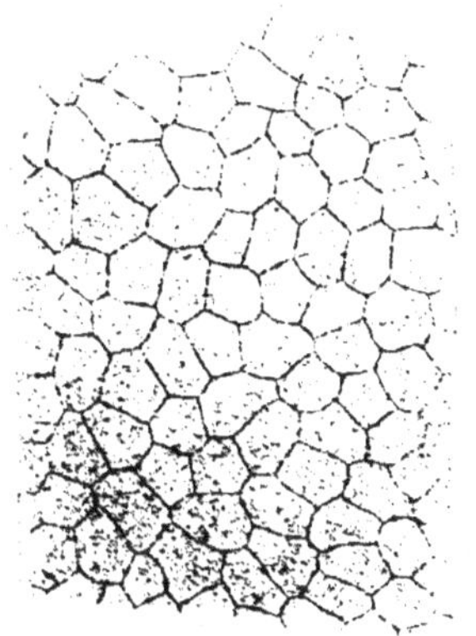

Fig. 301.

Couche endothéliale de la paroi d'un tube séminifère chez le rat, imprégnée au nitrate d'argent (gr. 80 1).

à la face profonde de la paroi lamelleuse des canalicules. Les ovules mâles, plus volumineux, sont situés plus profondément : ils occupent parfois l'axe du canalicule, et se trouvent répartis de distance en distance suivant sa longueur. Les cellules épithéliales et les ovules mâles se multiplient par division directe. Nous indiquerons plus loin (p. 584) la destinée de ces deux catégories d'éléments.

Chez l'adulte, le contenu des tubes séminifères présente également deux sortes d'éléments distincts. Les uns ont la forme de colonnes protoplasmiques régulièrement espacées et disposées en rayonnant autour du canal central : ce sont les *cellules de Sertoli* (1865), les *spermatoblastes* de von EBNER (1888), que pour éviter toute confusion il serait peut-être préférable d'appeler *spermatophores* (TOURNEUX et HERRMANN, 1888). Les autres éléments (*cellules séminales*) entassés sur plusieurs couches, et comblant les espaces compris entre les colonnes des spermatophores, donnent naissance aux *spermatozoïdes* par une série de modifications qui constituent la *spermatogenèse*.

a. *Spermatophores.* — Les spermatophores (fig. 302) reposent directement sur la paroi lamelleuse par une base élargie en une sorte de piédestal (*segment basilaire* ou *pied*) qui renferme un noyau lenticulaire clair, nucléolé, pauvre en chromatine. Au-dessus de cette base, le corps cellulaire se rétrécit subitement en une sorte de tige irrégulièrement prismatique, striée suivant sa longueur (SWAEN et MASQUELIN, 1883), et échancrée de toutes parts par des dépressions arrondies que séparent des crêtes tranchantes (*segment moyen, tige* ou *colonne*). Ces excavations répondent aux cellules séminales, entre lesquelles se trouve comprimé et comme enchâssé le corps allongé du spermatophore. L'extrémité interne de celui-ci (*segment interne* ou *tête*) supporte, dans certains cas, une gerbe de lobes ovoïdes représentant chacun une cellule séminale arrivée au dernier terme de son évolution, et se transformant sur place en spermatozoïde. Les spermatophores représentent ainsi des éléments de support, et peut-être aussi de nutrition pour les spermatozoïdes.

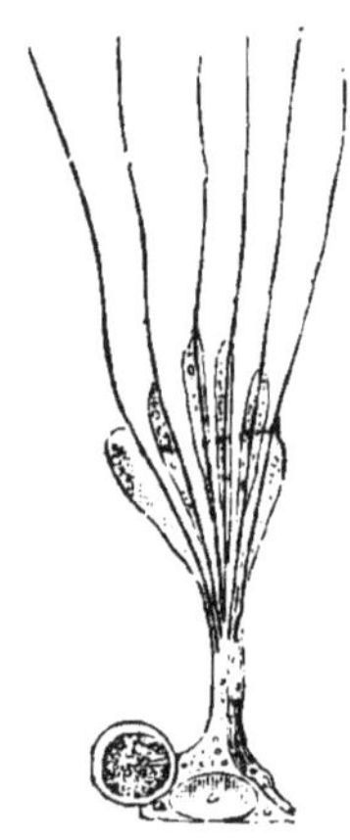

Fig. 302.

Spermatophore du rat. avec un spermatocyte appliqué contre sa base (gr. 300 1). On distingue les trois segments du spermatophore : le segment basilaire nucléé, le segment moyen ou colonne. et le segment interne qui supporte une gerbe de spermatides évoluant en spermatozoïdes.

Il convient de faire observer que les segments basaux des spermatophores, se continuent directement les uns avec les autres, sans limitation cellulaire, et que leur ensemble figure un réseau plasmodial supportant une série de colonnes centrales en nombre égal à celui des noyaux.

b. *Cellules séminales.* — Les cellules séminales étagées sur plusieurs plans. présentent de la surface vers la profondeur un certain nombre de modifications qui ont permis de les répartir en plusieurs catégories (fig. 309 à 314).

α) *Spermatogonies.* — Contre la paroi, on trouve appliquée une couche de petites cellules sphériques ou légèrement polyédriques d'un diamètre d'environ 9 μ : ce sont les *spermatogonies*. Les contours de ces éléments sont peu accusés ; leur noyau arrondi, nucléolé, renferme de gros grains de chromatine.

β) *Spermatocytes.* — Au-dessus de la couche de spermatogonies dont les séparent quelques cellules de transition, sont disposés des éléments plus volumineux sur une ou sur plusieurs assises (2, 3 ou 4). On les désigne sous le nom de *spermatocytes*. Quand les spermatocytes sont agencés sur plusieurs couches, ils présentent un volume croissant de la surface vers la lumière centrale, si bien qu'on a pu envisager des petits, des moyens et des gros spermatocytes, ces derniers atteignant un diamètre de 30 μ. Leur noyau présente, des petits aux gros spermatocytes, tous les stades de la karyokinèse, et l'on remarque accolé à sa surface un *corps juxtanucléaire* pourvu de deux centrosomes. Enfin, aux deux extrémités du grand axe de l'élément, se trouvent placés deux petits *corps chromatoïdes* découverts par BENDA (1891), dont la signification est inconnue.

γ) *Spermatides.* — Les cellules centrales, appelées *spermatides*, sont caractérisées par leur forme ovoïde, et par les changements de position du noyau et des centrosomes. Ces cellules, d'une longueur de 15 μ, sur une épaisseur de 9 μ, sont orientées suivant les rayons du tube séminifère, et le noyau sphérique en occupe l'extrémité qui regarde la surface. Le corps juxtanucléaire est venu se placer entre le noyau et la mince couche protoplasmique qui limite cette extrémité, tandis que les deux centrosomes deviennent libres et se disposent suivant la ligne axiale dans la partie de l'élément tournée vers le centre.

Les spermatides subissent une série de transformations, et évoluent toutes en spermatozoïdes. Elles poursuivent d'abord leur développement sur place, puis elles se dirigent vers l'extrémité centrale des spermatophores, et s'y fixent, constituant ainsi des *groupes isogéniques*. Une fois les spermatozoïdes arrivés à leur complet développement, la colonne centrale des spermatophores se désagrège, et les faisceaux de spermatozoïdes ainsi mis en liberté, se trouvent refoulés vers la lumière centrale par les nouvelles générations qui naissent au-dessous d'eux. Sur la coupe, ils forment des tourbillons autour du centre.

2° Trame conjonctive. cellules interstitielles. — Les canalicules séminifères sont séparés les uns des autres par un

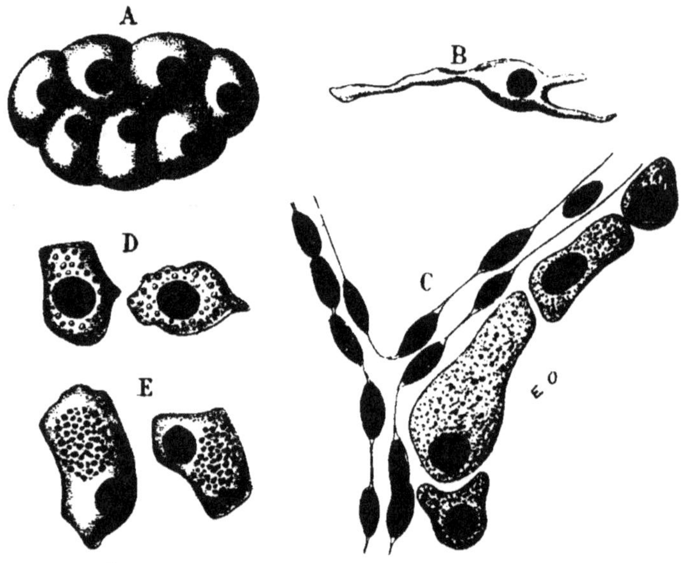

Fig. 303.

Cellules interstitielles du testicule chez quelques mammifères (gr. 500/1).

A, kanguroo. — B, rat. — C, cochon d'Inde. — D, homme. — E, cheval.

tissu conjonctif lâche se rattachant aux cloisons interlobulaires, et renfermant des *cellules interstitielles* (p. 96 et fig. 303). Chez l'homme, ces éléments affectent une forme polyédrique ou globuleuse, avec un noyau sphérique nucléolé ; parfois, ils présentent l'aspect d'une sorte de gourde ou de raquette munie de courts prolongements. Leur corps cellulaire, d'un diamètre de 20 à 30 μ. est chargé de gouttelettes graisseuses de 2 à 3 μ, qui peuvent prendre chez les sujets âgés une teinte brunâtre ; il renferme également des cristalloïdes protéiques (p. 43 et fig. 304) ; ainsi que des vésicules d'un produit de sécrétion qui serait utilisé par les éléments séminaux (C. REGAUD, 1900).

Les cellules interstitielles forment des amas nettement limités, distribués le long des vaisseaux sanguins (*tissu péri-vasculaire* de WALDEYER) ; sur les coupes, on les observe par petits groupes de 10 à 15 dans les carrefours des canalicules.

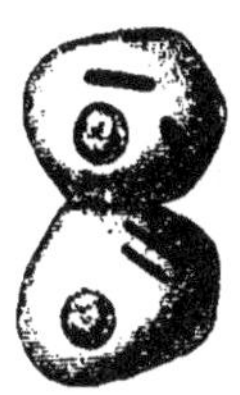

Fig. 304.

Cellule interstitielle du testicule de l'homme, renfermant des cristalloïdes de Reinke, d'après une préparation de CH. AUDRY (gr. 400,1).

3° Vaisseaux et nerfs. — Les branches provenant de *l'artère spermatique*, abordent le testicule par son bord épididymaire ; une partie s'enfonce dans l'épaisseur du corps d'Highmore, et de là dans les cloisons interlobulaires qui s'en détachent ; l'autre partie se répand superficiellement dans la couche interne de l'albuginée, et donne naissance à de petites branches verticales qui s'engagent à leur tour dans les cloisons (artérioles récurrentes).

Les *veines* suivent en général le trajet des artères. Quant aux capillaires sanguins interposés entre ces deux ordres de canaux, ils forment autour des canalicules un réseau à mailles serrées.

Les *lymphatiques* présentent un mode de distribution et une abondance fort variables suivant les espèces. D'après REGAUD (1897), on peut reconnaître, à ce point de vue, trois types principaux : un premier type (lapin), dans lequel il n'existe de lymphatiques que dans l'albuginée et le corps d'Highmore ; un deuxième type (chien), dans lequel les réseaux de l'albuginée et du corps d'Highmore sont unis par un troisième réseau périlobulaire occupant les cloisons conjonctives ; enfin, un troisième type (taureau), dans lequel, en plus des réseaux précédents, on rencontre un réseau interlobulaire enlaçant les canalicules séminifères.

Les *nerfs* forment de riches plexus autour des vaisseaux et des canalicules séminifères. D'après Cavalié (1902), des fibrilles nerveuses traverseraient la paroi lamelleuse des canalicules, et viendraient s'arboriser autour des spermatogonies.

C. — Spermatozoïdes (spermatozoaires, zoospermes)

Les éléments du sperme découverts par Hamm élève de Leeuwenhoek en 1677, ont été longtemps considérés comme des animalcules en raison de leurs mouvements de locomotion ; Duvernoy (1837) les a appelés *spermatozoïdes*. L'étude de leur développement montre que ce sont des éléments anatomiques offrant tous les caractères d'une cellule.

1° Forme. — Chez l'homme, les spermatozoïdes sont des éléments filiformes auxquels on peut reconnaître deux parties distinctes : une partie renflée appelée *tête* ou *disque*, et une partie effilée désignée sous le nom de *queue* ou d'*appendice caudal* (fig. 305). La tête affecte la forme d'un ovoïde aplati latéralement, surtout aux dépens de son segment terminal, ce qui nous rend compte des deux aspects ovalaire et piriforme qu'elle présente, suivant qu'on la regarde de face ou de profil. La queue s'insère sur la base de la tête par une partie rétrécie qu'on appelle le *collet*.

La conformation extérieure des spermatozoïdes varie notablement suivant l'espèce envisagée. Nous reproduisons dans la figure 306 un certain nombre de formes caractéristiques.

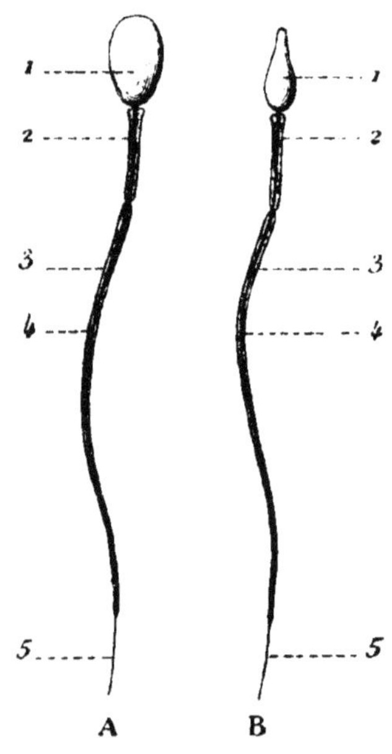

Fig. 305.

Spermatozoïde de l'homme vu : (A) de face, et (B) de profil (gr. 1200/1). Schéma.

1, tête. — 2, segment intermédiaire. — 3, filament axile. — 4, queue. — 5, filament terminal.

2⁰ Dimensions. — Les spermatozoïdes atteignent une longueur totale de 50 μ. La tête mesure environ 5 μ de long sur 4 μ de large ; son épaisseur est de 1 à 2 μ. La queue possède à l'origine moins de 1 μ de diamètre, et s'amincit progressivement jusqu'à son extrémité.

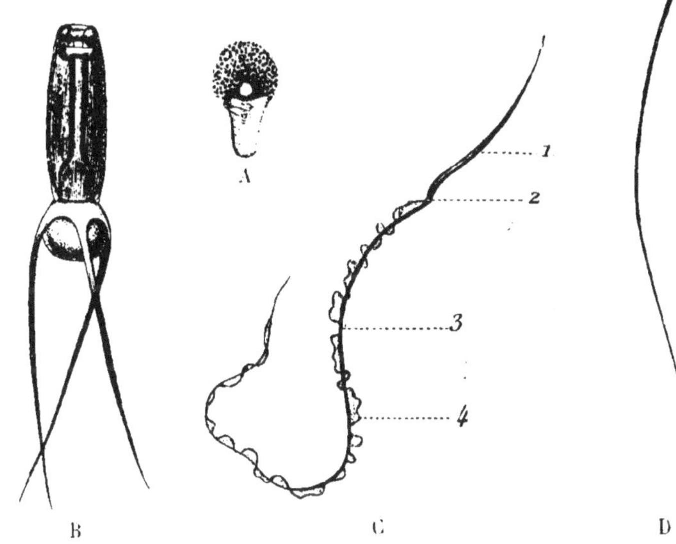

Fig. 306.

Forme des spermatozoïdes chez différents mammifères : A, ascaris mégalocéphale (gr. 350/1) ; B, homard, d'après G. HERRMANN (gr. 1100/1) ; C, triton cristatus (gr. 350/1) ; D, rat (gr. 350/1).

1, tête. — 2, corpuscule central. — 3, filament caudal. — 4, membrane ondulante.

3⁰ Structure. — La tête renferme les parties essentielles de la cellule spermatique, dont la queue peut être assimilée à un flagellum. Elle est, en effet, constituée en majeure partie par un noyau à la surface duquel s'étale une mince membrane transparente, la *coiffe céphalique*. Entre le noyau et la coiffe, se trouve interposé vers le sommet un petit corps prenant les couleurs acides, et décrit par MERKEL (1874) sous le nom de *bouton de la pointe*, et par LENHOSSÉK (1898) sous celui d'*acrosome ;* c'est à la présence de ce corps que l'extrémité de la tête doit sa forme particulière dans les différents groupes. Contre la base du noyau, est appliqué un bouton *terminal* (Jensen 1887), représentant le centrosome de l'élément. La substance chromatique du noyau est condensée, réduite à son plus faible volume.

La queue est parcourue dans toute sa longueur par un *filament central* (Eimer, 1874) un *axile* (von Brünn), de structure fasciculée ou fibrillaire. Ce filament est recouvert sur une partie de sa longueur par une enveloppe dont les caractères ont permis de diviser la queue en trois segments distincts : un segment antérieur ou *pièce intermédiaire* (Schweigger-Seidel, 1865), un segment moyen et un segment postérieur. L'enveloppe du segment antérieur relativement court, est formé par un filament enroulé en spirale autour du filament axile, et englobé dans une substance unissante de même réfringence à l'état frais. L'enveloppe du segment moyen qui occupe la plus grande longueur de la queue, est représentée par une série de petits disques enfilés par le filament central. Enfin, le segment terminal est nu, dépourvu de toute enveloppe.

4° Propriétés. — Les spermatozoïdes peuvent progresser dans un milieu liquide, grâce aux mouvements ciliaires de leur queue. Ils avancent d'environ 60 μ en une seconde, c'est-à-dire d'une quantité à peu près égale à leur propre longueur, déjetant alternativement leur tête à droite et à gauche, en même temps qu'ils lui impriment un mouvement de rotation de 90° autour de son axe longitudinal ; lorsque le spermatozoïde progresse, la tête se montre ainsi successivement de face et de profil. Certains réactifs, comme les solutions alcalines, les solutions de sucre et d'albumine, favorisent les mouvements des spermatozoïdes ; il en est de même du mucus utérin. Par contre, l'urine et les acides tuent rapidement ces éléments, dont la queue se recourbe alors en formant une boucle.

D. — SPERMATOGENÈSE

Les différentes variétés de cellules séminales que nous avons décrites plus haut (p. 571), répondent aux générations successives d'un même élément anatomique. Les spermatogonies, après

s'être multipliées, se transforment en spermatocytes de premier
ordre (spermatocyte I), les spermatocytes de premier ordre
engendrent les spermatocytes de deuxième ordre (spermatocytes II) ou cellules de von Ebner, et, enfin, les cellules de von
Ebner se divisent en spermatides qui, elles, se transforment en
spermatozoïdes (fig. 307). Or ces générations et transformations
successives des éléments de la *lignée séminale* qui caractérisent

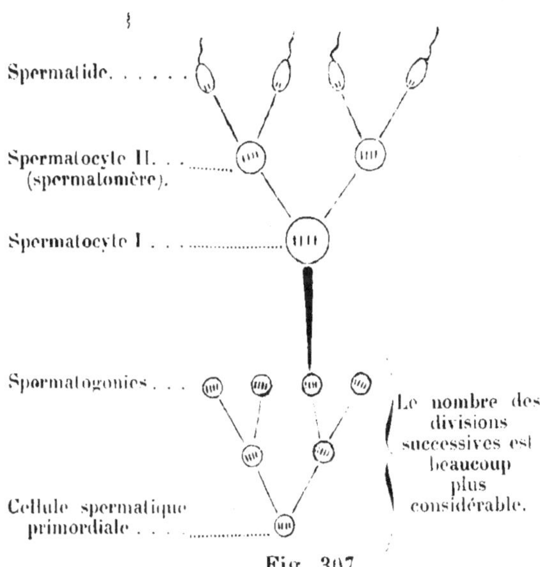

Fig. 307.

Arbre généalogique des spermatozoïdes, d'après les auteurs.

la *spermatogenèse*, ne s'opèrent pas simultanément dans toute
l'étendue des tubes séminifères. D'autre part, elles n'intéressent
pas en même temps tout le pourtour d'un tube envisagé sur
une même section. L'examen des coupes sériées portant sur
un tube séminifère, ont permis de dégager les lois suivantes :
1° les générations et les transformations successives des cellules
spermatiques aboutissant à la formation des spermatozoïdes, se
poursuivent graduellement le long du tube séminifère, suivant
une *onde spermatogénétique* (von Ebner, 1871), c'est-à-dire qu'en
parcourant successivement les différentes étapes de l'onde, on
rencontre des stades de plus en plus avancés ; 2° cette onde

n'occupe qu'une portion de la surface du tube, et sa longueur, mesurée par la distance longitudinale qui sépare deux stades identiques, atteint 32 millimètres, chez le rat ; 3° l'onde spermatogénétique « s'effectue non pas suivant une génératrice du tube, mais suivant une hélice enroulée autour de l'axe de ce tube » (REGAUD, 1901).

1° Transformation des spermatogonies en spermatocytes. — Les spermatogonies appliquées contre la paroi du canalicule, entre les pieds des cellules de Sertoli, subissent chacune plusieurs mitoses successives, dont le résultat est d'augmenter sensiblement leur nombre. Quelques-unes abandonnent alors la paroi, se portent en dedans, augmentent quelque peu de dimensions (*spermatogonies de transition*), et se transforment ainsi progressivement en spermatocytes de plus en plus volumineux (petits, moyens, gros). Ces spermatocytes de premier ordre dont le nombre s'accroît sans cesse, par transformation des spermatogonies, s'agencent sur plusieurs couches, et ne tardent pas à se diviser par voie karyokinétique, en spermatocytes de deuxième ordre qui ne diffèrent des premiers que par leur moindre volume (*multiplication homœotypique*, FLEMMING, 1887 ; *division équationnelle*, WEISMANN, 1892).

2° Transformation des spermatocytes en spermatides. Chacun des spermatocytes de deuxième ordre (*spermatomères*, Ch. JULIN, 1893; *cellules de von Ebner*, LENHOSSÉK, 1898) se fragmente à son tour en deux spermatides, seulement cette dernière mitose des cellules séminales entraîne une réduction de moitié de la substance chromatique, comme dans l'ovule au moment de la dernière division qui donne naissance au deuxième globule polaire (*multiplication hétérotypique*, FLEMMING; *division réductionnelle*, WEISMANN). Le nombre des spermatides produites à la suite de n divisions des cellules séminales, sera ainsi égal à 2^n.

3° Transformation des spermatides en spermatozoïdes. — Les spermatides disposées sur plusieurs couches et limitant la cavité centrale, vont subir une série de modifications qui aboutissent à la formation des spermatozoïdes. Tout d'abord, le corps de la spermatide primitivement polyédrique s'allonge et s'étire perpendiculairement à la surface, tandis que le noyau devenu ovoïde se porte vers la partie superficielle de l'élément, entraînant avec lui le corps juxtanucléaire qui en coiffe l'extrémité externe. Aux dépens du noyau, se forme la tête du spermatozoïde ; le corps juxtanucléaire élabore la coiffe céphalique ainsi que l'acrosome. La mince couche de protoplasma qui revêt à l'origine la surface de la tête, disparaît complètement dans la suite.

Les deux centrosomes semblent servir de centre de génération au filament axile. Alors qu'ils sont encore relégués vers la surface de la spermatide, on voit, en effet, partir du plus petit centrosome un filament qui se prolonge en dehors de l'élément. Puis les deux centrosomes se déplacent, et viennent se disposer en file au pôle interne du noyau, si bien que les centrosomes et le filament axile se trouvent situés dans le prolongement de l'axe du noyau (fig. 308). La portion libre du filament axile formera le segment terminal de

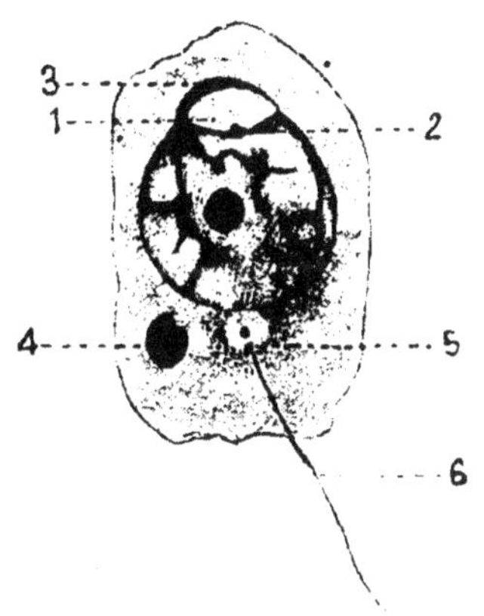

Fig. 308.

Une spermatide en voie de métamorphose chez le rat, (d'après LENHOSSÉK, 1898).

1, coiffe céphalique. — 2, acrosome. — 3, reste du corps juxtanucléaire. — 4, corps chromatoïde. — 5, centrosome. — 6, filament axile.

la queue du spermatozoïde. Les autres segments (antérieur ou moyen) se développeront aux dépens de la portion intracellulaire du filament axile qui s'allongera progressivement, tandis que le corps cellulaire s'étirera et s'étalera à sa surface, pour constituer l'enveloppe partielle de la queue. Dans la suite, les deux centrosomes se réunissent en un seul, le *bouton terminal* (JENSEN, 1887). Quant aux corps chromatoïdes, après s'être fusionnés en une masse unique, ils disparaissent, sans que nous puissions nous rendre compte de leur signification.

4° Topographie des cellules séminales aux différents stades de la spermatogenèse. — Pour bien montrer les différences que présentent dans leur arrangement les cellules séminales le long de l'onde spermatogénétique, nous décrirons sommairement un certain nombre de coupes échelonnées suivant la longueur de cette onde, c'est-à-dire correspondant à des stades successifs de développement de la lignée séminale. Les figures

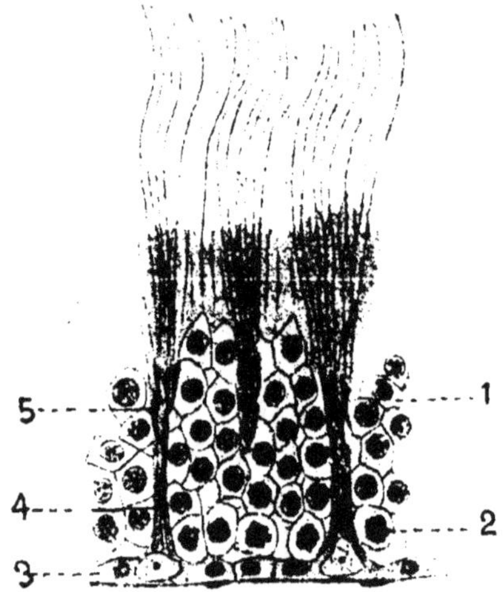

Fig. 309.

Premier stade de la spermatogenèse chez le rat (d'après LENHOSSÉK).

1, spermatides. — 2, petits spermatocytes. — 3, couche des spermatogonies avec trois cellules de Sertoli intercalaires. — 4, colonnes des cellules de Sertoli.

représentant ces coupes sont empruntées au remarquable travail de LENHOSSÉK (1898).

a. *Premier stade* (fig. 309). — Cette figure montre trois spermatophores dont les colonnes centrales supportent une gerbe de spermatides très allongées, dans chacune desquelles s'est développé un spermatozoïde arrivé presque à maturité. Entre les cellules de Sertoli, on aperçoit de la surface vers le centre du tube : 1° une rangée de spermatogonies, 2° une rangée de petits spermatocytes I ; 3° plusieurs couches de spermatides.

b. *Deuxième stade* (fig. 310). — La tige centrale des spermatophores, a disparu et les spermatozoïdes mis en liberté sont

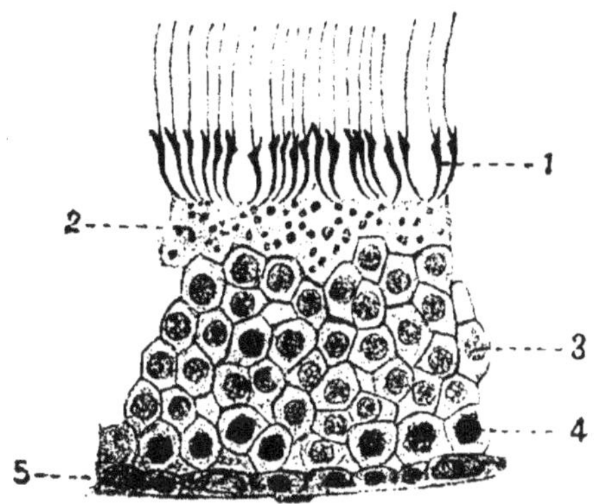

Fig. 310.
Deuxième stade de la spermatogénèse, chez le rat
(d'après Lenhossék).

1, spermatozoïdes. — 2, couche de détritus. — 3, spermatides. — 4, petits spermatocytes. — 5, spermatogonies avec deux cellules de Sertoli intercalaires.

séparés des éléments de la génération suivante, par une couche

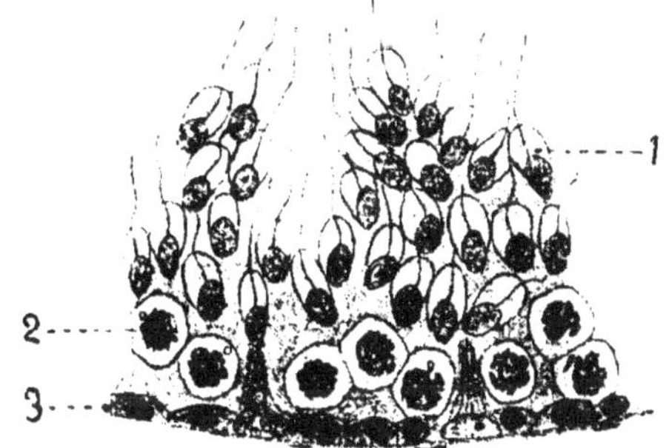

Fig. 311.
Troisième stade de la spermatogénèse, chez le rat
(d'après Lenhossék).

1, spermatides. — 2, moyens spermatocytes. — 3, couche des spermatogonies avec
deux cellules de Sertoli.

de détritus provenant de la désagrégation du protoplasma des
spermatides et de la tige centrale des spermatophores.

De la surface vers la profondeur, on rencontre : 1° une couche de spermatogonies avec la base d'une cellule de Sertoli, 2° une couche de spermatocytes I, et 3° plusieurs assises de spermatides.

c. *Troisième stade* (fig. 311). — Les spermatides polyédriques

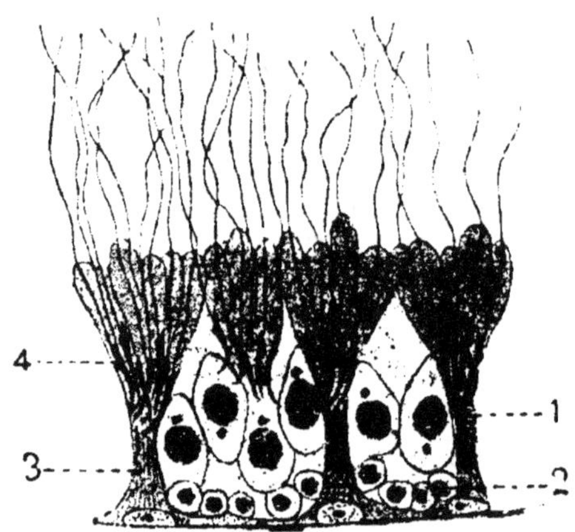

Fig. 312.

Quatrième stade de la spermatogenèse chez le rat
(d'après Lenhossék).

1, gros spermatocytes. — 2, spermatogonies de transition. — 3, cellules de Sertoli supportant des gerbes de spermatides en voie de transformation en spermatozoïdes 4.

des stades précédents, se sont transformées en spermatides ovalaires pourvues d'un filament axile. Les cellules de Sertoli ont poussé leur prolongement central, et les spermatocytes I ont augmenté de volume. Les spermatogonies présentent à peu près le même aspect. On distingue nettement une substance intercellulaire.

d. *Quatrième stade* (fig. 312). — Les spermatides se sont allongées et se sont fixées sur l'extrémité centrale des spermatophores ; leur évolution en spermatozoïdes est presque achevée. Les spermatocytes I ont encore augmenté de volume, ainsi que les spermatogonies qui vont se transformer en spermatocytes (spermatogonies de transition).

c. *Cinquième stade* (fig. 313). — Cette dernière figure se différencie de la précédente par le volume considérable des spermatocytes I, étagés sur plusieurs plans, et dont la plupart

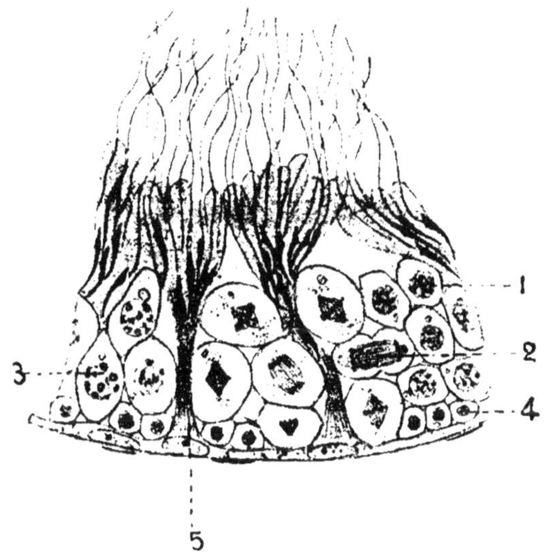

Fig. 313.
Cinquième stade de la spermatogenèse chez le rat
(d'après LENHOSSÉK).

1. spermatocyte II. — 2. spermatocyte I en voie de division. — 3. gros spermatocyte. — 4. spermatogonies de transition. — 5. cellule de Sertoli.

sont en voie de mitose. Ces divisions donneront naissance aux spermatocytes II.

5° Préspermatogenèse. — Ainsi que nous l'avons indiqué plus haut, le contenu épithélial des canalicules séminifères pendant toute la période fœtale, se compose de deux sortes d'éléments anatomiques : de petites cellules polyédriques, appelées *cellules épithéliales du testicule*, et de cellules volumineuses, sphériques, à protoplasma transparent, connues sous le nom d'*ovules mâles*. Dans les premiers mois qui suivent la naissance, on assiste à une prolifération active de ces divers éléments, en même temps qu'une lumière centrale se creuse suivant l'axe du tube séminifère. Les ovules mâles disparaissent, et la paroi épithéliale se montre formée de cellules morphologiquement semblables disposées sur plusieurs assises. A cette époque, se différencient les cellules de Sertoli, et il est permis de supposer qu'elles dérivent des premières cellules épithéliales, tandis que les autres éléments, présentant les caractères des spermatogonies de l'adulte, sont le produit de la multiplication des ovules mâles. On sait d'ailleurs que, dans le testicule ectopique, les canalicules ne renferment que des cellules de Sertoli (FÉLIZET et BRANCA).

A partir de ce moment, jusqu'à la puberté, on voit successivement apparaître des spermatocytes qui dégénèrent, puis des spermatocytes qui donnent naissance à des spermatides, et, enfin, des spermatides se transformant en spermatozoïdes. Ces modifications se font par poussées graduelles et croissantes que PRENANT (1887) a désignées sous le nom de *préspermatogenèse;* elles ont été surtout étudiées par BOUIN (1897) et par LOISEL (1899).

6° Métaspermatogenèse. — Après la période d'activité spermatogénétique, on assiste, en sens inverse, aux différents phénomènes caractérisant la préspermatogenèse, mais cette phase involutive est moins bien connue. Les canalicules du vieillard ne contiennent que des cellules de Sertoli et des spermatogonies (BOUIN, REGAUD).

ARTICLE III

VOIES SPERMATIQUES

Les tubes droits provenant des différents lobules du testicule, cheminent à l'intérieur des cloisons interlobulaires. Ils atteignent ainsi le corps d'Highmore, s'y ramifient et s'anastomosent entre eux, de manière à constituer un réseau qui en occupe toute l'épaisseur (*réseau testiculaire de Haller*).

De la partie antéro-supérieure du corps d'Highmore, et par

suite du réseau testiculaire, se détachent de 10 à 15 *vaisseaux efférents* qui vont s'ouvrir par leur extrémité opposée dans le *canal de l'épididyme* (fig. 314). Chacun de ces vaisseaux décrit des flexuosités de plus en plus nombreuses, au fur et à mesure qu'il s'éloigne du réseau testiculaire. L'ensemble des flexuosités ainsi

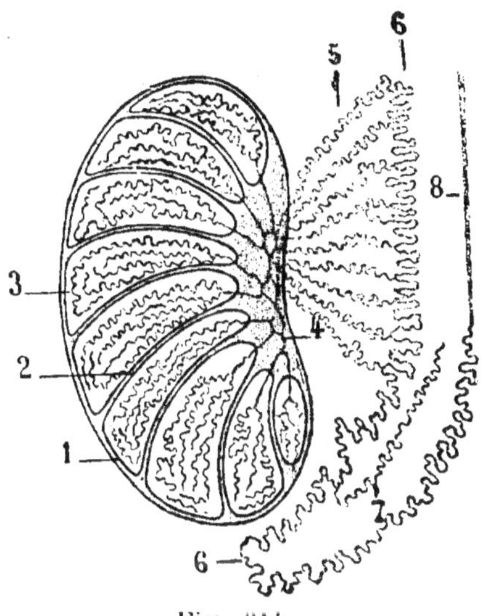

Fig. 314.

Figure schématique, montrant la canalisation du testicule
et de l'épididyme (d'après Testut).

1. albuginée. — 2, cloisons interlobulaires. — 3, un lobule testiculaire avec ses canalicules séminifères se terminant par les canaux droits. — 4, corps d'Highmore avec le réseau testiculaire. — 5, vaisseaux efférents. — 6, canal de l'épididyme. — 7, vas aberrans de Haller. — 8, canal déférent.

décrites par un seul vaisseau efférent, figure un cône (*cône efférent*) dont le sommet répond au corps d'Highmore, et la base au canal de l'épididyme. Les cônes efférents contribuent, avec la portion initiale du canal de l'épididyme, à la formation du renflement connu sous le nom de *tête de l'épididyme*.

Le canal de l'épididyme se continue avec le canal déférent qui, après s'être uni au col de la vésicule séminale, se transforme en canal éjaculateur, et vient s'ouvrir dans la région prostatique du canal de l'urèthre, sur le véru montanum.

1° Canaux droits. — Les canaux droits (fig. 315) ne possédent pas de paroi propre ; ils apparaissent comme creusés dans l'épaisseur des cloisons interlobulaires. Leur diamètre moyen mesure de 40 à 60 μ, c'est-à-dire qu'il se montre sensiblement inférieur à celui des canalicules séminifères.

L'épithélium qui les tapisse, est formé d'un seul plan de cellules prismatiques dont la hauteur varie de 20 à 30 μ. Voici les modifications que l'on observe au niveau de la jonction des canalicules séminifères et des canaux droits. A mesure que le canalicule se rétrécit, on voit les cellules séminales devenir de plus en plus rares, puis finalement disparaitre. En même temps les cellules de Sertoli augmentent de nombre, s'allongent et revêtent l'aspect de cellules prismatiques qui se disposent sur plusieurs rangées. De plus, elles ne sont pas orientées perpendiculairement à la surface du canalicule, mais sont inclinées et imbriquées du côté du tube droit. La transition entre cet épithélium prismatique stratifié, et l'épithélium simple du canal droit, s'opérant brusquement, il en résulte que le premier fait saillie sous forme d'un bouchon épithélial dans l'extrémité légèrement dilatée du tube droit. Ajoutons que l'épithélium du canal de transition en remplit à peu près complètement la lumière,

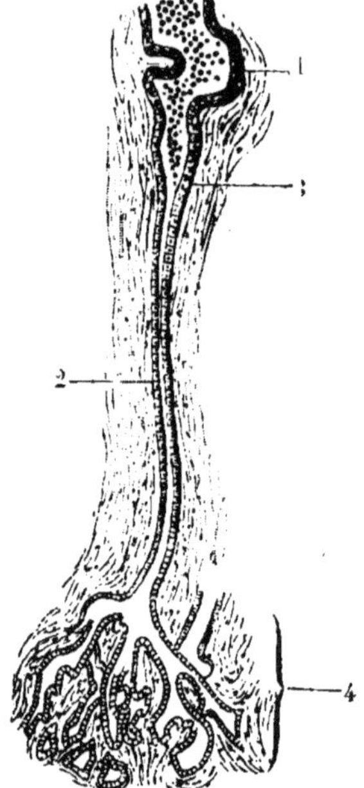

Fig. 315.

Coupe longitudinale d'un tube droit du testicule (d'après Mihalcowics). Figure empruntée à Testut.

1. extrémité terminale d'un canalicule séminifère. — 2. tube droit dont le segment initial 3 est légèrement renflé ; le bouchon épithélial n'a pas été représenté. — 4. réseau de Haller.

et que les cellules centrales sont chargées de granulations graisseuses, alors que, dans les tubes séminifères, ces granulations n'occupaient que la base des cellules de Sertoli.

2° Réseau testiculaire. — Le réseau de Haller (*rete vasculosum Halleri*) est un système de canaux, ou plutôt de lacunes irrégulières et anfractueuses creusées dans l'épaisseur du corps d'Highmore et anastomosées entre elles, dans lesquelles viennent déboucher tous les tubes droits provenant des lobules du testicule. L'épithélium qui revêt la face interne de ces excavations lacunaires, varie notablement d'épaisseur suivant les points envisagés. Tantôt il affecte la forme d'un véritable épithélium cylindrique analogue à celui des tubes droits, mesurant de 25 à 30 μ d'épaisseur ; tantôt il se présente sous l'aspect d'un épithélium cubique ; ailleurs enfin, il est nettement pavimenteux, presque lamellaire, notamment à la surface des saillies frangées qui se détachent de la paroi.

3° Vaisseaux efférents. — Les vaisseaux efférents (*vasa efferentia testis*) qui émergent de la partie antéro-supérieure du réseau de Haller, vont en diminuant de calibre depuis leur origine jusqu'au canal de l'épididyme ; au voisinage du réseau, ils possèdent un diamètre de 500 μ qui descend à 300 ou 250 μ au niveau de la tête de l'épididyme. Ces vaisseaux sont tapissés par un épithélium cylindrique cilié qui succède brusquement à l'épithélium cubique du réseau de Haller ; les cellules qui le composent renferment des granulations jaunâtres, particulièrement abondantes dans leur moitié centrale. Sur les coupes qui intéressent transversalement les vaisseaux afférents, l'épithélium présente une série d'épaississements ou de festons, au niveau desquels son épaisseur s'élève jusqu'à 60 ou 80 μ, tandis que dans les angles rentrants elle peut descendre jusqu'à 10 μ : au niveau de ces portions déprimées, les cellules épithéliales sont dépourvues de cils vibratiles.

Extérieurement à l'épithélium, on trouve une couche d'éléments fusiformes disposés concentriquement au vaisseau, et que certains auteurs assimilent à des éléments musculaires lisses.

4° Canal de l'épididyme. — Le canal de l'épididyme, ou tronc collecteur des vaisseaux afférents, augmente de calibre depuis la tête de l'épididyme jusqu'à l'origine du canal déférent qui lui fait suite. Vers le milieu de sa longueur, il possède un diamètre transversal de 350 à 400 μ, avec une lumière centrale de 150 à 180 μ.

L'épithélium, bien décrit par O. BECKER en 1857, se compose de cellules cylindriques hautes de 60 à 70 μ, et renfermant un noyau ovoïde nucléolé, relégué en général dans le segment basal. La partie superficielle des cellules, finement granuleuse, supporte une saillie conique dont la base se moule exactement sur la face libre de l'élément, et dont le sommet effilé s'élève parfois jusqu'à une hauteur de 30 μ (fig. 316). Cette saillie conique est tantôt hyaline, tantôt finement striée de la base au sommet; ailleurs, elle se divise en un pinceau de longs cils plus ou moins agglutinés. Entre les extrémités profondes des cellules cylindriques, on rencontre de petites cellules intercalaires assez nombreuses, mais ne constituant pas une couche continue.

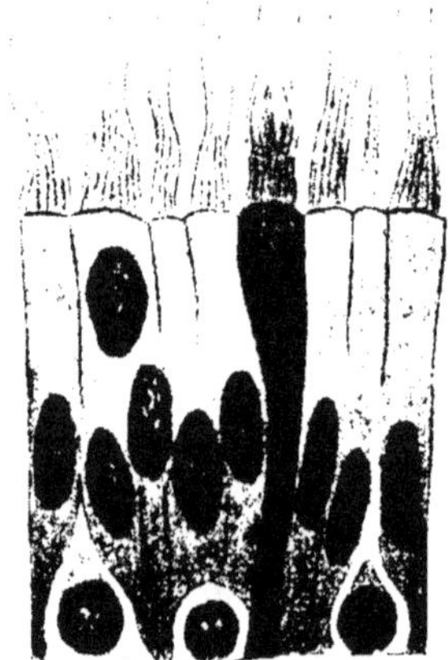

Fig 316.

Épithélium du canal de l'épididyme (d'après ZIMMERMANN, 1898).

L'épithélium épididymaire repose sur une couche fibro-cellulaire d'une épaisseur de 18 à 25 μ. Cette couche est formée en majeure partie de cellules fusiformes, à direction concentrique, que la plupart des auteurs considèrent comme des fibres musculaires lisses.

5° Canal déférent. — Le canal déférent (fig. 317) offre à considérer, de dedans en dehors, une tunique muqueuse et une tunique musculeuse, enveloppées par une couche adventice de tissu conjonctif.

A. TUNIQUE MUQUEUSE. — Cette tunique présente un certain nombre de plis longitudinaux qui disparaissent par la distension.

a. *Epithélium*. — L'épithélium est formé d'une couche de cellules prismatiques, dont les extrémités basales sont séparées par de nombreux éléments intercalaires; son épaisseur varie de 30 à 40 μ. Les cellules sont dépourvues de cils vibratiles; leur protoplasma renferme dans son segment superficiel des granulations foncées. Dans certains cas, l'épithélium rappelle par ses carac-

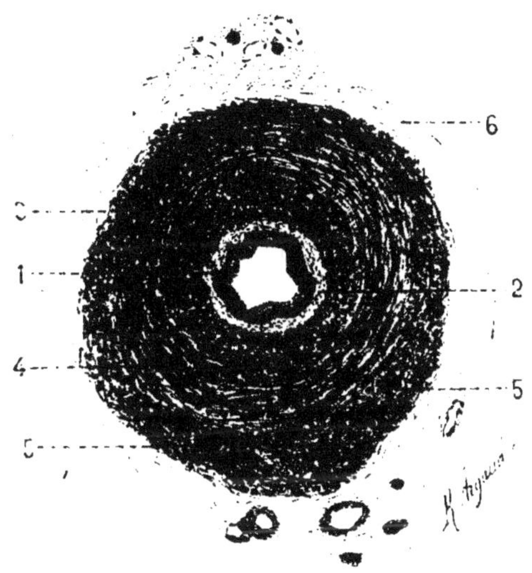

Fig. 317.

Coupe transversale du segment initial du canal déférent
sur un vieillard (gr. 25/1).

1, épithélium prismatique encore revêtu de cils vibratiles. — 2, chorion. — 3, couche longitudinale interne de la tunique musculeuse lisse. — 4, couche musculaire circulaire. — 5, couche musculaire longitudinale externe. — 6, adventice avec des vaisseaux et des nerfs.

tères un épithélium pavimenteux stratifié analogue à celui de la vessie. La transition entre l'épithélium cilié du canal de l'épididyme, et l'épithélium non cilié du canal déférent, s'opère à l'origine même de ce canal, et parfois seulement à quelques centimètres plus haut.

b. *Chorion*. — Le chorion mince, ne mesure qu'une épaisseur de 20 μ, en regard du fond des sillons qui séparent les plis de la muqueuse. Dans sa partie externe, attenante à la tunique musculaire, il englobe de nombreuses fibres élastiques que certains auteurs ont décrites comme constituant une tunique propre ou tunique élastique.

B. Tunique musculeuse. — Trois couches d'éléments musculaires lisses concourent à former la tunique musculeuse : une couche externe à fibres longitudinales, une couche moyenne à fibres circulaires et une couche interne à fibres longitudinales. Ces trois couches musculaires sont intimement unies entre elles sans tissu conjonctif lâche d'interposition.

L'épaisseur de la couche externe est de 100 à 150 μ; cette couche est incomplètement subdivisée en faisceaux que séparent de minces cloisons conjonctives. La couche musculaire moyenne est environ du double plus épaisse que l'externe (300 μ); l'interne ne mesure que 150 μ. Les fibres musculaires sont remarquables par leur forme irrégulière, et par leur volume considérable. Sur la coupe, quelques-unes sont circulaires, d'autres polygonales, et d'autres enfin incurvées en croissant. Les plus volumineuses d'entre elles mesurent un diamètre de 15 à 20 μ.

C. Ampoule du canal déférent. — L'ampoule se distingue du restant du canal déférent, par l'épaisseur de sa tunique musculeuse qui s'élève à 1 millimètre, et par la présence de nombreuses dépressions alvéolaires de la surface muqueuse qui simulent des enfoncements glandulaires. Les fibres musculaires sont orientées, en majeure partie, circulairement : la couche interne a presque complètement disparu, et la couche externe n'est plus visible que par endroits.

6° Canal éjaculateur. — Le canal éjaculateur qui fait suite au canal déférent, traverse la prostate dans toute son épaisseur, et vient déboucher au sommet du vérumontanum à côté de l'utricule prostatique. Ses parois, en dehors de la prostate, présentent la même structure que celles du canal déférent, mais, à l'intérieur de la prostate, la tunique musculeuse se dissocie, et il ne persiste qu'une seule couche de fibres lisses longitudinales doublant superficiellement la muqueuse. Celle-ci est tapissée par un épithélium prismatique qui devient pavimenteux stratifié au voisinage de son abouchement.

7° Vésicules séminales. — Les vésicules séminales (canal principal et diverticules) se rapprochent par leur structure de l'ampoule des canaux déférents, dont elles représentent une simple évagination, au point de vue embryologique.

A. TUNIQUE MUQUEUSE. — Cette tunique présente, à sa face interne, une série de saillies lamelleuses qui s'anastomosent entre elles, et déterminent un aspect aréolaire particulier.

L'*épithélium* est prismatique simple, non cilié, d'une hauteur de 15 à 20 μ; ses éléments sont chargés de granulations jaunâtres, dont le diamètre mesure de 2 à 3 μ.

Le *chorion* renferme de fines fibres élastiques ; son épaisseur au fond des aréoles, ne dépasse pas 20 μ.

B. TUNIQUE MUSCULEUSE. — La tunique musculeuse, d'une épaisseur de 750 μ, est formée de fibres lisses tantôt éparses, tantôt associées en petits fascicules ; quelques éléments volumineux, et de forme assez régulièrement cylindrique, mesurent une épaisseur de 15 μ.

Dans la zone interne, les fibres musculaires sont orientées pour la plupart circulairement, tandis que, dans la zone externe, elles affectent une direction longitudinale. Il n'existe pas toutefois de séparation tranchée entre ces deux couches ; l'ensemble forme un lacis serré et inextricable, où les faisceaux ne sont pas nettement délimités.

Aux points où le canal principal (ou ses diverticules) par suite de ses sinuosités, s'adosse à lui-même, on observe une soudure intime des deux tuniques musculeuses.

C. LIQUIDE DES VÉSICULES SÉMINALES. — Ce liquide renferme, chez l'adulte, d'après CH. ROBIN, les éléments figurés suivants : des spermatozoïdes, des sympexions, des leucocytes, des granulations graisseuses, des grains d'hémoglobine amorphe. Les sympexions (fig. 318) sont arrondis ou irréguliers, semblant parfois résulter de la soudure de deux ou plusieurs corps primitivement sphériques ; leur diamètre essentiellement variable, peut s'élever jusqu'à 50 μ. La substance qui les compose, hyaline, résistante, englobe fréquemment des spermatozoïdes ; elle se colore en jaune sous l'influence du picrocarmin.

Chez la plupart des rongeurs (cochon d'Inde, souris), le liquide des vésicules séminales ne renferme pas de spermatozoïdes. Projeté dans le vagin après le sperme, il se coagule en une masse solide d'un blanc cireux, connue sous le nom de *bouchon vaginal*. D'après LATASTE (1888), le produit de sécrétion des vésicules séminales est essentiellement constitué par deux substances : du mucus et une matière qui se coagulerait au sortir des vésicules (*éridine*). Cette coagulation paraît due à l'action d'un ferment (*vésiculase*) contenu dans le liquide prostatique (CAMUS et GLEY, 1896, 1899). La proportion entre le mucus et l'éridine varie suivant les mammifères, et c'est ce qui explique les différences que l'on observe dans la coagulation du liquide des vésicules séminales.

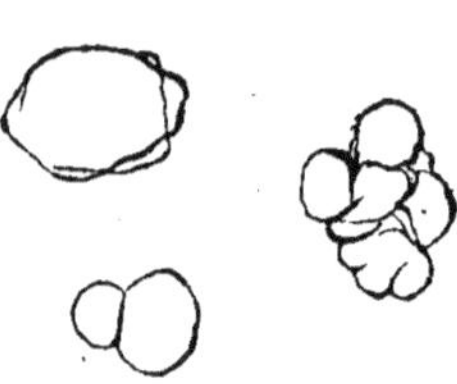

Fig. 318.

Sympexions provenant du liquide des vésicules séminales, d'après POUCHET (gr. 250 1).

ARTICLE IV

VERGE, GLANDES ANNEXES ET SPERME ÉJACULÉ

Nous décrirons, avec l'organe de la copulation, les glandes prostatiques et les glandes bulbo-uréthrales, dont les produits de sécrétion se mélangent avec le sperme provenant des testicules, pour constituer le sperme éjaculé.

§ 1. — VERGE

La verge ou pénis, traversée dans toute sa longueur par le canal de l'urèthre, est essentiellement constituée par des organes érectiles recouverts par un certain nombre de membranes (fig. 319). Les organes érectiles sont représentés par les deux corps caverneux, par le corps spongieux de l'urèthre et par le gland

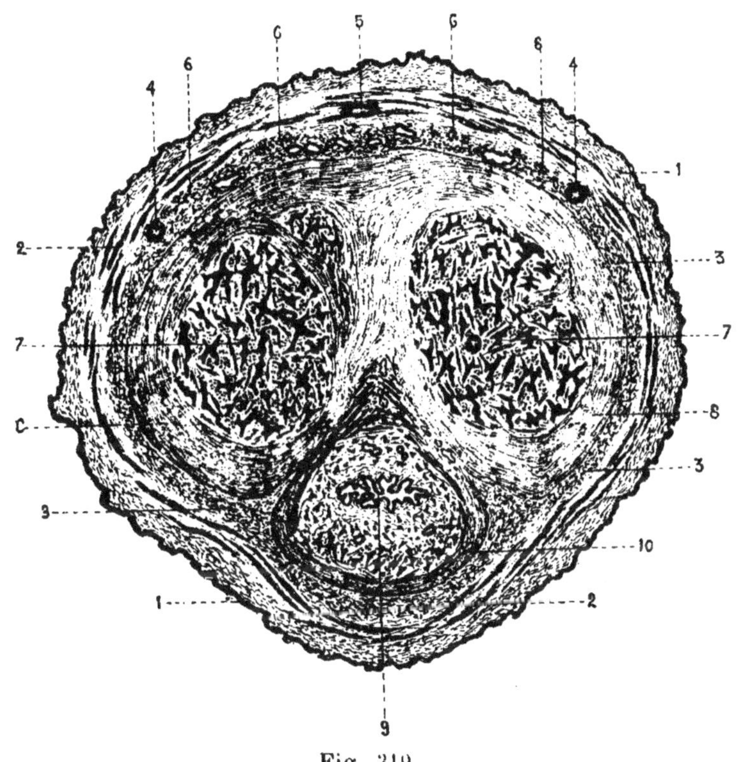

Fig. 319.
Coupe transversale de la verge (gr. 2,6/1).

1, peau. — 2, muscle péripénien. — 3, tunique fibro-élastique (fascia penis). — 4, artères dorsales de la verge. — 5, veine dorsale superficielle. — 6, nerfs dorsaux de la verge. — 7, corps caverneux. — 8, albuginée des corps caverneux. — 9, canal de l'urèthre, entouré du corps spongieux. — 10, albuginée du corps spongieux.

qui termine la verge. Les membranes enveloppantes comprennent de dehors en dedans: la peau, la couche conjonctive sous-cutanée, et une tunique fibro-élastique. Au niveau de la base du gland, la peau et la couche conjonctive sous-cutanée se séparent de la surface de cet organe, pour constituer une membrane libre, le prépuce, que tapisse en dedans une muqueuse dermo-papillaire se réfléchissant d'autre part à la surface 'du gland (muqueuse balano-préputiale). Nous décrirons successivement chacune de ces parties.

1° Organes érectiles. — Le tissu érectile (p. 920) qui forme les corps caverneux, le tissu spongieux de l'urèthre, et le gland, ne diffère de l'un à l'autre de ces organes que par la proportion des éléments entrant dans la constitution des trabécules. Dans le gland, les fibres cellules sont rares ; c'est un réseau de puissantes fibres élastiques qui compose la charpente. Le corps spongieux de l'urèthre est également riche en fibres élastiques, mais on y trouve des fibres-cellules plus nombreuses que dans le gland. Enfin, les trabécules des corps caverneux, plus épaisses que dans les corps spongieux, et délimitant des aréoles plus volumineuses, contiennent une plus grande abondance de faisceaux musculaires lisses.

Le tissu érectile des corps caverneux est bridé à sa surface par une couche de tissu fibreux (albuginée), dont les faisceaux conjonctifs entremêlés de fines fibres élastiques, affectent à la surface une direction dominante longitudinale, et dans la profondeur une direction annulaire ; son épaisseur est d'environ 2 millimètres. Dans toute l'étendue où les deux corps caverneux sont en contact sur la ligne médiane, leurs enveloppes se fusionnent intimement entre elles, et forment une cloison médiane (*septum penis*) incomplète, c'est-à-dire perforée d'orifices par l'intermédiaire desquels les aréoles des deux corps caverneux communiquent librement d'un côté à l'autre.

Le corps spongieux de l'urèthre possède également une enveloppe fibreuse, seulement cette membrane est plus mince qu'à la surface des corps caverneux, et, d'autre part aussi, elle se trouve envahie dans sa partie profonde par des faisceaux musculaires lisses, en continuité avec ceux des trabécules du tissu érectile.

2° Peau de la verge. — La peau de la verge est remarquable par sa minceur (1 millimètre), et par la pigmentation de la couche basilaire de l'épiderme. Elle renferme des follicules pileux, et des glandes sudoripares d'autant moins abondantes qu'on se rapproche davantage du bord libre du prépuce ; ces formations disparaissent à une distance de 2 centimètres environ de l'orifice préputial.

3° Couche conjonctive sous-cutanée. — Le tissu cellulaire lâche sous-cutané, dépourvu de vésicules adipeuses, est pénétré dans toute son épaisseur par des faisceaux musculaires lisses dont la plupart se dirigent circulairement. L'ensemble de ces faisceaux constitue le *muscle péri-pénien* de Sappey. Le tissu cellulaire sous-cutané du pénis représente ainsi une véritable *couche dartoïque* en continuité d'ailleurs, à la racine de la verge, avec la couche similaire de la paroi des bourses.

4° Tunique fibro-élastique. — Au-dessous de la couche dartoïque, et sans interposition d'une tunique celluleuse, on rencontre une tunique fibro-élastique dont l'épaisseur, suivant les points, varie d'un demi à 2 millimètres. Cette tunique, formée en majeure partie de fibres élastiques, englobe dans son épaisseur les vaisseaux et nerfs dorsaux profonds de la verge ; on y remarque des corpuscules de Pacini.

5° Prépuce. — Le prépuce est constitué en dehors par la peau, en dedans par la muqueuse préputiale, et dans sa partie moyenne par la couche dartoïque du pénis, dont les fibres musculaires lisses disparaissent, suivant les sujets, à une distance plus ou moins grande de l'orifice préputial.

La peau se continue par une transition ménagée, au niveau du bord libre du prépuce, avec la muqueuse préputiale qui, d'autre part, se réfléchit sur le gland, pour former la muqueuse balanique. La muqueuse préputiale et la muqueuse balanique appartiennent à la catégorie des muqueuses dermo-papillaires ; leur épithélium pavimenteux stratifié mesure une épaisseur de 180 à 300 μ. Au-dessous des papilles dermiques, existent des corpuscules de Krause, et des corpuscules génitaux de forme framboisée (p. 346), mesurant un diamètre de 200 μ.

Les faisceaux musculaires lisses de la couche dartoïque affectent pour la plupart une direction longitudinale, mais on retrouve encore quelques faisceaux circulaires, ainsi que des faisceaux obliques. Il semble que le soulèvement tégumentaire qui a donné naissance au prépuce (*Précis d'embryologie humaine*, p. 265), ait étiré dans le sens longitudal la couche dartoïque du pénis.

On rencontre à la surface du gland, du frein préputial ainsi qu'à la face interne du prépuce, de petites glandes sébacées libres découvertes par COWPER en 1694 ; elles sont connues sous le nom de *glandes de Tyson*. Ces glandes sont plus ou moins nombreuses suivant les races, et peut-être aussi suivant les individus (KÖLLIKER); dans certains cas, elles peuvent faire complètement défaut.

Le *smegma préputial* est presque uniquement formé de cellules épithéliales desquamées.

§ 2. — GLANDES ANNEXES

Comme glandes annexes de l'organe de la copulation, nous décrirons les glandes prostatiques et les glandes bulbo-uréthrales.

1° Prostate, glandes prostatiques. — Les glandes prostatiques existent dans toute l'étendue du segment profond du canal de l'urèthre, et empiètent même sur la portion membraneuse. Elles sont particulièrement développées contre la paroi postérieure du segment profond de l'urèthre où, englobées dans une trame fibro-musculaire puissante, elles constituent par leur assemblage l'organe décrit sous le nom de *prostate*. Les glandes prostatiques appartiennent à la catégorie des glandes sacculiformes composées (p. 378).

a. *Saccules glandulaires*. — Les saccules glandulaires présentent cette disposition particulière qu'au lieu d'être appendus à l'extrémité des canaux excréteurs, ils viennent s'ouvrir à peu près normalement sur toute la longueur de ces canaux, à intervalles inégaux et relativement assez grands. Ils sont irrégulièrement bosselés, d'un diamètre de 60 à 70 μ, et présentent parfois un certain nombre de bifurcations. De plus, leur face interne est creusée d'aréoles dont les cloisons figurent sur la coupe une série de festons saillants dans la lumière glandulaire.

L'épithélium est formé d'une couche de cellules cylindriques mesurant une épaisseur de 20 à 25 μ. Les noyaux occupent assez régulièrement les segments profonds des éléments ; quant aux segments superficiels, ils renferment de nombreuses granulations d'un jaune foncé, très réfringentes. Entre les extrémités

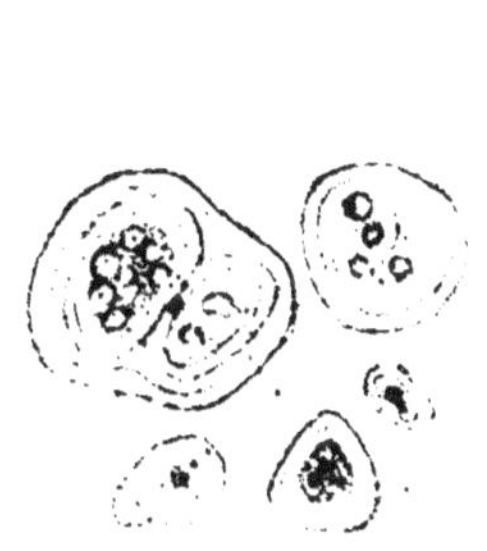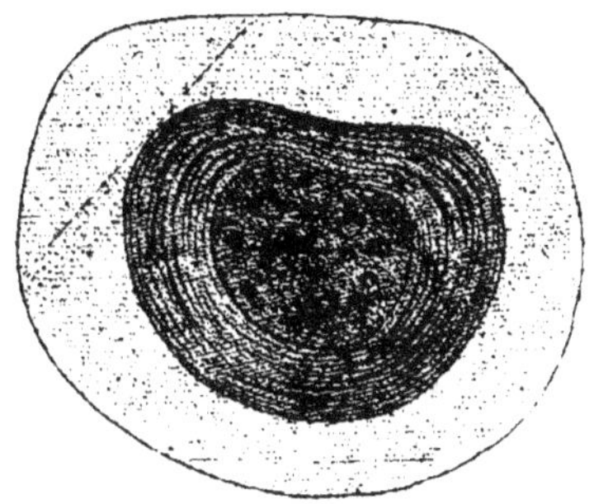

Fig. 320.

Sympexions de la prostate chez un vieillard (gr. 280/1).

basales de ces cellules cylindriques, on observe de nombreuses cellules intercalaires, parfois abondantes au point de simuler une couche continue.

b. *Trame fibro-musculaire*. — La trame conjonctive interposée aux différentes ramifications des glandes prostatiques, contient en abondante proportion des fibres musculaires lisses et des fibres élastiques. Elle est parcourue par de nombreux vaisseaux sanguins et lymphatiques, et par des filets nerveux montrant sur leur trajet de petits ganglions. On a signalé la présence de corpuscules de Pacini.

c. *Canaux excréteurs*. — Les canaux excréteurs, larges de 100 à 300 μ, sont accompagnés extérieurement d'un réseau de fibres élastiques, et de faisceaux musculaires lisses dirigés parallèlement à leur axe. Leur épithélium prismatique mesure une épaisseur de 20 à 25 μ.

d. *Concrétions prostatiques*. — Chez l'adulte, on voit se déposer dans les ampoules glandulaires, des concrétions azotées auxquelles Ch. Robin a donné le nom de *sympexions* (fig. 320). Ces concrétions sont formées d'un certain nombre de couches disposées concentriquement autour d'une sorte de noyau ; leur diamètre peut s'élever jusqu'à 100 μ et même plus. Quand elles mesurent une certaine dimension, elles se colorent en brun jaunâtre, le centre étant toujours plus foncé que la périphérie. Examinées à la lumière polarisée, elles montrent une croix obscure.

Les concrétions prostatiques peuvent atteindre avec l'âge jusqu'à 2 ou 3 millimètres de diamètre ; elles deviennent alors, dans l'organe, de véritables corps étrangers qui s'enkystent.

2° Glandes bulbo-uréthrales. — Ces glandes, découvertes par Méry (1684), et étudiées ensuite par Cowper (1702), et par Gubler (1849) qui leur donna le nom de glandes bulbo-uréthrales, sont situées de chaque côté contre la base du bulbe, dans l'angle rentrant que forme cette base avec la portion membraneuse du canal de l'urèthre. On les décrit habituellement comme des glandes en grappe, bien que la forme de leurs portions sécrétantes les rapproche plutôt des glandes sacculiformes composées. Ces portions sécrétantes se présentent, en effet, comme de petits sacs bosselés (saccules), d'un diamètre de 50 à 60 μ, dont la paroi propre est tapissée par une seule couche de cellules cylindriques mesurant une hauteur de 20 μ. Le protoplasma des cellules glandulaires, transparent, renferme quelques grosses granulations ; les noyaux sont relégués contre la face basale.

Plusieurs saccules débouchent presque en même temps dans un canal excréteur commun tapissé par un épithélium cubique ou aplati, qui va se jeter, avec les canaux excréteurs voisins, dans un large sinus collecteur, également revêtu par un épithélium cubique ou pavimenteux. De ces sinus collecteurs, larges de 1 à 1,5 millimètre, naissent les gros canaux excréteurs à épithélium prismatique (30 μ) qui s'unissent entre eux de manière à former le canal principal. Celui-ci, pourvu d'une enveloppe musculeuse de fibres lisses à direction longitudinale, se dirige d'arrière en avant, et va s'ouvrir dans le cul-de-sac du bulbe uréthral.

La trame interposée entre les différents lobes de la glande renferme de nombreuses fibres musculaires lisses, et même des fibres striées appartenant au sphincter strié de l'urèthre.

§ 3. — SPERME ÉJACULÉ

Le sperme éjaculé résulte du mélange et de la réaction réci-

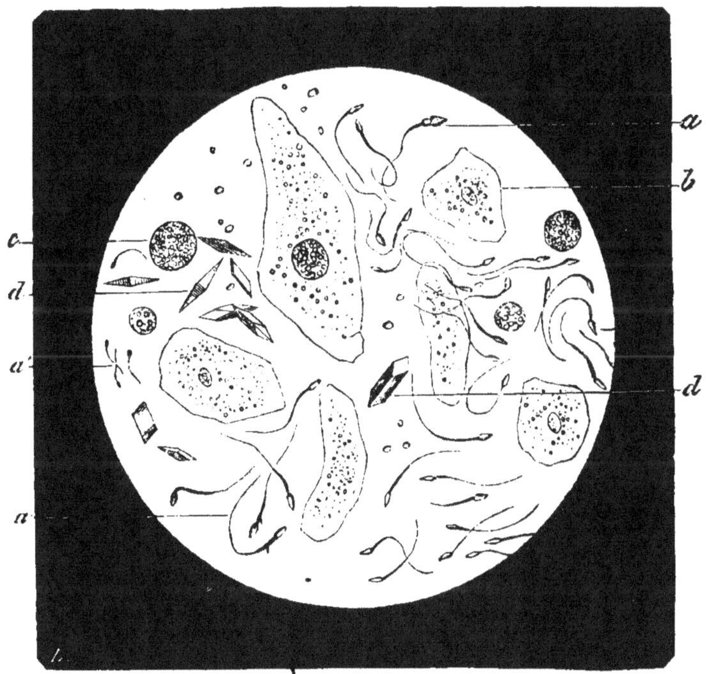

Fig. 321.

Sperme éjaculé, d'après POUCHET (gr. 300/1).

a. spermatozoïdes. — b. cellules épithéliales pavimenteuses. — c. leucocytes.
d. cristaux de phosphate de magnésie.

proque d'un grand nombre de liquides différents, qui sont produits par les organes suivants : testicules, vésicules séminales, glandes prostatiques, glandes bulbo-uréthrales, glandes de Littre. Il présente de nombreux éléments figurés (fig. 321) provenant des diverses parties de l'appareil génital qui fournissent ces liquides. On y trouve : des spermatozoïdes, des cellules épithéliales, des leucocytes, des cristaux de phosphate de magnésie, des sympexions provenant de la prostate, et des granulations graisseuses. Un millimètre cube de sperme éjaculé contient environ 100.000 spermatozoïdes.

ARTICLE V

ANNEXES DE L'APPAREIL GÉNITAL MALE

Nous décrirons sous ce titre une série d'organes représentant des vestiges de la portion non utilisée, chez le mâle, du corps de Wolff, et du conduit de Müller (voy. *Précis d'embryologie*, p. 239 et 249).

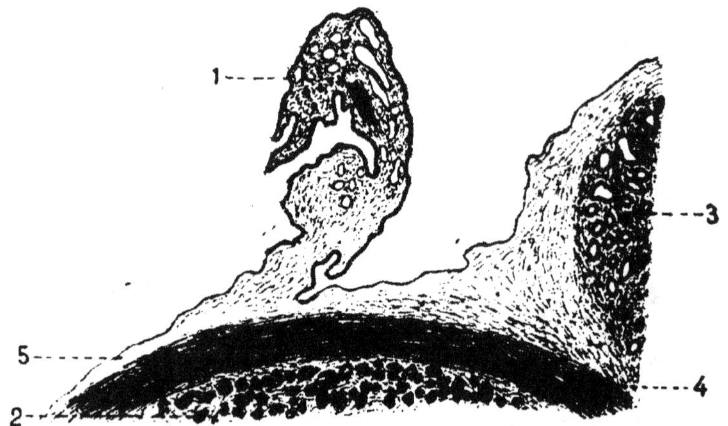

Fig. 322.

Coupe longitudinale de l'hydatile sessile sur un jeune homme de quinze ans (gr. 10/1).

1, hydatide tapissée par un épithélium prismatique, et creusée d'une excavation rappelant l'infundibulum de la trompe. — 2, parenchyme testiculaire. — 3, épididyme. — 4, albuginée du testicule. — 5, tunique vaginale.

1° Hydatite non pédiculée, sessile ou de Morgagni. — Cet organe, improprement appelé hydatide, forme une petite

saillie de quelques millimètres, à surface chagrinée (fig. 322), qui
se trouve implantée sur l'extrémité antéro-supérieure du testicule,
au-dessous de l'épididyme, ou encore dans le sillon qui sépare
le testicule de la tête de l'épididyme. Cette saillie est constituée
par un tissu conjonctif riche en larges vaisseaux sanguins et
lymphatiques, sans vésicules adipeuses. Sa surface est tapissée
par un épithélium cylindrique simple, à cils vibratiles, qui se

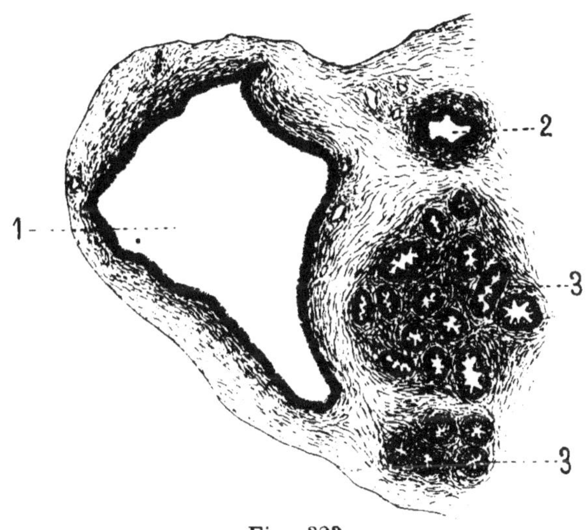

Fig. 323.

Coupe de l'hydatide pédiculée insérée sur la tête de l'épididyme
(gr. 14/1).

1. hydatide tapissée par un épithélium prismatique cilié. — 2. vésicule close figurant
une deuxième hydatide. — 3. vaisseaux efférents du testicule.

modifie graduellement à sa base, pour se continuer avec l'endothélium de la vaginale. Parfois l'hydatide est creusée d'un canal
plus ou moins long qui vient s'ouvrir, en s'évasant, entre les
plis de sa surface ; ce canal possède également un revêtement
épithélial cilié.

L'hydatite sessile dérive de l'extrémité supérieure du conduit
de Müller abaissée dans la migration testiculaire : elle est par
conséquent l'homologue du pavillon de la trompe ; le canal
central répond au canal tubaire (WALDEYER. 1876).

2° Hydatite pédiculée. — L'hydatite pédiculée moins constante que l'hydatite sessile, figure une petite vésicule arrondie de quelques millimètres de diamètre, appendue par un pédicule assez grêle sur la tête de l'épididyme. Cette hydatide, à surface externe lisse, séreuse, est tapissée intérieurement par une couche de cellules épithéliales cylindriques à cils vibratiles, dont la hauteur varie de 15 à 20 μ ; la longueur des cils est de 6 μ.

Dans certains cas, le pédicule fait complètement défaut, et la vésicule, enfouie sous la séreuse, fait une saillie à peine accusée à la surface de la vaginale (fig. 323). Exceptionnellement, on rencontre des hydatides multiples (de 2 à 4).

La signification embryologique de cette hydatide n'est pas encore nettement déterminée. On admet qu'elle répond à l'extrémité supérieure du canal de Wolff, ou encore, surtout dans le cas d'hydatides multiples, à des vestiges du rein cervical (pronéphros).

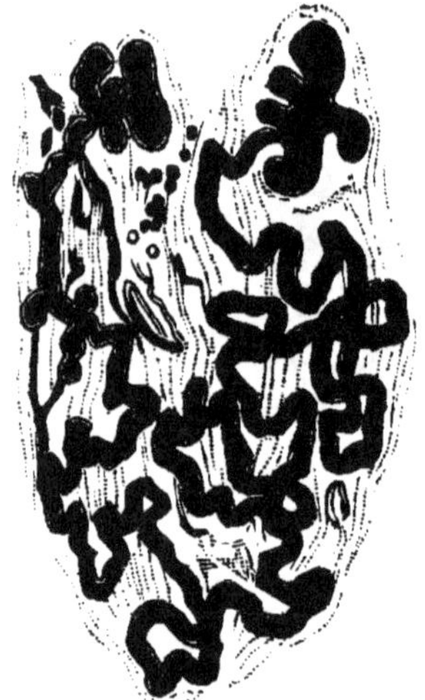

Fig. 324.

Organe de Giraldès (d'après Testut). On voit un canalicule tortueux se terminer à ses deux extrémités par des renflements en cœcum.

3° Organe de Giraldès (*corps innominé*, Giraldès, 1857 ; *organe de Giraldès*, Kölliker ; *parépididyme*, Henle ; *paradidyme*, Waldeyer, 1870). — L'organe de Giraldès se compose de deux ou trois petits amas de tubes irréguliers et de vésicules, échelonnés à la partie inférieure du cordon, au-dessus de la tête de l'épididyme. La forme des tubes est essentiellement variable. Tantôt c'est un simple boyau épithélial de diamètre uniforme, diversement contourné sur lui-même ; tantôt ce boyau présente sur son parcours des bourgeons latéraux ou des renflements vésiculaires plus ou moins nombreux ; ses extrémités arrondies en cul-de-sac, sont souvent occupées par une dilatation ampullaire (fig. 324). Le diamètre des tubes est d'environ 100 μ ; celui des vésicules ou des dilatations tubuleuses, varie de 300 à 500 μ.

Toutes ces parties, tubes et vésicules, sont tapissées par un épithélium prismatique simple cilié (fig. 325), dont les éléments renferment de nombreuses gouttelettes graisseuses. La longueur des cellules est d'environ 30 μ, celle des cils de 12 μ. En dehors du revêtement épithélial, existe une membrane basilaire très

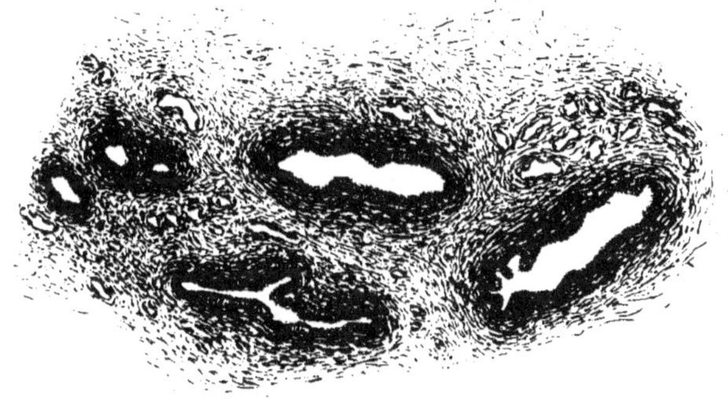

Fig. 325.

Coupe de l'organe de Giraldès sur un homme de 30 ans (gr. 18 1).

Les cavités représentant la section des tubes et des vésicules, sont revêtues
par un épithélium prismatique cilié.

nette (3 à 6 μ), doublée d'une couche conjonctive dense de 30 à 40 μ. Le liquide contenu dans les tubes et vésicules, englobe des gouttelettes de graisse et des cristaux de cholestérine ; on y trouverait, en plus, d'après Roth (1876), des cristaux de phosphate de chaux.

L'organe de Giraldès dérive de la partie inférieure ou urinaire du corps de Wolff (Giraldès, Waldeyer, 1870).

4° Vaisseaux aberrants. — Les vaisseaux aberrants annexés au canal de l'épididyme, ou au *rete testis* (Roth, 1876), possèdent une structure identique à celle des vaisseaux efférents du testicule. Comme ces derniers, ils se développent aux dépens de canalicules du corps de Wolff, qui ont perdu leurs con-

nexions soit avec le réseau testiculaire, soit avec le canal de
de l'épididyme (*Précis d'embryologie humaine*, p. 240).

Les vaisseaux aberrants de la queue de l'épididyme, au
nombre d'un (*vas aberrans Halleri*) ou de plusieurs, représentent
des canalicules de la portion inférieure ou urinaire du corps
de Wolff.

5° Utricule prostatique. — L'utricule prostatique figure une
petite poche logée dans l'épaisseur du vérumontanum, et venant
s'ouvrir à son sommet par un orifice situé entre les embouchures des deux canaux éjaculateurs. Sa longueur et sa constitution sont essentiellement variables. Tantôt l'utricule ne dépasse
pas en arrière le vérumontanum, tantôt il s'enfonce profondément dans l'épaisseur de la prostate, tantôt enfin, il fait saillie
au niveau de la base de cet organe, entre les canaux éjaculateurs. Sa paroi, creusée de dépressions alvéolaires dans lesquelles viennent s'ouvrir des glandules prostatiques, est constituée par une tunique musculo-élastique, doublée à sa face interne
par une tunique muqueuse mince, dont l'épithélium appartient,
suivant les cas, au type pavimenteux stratifié ou, au contraire,
au type prismatique.

Il convient de faire remarquer que l'utricule prostatique se
développe aux dépens de l'extrémité inférieure du canal génital
qui fournit le vagin chez la femme (*Précis d'embryologie
humaine*, p. 249), et que, par suite, il représente un véritable
vagin mâle. De fait, chez la plupart des fœtus, il est tapissé par
un épithélium pavimenteux stratifié qui recouvre également le
sommet du vérumontanum. Dans la suite, cet épithélium disparait dans la plupart des cas, et se trouve remplacé par un épithélium prismatique. Lorsque l'utricule prostatique atteint la
longueur de plusieurs centimètres, il répond à la fois au vagin
et à l'utérus de la femme.

CHAPITRE V I

APPAREIL GÉNITAL FEMELLE

L'étude de cet appareil comprend en premier lieu un organe essentiel, l'ovaire, destiné à la production des éléments générateurs femelles, les ovules. Viennent ensuite les voies génitales représentées par les trompes de Fallope, l'utérus et le vagin, et enfin les organes génitaux externes.

ARTICLE PREMIER

OVAIRE

L'ovaire rattaché au ligament large par l'aileron postérieur ou *mesoarium*, est l'organe producteur des ovules. En raison de l'importance de ces éléments anatomiques, nous décrirons, dans autant de paragraphes distincts, le parenchyme ovarien, l'ovule et le développement de l'ovule ou *l'ovogenèse*.

§ 1. — PARENCHYME OVARIEN

Le parenchyme ovarien, recouvert par une couche épithéliale, est constitué par une trame conjonctive ou stroma, dans laquelle se trouvent logées des vésicules contenant les ovules (*vésicules de de Graaf*) ; cette trame est, en outre, parcourue par de nombreux vaisseaux sanguins et lymphatiques et par des nerfs.

Chez le fœtus et chez la jeune fille, le parenchyme de l'ovaire se laisse nettement décomposer en deux zones distinctes : une (zone superficielle (*zone corticale, glanduleuse ; couche ovigène,* Sappey, 1863 ; *zone parenchymateuse,* Waldeyer 1870 ; *couche ovigère,* M. Duval), et une zone profonde (*zone médullaire, bulbeuse ; zone vasculaire,* Waldeyer). La distinction entre ces deux zones s'efface peu à peu par les progrès de l'âge. La trame de l'ovaire est, en effet, refoulée successivement de différents côtés par le développement des vésicules de de Graaf, et il en résulte un remaniement complet de l'organe.

1° Epithélium ovarien. — L'épithélium de l'ovaire qui dérive de l'*épithélium germinatif* de Waldeyer, se compose de cellules cubiques ou cylindriques, d'une hauteur moyenne de 15 à 18 μ. Ces éléments disposés sur un seul rang, se continuent au niveau du hile de l'ovaire avec l'endothélium péritonéal par une transition plus ou moins brusque suivant les espèces animales (*ligne de Farre,* Waldeyer).

2° Trame conjonctive ou stroma de l'ovaire, albuginée. — La trame de l'ovaire est formée d'un tissu conjonctif dense, au sein duquel se rencontrent des cellules interstitielles (p. 96). Dans la zone profonde ou vasculaire, les fibres conjonctives l'emportent sur les éléments cellulaires, et de plus se mélangent à des fibres musculaires lisses (Rouget) et à des fibres élastiques qui accompagnent surtout les gros vaisseaux. Dans la zone superficielle ou corticale, les cellules conjonctives fort nombreuses, affectent en général un aspect fusiforme ; elle s'associent entre elles, de manière à constituer de petits fascicules qui s'entrecroisent dans tous les sens, et forment ainsi, par leur prédominance, un véritable tissu fibroplastique (p. 116).

A la surface de l'ovaire adulte, au-dessous de l'épithélium, les fibres conjonctives dominent, les cellules conjonctives sont rares, et les cellules interstitielles manquent complètement : les fibres conjonctives, disposées en nappes se croisant sous différents angles, constituent à l'organe une sorte d'enveloppe fibreuse qui a été comparée à l'albuginée du testicule. Elle est toutefois beaucoup moins épaisse (50 μ), et se continue sans limite bien tranchée avec le tissu dense sous-jacent interposé aux vésicules de de Graaf.

3° Vésicules ou follicules de de Graaf, ovisacs (Barry, 1838). — Les vésicules ou follicules ovariens ont été signalés pour la première fois en 1672 par Régnier de Graaf qui se méprit toutefois sur leur signification et les considéra comme représentant les œufs des mammifères. Très nombreuses chez la fillette, ces vésicules s'atrophient pour la plupart au voisinage de la puberté, ou encore restent stationnaires pendant toute la période adulte. Un petit nombre seulement poursuivent leur évolution, et atteignent leur complet développement au moment des menstrues. La vésicule de de Graaf parvenue à maturité se rompt, et l'ovule est projeté dans le pavillon de la trompe, tandis que la paroi de la vésicule s'épaissit notablement, et donne naissance à une formation transitoire connue sous le nom de *corps jaune*.

Nous décrirons d'abord la vésicule ovarienne, telle qu'elle se présente au moment de la maturité chez l'adulte, puis nous rechercherons son mode de développement, et nous terminerons par l'étude de la formation des corps jaunes consécutifs à sa déhiscence.

A. Vésicule ovarienne a maturité. — La vésicule mûre se présente sous l'aspect d'une petite poche, mesurant de 1 à 2 centimètres de diamètre, qu'il est assez facile d'énucléer, et dont la cavité est occupée par un liquide transparent, légèrement jaunâtre, renfermant peu de substances coagulables par la chaleur (*liquide folliculaire*; *ovarine*, Ch. Robin). Les parois de cette vésicule sont formées par la superposition de trois couches qui sont de dedans en dehors : une couche épithéliale (*épithélium folliculaire* ou *membrane granuleuse*), une couche vasculaire ou couche propre (*tunica propria*), une couche fibreuse (*tunica fibrosa*). La couche propre et la couche fibreuse d'origine conjonctive, représentent la *theca folliculi* des auteurs.

a. *Membrane granuleuse, épithélium folliculaire.* — Cette

membrane est constituée par deux ou trois assises de cellules
épithéliales, dont les plus profondes affectent une forme prismatique, et dont les superficielles polyédriques ou étoilées rappellent par leurs anastomoses la disposition bien connue des
cellules centrales de l'organe adamantin (*Précis d'embryologie
humaine*, p. 174).

En un point de la surface répondant généralement au pôle

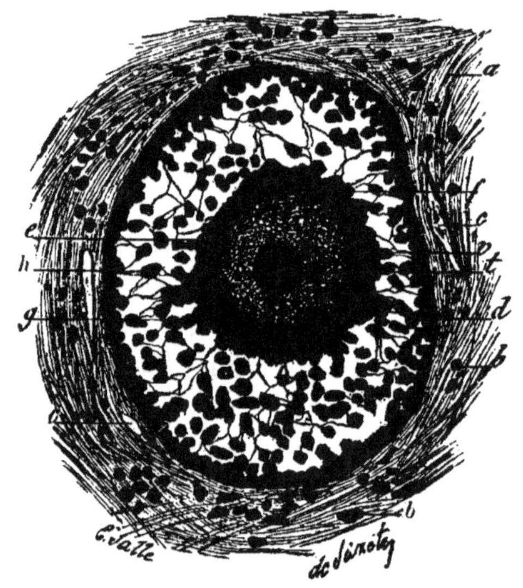

Fig. 326.

Coupe d'un follicule de de Graaf sur l'ovaire de la lapine,
d'après DE SYNÉTY (gr. 380/1).

a, fibres conjonctives. — b, cellules conjonctives. — c, vaisseau. — d, membrane
granuleuse. — e, couronne radiée. — f, zone transparente. — g, vitellus. — h, cellule épithéliale de la membrane granuleuse. — v, vésicule germinative. — t, tache
germinative.

profond de la vésicule, l'épithélium folliculaire présente un
épaississement qui proémine dans la cavité folliculaire. Cet
épaississement (*cumulus* ou *disque proligère*) englobe l'ovule au
pourtour duquel les cellules granuleuses de forme prismatique
se disposent suivant le trajet des rayons (*couronne radiée*). Chez
un certain nombre de mammifères, comme le lapin (fig. 326), le
disque proligère occupe le centre de la cavité folliculaire, et se

trouve rattaché aux parois de la vésicule par des tractus de cellules granuleuses (*rétinacles* de BARRY).

On trouve parfois dans la même vésicule deux ou plusieurs ovules entourés chacun de son cumulus.

b. *Couche vasculaire* (tunica propria). — Cette couche épaisse

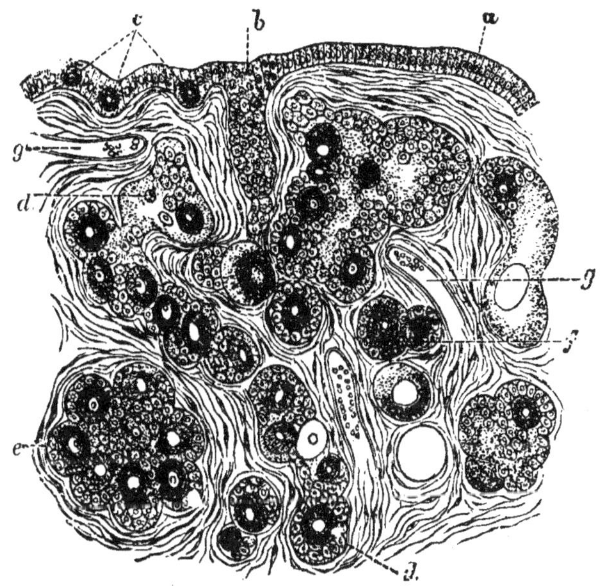

Fig. 327.

Coupe transversale de l'ovaire d'une enfant nouveau-née (d'après WALDEYER). Figure empruntée à KLEIN.

a. épithélium germinatif. — *b* et *d*. cordons ovigènes. — *c*. ovules primordiaux. — *e*. amas de follicules primordiaux. — *f*. follicules primordiaux isolés. — *g*, vaisseaux sanguins.

de 50 à 60 μ environ, est formée en majeure partie de cellules interstitielles appliquées les unes contre les autres tangentiellement à la paroi folliculaire. Entre ces éléments, la matière amorphe est peu abondante et les fibres conjonctives sont clairsemées, mais on y rencontre de nombreux capillaires dessinant des mailles étroites qui mesurent cinq à six fois leur diamètre.

c. *Couche fibreuse* (tunica fibrosa). — La couche fibreuse se distingue aisément sur les coupes par les caractères de ses fibres conjonctives qui sont fines, peu onduleuses, pressées les unes contre les autres, et disposées en minces nappes parallèles à la surface du follicule : elle forme la coque qu'on enlève par énucléation.

B. Développement et atrésie des follicules de de Graaf. — La couche corticale ou ovigène de l'ovaire est parsemée chez la jeune fille d'une multitude de petits corps arrondis connus sous le nom de *follicules primordiaux* (fig. 327). Ces petits corps, au nombre de plusieurs centaines de mille, ont été découverts par Barry en 1838 ; ils mesurent un diamètre de 40 à 50 µ. Leur structure est des plus simples (fig. 328) : une grosse cellule centrale, sphérique, d'une largeur de 28 µ (*ovule primordial, ovocyte* ou *oocyte*), recouverte par une couche de cellules pavimenteuses ou cubiques épaisses de 9 µ (*membrane granuleuse primordiale*).

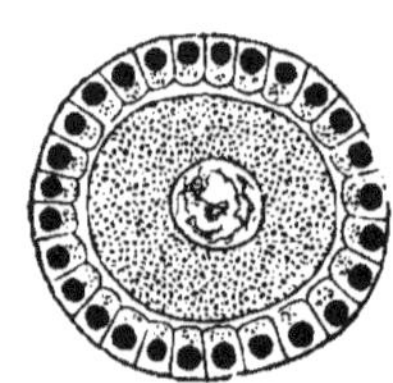

Fig. 328.

Follicule primordial de l'ovule de la chatte (d'après Klein). L'ovule central est entouré d'une couche régulière de cellules cubiques.

Les follicules primordiaux, dont l'ovocyte dérive de l'épithélium germinatif (*Précis d'embryologie humaine*, p. 234), n'évoluent pas tous en follicules adultes, analogues à celui dont nous venons de faire connaître la composition. Le plus grand nombre subissent la dégénérescence graisseuse avant la puberté, et s'atrophient (*atrésie* des follicules, Slavianski 1874, de Sinéty 1877), si bien que l'ovaire de la femme adulte ne contient plus qu'environ 20 000 follicules. De ces ovisacs primordiaux, quelques-uns seulement arrivent à maturité, au moment de chaque époque menstruelle ; les autres disparaissent par atrésie, comme chez la jeune fille, et, après la ménopause, le parenchyme ovarien se trouve réduit au seul stroma conjonctif. Ajoutons qu'un certain nombre de follicules, après avoir subi la transformation vésiculeuse, se résorbent sans avoir expulsé l'ovule inclus (*follicules abortifs*).

La première modification que l'on constate dans un follicule en voie de maturation, consiste dans un épaississement de la membrane granuleuse. Les éléments de cette membrane se multiplient activement, prennent une forme polyédrique, et se disposent sur plusieurs rangées au pourtour de l'ovule. Bientôt, on voit se produire à l'intérieur de cette couche épithéliale épaissie, une fissure occupée dès son apparition par un liquide, le *liquide folliculaire*. La fissure augmente de dimensions, au fur et à mesure que s'accroît le follicule, et le liquide qui la remplit refoule l'ovule contre la paroi folliculaire. Ainsi le follicule primordial se transforme progressivement en une vésicule volumineuse, dont la paroi épithéliale englobe l'ovule dans un renflement (*cumulus proliger*).

Pendant que se produisent ces modifications, l'ovule a augmenté de volume, et les cellules épithéliales qui l'entourent (*couronne radiée*) ont élaboré à sa surface une membrane enveloppante, la *zone pellucide*. Le tissu mésodermique ambiant s'est modifié de son côté, et a donné naissance aux deux couches de l'enveloppe conjonctive du follicule.

C. OVULATION. FORMATION DES CORPS JAUNES. — A chaque époque menstruelle, une ou plusieurs vésicules ovariennes arrivent à maturité. Elles font une saillie de plus en plus appréciable à la surface de l'ovaire, et leur paroi su-

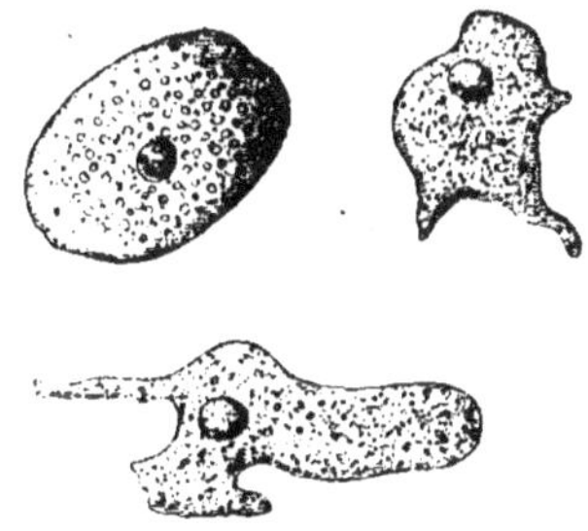

Fig. 329.

Cellules interstitielles provenant d'un corps jaune de la vache, et colorées au picrocarmin (gr. 220/1).

perficielle qui s'amincit progressivement, finit par se rompre sous la pression croissante du liquide folliculaire. L'ovule est expulsé avec les cellules de la membrane folliculeuse qui l'entourent : c'est ce qui caractérise la *ponte ovulaire* ou l'*ovulation*.

La rupture de l'ovisac est suivie de la rétraction, puis de la congestion et de l'épaississement de la paroi folliculaire. Les cellules de la couche propre se multiplient activement, et s'hypertrophient, tandis que des gouttelettes de graisse se déposent à leur intérieur (fig. 329). Cette graisse est combinée à une matière colorante spéciale, la *lutéine*, soluble dans l'alcool et le chloroforme, et cristallisant en rhomboèdres rouges ; elle montre trois raies d'absorption dans le violet, le bleu, l'indigo. En même temps, on voit se développer entre les cellules interstitielles multipliées et hypertrophiées (*cellules des corps jaunes* de quelques auteurs) de nombreux capillaires dont les mailles sont à peine plus larges que les cellules. Le tissu de nouvelle forma-

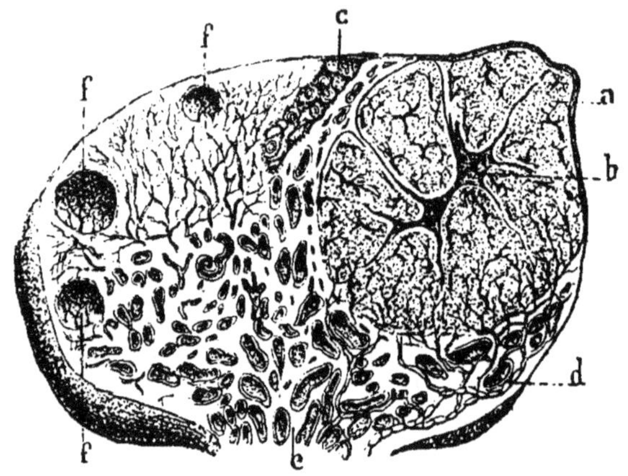

Fig. 330.

Coupe transversale d'un ovaire de vache montrant un corps jaune (d'après His). Figure empruntée à Balbiani.

a, corps jaune récent, avec sa cavité centrale *b*. — *c*, corps jaune ancien. — *d*, lymphatiques. — *e*, hile de l'ovaire. — *f*, follicules ovariens.

tion qui en résulte, et qui représente un véritable tissu interstitiel (p. 118), bourgeonne dans la cavité folliculaire, et, comme la paroi en se rétractant, s'est en même temps plissée, la couche de tissu interstitiel décrit sur la coupe une série de circonvolutions qui finissent par se toucher d'une face à l'autre (fig. 330). Ainsi se constitue un organe nouveau auquel sa coloration jaune rougeâtre nettement accusée chez certaines espèces (ruminants), a fait donner le nom de *corps jaune* (*corpus luteum*). Ch. Robin l'appelait *oariule*. D'après quelques auteurs (Prenant), les corps jaunes doivent être envisagés comme de véritables organes glandulaires à sécrétion interne.

Les corps jaunes présentent une structure identique, que l'ovule expulsé ait été ou n'ait pas été fécondé. La durée seule de leur évolution varie. Dans le premier cas, les corps jaunes de la grossesse, désignés autrefois sous le nom de *vrais corps jaunes*, persistent pendant toute la grossesse, et peuvent atteindre un diamètre de 1 centimètre et plus. Dans le second cas, les corps jaunes de la menstruation (*faux corps jaunes*) beaucoup plus réduits, parcourent toutes les phases de leur développement dans l'espace de six à huit semaines. Dans les deux cas, on constate, vers la fin de leur évolution, une diminution notable de leur vascularité. Les fibres conjonctives augmentent de nombre entre les cellules interstitielles qui diminuent progressivement de volume, et finissent par s'atrophier entièrement. Le corps jaune subit ainsi la transformation fibreuse, et se rétracte en un corps blanchâtre (*corpus albicantium* des anciens auteurs).

S'il se produit, au moment de la déhiscence, une hémorragie intrafolliculaire, la matière colorante du sang vient modifier la couleur du tissu, et l'on y trouve généralement des grains d'hématoïdine amorphe, tantôt épars, tantôt réunis en trainées ou en amas. L'hémorragie toutefois est l'exception chez la femme ; elle a toujours pour effet de retarder l'évolution du corps jaune (CH. ROBIN).

4° Vaisseaux et nerfs. — Les artères de l'ovaire sont volumineuses, onduleuses ; quelques-uns affectent une disposition spiroïde (artères hélicines). Les capillaires forment un réseau à mailles étroites dans la paroi des follicules de de Graaf, ainsi que dans l'épaisseur des corps jaunes. Les veines s'anastomosent au niveau du hile et du mésoarium, en un riche plexus connu sous le nom de *corps spongieux* ou de *bulbe de l'ovaire* (ROUGET).

Les lymphatiques sont abondants ; ils prennent naissance dans la paroi des follicules par un réseau à mailles serrées (HIS).

Les nerfs composés de fibres à myéline et de fibres grises, fournissent des filets aux parois vasculaires, aux fibres musculaires lisses de la zone vasculaire, ainsi qu'à la paroi des vésicules de de Graaf.

§ 2. — Ovule

L'ovule des mammifères, que E. von Baer découvrit dans l'ovaire en 1827, est un petit corps sphérique, d'un diamètre de 140 à 200 μ; il peut donc être observé à l'œil nu, à la condition toutefois qu'il repose sur un fond de couleur différente. C'est une cellule complète, dans le sens où les premiers histologistes comprenaient ce mot, c'est-à-dire qu'il se compose, de dehors en dedans, des parties suivantes : 1° une membrane d'enveloppe, 2° un corps cellulaire, 3° un noyau nucléolé qu'accompagne temporairement une formation particulière connue sous le nom de *corps de Balbiani*.

1° Membrane d'enveloppe. — Sur l'ovule examiné en place dans le follicule de de Graaf, la membrane d'enveloppe se présente sous l'aspect d'une couche transparente séparant le corps de l'ovule des cellules de la couronne radiée, d'où le nom de *zone pellucide* ou *transparente*, qui lui a été donné ; son épaisseur varie de 15 à 25 μ. Elle est formée d'une substance hyaline, élastique, réfractaire aux substances colorantes, et parcourue par de fines stries rayonnantes qui lui ont également valu le nom de *zone radiée*. Sa face interne, qui regarde le vitellus, est lisse, tandis que sa face externe est couverte de nombreuses aspérités qui se traduisent sur la coupe par un aspect légèrement festonné.

Les stries rayonnantes, découvertes par Remak en 1854 sur l'œuf de la lapine, furent attribuées à l'existence de conduits extrêmement fins traversant la zone pellucide dans toute son épaisseur (*canalicules poreux*). Cette apparence n'est point due à des canaux, mais seulement à des linéaments plus foncés, ainsi que l'ont démontré les ingénieuses expériences d'André sur les œufs des poissons osseux (1875).

La zone pellucide n'appartient pas en propre à l'ovule, et ne aurait être assimilée à une véritable membrane cellulaire. Elle représente un produit d'élaboration des cellules épithéliales de la couronne radiée, dont les plateaux striés se souderaient latélement, suivant certains auteurs, pour former une membrane continue également striée. L'expression de *membrane vitelline*, sous laquelle elle est communément désignée, est donc impropre, d'autant plus que certains observateurs appellent ainsi une membrane très mince développée aux dépens de la couche superficielle de l'ovule, et qu'on observe de préférence sur les ovules à maturité (VAN BENEDEN). Il convient d'ajouter toutefois que l'existence de cette dernière membrane ovulaire n'est pas admise par tous les auteurs ; NAGEL, entre autres, ne l'aurait pas retrouvée sur l'ovule de la femme.

Il ne semble pas que la zone pellucide de l'ovule des mammifères soit perforée d'un fin pertuis (*micropyle*), pour le passage des spermatozoïdes. Les observations de PFLÜGER sur la chatte, et de E. VAN BENEDEN sur la vache tendant à établir son existence, n'ont pas été confirmées. Le micropyle paraît ainsi l'apanage des ovules pourvus d'une coque épaisse, comme ceux des poissons osseux.

2° Corps cellulaire. — Le corps cellulaire de l'ovule a reçu le nom de *vitellus*. C'est une masse visqueuse englobant un certain nombre de granulations diverses, les unes nettement graisseuses, les autres offrant tous les caractères des substances albuminoïdes, et se colorant, comme elles, en rose par le picrocarmin. On a désigné ces derniers corps qui revêtent, dans certains groupes, une forme cristalline, sous le nom de *grains vitellins*, et la matière qui les compose sous celui d'*émydine* (VALENCIENNES et FRÉMY, 1854) ou d'*ichthine*, en raison de son abondance dans les œufs de certains poissons. L'ensemble de ces granulations graisseuses et albuminoïdes, représente une réserve nutritive destinée à être utilisée dans les premières phases de la segmentation ovulaire : VAN BENEDEN lui a donné le nom de *deutoplasma*.

Le protoplasma proprement dit et le deutoplasma peuvent être mélangés uniformément à l'intérieur du vitellus : il est rare cependant qu'il en soit ainsi. Habituellement, les grains deutoplasmiques sont accumulés soit dans la zone marginale comme chez la brebis, soit au contraire dans la zone centrale au pourtour du noyau, comme chez la femme (Nagel, fig. 331).

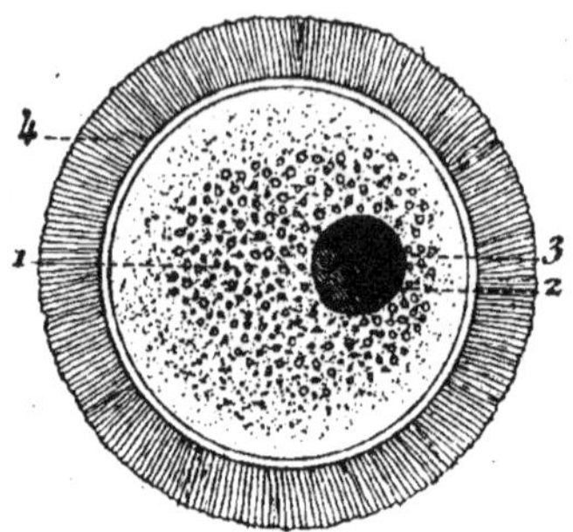

Fig. 331.

Ovule de la femme.

d'après Nagel (gr. 200/1).

1. vitellus avec ses deux zones protoplasmique superficielle, et deutoplasmique profonde. — 2, vésicule germinative. — 3. tache germinative. — 4, zone pellucide.

3° Noyau. — Le noyau de l'ovule, découvert en 1825 par Purkinje sur les œufs encore contenus dans l'ovaire de la poule, et retrouvé en 1834 par Coste dans l'ovule des mammifères, porte le nom de *vésicule germinative* ou *vésicule de Purkinje ;* de forme assez régulièrement sphérique, il mesure chez la femme de 25 à 30 μ de diamètre. La vésicule germinative possède la structure habituelle d'un noyau, c'est-à-dire qu'on y rencontre une paroi nucléaire, extrêmement mince, des filaments anastomosés en réseau, une substance fluide occupant les mailles du réseau (suc nucléaire ou karyochylème), enfin, un ou plusieurs nucléoles qu'il faut se garder de confondre avec les corps nucléiniens parfois très abondants, comme dans l'œuf des batraciens. Le nucléole de l'ovule a été découvert par R. Wagner en 1835 ; aussi lui donne-t-on indifféremment le nom de *tache germinative* ou *tache de Wagner ;* sur l'ovule de la femme, son diamètre atteint environ 7 μ.

4° Corps vitellin. — On observe temporairement à l'intérieur du vitellus des jeunes ovules de mammifères, une formation spéciale bien étudiée par Balbiani (1864), et à laquelle Milne-Edwards (1867) a donné le nom de *vésicule de Balbiani* ou de *vésicule embryogène.* C'est un petit corps de 6 à 7 μ de diamètre, formé d'une masse centrale entourée d'une zone de protoplasma plus ou moins modifié, et affectant une disposition tantôt concentrique et tantôt rayonnante. Ainsi constitué, ce corps ressemble à une cellule, ce qui explique l'erreur de certains anatomistes qui l'ont assimilé à un véritable élément cellulaire. En raison de sa structure non vésiculeuse. Henneguy (1893) propose de le désigner sous le nom de *corps vitellin de Balbiani*. Il disparaît d'ailleurs, dans le vitellus, au moment où s'épaissit la membrane granuleuse de l'ovisac.

Dans quelques groupes, le corps vitellin de Balbiani possède

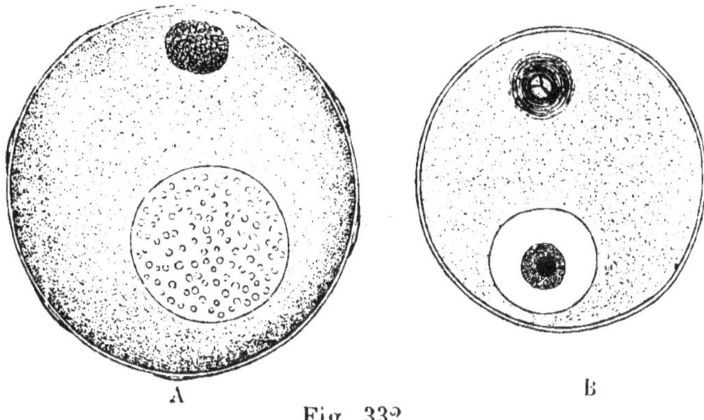

Fig. 332.

Deux ovules : A. de la grenouille rousse, et B. d'une araignée des jardins, montrant au-dessus de la vésicule germinative le corps vitellin de Balbiani (d'après Pouchet et Tourneux). Dans l'ovule de la grenouille, ce corps apparaît comme un cumulus d'une matière grenue ; dans l'ovule de l'araignée, il semble formé de fibres ou de lames concentriques englobant trois masses nucléiformes.

des dimensions plus considérables que chez les mammifères, ce qui rend son étude relativement plus facile. Il a été signalé pour la première fois par von Wittich (1845) dans l'*œuf ovarien* de certaines araignées, et décrit peu après par Carus (1850) dans les jeunes ovules de Rana temporaria sous le nom de *noyau vitellin*. Nous représentons dans la figure 332 deux ovules ovariens de la grenouille rousse (A) et d'une araignée (B) avec leur corps vitellin.

La signification du corps vitellin de Balbiani est encore inconnue.

§ 3. — OVOGENÈSE

Les ovules définitifs, aptes à subir la fécondation, dérivent des éléments de l'épithélium germinatif (Waldeyer) par une succession de générations et de transformations dont l'ensemble constitue l'*ovogenèse*. Contrairement à ce que nous avons vu pour la spermatogenèse, les différentes phases de l'ovogenèse, s'accomplissent avec une grande lenteur : la lignée ovulaire s'étend depuis la période fœtale jusqu'à la période adulte. Les éléments de l'épithélium germinatif que nous pouvons homologuer aux cellules souches des spermatozoïdes (spermatogonies), et par suite désigner sous le nom d'*oogonies* ou d'*ovogonies* (BOVERI, 1891), subissent dans l'épaisseur même de la membrane épithéliale, de nombreuses divisions dont les produits sont identiquement semblables aux premières ovogonies. A un moment donné, pendant la période fœtale, un grand nombre d'ovogonies ayant augmenté de dimensions (*ovogonies de transition*), se détachent de la couche épithéliale superficielle, s'enfoncent dans le stroma de l'ovaire, et s'entourent d'une couche de cellules épithéliales. Le follicule primordial est constitué, avec sa cellule ovulaire centrale (*oocyte* ou *ovocyte* de 1er ordre, *ovocyte* I), et sa membrane granuleuse périphérique.

Pendant la longue période de l'enfance et de l'adolescence, les follicules primordiaux restent stationnaires. Ce n'est qu'au moment de la puberté qu'un certain nombre d'entre eux subissent un accroissement considérable, et arrivent à maturité. L'ovocyte central participe à l'accroissement du follicule, et peut atteindre de 150 à 200 µ de diamètre. A ce moment, il subit une première division équationnelle, dont les deux produits renferment le même nombre de segments chromatiques que l'ovocyte I (fig. 333). Seulement l'un de ces produits est volumineux et semble continuer la lignée ovulaire : c'est un ovocyte de 2e ordre (*ovocyte* II). L'autre produit petit et incapable de se reproduire : c'est le premier globule polaire.

L'ovocyte de 2e ordre (*ovulomère*, CH. JULIN 1893), ne tarde pas à se diviser à son tour, mais cette dernière division est une division réductionnelle : les deux éléments qui en résultent, à savoir : un élément volumineux, l'*ovule mûr*, et un élément petit, le second globule polaire, ne contiennent chacun qu'un nombre de segments chromatiques égal à la moitié du nombre des segments de l'ovocyte II.

On voit ainsi que, tandis que toutes les cellules séminales
évoluent en spermatozoïdes, un seul des produits dans les deux
dernières divisions ovulaires, continue la lignée ovulaire, l'autre
produit étant frappé de dégénérescence. Le nombre total des

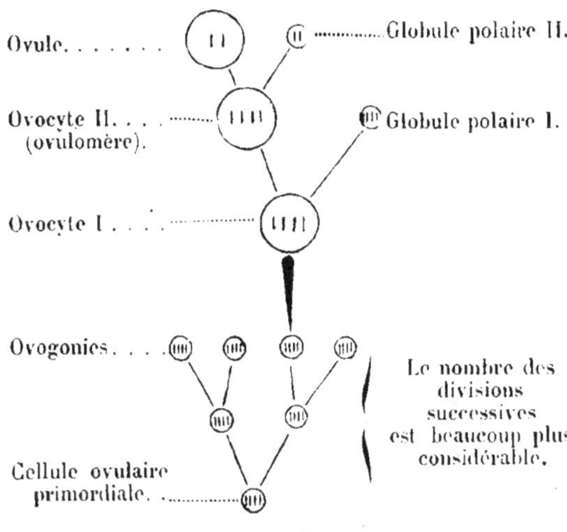

Fig. 333.

Arbre généalogique de l'ovule, d'après les auteurs.

ovules produits à la suite de n divisions, sera par suite exprimé
par la formule $2^{(n-2)}$.

ARTICLE II

VOIES GÉNITALES DE LA FEMME

Nous comprendrons sous ce nom tous les organes creux développés aux dépens des conduits de Muller, et parcourus par
l'ovule, c'est-à-dire la trompe, l'utérus et le vagin.

§ 1. — TROMPE UTÉRINE OU TROMPE DE FALLOPE

La trompe de Fallope représente un conduit tubuleux occupant l'aileron supérieur du ligament large, et s'étendant de

l'ovaire à l'utérus. On lui considère trois portions distinctes : une portion moyenne, ou *corps*, comprenant l'isthme et l'ampoule, une portion externe évasée en forme d'entonnoir, le *pavillon*, enfin, une portion interne enclavée dans l'épaisseur des parois de l'utérus, la *portion interstitielle* ou *intrapariétale*.

1° Corps de la trompe. — La portion moyenne de la trompe, la plus longue, est constituée par trois tuniques superposées qui sont de dedans en dehors : une tunique muqueuse, une tunique musculeuse et une tunique séreuse. Il n'existe pas entre la muqueuse et la musculeuse de couche cellulaire lâche.

a. *Tunique muqueuse*. — La muqueuse tubaire est remarquable par la présence à sa face interne d'un certain nombre de plis longitudinaux qui se prolongent dans le pavillon. Simples et relativement peu élevés dans la région de l'ithsme, ces plis principaux, au nombre de 4 ou 5, s'allongent et se ramifient dans la région de l'ampoule, supportant ainsi des plis secondaires qui à leur tour sont hérissés de plis tertiaires. L'ensemble de ces formations plissées donnent au canal central un aspect cloisonné particulier.

Épaisse de 100 à 200 μ dans les intervalles des crêtes longitudinales, la muqueuse est tapissée par un épithélium prismatique simple à cils vibratiles haut de 15 à 20 μ. Le courant ciliaire se dirige du pavillon vers l'orifice interne de la trompe, et paraît jouer le plus grand rôle, sinon le seul, dans le transport des ovules. Au milieu des cellules ciliées, surtout dans le segment interne de la trompe, on observe des éléments granuleux et dépourvus de cils vibratiles (NICOLAS, 1890 ; ROMITI), auxquels certains auteurs (P. BOUIN et LIMON, 1900) attribuent une fonction glandulaire.

Le chorion constitué par une trame conjonctive assez dense, adhère directement à la tunique musculeuse, sans interposition d'une lame celluleuse distincte. Il englobe des fibres musculaires lisses isolées d'autant plus nombreuses qu'on se rapproche davantage de l'utérus ; l'ensemble de ces éléments qui s'engagent partiellement dans l'épaisseur des plis principaux, représente la musculaire muqueuse des auteurs.

b. *Tunique musculeuse.* — Cette tunique exclusivement formée d'éléments musculaires lisses, se compose d'un plan superficiel de fibres longitudinales, et d'un plan profond de fibres circulaires (300 μ). Les premières ne forment pas une couche régulière, et se continuent sans transition, à la surface, avec les faisceaux musculaires du ligament large. Les secondes s'étendent sans discontinuité depuis l'utérus jusqu'à la naissance du pavillon, où elles forment un petit anneau sphinctérien. La couche circulaire est souvent pénétrée par des faisceaux longitudinaux ou obliques, si bien que la distinction entre les deux couches circulaire interne et longitudinale externe devient difficile.

c. *Tunique séreuse.* — Le péritoine qui n'enveloppe pas la totalité de la surface des canaux tubaires, ne présente aucune particularité de structure ; comme dans toute l'étendue des ligaments larges, il est doublé profondément par une couche plexiforme de fibres musculaires lisses qui se continuent avec les faisceaux de la couche longitudinale externe de la trompe.

d. *Vaisseaux et nerfs.* — Les artérioles après avoir traversé la tunique musculeuse à laquelle elles abandonnent des branches, pénètrent dans la muqueuse, et vont former au-dessous de l'épithélium un réseau capillaire à mailles serrées.

Les nerfs constituent trois plexus : un plexus péritonéal, un plexus sous-péritonéal (plexus fondamental), et un plexus intramusculaire (Jacques, 1894). Les fibres destinées à la muqueuse proviennent en grande partie du plexus fondamental.

2° Pavillon de la trompe. — L'épithélium prismatique cilié qui tapisse l'intérieur de la trompe, ne s'arrête pas au bord libre du pavillon, mais il en contourne la couche conjonctive, et se prolonge sur la face péritonéale dans une largeur de 1 millimètre environ. Dans toute cette région, l'épithélium est pourvu de cils vibratiles; ceux-ci ne disparaissent qu'au niveau où se fait la transition entre les deux sortes d'épithélium. Cette transition est assez brusque, mais les premières cellules pavimenteuses qui font suite aux cellules prismatiques, sont moins larges que dans le restant du péritoine (fig. 334).

La concavité de la frange ovarique est également tapissée par

l'épithélium cilié qui s'étend ainsi jusqu'à une faible distance
de l'épithélium recouvrant la surface de l'ovaire. Habituellement les deux revêtements restent séparés par une zone assez
étroite d'endothélium péritonéal. D'après Morau (1891), les cellules endothéliales interposées seraient susceptibles, chez les

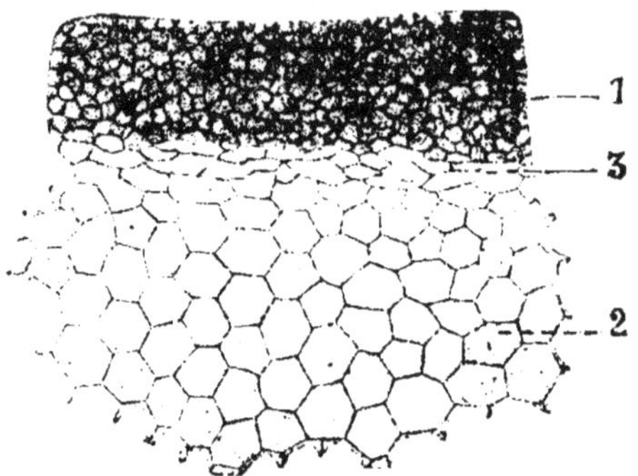

Fig. 334.

Face externe du pavillon de la trompe chez la brebis, imprégnée au
nitrate d'argent, et montrant la transition de l'épithélium prismatique de la trompe avec l'endothélium péritonéal (gr. 250/1).

1, épithélium prismatique de la trompe. — 2, endothélium péritonéal. —
3, zone de transition.

mammifères, de se transformer en cellules prismatiques ciliées,
au moment du rut.

3° Portion interstitielle ou intrapariétale de la trompe.
-- Dans son trajet au travers des parois de l'utérus, la trompe
présente un certain nombre de modifications qui intéressent
surtout la tunique musculeuse.

Les plis de la muqueuse, toujours en petit nombre (4 à 5), sont
plus affaissés que dans la région de l'isthme. La tunique musculeuse se laisse décomposer en deux couches distinctes, une couche longitudinale interne mesurant une épaisseur de 300 μ, et
une couche circulaire externe dont les faisceaux se confondent
progressivement en dehors avec ceux de la musculature propre
de l'utérus. La couche longitudinale interne se continue, en
dehors, avec la musculaire muqueuse de la trompe; les fibres

lisses qui la composent, ne sont pas groupées en faisceaux distincts, mais sont toutes séparées les unes des autres par des
espaces égaux à leur propre diamètre.

§ 2. — Utérus

Les parois de l'utérus, organe de la gestation, sont constituées par la superposition de trois tuniques qui sont de dedans
en dehors : une tunique muqueuse, une tunique musculeuse et
une tunique séreuse. Cette dernière tunique qui tapisse le fond
et les faces antérieure et postérieure de l'organe, n'offre aucune
particularité de structure digne d'être notée. La muqueuse et
la musculeuse sont en contact immédiat, sans interposition
d'une couche sous-muqueuse.

1⁰ Tunique muqueuse. — La muqueuse utérine présente
des caractères différents suivant qu'on l'examine dans le corps
ou dans le col de l'organe. Nous l'envisagerons exclusivement à
l'état de repos, c'est-à-dire en dehors des modifications qu'elle
subit pendant la période menstruelle et pendant la grossesse,
et qui ont été étudiées ailleurs (*Précis d'embryologie*, p. 408).

A. Muqueuse du corps. — La muqueuse du corps offre une surface
lisse, et une coloration rosée. Son épaisseur, avant l'établisse-
ment des règles, ne dépasse guère 1,5 millimètres ; chez la femme
adulte, elle est de 2 à 3 millimètres dans l'intervalle des périodes
menstruelles.

.a. *Epithélium*. — L'épithélium se compose d'une seule rangée
de cellules, ciliées, hautes de 25 à 30 μ, ayant la forme de
prismes à cinq à six pans ; le noyau arrondi ou ovalaire est généralement relégué dans le segment profond de l'élément. Il n'existe
point de cils vibratiles avant la puberté, et ceux-ci semblent
également disparaître après la ménopause (de Sinéty) ; par
contre, on les trouve constamment durant la période d'activité
génitale. Leur mouvement se dirige du fond de l'utérus vers le
col.

b. *Chorion*. — Le chorion muqueux n'offre pas une structure

uniforme dans toute son épaisseur, et, suivant les points exa-
minés, c'est l'un ou l'autre des éléments conjonctifs qui prédomine. La couche la plus superficielle qui avoisine l'épithélium,
est formée presque entièrement de petites cellules arrondies ou

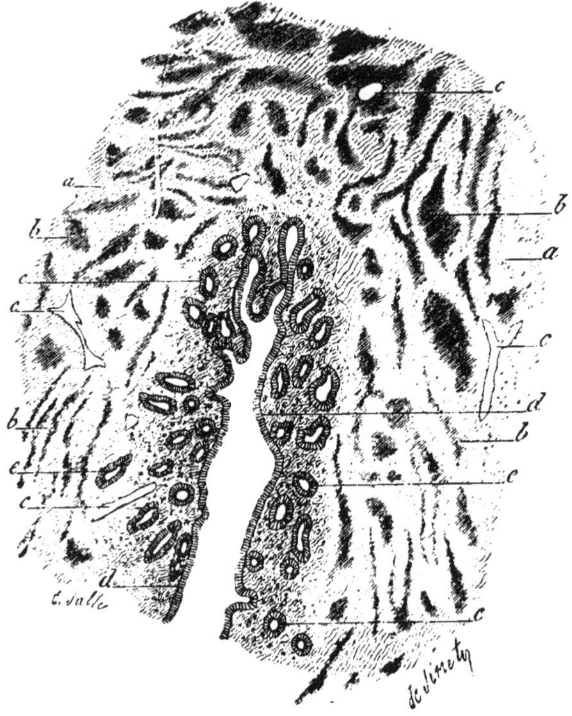

Fig. 335.

Coupe de la paroi du corps de l'utérus, en dehors de la période
menstruelle (d'après DE SINÉTY). Figure empruntée à TESTUT.

a. trame conjonctive. — *b*. faisceaux musculaires lisses intéressés en différents
sens. — *c*. vaisseaux sanguins. — *d*, épithélium prismatique de la muqueuse de
l'utérus. — *e*, glandes coupées transversalement.

polyédriques (9 à 12 μ), entre lesquelles on rencontre, de loin en
loin, des cellules offrant les caractères des *cellules interstitielles*.
Ces éléments signalés pour la première fois par Ch. ROBIN en
1846, ont été décrits depuis par lui sous le nom de *cellules propres de la muqueuse de l'utérus;* ils se multiplient considéra-

blement, et s'hypertrophient sur l'utérus gravide où ils représentent les *cellules de la caduque*, les *cellules de la sérotine*, etc. (*Précis d'embryologie humaine*, p. 412).

Plus profondément, les petites cellules deviennent plus rares, et la couche moyenne du chorion montre surtout des cellules conjonctives fusiformes ou étoilées, un peu plus espacées les unes des autres. Les fibres conjonctives sont également en plus grand nombre, et, aux approches de la tunique musculeuse, on trouve un tissu conjonctif à faisceaux ondulés qui se continue directement avec la trame interposée aux faisceaux musculaires.

c. *Dépressions glanduliformes*. — La muqueuse utérine est pénétrée dans toute son épaisseur par des formations tubuleuses (fig. 335) dont le fond souvent renflé en ampoule, repose sur la tunique musculeuse, et dont l'extrémité superficielle vient déboucher dans la cavité utérine par un orifice évasé en forme d'entonnoir. Ces formations assimilées par les auteurs à des glandes, traversent la muqueuse suivant une direction tantôt perpendiculaire, tantôt oblique ; leur longueur, mesurant l'épaisseur même de la muqueuse, varie de 2 à 3 millimètres, leur diamètre transversal de 100 à 150 μ. Elles sont tapissées par une seule couche de cellules épithéliales cylindriques à cils vibratiles dont le courant remonte en spirale du fond vers l'embouchure (LOTT, 1871). La principale fonction de ces dépressions paraît être de fournir à la régénération de l'épithélium utérin après sa chute au moment de l'accouchement ou de la mue cataméniale. Il conviendrait dès lors de les envisager plutôt comme des diverticules ou sinus de la cavité utérine, que comme de véritables organes glandulaires.

B. MUQUEUSE DU COL. — La muqueuse du col, plus résistante et moins colorée que celle du corps, supporte sur ses faces antérieure et postérieure des épaississements en forme de crêtes ramifiées qui constituent les arbres de vie (*plicæ palmatæ*).

a. *Epithélium*. — L'épithélium appartient au même type que celui du corps, mais il est sensiblement plus élevé (40 μ), et les

cils sont aussi plus longs (Ch. Robin). Supérieurement, au niveau
de l'isthme, il se continue insensiblement avec celui du corps ;
inférieurement, au niveau de l'orifice externe du canal vaginal,
il est remplacé brusquement par l'épithélium pavimenteux stratifié qui recouvre la surface vaginale du museau de tanche

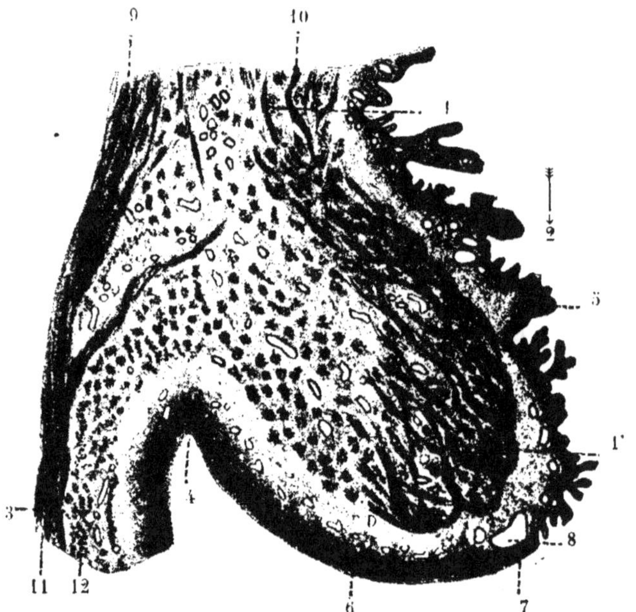

Fig. 336.

Coupe longitudinale du museau de tanche sur une femme vierge
de 24 ans, montrant la transition entre l'épithélium utérin et
l'épithélium vaginal (gr. 4/1).

1, col utérin, avec 1', museau de tanche. — 2, cavité du col (canal cervical). —
3, paroi du vagin. — 4, cul-de-sac vaginal. — 5, épithélium prismatique du canal
cervical. — 6, épithélium pavimenteux stratifié recouvrant la surface vaginale du
museau de tanche. — 7, ligne de transition entre les deux épithéliums. — 8, œuf
de Naboth. — 9, couche musculaire longitudinale du col. — 10, couche musculaire
plexiforme. — 11, 12, couches musculaires externe et interne du vagin.

(fig. 336). La ligne sinueuse répondant à l'adossement des deux
épithéliums, remonte plus ou moins haut dans le col, et peut
arriver jusqu'à mi-hauteur sur les femmes qui ont eu plusieurs
grossesses. On trouve habituellement des glandes cervicales

venant déboucher à la surface de l'épithélium pavimenteux stratifié, ce qui semble indiquer que cet épithélium empiète peu à peu sur le canal cervical de bas en haut, au cours du développement.

b. *Chorion*. — Le chorion de la muqueuse cervicale présente une structure assez analogue à celle de la muqueuse du corps. Toutefois les éléments cellulaires sont moins nombreux et moins serrés que dans le corps, et les cellules interstitielles font complètement défaut.

c. *Glandes du col*. — Le col utérin contient un grand nombre de glandes véritables, les unes tubuleuses, les autres en forme de cryptes arrondis à large goulot, incomplètement cloisonnées par des éperons plus ou moins élevés, ce qui leur donne une apparence acineuse. Les glandes en tube se terminent au contact de la couche musculeuse par une extrémité légèrement renflée, en forme de cæcum. Toutes ces formations sont tapissées par un épithélium caliciforme (FRIEDLÆNDER, 1871, RENAUT, 1876).

2° Tunique musculeuse. — La musculature de l'utérus, entièrement formée de fibres lisses, se compose de faisceaux de grosseur et de conformation très variables, entassés sur un grand nombre de couches, et intriqués de telle façon qu'il est pour ainsi dire impossible de suivre complètement le trajet de tel ou tel faisceau étudié isolément. Sans nous attarder à la description minutieuse des différents plans musculaires, nous nous bornerons à indiquer leur répartition en trois couches distinctes (fig. 337) : une couche interne (*stratum submucosum*) dont les faisceaux affectent pour la plupart une direction circulaire, une couche moyenne (*stratum vasculosum*) plexiforme, et une couche externe formée de fibres longitudinales, de fibres obliques et de fibres circulaires (*stratum subserosum*). Nous rappellerons que la musculature primitive des conduits de Muller, telle qu'on peut l'observer sur la trompe, l'utérus et le vagin d'un certain nombre de mammifères (cobaye, rat, taupe, porcins, et carnassiers), se réduit à deux couches : une externe longitudinale et une interne circulaire. Le stratum vasculaire de l'utérus de la

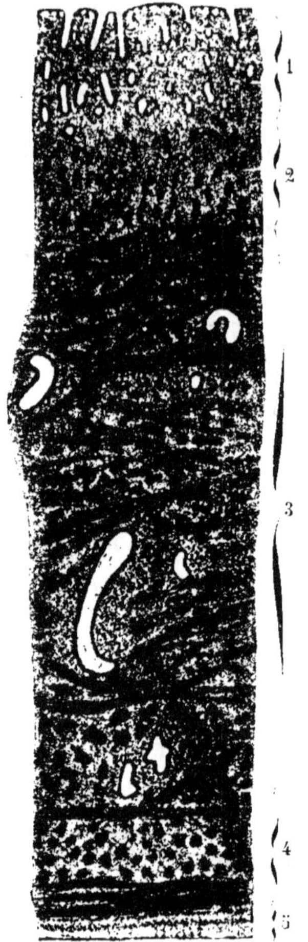

Fig. 337.

Coupe verticale de la paroi du corps de l'utérus au voisinage du fond, chez la femme (gr. 8/1).

1, muqueuse de l'utérus. — 2, couche interne (stratum submucosum) de la tunique musculeuse. — 3, couche musculaire moyenne (stratum vasculosum). — 4, couche musculaire externe (stratum submucosum). — 5, péritoine.

femme, représente une nouvelle couche interposée aux deux couches fondamentales, et constituée par des tractus musculaires détachés de ces deux couches, et accompagnant les vaisseaux dans le tissu cellulaire qui les séparait à l'origine (PILLIET, 1886.)

Les fibres musculaires de l'utérus s'hypertrophient notablement pendant la grossesse, et peuvent atteindre une longueur dix fois plus considérable (500 μ) que sur l'utérus à l'état de vacuité. En même temps, elles se chargent de fines granulations graisseuses, tandis que leur protoplasma strié longitudinalement, prend une coloration gris rougeâtre comparable à celle du gésier des oiseaux. Après l'accouchement, elles reviennent graduellement à leur état primitif, et les granulations qu'elles renfermaient se résorbent. D'après la plupart des auteurs, l'hypertrophie des fibres lisses s'accompagnerait d'une multiplication active de ces éléments, au moins pendant les premiers mois de la grossesse.

3° Vaisseaux et nerfs. — Les *artères* à parcours extrêmement sinueux (artères hélicines), cheminent dans l'épaisseur du stratum vasculosum. Leurs branches terminales se dirigent les unes en dehors, pour alimenter le réseau capillaire de la couche musculaire superficielle et de la séreuse, les autres en dedans pour fournir les capillaires de la couche musculaire interne et de la muqueuse. Les capillaires de la muqueuse constituent au pourtour des dépressions glanduliformes et à la surface du chorion, un réseau très serré, à mailles polygonales. Les *veinules* convergent des deux côtés vers le stratum vasculosum ; les troncs efférents suivent le trajet des artères correspondantes.

Les *lymphatiques* prennent leur origine dans trois réseaux : un réseau sous-séreux, dont les radicules les plus ténues avoisinent immédiatement la face profonde de l'endothélium péritonéal (MIERZEJEWSKY, 1879) ; un réseau musculaire, affectant sur les coupes l'aspect de fentes irrégulières régnant autour des faisceaux musculaires ; enfin, un réseau muqueux dont les larges capillaires émettent fréquemment vers la surface des diverticules en forme d'ampoules terminales. Les troncs collecteurs vont se rassembler dans le stratum vasculaire, d'où partent les gros vaisseaux afférents.

Les *nerfs* formés en partie de fibres à myéline, et en partie de fibres grises, fournissent des filets musculaires et des filets muqueux. Ces derniers constituent dans l'épaisseur du chorion un riche réseau dont les fibrilles terminales aboutissent à l'épithélium superficiel ou à celui des dépressions glanduliformes.

§ 3. — VAGIN

Les parois du vagin sont formées par deux tuniques superposées, l'une muqueuse et l'autre musculeuse, sans interposition d'une couche sous-muqueuse. L'épithélium de la muqueuse subit, chez les rongeurs, des modifications intéressantes, en rapport avec les périodes de rut (*rythme vaginal*).

1° Tunique muqueuse. — Dès le bord des lèvres du museau de tanche, on voit la muqueuse du col se modifier et prendre les caractères d'une muqueuse dermoïde, à surface lisse et polie. L'épithélium pavimenteux stratifié (fig. 338) mesure en moyenne 300 à 450 μ d'épaisseur. Le chorion, riche en fibres élastiques, se couvre de nombreuses papilles cylindriques ou coniques, complètement enfouies dans l'épithélium.

2° Tunique musculeuse. — Cette tunique, dans les cas où elle atteint son complet développement, comprend au niveau du segment inférieur du vagin, deux couches de fibres musculaires lisses : une couche externe longitudinale (600 μ), et une

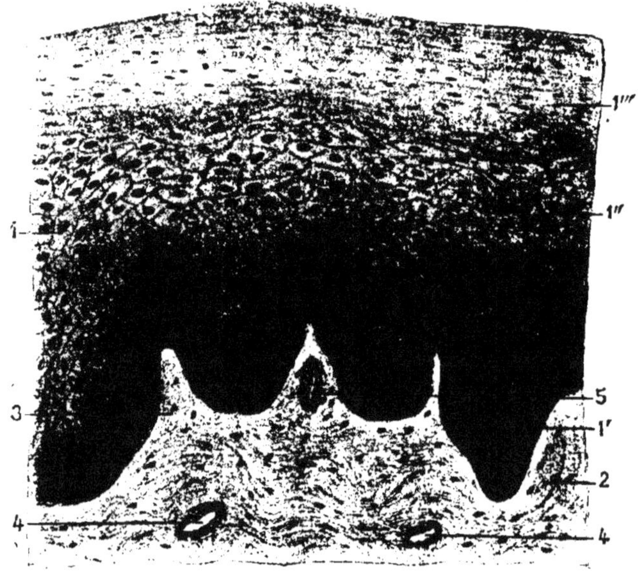

Fig. 338.

Épithélium du vagin, vu sur une coupe perpendiculaire de la paroi (gr. 150/1).

1, épithélium pavimenteux stratifié avec ses différentes zones 1', 1" et 1"'. — 2, chorion de la muqueuse. — 3, papille choriale. — 4, 5, vaisseaux sanguins.

couche interne circulaire (350 μ), reliées l'une à l'autre par des faisceaux obliques. Les faisceaux de la couche interne sont moins serrés que ceux de la couche externe ; ils peuvent même faire complètement défaut.

3° Rythme vaginal des rongeurs. — D'après LATASTE (1887-1888) et MORAU (1889), la muqueuse vaginale des rongeurs présenterait des modifications périodiques en rapport avec l'ovulation (*rythme vaginal*). Au moment du rut, l'épithélium du vagin devient pavimenteux stratifié, tandis que dans les intervalles de repos, il se dépouille de sa couche superficielle (*enveloppe vaginale*), et que d'autre part, les cellules profondes évoluent en cellules cylindriques muqueuses. Chez la femme, l'épithélium vaginal reste pavimenteux stratifié à toutes les époques, seulement, au moment des menstrues, il subirait une mue superficielle (*vaginite exfoliante*).

D'après RETTERER (1892) qui a pu observer des phénomènes de même ordre, quoique moins accusés, sur les carnivores et sur les ruminants, la période génitale serait sans influence sur les modifications histologiques de l'épithélium vaginal. La transformation muqueuse de cet épithélium ne se produirait que dans la dernière période de la gestation, et au moment de la parturition.

4º Hymen. — Bien que la membrane hymen, au point de vue embryologique (*Précis d'embryologie humaine*, p. 247), ne soit autre chose que l'extrémité du vagin venant faire saillie dans le vestibule, les différentes couches qui forment les parois du vagin chez l'adulte, n'y sont point représentées. L'hymen est absolument dépourvu de fibres musculaires, et répond à un simple repli au niveau duquel la muqueuse vaginale vient s'adosser à la muqueuse vestibulaire (fig. 339,2); l'épithélium est sensiblement plus épais sur la face interne ou vaginale qu'en dehors.

ARTICLE III

ORGANES GÉNITAUX EXTERNES

Nous décrirons successivement le vestibule, les glandes vulvovaginales, les petites lèvres, les grandes lèvres, le clitoris et les organes érectiles.

1º Vestibule. — Le revêtement du vestibule est constitué par une muqueuse dermo-papillaire qui se continue insensiblement avec le tégument cutané au niveau de la face externe des petites lèvres. Cette muqueuse se prolonge supérieurement jusqu'au sommet du clitoris, et tapisse inférieurement le pour-

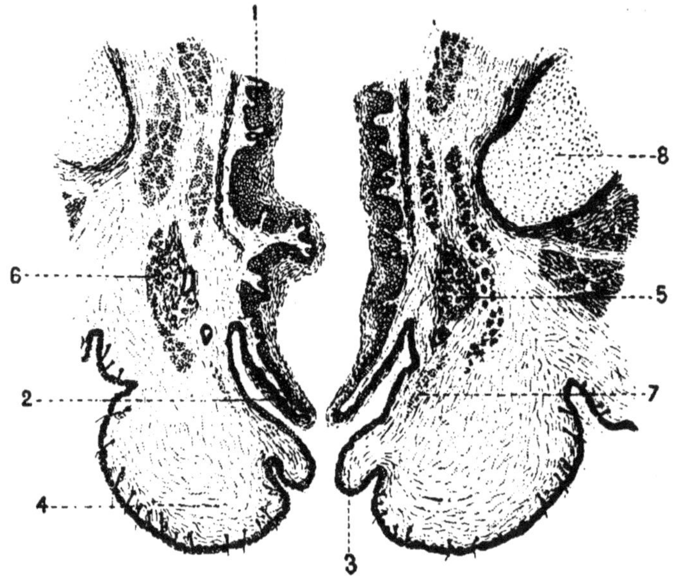

Fig. 339.

Coupe transversale des organes génitaux externes chez un fœtus humain de 20/31 centimètres (gr. 4,5/1).

1, paroi du vagin. — 2, hymen. — 3, petites lèvres. — 4, grandes lèvres. — 5, glande vulvo-vaginale. — 6, constricteur strié de la vulve (bulbo-caverneux). — 7, constricteur lisse. — 8, branche descendante du pubis.

tour de l'orifice vulvaire ainsi que la fosse naviculaire. Elle est absolument dépourvue de glandes propres, si l'on fait abstraction des glandes vulvo-vaginales et clitoridiennes.

2° Glandes vulvo-vaginales. — Ces glandes découvertes en 1676 par DUVERNEY chez la vache, etc., et en 1680 par BARTHOLIN chez la femme, se rapprochent entièrement par leur structure des glandes de Cowper chez l'homme. Elles se composent d'un grand nombre de grains glandulaires disséminés sans ordre régulier, et séparés les uns des autres par du tissu conjonctif et par des faisceaux musculaires striés appartenant au constricteur strié (fig. 339,6).

Les cavités sécrétantes, tapissées par une couche de cellules épithéliales prismatiques transparentes, débouchent par des portions rétrécies dans des sortes de sinus à épithélium cubique, dont se détachent des tubes collecteurs également revêtus par un épithélium cubique ou cylindrique peu élevé (DE SINÉTY, 1880). Le canal excréteur commun présente un épithélium prismatique disposé sur plusieurs couches, qui, vers l'orifice, passe à l'état d'épithélium pavimenteux stratifié.

3° Petites lèvres (nymphes). — Les petites lèvres sont constituées par une lame fibro-élastique revêtue en dedans par la muqueuse vestibulaire, et en dehors par le tégument externe. Le tissu fondamental renferme de larges vaisseaux sanguins, notamment vers la profondeur, ainsi que des ramifications nerveuses de tout ordre qui aboutissent à des corpuscules nerveux (corpuscules de Pacini, corpuscules de Meissner, corpuscules de Krause, corpuscules génitaux), ou viennent se terminer librement entre les cellules de l'épithélium pavimenteux stratifié superficiel.

Les petites lèvres représentent le lieu de transition entre la muqueuse vestibulaire et la peau. L'épithélium qui tapisse leur face interne, entièrement analogue à celui de la muqueuse du vestibule, se modifie progressivement en dehors pour se continuer avec l'épiderme des grandes lèvres. On comprend d'ailleurs que la limite puisse varier suivant les sujets, le tégument conservant l'aspect d'une muqueuse, lorsque les nymphes sont courtes et recouvertes par les grandes lèvres, et se rapprochant, au contraire, du type cutané, quand ces organes s'allongent, et font saillie de façon à être exposés aux actions mécaniques du dehors (*tablier des hottentotes*).

Les nymphes renferment une quantité notable de glandes sébacées libres (p. 842) surtout abondantes vers leur partie moyenne. Ces glandes dont le développement se produit tardivement (quatrième mois après la naissance), évoluent d'autre part fort lentement. Les recherches de Wertheimer (1882) ont montré qu'elles restent stationnaires jusqu'à la puberté, et qu'elles ne se développent complètement que pendant la grossesse.

4° Grandes lèvres. — Les grandes lèvres représentent deux replis cutanés comprenant dans leur duplicature une certaine quantité de tissu cellulo-adipeux. Elles renferment dans la partie profonde du derme, ainsi que dans le tissu cellulaire sous-cutané, de nombreux fascicules de fibres musculaires lisses affectant une direction verticale. Ces faisceaux entremêlés de fibres conjonctives et de nombreuses fibres élastiques, constituent une couche analogue à la couche *dartoïque* de la paroi des bourses.

L'épiderme est mince, fortement pigmenté dans sa partie profonde : les papilles dermiques sont rares et espacées. Les grandes lèvres présentent de nombreux follicules pileux, et des glandes sébacées volumineuses dont quelques-unes s'ouvrent librement à la surface (Klein) ; on trouve également une quantité notable de glandes sudoripares, dont plusieurs appartiennent à la grosse variété, ainsi qu'un grand nombre de filets nerveux qui vont se terminer en partie dans des corpuscules de Pacini situés dans la couche dartoïque.

5° Clitoris, glande clitoridienne. — Le clitoris, constitué par les corps caverneux et par le gland, est recouvert par une muqueuse dermo-papillaire faisant suite à celle du vestibule. Les corps caverneux se terminent à la base du gland par une extrémité effilée. Le tissu du gland n'est pas érectile, bien qu'il renferme de nombreux vaisseaux sanguins, et qu'il puisse devenir turgescent : il est formé par un tissu conjonctif riche en fibres élastiques, dont la surface se soulève en longues papilles (70 à 80 µ) complètement enfouies dans l'épithélium pavimenteux stratifié.

Les filets nerveux qui pénètrent dans le tissu du gland, supportent à la base de cet organe des corpuscules de Pacini en nombre variable suivant les sujets. Dans l'épaisseur même du gland, ils se terminent soit librement entre les cellules épithéliales superficielles, soit dans des corpuscules nerveux se rapportant à plusieurs variétés (corpuscules de Meissner, corpuscules de Krause, corpuscules génitaux).

Le *capuchon clitoridien* est formé par la peau doublée à sa face interne par une muqueuse dermo-papillaire analogue à celle du prépuce.

Sur quelques sujets, on observe à la face inférieure du gland, au niveau de sa base, une petite glande en grappe que WERTHEIMER (1883) qui l'a découverte, a désignée sous le nom de *glande clitoridienne*. Cette petite glande, dont les culs-de-sac sont tapissés par une couche de cellules prismatiques transparentes, mesure un diamètre de 2 ou 3 millimètres. Dans les cas où cette glande fait défaut, on trouve presque constamment au lieu et place du canal excréteur, un petit crypte muqueux à épithélium différent de celui de la surface. L'étude comparative du développement dans les deux sexes, montre que ce crypte répond au sinus de Guérin de l'homme (*Précis d'embryologie humaine*, p. 386).

6° Organes érectiles. — Ces organes comprennent les *corps caverneux* du clitoris, et le *bulbe du vagin* considérés tous deux, par la majorité des auteurs, comme des formations érectiles. Pourtant les corps caverneux seuls présentent la constitution des parties érectiles du pénis chez l'homme. Quant au bulbe du vagin, il est formé, en réalité, par un lacis veineux extrêmement serré, et représente un organe à structure *caverneuse*, mais non *érectile* à proprement parler, bien qu'il soit susceptible de subir une augmentation de volume notable, sous l'influence de la réplétion sanguine.

ARTICLE IV

ANNEXES DE L'APPAREIL GÉNITAL FEMELLE

Comme organes résiduels du corps de Wolff et de son canal excréteur, nous décrirons l'organe de Rosenmüller, le paroophore et l'hydatide pédiculée de la trompe.

1° Organe de Rosenmüller (époophore). (Corps conique, ROSENMÜLLER, 1802; parovarium, KOBELT, 1847, HIS, 1868; époophore, WALDEYER, 1870.) — Le corps de Rosenmüller est un organe tubuleux situé dans l'épaisseur du ligament large, entre l'ovaire et la trompe. Il se compose d'un canal collecteur dans lequel viennent se jeter à peu près perpendiculairement une quinzaine de canalicules radiaires (vaisseaux efférents). Le canal collecteur chemine parallèlement à la trompe

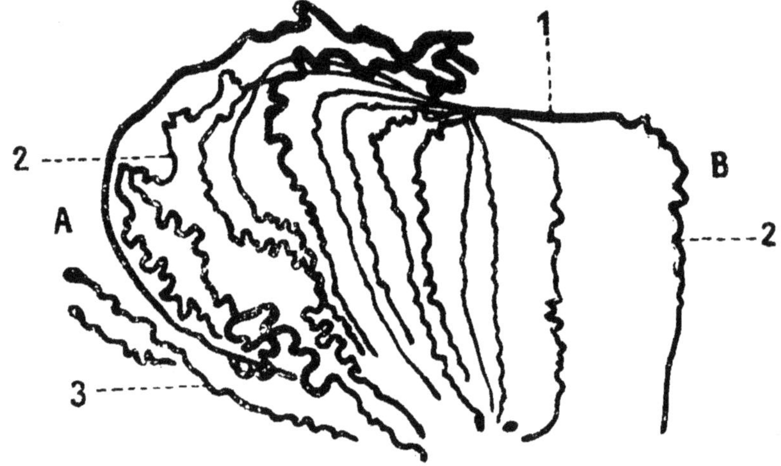

Fig. 340.

Organe de Rosenmüller sur une fillette de 15 jours,
d'après une photographie (gr. 6 1).

A, tête de l'époophore. — B, queue de l'époophore.
1, canal collecteur de l'époophore. — 2, vaisseaux efférents.
— 3, vaisseau aberrant.

à une distance de 1 à 2 centimètres. Les vaisseaux efférents convergent vers le hile de l'ovaire, et se terminent dans son voisinage par une extrémité effilée ou légèrement renflée en ampoule (fig. 340).

Les dimensions de l'organe de Rosenmüller mesurées sur des pièces étalées et tendues, varient en largeur (longueur du canal collecteur) de 2 à 4 centimètres, et en hauteur (longueur des canalicules) de 1,5 à 2 centimètres. Le diamètre moyen des canalicules est d'environ de 250 μ, et leur lumière de 35 μ. Le canal collecteur présente habituellement un calibre supérieur à celui des vaisseaux qui viennent y déboucher.

Les vaisseaux efférents, ainsi que le canal collecteur suivent un projet sinueux, et émettent sur leur parcours des diverticules creux plus ou moins considérables ; ils peuvent aussi présenter des ramifications complètes. Leur paroi tapissée par un épithélium prismatique, renferme une couche de fibres

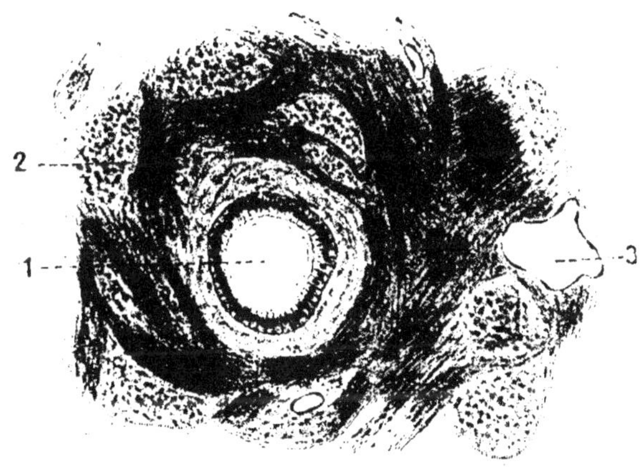

Fig. 341.

Coupe transversale d'un canalicule de l'organe de Rosenmüller sur une femme de 37 ans, au 4e mois de la gestation (gr. 150/1).

1, canalicule tapissé par un épithélium prismatique dont les cils ne sont pas représentés. — 2, couche musculaire lisse dont les faisceaux affectent pour la plupart une direction transversale, et s'entrecroisent latéralement avec les faisceaux musculaires du ligament large.

musculaires lisses affectant pour la plupart une direction transversale, et s'entrecroisant en dehors avec les faisceaux musculaires du ligament large (fig. 341). Les cellules épithéliales mesurent une hauteur de 15 à 18 μ, sur une largeur de 9 μ ; elles supportent des cils vibratiles.

L'organe de Rosenmüller représente un vestige de la portion sexuelle du corps de Wolff (*Précis d'embryologie humaine.* p. 241.) C'est par suite un organe homologue de l'épididyme, d'où le nom d'*époophore* que lui a donné WALDEYER. On peut lui considérer, comme à l'épididyme, une extrémité externe ou tête, et une extrémité interne ou queue. La tête renflée est formée par un certain nombre de vaisseaux efférents serrés les uns contre les autres, et décrivant une série d'arcades à convexité externe. Les vaisseaux efférents de la queue, plus espacés, affectent une direction sensiblement verticale : on peut les assimiler aux vasa aberrantia du canal de l'épididyme.

Chez la brebis, l'organe de Rosenmllüer reproduit, d'une

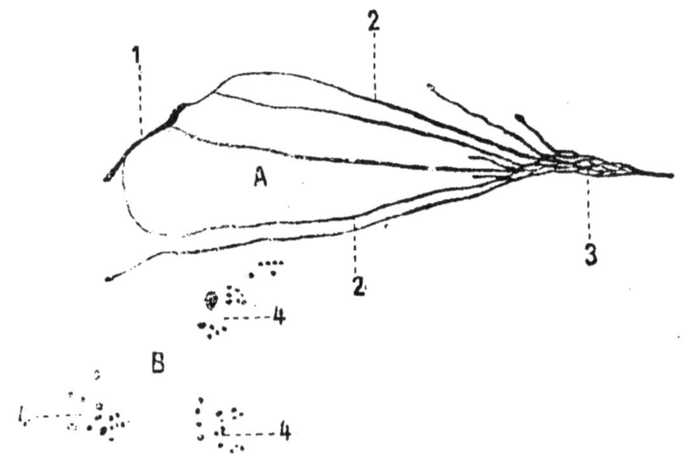

Fig. 342.

Organe de Rosenmüller (A) et paroophore (B) chez la brebis.

1, canal collecteur. — 2, vaisseaux efférents. — 3, réseau ovarien.
4, grains du paroophore.

façon plus complète la disposition des canaux annexés au testicule (fig. 342). Les vaisseaux efférents, en effet, au lieu de se terminer par une extrémité arrondie, convergent tous les uns vers les autres, à la manière des rayons d'un éventail, s'anastomosent entre eux, et forment un réseau dont se détachent un ou plusieurs tubes rectilignes qui s'enfoncent dans l'ovaire (*cordons médullaires*). Chez les carnassiers et les cétacés, ce réseau est situé dans la portion bulbeuse de l'ovaire, et justifie ainsi le nom de *réseau ovarien* (rete ovarii) que nous avons proposé de lui donner. Chez la vache, l'organe de Rosenmüller est réduit au seul réseau ovarien.

Le canal de Wolff, qui fournit normalement le canal de l'époophore, peut persister exceptionnellement sur une partie plus ou moins longue de son trajet. Cette persistance est assez fréquente chez la vache et chez la truie, où les extrémités inférieures des canaux de Wolff figurent deux canaux parallèles situés dans la paroi antérieure du vagin, et venant s'ouvrir à son extrémité inférieure, de chaque côté du méat urinaire. Ces canaux découverts par MALPIGHI en 1681, furent bien décrits en 1822 par GARTNER qui leur laissa son nom (*canaux de Gartner*). Ils sont tapissés par une couche de cellules épithéliales cubiques ou prismatiques dépourvues de cils vibratiles chez la vache.

2° Paroophore. — Les vestiges de la partie urinaire du corps de Wolff, auxquels WALDEYER (1870) a donné le nom de *paroophore*, se présentent sous la forme de petites vésicules situées dans l'épaisseur du ligament large, entre l'ovaire et la trompe, en dedans de l'organe de Rosenmüller. Ces vestiges sont moins abondants que chez le mâle, et leur siège moins précis; ils font généralement défaut chez la femme adulte.

Les vésicules irrégulières et bosselées du paroophore, offrent la même composition que celles de l'organe de GIRALDÈS : elles sont tapissées par un épithélium prismatique à cils vibratiles.

3° Hydatide pédiculée de la trompe (Hydatide de Morgagni). — L'hydatide pédiculée qui avoisine la tête du corps de Rosenmüller, plus constante que celle de l'homme, est annexée à l'une des franges du pavillon de la trompe. Ses caractères sont identiques à ceux de l'hydatide pédiculée chez l'homme; sa vésicule terminale est de même tapissée par un épithélium prismatique à cils vibratiles.

CHAPITRE VIII

APPAREIL NERVEUX

Nous ne pouvons songer à décrire en détail, dans ce Précis, la structure et les connexions multiples de tous les organes dont l'ensemble constitue l'appareil nerveux. L'étude histologique de ces organes ne peut d'ailleurs que difficilement être séparée de leur étude morphologique. Nous nous bornerons donc, après une courte introduction morphologique, à relater les faits structuraux essentiels, renvoyant pour les détails aux traités d'anatomie descriptive, et en particulier aux traités classiques de TESTUT, de POIRIER et de CHARPY. Nous adopterons, dans notre description, l'ordre suivant : 1° moelle épinière ; 2° bulbe rachidien et protubérance annulaire ; 3° pédoncules cérébraux et tubercules quadrijumeaux ; 4° cervelet et 5° cerveau. Nous terminerons par l'étude ; 6° des enveloppes des centres nerveux, et 7° des annexes représentés par le corps pinéal et par la glande pituitaire.

ARTICLE PREMIER

MOELLE ÉPINIÈRE

La moelle épinière divisée en deux moitiés symétriques, par un sillon médian antérieur et un sillon médian postérieur, se compose d'une tige centrale de substance grise enveloppée par un manchon de substance blanche. La tige grise centrale n'est pas régulièrement cylindrique, mais elle présente suivant sa longueur de profondes incisures qui ont permis de lui reconnaître un certain nombre de saillies distinctes. Sur la coupe transversale (fig. 343), la substance grise affecte, en effet, dans chaque moitié de la moelle, la forme d'un croissant à concavité externe, réuni au croissant du côté opposé par une *commissure grise* transversale, au centre de laquelle on remarque la section du *canal central* de la moelle ou canal de l'épendyme entouré par

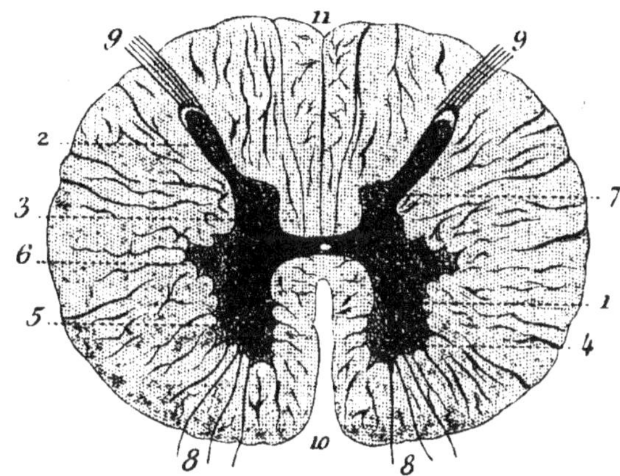

Fig. 343.

Coupe transversale de la moelle épinière de l'homme (région dorsale) montrant la répartition de la substance grise.

1, cornes antérieures. — 2, cornes postérieures. — 3, commissure grise avec le canal de l'épendyme. — 4, noyau antérointerne. — 5, noyau antéro-externe. — 6, noyau latéral. — 7, noyau de Stilling (colonne de Clarke). — 8, racines antérieures — 9, racines postérieures. — 10, sillon médian antérieur de la moelle. — 11, sillon médian postérieur.

la *substance gélatineuse de* Stilling. Les deux moitiés (antérieure et postérieure) de chaque croissant ont reçu le nom de cornes qu'on divise en *cornes antérieures* et en *cornes postérieures*, et on considère à chacune de ces cornes deux parties distinctes : une extrémité, ou tête, et une base en rapport avec la commissure grise. La tête des cornes antérieures donne naissance aux *racines antérieures* ; la tête des cornes postérieures, coiffée par la *substance gélatineuse de Rolando*, se trouve en rapport avec les racines postérieures.

Dans la partie supérieure de la région dorsale, on aperçoit, en plus des cornes antérieure et postérieure, une troisième *corne latérale* ou *moyenne* qui se détache, en dehors, de la base de la corne antérieure. Au-dessus et au-dessous de cette région, la corne latérale s'atténue graduellement, et même s'efface complètement, mais ses éléments constitutifs persistent latéralement dans la corne antérieure.

La substance blanche de la moelle, formée en majeure partie de fibres nerveuses à direction longitudinale, est divisée, dans chaque moitié de la moelle, en trois gros cordons nerveux : un *cordon antérieur* délimité en dedans par le sillon médian antérieur, et en dehors par la corne et par les racines antérieures ; un *cordon latéral,* enclavé dans l'angle rentrant formé par les cornes antérieure et postérieure ; un *cordon postérieur* compris entre la corne postérieure (avec la racine postérieure) et le sillon médian postérieur. La substance blanche de l'une des moitiés de la moelle est unie à celle de l'autre côté par une *commissure blanche* doublant en avant la commissure grise. Le sillon médian antérieur, sillon réel et occupé par un prolongement de la pie-mère, repose par son extrémité profonde sur la commissure blanche antérieure ; le sillon médian postérieur, virtuel et rempli par une lamelle de névroglie en continuité avec la névroglie des cordons postérieurs, est en rapport par son extrémité profonde avec la commissure grise postérieure.

§ 1. — SUBSTANCE GRISE

La substance grise dont nous venons de faire connaître plus haut la disposition générale, renferme des cellules nerveuses et des cellules de la névroglie ; elle est, en outre, parcourue par de nombreuses fibres nerveuses, pour la plupart sans myéline, qui s'entrecroisent dans tous les sens, et qui représentent soit l'origine, soit la terminaison d'un prolongement nerveux. Nous avons indiqué plus haut (p. 298) la vascularité de la substance grise.

1° Cellules nerveuses. — Les cellules nerveuses de la substance grise appartiennent aux deux variétés cellulaires à prolongement cylindraxile long et à prolongement cylindraxile court.

De forme généralement étoilée, leur corps cellulaire offre des dimensions extrêmement variables : les plus petites cellules (*myélocytes*) mesurent de 5 à 9 μ de diamètre, les plus volumineuses atteignent jusqu'à 40 μ.

Au point de vue de leurs connexions anatomiques et de leurs fonctions, les cellules nerveuses de la moelle se divisent en

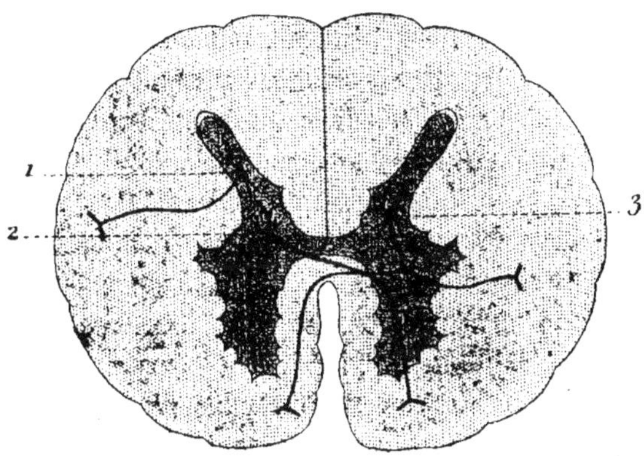

Fig. 344.

Coupe transversale de la moelle épinière de l'homme, montrant les trois variétés de cellules d'association. Figure schématique (d'après VAN GEHUCHTEN).

1, cellule tautomère. — 2, cellules hétéromère. — 3, cellule hécatéromère.

cellules spécialisées (sensitives ou motrices), et en *cellules d'association* dont le rôle paraît être de mettre simplement les cellules spécialisées en relation les unes avec les autres. Les cellules spécialisées sont représentées par les cellules motrices des cornes antérieures (*cellules radiculaires antérieures*), les cellules de la colonne de Clarke, et les cellules de la corne postérieure qui donnent naissance au faisceau de Gowers. Les cellules d'association de RAMÓN Y CAJAL (*cellules intermédiaires, intercalaires* de SCHÆFER) peuvent être interposées entre un neurone sensitif et plusieurs neurones moteurs, comme nous l'avons indiqué page 313, mais elles peuvent aussi relier entre eux directement plusieurs neurones moteurs ou plusieurs neurones sensitifs. Dans ce dernier cas, leurs ramifications protoplasmiques se mettent en rapport avec une collatérale d'un neurone moteur ou sensitif

et leur prolongement cylindraxile est en relation, par son extrémité ou par ses collatérales, avec les arborisations dendritiques
de plusieurs neurones moteurs ou sensitifs.

Les cellules d'association (fig. 343) comprennent dans la
moelle les variétés suivantes : 1° des cellules à cylindraxe court
(cellules de Golgi), reléguées spécialement dans la corne postérieure et dans la substance de Rolando ; 2° des *cellules cordonales tautomères* (Van Gehuchten), *homomères* ou *homolatérales*
(Testut) dont le cylindraxe monte ou descend dans un cordon
du même côté, et parfois se divise en deux branches : l'une ascendante l'autre descendante ; 3° des *cellules cordonales hétéromères*
(Van Gehuchten), *cellules commissurales* (Cajal) ou *altéro-laté-
rales* (Testut) dont le cylindraxe traverse la commissure blanche
pour se rendre dans un cordon du côté opposé ; 4° enfin des
cellules cordonales hécatéromères (Van Gehuchten), *dimères* ou
bilatérales (Testut) dont le cylindraxe se divise dans la substance
grise en deux branches dont l'une pénètre dans un cordon du
même côté, et dont l'autre traverse la ligne médiane et s'enfonce dans un cordon du côté opposé.

Les cellules nerveuses ne sont pas réparties uniformément
dans toute l'étendue de la substance grise, mais elles se groupent
pour constituer des colonnes longitudinales. Nous signalerons
les plus importants de ces amas, décrits sur la coupe transversale sous le nom de *noyaux* ou de groupes cellulaires.

A. Noyaux de la corne antérieure. — La corne antérieure
renferme un noyau antéro-interne, un noyau antéro-externe et
des cellules solitaires.

a. *Noyau antéro-interne.* — Les cellules qui composent ce
noyau, sont des cellules radiculaires et des cellules cordonales
hétéromères.

b. *Noyau antéro-externe.* — Ce noyau comprend presque
exclusivement des cellules radiculaires antérieures.

c. *Cellules solitaires.* — Les cellules solitaires disséminées
dans la corne antérieure, appartiennent, en majeure partie au
groupe de cellules cordonales tautomères; quelques-unes sont des
cellules radiculaires antérieures.

B. Noyau de la corne latérale. — Le noyau de cette corne (noyau latéral ou noyau postéro-externe de la corne antérieure), se compose en partie de cellules cordonales tautomères, et en partie de cellules radiculaires antérieures.

C. Noyaux de la corne postérieure. — Il existe dans la corne postérieure, deux noyaux distincts : le noyau dorsal de Stilling, figurant la section transversale de la *colonne de Clarke*, et le noyau de la substance gélatineuse de Rolando. On y remarque, en plus, des cellules solitaires.

a. *Noyau de Stilling*. — Ce noyau, qui occupe la partie interne de la base de la corne postérieure, renferme des cellules dont le cylindraxe, après avoir décrit une courbe dirigée en dedans, s'engage dans le faisceau cérébelleux direct.

b. *Noyau de la substance gélatineuse de Rolando*. — Ce noyau comprend exclusivement des cellules cordonales à cylindraxe long et à cylindraxe court, disposées suivant trois zones concentriques.

c. *Noyau central périépendymaire*. — Ce noyau est constitué par des cellules cordonales tautomères et hérétomères.

d. *Cellules solitaires*. — Ce sont des cellules à cylindraxe court, et des cellules cordonales tautomères et hétéromères.

2° Cellules de la névroglie. — Les cellules de la névroglie sont plus rares dans la substance grise que dans la substance blanche ; elles offrent aussi des dimensions plus réduites. Par contre, elles sont particulièrement abondantes dans la gelée de Stilling qui entoure le canal central de la moelle, et se font remarquer par la longueur de leurs prolongements (*cellules en araignée géantes*). Le canal central de la moelle est tapissé par les cellules épendymaires, dont les prolongements périphériques plongent dans la gelée de Stilling.

§ 2. — Substance blanche

La substance blanche de la moelle est essentiellement constituée par des fibres nerveuses à myéline, mais dépourvues de gaine de

Schwann, entre lesquelles se trouvent interposées de minces cloisons de névroglie. Ces fibres nerveuses allongées parallèlement à la moelle, et groupées en faisceaux de plus en plus volumineux, forment les trois gros cordons que nous avons désignés sous les noms de cordon antérieur, de cordon latéral et de cordon postérieur. Les fibres nerveuses des cordons médullaires mesurent un diamètre compris entre 2 et 15 µ. Les fibres les plus ténues sont reléguées dans la partie profonde du cordon latéral, et dans la partie interne du cordon postérieur ; les plus volumineuses occupent la périphérie du cordon antérieur et du cordon latéral.

A. — Névroglie de la substance blanche

Les fibres médullaires sont englobées dans un lacis inextricable formé par l'entrecroisement et l'enchevêtrement des pro-

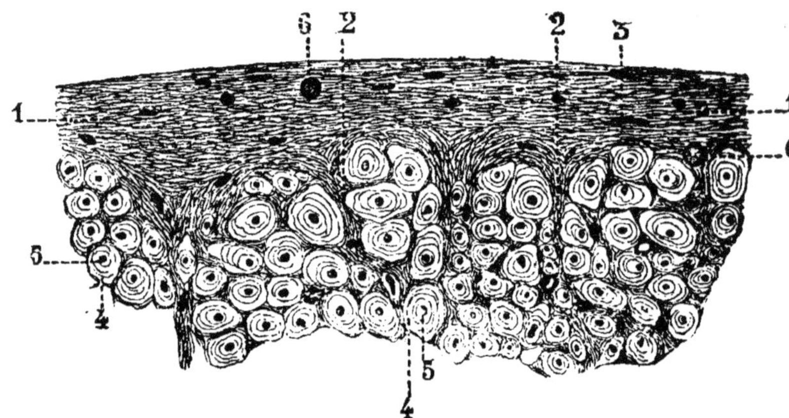

Fig. 345.

Coupe transversale du cordon latéral de la moelle épinière, au niveau du faisceau cérébelleux direct (d'après Sch.efer). Figure empruntée à Testut.

1, névroglie marginale. — 2, cloisons de névroglie. — 3, cellules de la névroglie. 4, une fibre nerveuse avec 5, son cylindraxe. — 6, corpuscules amylacés.

longements des cellules de la névroglie, plus abondantes dans la substance blanche que dans la substance grise. Ce lacis de fibres névrogliques, emprisonné peut-être dans une substance amorphe fondamentale, déborde superficiellement les cordons médullaires, et constitue à leur surface une couche périmédullaire de *névroglie marginale* (fig. 345), dont les cellules, rares, émettent des prolongements plus gros et plus rigides. Cette couche de névroglie, d'une épaisseur de 22 à 45 μ (KÖLLIKER), ne recouvre pas seulement la surface de la moelle, mais elle se réfléchit dans la profondeur, pour tapisser les parois latérales des cordons ou des faisceaux séparés par des cloisons pie-mériennes, qui se trouvent ainsi doublées sur chacune de leurs faces par une couche de névroglie (*névroglie des sillons*). La névroglie des sillons, ainsi que la couche périmédullaire, se continue directement avec la gangue de névroglie intrafasciculaire interposée aux fibres nerveuses. Dans les points où cessent les prolongements de la pie-mère qui accompagnent les vaisseaux sanguins, ceux-ci se trouvent en contact immédiat avec la névroglie, dont les fibres viennent alors se fixer directement sur la paroi vasculaire.

B. — SYSTÉMATISATION DES CORDONS MÉDULLAIRES

Les recherches d'anatomie pathologique et de physiologie (méthode de dégénérescence) ont établi depuis longtemps que chaque cordon médullaire ne constitue pas un tout unique et homogène, mais que telle ou telle portion d'un cordon peut dégénérer à l'exclusion des autres. L'embryologie de son côté (méthode de Flechsig, 1876) avait indiqué que les segments d'un même cordon qui se comportent différemment, dans ce cas de dégénérescence, se myélinisent à des époques variables, et que, par conséquent, il convient de les envisager comme des formations distinctes. L'histologie, enfin, est venue confirmer cette double donnée, ou plutôt elle en a fourni l'explication anatomique, en montrant que les cylindraxes des fibres d'un même cordon n'ont pas tous la même origine, ni la même terminaison. On a pu ainsi diviser chaque cordon médullaire en un certain nombre de faisceaux distincts les uns des autres, au point de vue anatomique et fonctionnel (fig. 346). Nous indiquerons pour chacun de ces faisceaux le lieu d'origine et le lieu de terminaison.

1° Cordon antérieur. — Ce cordon comprend deux faisceaux distincts : le faisceau pyramidal direct et le faisceau restant ou faisceau fondamental du cordon antérieur.

a. *Faisceau pyramidal direct* (faisceau pyramidal antérieur, faisceau de Türck, faisceau moteur volontaire, fig. 346, 1). — Les fibres qui composent ce faisceau sont des fibres larges dont les cylindraxes proviennent des cellules pyramidales de l'écorce céré-

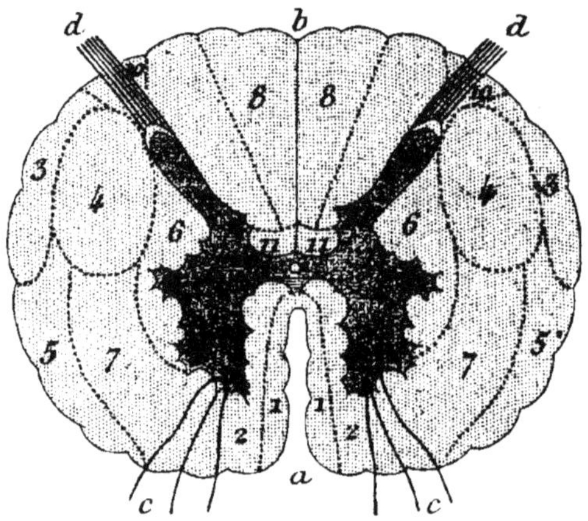

Fig. 346.

Coupe transversale de la moelle épinière de l'homme (région dorsale), montrant la systématisation des cordons médullaires. **Figure** schématique imitée de Testut.

a. sillon médian antérieur. — *b,* sillon médian postérieur. — *c*, racine antérieure. — *d,* racine postérieure.

Cordon antérieur : 1, faisceau pyramidal direct. — 2, faisceau fondamental du cordon antérieur. — *Cordon latéral :* 3, faisceau cérébelleux direct. — 4, faisceau pyramidal croisé. — 5, faisceau de Gowers. — 6, faisceau latéral profond. — 7, faisceau fondamental du cordon latéral. — *Cordon postérieur :* 8, faisceau de Goll. — 9, faisceau de Burdach. — 10, zone de Lissauer. — 11, faisceau ventral du cordon postérieur.

brale. Elles ne subissent pas d'entrecroisement au **niveau du** bulbe, mais sur toute la longueur de la moelle, elles s'infléchissent successivement les unes après les autres vers la **ligne médiane**, traversent la commissure blanche antérieure, et viennent se terminer par des arborisations au contact des cellules motrices de la corne antérieure du côté opposé. La conduction de ce faisceau est descendante.

b. *Faisceau restant ou faisceau fondamental du cordon antérieur* (fig. 346,2). — Le faisceau fondamental antérieur traversé par les racines antérieures, comprend des fibres d'association entre les différents étages de la corne antérieure. Ces fibres naissent de cellules cordonales situées principalement dans la corne antérieure, et se divisent peu après leur origine en deux branches, l'une supérieure, l'autre inférieure, qui parcourent le faisceau fondamental, et, au bout d'un trajet variable, rentrent dans la corne antérieure, pour s'y terminer au contact des cellules radiculaires ; la branche supérieure est plus longue que la branche inférieure. La conduction de ce faisceau est à la fois ascendante et descendante.

2° Cordon latéral. — Ce cordon résulte de l'association de cinq faisceaux distincts : le faisceau cérébelleux direct, le faisceau pyramidal croisé, le faisceau antéro-latéral, le faisceau latéral profond et le faisceau restant ou faisceau fondamental du cordon latéral.

a. *Faisceau cérébelleux direct* (fig. 346,3). — Les fibres qui composent ce faisceau, émanent des cellules de la colonne de Clarke, traversent de dedans en dehors la base de la corne postérieure, le faisceau latéral profond et le faisceau pyramidal croisé, puis se recourbent en haut, et remontent dans la moelle épinière et dans le bulbe, d'où elles se rendent, par le pédoncule cérébelleux inférieur, dans l'écorce cérébelleuse, sans subir d'entrecroisement. La conduction de ce faisceau est ascendante.

b. *Faisceau pyramidal croisé* (faisceau moteur volontaire, fig. 346,4). — Les fibres nerveuses de ce faisceau proviennent, comme celles du faisceau pyramidal direct, de la région motrice de l'écorce cérébrale, seulement, au lieu de suivre un trajet direct, elles s'entrecroisent dans la région du bulbe, c'est-à-dire que les fibres d'un côté passent du côté opposé. Elles descendent ensuite dans la moelle, pour se terminer les unes après les autres dans la corne antérieure, après avoir traversé le faisceau latéral profond. Le faisceau pyramidal croisé s'épuise ainsi progressivement de haut en bas ; sa conduction est descendante.

c. *Faisceau antéro-latéral ascendant* (faisceau de Gowers fig. 346,5). — Les fibres de ce faisceau naissent des cellules cordonales hétéromères de la corne postérieure, s'entrecroisent sur la ligne médiane au travers de la commissure, se portent sur les parties latérales de la moelle, se recourbent en haut, et remontent jusqu'au bulbe. A ce niveau, elles se séparent du faisceau cérébelleux direct, traversent le bulbe et la protubérance, et, décrivant un crochet au-dessus des fibres radiculaires du trijumeau, contournent le pédoncule cérébelleux supérieur, et gagnent par la valvule de Vieussens le vermis supérieur du cervelet. Leur conduction est ascendante.

d. *Faisceau latéral profond et faisceau restant ou fondamental du cordon latéral* (fig. 346, 6 et 7). — Ces deux faisceaux que l'on tend à confondre en un seul, et même à réunir au faisceau fondamental antérieur, représentent surtout des voies commissurales courtes entre les différents étages de la substance grise. Les fibres qui les constituent naissent des cellules cordonales des cornes antérieure et postérieure, et rentrent dans la substance grise au bout d'un court trajet. Leur conduction est à la fois ascendante et descendante. Les faisceaux fondamentaux antérieur et latéral, renfermeraient des fibres cérébelleuses descendantes.

3° Cordon postérieur. — Les deux *faisceaux de Goll* et de *Burdach* (fig. 346,8 et 9), qui composent ce cordon, sont séparés par une cloison névroglique plus ou moins accusée ; ils contiennent à la fois des fibres fines, des fibres moyennes et des fibres larges. Ces fibres proviennent soit des cellules nerveuses des ganglions rachidiens, soit des cellules cordonales de la corne postérieure : les premières ont été désignées sous le nom de *fibres exogènes*, les secondes sous celui de *fibres endogènes*.

a. *Fibres exogènes.* — Les cylindraxes des cellules des ganglions rachidiens, contournent en dedans la tête de la corne postérieure, et se bifurquent presque aussitôt en deux branches (fig. 349) : l'une descendante plus courte et plus grêle, l'autre ascendante plus longue et plus large.

La branche descendante, après un court trajet, pénètre dans

la corne postérieure, et s'y termine par une arborisation libre.
La branche ascendante présente une longueur variable suivant les auteurs, qui ont pu ainsi considérer des fibres courtes,
des fibres moyennes et des fibres longues. Les fibres courtes (zone

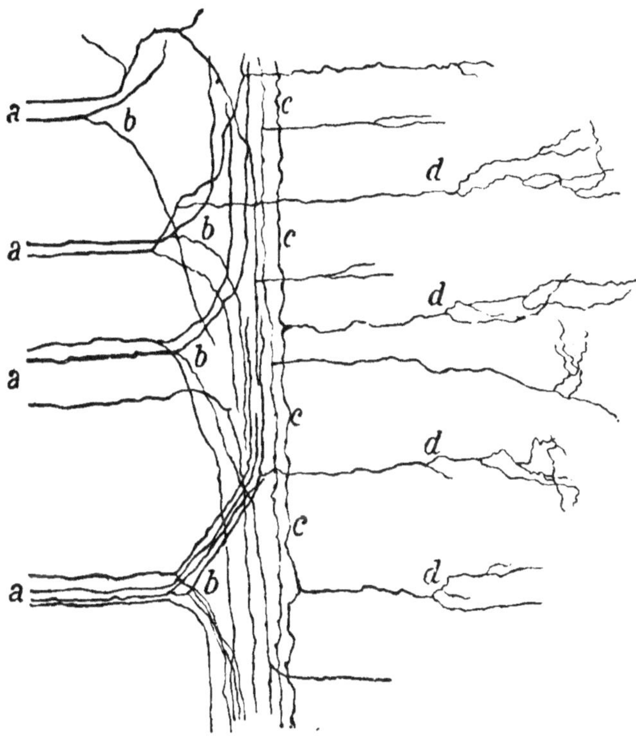

Fig. 347.

Coupe longitudinale de la moelle épinière sur un fœtus humain de
20 centimètres, passant par le sillon collatéral postérieur, et montrant le mode de distribution des racines postérieures (d'après
LENHOSSÉK). Figure empruntée à TESTUT.

a, fibres longues des racines postérieures. — *b*, bifurcation de ces fibres à leur
entrée dans la moelle. — *c*, fibres longitudinales du faisceau de Burdach. —
d, fibres collatérales.

de Lissauer) se terminent dans la corne postérieure du même
côté, les fibres moyennes finissent dans la colonne de Clarke,
enfin les fibres longues s'élèvent jusqu'au bulbe, où elles se

mettent en rapport par leurs arborisations terminales avec les cellules des noyaux de Goll et de Burdach. L'ensemble des fibres longues émanées des cellules ganglionnaires (cellules radiculaires sensitives), constitue la voie sensitive directe, à conduction ascendante.

b. *Fibres endogènes.* — Les fibres endogènes proviennent des cellules cordonales de la corne postérieure. Elles se comportent comme les fibres exogènes, c'est-à-dire qu'elles se bifurquent également en deux branches, l'une ascendante, l'autre descendante, seulement ces branches, au bout d'un court trajet, rentrent dans la corne postérieure, et s'y résolvent en arborisations terminales. Les fibres endogènes, qui occupent surtout le faisceau de Burdach, représentent donc des fibres commissurales à court trajet, unissant les différents étages de la corne postérieure. A la partie profonde du cordon postérieur, elles constituent un petit faisceau commissural longitudinal, appelé *faisceau fondamental* ou *ventral du cordon postérieur.*

4° Collatérales. — Toutes les fibres nerveuses qui forment les cordons de la moelle émettent sur leur parcours de nombreuses collatérales grêles qui s'en détachent à angle droit, et s'enfoncent dans la substance grise où elles se terminent par des arborisations au contact des prolongements protoplasmiques des cellules nerveuses. Les unes courtes, ne dépassent pas la substance gélatineuse de Rolando ; les autres, moyennes se dirigent du côté opposé ; enfin, les dernières, longues, vont à la corne antérieure du même côté. Grâce à ces collatérales, l'influx nerveux peut se transmettre d'une seule fibre à un grand nombre de cellules.

5° Considérations générales sur les faisceaux de la moelle. — Parmi les fibres nerveuses dont l'assemblage constitue les faisceaux de la moelle, les unes relient entre eux les différents étages de la substance grise, les autres unissent les différents segments de la moelle à l'encéphale. Les premières qui représentent des voies courtes ou moyennes suivant l'étendue de leur parcours, sont groupées au pourtour de la substance grise où elles forment le faisceau fondamental antérieur, le faisceau latéral profond, et le faisceau ventral du cordon postérieur. Ce sont des fibres fines provenant de cellules d'association, et revêtant de bonne heure leur manchon de myéline. Les secondes, au contraire, qui constituent des voies longues, sont reléguées à la périphérie de la moelle. Plus larges que les précédentes, elles s'entourent aussi plus tardivement de leur couche de myéline. Ces dernières fibres à long trajet, émanent soit de cellules spinales (y compris les cellules ganglionnaires), soit de cellules encéphaliques (cellules des circonvolutions cérébrales et des lamelles cérébelleuses). Il existe donc des fibres ascendantes et des fibres descendantes. Les fibres ascendantes qui transportent à l'encéphale les impressions sensitives, forment la *voie sensitive* de l'arc volontaire, les fibres descendantes qui, de l'encéphale, conduisent aux cellules radiculaires antérieures les incitations motrices, constituent la *voie motrice*. La voie sensitive est représentée par les faisceaux de Goll et de Burdach, auxquels il faut peut-être ajouter le faisceau de Gowers, la voie motrice par les faisceaux pyramidaux direct et croisé. Les faisceaux de Goll et de Burdach (voie sensitive), de même que les faisceaux pyramidaux croisés (voie motrice) s'entrecroisent sur la ligne médiane au niveau du bulbe ; les faisceaux de Gowers, ainsi que les faisceaux pyramidaux directs, s'entrecroisent dans toute la hauteur de la moelle. Par conséquent, toutes les voies sensitives et motrices sont croisées. Mais, si l'on considère le faisceau de Gowers comme appartenant à la voie sensitive, on interpose un neurone médullaire entre le neurone ganglionnaire et le neurone bulbaire ; la voie sensitive, suivant le trajet du faisceau de Gowers, se composerait ainsi de trois neurones superposés, à moins que l'on admette que les fibres du faisceau de Gowers traversent directement le bulbe pour se rendre à l'écorce cérébelleuse. Dans cette hypothèse, les cellules d'origine des fibres du faisceau de Gowers devraient être assimilées à celles des noyaux bulbaires de Goll et de Burdach.

La moelle n'est pas seulement en relation directe ou indirecte avec l'écorce du cerveau, elle se trouve également en connexion avec les lamelles cérébelleuses. La voie ascendante de l'arc cérébelleux est figurée par le faisceau cérébelleux direct et par le faisceau de Gowers, la voie descendante par des fibres disséminées dans les cordons antérieur et latéral.

C. — COMMISSURE DE LA MOELLE

La commissure de la moelle comprend en réalité trois commissures distinctes : la commissure blanche antérieure, la commissure grise antérieure, et la commissure grise postérieure. Entre les deux commissures grises, se trouve interposé le canal central de la moelle entouré par la substance gélatineuse de Stilling.

1° La commissure blanche est constituée, surtout à sa partie antérieure, par les fibres du faisceau pyramidal direct, qui s'entrecroisent sur la ligne médiane avec leurs homologues du côté opposé. Elle est parcourue, en plus, par des collatérales provenant des cordons antérieur et latéral, ainsi que par des fibres émanant des cellules cordonales hétéromères (*cellules commissurales* de RAMÓN Y CAJAL) ;

2° La commissure grise antérieure est traversée par les collatérales du cordon latéral ;

3° La commissure grise postérieure renferme des collatérales provenant de la partie postérieure du cordon latéral, ainsi que du cordon postérieur.

§ 3. — FIL TERMINAL DE LA MOELLE

Le *cône médullaire* par lequel se termine la moelle, au-dessous de l'émergence des 5e paires sacrées, se prolonge inférieurement par un mince filament connu sous le nom de *fil terminal*. Ce filament descend verticalement dans les espaces sous-arachnoïdiens, au milieu des racines médullaires constituant la queue de cheval, jusqu'à la partie moyenne du corps de la 2e vertèbre sacrée, où il rencontre le cul-de-sac de la dure-mère. A ce niveau, il s'entoure des tissus de l'arachnoïde et de la dure-mère, et se dirige ensuite vers la base du coccyx. C'est à l'expansion inférieure de la dure-mère englobant le fil terminal qu'il convient de réserver le nom de *ligament coccygien* ; ce ligament se termine par quelques languettes contre la face postérieure des 1re et 2e vertèbres coccygiennes. Le fil terminal présente ainsi à considérer deux segments distincts : un premier segment contenu à l'intérieur du cul-de-sac dural (segment interne de LUSCHKA, 1860), et un second segment englobé par le ligament coccygien (segment externe de LUSCHKA).

1° Segment interne. — Le segment interne du fil terminal de la moelle mesure une longueur de 15 à 17 centimètres, sur une épaisseur de 1 millimètre environ. Dans sa portion supérieure, il est constitué par un axe de tissu médullaire, continuant le cône terminal, et enveloppé étroitement par le tissu conjonctif de la pie-mère. A mesure qu'on s'éloigne du sommet du cône médullaire, on voit le prolongement médullaire diminuer progressivement de volume. Le canal médullaire disparaît déjà à deux centimètres environ du cône, mais la substance médullaire se prolonge beaucoup plus bas, car on en retrouve encore des vestiges à une distance de 7 à 8 centimètres. Au-dessous de ce point, le fil terminal, accompagné latéralement par les deux nerfs coccygiens, est essentiellement formé par des faisceaux conjonctifs à direction longitudinale, entremêlés de fibres élastiques, et englobant des filets nerveux, une artère et une veine spinales volumineuses, ainsi que des vaisseaux de plus petit calibre. Les filets nerveux diminuent progressivement de nombre de haut en bas ; ils semblent abandonner la profondeur du fil, pour s'accoler à sa surface. RAUBER (1877) considère les filets nerveux appliqués à la surface du fil comme représentant la 32e paire rachidienne, et ceux contenus dans son épaisseur, comme répondant à la 33e paire.

2° Segment externe. — Ce segment s'étend sur une longueur de 5 à 7 centimètres. Il renferme encore quelques fascicules nerveux, du moins à son origine.

A une distance de 1.5 centimètre du cul-de-sac dural, et sur un parcours de 1 centimètre environ, le ligament coccygien renferme, au pourtour du fil terminal, de petits fascicules de fibres musculaires lisses à direction longitudinale, tantôt épars, tantôt

groupés au pourtour des cavités vasculaires (TOURNEUX, 1892).
La disposition réciproque de ces parties, la présence, au sein
des fascicules, des mêmes fibres élastiques orientées dans le
même sens, permettent de rapprocher ce tissu de celui qui constitue les organes érectiles.

§ 4. — VENTRICULE TERMINAL

Le 5e *ventricule* (fig. 348), encore appelé *ventricule terminal*
(KRAUSE, 1875) ou *sinus terminal* (LŒWE, 1883) représente une

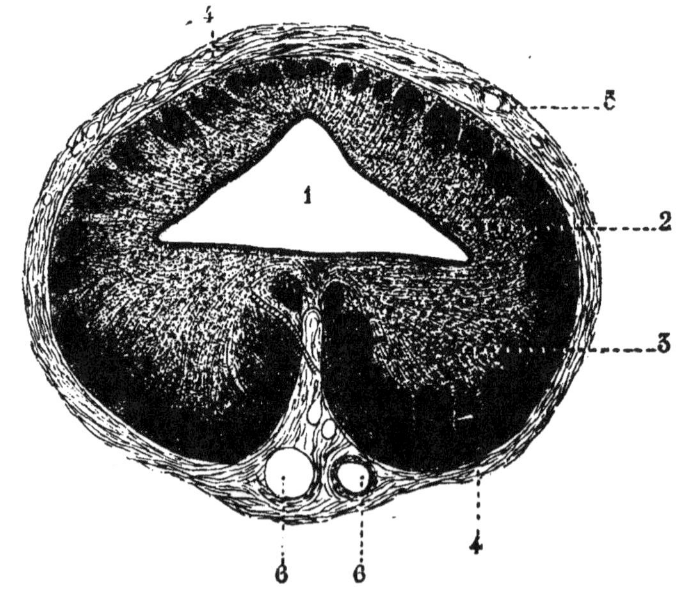

Fig. 348.

Coupe horizontale passant par la partie moyenne du ventricule terminal, sur une jeune fille de 21 ans (d'après KRAUSE). La base du
triangle ventriculaire regarde exceptionnellement en avant. Figure
empruntée à Testut.

1, ventricule. — 2, revêtement épendymaire. — 3, substance gélatineuse centrale.
— 4, substance blanche. — 5, pie-mère. — 6, artère et veine spinale antérieures.

dilatation du canal médullaire siégeant au niveau du cône médullaire, et s'étendant sur une hauteur d'environ 1 centimètre.

La forme de cette dilatation, envisagée sur la coupe transversale, varie sensiblement aux différents niveaux. Aplati d'avant en arrière dans sa partie supérieure, le ventricule terminal figure ensuite un triangle assez régulier à base postérieure, puis il s'allonge dans le sens antéro-postérieur, présente des contours irréguliers, et diminue progressivement de dimensions, au fur et à mesure qu'on se rapproche du fil terminal. La paroi postérieure du 5e ventricule est très mince, réduite à l'épithélium épendymaire et à une légère couche de substance grise. Ces deux formations peuvent même faire complètement défaut, et la paroi postérieure est alors uniquement représentée par le tissu de la pie-mère, comme si le pore neural inférieur de la moelle embryonnaire avait persisté chez l'adulte.

ARTICLE II

BULBE RACHIDIEN ET PROTUBÉRANCE ANNULAIRE

La cavité ventriculaire connue sous le nom de 4e ventricule, s'étalant en regard de la face postérieure du bulbe et de la protubérance, nous oblige à grouper dans un même article la description de ces organes, dont nous examinerons successivement la conformation extérieure et la structure.

§ 1. — MORPHOLOGIE DU BULBE RACHIDIEN

Le *bulbe rachidien* (*moelle allongée* ou *myélencéphale*) peut être comparé dans son ensemble à un tronc de pyramide quadrangulaire dont la petite base inférieure se continue avec la moelle épinière par une portion rétrécie (*collet du bulbe*), et dont la base supérieure supporte la protubérance annulaire, qui en est séparée superficiellement par le sillon bulbo-protubérantiel.

1° Face antérieure. — La face antérieure (fig. 349) est divisée en deux parties symétriques par une rainure longitudinale (*sillon antérieur du bulbe*), qui prolonge le sillon médian antérieur de la moelle, et qui aboutit supérieurement à une dépression connue sous le nom de *trou borgne* de Vicq-d'Azyr. Un peu au-dessus du collet du bulbe, ce sillon est en partie interrompu par une série de fascicules qui passent d'un côté à l'autre, en s'entre-

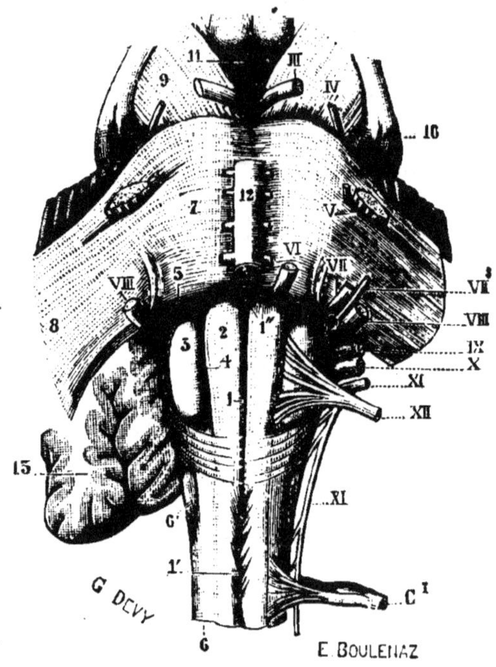

Fig. 349.

Bulbe et protubérance, vus par leur face antérieure
(d'après Testut).

1, sillon médian antérieur du bulbe avec : 1', entrecroisement des pyramides antérieures ; 1", trou borgne. — 2, pyramide antérieure. — 3, olive. — 4, sillon préolivaire. — 5, fossette sus-olivaire. — 6, faisceau latéral avec 6' tubercule cendré de Rolando. — 7, protubérance annulaire. — 8, pédoncules cérébelleux moyens. — 9, pédoncules cérébraux. — 10, bandelettes optiques et corps genouillés. — 11, espace interpédonculaire. — 12, tronc basilaire. — 13, cervelet. — III, IV, V, etc., troisième, quatrième, cinquième, etc., paire cranienne. — C1, première paire cervicale.

croisant sur la ligne médiane. Ces fascicules appartiennent aux faisceaux pyramidaux croisés de la moelle, qui, après leur entrecroisement, vont constituer deux cordons volumineux (*pyramides bulbaires*) limitant de chaque côté le sillon médian du bulbe.

Dans la partie supérieure du bulbe, les pyramides bulbaires sont séparées, en dehors, de deux grosses masses ovalaires, les *olives bulbaires*, par un sillon situé dans le prolongement du sillon collatéral antérieur de la moelle (*sillon préolivaire* ou *olivaire interne*). Le fond de ce sillon est percé d'une série de petits orifices par lesquels sortent les racines du grand hypoglosse. L'olive est limitée, en dehors, par un autre sillon (*sillon rétro-olivaire* ou *olivaire externe*) qui converge par son extrémité inférieure vers le sillon olivaire interne, et que l'on peut considérer comme marquant la limite entre la face antérieure et la face latérale du bulbe.

Au-dessous des olives, les extrémités inférieures des deux sillons, sont masquées par des fibres transversales qui embrassent dans leur concavité la pyramide et l'extrémité inférieur de l'olive : ce sont les *fibres arciformes externes* (p. 667).

2° Faces latérales. — Sur les faces latérales du bulbe, on aperçoit, en dehors du sillon olivaire externe, un faisceau (*faisceau latéral* ou *intermédiaire du bulbe*), large en bas, rétréci en haut, et en partie caché par la saillie de l'olive. Ce faisceau latéral représente la continuation du cordon latéral de la moelle très amoindri, et se trouve limité en arrière par un autre sillon, le *sillon des nerfs mixtes*, qui répond au sillon collatéral postérieur de la moelle, et duquel émergent, dans toute l'étendue du bulbe, le glosso-pharyngien, le pneumo-gastrique et le spinal. Dans la moitié inférieure du bulbe et en arrière de ce sillon, apparaît une masse fusiforme de substance grise à peine recouverte par une même lame de substance blanche : c'est le *tubercule cendré de Rolando* qui représente la tête de la corne postérieure de la moelle recouverte par la racine descendante du trijumeau.

3° Face postérieure. — Des faces latérales, on passe insensiblement à la *face postérieure*, en suivant le contour d'un gros cordon de substance blanche, le *corps restiforme*, qui se continue vers la moelle avec le cordon de Burdach, et vers la partie supérieure du bulbe avec le pédoncule cérébelleux inférieur. A son extrémité inférieure, le corps restiforme présente un renflement qui répond à un noyau de substance grise développé aux dépens de la corne postérieure (*noyau de Burdach* ou *noyau du corps restiforme*). Le corps restiforme est doublé en dedans par le cordon de Goll, qui paraît se fusionner avec lui dans la moitié supérieure du bulbe. Directement au-dessus du collet du bulbe, le cordon de Goll forme une saillie très accusée (*massue* ou *clava*) qui renferme un noyau analogue à celui de Burdach, le *noyau de Goll* ou *noyau du cordon grêle* ; au-dessus de ce noyau, le cordon de Goll prend un aspect cunéiforme, et constitue la *pyramide postérieure*.

Il est à remarquer, qu'au-dessus des renflements répondant aux noyaux de Goll et de Burdach, les corps restiformes et les pyramides postérieures divergent en dehors, et que l'intervalle triangulaire qui sépare ces deux formations de celles du côté opposé, loge la partie inférieure du cervelet.

§ 2. — Morphologie de la protubérance annulaire

La *protubérance annulaire* (pont de Varole ou métencéphale) se rapproche assez de la forme d'un cube, dont les quatre faces, antérieure, latérales et postérieure, se continuent sans ligne de transition bien marquée les unes avec les autres. Les deux bases répondent : l'inférieure au bulbe rachidien, au niveau du *sillon bulbo-protubérantiel*, et la supérieure aux pédoncules cérébraux, au niveau du *sillon pédonculo-protubérantiel*.

Le sillon bulbo-protubérantiel (*sillon protubérantiel inférieur*), à partir du trou borgne de Vicq-d'Azyr, contourne de chaque côté l'extrémité supérieure de la pyramide, et forme au-dessus de l'olive une première dépression en dedans de laquelle se trouvent les origines apparentes du moteur oculaire externe. Plus loin, le sillon se creuse en une seconde dépression (*fossette latérale*), où viennent se perdre en haut le sillon rétro-olivaire, et le sillon des nerfs mixtes. De cette fossette, se détachent le facial, et la racine antérieure de l'acoustique (nerf vestibulaire).

Le sillon pédonculo-protubérantiel (*sillon protubérantiel supérieur*) qui présente sur la ligne médiane une dépression analogue au trou borgne (*trou borgne supérieur*), embrasse l'origine des pédoncules cérébraux, et sépare sur les parties latérales une formation connue sous le nom de *ruban de Reil externe* (p. 680), des fibres des pédoncules cérébelleux moyens.

Nous nous bornerons à décrire la face antérieure et les faces latérales de la protubérance. La face postérieure, en rapport avec le 4ᵉ ventricule dont elle contribue à former le plancher, sera étudiée en même temps que ce ventricule.

1° Face antérieure. — La face antérieure (fig. 349), convexe dans le sens transversal et dans le sens longitudinal, est divisée en deux portions symétriques par un sillon médian (*sillon basilaire*). De chaque côté du sillon basilaire, on remarque deux gros bourrelets (*bourrelets pyramidaux*), résultant du soulèvement des fibres transversales de la protubérance par les faisceaux pyramidaux. Au delà de ces bourrelets, la face antérieure se continue sans ligne de démarcation avec la face latérale; la limite conventionnelle, est représentée par la trace d'un plan passant par les émergences du trijumeau en haut, et du facial en bas.

2° Faces latérales. — Les faces latérales sont représentées par les surfaces de section conventionnelles, intéressant les pédoncules cérébelleux moyens.

§ 3. — Quatrième ventricule

Le 4ᵉ *ventricule* ou *sinus rhomboïdal* représente une dilatation, à section transversale losangique, du canal de l'épendyme, qui correspond à la face postérieure du bulbe rachidien et de la protubérance annulaire. Au point de vue descriptif, on lui considère un plancher, une voûte, quatre bords et quatre angles.

1° Plancher — Le plancher (fig. 350), de forme losangique, est parcouru suivant sa grande diagonale par un sillon (*calamus scriptorius*) dont l'extrémité inférieure (*bec du calamus*) répond au canal de l'épendyme, et dont l'extrémité supérieure se continue avec l'aqueduc de Sylvius. Dans la partie inférieure du

losange (triangle inférieur ou bulbaire), on remarque, de chaque
côté du calamus, trois formations triangulaires. L'interne porte
le nom *d'aile blanche interne* ou de *trigone de l'hypoglosse*. La
moyenne, qui répond aux noyaux d'origine des nerfs mixtes,
s'appelle en raison de sa coloration plus foncée *aile grise*. Enfin,
l'externe (*aile blanche externe*), se perd en haut dans une saillie
mamelonnée, le *tubercule acoustique postérieur* (CHARPY), que

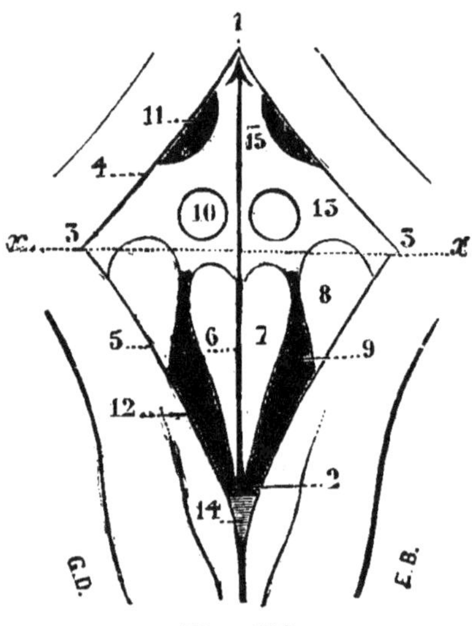

Fig. 350.

Schéma représentant le plancher du quatrième ventricule (d'après
TESTUT). La ligne *xx* représente la limite séparative du triangle
bulbaire et du triangle protubérantiel.

1. angle supérieur. — 2. angle inférieur. — 3. angles latéraux. — 4, bords
supérieurs. — 5, bords inférieurs. — 6. ligne du calamus. — 7, aile blanche interne.
— 8. aile blanche externe. — 9, aile grise. — 10, eminentia teres. — 11, locus
cœruleus. — 12. 13. fossettes inférieure et supérieure. — 14, verrou. — 15, flèche
dirigée vers l'aqueduc de Sylvius.

recouvrent une série de tractus blanchâtres, à direction transversale (*barbes du calamus, stries acoustiques*). Le tubercule acoustique postérieur répond aux noyaux sensitifs centraux (noyau
postérieur et noyau de Deiters) de nerf vestibulaire.

Les stries acoustiques et le tubercule acoustique empiètent
légèrement sur la moitié supérieure du losange, (triangle supérieur ou protubérantiel), dans laquelle on remarque, de chaque

côté de la ligne médiane, une saillie arrondie, l'*eminentia teres*, produite par le genou du facial. Vers l'angle supérieur, on aperçoit, sur les parties latérales, une petite surface d'un gris bleuâtre, le *locus cœruleus*, qui recouvre l'origine d'un des noyaux du trijumeau.

2° Voûte. — La voûte du quatrième ventricule est formée par une mince lame de substance nerveuse tapissée en dedans par le revêtement épendymaire, et recouverte en dehors par le vermis inférieur et par quelques lobes de la face inférieure du cervelet; par endroits, cette voûte se trouve réduite à l'épithélium épendymaire.

Dans le segment correspondant au triangle inférieur du plancher, la voûte est constituée par l'épendyme doublé, dans l'angle d'écartement des pédoncules cérébelleux inférieurs, par des formations rudimentaires de substance blanche, *le verrou et les ligules*, au-dessus desquelles s'étale sur la ligne médiane la *toile choroïdienne* du 4ᵉ ventricule. C'est entre les ligules placées latéralement, et le verrou situé en arrière que la paroi du ventricule présenterait un orifice (*trou de Magendie*), par l'intermédiaire duquel ce ventricule communiquerait, d'après certains auteurs, avec les espaces sous-arachnoïdiens (p. 703). Les recherches embryologiques et histologiques ont démontré, d'une façon indiscutable, que cet orifice était le résultat d'une déchirure artificielle, et que les ventricules, revêtus sur toute leur surface par l'épithélium épendymaire continu, ne communiquaient, en aucun point de leur étendue, avec les espaces sous-arachnoïdiens.

En avant des ligules, se trouvent deux lames transversales de substance blanche, les *valvules de Tarin*, entre lesquelles fait saillie la luette du cervelet.

L'aire du triangle supérieur de la voûte, est occupée par une mince membrane de substance blanche tendue entre les deux pédoncules cérébelleux supérieurs (p. 685); c'est la *valvule de Vieussens*, dont la face supérieure est parcourue par des stries de substance grise représentant des circonvolutions rudimentaires.

3° Bords. — Les bords inférieurs du 4° ventricule sont occupés par les deux pédoncules *cérébelleux inférieurs* qui, au niveau des stries acoustiques, font suite aux corps restiformes ; les deux bords supérieurs sont constitués par les pédoncules *cérébelleux supérieurs*.

4° Angles. — Des quatre angles du 4° ventricule, l'angle inférieur répond à l'orifice supérieur du canal de l'épendyme, l'angle supérieur à l'origine de l'aqueduc de Sylvius qui fait communiquer le 4° ventricule avec le ventricule moyen ou 3° ventricule, et les angles latéraux au point d'incurvation des pédoncules cérébelleux inférieurs.

Au niveau des angles latéraux, la cavité du 4° ventricule envoie deux prolongements qui contournent les pédoncules cérébelleux inférieurs (*récessus latéraux*), et qui sont, en grande partie, comblés par les *plexus choroïdes* prolongeant de chaque côté la toile choroïdienne. D'après certains auteurs, chacun des récessus latéraux serait en libre communication avec les espaces sous-arachnoïdiens par le *trou de Luschka*. Ces orifices sont dus, comme le trou de Magendie, à des perforations artificielles.

§ 4. — STRUCTURE DU BULBE RACHIDIEN

Le bulbe rachidien est constitué par un substratum de névroglie, dans lequel sont plongés des éléments nerveux, cellules et fibres. Les fibres sont groupées en faisceaux (substance blanche), les cellules forment des noyaux gris. Conformément aux descriptions des auteurs, nous décrirons successivement la substance blanche et la substance grise.

1° Substance blanche. — Parmi les faisceaux qui composent la substance blanche, les uns proviennent de la moelle, et se rendent dans les centres supérieurs, les autres descendent du cerveau dans la moelle, d'autres, enfin, prennent naissance dans le bulbe, et gagnent les hémisphères cérébraux ou cérébelleux.

a. *Faisceaux communs à la moelle et au bulbe*. — Parmi ces faisceaux, nous placerons en première ligne les faisceaux pyramidaux que, suivant la description classique, nous décrirons en sens inverse de leur conduction. Le *faisceau pyramidal direct* de la moelle poursuit son trajet à travers le bulbe, sans changer de position; il occupe la partie antéro-externe des pyramides. Quant au *faisceau pyramidal croisé*, situé au niveau de la moelle dans la concavité du croissant formé par les deux cornes grises, il se rapproche de plus en plus de la ligne médiane, en se portant vers le fond du sillon antérieur. Dans ce changement de

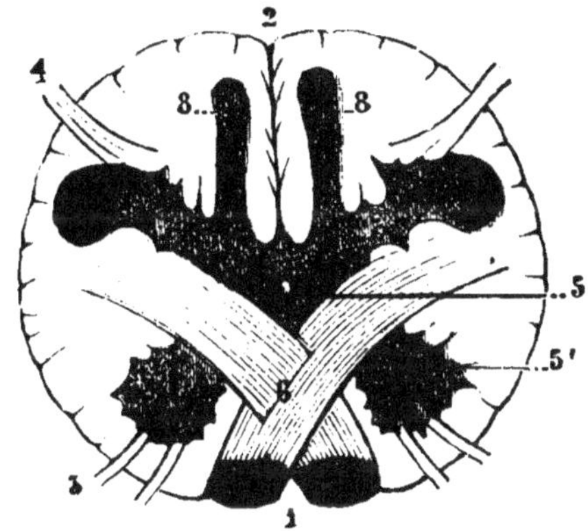

Fig. 351.

Coupe transversale du bulbe, portant sur la partie moyenne de l'entrecroisement des pyramides (entrecroisement moteur), d'après M. DUVAL. Figure empruntée à TESTUT.

1, sillon médian antérieur. — 2, sillon médian postérieur. — 3, racines motrices. — 4, racines sensitives. — 5, bases des cornes antérieures dont la tête 5' a été détachée par le passage du faisceau pyramidal croisé. — 6, entrecroisement des deux faisceaux pyramidaux croisés allant former les pyramides antérieures. — 7, cornes postérieures. — 8, noyaux de Goll reliés, en avant, à la base des cornes postérieures.

position, il décapite la corne antérieure dont la tête est déjetée latéralement, tandis que la base reste en connexion avec le canal de l'épendyme. Les deux faisceaux pyramidaux croisés, après la décapitation des cornes antérieures, se trouvent accolés l'un à l'autre au fond du sillon médian antérieur. Leurs fascicules constitutifs se dissocient, puis s'entrecroisent (*entrecroisement des pyramides*, fig. 351), et viennent alors se disposer en dedans des faisceaux de Türck avec lesquels ils ne tardent pas à se fusionner pour former les pyramides motrices. Le cordon antérieur se trouve donc augmenté du faisceau pyramidal croisé, mais, d'autre part aussi, il est amoindri du faisceau fondamental antérieur. Ce dernier faisceau, en effet, rejeté en arrière, forme avec son congénère une boutonnière dans laquelle passent tous les autres faisceaux de la moelle, de telle sorte que le faisceau fondamental antérieur devient tout à fait postérieur, et se dispose, de chaque côté de la ligne médiane, au-dessous de la substance grise du plancher du 4ᵉ ventricule. La majeure partie du faisceau fondamental antérieur devient le *faisceau longitudinal postérieur* qui monte à la face postérieure du bulbe, de la protubérance, et s'engage ensuite dans la calotte des pédoncules cérébraux. On admet que ce faisceau longitudinal postérieur contient également des fibres courtes en relation avec les noyaux des nerfs craniens.

Parmi les faisceaux constitutifs du cordon latéral, nous n'avons à nous occuper que du faisceau cérébelleux direct et du faisceau de Gowers. Le faisceau fondamental latéral, en effet, ne renferme que des fibres commissurales longitudinales courtes, auxquelles viennent probablement s'ajouter des fibres cérébelleuses descendantes. *Le faisceau cérébelleux direct*, par suite du déplacement en arrière des fibres des faisceaux fondamentaux antéro-latéraux (surtout du faisceau fondamental antérieur), se trouve refoulé vers la partie dorsale du bulbe, et prend part à la constitution du corps restiforme, puis du pédoncule cérébelleux inférieur, pour aboutir au cervelet. Il représente la voie cérébelleuse ascendante directe. Dans le tiers inférieur du bulbe, ce faisceau est séparé du faisceau de Gowers par la corne postérieure, et par la racine descendante du trijumeau. Au-dessus, le cordon latéral n'est plus guère représenté que par le *faisceau de Gowers* qui continue son trajet ascendant jusqu'au niveau de la protubérance ; ses fibres se rendent au cervelet par le pédoncule cérébelleux supérieur.

Le cordon postérieur, à la limite de la moelle et du bulbe, présente, comme nous l'avons dit, deux renflements en forme de massue ; ces deux renflements correspondent aux noyaux de Goll et de Burdach (p. 660), auxquels aboutissent la presque totalité des fibres des faisceaux de Goll et de Burdach. De chacun de ces deux noyaux, et surtout du noyau de Burdach, naissent de nouvelles fibres sensitives (*fibres arciformes internes*) qui affectent d'abord un trajet postéro-antérieur, et décapitent la tête de la corne postérieure, en laissant, en dedans d'elles, la base de cette corne. Un peu plus haut, ces fibres se dirigent obliquement en dedans, s'entrecroisent sur la ligne médiane, et vont s'accoler à la face postérieure des pyramides motrices, où elles constituent les *pyramides sensitives*, origine du ruban de Reil. Toutes les fibres des faisceaux de Goll et de Burdach ne se mettent pas en relation avec leurs noyaux homonymes; quelques-unes s'unissent au faisceau cérébelleux direct, pour former le corps restiforme.

b. *Formations blanches surajoutées.* — Nous avons déjà signalé le faisceau longitudinal postérieur renfermant des fibres venues du faisceau fondamental antérieur de la moelle, et auxquelles s'ajoutent des fibres en relation avec les noyaux des nerfs craniens.

La formation blanche la plus importante surajoutée au bulbe, est constituée par les *fibres arciformes externes*. Une partie de ces fibres (fibres externes antérieures) proviennent, comme les fibres arciformes internes, des noyaux de Goll et de Burdach, s'entrecroisent sur la ligne médiane, et émergent au niveau du sillon médian du bulbe. Elles contournent alors, de dedans en dehors, la pyramide, l'olive, le faisceau latéral du bulbe, et s'engagent dans le pédoncule cérébelleux inférieur. Les autres fibres (fibres externes postérieures), naissent du noyau de Goll, passent en dehors sur le faisceau de Burdach, et pénètrent dans le pédoncule cérébelleux inférieur du même côté.

Le déplacement en arrière du canal de l'épendyme devenu le 4ᵉ ventricule, et l'entrecroisement des diverses pyramides, des fibres arciformes et des fibres d'association des noyaux des nerfs craniens, donnent lieu sur la ligne médiane du bulbe *au raphé du bulbe*, et latéralement à une formation spéciale désignée sous le nom de *substance réticulaire*. Enfin, on trouve encore de nouveaux faisceaux de fibres blanches constitués par les racines descendantes des nerfs craniens, et en particulier de la branche vestibulaire de l'acoustique, du trijumeau, du glosso-pharyngien et du pneumogastrique. Il importe de remarquer qu'en général les faisceaux principaux de la moelle (voies motrice et sensitive) augmentent d'épaisseur de bas en haut par l'apport successif d'éléments fibrillaires venus des noyaux des nerfs craniens.

2° Substance grise. — La substance grise de la moelle, en se prolongeant dans le bulbe, se trouve fragmentée en une série de

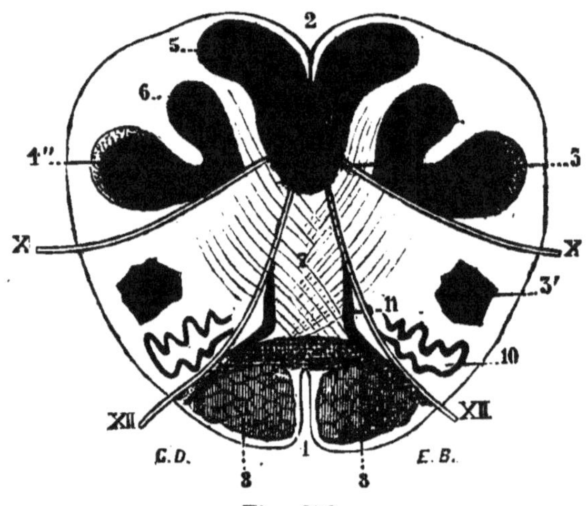

Fig. 352.

Coupe du bulbe rachidien, au niveau de l'extrémité inférieure des olives (d'après M. DUVAL). Figure empruntée à TESTUT.

1, sillon médian antérieur. — 2, sillon médian postérieur. — 3, base des cornes antérieures ; 3', leur tête. — 4, base des cornes postérieures ; 4', leur tête avec 4' racine bulbaire du trijumeau. — 5, noyau de Goll. — 6, noyau de Burdach. — 7, entrecroisement des pyramides sensitives et raphé. — 8, faisceau pyramidal. — 9, ruban de Reil. — 10, olive. — 11, parolive interne. — X, nerf pneumogastrique. — XII, nerf grand hypoglosse.

parties distinctes qui représentent les noyaux des nerfs craniens ; on trouve, en plus, des noyaux surajoutés, sans relation avec la substance des cornes médullaires.

A. Noyaux prolongeant les colonnes grises de la moelle, noyaux des nerfs craniens bulbaires. — La décussation des pyramides a pour résultat de séparer les têtes des cornes antérieures et postérieures de leurs bases (fig. 352), et la dilatation considérable que subit, en arrière, le canal de l'épendyme, entraîne l'étalement de ces bases sur le plancher du ventricule. La base de la corne antérieure conserve sa situation au voisinage de la ligne médiane ; c'est elle qui constitue l'aile blanche interne répondant au noyau de l'hypoglosse. La base de la corne postérieure se place directement en dehors de la base de la corne antérieure ; elle forme l'aile grise, et ses éléments sont en relation avec les fibres sensitives des nerfs mixtes (glosso-pharyngien, pneumogastrique).

La tête de la corne antérieure, repoussée en dehors et en arrière de l'olive par le faisceau pyramidal croisé, devient le *noyau ambigu*, origine des fibres motrices des nerfs mixtes. La tête de la corne postérieure placée en avant et un peu en dehors de la base de la corne postérieure, en avant et en dedans des pédoncules cérébelleux inférieurs, constitue le tubercule cendré de Rolando.

A côté de ces formations qui, pour les nerfs moteurs bulbaires, constituent les noyaux d'origine, et, pour les nerfs sensitifs bulbaires, représentent des noyaux centraux de relais (anciens noyaux sensitifs), auxquels viennent aboutir les fibres sensitives émanées de ganglions périphériques, il convient de ranger les noyaux situés dans l'épaisseur des cordons de Goll et de Burdach (*noyaux de Goll et de Burdach*). Ces dernières formations, véritables émanations de la corne postérieure, figurent également des noyaux centraux de relais, auxquels se rendent les fibres longues du cordon postérieur de la moelle.

Nous examinerons successivement les noyaux de chacun des nerfs bulbaires, en commençant par le plus inférieur. Les nerfs dont l'origine apparente se trouve entre le bulbe et la protubérance (acoustique, facial, moteur oculaire externe), ont leur noyau principal dans la région du 4ᵉ ventricule qui correspond à la protubérance à propos de laquelle nous les étudierons.

a. *Noyaux du grand hypoglosse (XIIᵉ paire)*. — Le nerf grand hypoglosse, exclusivement moteur, a son noyau principal dans l'aile blanche interne qui représente la continuation de la base de la corne antérieure (fig. 353) ; les cellules qui constituent ce noyau sont des cellules multipolaires analogues aux éléments de la corne antérieure de la moelle. En outre, Meynert et

M. Duval ont décrit, en avant et en dehors de ce noyau, un petit noyau accessoire.

b. *Noyau du spinal (XIᵉ paire)*. — Le spinal, exclusivement moteur, se compose d'une portion médullaire, naissant du noyau externe de la corne antérieure, et d'une portion bulbaire

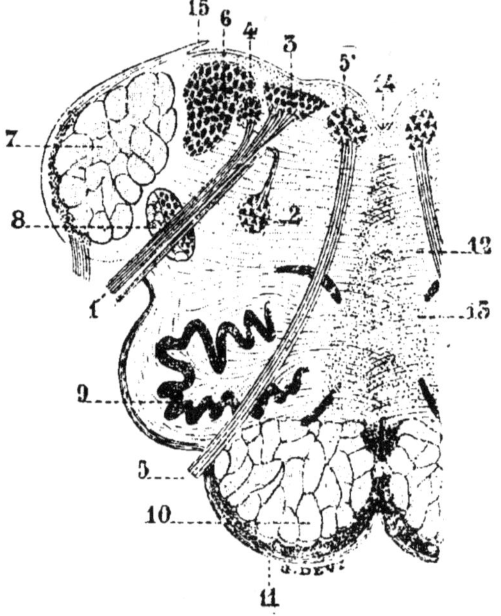

Fig. 353.

Coupe du bulbe rachidien, au niveau de la partie supérieure de l'olive (en partie d'après VAN GEHUCHTEN). Figure empruntée à TESTUT).

1, glosso-pharyngien, avec 2, son noyau moteur faisant partie du noyau ambigu. — 3, son noyau sensitif ou noyau de l'aile grise. — 4, faisceau solitaire. — 5, grand hypoglosse avec 5', son noyau d'origine. — 6, noyau dorsal et racine descendante de l'auditif. — 7, pédoncule cérébelleux inférieur. — 8, racine descendante du trijumeau. — 9, olive et parolives. — 10, pyramide antérieure. — 11, fibres et noyaux arciformes. — 12, raphé. — 13, ruban de Reil. — 14, sillon médian du quatrième ventricule. — 15, ligula.

(*accessoire du pneumogastrique*), qui tire son origine du noyau ambigu, comme le glosso-pharyngien et le pneumogastrique.

c. *Noyaux du pneumogastrique (Xᵉ paire)*. — Le pneumogastrique, nerf mixte, a son noyau moteur dans la partie moyenne du noyau ambigu qu'il convient d'envisager comme le prolongement intrabulbaire du groupe antéro-externe des neurones médullaires ; ce noyau renferme des cellules radiculaires, et quelques éléments à cylindraxe court.

Le noyau sensitif du pneumogastrique est représenté par les ganglions jugulaire et plexiforme, véritables ganglions rachidiens avec cellules bipolaires en T, dont les cylindraxes vont se mettre en relation avec les cellules de l'aile grise qui répondent aux éléments de la base de la corne postérieure de la moelle.

d. Noyaux du glosso-pharyngien (IXᵉ paire). — Le glosso-pharyngien, nerf mixte comme le pneumogastrique, possède un centre moteur dans le noyau ambigu (fig. 353), et un noyau sensitif dans les ganglions d'Andersch et d'Ehrenritter. Les cylindraxes issus de ce dernier ganglion, se mettent en rapport avec le noyau de l'aile grise, et prennent part à la formation du *faisceau solitaire* ou *bandelette solitaire* (DUVAL). Ce faisceau solitaire représente le faisceau des fibres descendantes du nerf de Wrisberg, des nerfs glosso-pharyngien et pneumogastrique.

B. NOYAUX PROPRES AU BULBE. — Les formations grises propres au bulbe, et en quelque sorte surajoutées, sont représentées par l'olive bulbaire, les noyaux juxta-olivaires ou parolives, les noyaux arciformes, et par divers amas cellulaires répandus çà et là, comme, par exemple, dans le faisceau latéral du bulbe.

a. Olive bulbaire. — L'olive bulbaire (fig. 353) dont nous avons indiqué antérieurement les rapports (p. 659), se compose d'une partie centrale de substance blanche, recouverte par une écorce grise festonnée, interrompue à sa partie postéro-interne. Les cellules constituant la nappe grise sont de petits éléments à dendrites très ramifiés ; la substance blanche est formée par des fibres en relation avec l'écorce cérébelleuse. Ces fibres s'entrecroisent dans le raphé du bulbe, et représentent, d'après KÖLLIKER, les terminaisons cylindraxiles des cellules de Purkinje.

b. Parolives. — Les parolives ou noyaux juxta-olivaires interne et externe, sont deux amas de substance grise, probablement de même origine, et ayant même structure que l'olive.

c. Noyaux arciformes. — Les noyaux arciformes sont de petits noyaux gris situés sur la face antérieure des pyramides, et englobés dans les fibres arciformes antéro-externes. Ils sont en relation avec l'écorce cérébelleuse, car ils s'atrophient en même temps que l'olive, à la suite des lésions de l'hémisphère cérébelleux du côté opposé.

§ 5. — STRUCTURE DE LA PROTUBÉRANCE ANNULAIRE

Comme pour le bulbe rachidien, nous décrirons successivement la substance blanche, et la substance grise, y compris les noyaux des nerfs craniens.

1° Substance blanche. — La substance blanche comprend à la fois des fibres transversales, et des fibres longitudinales. Les fibres transversales (fig. 354) sont surtout abondantes dans la partie antérieure que quelques auteurs, par analogie avec la division classique des pédoncules cérébraux, appellent *pied de la protubérance*. Ces fibres tirent leur origine de petits noyaux qu'elles englobent (*noyaux du pont*), s'entrecroisent sur la ligne médiane, et vont se ramifier dans l'écorce cérébelleuse (*fibres ponto-cérébelleuses*), en passant par les pédoncules cérébelleux moyens. Entre les lamelles constituées par ces fibres transversales, s'élèvent les pyramides antérieures qui parcourent en ligne droite la protubérance, pour s'engager dans les pédoncules cérébraux. Des fibres constituant les pyramides antérieures, se détachent des collatérales qui vont se répartir dans les noyaux gris voisins.

Dans la partie postérieure ou *calotte de la protubérance*, on remarque, sur les parties latérales, deux faisceaux qui s'écartent progressivement l'un de l'autre de haut en bas, et se portent vers le cervelet. Ce sont les *pédoncules cérébelleux supérieurs* contenant à la fois des fibres cortico-cérébelleuses, et des fibres médullo-cérébelleuses du faisceau de Gowers.

Dans l'espace trapézoïdal limité, sur la coupe transversale, en avant par les fibres transversales protubérantielles, latéralement par les pédoncules cérébelleux supérieurs, et en arrière par le plancher du 4ᵉ ventricule, se trouvent logés deux faisceaux ascendants qui s'étalent de plus en plus à mesure qu'on s'élève : ce sont les *pyramides sensitives* formant le *ruban de Reil*, en arrière desquelles se prolonge la substance réticulaire du bulbe (p. 667).

Le faisceau longitudinal postérieur (p. 666) est compris entre

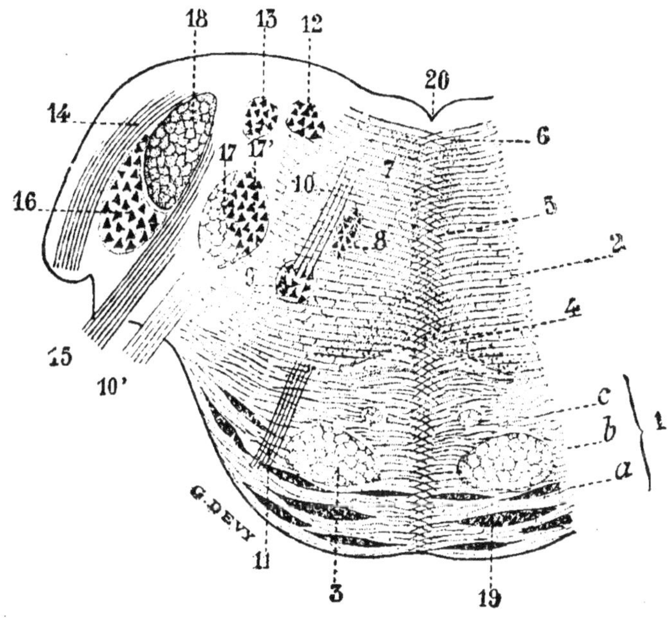

Fig. 354.

Coupe transversale de la protubérance au niveau de sa partie inférieure (schématisée, d'après une coupe de KÖLLIKER). Figure empruntée à TESTUT.

1. étage inférieur, avec : *a*, faisceaux superficiels ; *b*, faisceaux moyens ; *c*, faisceaux profonds. — 2, étage supérieur ou calotte. — 3, faisceau pyramidal. — 4, ruban de Reil. — 5, raphé. — 6, faisceau longitudinal postérieur. — 7, fibres arciformes internes. — 8, substance réticulaire. — 9, noyau du facial. — 10, 10', nerf facial. — 11, nerf moteur oculaire externe. — 12, noyau postérieur de l'auditif. — 13, racine descendante de l'auditif. — 14, nerf cochléaire. — 15, nerf vestibulaire. — 16, noyau antérieur de l'auditif. — 17, racine inférieure du trijumeau avec 17', son noyau terminal. — 18, pédoncule cérébelleux inférieur. — 19, noyaux du pont. — 20, sillon médian du quatrième ventricule.

cette substance et le plancher du 4ᵉ ventricule. Dans la substance blanche en rapport avec les noyaux sensitifs centraux, on remarque, en plus, de petits faisceaux individualisés, formés par les branches de bifurcation des cylindraxes émanés des ganglions sensitifs périphériques.

2° Substance grise. — Comme dans le bulbe, la substance grise de la protubérance se trouve fragmentée en un certain nombre de noyaux dont les uns doivent être envisagés comme les prolongements supérieurs de la substance grise de la moelle, et sont en relation avec les nerfs protubérantiels, et dont les autres figurent des formations propres à la protubérance.

A. Noyaux prolongeant les colonnes grises de la moelle, noyaux des nerfs protubérantiels. — Quatre nerfs prennent naissance dans la protubérance. Ce sont, en allant de bas en haut : l'acoustique, le facial, le moteur oculaire externe, et le trijumeau.

a. *Noyaux de l'acoustique* (VIIIe paire). — Nous envisagerons séparément les noyaux principaux du nerf cochléaire et du nerf vestibulaire.

α) Le *nerf cochléaire* (racine postérieure de l'acoustique) a ses neurones originaires dans le ganglion de Corti dont les cylindraxes viennent se ramifier dans deux noyaux sensitifs centraux, voisins l'un de l'autre : le *noyau acoustique antérieur*, et le *tubercule acoustique latéral*. Les cylindraxes issus des neurones constituant ces noyaux centraux, prennent part à la formation de la voie acoustique centrale (p. 822).

β) Le *nerf vestibulaire* (racine antérieure de l'acoustique) s'insinue sous les fibres transversales de la protubérance, et longe, d'avant en arrière, la face interne du pédoncule cérébelleux inférieur. Ses neurones originaires sont situés dans le ganglion de Scarpa, et les cylindraxes de ces neurones, qui forment le nerf vestibulaire, se divisent, au contact des noyaux sensitifs centraux, en deux branches constituant les racines ascendante et descendante. La racine ascendante se met en relation avec le *noyau postérieur*, et avec le *noyau de Deiters*. Nous rappellerons que l'ensemble de ces deux noyaux forme sur le plancher du quatrième ventricule la saillie connue sous le nom de tubercule acoustique postérieur (Charpy). Le noyau de la racine descendante, correspond à la partie inférieure du tubercule acoustique et à l'aile blanche externe.

Nous ajouterons que d'après Ramón y Cajal, certaines fibres de la racine ascendante (*faisceau cérébelleux vestibulaire*) pénètrent dans le cervelet, en suivant le trajet du corps restiforme.

b. *Noyaux du facial* (VIIe paire). — Le facial (fig. 354), exclusivement moteur, est accompagné d'un petit rameau nerveux, le *nerf intermédiaire de Wrisberg*, que certains auteurs ont réuni au facial dont il représenterait alors la racine sensitive. Le noyau moteur du facial est situé dans la partie inférieure de la protubérance sur le prolongement du noyau ambigu, c'est-à-dire de la tête de la corne antérieure de la moelle. Placé directement en arrière des fibres transversales protubérantielles, il répond en dedans à l'olive protubérantielle (p. 677) et aux fibres du ruban de Reil, en dehors à la racine descendante du trijumeau ; il se trouve placé immédiatement au-dessous du noyau masticateur du trijumeau. Les cylindraxes qui en émanent, se dirigent en arrière, embrassent le noyau du moteur oculaire externe (genou du facial correspondant à l'eminentia teres), puis passent en dehors, et un peu au-dessus du noyau d'origine, pour sortir dans la fossette latérale du bulbe.

Les fibres du nerf intermédiaire de Wrisberg ont leur origine dans le ganglion géniculé, et leurs prolongements cylindraxiles vont se mettre en rapport avec les noyaux du faisceau solitaire.

c. *Noyau du moteur oculaire externe* (VIe paire). — Le noyau principal du moteur oculaire externe, nerf exclusivement moteur, est situé sous le plancher du 4e ventricule, dans la saillie connue sous le nom d'eminentia teres.

Van Gehuchten a décrit un noyau accessoire représenté par de petits amas cellulaires compris entre le noyau principal et le noyau du facial, et limités en dedans et en dehors par les fibres constituant le genou du facial.

d. *Noyaux du trijumeau* (V^e paire). — Le trijumeau, étant un nerf mixte, a des origines motrices et sensitives.

La portion motrice ou *nerf masticateur* naît de deux noyaux, l'un dit principal, l'autre accessoire. Le noyau principal ou masticateur, se trouve un peu en arrière des fibres transversales de la protubérance, en dedans de la racine sensitive du trijumeau, en dehors et un peu en arrière du ruban de Reil. Il paraît continuer le noyau du facial, et se compose comme lui de cellules multipolaires. D'après BECHTEREW, il répond au lobe électrique des poissons. Le noyau accessoire est représenté par une longue traînée de cellules placées en arrière du noyau principal et du noyau sensitif central, le long de la partie antéro-externe de l'aqueduc de Sylvius. Les éléments qui le constituent se caractérisent par l'absence de prolongements protoplasmiques remplacés par de petites épines ; leur prolongement cylindraxile envoie un très grand nombre de collatérales qui se mettent en relation avec les cellules du noyau principal. Ces cylindraxes constituent la *racine motrice descendante*.

La partie sensitive du trijumeau a ses neurones originaires dans le ganglion de Gasser. Le cylindraxe de ces neurones pénètre dans la protubérance, traverse les *fibres transversales*, et se divise en une branche ascendante très courte, et une branche descendante longue. Cette dernière va s'accoler à la face externe du noyau sensitif central (fig. 354) représentant le prolongement de la tête de la corne postérieure déjetée vers les pédoncules cérébelleux inférieurs. Ce noyau, appelé *noyau vésiculeux*, se prolonge jusqu'à la partie inférieure du bulbe, où il forme le *tubercule cendré de Rolando*. De ce noyau, se détachent des cylindraxes qui, se croisant dans le raphé, constituent un groupe de fibres arciformes internes, qui gagnent le cerveau par le ruban de Reil.

B. NOYAUX GRIS PROPRES A LA PROTUBÉRANCE. — Ces noyaux constituent deux formations distinctes : les noyaux du pont et l'olive protubérantielle.

a. *Noyaux du pont*. — Ce sont de petits amas de substance grise disséminés entre les fibres transversales de la protubérance ainsi qu'entre les éléments du faisceau pyramidal. Les cellules qui les constituent sont de faibles dimensions, et n'affectent pas, en général, la forme multipolaire : leur cylindraxe va s'épanouir dans l'écorce cérébelleuse. Autour de ces éléments, se ramifient des fibres venues de l'écorce cérébrale, ainsi que des collatérales des faisceaux pyramidaux

b. *Olive protubérantielle*. — C'est un noyau du volume d'un pois, placé en dehors des fibres du ruban de Reil, en arrière des fibres transversales de la protubérance, en dedans et en avant du noyau du facial ; le tronc de ce nerf sépare l'olive des noyaux du trijumeau.

Les cellules qui composent l'olive cérébelleuse, rappellent par leurs caractères morphologiques celles de l'olive bulbaire, et les fibres qui en émanent se mettent en relation, les unes avec les fibres acoustiques centrales (*ruban de Reil externe* p. 678), et les autres avec le noyau d'origine du moteur oculaire externe.

ARTICLE III

PÉDONCULES CÉRÉBRAUX ET TUBERCULES QUADRIJUMEAUX

Le cerveau moyen ou mésencéphale donne naissance par sa cavité à l'*aqueduc de Sylvius*, et par ses parois à une formation anatomique que l'on subdivise au point de vue descriptif en deux parties : les *pédoncules cérébraux* et la *lame quadrijumelle* ou *tubercules quadrijumeaux*.

§ 1. — MORPHOLOGIE DES PÉDONCULES CÉRÉBRAUX

Les pédoncules cérébraux figurent deux gros cordons qui sortent de la protubérance, et se dirigent en divergeant vers les hémisphères cérébraux ; libres par leur face antérieure, ils adhèrent en arrière à la lame quadrijumelle.

Leur face antérieure (ou inférieure) est parcourue par des fibres longitudinales qui s'épanouissent de bas en haut, en une sorte d'éventail s'insinuant au-dessous et en arrière de la couche optique : elle est circonscrite supérieurement par la *bandelette optique* correspondante.

Leur face externe, embrassée dans sa partie moyenne par le

nerf pathétique, est subdivisée en deux régions ou étages par un sillon oblique d'avant en arrière et de bas en haut (*sillon latéral de l'isthme.*) Ce sillon qui, dans sa partie inférieure, sépare le pédoncule cérébelleux moyen du pédoncule cérébelleux supérieur et aussi de la pointe de triangle de Reil, se termine supérieurement sous le corps genouillé interne, en isolant le pied du pédoncule en avant, du *triangle de Reil* ou *ruban de Reil externe* en arrière.

L'espace compris en avant sur la ligne médiane entre les deux pédoncules (*espace interpédonculaire*) est occupé par une lame de substance grise présentant une série d'orifices par lesquels passent de nombreux vaisseaux destinés à la base des hémisphères : c'est l'*espace perforé postérieur* dans le champ duquel on remarque deux petites saillies, les *ganglions interpédonculaires*. Un peu plus haut, apparaissent côte à côte sur la ligne médiane deux éminences arrondies, blanchâtres (*tubercules mamillaires*), et ensuite une saillie conique de couleur grise (*tuber cinereum*) portant la tige du corps pituitaire.

§ 2. — MORPHOLOGIE DES TUBERCULES QUADRIJUMEAUX

Les tubercules quadrijumeaux sont représentés par quatre saillies blanches arrondies séparées les unes des autres par deux sillons à direction perpendiculaire (*sillon crucial*). Les tubercules quadrijumeaux postérieurs (inférieurs) ou *testes* sont plus écartés l'un de l'autre que les antérieurs (supérieurs) ou *nates*.

Latéralement, chacun de ces deux tubercules envoie un *bras* à une saillie de la partie postérieure de la couche optique correspondante, appelée *corps genouillé :* les testes sont en connexion par leur bras avec les corps genouillés internes, les nates avec les corps genouillés externes. Entre les deux nates, on observe une petite saillie, l'*éminence pinéale*, sur laquelle repose le *corps pinéal* (p. 703). Sous les tubercules quadrijumeaux postérieurs, s'enfoncent les pédoncules cérébelleux supérieurs émanés de chacun des lobes du cervelet, et, dans leur angle d'écartement à sommet supérieur, se trouve tendue une lamelle de substance blanche, la *valvule de Vieussens*.

§ 3. — STRUCTURE DES PÉDONCULES CÉRÉBRAUX

Une coupe mascroscopique (fig. 355) permet de reconnaître dans les pédoncules cérébraux deux régions distinctes, l'une antéro-inférieure (*pied du pédoncule*), et l'autre postéro-supérieure (*calotte*), séparées par une lamelle de substance grise (*locus niger* de Sœmmering).

La calotte, coiffée par les tubercules quadrijumeaux, est traversée au-dessous de ces tubercules par l'*aqueduc de Sylvius*, dont la section losangique mesure tout au plus un millimètre.

Au-dessous de l'aqueduc, on aperçoit de petits amas de substance grise représentant les noyaux du moteur oculaire commun et du pathétique, et, entre ces noyaux et le locus niger, deux autres amas, beaucoup plus volumineux (5 millimètres) d'une couleur gris rougeâtre, les *noyaux rouges* de Stilling.

1° Substance blanche — Nous avons vu que la substance des pédoncules cérébraux est divisée par le locus niger en deux étages distincts : le *pied* et la *calotte*. Le pied est occupé dans sa presque totalité par des faisceaux moteurs dont le plus interne (*faisceau géniculé*) renferme les fibres descendantes de la région rolandique, qui vont se distribuer dans les noyaux moteurs des nerfs craniens. Le restant des faisceaux moteurs représente le faisceau pyramidal bordé en dehors par le *faisceau de Meynert* que l'on considère comme une voie d'association cortico-ponto-cérébelleuse.

Indépendamment des noyaux de substance grise que nous avons signalés plus haut, la calotte renferme des fibres blanches dont les unes sont de nature sensitive, et dont les autres constituent des voies d'association entre les différents centres encéphaliques. La majeure partie des fibres sensitives sont directement appliquées contre la face postérieure du locus niger (*ruban de Reil interne*). Les autres fibres sensitives s'étalent dans la région correspondant au triangle de Reil, au-dessus et en dehors des pédoncules cérébelleux supérieurs, où elles constituent le *ruban de Reil externe*, par lequel passe, d'après les recherches de HELD, la *voie acoustique centrale*.

Les pédoncules cérébelleux supérieurs, compris dans l'angle à

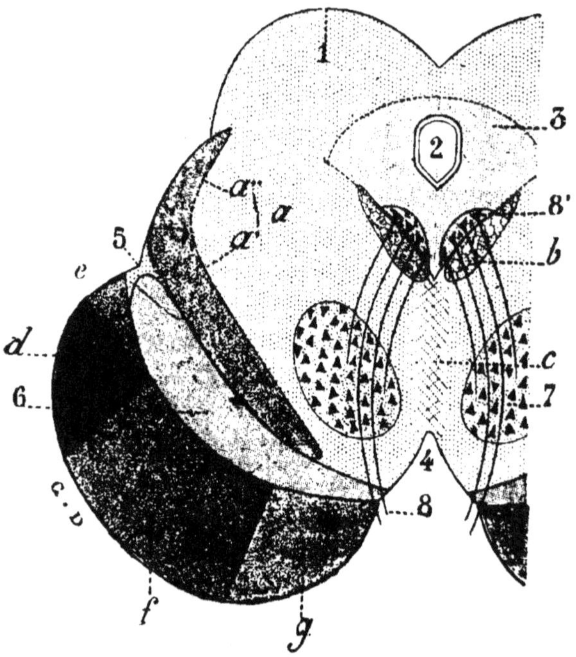

Fig. 355.

Systématisation fonctionnelle du pédoncule cérébral sur une coupe transversale (d'après TESTUT).

1, tubercules quadrijumeaux antérieurs. — 2, aqueduc de Sylvius. — 3, substance grise de l'aqueduc. — 4, espace interpédonculaire. — 5, sillon latéral de l'isthme. — 6, locus niger. — 7, noyau rouge de Stilling. — 8, nerf moteur oculaire commun, avec 8', son noyau d'origine. — *a*, ruban de Reil avec ses deux parties : *a'*, et *a''*. — *b*, faisceau longitudinal postérieur. — *c*, raphé. — *d*, faisceau cortico-fronto-cérébelleux (faisceau de Meynert). — *f*, faisceau pyramidal. — *g*, faisceau géniculé.

concavité interne que limitent les deux parties du ruban de Reil, s'entrecroisent sur la ligne médiane. Au niveau de cet entrecroisement, les fibres pédonculaires émanées des cellules de l'olive et de l'écorce cérébelleuse (p. 684), se séparent en deux groupes, dont l'un ascendant se perd dans le noyau rouge et dans la couche optique, et dont l'autre descendant se termine dans la région dorsale du pont de Varole (*faisceau cérébelleux descendant* de RAMÓN Y CAJAL).

En arrière de l'entrecroisement des pédoncules cérébelleux supérieurs, on remarque deux faisceaux séparés de l'aqueduc de Sylvius par les noyaux du moteur oculaire commun : ce sont les *faisceaux longitudinaux postérieurs*, dont le volume est plus considérable que dans la protubérance et dans le bulbe.

Un peu au-dessus de l'entrecroisement des pédoncules cérébelleux supérieurs, en arrière des faisceaux longitudinaux postérieurs, on observe un autre entrecroisement de fibres provenant des tubercules quadrijumeaux antérieurs où se trouvent leurs cellules d'origine. Ces fibres passent en grande partie dans le faisceau longitudinal postérieur, et prennent part à la constitution des voies acoustique et optique descendantes. Elles mettent les centres réflexes de ces deux voies, situés dans les tubercules quadrijumeaux, en relation avec les divers noyaux des nerfs craniens.

2° Substance grise. — Nous passerons successivement en revue les amas de substance grise qui prolongent les colonnes grises de la moelle, et ceux qui sont propres aux pédoncules cérébraux.

A. NOYAUX PROLONGEANT LES COLONNES GRISES DE LA MOELLE, NOYAUX DES NERFS PÉDONCULAIRES. — Ces noyaux appartiennent à deux nerfs moteurs : le pathétique et le moteur oculaire commun.

a. *Noyau du pathétique* (IV° paire). — Le noyau du pathétique est situé à la hauteur des tubercules quadrijumeaux postérieurs dans la substance grise interposée entre l'aqueduc de Sylvius et le raphé des pédoncules cérébelleux supérieurs, en arrière du faisceau longitudinal postérieur. Ses fibres se portent en arrière, et, après s'être entrecroisées avec celles du côté opposé, émergent entre les tubercules quadrijumeaux postérieurs et la valvule de Vieussens.

b. *Noyau du moteur oculaire commun* (III° paire). — Ce noyau (fig. 355), situé comme celui du pathétique, en avant de l'aqueduc de Sylvius, et en arrière du faisceau longitudinal postérieur, mais à un niveau plus élevé, s'étale sur une longueur d'un demi-centimètre dans la région répondant aux tubercules quadrijumeaux antérieurs. C'est le noyau pour lequel la différenciation des groupes cellulaires a été poussée le plus loin : on lui a décrit des centres fonctionnels répondant à chacun des muscles de l'œil qu'il innerve.

B. Noyaux propres aux pédoncules cérébraux. — Les amas de substance grise propres aux pédoncules cérébraux, sont représentés par le locus niger et par le noyau rouge.

a. *Locus niger*. — Le locus niger peut être considéré comme la condensation en une seule masse de la substance grise qui forme les divers noyaux du pont de Varole. C'est une formation en croissant, d'une épaisseur moyenne de 1 à 2 millimètres, dont la convexité est en rapport avec le pied du pédoncule, et dont la concavité regarde la calotte. Les cellules qui la constituent, appartiennent pour la plupart au type de Golgi à cylindraxe court ; elles sont en relation avec des collatérales provenant du pied du pédoncule cérébral.

b. *Noyau rouge*. — Le noyau rouge de Stilling, dont nous avons fait connaître précédemment la situation, renferme quelques rares cellules de Golgi et de nombreuses cellules multipolaires, dont les cylindraxes descendent dans le cordon latéral de la moelle en avant du faisceau pyramidal (*faisceau aberrant du cordon latéral* de von Monakow, *faisceau rubro-spinal*).

§ 4. — Structure des tubercules quadrijumaux

Les tubercules quadrijumeaux postérieurs sont formés par une masse ganglionnaire centrale enveloppée par une coiffe de substance blanche, et renfermant des cellules du type de Deiters et du type de Golgi; ils sont en relation avec la voie acoustique, dont ils constituent probablement un centre réflexe. Les tubercules quadrijumeaux antérieurs, répondant aux lobes optiques des vertébrés inférieurs, sont en rapport avec la voie optique réflexe, et représentent vraisemblablement aussi un centre d'association réflexe entre la voie acoustique et la voie optique. D'après RAMÓN Y CAJAL, ils seraient constitués par quatre couches superposées, alternativement blanches et grises, dont les cellules superficielles sont de petites dimensions, et dont les cellules profondes, volumineuses, sont en rapport avec les fibres de la bandelette |optique.

ARTICLE IV

CERVELET

Le cervelet se compose de deux parties symétriques, les *lobes latéraux*, réunis par une masse impaire, le *lobe médian*. A la face supérieure, les lobes latéraux présentent deux dépressions pour recevoir les lobes occipitaux du cerveau, tandis que le lobe médian figure une crête ondulée, ce qui lui a valu le nom de *vermis supérieur*. Par analogie, la face inférieure du lobe médian, s'appelle *vermis inférieur*. Nous laisserons de côté la description des lobes, des lobules, des sillons et des scissures du cervelet, qui sont du domaine de l'anatomie descriptive.

Si l'on vient à pratiquer une coupe macroscopique sur le cervelet, on remarque que cet organe est décomposé en un grand nombre de lames, par des sillons à l'intérieur desquels s'enfonce un prolongement de la pie-mère. Ces lames sont à leur tour subdivisées en lamelles par des sillons secondaires également occupés par un prolongement de la pie-mère, si bien que l'ensemble, connu sous le nom d'*arbre de vie*, figure, sur la section, une série d'arborisations qu'on a comparées aux dessins des feuilles de fougère. Les lames et les lamelles, sur la coupe perpendiculaire, sont parcourues par un axe médian de substance blanche recouvert par une couche de substance grise.

Indépendamment de cette couche grise superficielle, on rencontre encore, dans la partie centrale de la substance blanche, un certain nombre de noyaux gris. Les plus volumineux sont représentés par deux formations situées au centre des lobes latéraux, et caractérisés par leur aspect festonné : ce sont les *olives cérébelleuses* encore appelées *corps, noyaux rhomboïdaux* ou *dentelés*. De même, dans la région antérieure du vermis supérieur, on observe quelques noyaux gris accessoires, *embolus, globulus* et *noyaux du toit*.

1° Substance blanche. — Le cervelet est l'aboutissant d'un assez grand nombre de faisceaux nerveux par lesquels il se met en communication avec la moelle et avec les centres encéphaliques. Ces faisceaux passent par les pédoncules cérébelleux inférieurs, moyens et supérieurs; leur épanouissement constitue la substance blanche du cervelet.

A. Pédoncules cérébelleux inférieurs. — Ces pédoncules renferment à la fois des fibres ascendantes et des fibres descendantes. Les fibres ascendantes occupent de préférence la portion externe du pédoncule ; elles proviennent soit de la moelle (*fibres médullaires*), soit du bulbe (*fibres bulbaires*). Les fibres médullaires émanent de la colonne de Clarke par l'intermédiaire du faisceau cérébelleux direct, et, après avoir occupé le centre du corps restiforme, se distribuent à l'écorce du vermis supérieur. Les fibres bulbaires ont leur origine dans les noyaux de Goll et de Burdach du même côté ou du côté opposé ; elles constituent les deux groupes de fibres arciformes externes du bulbe auxquelles se joignent des fibres issues de l'olive bulbaire. Tous ces éléments forment la zone superficielle et externe du corps restiforme, et aboutissent au noyau dentelé du cervelet. Dans la portion interne des pédoncules, se trouvent des fibres ascendantes appartenant à la voie acoustique, et se terminant dans les noyaux du toit.

Quant aux fibres descendantes, on tend à admettre qu'elles se rendent soit directement, soit après un relais bulbaire, dans la moelle épinière, où elles occupent le faisceau fondamental antérolatéral, pour se mettre en relation avec les neurones de la corne antérieure.

B. Pédoncules cérébelleux moyens. — Ces pédoncules sont constitués par des fibres ponto-cérébelleuses qui tirent leur origine des noyaux de substance grise de la protubérance, et qui, après s'être entrecroisées avec celles du côté opposé, se rendent à l'écorce des hémisphères cérébelleux. Nous savons déjà que les noyaux du pont sont en relation avec les fibres cérébrales descendantes : les pédoncules cérébelleux moyens constituent donc une voie d'association entre le cervelet et le cerveau.

C. Pédoncules cérébelleux supérieurs. — Nous avons vu que les faisceaux de Gowers, arrivés au-dessous de la lame quadrijumelle, se réfléchissent en bas, pour s'engager dans les pédoncules cérébelleux supérieurs. Comme les fibres de ces faisceaux ont leur origine dans les cellules de la corne postérieure de la moelle, et qu'elles vont se terminer dans l'écorce cérébelleuse, elles constituent en partie la voie médullo-cérébelleuse ascendante.

La presque totalité du pédoncule cérébelleux supérieur est constituée par des fibres provenant des cellules de Purkinje, et des éléments du noyau dentelé ; ces fibres vont se terminer dans le noyau rouge ou dans la couche optique du côté opposé, après un entrecroisement total.

2° Substance grise. — La substance grise, ainsi que nous l'avons dit plus haut, constitue l'écorce cérébelleuse ; elle forme, en plus, de petits noyaux accessoires, et l'olive cérébelleuse. Les éléments nerveux qui la composent, sont plongés dans une gangue névroglique, dont les cellules petites et irrégulières au voisinage de la substance blanche, deviennent volumineuses dans la zone externe de l'écorce.

A. Écorce cérébelleuse. — Les cellules nerveuses qui entrent dans la constitution de l'écorce cérébelleuse, sont disposées suivant deux couches qui sont de dedans en dehors : la couche des grains et la couche moléculaire.

a. *Couche des grains* (couche granuleuse, couche rouillée). — Les cellules qui caractérisent cette couche interne, sont des *grains* ou *myélocytes* (p. 284), c'est-à-dire de petites cellules nerveuses à prolongements protoplasmiques courts et épais. Leur cylindraxe, grêle, se dirige vers la surface, et, parvenu dans la couche moléculaire, se divise, suivant le mode de bifurcation

en T, en deux branches qui courent parallèlement au bord libre
des lamelles, entre les prolongements dendritiques des cellules
de Purkinje. Après un trajet en général assez long, ces branches
se terminent par un renflement variqueux : elles constituent les
fibres parallèles de RAMÓN Y CAJAL (fig. 356). Indépendamment
des grains, on rencontre encore des cellules à cylindraxe court,
qui paraissent jouer un rôle d'association entre ces éléments.

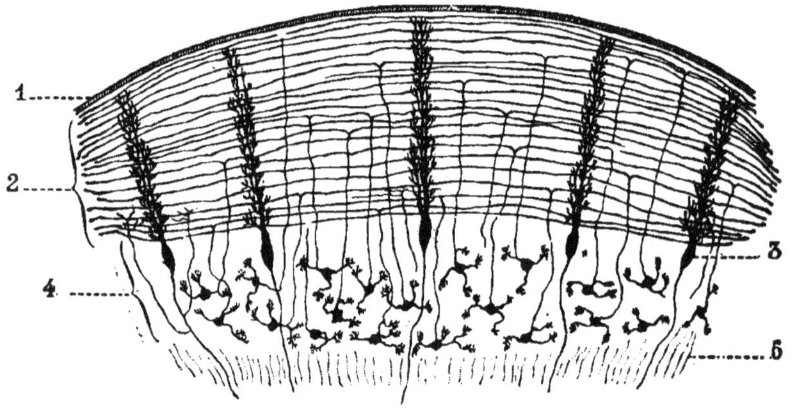

Fig. 356.

Coupe longitudinale d'une lamelle cérébelleuse
(d'après RAMÓN Y CAJAL). Figure empruntée à TESTUT.

1, pie-mère. — 2, couche moléculaire avec les fibres parallèles. — 3, cellule de
Purkinje. — 4, couche granuleuse avec les grains. — 5, substance blanche.

b. *Couche moléculaire* (couche grise). — L'élément fondamental
de cette couche est représenté par la cellule de Purkinje (p. 357),
dont le corps cellulaire renflé en forme de gourde, repose directement sur la couche des grains sous-jacente. Le cylindraxe grêle
se détache du pôle profond. Quant aux prolongements protoplasmiques, ils s'élèvent vers la surface, en se ramifiant un
grand nombre de fois, et en affectant ainsi une disposition caractéristique (ramification en *bois de cerf*). Il est à remarquer que
les dendrites des cellules de Purkinje s'étalent dans un même
plan perpendiculaire à la fois au bord libre des lamelles, et
aux fibres parallèles (fig. 357).

Entre les arborisations touffues des cellules de Purkinje, se trouvent intercalées de petites cellules étoilées pourvues de nombreux prolongements protoplasmiques qui se terminent librement dans la couche moléculaire. Le cylindraxe de ces éléments se dirige transversalement dans le plan d'étalement des cellules de Purkinje, c'est-à-dire perpendiculairement aux fibres parallèles, et émet sur son long parcours, un grand nombre de colla-

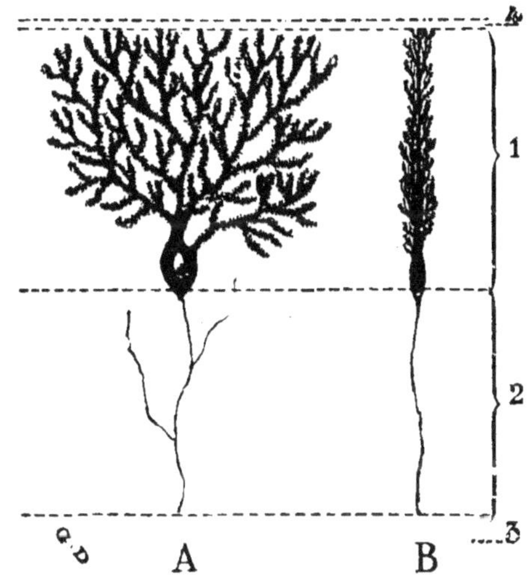

Fig. 357.
Une cellule de Purkinje, vue : A, de face ; et B, de profil
(d'après Testut).
1, couche moléculaire. — 2, couche granuleuse. — 3, substance blanche.
— 4, pie-mère.

térales descendantes qui se comportent de la même façon que la fibre terminale. Toutes ces fibres vont, en effet, s'épanouir en une touffe de fibrilles qui enlace étroitement le corps des cellules de Purkinje (*corbeilles terminales*, KÖLLIKER).

B. OLIVE CÉRÉBELLEUSE ET NOYAUX ACCESSOIRES. — A ces différents noyaux, aboutissent, en plus des faisceaux que nous avon décrits plus haut, les cylindraxes des cellules de Purkinje du lobe médian du cervelet. Les éléments qui constituent ces noyaux, sont des cellules nerveuses globuleuses et de faible dimension, caractérisées par la richesse de leurs prolongements dendritiques.

3° Connexions de la substance blanche avec la substance grise. — La substance blanche, située au-dessous de l'écorce grise, renferme des fibres descendantes et des fibres ascendantes. Les fibres descendantes, émanées des cellules de Purkinje passent dans les pédoncules cérébelleux supérieur et inférieur, et vont se terminer, les premières, dans le noyau rouge et dans la couche optique du côté opposé, et les secondes dans la moelle. Les fibres ascendantes sont représentées par les fibres du faisceau cérébelleux direct, par celles du faisceau de Gowers, et par les fibres ponto-cérébelleuses. Les fibres du faisceau cérébelleux direct, ainsi que celles du faisceau de Gowers, qui figurent la voix médullo-cérébelleuse ascendante, se terminent au pourtour des grains par des ramifications rappelant l'aspect des mousses (*fibres mousseuses* ou *moussues*). Les fibres ponto-cérébelleuses s'accolent contre les prolongements dendritiques des cellules de Purkinje, le long desquelles elles semblent grimper (*fibres grimpantes*), en émettant leurs arborisations terminales.

Les connexions que nous venons d'indiquer permettent de supposer que l'influx nerveux apporté aux grains par les fibres moussues, est transmis secondairement aux cellules de Purkinje par les fibres parallèles qui cheminent entre les ramifications en bois de cerf. D'autre part, l'influx nerveux suivant la voie des fibres grimpantes, pourrait passer directement dans les prolongements dendritiques des cellules de Purkinje. Quant aux cellules de la couche moléculaire, elles représentent vraisemblablement des éléments d'association entre les fibres parallèles, les fibres grimpantes et les cellules de Purkinje.

ARTICLE V

CERVEAU

Le cerveau se compose de deux parties latérales symétriques ou *hémisphères* (*cerveau antérieur*), réunis par une portion médiane (*cerveau intermédiaire*), en rapport avec les pédoncules cérébraux, et par une grande commissure de formation secondaire, le *corps calleux*. La surface des hémisphères présente un grand nombre de replis tortueux (*circonvolutions*) séparés par des dépressions, dans lesquelles s'enfonce une duplicature de la pie-mère. Les circonvolutions se trouvent réparties en un certain nombre de lobes (portant le nom de la région correspondante du crâne), par des dépressions profondes qui apparaissent les premières au cours du développement : ce sont les *scissures*. Les dépressions moins accusées et secondaires, qui sont interposées entre les circonvolutions d'un même lobe, s'appellent des *sillons*.

Une coupe macroscopique intéressant, suivant le plan frontal, le cerveau dans son segment moyen, montre que la couche superficielle des circonvolutions ou *écorce cérébrale*, est essentiellement constituée par la substance grise. Au-dessous de cette substance grise, la coupe du cerveau est occupée par la substance blanche renfermant dans sa partie profonde (cerveau intermédiaire et portion attenante des hémisphères) des amas volumineux de substance grise coiffant l'extrémité supérieure des pédoncules cérébraux. Le plus interne de ces amas porte le nom de *couche optique*, et l'autre celui de *corps strié*. Ce dernier est divisé en deux parties secondaires dont l'une, le *noyau caudé*, est situé en avant et au dessus de la couche optique, et dont l'autre, le *noyau lenticulaire*, déjeté en dehors, se trouve placé en regard des faces externes de la couche optique et du noyau caudé. L'espace qui sépare le noyau lenticulaire de la couche optique et du noyau caudé, est parcouru par des fibres faisant suite au pédoncule cérébral, et dont l'ensemble est connu sous le nom de *capsule interne*. Ces fibres, après avoir dépassé la partie supérieure des noyaux centraux, s'étalent en éventail, et s'irradient vers les circonvolutions. La *capsule externe* qui longe en dehors le noyau lenticulaire, n'est pas en relation avec le pédoncule cérébral : elle est formée en majeure partie par des fibres courtes d'association.

Le cerveau, comme les autres segments des centres encéphaliques, est creusé de cavités épendymaires, en communication, par l'aqueduc de Sylvius, avec le quatrième ventricule. L'une de ces cavités, impaire et médiane, occupe le cerveau moyen ; elle se trouve comprise entre les deux couches optiques, et continue directement l'aqueduc de Sylvius : c'est le *troisième ventricule* ou *ventricule moyen*. Les autres cavités, au nombre de deux latérales (*ventricules latéraux, premier et deuxième ventricules*), sont situées symétriquement à l'intérieur des hémisphères ; elles communiquent, au moins dans le jeune âge, avec la partie antéro-latérale du troisième ventricule, par l'intermédiaire des *trous de Mouro*, que les plexus choroïdes oblitèrent complètement chez l'adulte (M. Duval, 1879).

Le *ventricule de la cloison*, improprement appelé cinquième ventricule, se forme tardivement, sans relation avec la cavité épendymaire du tube médullaire primitif.

Nous ne rappellerons pas dans ce paragraphe la vascularité des substances grise et blanche que nous avons indiquée plus haut (p. 298). Nous nous bornerons à signaler que, d'après la plupart des auteurs, les artérioles du cerveau appartiennent au type terminal.

§ 1. — SUBSTANCE BLANCHE

La substance blanche, interposée à l'écorce cérébrale et aux noyaux gris centraux, forme le *centre ovale*. Les recherches anatomiques et physiologiques ont montré que cette substance blanche contenait des fibres de deux ordres : 1° des *fibres de projection* (MEYNERT), comprenant des fibres centripètes ou sensitives, par lesquelles les impressions du monde extérieur sur nos organes sensitifs périphériques, sont transmises à l'écorce cérébrale, et des fibres centrifuges ou motrices par lesquelles les impressions projetées sur l'écorce, et en quelque sorte réfléchies, comme sur un miroir, vont susciter des contractions musculaires ; 2° des *fibres d'association* établissant des connexions intimes entre les différents centres corticaux.

1° Fibres de projection. — Ces fibres se divisent, comme nous venons de l'indiquer, en fibres centripètes et en fibres centrifuges.

a. *Fibres centripètes.* — Les fibres centripètes que nous avons suivies dans leur trajet ascendant jusqu'à la calotte du pédoncule cérébral où elles se groupent en ruban de Reil, passent dans la partie lenticulo-optique de la capsule interne, prennent part à la constitution de la *couronne rayonnante de Reil*, et vont se terminer dans les circonvolutions cérébrales.

b. *Fibres centrifuges.* — Les fibres centrifuges descendent par la voie pyramidale, et en particulier par le *faisceau géniculé* et par le faisceau pyramidal, en parcourant, en sens inverse des fibres centripètes, la couronne rayonnante, la capsule interne et le pied du pédoncule cérébral; elles vont se ramifier dans les noyaux moteurs des nerfs craniens, et dans les groupes cellulaires des cornes antérieures de la moelle.

Nous avons indiqué plus haut (p. 316) la disposition schématique des voies sensitives et motrices conscientes (comp. p. 699).

2° Fibres d'association. — Ces fibres qui constituent les voies commissurales du cerveau sont de deux ordres : les unes unissent des régions symétriques des deux hémisphères (*voies commissurales interhémisphériques*), les autres rendent solidaires diverses parties d'un même hémisphère (*voies commissurales hémisphériques*).

A. Voies commissurales interhémisphériques. — La voie commissurale interhémisphérique la plus importante est formée par le corps calleux; elle est complétée par les commissures proprement dites, comprenant les fibres transversales du trigone, et les commissures blanche antérieure, blanche postérieure, de Gudden, etc.

a. *Corps calleux.* — Le corps calleux (grande commissure interhémisphérique) est essentiellement constitué par des fibres dont les cellules originaires sont situées dans l'écorce cérébrale. Ces fibres représentent soit les cylindraxes de cellules pyramidales, soit des collatérales de cylindraxes qui descendent dans l'isthme de l'encéphale et dans la moelle. Elles se terminent par des ramifications libres dans l'écorce cérébrale du côté opposé (fig. 358).

Le corps calleux est une voie commissurale qui n'apparaît que tardivement au cours du développement; elle n'existe que chez les types les plus élevés de la série animale.

b. *Fibres transversales du trigone.* — Les fibres transversales du trigone (*lyre*) constituent une voie collatérale entre les deux cornes d'Ammon, ce qui les a fait considérer comme une commissure olfactive.

c. *Commissure blanche antérieure.* — La commissure blanche

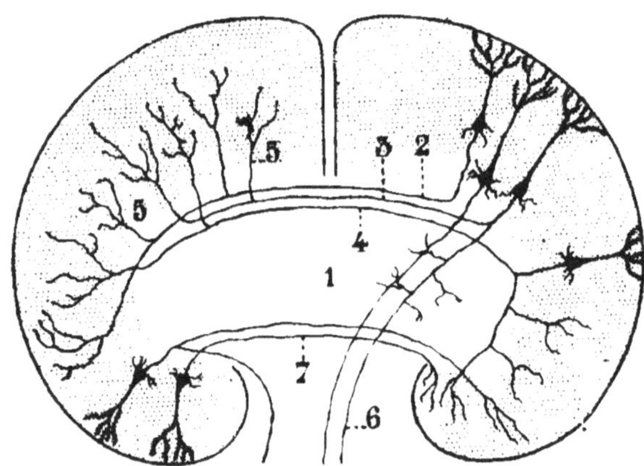

Fig. 358.

Schéma montrant sur une coupe frontale du cerveau la disposition probable des fibres commissurales (d'après RAMÓN Y CAJAL). Figure empruntée à TESTUT.

1, corps calleux, avec : 2, fibre cylindraxile directe. — 3, collatérale d'une fibre de projection. — 4, collatérale d'une fibre d'association. — 5, collatérales des fibres calleuses. — 6, deux fibres de projection. — 7, deux fibres de la commissure blanche antérieure.

antérieure est une voie commissurale olfactive composée de deux ordres de fibres : de fibres antérieures établissant des relations entre les deux bulbes olfactifs, et de fibres postérieures mettant en relation les deux lobules de l'hippocampe.

d. *Commissure blanche postérieure.* — La commissure blanche postérieure est composée de fibrilles venant en partie de la couche optique, et dont on ignore le trajet et la terminaison.

e. *Commissure de Gudden.* — La commissure de Gudden est

représentée par des fibres situées dans la concavité postérieure des bandelettes optiques, et aboutissant aux corps genouillés internes ; elles sont probablement sans relation avec la vision.

B. VOIES COMMISSURALES HÉMISPHÉRIQUES. — Ces fibres constituent soit des voies d'association entre deux circonvolutions voisines (*fibres arquées ou fibres en U*), soit des voies d'association entre deux circonvolutions éloignées d'un même lobe (Ex : fibres propres du lobe frontal), ou de deux lobes différents (Ex : faisceau occipito-frontal). La voie d'association la plus importante est représentée par les piliers du trigone cérébral, dont les fibres, en relation avec la voie olfactive, unissent le tubercule mamillaire avec le centre olfactif situé dans l'uncus.

§ 2. — SUBSTANCE GRISE

La substance grise constitue l'*écorce cérébrale*, et forme à l'intérieur des hémisphères un certain nombre de noyaux que l'on désigne sous le nom de *noyaux gris centraux*, et que nous décrirons en premier lieu.

1° Noyaux centraux. — Laissant de côté les noyaux secondaires, nous nous occuperons uniquement de la structure de la couche optique et du corps strié.

a. *Couche optique*. — La couche optique (*thalamus opticus*) est essentiellement constituée par des amas de structure grise séparés les uns des autres par des lamelles de substance blanche (*stratum zonale*). Ces amas sont au nombre de quatre principaux ; le *noyau antérieur*, le *noyau externe*, le *noyau interne*, et, enfin, le *noyau postérieur* ou *pulvinar*. Ils sont composés de cellules nerveuses multipolaires de dimensions très variables, et dont quelques-unes sont à cylindraxe court (type de Golgi). La couche optique est en relation avec les différentes régions de l'écorce cérébrale par les fibres thalamo-corticales à conduction ascendante ou descendante. On tend aujourd'hui à admettre (RAMÓN Y CAJAL) que les fibres sensitives du ruban de Reil se mettent en communication par des ramifications terminales ou collatérales avec les noyaux thalamiques. D'autre part, le cervelet envoie des fibres ascendantes à la couche optique qui passent par les pédoncules cérébelleux supérieurs, après avoir subi un relais dans le noyau rouge, mais on ignore l'existence et le trajet des fibres thalamo-cérébelleuses descendantes. Enfin, il existe des éléments d'association entre la couche optique et le corps strié. La couche optique doit, peut-être aussi, être envisagée comme un noyau d'association entre les différents organes des sens, car elle est en relation avec la bandelette optique par le corps genouillé externe, avec la voie acoustique par le corps genouillé interne, et avec diverses parties du rhinencéphale par l'intermédiaire du faisceau de Vicq d'Azyr et de la bandelette semi-circulaire.

b. *Corps strié.* — Le corps strié est formé par deux amas de substance grise, unis seulement à leur extrémité antérieure. De ces deux amas, l'un intraventriculaire (*noyau caudé*) repose en partie sur la couche optique, et se trouve, comme elle, revêtu sur sa face supérieure par l'épithélium ventriculaire ; l'autre extraventriculaire (*noyau lenticulaire*), isolé dans la substance blanche, est côtoyé en dehors par la capsule externe, et en dedans par la capsule interne. Les connexions entre ces deux noyaux sont peu connues, ainsi que les relations de ces noyaux avec l'écorce cérébrale, qui restent problématiques. Par contre, il semble y avoir des faisceaux d'union assez nets entre le noyau lenticulaire et la couche optique (*faisceau de Forel, anse de Gratiolet*). Les cellules nerveuses qui prennent part à la constitution du corps strié, appartiennent aux deux variétés multipolaires ; les cellules à cylindraxe court y sont particulièrement abondantes.

2° Structure de l'écorce cérébrale en général. — L'écorce cérébrale mesure une épaisseur variant suivant les régions de 2 à 3 millimètres, et qui atteint son maximum au niveau des circonvolutions pararolandiques. Sur la coupe macroscopique, cette écorce se montre formée, à un faible grossissement, par une succession de stries blanches et grises alternant régulièrement entre elles. D'après BAILLARGER (1840), ces stries dans la région frontale seraient au nombre de six, dont trois blanches et trois grises. La deuxième strie blanche, très accusée dans la région occipitale, répond au ruban de Vicq d'Azyr. L'aspect stratifié de l'écorce résulte de ce fait que les cellules et les fibres ne sont pas réparties uniformément dans toute son épaisseur : les cellules sont plus abondantes dans les zones répondant aux stries foncées, et les fibres plus nombreuses, au contraire, au niveau des stries blanches.

A. CELLULES NERVEUSES. — Les formes essentiellement variables qu'affectent les cellules nerveuses, suivant les zones de l'écorce, ont permis de répartir ces éléments en trois couches distinctes (VAN GEHUCHTEN) qui sont de dehors en dedans : une couche moléculaire, une couche pyramidale et une couche plexiforme (fig. 359). Nous examinerons les caractères des cellules nerveuses dans chacune de ces couches.

a. *Cellules de la couche moléculaire*. — Les cellules nerveuses de la couche moléculaire, réparties sur une épaisseur de

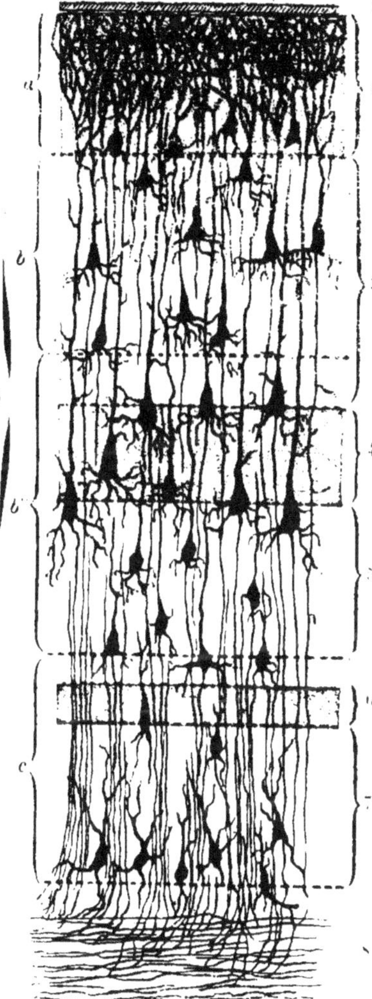

Fig. 359. — Les trois couches cellulaires de l'écorce cérébrale (d'après RAMÓN Y CAJAL), dans leur mode de correspondance avec les six couches, alternativement grises et blanches, de BAILLARGER. Figure empruntée à TESTUT.

a, couche moléculaire. — b, couche pyramidale, avec : b', couche des petites cellules pyramidales ; b'', couche des grandes cellules pyramidales. — c, couche polymorphe. — 1, pie-mère. — 2, couche grise externe. — 3, couche blanche externe. — 4, couche grise moyenne. — 5, couche blanche moyenne. — 6, couche grise interne. — 7, couche blanche interne. — 8, substance blanche.

250 μ, affectent trois formes distinctes : elles sont fusiformes, triangulaires ou polygonales. Les cellules fusiformes et triangulaires (*cellules de Ramón y Cajal*), sont caractérisées par l'existence de plusieurs prolongements cylindraxiles, l'un principal et les autres surnuméraires. Les cellules fusiformes ont leur grand axe dirigé transversalement, et émettent à chacune de leurs extrémités un prolongement protoplasmique dont se détache, à une distance variable du corps cellulaire, un cylindraxe étalant ses arborisations collatérales et terminales dans la couche moléculaire. Les cellules triangulaires sont pourvues de trois prolongements protoplasmiques donnant de même naissance chacun à un cylindraxe. RAMÓN Y CAJAL considère les cellules fusiformes et triangulaires comme des éléments d'association pouvant actionner les panaches des cellules pyramidales. Quant aux cellules polygonales, elles possèdent un seul prolongement cylindraxile, et cinq ou six prolongements protoplasmiques, qui se ramifient tous dans la couche moléculaire.

b. *Cellules de la couche pyramidale.* — Dans la couche pyramidale, épaisse de 1 à 1,5 millimètre, les cellules, de forme pyramidale caractéristique, possèdent des dimensions plus restreintes dans la partie superficielle que dans la partie profonde. Aussi certains auteurs, à la suite de MEYNERT (1872), ont-ils cru devoir diviser la couche pyramidale en deux couches secondaires (fig. 359) : une couche superficielle ou *couche des petites cellules pyramidales* (couche pyramidale compacte), et une couche profonde ou *couche des grandes cellules pyramidales* (couche ammonique).

La description des cellules pyramidales (*cellules psychiques de* RAMÓN Y CAJAL) a été présentée plus haut (p. 285) ; nous nous bornerons par suite à indiquer leurs connexions avec les éléments des couches voisines. Le prolongement protoplasmique qui se détache du sommet de la cellule, pour former le panache terminal, se dirige directement vers la surface de l'écorce cérébrale, et va s'étaler dans la couche moléculaire ; sa longueur est d'environ 1 à 1,5 millimètre. Les prolongements protoplasmiques émanés des angles de la base, sont plus grêles et de longueur beaucoup moindre ; ils se ramifient entre les prolongements analogues des cellules pyramidales voisines. Enfin, le cylindraxe, issu du centre de la base, descend verticalement dans la substance blanche, en émettant de distance en distance une série de fines collatérales. On sait que le cylindraxe des cellules pyramidales des régions pararolandiques, devient fibre motrice, et passe dans le faisceau pyramidal. Nous rappellerons toutefois que les cylindraxes d'un certain nombre de cellules pyramidales participent directement à la constitution du corps calleux (p. 691).

Entre les diverses variétés de cellules pyramidales, on rencontre des cellules fusiformes à cylindraxe ascendant bien étudiées par Ramón y Cajal. Ces cellules possèdent deux ou trois prolongements protoplasmiques assez courts qui se perdent entre les éléments voisins, et un seul cylindraxe ascendant qui gagne la couche moléculaire, où il se subdivise en un nombre variable de ramifications (3 à 5). Celles-ci affectent un trajet horizontal très long, et s'épuisent en arborisations terminales au voisinage des neurones polygonaux ou fusiformes.

c. Cellules de la couche polymorphe. — Les éléments qui constituent la couche polymorphe, épaisse de 350 μ, se présentent sous les formes les plus variées : ce sont surtout des cellules multipolaires irrégulières dont les prolongements protoplasmiques ascendants semblent ne pas dépasser l'assise des grandes cellules pyramidales. Le cylindraxe descendant pénètre dans la substance blanche, où son mode de terminaison est inconnu. On trouve également, dans cette couche, des cellules de Golgi dont le cylindraxe ascendant se ramifie entre les cellules pyramidales.

B. Fibres nerveuses. — Les fibres de l'écorce cérébrale affectent une disposition radiaire, ou se dirigent parallèlement à la surface.

a. Fibres radiées. — Les fibres radiées représentent l'épanouissement terminal de la couronne rayonnante de Reil ; elles comprennent des fibres ascendantes et des fibres descendantes. Les premières (fibres sensitives) s'enfoncent perpendiculairement dans l'écorce, et atteignent la couche moléculaire, où elles s'arborisent au pourtour du panache terminal des cellules pyramidales. Les secondes (fibres motrices) représentent les cylindraxes descendants des cellules pyramidales.

b. *Fibres tangentielles*. — Les fibres tangentielles sont constituées en majeure partie par les cylindraxes des cellules de la couche moléculaire. Quant aux différentes stries qui sillonnent l'écorce cérébrale, elles résultent de l'intrication des arborisations terminales des fibres ascendantes, et des prolongements protoplasmiques ou cylindraxiles des différentes variétés de cellules nerveuses que nous avons énumérées plus haut. La plupart de ces fibres sont pourvues d'une enveloppe de myéline. Seuls, les cylindraxes des petites cellules pyramidales et des cellules de Golgi, avec les collatérales de faible diamètre, restent nus.

C. Cellules de la névroglie. — Les cellules de la névroglie, interposées aux éléments nerveux, se rapportent à deux variétés principales. Les unes sont pourvues de minces prolongements dirigés dans tous les sens ; les autres émettent des prolongements radiaires qui se terminent superficiellement par de petits renflements. A la surface de l'écorce, la névroglie forme une mince couche épaisse de 20 à 30 µ (*couche marginale*).

3° Variations structurales de l'écorce cérébrale. — Toutes les circonvolutions n'offrent pas la structure que nous venons d'indiquer. Il y a même, à ce point de vue, des différences assez notables d'une circonvolution à l'autre. C'est ainsi que, d'après Betz (1874), les cellules de la couche polymorphe l'emporteraient de beaucoup sur les cellules pyramidales dans l'écorce située en arrière du sillon de Rolando, tandis que dans les circonvolutions en avant de ce sillon, il y aurait une prédominance marquée des grandes cellules pyramidales. Celles-ci atteignent, dans les circonvolutions pariétale et frontale ascendantes, des dimensions considérables qui leur ont fait donner le nom de *cellules géantes*.

Nous ne pouvons décrire ici la structure de chaque circonvolution envisagée isolément. Nous nous bornerons à indiquer que, dans la région occipitale, on rencontre, entre la couche moléculaire et la couche des cellules pyramidales, une couche interposée de deux ou trois assises de cellules fusiformes disposées verticalement, et que, dans la corne d'Ammon, la couche des cellules pyramidales comprend exclusivement des cellules géantes.

4° Voies sensitive et motrice conscientes. — Nous avons déjà indiqué, d'une façon générale, la marche de l'influx nerveux dans les centres, en vue de l'accomplissement des actes réflexes et conscients (p. 316). Nous avons fait connaître d'autre part, au cours des descriptions précédentes, les origines et le trajet des fibres sensitives et motrices dans la moelle et dans l'encéphale. Nous résumerons, dans le tableau suivant, les voies longues sensitive et motrice (conscientes) que suit l'influx nerveux pour donner naissance à un mouvement volontaire. Nous choisirons, comme exemple, un nerf rachidien.

I. — VOIE SENSITIVE ASCENDANTE

Fibres.   *Noyaux.*

Nerf périphérique (sensitif.......................................
....................................Ganglion rachidien..........
Racine postérieure...
Faisceaux de Goll et de Burdach................................
....................................Noyaux de Goll et de Burdach (1er relais).
Fibres arciformes internes (entrecroisement)...................
Pyramides sensitives, ruban de Reil............................
Capsule interne...................Couche optique (2e relais).........
Couronne rayonnante de Reil....................................
Écorce cérébrale (arborisation terminale)......................

II. — VOIE MOTRICE DESCENDANTE

Fibres.   *Noyaux.*

....................................Écorce cérébrale (cellules pyramidales).
Couronne rayonnante de Reil....................................
Capsule interne (faisceaux pyramidal
   et géniculé)...
Pied du pédoncule cérébral.....................................
Pyramides motrices (entrecroisement partiel....................
Faisceaux pyramidaux croisé et direct
   entrecroisement partiel.....................................
....................................Cornes antérieures de la moelle........
Racine antérieure..
Nerf périphérique moteur.......................................

ARTICLE VI

ENVELOPPES DES CENTRES NERVEUX

Les enveloppes des centres nerveux ou méninges sont constituées par trois membranes qui sont de dehors en dedans : une membrane fibreuse, la *dure-mère*; une membrane séreuse, l'*arachnoïde*; et une membrane vasculaire, la *pie-mère*. Entre l'arachnoïde et la pie-mère, se trouvent interposés les *espaces sous-arachnoïdiens*, occupés par le liquide céphalo-rachidien.

1º Dure-mère. — La dure-mère, revêtue à sa face interne par le feuillet pariétal de l'arachnoïde, présente un certain nombre de caractères différentiels, suivant qu'on l'envisage dans la cavité rachidienne, ou, au contraire, dans la cavité cranienne.

a. *Dure-mère rachidienne.* — La dure-mère rachidienne, d'une épaisseur de 250 μ environ, est unie en avant, par continuité de tissu, avec le ligament longitudinal postérieur de la colonne vertébrale. Sur les côtés et en arrière, elle est séparée du périoste par l'*espace épidural* occupé par du tissu conjonctif lâche qui englobe des plexus veineux intrarachidiens et de nombreux lobules adipeux. De fins tractus conjonctifs (10 μ) rattachent, au travers de cet espace, la dure-mère à la face interne du périoste.

La dure-mère rachidienne est constituée par un tissu fibreux dans lequel les faisceaux, disposés par couches, affectent alternativement, à partir de la face interne, une direction transversale et une direction longitudinale; ces faisceaux sont entremêlés de nombreuses fibres élastiques.

b. *Dure-mère cranienne.* La dure-mère cranienne, qui joue pour la voûte du crâne le rôle de périoste, est environ du double plus épaisse (500 μ) que la dure-mère rachidienne. Elle est également formée de tissu fibreux, seulement les faisceaux conjonctifs sont moins régulièrement orientés que dans la dure-mère rachidienne, et les fibres élastiques moins abondantes. Le feuillet superficiel de la dure-mère cranienne, qui se distingue du feuillet interne, par une plus grande richesse en vaisseaux et en nerfs, a été souvent considéré comme représentant le périoste interne des os de la voûte du crâne, tandis que le feuillet interne a été assimilé à la dure-mère rachidienne.

2º Arachnoïde. — L'arachnoïde, comme toutes les membranes séreuses, comprend un feuillet pariétal et un feuillet viscéral. Le feuillet pariétal accolé à la dure-mère, se trouve réduit à une couche endothéliale reposant sur une couche hyaline figurant la membrane basilaire. Quant au feuillet viscéral, il se compose d'une mince lame conjonctive, revêtue du côté de la cavité arachnoïdienne par l'endothélium séreux, et se continuant profondément avec les trabécules du tissu sous-arachnoïdien (p. 703).

3º Pie-mère. — La pie-mère, intimement appliquée contre la substance nerveuse, se compose de deux couches distinctes.

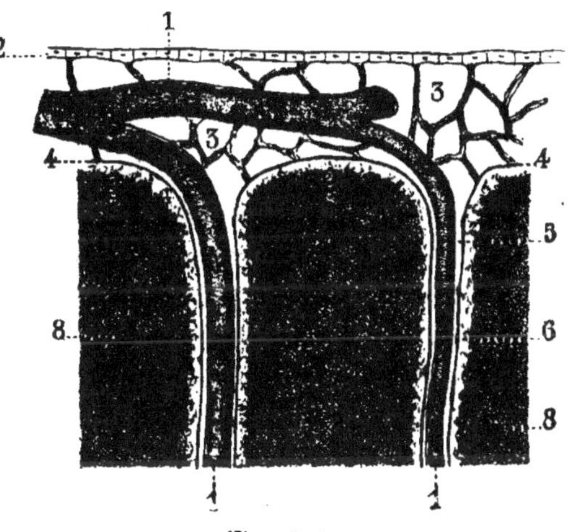

Fig. 360.

Coupe transversale d'une circonvolution cérébrale et de ses enveloppes (demi-schématique, imitée de A. KEY et G. RETZIUS). Figure empruntée à TESTUT.

1, artérioles. — 2, endothélium tapissant le feuillet viscéral de l'arachnoïde. — 3, espaces sous-arachnoïdiens. — 4, pie-mère. — 5, cavité de la gaine périvasculaire. — 6, 7, espaces épicérébraux de His. — 8, substance cérébrale.

La couche interne (*intima pia*, Axel KEY et RETZIUS, 1875) très mince, est essentiellement constituée par un feutrage délicat de fibres conjonctives, doublé sur ses deux faces par un réseau de fines fibres élastiques. La couche externe présente la composition habituelle du tissu conjonctif; elle est formée de fibres onduleuses, s'entrecroisant dans tous les sens, et dont les plus externes se portent en dehors, et traversent le liquide sous-arachnoïdien, pour rejoindre le feuillet viscéral de l'arachnoïde. Cette couche externe est extrêmement mince sur la pie-mère cranienne.

La pie-mère renferme de nombreux vaisseaux. Ceux-ci, au niveau de la pie-mère rachidienne, sont situés entre les deux couches conjonctives, et, au niveau de la pie-mère cranienne sur la face externe de l'intima pia qui les accompagne à une certaine profondeur dans les circonvolutions, pour constituer la *gaine périvasculaire* (p. 298 et fig. 360). La cavité de cette gaine, interposée entre la paroi du vaisseau et la pie-mère réfléchie, communique avec les espaces sous-arachnoïdiens. Les cavités décrites par His entre la surface des centres nerveux et la pie-mère, sous le nom d'*espaces épicérébraux* et *épispinaux*, ne sont plus admises par la majorité des auteurs.

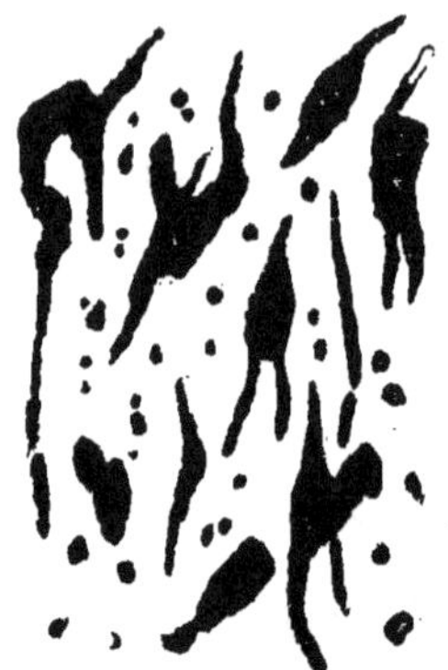

Fig. 361.

Cellules conjonctives pigmentées de la pie-mère, d'après G. Pouchet. On aperçoit, entre les cellules, des grains de pigment épars.

La *toile choroïdienne* et les *plexus choroïdes* représentent des formations pie-mériennes, particulièrement riches en vaisseaux sanguins. Ces formations sont revêtues, du côté des ventricules, par l'épithélium épendymaire composé de cellules pavimenteuses disposées sur un seul plan. On y observe fréquemment des concrétions calcaires (*sable cérébral*).

Nous avons signalé plus haut (p. 100) la présence de cellules conjonctives pigmentées dans la pie-mère, notamment à la face inférieure de l'encéphale chez les personnes brunes. Au pourtour de ces éléments (fig. 361), on trouve le tissu de la pie-mère, parsemé de granulations pigmentaires, qui semblent provenir de l'effritement des prolongements cellulaires, comme on l'observe pour les chromoblastes d'un grand nombre d'animaux.

4° Espaces sous-arachnoïdiens, granulations de Pacchioni. — Les espaces sous-arachnoïdiens, compris entre la pie-mère et le feuillet viscéral de l'arachnoïde, sont traversés par de minces trabécules conjonctives rattachant ces deux méninges. En certains points, ces espaces, que remplit le liquide céphalo-rachidien, atteignent des dimensions considérables qui leur ont valu le nom de *confluents sous-arachnoïdiens*. Nous avons considéré plus haut (p. 123) les trabécules cloisonnantes, et le liquide interposé, comme constituant une variété de tissu conjonctif à matière amorphe liquide, que nous avons appelé *tissu sous-arachnoïdien*.

Les granulations de Pacchioni (1721) représentent des bourgeonnements locaux du tissu sous-arachnoïdien refoulant en dehors le feuillet viscéral de l'arachnoïde, constituant ainsi des saillies pédiculées, qui sont logées dans des dépressions correspondantes de la dure-mère. Habituellement, les granulations plongent dans les sinus veineux de la dure-mère, mais sans entrer en contact avec le sang. Leur surface reste, en effet, séparée de la paroi du sinus par un espace virtuel qui n'est autre que la cavité de l'arachnoïde tapissée de part et d'autre par l'endothélium séreux qui lui est propre.

ARTICLE VII

ANNEXES DES CENTRES NERVEUX

Nous décrirons, comme annexes des centres nerveux, deux formations essentiellement distinctes, dont l'une, le *corps pinéal* doit être envisagé comme un organe nerveux avorté, et dont l'autre, la *glande pituitaire*, se rapproche par son mode de développement et par sa structure, des glandes closes.

§ 1. — CORPS PINÉAL

Les recherches d'embryologie comparée ont démontré que la paroi supérieure du cerveau intermédiaire donnait naissance à

trois diverticules représentant, d'arrière en avant, le *corps pinéal*
(épiphyse, conarium), *l'organe pariétal* ou *œil pariétal*, et la
paraphyse ou *organe frontal.* (*Précis d'embryologie*, p. 303). Le
corps pinéal ne saurait ainsi être assimilé à l'œil pariétal (*œil
pinéal*, fig. 362) des cyclostomes et des reptiles, avec lequel il
avait été jadis confondu ; l'organe pariétal fait défaut chez

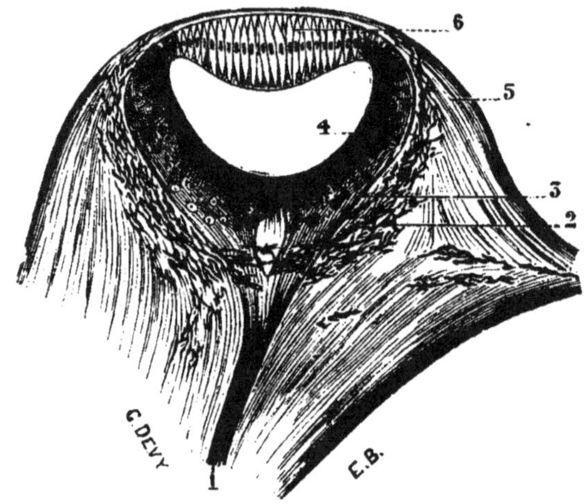

Fig. 362.

Œil pinéal de *Lacerta occellata*, (d'après SPENCER).
Figure empruntée à TESTUT.

1, nerf pariétal. — 2, cellules pigmentées (choroïde). — 3, couche de cellules à
gros noyaux. — 4, rétine. — 5, dure-mère. — 6, cristallin.

les mammifères. Quant à la paraphyse, retrouvée chez l'embryon
humain, sa signification est encore problématique.

L'épiphyse est constituée par des sortes de follicules (200 à
400 μ), plus ou moins complètement isolés par des travées
conjonctives qui dépendent de l'enveloppe pie-mérienne. Ces
follicules sont eux-mêmes formés par l'association de cellules
polymorphes (arrondies, fusiformes ou étoilées) émettant de fins
prolongements qui s'enchevêtrent dans tous les sens, et donnent
ainsi naissance à un plexus très délicat, dont les mailles sont
occupées par le corps des cellules constitutives. On tend à rapprocher les éléments du corps pinéal des cellules de la névroglie.

A l'intérieur des follicules, on observe des concrétions calcaires à couches concentriques, désignées sous le nom d'*acervules* (sable cérébral). Ces concrétions sont tantôt isolées et tantôt accolées, de manière à constituer des corps plus volumineux (350 μ), d'aspect mûriforme (fig. 363) ; elles sont formées, en majeure partie, par du carbonate et du phosphate de chaux associés à une substance organique.

Le corps pinéal reçoit par toute sa surface de très fines artérioles, qui se réduisent aussitôt en capillaires. Ceux-ci décrivent des mailles étroites, polygonales autour des follicules, et envoient quelques branches à leur intérieur.

La partie profonde du corps pinéal en rapport avec la cavité (récessus pinéal) située entre les pédoncules, renferme de nombreuses fibres nerveuses appartenant aux deux variétés blanche et grise. Le récessus pinéal est tapissé par une couche de cellules épendymaires.

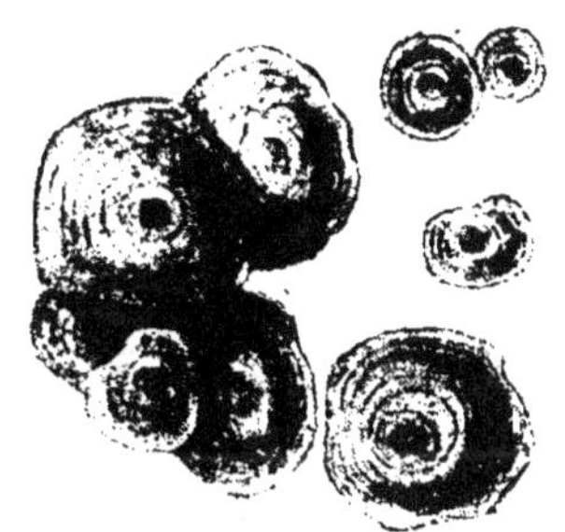

Fig. 363.
Concrétions du corps pinéal sur un homme de 65 ans (gr. 280/1).

Nicolas (1900) a signalé, dans l'épiphyse du bœuf, la présence de quelques fibres musculaires striées.

§ 2. — GLANDE PITUITAIRE

La glande pituitaire ou *hypophyse* comprend deux segments distincts : un segment antérieur dérivant de l'ectoderme buccal, et un segment postérieur, d'origine nerveuse, provenant du cerveau intermédiaire (*Précis d'embryologie humaine*, p. 302).

1° Segment antérieur. — Le segment antérieur, le plus volumineux chez les mammifères, est essentiellement constitué par des cordons épithéliaux pleins, simples ou ramifiés, d'un diamètre de 60 à 80 μ. Les cellules épithéliales, de forme polyédrique, se rapportent à deux variétés (fig. 364). Les unes (*cellules principales*) sont claires, transparentes ; les autres (*cellules* *granuleuses*), plus volumineuses et chargées de granulations, se colorent vivement en jaune par le picrocarmin, en bleu par l'hématoxyline, et en rouge par l'éosine (*cellules chromophiles*). A la surface des cordons cellulaires, se trouve étalée une mince paroi propre.

Dans la partie postérieure du segment antérieur, les cordons cellulaires renflés sont creusés de vésicules dont le diamètre peut s'élever jusqu'à 750 μ. Le contenu de ces vésicules, tapis-

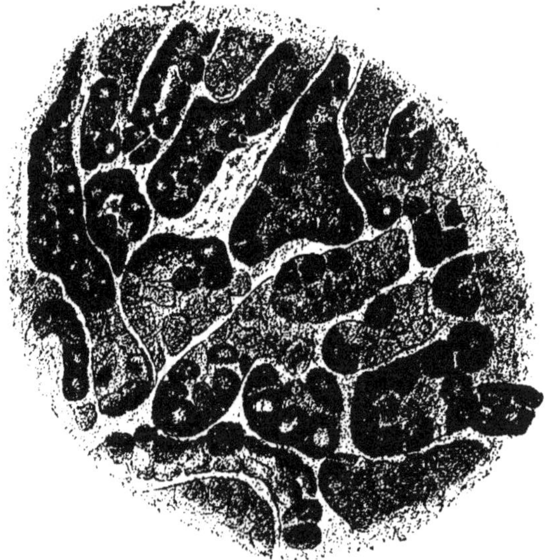

Fig. 364.

Coupe de l'hypophyse du cheval, colorée par la méthode de Weigert (d'après LOTHRINGER). Figure empruntée à TESTUT. On distingue les deux variétés cellulaires : les cellulesprincipales claires, et les cellules granuleuses.

sées par un épithélium pavimenteux, est représenté par une substance colloïde, réfractaire à l'action du picrocarmin, et englobant des cellules fusiformes et étoilées.

2° Segment postérieur. — Ce segment, recouvert d'une enveloppe pie-mérienne, renferme de nombreuses fibres nerveuses associées en plexus, ainsi que des cellules triangulaires, qui s'imprègnent nettement par le chromate d'argent (cellules de la névroglie).

3° Fonctions de la pituitaire. — Malgré le grand nombre de recherches dont la pituitaire a été l'objet, son rôle est encore peu connu. Toutefois cet organe paraît être fonctionnellement associé avec la glande thyroïde. C'est ainsi que la thyroïdectomie déterminerait, dans certains cas, l'hypertrophie de la pituitaire. D'après DE CYON, l'excitation ou la compression de cet organe provoquerait des modifications dans la pression sanguine intracranienne. Pour certains auteurs, enfin, l'acromégalie caractérisée par l'hypertrophie des os des extrémités et de la face, serait liée à l'hypertrophie de la pituitaire.

CHAPITRE IX

APPAREIL DE LA GUSTATION

L'appareil de la gustation comprend une série d'organes particuliers, enclavés dans l'épithélium de la muqueuse linguale, et connus sous le nom de *corpuscules du goût*. A ces corpuscules, se distribuent les fibres gustatives du glosso-pharyngien.

1° Corpuscules du goût (calices du goût, Schwalbe, 1867; bourgeons gustatifs, Lovén, 1867; bourgeons épithéliaux, Krause, 1870; olives du goût). — On observe principalement les corpuscules du goût sur les versants du fossé des papilles caliciformes, et sur les parois opposées des plis de la papille foliée; mais on peut les rencontrer dans d'autres régions, telles que la face postérieure de l'épiglotte et le voile du palais. On les aurait retrouvés jusque sur la muqueuse du pharynx et de l'œsophage. Chez le nouveau-né, la papille centrale, plus petite du tiers environ que chez l'adulte, renferme des corpuscules du goût dans l'épithélium qui recouvre sa surface libre. Ces corpuscules, par la suite du développement, sont vraisemblablement refoulés sur les parois latérales limitant le fossé de circumvallation.

La disposition de ces organes épithéliaux est d'ailleurs sensiblement uniforme. Si l'on pratique une coupe passant par l'axe d'une papille caliciforme, on distingue, sur les deux faces opposées du fossé annulaire, une série d'organes enclavés dans l'épithélium, au nombre de 5 à 10 contre la papille centrale, et de 2 à 3 seulement contre le bourrelet marginal (fig. 218). Ces organes ont la forme générale d'une olive dont le grand axe est orienté perpendiculairement à la surface épithéliale. Leur base, légèrement tronquée, repose directement sur le chorion, tandis que leur sommet correspond à un orifice circulaire (*pore gustatif*) taillé comme à l'emporte-pièce dans la couche épithéliale superficielle (fig. 365). Chez l'homme, le pore gustatif mesure de 3 à 4 µ de diamètre ; il est généralement compris dans l'angle

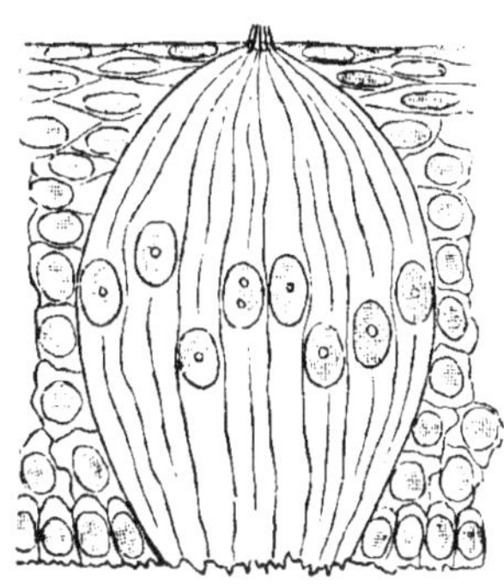

Fig. 365.

Figure demi-schématique montrant la conformation extérieure d'un corpuscule du goût de la papille foliée du lapin. Les cellules épithéliales convergentes limitent vers le sommet un orifice circulaire, creusé dans la couche épithéliale commune, et par lequel on voit faire saillie les bâtonnets des cellules gustatives.

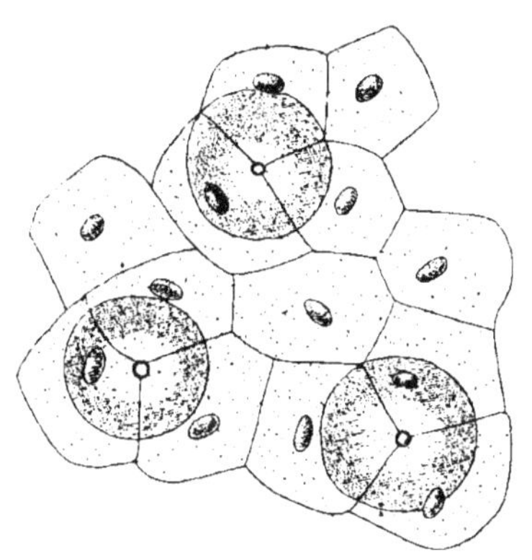

Fig. 366.

Lamelle épithéliale superficielle recouvrant l'un des versants du fossé d'une papille caliciforme chez le porc (d'après Schwalbe, 1868). On voit, par transparence, trois corpuscules du goût dont l'ouverture superficielle (pore gustatif) est taillée comme à l'emporte-pièce, au point de rencontre de plusieurs cellules épithéliales.

de réunion de plusieurs cellules épithéliales (fig. 366), mais on l'a aussi décrit comme n'intéressant qu'une seule cellule qui serait ainsi perforée. La hauteur des bourgeons gustatifs, mesurant l'épaisseur même de l'épithélium, est en moyenne de 90 µ, et leur plus grande largeur de 45 µ.

Les corpuscules du goût sont constitués par un assemblage de cellules épithéliales que l'on peut diviser en cellules périphériques et en cellules centrales.

A. CELLULES PÉRIPHÉRIQUES (cellules recouvrantes). Ces cellules semblent avoir pour rôle de protéger d'autres éléments plus délicats qui occupent la partie centrale du corpuscule, et dont l'extrémité fait saillie par le pore gustatif. Elles sont allongées, recourbées en côte de melon, et offrent, à leur partie moyenne, un noyau ovoïde. Leur base souvent irrégulière, parfois rameuse, repose sur le chorion; leur sommet aminci se termine au pourtour d'une fossette (*fossette gustative*, VON EBNER 1897), profonde de 10 µ environ, et s'ouvrant à l'extérieur par le pore gustatif. Ces cellules de recouvrement, disposées sur plusieurs couches, circonscrivent un espace central occupé par les éléments profonds. Les cellules de la couche la plus interne supportent, par leur face concave, des saillies ou crêtes longitudinales qui proéminent à l'intérieur du corpuscule, et le cloisonnent incomplètement.

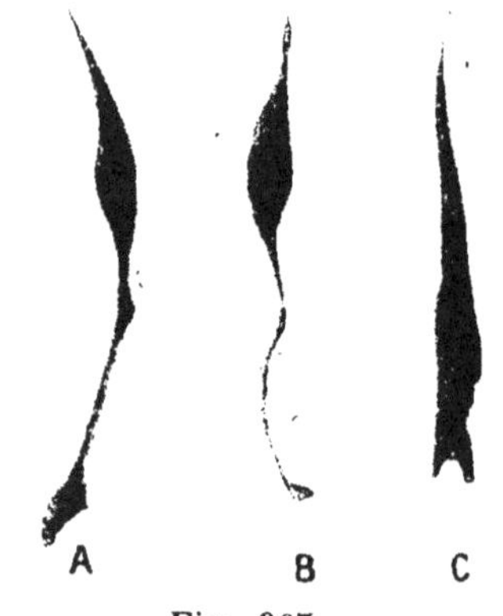

Fig. 367.

Cellules centrales d'un bourgeon gustatif de l'homme (gr. 400/1).

A, B, cellules gustatives. — C, cellule intercalaire.

B. CELLULES CENTRALES. — Les éléments inclus à l'intérieur du dôme formé par les cellules de recouvrement, se laissent diviser en deux catégories distinctes : 1° des *cellules sensorielles* ou *cellules gustatives*, et 2° des *cellules intercalaires*. Tous ces éléments, lâchement unis entre eux, sont orientés suivant l'axe du corpuscule : les plus externes présentent une légère incurvation qui rappelle celle des cellules recouvrantes. Entre eux, on peut rencontrer des leucocytes provenant du chorion sous-jacent (RANVIER, 1882).

a. *Cellules sensorielles.* — Les cellules sensorielles ou cellules gustatives, les plus nombreuses, sont étirées en forme de fuseau dont la partie renflée renferme le noyau (fig. 367). Le prolongement profond qui se dirige vers le chorion finit habituellement par une portion élargie en forme de palette; il est parfois bifurqué. Le prolongement superficiel se termine par un petit bâtonnet (*bâtonnet gustatif*) qui vient faire saillie dans la fossette gustative (fig. 368).

b. *Cellules intercalaires*. — Les cellules intercalaires, de forme conique, se trouvent interposées aux cellules gustatives. Leur sommet effilé regarde la fossette gustative; leur base élargie repose sur le chorion entre les pieds des cellules gustatives.

Toutes les cellules qui entrent dans la composition des corpuscules du goût, sont de nature épithéliale. Les unes doivent être envisagées comme des éléments de soutien périphériques (cellules recouvrantes) ou centraux (cellules intercalaires); les autres au pourtour desquels se terminent les fibrilles du glosso-pharyngien, sont plus spécialement différenciées en vue de la fonction du goût (cellules gustatives), bien que la distinction entre ces diverses formes cellulaires ne soit pas toujours nettement accusée.

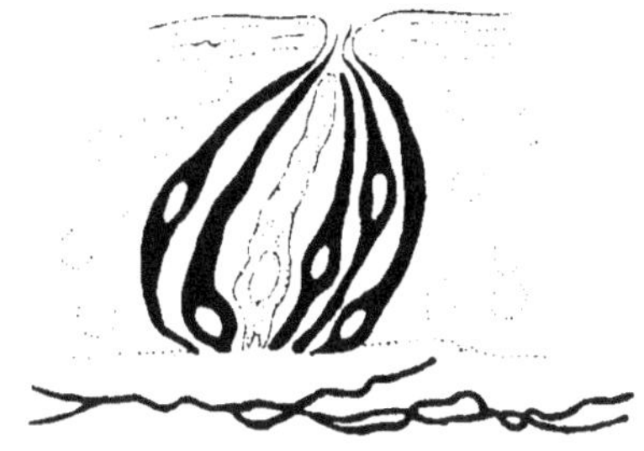

Fig. 368.

Un corpuscule du goût de la papille foliée du lapin, imprégné au chromate d'argent (d'après LENHOSSÉK. 1893). On aperçoit cinq cellules gustatives colorées en noir, et au centre une cellule de soutènement moins foncée. Au-dessous du corpuscule, on remarque une cellule nerveuse sous-gemmale.

2° Terminaisons nerveuses dans les corpuscules du goût. — Les fibrilles terminales provenant du plexus nerveux sous-épithélial (*plexus sous-gemmal*, JACQUES. 1894), dans la région répondant aux corpuscules du goût, s'enfoncent partie dans l'épithélium interposé aux corpuscules du goût (*fibres inter-et périgemmales*, JACQUES). et partie à l'intérieur de ces bourgeons (*fibres intragemmales*. JACQUES). Toutes ces fibres, couvertes de varicosités, s'élèvent verticalement, en décrivant des sinuosités diverses, se divisent un certain nombre de fois, et se terminent librement, à une distance plus ou moins grande de la surface, par une extrémité légèrement renflée (fig. 369 et 369 *bis*). Les

fibres intragemmales rampent à la surface des cellules gustatives; un certain nombre d'entre elles atteignent presque la
fossette gustative.

3° Voie gustative. — Les fibres sensitives du glosso-pharyngien qui se terminent dans la muqueuse linguale, représentent les prolongements protoplasmiques des cellules nerveuses des ganglions d'Andersch et d'Ehrenritter, sans qu'il

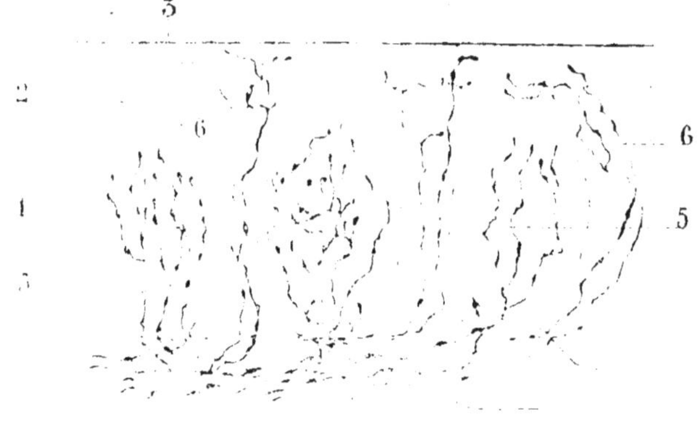

Fig. 369.

Terminaisons nerveuses dans les bourgeons gustatifs du lapin, vues
en projection verticale. Préparation au bleu de méthylène (d'après
Retzius). Figure empruntée à Testut.

1, bourgeons du goût. — 2, pore gustatif. — 3, surface libre de la muqueuse. —
4, plexus sous-gemmal. — 5, fibres intragemmales. — 6, fibres périgemmales.

soit possible de distinguer, dans l'état actuel de nos connaissances, les cellules affectées à la sensibilité générale d'avec celles
qui concourent à la sensibilité gustative. Les prolongements
cylindraxiles de ces cellules ganglionnaires (neurones tactiles et
neurones gustatifs périphériques) pénètrent dans le bulbe par le
sillon collatéral postérieur, et, parvenus au niveau du faisceau
solitaire, se divisent en deux branches, l'une descendante et
l'autre ascendante. La branche descendante devient une fibre
constitutive du faisceau solitaire, et, après un trajet plus ou
moins long, se résout en arborisation dans la substance grise

voisine. La branche ascendante, plus courte, se termine dans un noyau de substance grise longeant la face interne du faisceau solitaire, noyau commun du pneumogastrique et du glosso-

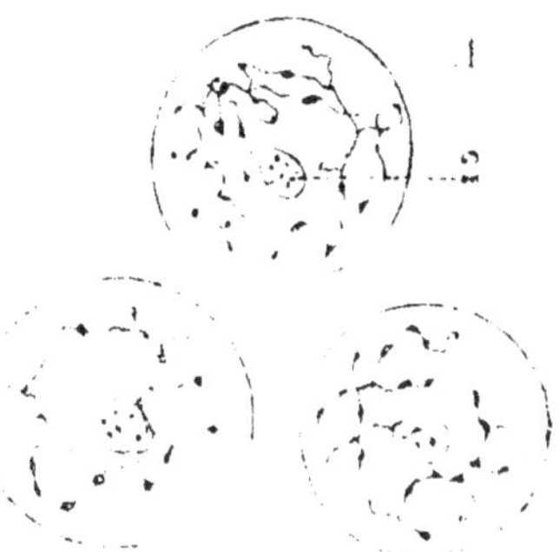

Fig. 369 *bis*.

Terminaisons nerveuses dans les bourgeons gustatifs du lapin, vues en projection horizontale. Préparation au bleu de méthylène (d'après RETZIUS). Figure empruntée à TESTUT.

1, bourgeon du goût avec les fibres nerveuses intragemmales. — 2, pore gustatif.

pharyngien. Les prolongements cylindraxiles des cellules nerveuses de ce noyau, dont une partie représentent des neurones gustatifs centraux, s'entrecroisent sur la ligne médiane avec les fibres homologues du côté opposé, se mêlent aux fibres du ruban de Reil, et remontent jusqu'à l'écorce cérébrale.

La voie de retour, ou voie gustative motrice, n'est pas encore bien connue.

CHAPITRE X

APPAREIL DE L'OLFACTION

Les fosses nasales et leurs dépendances (portion nasale du pharynx, sinus des os de la face et du crâne) sont tapissées par une muqueuse à épithélium prismatique (*muqueuse pituitaire*), qui se continue en avant avec la muqueuse dermo-papillaire des narines, et en arrière avec celle de la portion buccale du pharynx. Cette muqueuse ne présente pas les mêmes caractères dans toute l'étendue des fosses nasales. Todd et Bowman (1856) ont les premiers distingué, contre la voûte des fosses nasales, une région qui reçoit seule les expansions du nerf olfactif, et qu'on appelle *région olfactive*. Elle est moins rosée, plus jaune que la partie non olfactive que l'on peut désigner sous le nom de *région respiratoire*.

Nous aurons ainsi à examiner successivement : la muqueuse des narines, la muqueuse respiratoire ou muqueuse de Schneider, la muqueuse olfactive et la muqueuse des sinus. Nous compléterons cette étude par la description des organes de Jacobson, de la voie olfactive et du bulbe olfactif.

1° Muqueuse des narines. — La peau des ailes du nez se prolonge sur une longueur de 5 à 6 millimètres à l'intérieur des narines avec tous ses caractères : elle y présente des glandes sébacées et des follicules pileux très développés dont les poils portent le nom de *vibrisses*. A cette portion de peau réfléchie, fait suite une zone cutanée lisse, puis bientôt une muqueuse dermo-papillaire dépourvue de glandes, et dont le chorion renferme de nombreux éléments élastiques. Cette muqueuse se continue, à une distance de 15 à 20 millimètres du bord libre, avec la pituitaire par une transition graduelle ; les glandes des fosses nasales n'apparaissent qu'au niveau de la transition.

2° Muqueuse respiratoire (muqueuse de Schneider). — La muqueuse des fosses nasales, épaisse d'un à trois millimètres (adhère assez intimement au périoste sous-jacent, au point que certains auteurs ont cherché à confondre ces deux membranes sous le nom de *fibro-muqueuse*. La muqueuse qui revêt la portion nasale du pharynx présente les mêmes caractères que la muqueuse de Schneider.

A. ÉPITHÉLIUM. — L'épithélium des fosses nasales est prismatique stratifié à cils vibratiles ; sa hauteur varie, suivant les régions, de 80 à 120 μ. Il renferme des cellules caliciformes, parfois groupées de manière à constituer des glandules muqueuses intra-épithéliales.

B. CHORION. — Le chorion très vasculaire est remarquable par l'abondance de la matière amorphe qui forme au-dessous de l'épithélium une membrane basilaire très nette, traversée par de fins canalicules perforants (CHATELLIER, 1887). Il contient de nombreuses cellules lymphoïdes disséminées ou réunies par amas folliculaires. Les fibres élastiques, peu abondantes, sont fines et ondulées.

C. GLANDES. — Les glandes de la pituitaire sont des glandes sacculiformes composées, parmi lesquelles on observe des saccules séreux, des saccules muqueux et des saccules mixtes. Le nombre des saccules séreux est toutefois de beaucoup le plus élevé.

D. VAISSEAUX ET NERFS. — Au point de vue de la vascularité, la muqueuse de Schneider est remarquable par le grand développement des veines, qui constituent par leurs fréquentes anastomoses, notamment dans la profondeur, une sorte de tissu caverneux qu'on a comparé au tissu érectile (fig. 370). Cette formation veineuse est surtout accusée à la surface des cornets.

Les lymphatiques forment dans la couche superficielle du chorion un réseau à grandes mailles irrégulières.

Les nerfs appartiennent à la sensibilité générale, et se termi-

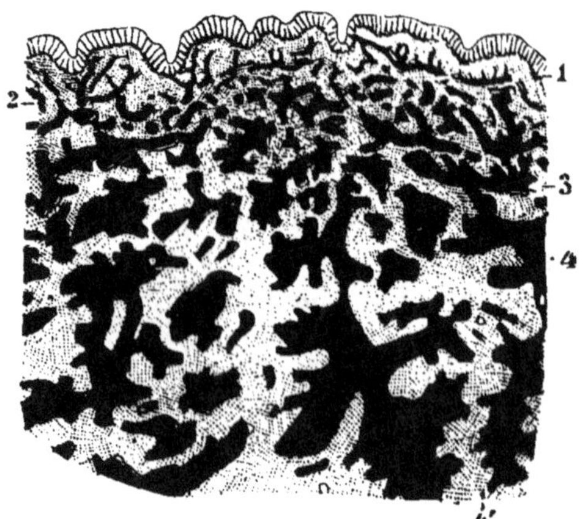

Fig. 370.

Coupe transversale du cornet inférieur pour montrer les lacunes vasculaires du tissu caverneux (d'après ZUCKERKANDL). Figure empruntée à TESTUT.

1, épithélium. — 2, vaisseaux superficiels. — 3, lacunes vasculaires. — 4, chorion.

nent librement soit dans le chorion, soit dans l'épithélium superficiel.

3° Muqueuse olfactive. — La muqueuse de la région olfactive (TODD et BOWMAN, 1856) occupe la partie la plus élevée des fosses nasales : elle tapisse la lame criblée de l'ethmoïde, la moitié supérieure du cornet supérieur, la partie supérieure de la face interne du cornet moyen, et la partie correspondante de la cloison. On la distingue facilement du restant de la pituitaire par sa couleur brun jaunâtre qui a valu à cette région le nom de *tache jaune olfactive* (locus luteus, ECKER 1855 et 1856.)

A. ÉPITHÉLIUM. — L'épithélium de la muqueuse olfactive un peu moins élevé que celui de la muqueuse respiratoire, mesure une épaisseur de 80 à 100 μ ; il succède brusquement à l'épithélium cilié de la membrane de Schneider (fig. 371). On peut y reconnaître trois sortes principales d'éléments : 1° des cellules épithéliales de soutènement ; 2° des cellules olfactives ; 3° des cellules épithéliales basilaires.

a. *Cellules épithéliales de soutènement.* — Ce sont des cellules allongées, traversant normalement l'épithélium dans toute son épaisseur, et présentant à peu près dans leur segment moyen un noyau ovalaire nucléolé. Leur segment superficiel, de forme

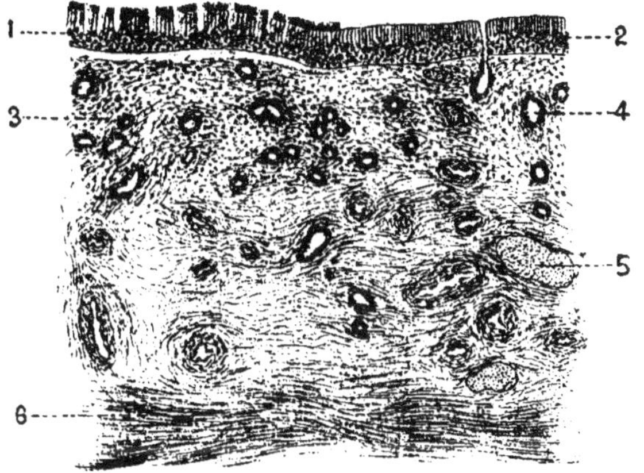

Fig. 371.

Coupe normale de la muqueuse des fosses nasales montrant la transition entre la portion respiratoire et la portion olfactive.

1, épithélium cilié de la portion respiratoire. — 2, épithélium de la portion olfactive. — 3, chorion de la portion respiratoire supportant une membrane basilaire qui disparaît au niveau de la transition. — 4, glandes de Bowman. — 5, filets du nerf olfactif. — 6, périoste.

régulièrement prismatique, renferme des granulations colorées qui donnent à la tache jaune sa teinte spéciale. Leur segment profond, situé au-dessous du noyau, est irrégulier, déchiqueté, parfois lamelleux, et creusé sur toute sa surface d'excavations arrondies répondant aux corps des cellules olfactives (fig. 372). Ces cellules de soutènement, chez l'homme de même que chez tous les mammifères, sont dépourvues de cils vibratiles.

b. *Cellules olfactives.* — Les cellules olfactives (fig. 372), en forme de poire ou de gourde à col plus ou moins étiré, émettent par leur base un mince filament moniliforme qui se dirige vers la profondeur de la muqueuse, et se continue directement avec une des fibrilles constitutives du nerf olfactif. Cette continuité entrevue par Max Schultze (1856 et 1862), constatée par Ch. Rémy (1878), a été mise en évidence d'une façon indiscutable par les imprégnations au chromate d'argent. Les cellules olfactives doivent ainsi être considérées comme de véritables cellules nerveuses, origine des fibrilles du nerf olfactif ; elles constituent avec leurs prolongements des *neurones olfactifs périphériques.*

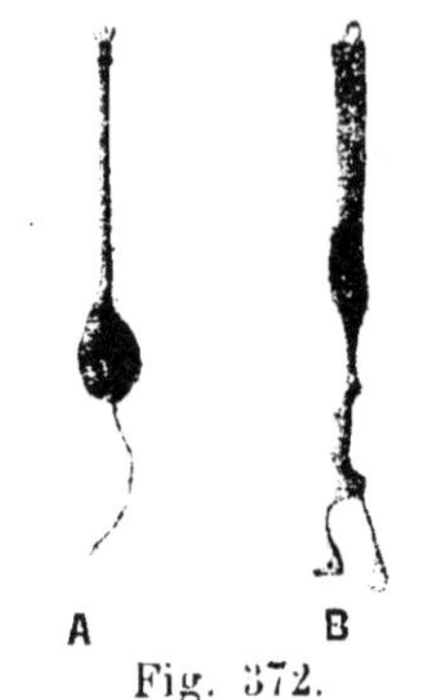

Fig. 372.

Epithélium olfactif de l'homme (gr. 350/1).

A, cellule olfactive.
B, cellule de soutènement.

Les corps des cellules olfactives sont logés dans les excavations creusées dans les segments profonds des cellules de soutènement, au-dessous par conséquent des noyaux de ces derniers éléments. Ils sont étagés sur plusieurs plans, et par suite leur prolongement externe qui figure le col de la gourde, présente une longueur d'autant plus considérable que le corps cellulaire est relégué plus profondément. Ce prolongement plus ou moins régulièrement cylindrique, et d'une épaisseur de 1 µ environ, s'élève, en effet, entre les segments superficiels des cellules de soutènement, et atteint la surface même de l'épithélium où il se termine par un petit bouton granuleux. Il est à remarquer que les prolongements périphériques des cellules olfactives entourent de toutes parts les cellules de soutènement, en constituant des cloisons simples, si bien qu'une cellule de soutènement n'est séparée de la cellule voisine que par une seule rangée de prolongements olfactifs.

Le bouton terminal des prolongements périphériques des cellules olfactives est surmonté chez les batraciens (fig. 373) par un pinceau de quelques cils longs et grêles (*cils olfactifs*) « se mouvant lentement et d'une façon absolument indépendante » (Ranvier). Chez les mammifères et chez l'homme, ces filaments ciliaires sont très réduits, et s'altèrent rapidement après la mort. Ils ne paraissent pas dépasser une longueur de 3 µ chez l'homme, alors qu'ils peuvent atteindre jusqu'à 25 μ chez la grenouille.

Le neurone olfactif périphérique, enclavé dans l'épithélium de la tache olfactive, offre donc l'aspect d'une cellule nerveuse pourvue de deux prolongements : d'un prolongement périphérique, protoplasmique, à conduction cellulipète, et d'un prolongement central, nerveux, à conduction cellulifuge. Le prolongement central, beaucoup plus grêle et beaucoup plus long que le prolongement périphérique, représente une fibrille nerveuse de l'un des rameaux du nerf olfactif.

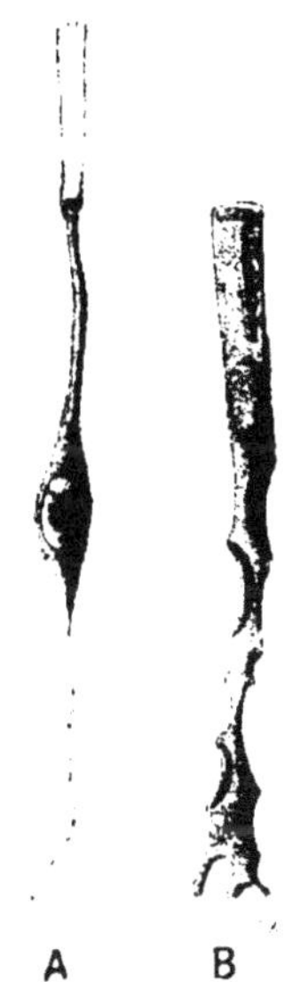

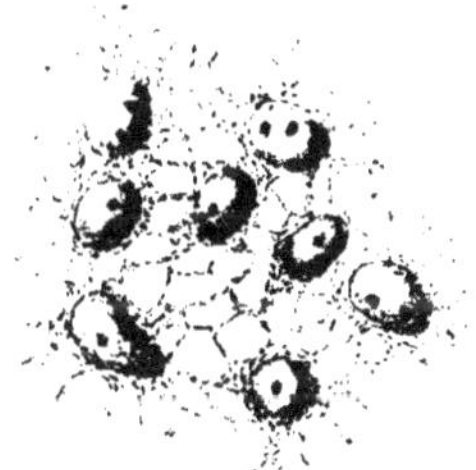

Fig. 373.

Épithélium olfactif de la grenouille (gr. 350 1).

A, cellule olfactive surmontée de cils olfactifs. — B, cellule épithéliale de soutènement dont le segment profond est creusé d'excavations destinées à loger les corps des cellules olfactives.

Fig. 374.

Cellules basales de l'épithélium olfactif de l'homme, isolées après macération dans le liquide de Müller (gr. 350/1).

c. *Cellules épithéliales basales.* — A la face profonde de l'épithélium olfactif, on rencontre une couche de cellules étoilées, dont les prolongements s'anastomosent entre eux (fig. 374). Ces cellules, aplaties parallèlement à la surface, constituent en réalité une couche plasmodiale fenêtrée, dont les mailles donnent passage aux prolongements profonds des neurones olfactifs. D'après certains auteurs, ces cellules basales représenteraient la couche génératrice des éléments épithéliaux plus superficiels.

B. Chorion. — Le chorion de la muqueuse olfactive se différencie de celui du restant de la pituitaire, par l'absence de formations folliculaires, et de la membrane basilaire qui disparaît
à la limite même des deux régions (fig. 371). Il est parcouru par
de nombreux filets nerveux qui se rendent à l'épithélium superficiel, et renferme des glandes spéciales connues sous le nom de
glandes de Bowman.

C. Glandes de Bowman. — Les glandes de la muqueuse olfactive appartiennent à la catégorie physiologique des glandes

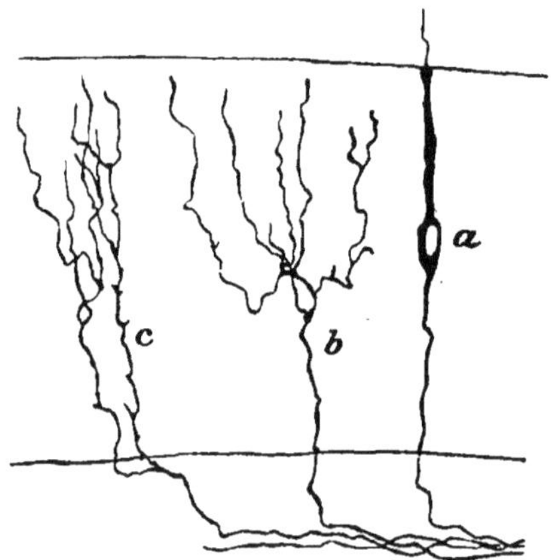

Fig. 375.

Terminaisons nerveuses dans la muqueuse olfactive d'une souris
de 8 jours (d'après Lenhossék). Figure empruntée à Testut.

a, cellule olfactive. — *b*, *c*, arborisations nerveuses libres (trijumeau).

séreuses. Elles sont construites sur le type anatomique des glandes en tube composées ; leurs branches ne s'étendent pas dans la
profondeur à une distance de plus de 300 à 350 μ de la surface
du chorion. Ces glandes traversent l'épithélium par un canal
excréteur rétréci et tapissé par une couche de cellules paximen-
teuses. Par leur configuration générale et par leur structure, elles
méritent de conserver le nom de *glandes de Bowman* que leur a
donné Kölliker.

Chez l'homme, les cellules glandulaires ne paraissent pas ren-

fermer de granulations pigmentaires (jaune-brun), comme on l'observe chez un certain nombre de mammifères.

D. Nerfs. — La muqueuse olfactive reçoit de nombreux filets nerveux provenant, pour la plupart, des rameaux de l'olfactif (sensibilité spéciale), et, pour quelques-uns, du trijumeau (sensibilité générale). Nous avons montré plus haut comment les fibres du nerf olfactif se terminent ou, plus exactement, prennent naissance dans les cellules olfactives dont elles représentent les prolongements cylindraxiles (fig. 375, *a*). Ces prolongements très grêles, mesurant moins de 1 μ, s'accolent entre eux par groupes, de manière à constituer les fibres grises du nerf olfactif qui vont se terminer dans le bulbe olfactif. Quant aux fibres du trijumeau, elles se dépouillent de leur myéline en pénétrant dans l'épithélium, et se terminent par des arborisations libres entre les cellules épithéliales, au voisinage de la surface (fig. 375, *b, c*).

4° **Muqueuse des sinus**. — La muqueuse qui tapisse les différents sinus des os de la face et du crâne, représente, au point de vue embryologique, un prolongement de la pituitaire. Elle possède, par suite, les caractères généraux de cette membrane, et n'en diffère que par une épaisseur moindre de ses parties constitutives (225 à 375 μ).

L'épithélium (40 à 50 μ) est prismatique cilié, avec des enclaves de cellules caliciformes. Le chorion adhère, comme dans les fosses nasales, au périoste : sa face profonde est, de même, sillonnée par des veines volumineuses. Les glandes sont clairsemées ; elles appartiennent à la catégorie des glandes mixtes avec prédominance du type muqueux.

5° **Organes de Jacobson**. — Les organes de Jacobson (fig. 376), bien développés chez la plupart des mammifères, sont représentés, chez l'homme adulte, par deux petits tubes sous-muqueux logés horizontalement dans l'épaisseur de la cloison des fosses nasales, au voisinage de son bord inférieur. Ces petits tubes, déjà signalés par Ruysch (*tubes de Ruysch*, 1703) et par Sœmmering (*canaux muqueux de Sœmmering*, 1809), s'élendent sur une longueur de quelques millimètres seulement ; ils viennent s'ouvrir dans la cavité des fosses nasales, un peu en

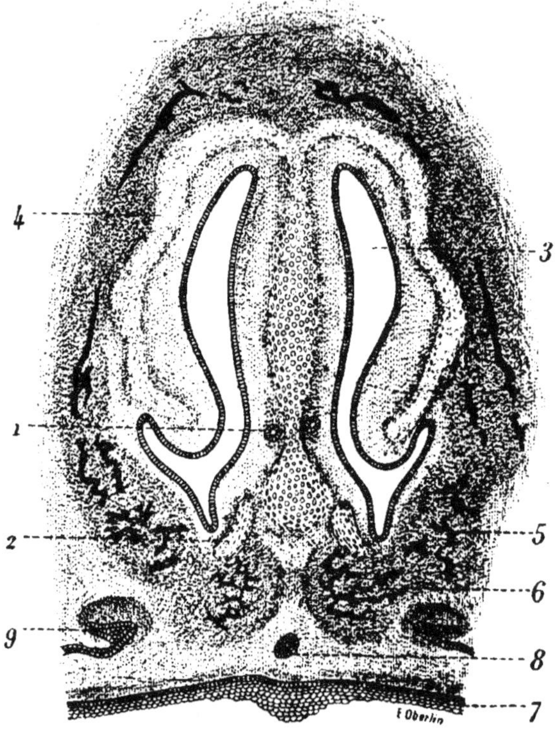

Fig. 376.

Coupe frontale de la face sur un fœtus humain de 8,3/11 centimètres (gr. 10,1).

1, organe de Jacobson. — 2, cartilage de Jacobson. — 3, cavité des fosses nasales. — 4, capsule nasale cartilagineuse. — 5, maxillaire supérieur. — 6, os incisif. — 7, épithélium de la voûte palatine. — 8, globe épidermique du raphé médian. — 9, bourgeon dentaire.

avant et au-dessus du canal naso-palatin (canal incisif ou de Stenson).

Les organes de Jacobson sont tapissés par une muqueuse à épithélium prismatique identique à celle des fosses nasales. Les cellules de la paroi externe supportent des cils vibratiles ; les cellules de la paroi interne, plus élevées et plus serrées, possèdent tous les caractères des éléments qu'on rencontre dans la région olfactive (cellules olfactives et cellules de soutènement). Les organes de Jacobson reçoivent des filets nerveux de la sensibilité générale provenant du ganglion sphéno-palatin, et des filets nerveux de la sensibilité olfactive qui leur viennent du bulbe

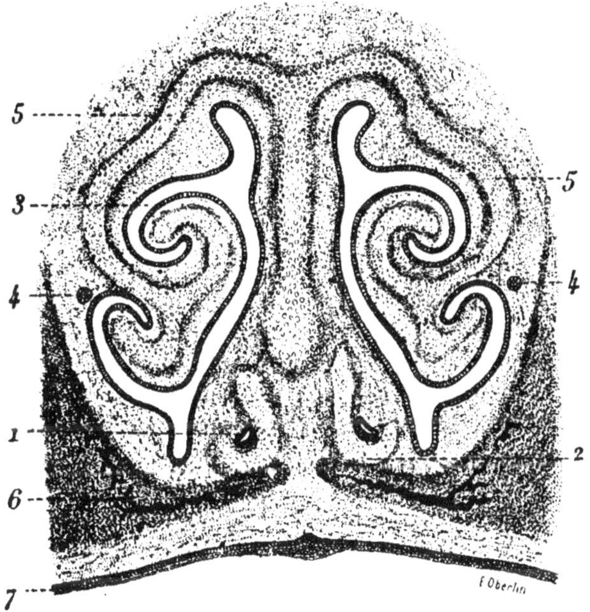

Fig. 377.

Coupe frontale de la face sur un fœtus de veau de 9 centimètres
(gr. 10/1).

1, organe de Jacobson. — 2, cartilage de Jacobson. — 3, cavité des fosses nasales. — 4, cordon naso-lacrymal. — 5, capsule nasale cartilagineuse. — 6, maxillaire supérieur. — 7, épithélium de la voûte palatine.

olfactif (*nerf olfactif de Jacobson*), et dont les fibrilles se continuent directement avec les cellules olfactives. Il semble donc rationnel d'admettre que ces organes concourent, avec la région olfactive proprement dite, au sens de l'olfaction.

Chez la plupart des mammifères, les organes de Jacobson, dont la paroi supérieure supporte de nombreuses glandules, sont logés à l'intérieur des cartilages vomériens (Huschke) ou cartilages de Jacobson, creusés en demi-gouttière (fig. 377). Chez les rongeurs, ils débouchent, comme chez l'homme, directement dans les fosses nasales, tandis que, chez les ruminants et chez les carnassiers, ils s'ouvrent à l'intérieur même des canaux de Stenson.

6º Voie olfactive, bulbe olfactif. — Les rameaux nerveux dont l'ensemble constitue le nerf olfactif, traversent la lame criblée de l'ethmoïde, et abordent le bulbe olfactif par sa face inférieure. Ils se répandent dans la couche superficielle de cet organe, et entremêlent leurs fibres dans tous les sens, de manière à former une sorte de plexus. De ce plexus, se détachent des fibrilles nerveuses qui s'enfoncent dans l'épaisseur du bulbe olfactif, et se terminent par une arborisation dont les branches flexueuses s'enchevêtrent avec celles d'une arborisation protoplasmique d'une cellule nerveuse située plus profondément, et à laquelle sa forme particulière a valu le nom de *cellule mitrale* (fig. 378). L'ensemble de ces diverses arborisations constitue un petit corps ovoïde ou sphérique, d'un diamètre de 100 µ environ, connu sous le nom de *glomérule olfactif*. Le prolongement protoplasmique de la cellule mitrale qui se rend au glomérule, pourra par suite être appelé prolongement glomérulaire. Il est à remarquer qu'un même glomérule olfactif reçoit, en général, un certain nombre de fibrilles olfactives, si bien que la même cellule mitrale pourra être impressionnée par des fibrilles olfactives différentes.

Les cellules mitrales affectent la forme d'un cône surbaissé dont la base dirigée vers la surface donne naissance par ses angles à des prolongements protoplasmiques latéraux, et par sa portion centrale au prolongement glomérulaire. Du sommet du cône, s'échappe le cylindraxe qui ne tarde pas à s'entourer de myéline, se coude en dedans, et s'accole aux autres fibres nerveuses, formant avec elle la couche des fibres centrales; cette couche renferme également un certain nombre de fibres centrifuges provenant du bulbe opposé (fibres commissurales). Toutes ces fibres, mitrales et commissurales, émettent sur leur parcours un grand nombre de collatérales qui se terminent

entre les petites cellules voisines (*grains du bulbe olfactif*).

Les fibres de la couche interne du bulbe se poursuivent dans la bandelette olfactive. Arrivées au niveau de la commissure blanche antérieure du cerveau, une partie des fibres nerveuses de cette bandelette se continue directement avec les racines

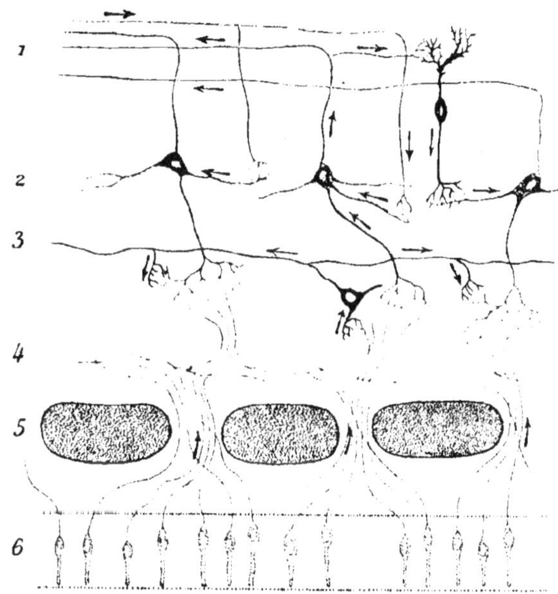

Fig. 578.

Représentation schématique de la structure du bulbe olfactif, imitée de Van Gehuchten.

1, couche des fibres centrales. — 2, couche des cellules mitrales. — 3, couche des glomérules olfactifs. — 4, couche des fibrilles olfactives périphériques. — 5, lame criblée de l'ethmoïde. — 6, cellules olfactives (tache olfactive).

olfactives pour se terminer dans les centres corticaux (circonvolution de l'hippocampe, pointe de la circonvolution du corps calleux), tandis que l'autre partie s'engage dans la commissure, et se rend soit au bulbe opposé, soit aux racines olfactives du côté opposé. La voie olfactive centrale serait donc, comme la voie optique (p. 777), en partie directe et en partie croisée : de plus, des fibres commissurales uniraient entre eux les bulbes olfactifs droit et gauche. D'autre part, les mouvements réflexes ou volontaires des muscles du nez et de la tête, provoqués par les odeurs, tendent à démontrer l'existence de connexions entre les fibres olfactives et les centres moteurs bulbo-médullaires, ainsi qu'entre les centres olfactifs corticaux et ces mêmes centres moteurs. Toutefois ces connexions n'ont pu encore être suivies au point de vue anatomique.

Les cellules mitrales ne sont pas les seuls éléments cellulaires que renferme le bulbe olfactif. On rencontre, notamment au pourtour de la substance gélatineuse centrale qui remplit la cavité du bulbe oblitérée chez l'homme adulte, des cellules nerveuses qui se rapprochent par quelques-uns de leurs caractères. des cellules de la névroglie. RAMÓN Y CAJAL considère ces éléments, appelés *grains du bulbe olfactif*, comme des cellules nerveuses dont le prolongement externe serait de nature cylindraxile. Les grains représenteraient ainsi des cellules d'association dont les prolongements protoplasmiques centraux seraient en connexion avec les collatérales des fibres olfactives centrales ou des fibres commissurales, et dont le prolongement cylindraxile périphérique se trouverait en rapport avec les ramifications du prolongement glomérulaire des cellules mitrales.

On trouve une deuxième variété de cellules d'association à la surface des glomérules olfactifs. Ces cellules pourvues d'un cylindraxe horizontal avec collatérales multiples, seraient interposées entre les ramifications des fibrilles olfactives, et celles des prolongements glomérulaires de plusieurs cellules mitrales.

Il existe enfin, dans l'épaisseur du bulbe olfactif, un certain nombre de cellules de la névroglie, surtout dans la couche superficielle des fibrilles olfactives. Chez les animaux dont le bulbe a conservé sa cavité centrale, celle-ci est bordée par une couche régulière de cellules épendymaires

CHAPITRE XI

APPAREIL DE LA VISION

L'organe essentiel de l'appareil de la vision est représenté par le *globe oculaire* dont l'une des membranes, la rétine, reçoit les impressions lumineuses qu'elle transmet ensuite aux centres nerveux par l'intermédiaire du nerf optique. Au globe oculaire, sont annexés des organes de protection : les paupières et une glande dont le produit de sécrétion, les larmes, vient lubréfier de dehors en dedans la surface libre de l'œil, et s'écoule ensuite dans les fosses nasales par les voies lacrymales.

ARTICLE PREMIER

GLOBE OCULAIRE

Les parois du globe oculaire sont formées par la superposition de trois tuniques distinctes qui sont de dehors en dedans : une tunique fibreuse, une tunique vasculaire et une tunique nerveuse. La cavité circonscrite par ces membranes est occupée par les milieux transparents de l'œil.

§ 1. — TUNIQUE FIBREUSE

La tunique fibreuse de l'œil comprend deux parties distinctes qui sont, d'arrière en avant, la sclérotique et la cornée. Entre ces deux parties, se trouve interposée une zone de transition que nous étudierons en dernier lieu.

A. — SCLÉROTIQUE

La sclérotique est une membrane fibreuse dont la face profonde, lorsqu'elle est détachée de la choroïde, reste tapissée par

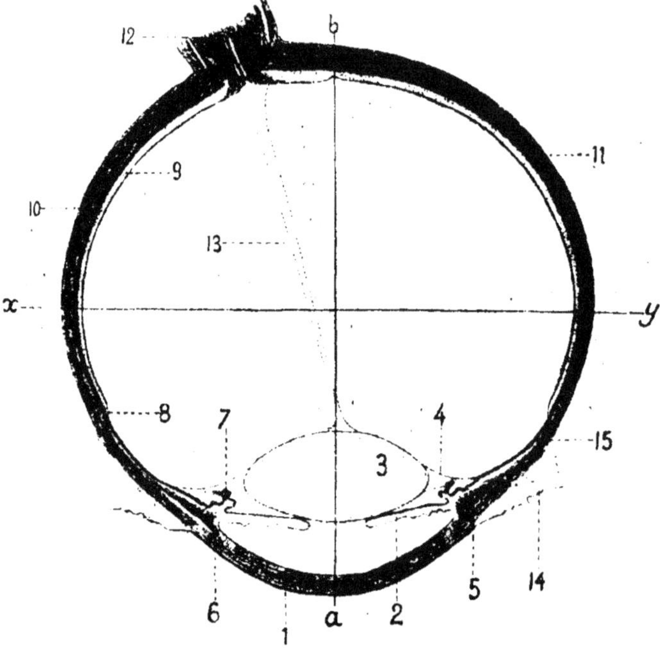

Fig. 379.

Coupe horizontale du globe oculaire de l'homme adulte. Représentation schématique (2.5/1).

La ligne *x y* répond au plan équatorial, la ligne *a b*, à l'axe visuel.
1, cornée. — 2, iris. — 3, cristallin. — 4, zone de Zinn. — 5, corps ciliaire. — 6, canal de Schlemm. — 7, procès-ciliaires. — 8, ora serrata. — 9, rétine. — 10, choroïde. — 11, sclérotique. — 12, nerf optique. — 13, canal hyaloïdien. — 14, conjonctive. — 15, rétine ciliaire.

une mince couche pigmentée, la *lamina fusca*, présentant une structure identique à celle de la membrane suprachoroïdienne que nous décrivons plus loin (p. 742). L'épaisseur de la sclérotique diminue progressivement d'arrière en avant, et descend de 1 millimètre au niveau du nerf optique, à 0,5 millimètre au pourtour de la cornée.

1° Tissu de la sclérotique. — Le tissu de la sclérotique est essentiellement formé, chez les mammifères, par des faisceaux conjonctifs affectant des directions diverses (méridienne, équatoriale, oblique), et constituant par suite un véritable feutrage. Par places, ces faisceaux ont la forme de rubans superposés, de telle sorte que la coupe du tissu présente alors un aspect feuilleté. A ces faisceaux, se trouvent associées des fibres élastiques fines, analogues à celles des tendons et des ligaments.

Chez les batraciens anoures et chez les poissons, la sclérotique contient une lame cartilagineuse revêtue sur ses deux faces de tissu fibreux. Chez les oiseaux, on trouve, en plus, sur le segment antérieur de la sclérotique, et quelquefois au pourtour du nerf optique, un anneau osseux formé de plaques juxtaposées.

Le tissu de la sclérotique, ainsi composé chez l'homme de faisceaux conjonctifs enchevêtrés les uns avec les autres, montre, dans l'interstice de ces faisceaux, un grand nombre de cellules conjonctives étoilées. Les cellules qui avoisinent la face externe de la sclérotique sont transparentes ; celles, au contraire, qui sont rapprochées de la choroïde, sont remplies de pigment mélanique autour du noyau, disposition qui s'accentue de plus en plus jusqu'à la lamina fusca.

La sclérotique est très cérulescente (p. 13), comme tous les organes formés de fibres conjonctives; aussi, quand le pigment se montre déjà dans les cellules voisines de sa face externe, celle-ci prend la teinte bleue qu'on lui connaît chez certaines personnes. La teinte sépia du blanc de l'œil, chez le nègre, est due, au contraire, à une certaine quantité de pigment répandu plus superficiellement dans la trame de la conjonctive.

En arrière, les faisceaux fibreux de la sclérotique, au moins dans le tiers profond de cette membrane, se continuent directement à travers le nerf optique. Il en résulte une disposition spéciale (*lame criblée*), très apparente sur les coupes tant longitudinales que transversales, et que nous décrirons à propos du nerf optique.

2° Vaisseaux. — Les artères de la sclérotique naissent du réseau artériel épiscléral, irrigué en arrière par des branches des ciliaires courtes postérieures, et en avant par des branches des ciliaires antérieures. Les branches perforantes, émanées du réseau épiscléral, se répandent dans la sclérotique, et s'y résolvent en un réseau capillaire à larges mailles, d'où naissent des veines qui vont en partie rejoindre les veines vortiqueuses, et en partie se jeter dans le réseau veineux situé à la surface de la sclérotique, et se déversant lui-même dans les veines ciliaires antérieures et dans les petites veines ciliaires postérieures.

3° Nerfs. — Les nerfs de la sclérotique proviennent des nerfs ciliaires, et se terminent par des extrémités libres entre les faisceaux fibreux.

B. — Cornée

La cornée, d'une épaisseur de 0,8 à 1 millimètre, est une membrane formée de plusieurs couches d'importance et de signification fort différentes. Ces couches, au nombre de cinq (fig. 380), sont, d'avant en arrière : 1° un épithélium antérieur; 2° une couche limitante antérieure; 3° une couche de tissu propre; 4° une couche limitante postérieure; 5° un épithélium postérieur.

1° Épithélium antérieur. — L'épithélium antérieur, dont l'épaisseur varie de 50 à 100 μ, appartient à la catégorie des épithéliums pavimenteux stratifiés. Les cellules profondes, disposées sur un seul rang, sont allongées, avec leur grand axe dirigé normalement à la surface de la cornée; leur base, reposant sur la limitante antérieure, se montre parfois légèrement évasée (*cellules pédales*, Rollett, 1871). Les cellules moyennes, sur deux ou trois assises, ont une forme plus régulièrement polyédrique, et enfin les superficielles, également distribuées sur deux ou trois rangs, deviennent aplaties et plus larges.

L'épithélium antérieur de la cornée est la continuation directe de l'épithélium qui tapisse la conjonctive.

2° Limitante antérieure (lame élastique antérieure, BOWMAN, 1849). Chez beaucoup d'animaux, le tissu cornéen s'étend, sans changer d'aspect, jusqu'à la limite de l'épithélium antérieur. Chez l'homme, cet épithélium repose sur une lame spéciale découverte par REICHERT en 1845, et qui se rapproche par ses caractères des membranes basilaires des muqueuses; cette lame, dont l'épaisseur chez l'homme mesure environ 12 µ, se continue d'ailleurs à la périphérie de la cornée avec la membrane basilaire de la conjonctive. Elle est formée par une substance homogène, transparente, douée d'un certain degré d'élasticité, qui se colore en rose par le picrocarmin, et qui, sous l'action du permanganate de potasse, se décompose en fibrilles.

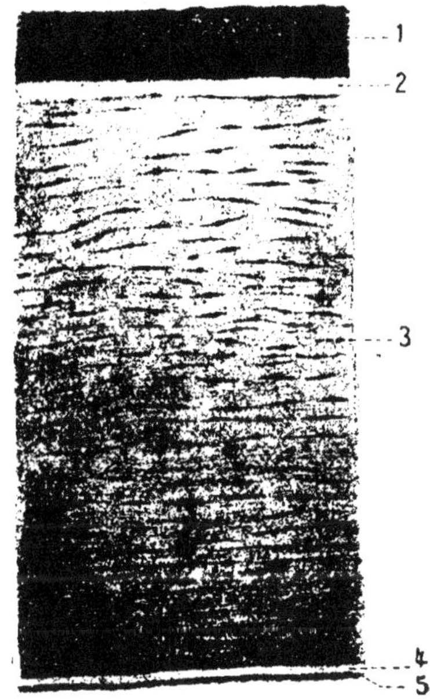

Fig. 380.

Coupe normale de la cornée de l'homme (gr. 140/1).

1. épithélium antérieur pavimenteux stratifié. — 2. limitante antérieure. — 3. tissu propre formé de lames conjonctives, entre lesquelles sont logées des cellules conjonctives. — 4. limitante postérieure. — 5. épithélium postérieur pavimenteux simple.

3° Tissu propre de la cornée. — Le tissu propre de la cornée forme une catégorie très nettement caractérisée dans le groupe des tissus conjonctifs; ses propriétés chimiques semblent le rapprocher surtout du tissu cartilagineux. Le tissu cornéen, en effet, soumis à l'ébullition, ne donne point de la gélatine, mais de la chondrine (JOHANNES MÜLLER), laquelle différerait toutefois, d'après HIS, de la chondrine ordinaire.

On peut se faire une idée assez juste de ce tissu, en le comparant à une pâte feuilletée, formée de lamelles facilement séparables, mais continues, limitant des espaces à l'intérieur desquels se trouvent logées des cellules.

a. *Lamelles de la cornée.* — Les lamelles de la cornée, d'une épaisseur moyenne de 10 μ, sont constituées par des faisceaux conjonctifs entrecroisés dans des sens différents, et englobés dans une matière amorphe présentant le même indice de réfraction. Pendant la vie, ces lamelles sont douées d'une transparence parfaite ; elles se troublent légèrement après la mort. Les acides chromique, osmique, le permanganate de potasse, entraînent facilement la décomposition des faisceaux en fibrilles.

Chez certains animaux, comme la raie, ainsi que l'a bien montré RANVIER, les faisceaux d'une même lamelle sont orientés parallèlement entre eux, et, si l'on envisage deux lamelles superposées, la direction des faisceaux de la première est perpendiculaire à celle des faisceaux de la seconde. Chez les mammifères en général et chez l'homme, la disposition des faisceaux est loin d'offrir une régularité aussi parfaite ; ceux-ci s'entrecroisent dans tous les sens, non seulement dans l'épaisseur d'une même lamelle, mais encore d'une lamelle à l'autre. Il existe, en plus, des fibres perpendiculaires (*fibres suturales*) qui traversent un nombre plus ou moins considérable de lamelles, et parfois unissent les deux limitantes.

b. *Cellules de la cornée.* — Les cellules de la cornée, qu'il est facile de mettre en évidence par les imprégnations au chlorure d'or (fig. 381), appartiennent à la catégorie des cellules du tissu conjonctif. Elles sont formées d'un corps cellulaire irrégulier, aplati entre les lames cornéennes, et absolument transparent pendant la vie, ainsi que le noyau ; l'un et l'autre après la mort deviennent très finement granuleux. Le corps de la cellule envoie sur tout son pourtour de fines expansions qui se continuent avec celles des éléments voisins, et dessinent un lacis d'une extrême délicatesse dans l'intervalle des cellules. Cette disposition est commune aux batraciens et aux mammifères. Vue de face, sur la coupe tangentielle, la cellule présente un aspect étoilé ; vue de profil, sur la coupe verticale, elle apparaît fusi-

forme. En réalité, elle est lenticulaire dans l'espace, avec un bord irrégulier dont se détachent de nombreux prolongements filiformes anastomosés entre eux. Il n'en n'est plus de même chez les poissons, où toutes les cellules cornéennes semblent fondues les unes dans les autres. La masse plasmodiale forme des nappes, parsemées de place en place de noyaux.

On trouve parfois des cellules pigmentées dans le tissu

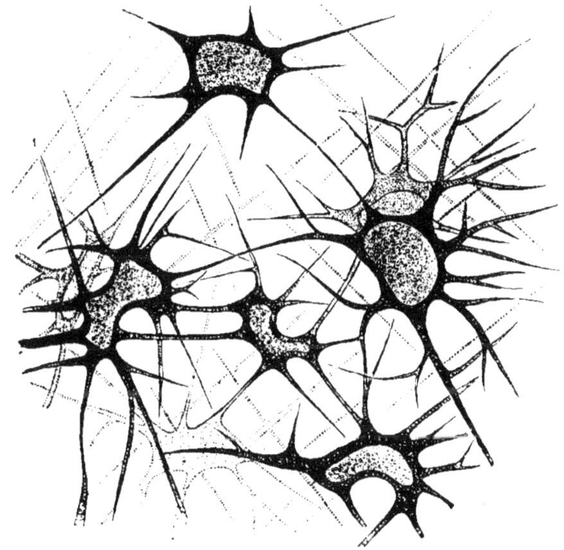

Fig. 381.

Cellules de la cornée d'une grenouille traitée par le chlorure d'or, d'après ROLLETT (gr. 350/1).

cornéen (chez certains poissons), et constamment des leucocytes.

c. Espaces de la cornée. — Les cellules avec leurs fins prolongements ne remplissent pas toute la cavité des espaces compris entre les lames de la cornée. C'est ce que montrent très nettement les imprégnations au nitrate d'argent, dans lesquelles les figures étoilées, réservées en blanc par le dépôt de métal, ont des dimensions plus considérables que les cellules dont elles ne reproduisent pas la forme : elles ne sont pas, comme on l'a dit parfois, l'épreuve négative des cellules dont le chlorure d'or fournirait, au contraire, l'épreuve positive. On a été conduit à admettre l'existence, entre les lames de la cornée, d'un ensemble de lacunes étoilées reliées contre elles par des canaux ou des canalicules. Ces lacunes, dans lesquelles circulerait la lymphe, seraient tapissées partiellement, et seulement sur l'une de leurs parois, par les cellules de la cornée qui joueraient ainsi le rôle d'un endothélium discontinu. Ainsi s'expliquerait la présence et la migration des leucocytes dans le tissu cornéen.

Nous avons indiqué plus haut (p. 114) la signification des fentes supposées lymphatiques dans le tissu conjonctif en général, et l'interprétation que nous en avons donnée paraît devoir s'appliquer également aux espaces de la cornée. Ces espaces, en plus des cellules de la cornée, sont remplis par une matière amorphe, probablement très fluide, qui se déplace quand on vient à pousser une injection entre les lames de la cornée. Mais ces espaces ne possèdent pas un revêtement endothélial continu, et, d'ailleurs, ils ne communiquent pas avec de véritables vaisseaux lymphatiques. Le dépôt métallique, dans les imprégnations au nitrate d'argent, paraît se faire à la surface des espaces cornéens, contre les lames de la cornée.

4° Limitante postérieure (membrane de Demours, 1741 ; membrane de Descemet, 1758 ; lame élastique postérieure ; membrane basale interne). — La limitante postérieure, contrairement à la limitante antérieure, constitue une espèce anatomique distincte : elle est nettement délimitée du tissu cornéen, et présente des caractères physiques et chimiques différents de ceux des lames de la cornée. D'une épaisseur de 4 à 6 μ au centre de la cornée, elle atteint 12 à 15 μ sur les bords de la membrane ; chez le vieillard, elle devient plus épaisse, en même temps qu'on voit se produire sur sa face postérieure de petites saillies verruqueuses.

a. *Caractères physiques*. — La limitante postérieure est formée par une substance hyaline, très réfringente, qui ne se trouble pas, quand on la fait bouillir dans l'eau, ou quand on la traite par les alcalis. Cette substance conserve même son apparence anhiste sur les cornées soumises à l'action du permanganate de potasse. Quand on sépare la limitante postérieure du tissu cornéen, elle s'enroule de telle sorte que sa face antérieure devient concave.

b. *Caractères chimiques.* — La limitante postérieure se rapproche par ses caractères chimiques de la capsule du cristallin. Elle résiste énergiquement aux acides, aux alcalis, à l'eau bouillante, et se colore par le picrocarmin en orangé, offrant ainsi une nuance intermédiaire à celle des fibres conjonctive et des substances élastiques.

5° Épithélium postérieur. — L'épithélium postérieur de la cornée comprend un seul rang de cellules difficiles à observer chez l'homme, où elles disparaissent rapidement après la mort. Elles sont pavimenteuses, mesurant une épaisseur de 4 à 6 μ sur une largeur de 20 μ, assez régulièrement hexagonales, et très finement granuleuses. Le noyau arrondi ou ovalaire mesure de 6 à 10 μ.

6° Vaisseaux de la cornée. — Aucun des tissus de la cornée n'est vasculaire chez l'adulte. Pendant la vie fœtale, les vaisseaux s'avancent au-dessous de l'épithélium antérieur, jusqu'au centre de l'organe (*réseau précornéen*), puis ils subissent un retrait graduel, en sorte que, chez l'adulte, ils n'empiètent que d'un millimètre, ou de deux tout au plus, sur les bords de la membrane formant l'*anneau vasculaire péricornéen*. Cet anneau comprend des artères, des capillaires et des veines. Les artères afférentes naissent des ciliaires antérieures qui, d'après LEBER, se diviseraient en rameaux perforants destinés au muscle ciliaire et au grand cercle artériel de l'iris, et en rameaux superficiels qui s'anastomosent en arcades sur le pourtour de la cornée. De ces arcades, se détachent les petites branches devant alimenter le réseau vasculaire péricornéen, ainsi que des branches récurrentes (*artères conjonctivales antérieures*) pour la conjonctive bulbaire, qui s'anastomosent avec les *artères conjonctivales postérieures*, branches des artères palpébrales.

Les capillaires, dont le réseau limite en dedans l'anneau vasculaire péricornéen, se terminent du côté de la cornée par des anses arrondies ; ils appartiennent à la plus petite espèce, et quelques-uns mesurent seulement de 5 à 6 μ de diamètre.

Les veines, situées sur un plan postérieur à celui des artères, se jettent dans les veines ciliaires antérieures qui, elles-mêmes, aboutissent aux veines musculaires

7° Nerfs de la cornée. — Des nerfs de la cornée, découverts par Schlemm (1832), naissent des petits nerfs ciliaires (nervuli

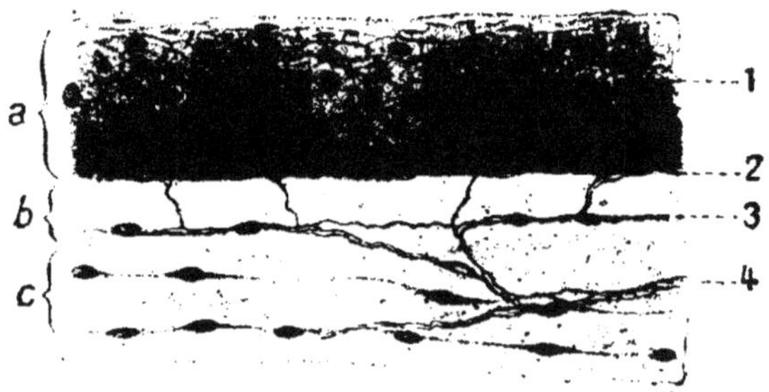

Fig. 382.

Coupe normale de la cornée, pour montrer les différents plexus nerveux. Figure demi-schématique (gr. 225/1).

a, épithélium antérieur. — *b*, limitante antérieure. — *c*, tissu propre de la cornée. 1, plexus intra-épithélial. — 2, plexus sous-épithélial. — 3, plexus sous-basal. 4, plexus fondamental.

ciliaires). On les voit facilement, sur le pourtour de la cornée, former une trentaine de faisceaux larges à peine de 45 μ, qui pénètrent de la sclérotique dans le tissu cornéen par autant de points de la périphérie. Ces faisceaux contiennent encore des fibres à myéline sur une étendue de un à deux millimètres en dedans du bord de la cornée, puis les fibres nerveuses se dépouillent de leur gaine de myéline, et se transforment en fibres de Remak qui se répandent dans le tissu cornéen, et y constituent un premier plexus (fig. 382) au sein du tissu propre (*plexus fondamental*), et un deuxième au-dessous de la limitante antérieure (*plexus sous-basal*).

Du plexus sous-basal se détachent, vers la surface, de fines branches (*rami perforantes*) qui traversent la membrane de Bowman à peu près normalement à sa surface, et se recourbent au-dessous de l'épithélium pour former un troisème plexus découvert par COHNHEIM (1866), le *plexus sous-épithélial* (plexus intermédiaire). De celui-ci, partent des filaments extrèmement grêles, qui s'enfoncent dans l'épithélium de la cornée, s'y ramifient et s'anastomosent entre eux, c'est-à-dire entrecroisent leurs fibrilles dans un quatrième plexus, le *plexus intra-épithélial* (COHNHEIM). Ce dernier plexus laisse échapper des fibrilles terminales qui s'élèvent verticalement, serpentant entre les cellules épithéliales, et se terminent à une faible distance de la surface par un petit renflement en forme de bouton.

Quelques faisceaux nerveux se portent, en arrière, contre la membrane de Descemet, ou entre les lames de la cornée avoisinantes.

C. — ZONE DE TRANSITION ENTRE LA CORNÉE ET LES PARTIES VOISINES

Les cinq couches de la cornée que nous venons de décrire se comportent de la façon suivante, au niveau de la circonférence de cet organe :

1° **L'épithélium antérieur** se continue par une transition graduelle avec l'épithélium de la conjonctive.

2° **La membrane limitante antérieure** diminue d'épaisseur à la périphérie de la cornée, où elle s'unit avec la membrane basilaire sous-épithéliale de la conjonctive.

3° Le **tissu propre de la cornée** se continue directement avec le tissu de la sclérotique. La ligne de jonction scléro-cornéenne est oblique d'avant en arrière, et de dedans en dehors, si bien que la sclérotique empiète sur la face antérieure de la cornée, qui se trouve ainsi enchâssée dans la sclérotique, à la manière d'un verre de montre.

4° La **membrane limitante postérieure**, au niveau de la circonférence de la cornée, présente un épaississement annulaire connu sous le nom d'*anneau limitant antérieur* (SCHWALBE), ou d'*anneau tendineux* de DÖLLINGER. De ce renflement annulaire, se détachent trois ordres de fibres : 1° des fibres antérieures qui se perdent dans le tissu de la sclérotique ; 2° des fibres moyennes qui se continuent avec le muscle ciliaire auquel elles servent de tendon ; 3° des fibres postérieures qui se portent en arrière, contournent l'angle irien, et vont se terminer dans l'iris.

Ces dernières fibres s'anastomosent entre elles dans l'angle irien, et constituent un tissu spongieux dont les aréoles (*espaces de Fontana*, 1781) communiquent avec la chambre antérieure (p. 790), et dont les trabécules sont tapissées par un endothélium en continuité, en avant, avec l'épithélium postérieur de la cornée, et, en arrière, avec l'endothélium de la face antérieure de l'iris. Les trabécules de ce tissu spongieux sont particulièrement bien développées chez les quadrupèdes où elles forment le *ligament pectiné de l'iris* (HUECK, 1839). Chez l'homme, le ligament pectiné est rudimentaire, et ne dépasse pas en arrière l'angle irien.

Immédiatement en avant des fibres émanées de l'anneau de Döllinger, en regard de l'angle irien, le tissu de la sclérotique, sur les coupes méridiennes, se montre creusé d'une fente ovalaire représentant la section d'un canal circulaire qui entoure le bord de la cornée. C'est le canal de Schlemm dont la nature est encore diversement interprétée par les anatomistes. Les uns, à la suite de SCHWALBE et de WALDEYER, considèrent ce canal à bords irréguliers comme un confluent lymphatique en communication, d'une part, avec les espaces de Fontana, et, de l'autre, avec les veines épisclérales ; les autres en font un véritable canal veineux, une sorte de sinus scléral (ROCHON-DUVIGNEAUD, 1892), en rapport simplement avec les veines épisclérales.

5° **L'épithélium postérieur**, au niveau de l'angle irien, se transforme en endothélium qui se poursuit à la surface des trabécules des espaces de Fontana, et se réfléchit ensuite sur la face antérieure de l'iris.

§ 2. — Tunique vasculaire (membrane uvéale)

La tunique vasculaire du globe de l'œil, interposée entre la tunique fibreuse et la tunique nerveuse, s'étend depuis le nerf optique jusqu'au bord papillaire de l'iris. Nous lui reconnaîtrons trois parties distinctes qui sont d'arrière en avant : la choroïde proprement dite, le corps ciliaire et l'iris. Après avoir étudié la structure de chacune de ces parties, nous indiquerons le mode de distribution des vaisseaux dans l'ensemble de la tunique vasculaire.

A. — Choroïde

Nous désignerons sous le nom de choroïde proprement dite, la portion de la tunique vasculaire située en arrière de l'*ora serrata* (p. 778). C'est une membrane conjonctive mince, mesurant au plus de 100 à 200 µ d'épaisseur, et renfermant de nombreux vaisseaux sanguins. Elle est unie à la sclérotique par l'intermédiaire d'une couche conjonctive lâche qui renferme un grand nombre de cellules pigmentées. Cette couche, quand on détache la choroïde de la sclérotique, se sépare habituellement en deux lames dont l'une (*membrane suprachoroïdienne*) reste adhérente à la choroïde, et l'autre (*lamina fusca*) à la sclérotique.

Envisagée dans son épaisseur, la choroïde présente à étudier quatre couches qui sont de dedans en dehors : 1º la membrane vitrée ; 2º la membrane chorio-capillaire ; 3º la couche des gros vaisseaux ; 4º la membrane suprachoroïdienne. Nous décrirons, en outre ; 5º la formation spéciale aux carnassiers et aux ruminants, connue sous le nom de *tapis*.

1º Membrane vitrée (membrane de pigment, Bruch, 1844 ; lame vitrée, Arnold ; membrane basale, Henle, 1867 ; lame élastique, Kölliker, 1867). Cette membrane homogène et transparente, parfois finement striée, forme une sorte de vernis à la surface interne de la choroïde (fig. 383) ; son épaisseur est d'environ 2 μ.

Quand on détache du fond de l'œil la rétine, celle-ci laisse souvent adhérente à la membrane vitrée une couche que l'on a désignée parfois sous le nom de couche épithéliale de la cho-

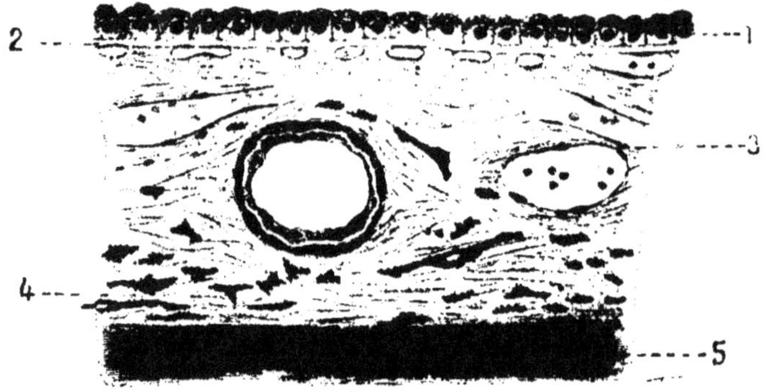

Fig. 383.

Coupe normale de la choroïde, au voisinage de la papille optique (gr. 225 1).

1, couche épithéliale de la rétine. — 2, membrane vitrée au-dessous de laquelle se trouvent appliqués les vaisseaux de la membrane chorio-capillaire. — 3, couche des gros vaisseaux. — 4, couche pigmentée (membrane suprachoroïdienne et lamina fusca). — 5, sclérotique.

roïde mais qui se relie embryogéniquement à la rétine, et que nous décrirons avec elle (p. 765).

2° Membrane chorio-capillaire (membrane de Ruysch, 1737). — La membrane chorio-capillaire est essentiellement constituée par un réseau sanguin d'une extrême richesse (fig. 384), intimement appliqué contre la face externe de la membrane vitrée avec laquelle il se laisse détacher. Les mailles, à peu près arrondies au fond de l'œil, deviennent allongées au voisinage de l'ora serrata ; elles sont comblées par une substance finement granuleuse qui se continue en dehors avec la matière amorphe de la couche des gros vaisseaux. Ce réseau s'arrête en avant, au niveau de l'ora serrata.

D'après SATTLER (1876), on rencontrerait immédiatement au-dessous de la membrane chorio-capillaire, un réseau de fines fibres élastiques.

3° Couche des gros vaisseaux. — La couche des gros vaisseaux est formée par une trame conjonctive lâche, dans laquelle rampent des artères et des veines rattachées au réseau de la membrane chorio-capillaire par des branches verticales ou légèrement obliques. Les artères émanent des ciliaires courtes postérieures ; les veines situées plus superficiellement que les

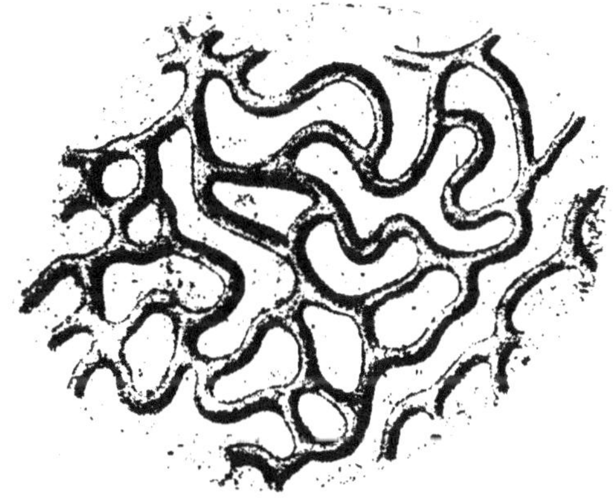

Fig. 384.

Réseau capillaire de la membrane chorio-capillaire de l'otarie, à la surface interne du tapis (gr. 150,1).

artères, c'est-à-dire plus rapprochées de la sclérotique, aboutissent à quatre gros troncs veineux qu'on désigne, en raison de leur disposition en tourbillon, sous le nom de *veines vorti-queuses* (p. 753).

La trame conjonctive comprend des fibres conjonctives, des fibres élastiques fines, des cellules conjonctives étoilées ou fusiformes, et des leucocytes errants, le tout plongé dans une matière amorphe peu consistante. Les cellules conjonctives sont plus ou moins chargées de pigment, et forment ainsi le passage à la couche suivante.

Les nerfs ciliaires, dont la plupart émanent du ganglion

ophtalmique, et quelques-uns du nasal, rampent dans la couche suprachoroïdienne, et abandonnent de distance en distance des filets qui s'enfoncent dans la couche de gros vaisseaux, et forment, dans sa partie superficielle, un plexus dans les angles duquel on rencontre des cellules ganglionnaires. De ce *plexus choroïdien*, partent des fibrilles nerveuses qui accompagnent les vaisseaux, et qui sont destinées à leur puissante musculature.

4° Membrane suprachoroïdienne. — Cette membrane continue avec la lamina fusca, est formée, comme cette dernière,

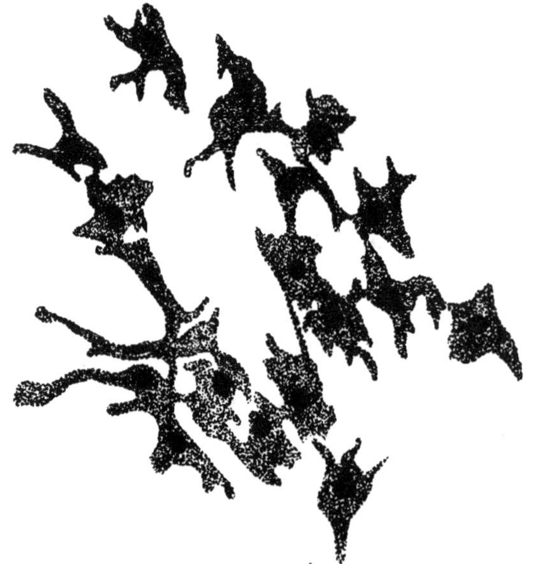

Fig. 385.

Cellules conjonctives pigmentées de la membrane suprachoroïdienne de l'homme (gr. 220/1).

par des lamelles conjonctives qui s'anastomosent sous un angle aigu, et constituent ainsi une sorte de tissu feuilleté étalé en surface. Sur ces lamelles, se trouvent appliquées des fibres élastiques très minces, et des cellules conjonctives pigmentées ou non. Enfin, les cavités aplaties ou fentes de ce tissu spécial, sont occupées par une matière amorphe presque fluide dans laquelle on peut trouver, çà et là, des leucocytes.

Les cellules conjonctives affectent des formes variables. Elles peuvent être lamelleuses, assez régulièrement polygonales (bœuf), tantôt, au contraire, elles sont déchiquetées sur les bords, et plus ou moins rameuses (fig. 385) : d'autrefois, enfin, elles sont nettement étoilées ou fusiformes.

Chez les albinos, les granulations pigmentaires n'existent ni dans les cellules conjonctives de la choroïde, ni dans la couche épithéliale de la rétine.

5° Tapis des carnassiers et des ruminants. — L'aspect brillant, nacré, à reflet bleuâtre ou verdâtre, du fond de l'œil chez certains animaux, résulte essentiellement de la présence d'une couche cérulescente spéciale (*tapis*) dans la partie la plus interne de la couche des gros vaisseaux, immédiatement en dehors de la membrane chorio-capillaire ; en même temps, la couche épithéliale de la rétine se trouve dépourvue de pigment à ce niveau. La nature de la couche cérulescente varie : tantôt elle est formée de faisceaux aplatis de fibres conjonctives très fines, comme chez les ruminants, le cheval, etc. (*tapis fibreux*) : tantôt, au contraire, elle se compose de plusieurs rangs superposés (une quinzaine environ), de cellules irisantes (p. 97), comme chez les carnassiers (*tapis cellulaire*). Dans l'un et dans l'autre cas, la couche du tapis est traversée normalement à sa surface, par des branches vasculaires qui relient les vaisseaux profonds de la choroïde au réseau de la membrane de Ruysch.

Il n'existe pas, chez l'homme, de couche assimilable au tapis.

B. — CORPS CILIAIRE

Sous le nom de corps ciliaire, nous comprendrons la portion de la choroïde située entre l'ora serrata et le bord externe de l'iris (fig. 386). Cette portion, tapissée à sa face interne par la rétine ciliaire, se laisse décomposer en deux zones distinctes : une zone lisse (4 millimètres), attenante à l'ora serrata, et une zone villeuse (2 à 3 millimètres) qui se prolonge jusqu'à la naissance de l'iris.

1° Zone lisse (orbiculus ciliaris, HENLE). — La structure du corps ciliaire, au niveau de la zone lisse, diffère de celle de la choroïde proprement dite par l'absence de la membrane chorio-

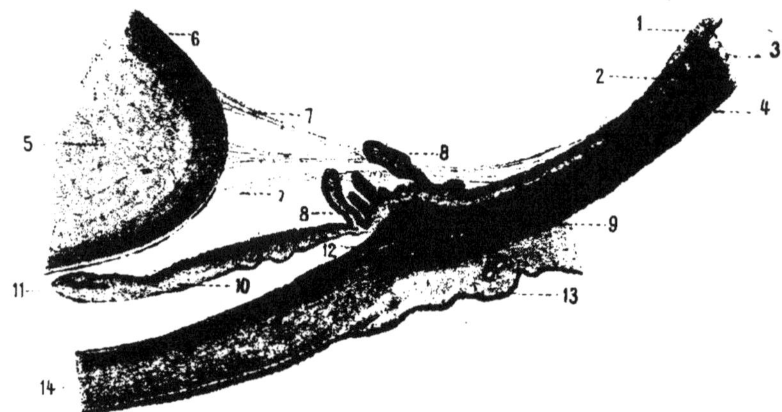

Fig. 386.

Coupe méridienne intéressant le corps ciliaire de l'homme (gr. 9/1).

1. rétine. — 2. ora serrata. — 3, choroïde. — 4, sclérotique. — 5. cristallin. — 6, capsule du cristallin. — 7, fibres de la zonule. — 8, procès ciliaires. — 9, muscle ciliaire avec ses deux ordres de fibres. — 10, iris. — 11, sphincter de l'iris. — 12, canal de Schlemm. — 13, conjonctive. — 14, cornée.

capillaire qui disparait au niveau de l'ora serrata, et par une plus grande abondance de fibres conjonctives. La choroïde ciliaire se trouve ainsi réduite à trois couches superposées : la membrane vitrée, la couche des gros vaisseaux et la membrane suprachoroïdienne. Les vaisseaux se dirigent, pour la plupart, suivant le méridien de l'œil ; les artères sont placées plus superficiellement que les veines.

2° Zone villeuse. — La zone villeuse présente à étudier les procès ciliaires et le muscle ciliaire.

a. *Procès ciliaires.* — Les procès ciliaires sont des prolongements lamelleux de la choroïde au nombre de 70, dirigés dans le sens méridien, qui font saillie en arrière, et forment, au pourtour de l'équateur du cristallin, une couronne régulière (*corona ciliaris*). D'après Schwalbe, la longueur des procès ciliaires, mesurée suivant le méridien, serait de 2 à 3 millimètres, leur hauteur de 0,8 à 1 millimètre, et leur épaisseur de 0,12 millimètre.

Les procès ciliaires représentent des épaississements locaux de la couche des gros vaisseaux. Leur trame conjonctive lâche englobe de nombreux vaisseaux sanguins pelotonnés sur eux-mêmes.

Les artères proviennent du grand cercle artériel de l'iris. Elles traversent le muscle ciliaire, et se ramifient dans l'épaisseur des procès ciliaires en un réseau capillaire dont naissent des veinules qui longent la face profonde du muscle ciliaire, et contribuent à alimenter les veines vortiqueuses.

b. *Muscle ciliaire*. — Le muscle ciliaire découvert en 1835 par Wallace et bien étudié par Brücke (1846), qui lui a laissé son nom, est placé entre les procès ciliaires et la sclérotique dont le sépare une couche pigmentée, prolongement de la lamina fusca. Il est entièrement formé, chez l'homme comme chez tous les mammifères, de fibres musculaires lisses mesurant en moyenne de 50 à 75 μ de long sur 6 μ de large ; chez les oiseaux, il se compose de fibres musculaires striées. Sa plus grande épaisseur est d'environ 500 μ.

Les faisceaux musculaires affectent deux directions dominantes. Les plus superficiels, sous la sclérotique, suivent la direction méridienne, sur une longueur de 4 millimètres, depuis l'anneau tendineux de Döllinger (p. 738), où ils prennent leur insertion fixe, jusqu'à la zone lisse où ils se réunissent par des anses à concavité antérieure, et finalement se terminent dans la trame conjonctive de la choroïde. Ce sont les fibres méridiennes, radiées, formant le *muscle tenseur de la choroïde*.

Les faisceaux les plus profonds, au contraire, au niveau de l'angle postéro-interne du muscle ciliaire, sont disposés circulairement, et constituent le muscle de Rouget (1856) ou muscle de H. Müller (1857), improprement appelé *compressor lentis*.

Le muscle ciliaire est le muscle de l'accommodation. Les fibres méridiennes, en se contractant, rapprochent la choroïde de l'anneau tendineux de Döllinger (insertion fixe), et, par suite, provoquent le relâchement des fibres de la zone de Zinn, intimement adhérentes au corps ciliaire (p. 788). Le cristallin, n'étant plus soumis à l'action des fibres de la zonula qui, dans les conditions ordinaires exercent une certaine traction sur son équateur, revient sur lui-même, grâce à son élasticité, et augmente la courbure de ses faces, notamment de la face antérieure. C'est ce qu'on observe dans la vision des objets rapprochés.

Il est un peu plus difficile d'expliquer le mode d'action des fibres annulaires dont le rôle semble *a priori* inverse de celui des fibres méridiennes. La contraction de ces fibres entraine un resserrement de l'anneau musculaire qu'elles constituent, c'est-à-dire diminuent son diamètre, et déterminent un froncement en arrière de la couronne des procès ciliaires qui. leur sont immédiatement sous-jacents. Les procès ciliaires refoulent en arrière les fibres de la zone de Zinn qui s'infléchissent sur leur sommet, et dont la tension est, par suite, exagérée. Le cristallin, dont la région équatoriale se trouve ainsi attirée en dehors, s'aplatit. C'est ce qui a lieu dans la vision des objets éloignés.

On sait, d'ailleurs, que la proportion entre les deux ordres de fibres longitudinales et circulaires varie considérablement d'un individu à l'autre, et que, chez le myope, le muscle ciliaire est presque entièrement constitué de fibres radiaires, tandis que, chez l'hypermétrope, au contraire, il y a une prédominance marquée des fibres circulaires.

Le muscle ciliaire reçoit le sang de plusieurs sources, des ciliaires longues postérieures et des ciliaires antérieures. Les veines se jettent. pour la partie postérieure du muscle ciliaire, dans les veines des procès ciliaires, et, pour la partie antérieure, dans les veines ciliaires antérieures.

Les rameaux nerveux du muscle ciliaire émanent des nerfs ciliaires. Ceux-ci, après avoir formé par leurs branches choroïdiennes le plexus choroïdien. se prolongent directement d'arrière en avant, et, arrivés à la face antérieure du muscle ciliaire, constituent un plexus nerveux, le *plexus ciliaire*, accompagné de cellules ganglionnaires. Ce plexus donne naissance aux nerfs de l'iris et de la cornée, en même temps que de sa face postérieure, se détachent des fibres nerveuses qui s'enfoncent dans le muscle ciliaire et s'y terminent. En ce qui concerne l'origine de ces filets musculaires, les physiologistes ont montré que le nerf moteur oculaire commun est le nerf accommodateur pour la vision des objets rapprochés, et que le grand sympathique est le nerf accommodateur pour la vision des objets éloignés.

C. — IRIS

L'iris est formé par une lame conjonctive médiane, en continuité sur son pourtour avec le tissu des procès ciliaires, et revêtue, sur chaque face, par un épithélium. Il présentera donc sur la coupe trois couches distinctes : un épithélium antérieur, une couche conjonctive, un épithélium postérieur.

1º Épithélium antérieur. — Cet épithélium comprend un seul plan de cellules endothéliales à bords légèrement sinueux, et privées de granulations pigmentaires.

2º Couche conjonctive ou couche propre. — La couche conjonctive de l'iris se compose de faisceaux délicats de fibres conjonctives, de cellules étoilées plus ou moins pigmentées, de cellules arrondies et d'une matière amorphe pâteuse renfermant, en plus, des grains de pigment épars, des éléments musculaires lisses, des vaisseaux et des nerfs.

a. *Éléments musculaires lisses*. — Ces éléments affectent deux directions principales.

Dans une étendue qui varie de 0.9 à 1.3 millimètre, à partir du bord pupillaire, les fibres musculaires lisses sont disposées circulairement, et forment ce qu'on appelle le *sphincter de la pupille* (fig. 386, 11).

D'autre part, entre la couche propre et l'épithélium postérieur, et intimement appliquée contre cet épithélium, on rencontre une membrane d'une nature particulière, parcourue par de fines stries radiaires, surtout à sa face antérieure. Cette membrane, connue sous le nom de *membrane limitante posté-*

rieure, membrane de Bruch (1844), *membrane de Henle* (1866),
a été l'objet de nombreuses discussions. Il semble démontré
aujourd'hui, d'après les recherches récentes de Gabriélidès
(1895), de Vialleton (1897), de Grynfeltt (1899), que la membrane de Henle est de nature musculaire, et qu'elle représente
le muscle dilatateur de l'iris, dont le sphincter constitue le
muscle constricteur. Toutefois cette membrane musculaire ne

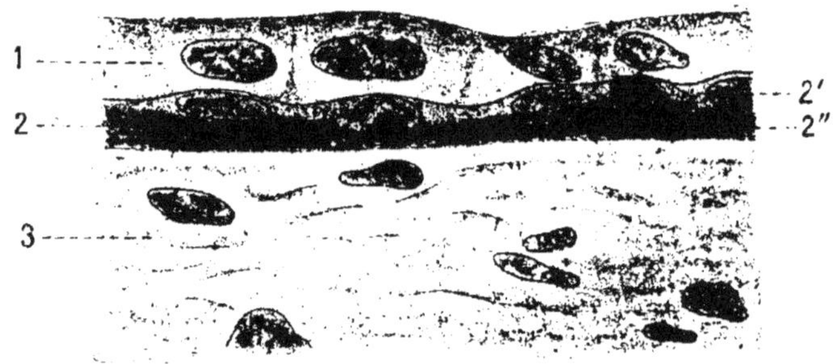

Fig 387.

Coupe radiée de la partie postérieure de l'iris sur un lapin albinos
(d'après Grynfeltt).

1, épithélium postérieur de l'iris. — 2, membrane dilatatrice avec 2', sa zone
plasmodiale, et 2'', sa zone fibrillaire contractile. — 3, tissu propre de l'iris.

serait pas décomposable en cellules indépendantes, radiées,
ainsi que le pensait Gabriélidès, mais elle serait formée par
une lame protoplasmique (sarcoplasmique) continue, pigmentée
et renfermant des noyaux dans sa partie postérieure en rapport
avec l'épithélium postérieur, et des fibrilles radiées dans sa
partie antérieure en contact avec le tissu propre de l'iris
(fig. 387). La membrane de Henle se trouve ainsi composée de
deux lames distinctes : une lame postérieure nucléée rattachée,
par nombre d'auteurs, à l'épithélium postérieur qui serait par
suite formé d'une double couche, et une lame antérieure, striée,
considérée alors comme une membrane limitante. L'épaisseur
de chacune de ces lames, peu élevée, ne dépasse pas en général 2 à 3 μ ; les noyaux de la lame externe sont aplatis parallèlement à la surface, et disposés radiairement. Toutefois, de
distance en distance, la membrane dilatatrice présente des

épaississements linéaires (lignes de renforcement) qui viennent faire saillie en avant dans le tissu propre. Ces épaississements, disposés dans le sens des rayons de l'iris, sont surtout accusés au niveau du bord externe de cette membrane.

La membrane dilatatrice s'étend depuis l'angle cilio-irien jusqu'au voisinage du bord pupillaire, où elle paraît se diviser en de nombreuses bandelettes qui s'infléchissent en avant, et vont se perdre entre les faisceaux du sphincter. D'après GRYN-FELTT (1899) et d'après HEERFORDT (1900), cette membrane se développerait aux dépens de la lame externe de la vésicule oculaire secondaire, et continuerait ainsi directement en avant la couche externe pigmentée de la rétine ciliaire. Toutefois chez le phoque, où la musculature de l'iris est très accusée, et où le sphincter s'étend dans toute la largeur de l'iris pour s'unir en dehors avec le muscle ciliaire, la membrane dilatatrice également très développée ne s'arrête pas à l'angle cilio-irien, mais elle se prolonge en dehors au-dessous des procès ciliaires, pour se terminer au niveau de la portion lisse de la rétine ciliaire. Au niveau de l'iris, la membrane dilatatrice très mince est immédiatement accolée à la face antérieure de l'épithélium postérieur. Au niveau des procès ciliaires, cette membrane s'épaissit et se trouve séparée de la rétine ciliaire par une couche de tissu conjonctif ; enfin, au nouveau de la portion lisse de la rétine ciliaire, elle s'amincit à niveau, et s'accole à la face externe de la rétine ciliaire. Il nous a semblé, sur les préparations de GABRIÉLIDÈS, que, dans ses portions épaissies, la membrane dilatatrice s'individualisait en cellules distinctes.

Chez les oiseaux, la musculature tout entière de l'iris est représentée, comme le muscle ciliaire, par des fibres striées.

b. *Vaisseaux.* — L'iris reçoit ses artères du grand cercle artériel (p. 751). Celles-ci se dirigent, en se ramifiant à angle aigu, vers le bord pupillaire de l'iris, où elles s'anastomosent et constituent un deuxième cercle artériel : le *petit cercle artériel de l'iris.*

Le sang retourne aux veines vortiqueuses par des branches qui passent profondément sous les procès ciliaires, et s'unissent aux veines revenant de ces derniers.

c. *Nerfs*. — Les nerfs de l'iris proviennent des nerfs ciliaires par l'intermédiaire du plexus ciliaire. Ils forment, dans les deux tiers externes de l'iris, un plexus à anses arrondies et élégantes (*plexus irien*) dont se détachent trois sortes de fibres : 1° des fibres sensitives à myéline (provenant du nasal), qui se dirigent vers la face antérieure de l'iris, et s'y ramifient en fibrilles très ténues; 2° des fibres motrices fines, émanant du moteur oculaire commun, et destinées au sphincter; et enfin 3° des fibres grises sympathiques qui se terminent contre la membrane dilatatrice.

3° Épithélium postérieur. — L'épithélium postérieur de l'iris, encore désigné sous le nom d'*uvée*, fait suite à la portion ciliaire de la rétine, mais, tandis que cette dernière membrane est formée de deux couches superposées dont l'externe seule est pigmentée, l'épithélium postérieur de l'iris (*portion irienne de la rétine*) n'est constitué que par une rangée unique de cellules cylindriques (25 à 30 μ) dont le corps cellulaire est entièrement farci de granulations noirâtres de mélanine, au point que celles-ci masquent entièrement le noyau. Ces cellules peuvent présenter toutefois un plateau dépourvu de pigment, et qui se montre par suite, sur les coupes d'ensemble, comme un mince liséré superficiel, hyalin. Celui-ci a été parfois décrit comme une couche spéciale sous les noms de *membrana limitans Pacini, membrana Jacobi, membrana pigmenti*. L'épithélium postérieur de l'iris semble la continuation de la couche pigmentée de la portion ciliaire de la rétine (page 778), dont la couche centrale transparente disparaît au niveau de l'angle cilio-irien.

4° Coloration de l'iris. — Les variétés de coloration de l'iris tiennent à la proportion relative des différents éléments qui entrent dans sa composition. Quand les granulations pigmentaires libres ou incluses dans les éléments, font complètement défaut, l'iris ne doit sa couleur qu'au sang circulant dans les capillaires : c'est le cas pour les albinos. La teinte bleue est un effet de cérulescence (p. 13) des couches conjonctives antérieures dépourvues de pigment, reposant sur les couches profondes seules pigmentées. Une grande proportion de pigment répandu dans toute la trame jusque sous l'épithélium antérieur, produit les iris bruns. Les changements de couleur qui s'observent chez certaines personnes, sont dus, selon toute vraisemblance, à un état d'expansion plus ou moins grand des corps fibro-plastiques pigmentés, qui se comporteraient comme de véritables chromoblastes (p. 101).

D. — Vaisseaux de la tunique vasculaire

La tunique vasculaire doit son nom à la présence de nombreux vaisseaux sanguins (fig. 388) qui se distribuent à ses différents segments, et qui, par le plasma sanguin transsudé, contribuent à la nutrition des éléments de la rétine et des milieux transparents de l'œil.

1º Artères. — Des artères de trois ordres se distribuent à la membrane vasculaire de l'œil: 1º les ciliaires courtes postérieures; 2º les ciliaires longues postérieures; 3º les ciliaires antérieures.

1º *Les ciliaires courtes postérieures*, branches de l'ophtalmique, après avoir fourni des rameaux pour la moitié postérieure de la sclérotique, perforent cette membrane sur tout le pourtour du nerf optique, et se répandent en divergeant dans toute la couche des gros vaisseaux de la choroïde, où elles alimentent le réseau de la membrane chorio-capillaire. Ces artères s'anastomosent avec les vaisseaux rétiniens au niveau de la papille, et avec les ciliaires longues postérieures au niveau de l'ora serrata, par l'intermédiaire des artères récurrentes.

2º *Les ciliaires longues postérieures*, provenant également de l'ophtalmique, traversent au nombre de deux la sclérotique, en dehors des points de pénétration des ciliaires courtes. Elles se portent en avant, rampant à la surface de la choroïde et du corps ciliaire. Arrivées au niveau de l'extrémité irienne des muscles ciliaires, elles s'anastomosent entre elles, après avoir fourni des branches au muscle ciliaire, et quelques récurrentes choroïdiennes, et constituent sur la grande circonférence de l'iris, entre la sclérotique et le muscle ciliaire, un cercle complet connu sous le nom de *grand cercle artériel de l'iris*. De ce grand cercle se détachent des artères pour les procès ciliaires, des artères

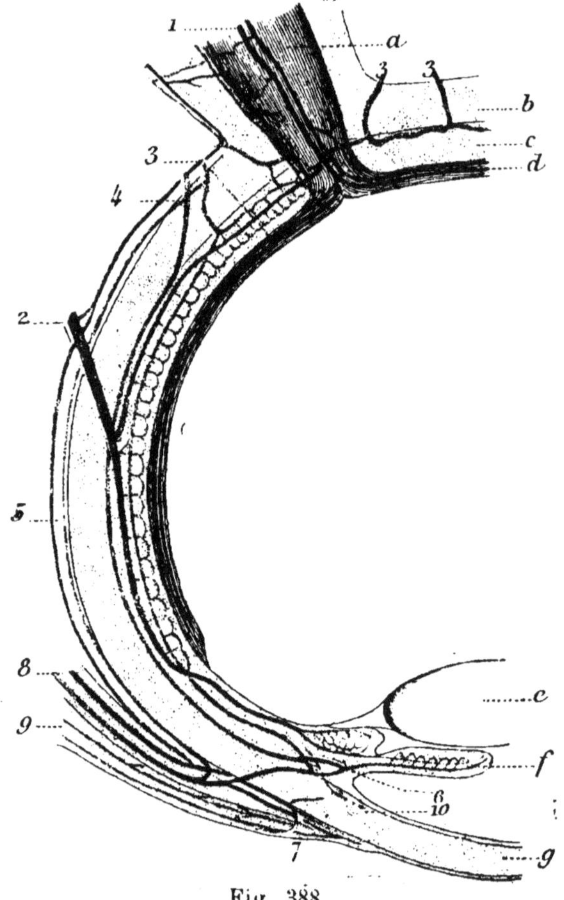

Fig. 388.

Représentation schématique de la circulation de l'œil, figurée sur une
coupe horizontale (d'après LEBER).

a. nerf optique. — *b*, sclérotique. — *c*, choroïde. — *d*, rétine. — *e*, cristallin. —
f, iris. — *g*, cornée.

1. artère et veine centrales de la rétine. — 2, veine vortiqueuse. — 3, artères
ciliaires courtes postérieures, s'anastomosant avec l'artère centrale de la rétine. —
4. artère ciliaire longue postérieure. — 5, artère et veine épisclérales. — 6, grand
cercle artériel de l'iris. — 7, anneau vasculaire péricornéen. — 8, vaisseaux ciliaires antérieurs. — 9, vaisseaux de la conjonctive. — 10, canal de Schlemm.

pour l'iris, enfin, quelques artères récurrentes choroïdiennes,

3° Le grand cercle artériel de l'iris est complété par des anastomoses que lui envoient les *artères ciliaires antérieures*. Ces artères, émanées des artères musculaires, fournissent des branches pour la moitié antérieure de la sclérotique, et pour la conjonctive sclérale, puis elles perforent la sclérotique (branches perforantes) au pourtour de la cornée, et s'engagent dans l'épaisseur du muscle ciliaire. Là, elles envoient des branches anastomotiques pour le grand cercle de l'iris, et forment des rameaux pour le muscle ciliaire, ainsi que quelques récurrentes choroïdiennes, par l'intermédiaire desquelles elles se mettent en relation avec les ciliaires courtes postérieures.

2° Veines. — A part quelques veinules des muscles ciliaires qui se déversent dans les veines ciliaires antérieures (musculaires), toutes les veines de la membrane irido-choroïdienne aboutissent aux grosses veines vortiqueuses situées à la face externe de la choroïde, un peu en arrière de l'équateur de l'œil. Les veines vortiqueuses, au nombre de quatre, dont deux supérieures, et deux inférieures, traversent de dedans en dehors la sclérotique, recueillent quelques veines sclérales, et se jettent finalement dans la veine ophtalmique.

§ 3. — Tunique nerveuse (rétine)

La rétine, rattachée aux centres encéphaliques par le nerf optique dont elle représente l'épanouissement, est la membrane sensible du globe oculaire : c'est elle qui reçoit les impressions lumineuses et les transmet au cerveau par l'intermédiaire du nerf optique. La mollesse de cette membrane, sa continuité avec le nerf optique, l'avaient déjà fait regarder par GALIEN comme un prolongement du cerveau. L'assimilation est plus juste encore que ne pouvait l'imaginer le médecin du IIIe siècle. La rétine se développe aux dépens d'une excroissance latérale de la vésicule cérébrale antérieure, et, comme l'écorce cérébrale, elle est décomposable en un certain nombre de couches distinctes, avec des fibres nerveuses, des cellules nerveuses multipolaires et fusiformes, des cellules de la névroglie, etc. A ces éléments que nous avons décrits plus haut, peuvent s'ajouter des éléments propres modifiés en vue des impressions lumineuses, tels que les cellules visuelles (cônes et bâtonnets).

L'épaisseur moyenne de la rétine est de 220 µ environ. A partir de la *papille optique*, qu'on doit considérer comme son centre anatomique, elle s'amincit progressivement par l'arrivée successive à destination de tous les conducteurs nerveux ; son centre physiologique est au contraire la *tache jaune* et la *fovea centralis*. Au niveau de l'*ora serrata*, la rétine diminue d'épaisseur, et, réduite à l'état d'une mince membrane de 40 à 50 µ, elle tapisse successivement d'arrière en avant les procès ciliaires et l'iris. Nous examinerons successivement la *portion optique de la rétine* située en arrière de l'ora serrata, puis la *portion ciliaire* qui la prolonge directement en avant ; quant à la *portion irienne* de la rétine, elle a été étudiée avec l'iris.

A. — Portion optique de la rétine

La disposition stratifiée des éléments de la rétine permet d'y reconnaître plusieurs couches dont le nombre et la nomenclature varient suivant les auteurs. Nous reproduisons dans le tableau suivant les classifications de Max Schultze, de Ranvier et de Ramón y Cajal.

MAX SCHULTZE (1866 à 1871)	RANVIER (1882)	RAMÓN Y CAJAL (1892)
1° Épithélium de la rétine.	Épithélium de la rétine. . .	Zone pigmentaire.
2° Cônes et bâtonnets.	Cônes et bâtonnets	Cônes et bâtonnets.
3° Limitante externe .	Membrane limitante externe.	Membrane limitante externe.
4° Grains externes . .	Corps des cellules visuelles.	Grains externes ou corps des cellules visuelles.
5° Couche granuleuse externe	Plexus basal	Couche plexiforme ou moléculaire externe.
6° Grains internes. . .	{ Couche des cellules bipolaires. Couche des cellules unipolaires.	Grains internes.
7° Couche granuleuse interne	Plexus cérébral	Couche plexiforme ou moléculaire interne.
8° Cellules ganglionnaires.	Couche des cellules multipolaires.	Cellules ganglionnaires.
9° Fibres du nerf optique.	Couche des fibres du nerf optique.	Fibres du nerf optique.
10° Membrane limitante interne	Couche limitante interne. .	Membrane limitante interne.

Les différentes couches de la rétine résultent de l'association d'éléments nerveux avec des éléments accessoires (cellules de la névroglie, cellules épithéliales, vaisseaux sanguins). Cette struc-

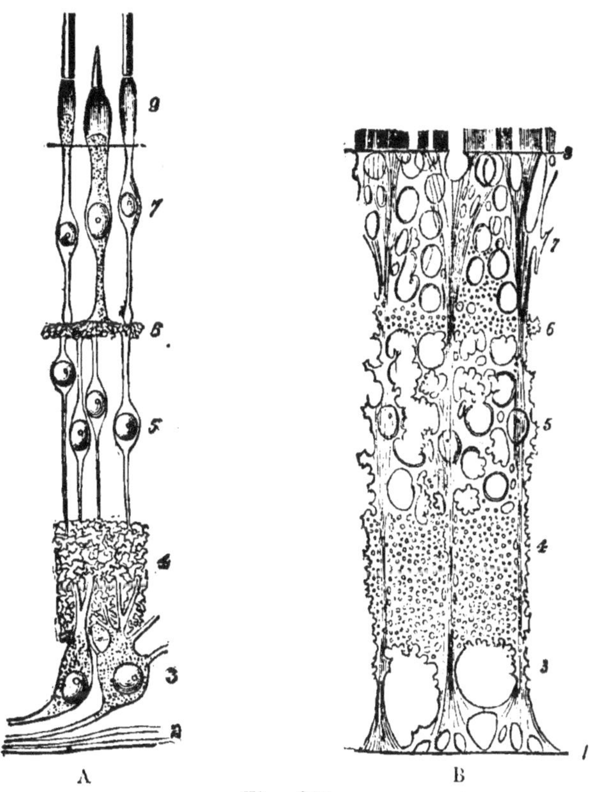

Fig. 389.

Diagramme des éléments nerveux A, et de soutènement B de la rétine
(d'après KLEIN).

1, limitante interne. — 2, couche des fibres nerveuses. — 3, couche des cellules ganglionnaires. — 4, couche moléculaire interne. — 5, couche des cellules bipolaires. — 6, couche moléculaire externe. — 7, couche des grains externes. — 8, limitante externe. — 9, couche des cônes et des bâtonnets.

ture complexe a été très bien exprimée par MAX SCHULTZE dans un double schéma qui représente une rétine théoriquement divisée en ses parties nerveuse et accessoire (fig. 389). Comme l'indique ce schéma, certaines couches de la rétine (3, 5 et 7)

répondent à des cellules nerveuses, tandis que d'autres couches
(1,8) sont formées presque en entier par des parties accessoires.

Les recherches contemporaines de RAMÓN Y CAJAL et de VAN
GEHUCHTEN ont confirmé cette manière de voir, et, en faisant
connaître le mode d'association des cellules nerveuses entre

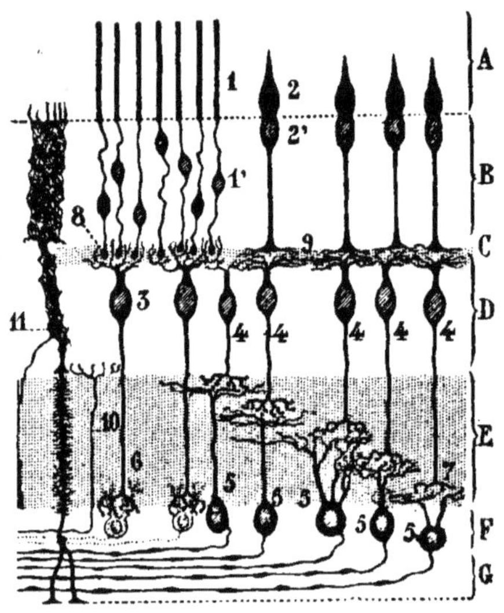

Fig. 390.

Coupe transversale de la rétine d'un mammifère
(d'après RAMÓN Y CAJAL). Figure empruntée à TESTUT.

A, couche des cônes et des bâtonnets. — B, couche des grains externes. —
C. couche moléculaire externe. — D, couche des grains internes (cellules bipo-
laires). — E, couche moléculaire interne. — F, couche des cellules ganglionnaires.
— G, couche des fibres nerveuses.

1, bâtonnet avec 1', son noyau. — 2. cône avec 2', son noyau. — 3, cellules bipolaires pour bâtonnet. — 4, cellules bipolaires pour cône. — 5, cellules ganglionnaires. — 6, ramification axile d'une cellule bipolaire pour bâtonnet. — 7, ramification axile d'une cellule bipolaire pour cône. — 8, nodule d'une fibre de bâtonnet.
— 9, arborisation d'une fibre de cône. — 10, fibre optique centrifuge. — 11, cellule
de soutènement.

elles, ont montré que la partie sensible de la rétine comprenait
trois ordres d'éléments superposés : ce sont, de dehors en
dedans, une cellule visuelle, un neurone bipolaire et un neurone
multipolaire (fig. 390). Nous envisagerons tout d'abord la structure de la rétine en général, pour revenir ensuite sur les diffé-

rences qu'elle présente au niveau de la tache jaune et de la papille du nerf optique.

1° Structure de la rétine en général. — Nous passerons successivement en revue les éléments nerveux et les éléments accessoires.

A. Éléments nerveux. — Ainsi que nous l'avons indiqué plus haut, ces éléments se décomposent, de dehors en dedans, en cellules visuelles, en neurones bipolaires et en neurones multipolaires ou ganglionnaires.

a. *Cellules visuelles.* — Ces éléments, allongés radiairement, s'étendent depuis l'épithélium pigmenté de la rétine en dehors, jusqu'à la couche plexiforme externe, où ils se terminent au contact des prolongements périphériques des neurones bipolaires. Ils se composent de deux parties distinctes (fig. 391) : une partie externe en forme de cône ou de bâtonnet, et une partie interne renfermant le noyau de la cellule visuelle. La ligne de séparation entre ces deux parties, répond à la membrane limitante externe.

α) *Cônes et bâtonnets.* — Les cônes et les bâtonnets dont l'ensemble constitue la membrane de Jacob (50 à 60 μ d'épaisseur), sont eux-mêmes formés de deux segments offrant des caractères absolument distincts. Ces deux segments sont séparés par une ligne de démarcation nette ; et comme celle-ci se trouve pour tous les bâtonnets sensiblement au même niveau, il en résulte que la membrane de Jacob, surtout après l'action de certains réactifs colorants, semble formée de deux couches.

Les *bâtonnets*, découverts par Leeuwenhoek (1722), sont de petits corps cylindriques très allongés, mesurant une longueur de 50 à 60 μ sur une épaisseur de 1,5 à 2 μ. Le segment interne, de forme assez régulièrement cylindrique, est constitué par une substance homogène, finement granuleuse après la mort, peu réfrangible, se colorant en rose par le carmin, et sur laquelle l'acide osmique n'a pas d'action spéciale. Ce segment se continue d'ailleurs directement avec le corps des cellules visuelles dont il représente le prolongement superficiel. A son union avec le segment externe, il renferme chez un grand nombre de vertébrés, notamment chez les batraciens, un petit corps granuleux en forme d'hémisphère ou de calotte sphérique dont la face plane regarde en dehors. Chez les mammifères et chez

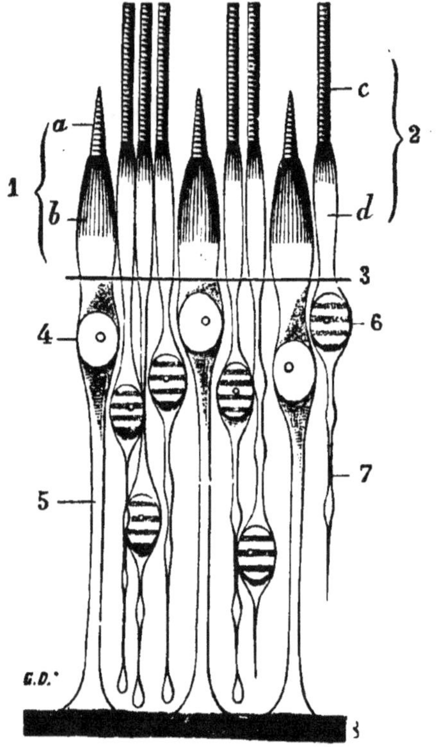

Fig. 391.

Cellules visuelles (d'après une figure de Max Schultze, légèrement modifiée). Figure empruntée à Testut.

1, cône avec ses deux segments : *a*, externe, et *b*, interne. — 2, bâtonnet avec ses deux segments : *a*, externe, et *b*, interne. — 3, limitante externe. — 4, grain de cône. — 5, fibre de cône. — 6, grain de bâtonnet. — 7, fibre de bâtonnet. — 8, **couche moléculaire externe.**

l'homme, ce petit corps désigné par RANVIER sous le nom de *corps intercalaire* présente une striation longitudinale (*appareil filamenteux*, M. SCHULTZE ; *corps intercalaire filamenteux,* RANVIER).

Le segment externe des bâtonnets, régulièrement cylindrique et de même longueur que le segment interne, présente des caractères physiques et chimiques tout différents. Il est vitreux, hyalin, et se colore en jaune par le picrocarmin ; l'acide osmique le noircit. Certaines réactions et, en particulier, la macération dans le sérum iodé ou les acides faibles, montrent le segment externe des bâtonnets comme composé de petits disques empilés les uns sur les autres, et mesurant une épaisseur de 0,5 μ environ, qu'on a rapprochée de la longueur des ondes lumineuses (0,4 à 0,7 μ d'après ZENKER). Ces disques déterminent sur le vivant l'apparition de stries transversales plus ou moins accusées. Indépendamment de cette striation transversale, on remarque une striation longitudinale qui serait due, d'après MAX SCHULTZE, à l'existence de fines cannelures creusées à la surface de l'élément anatomique.

Le segment externe des bâtonnets de la rétine présente une coloration rose très accentuée, comme l'a indiqué H. MÜLLER chez la grenouille (1851), et BOLL chez les poissons et chez les mammifères (1876-77), mais que l'action de la lumière tend à détruire rapidement. On l'observera très bien sur la rétine fraîche d'animaux maintenus quelque temps, puis tués dans l'obscurité. Cette coloration se conserve pendant un certain temps sur les rétines mises dans une solution de sel de cuisine à 1/2 p. 100 ou dans une solution d'alun à 2 p. 100. Elle est entièrement détruite sur un animal vivant dont l'œil est resté exposé à une vive lumière ; elle se régénère rapidement dans l'obscurité, même sur un animal qu'on vient de sacrifier.

Cette coloration est due à une substance que KÜHNE (1877) est parvenu à dissoudre dans la bile et dans les cholates purs, et à laquelle il a donné le nom d'*érythropsine* (pourpre rétinien, rhodopsine). La solution filtrée est d'un beau rouge à l'origine, puis, exposée à la lumière, elle prend une teinte chamois qui finalement disparaît comme sur la rétine elle-même. La coloration rouge réapparaît à l'obscurité.

La lumière du jour faisant disparaître le pourpre rétinien, il suffit d'exposer devant l'œil d'un animal tenu à l'obscurité, puis décapité (afin que l'œil ne subisse aucun déplacement), un corps lumineux à une distance convenable, pour en avoir la reproduction sur la rétine ; les parties lumineuses de l'objet apparaissent en blanc, le pourpre rétinien étant détruit à ce niveau. On peut encore obtenir de pareils *optogrammes* (KÜHNE, 1877), sur l'œil d'un bœuf une heure après la mort.

Chez les batraciens, on trouve mélangés aux bâtonnets rouges, un certain nombre de bâtonnets verts.

Les *cônes*, qui avaient échappé à LEEUWENHOEK, ont été découverts en 1838 par GŒTTSCH. Ils affectent généralement la forme de quilles ou de bouteilles terminées en pointe en dehors, et légèrement renflées au-dessus de leur base qui correspond à la membrane limitante externe. Leur longueur, moins élevée que celle des bâtonnets, se rapproche de 35 μ ; leur plus grande épaisseur, au niveau du renflement, atteint 6 à 7 μ. Chez la plupart des vertébrés, à l'exception des mammifères, et notamment chez les batraciens, les reptiles et les oiseaux, les cônes peuvent s'associer deux à deux, de manière à constituer des *cônes doubles* ou *cônes jumeaux* ; chez les poissons osseux (brochet), il n'existe que des cônes jumeaux.

Les cônes sont formés, comme les bâtonnets, de deux segments, mais la longueur relative de ceux-ci n'est plus la même. Le segment externe est plus court ; le segment interne, qui se continue au niveau de la membrane limitante externe avec le corps d'une cellule visuelle, mesure environ les deux tiers de la longueur totale du cône. Les caractères physiques et chimiques de ces deux segments sont sensiblement les mêmes que ceux des bâtonnets ; le segment externe est également susceptible de se partager en disques.

Les cônes ne contiennent pas de pourpre rétinien, mais ils renferment, dans l'extrémité superficielle du segment interne, une gouttelette brillante qui, chez certains animaux (oiseaux, reptiles), peut être diversement colorée. Les couleurs dominantes sont, dans ce cas, le rouge, le jaune et le vert. On les verra très bien, en examinant, par la face choroïdienne, une rétine fraîche de pigeon étalée dans le sérum iodé : les gouttelettes se présentent comme autant de perles brillantes, les unes incolores, les autres rouge rubis, orange, jaune, jaune brun ou vertes. On a noté que la rétine des oiseaux nocturnes ne renfermait que des bâtonnets, et l'on a cru pouvoir tirer de ce fait un argument en faveur de certaines théories qui attribuent à ces gouttelettes un rôle dans la perception des couleurs.

Kühne (1878) est parvenu à extraire de la rétine des pigeons, trois substances colorantes, rouge, jaune et verte, auxquelles il a donné les noms de rhodophane, de xantophane et de chlorophane.

La *proportion des bâtonnets et des cônes* varie non seulement d'un animal à un autre, mais encore suivant les points de la rétine. Chez les reptiles, les bâtonnets font entièrement défaut, tandis que, chez les oiseaux nocturnes, les cônes sont au contraire fort rares. Chez l'homme, en avant de l'équateur de l'œil, chaque cône est séparé de ses voisins par une distance égale à l'épaisseur de 4 à 6 bâtonnets. A mesure qu'on se rapproche de la tache jaune, le nombre proportionnel des cônes augmente. Dans le fond de l'œil, ils ne sont plus séparés que par 1 ou 2 bâtonnets : enfin, au niveau de la fovea (p. 769), les cônes changent d'aspect, en même temps que les bâtonnets disparaissent, pour laisser les cônes former à eux seuls la membrane de Jacob.

β) *Corps des cellules visuelles.* — Les corps des cellules visuelles, constituant avec les fibres de soutien la couche des cellules visuelles (60 μ d'épaisseur), sont allongés, étirés en forme de fibre qui se renfle légèrement au niveau du noyau. Ces fibres qui parcourent la couche des cellules visuelles perpendiculairement à la surface se continuent, au niveau de la limitante externe, les unes avec des bâtonnets, les autres avec des cônes. On a pu ainsi distinguer des *fibres de bâtonnet* et des *fibres de cône*, et, par suite, des noyaux ou *grains de bâtonnet*, et des noyaux ou *grains de cône*. Les noyaux de bâtonnet mesurant un diamètre plus considérable que les bâtonnets eux-mêmes, il en résulte qu'ils ne sauraient être disposés en une seule couche comme les bâtonnets, mais qu'ils sont obligés de s'étager sur plusieurs rangées. Au contraire, les noyaux de cône, dont le diamètre est à peu près égal à celui des cônes, seront en rapport immédiat avec les cônes correspondants, immédiatement au-dessous de la membrane limitante externe. Tous ces noyaux sont de petits corps sphériques ou ovoïdes, mesurant un diamètre de 7 à 8 µ environ. On a noté, dans les noyaux de bâtonnet, une apparence qu'ils offrent souvent, et dont la signification est inconnue ; ils présentent trois ou quatre zones transversales alternativement claires et un peu obscures. Par leur extrémité centrale, les cellules visuelles aboutissent à la couche granuleuse externe ou couche basale, et s'y terminent, les fibres de bâtonnet, par un léger renflement dans l'étage superficiel, et, les fibres de cône, par une arborisation dont les branches s'entrelacent avec les ramifications des cellules bipolaires sous-jacentes.

Les cellules visuelles dont nous venons de faire connaître successivement les différents segments, doivent être envisagées comme des cellules épithéliales modifiées en vue de la réception des ondes lumineuses. Leur prolongement superficiel ou protoplasmique se termine par une production cuticulaire (segment externe des cônes et des bâtonnets), tandis que leur prolongement profond se met en rapport avec les arborisations protoplasmiques des cellules nerveuses bipolaires sous-jacentes.

Dans la couche des cellules visuelles, on a encore signalé l'existence de petits corps allongés qui se terminent par un renflement périphérique, et qui semblent reposer par leur base sur la couche basale. En réalité, ces petits corps, connus sous le nom de *massues* de Landolt, traversent toute l'épaisseur de la couche basale pour se continuer directement avec une cellule bipolaire ; leur signification est inconnue.

b. *Neurones bipolaires*. — Les neurones bipolaires, considérés par les auteurs comme représentant les neurones visuels périphériques, constituent les éléments fondamentaux de la couche des grains internes (35 µ d'épaisseur). Ce sont des cellules nerveuses de volume très réduit (*myélocytes*) dont le corps cellulaire s'étire en deux minces prolongements aux pôles du noyau. Les noyaux des cellules bipolaires, étagés sur plusieurs rangées, se trouvant tous orientés dans le sens radiaire, les prolongements cellulaires se dirigent de la même façon. Le prolongement superficiel se porte directement en dehors, et se met en rapport, au niveau du plexus basal, soit avec la sphérule d'une fibre de bâtonnet, soit avec la base élargie d'une fibre de cône. Il existe donc des cellules bipolaires pour cône, et des cellules bipolaires pour bâtonnet ; de plus, certaines cellules bipolaires entrent en connexion à la fois avec les cônes et les bâtonnets : ce sont des cellules mixtes (*cellules pour cône et pour bâtonnet*, Ramón y Cajal). Le sens de la conduction nerveuse, nous permet d'assimiler le prolongement superficiel à un prolongement protoplasmique. Quant au prolongement central ou cylindraxile, également très grêle, il descend verticalement dans la couche moléculaire interne, où il s'articule avec les prolongements des grosses cellules de la couche ganglionnaire.

Les neurones bipolaires, interposés entre les neurones visuels et les neurones ganglionnaires, sont en connexion, au niveau du

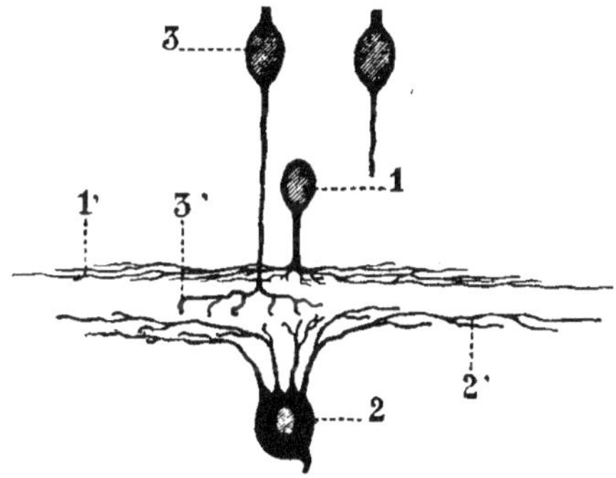

Fig. 392.

Les trois étages de la couche moléculaire interne.
Figure schématique (d'après Testut).

1, spongioblaste avec 1', ses ramifications horizontales. — 2, cellule ganglionnaire avec 2' ses arborisations. — 3, cellule bipolaire avec 3', son panache terminal.

plexus basal, avec les neurones visuels, et, au niveau du plexus cérébral, avec les neurones ganglionnaires. Les rapports de ces différents éléments entre eux peuvent avoir lieu directement, comme nous venons de l'indiquer, mais ils peuvent aussi être assurés par l'intermédiaire de cellules nerveuses d'association. Les cellules d'association entre les neurones visuels et les neurones bipolaires, occupent la zone superficielle de la couche des grains internes. Elles étalent leurs prolongements en majeure partie dans le sens horizontal, ce qui leur a valu le nom de *petites* ou de *grandes cellules horizontales*, suivant leurs dimensions. Les cellules d'association entre les neurones bipolaires et les neurones ganglionnaires se trouvent, au contraire, réléguées dans la partie profonde de la couche des grains (fig. 392). Elles affectent généralement la forme de cellules unipolaires dont le prolongement s'enfonce dans la couche moléculaire sous-jacente, et, au bout d'un trajet variable, se ramifie en branches horizontales. Ces éléments dont la nature nerveuse n'est pas établie d'une façon définitive (absence de cylindraxe), ont été désignés par W. Müller sous le nom de *spongioblastes*, et par Ramón y Cajal sous celui de *cellules amacrines*.

En plus des différentes variétés cellulaires que nous venons d'indiquer, on trouve encore, dans la couche des grains internes, les segments nucléés des cellules de soutènement dont les prolongements traversent la rétine dans toute son épaisseur.

c. *Neurones ganglionnaires.* — Les cellules ganglionnaires (neurones visuels centraux) qui forment la *couche des cellules nerveuses* ou *couche ganglionnaire* (35 μ d'épaisseur), sont disposées assez régulièrement sur un seul plan, en dehors toutefois de la région de la tache jaune que nous étudierons plus loin. Elles sont le plus généralement arrondies, d'un diamètre variable de 10 à 35 μ, ou présentent des angles peu marqués d'où partent des prolongements très fins, peu nombreux (trois ou quatre). Parmi ces prolongements, les uns, assimilables aux prolongements protoplasmiques, se dirigent en dehors vers la couche moléculaire externe, et là, se mettent en connexion par leurs arborisations avec les cellules bipolaires. Un autre prolongement ordinairement variqueux, s'engage dans la couche formée par l'épanouissement du nerf optique (*couche des fibres nerveuses*), se dirige vers la papille, parcourt le nerf optique dans toute sa longueur, et se termine soit dans la couche optique, soit dans le corps genouillé externe.

Les *fibres optiques*, ainsi émanées des différentes cellules ganglionnaires dont elles figurent les prolongements cylindraxiles, se présentent à l'état de fibres nues dans toute l'étendue de la rétine, jusqu'à la papille du nerf optique. Elles sont fines, mesurant en moyenne de 1,3 à 1,8 μ, et, malgré leurs varicosités, paraissent entièrement dépourvues de gaine de Schwann et de gaine de myéline chez l'homme. Cependant, chez quelques animaux comme le lapin, on peut rencontrer parmi les fibres nues un certain nombre de tubes à myéline. Les fibres optiques sont groupées en faisceaux mesurant de 22 à 30 μ, et séparés par des fibres de Müller. Comme elles naissent de tous les points de la rétine, pour se diriger vers le nerf optique, la couche qu'elles forment va en augmentant d'épaisseur depuis l'ora serrata jusqu'à la papille. Au voisinage de l'ora serrata, elle mesure seulement 4 à 5 μ, tandis qu'au voisinage de la papille elle atteint 200 μ environ. De plus, cette couche n'existe pas au niveau de la tache jaune, en vertu d'une disposition que nous décrirons plus loin.

B. ÉLÉMENTS ACCESSOIRES. — Sous ce titre, nous comprendrons les cellules pigmentées de la rétine et les cellules de soutènement, et nous ferons suivre leur étude de celle des vaisseaux sanguins.

a. *Cellules pigmentées.* — Ces cellules disposées sur un plan unique, constituent la couche la plus superficielle de la rétine (*couche pigmentée, tapetum nigrum*). Elles dérivent du feuillet externe de la vésicule oculaire secondaire, et doivent ainsi être considérées comme des éléments appartenant en propre à la rétine et non à la choroïde : elles contractent d'ailleurs des connexions étroites avec les cônes et les bâtonnets sous-jacents.

Vues de face (fig. 393, A), les cellules pigmentées affectent une forme régulière : la plupart sont hexagonales, mesurant de 14 à 18 μ de diamètre. Le noyau, ne contenant pas de granulations, dessine au milieu de la cellule une tache claire. Vu de profil (fig. 393, B), chaque élément présente deux segments distincts. Le segment superficiel, qui regarde la choroïde, est dépourvu de pigment. Le noyau aplati parallèlement à la surface, est un peu refoulé de ce côté, où l'on trouve aussi communément quelques petites gouttelettes graisseuses qui, chez les batraciens, sont colorées en orangé. Le segment profond, chargé de granulations mélaniques, se prolonge en filaments ou en franges plus ou moins pigmentées, qui s'engagent entre les cônes et les bâtonnets, de manière que ceux-ci plongent en quelque sorte dans la substance de la cellule moulée sur eux. La pigmentation de ces prolongements est surtout accusée au niveau de la tache jaune. Chez les batraciens, ils descendent jusqu'au voisinage de la limitante externe; chez l'homme, ils paraissent ne pas dépasser la jonction de segment externe du bâtonnet avec le segment interne. Chez les albinos, ainsi que chez les animaux pourvus d'un tapis brillant (p. 743), le pigment fait totalement défaut, en regard du

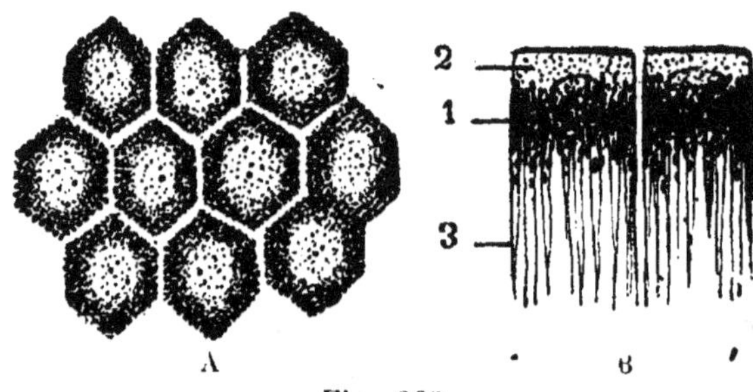

Fig. 393.

Cellules épithéliales de la rétine vues : A, de face, et B, de profil (d'après MAX SCHULTZE). Figure empruntée à TESTUT.

1. partie moyenne des cellules fortement pigmentée. — 2, partie externe dépourvue de pigment. — 3, prolongements pigmentés qui s'enfoncent entre les segments externes des cônes et des bâtonnets.

tapis, ou n'est représenté que par quelques granulations éparses.

ANGELUCCI (1877-78), KÜHNE (1879) et RANVIER (1882) nous ont fait connaître une intéressante propriété des cellules pigmentées de la rétine : les grains de pigment se déplacent suivant l'intensité de la lumière. Sous l'influence d'une lumière vive, les grains s'avancent entre les cônes et les bâtonnets jusqu'au voisinage de la limitante externe, tandis que dans l'obscurité ils se retirent, au contraire, dans le corps de la cellule. La surface des cônes et des bâtonnets découverte, c'est-à-dire impressionnable par les rayons visuels, sera d'autant plus considérable que l'intensité de la lumière sera plus faible. Cette migration des grains de pigment ne paraît pas due à une rétraction des prolongements cellulaires, mais à des courants se produisant à l'intérieur de ces prolongements (KÜHNE).

b. *Cellules de soutènement, limitantes de la rétine.* — La charpente de soutènement de la rétine,
est surtout représentée par les *cellules* ou *fibres de Müller* ainsi appelées du nom de H. MÜLLER qui
les a découvertes. Ce sont des
éléments allongés (fig. 394,) offrant beaucoup d'analogie avec
les cellules de la névroglie, ou
encore avec les cellules de soutènement de la tache olfactive. Ces
éléments s'étendent de la limitante interne à la limitante externe, traversant les diverses couches de la rétine dans la direction
radiaire, ou plutôt les limitantes
interne et externe indiquent l'endroit où cessent les fibres de Müller
à la face interne et à la face externe
de la rétine : ce sont des limites
cellulaires (*margo limitans*), plutôt
que des membranes. Au niveau de
la limitante externe, la substance
qui compose les cellules de Müller, donne naissance à de nombreux prolongements très fins en
forme de cils, qui entourent les
bases des cônes et des bâtonnets
(*paniers de fibres*, M. SCHULTZE).

Chaque cellule de Müller débute
au niveau de la limitante interne
pas une portion élargie en rapport
avec les pieds des cellules de soutènement voisines. L'ensemble de
ces formations dessine à la face

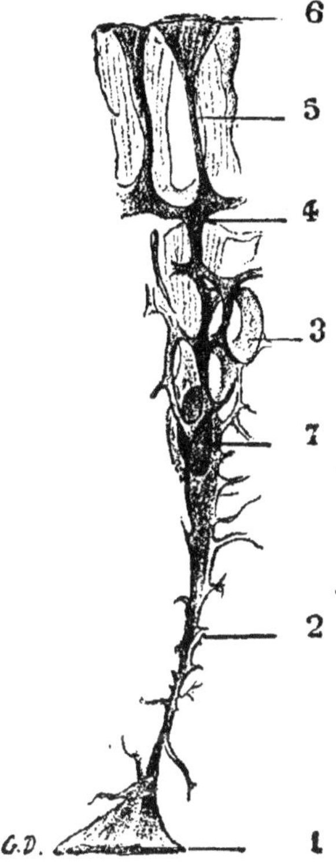

Fig. 394.

Cellule de soutènement (fibre
de Müller) de la rétine du
triton (d'après RANVIER).
Figure empruntée à TESTUT.

1. base de la cellule répondant à
la limitante interne. — 2. portion
rétrécie répondant à la couche des
fibres nerveuses, et à la couche ganglionnaire. — 3. portion répondant à
la couche des grains internes (cellules bipolaires). — 4. portion répondant à la couche plexiforme externe. — 5. portion répondant à la
couche des grains externes (cellules
visuelles). — 6. bord cuticulaire
formant la limitante externe. — 7.
noyau de la cellule de soutènement.

interne de la rétine une sorte de jeu de patience dont les lignes sont nettement mises en évidence par les imprégnations au nitrate d'argent. A l'élargissement initial, fait suite une portion rétrécie qui traverse successivement la couche des fibres nerveuses, la couche des neurones ganglionnaires et la couche moléculaire interne, émettant latéralement sur son parcours des expansions filiformes.

Arrivé dans la couche des grains internes, le corps de la fibre de Müller s'épaissit, et en même temps se creuse de nombreuses excavations destinées à loger les corps des cellules bipolaires. C'est dans cette portion renflée de la cellule de Müller que se trouve inclus le noyau ovoïde, étiré dans le sens de la longueur de l'élément. Dans la couche moléculaire externe, les fibres de Müller se rétrécissent de nouveau, puis, dans la couche des grains externes, elles s'étalent et envoient des expansions membraneuses entre les cellules visuelles. Ces expansions cessent brusquement au niveau de la limitante externe que certains auteurs considèrent comme une formation cuticulaire supportant les cils de Max Schultze. Les différentes cellules de Müller paraissent absolument indépendantes les unes des autres, comme le sont les cellules de la névroglie. Elles manquent totalement au niveau de la tache jaune et de la papille.

Dans la couche des fibres nerveuses et dans celle des cellules ganglionnaires, on rencontre, en plus des fibres de Müller, un certain nombre de cellules en araignée avec leurs caractères habituels.

C. Vaisseaux de la rétine. — Les vaisseaux de la rétine sont tributaires de l'artère et de la veine centrale de la rétine. Les gros rameaux rampent dans la couche des fibres nerveuses, immédiatement en dehors de la limitante interne. Les branches artérielles se résolvent en un premier réseau capillaire à mailles serrées et arrondies, occupant la couche des fibres nerveuses et la couche des cellules ganglionnaires. Ce réseau est uni par des branches verticales à un deuxième réseau situé dans la couche des cellules bipolaires, et dont se détachent les veines rétiniennes. Les vaisseaux qui composent ces deux réseaux, sont d'un calibre très réduit rappelant celui des capillaires du cerveau. Les couches superficielles de la rétine, en dehors de la couche moléculaire externe, sont entièrement dépourvues de vaisseaux sanguins. C'est ce qui a permis à RANVIER de diviser la rétine en deux parties distinctes, une *partie cérébrale* et une *partie neuro-épithéliale* superficielle privée de capillaires.

Il existe, mais au voisinage du nerf optique seulement, des communications d'ailleurs peu étendues entre les vaisseaux rétiniens et ceux de la choroïde. Deux branches des artères ciliaires courtes postérieures s'enfoncent dans la sclérotique, près de l'entrée du nerf, décrivent un trajet circulaire, s'anastomosent des deux côtés, et forment ainsi un cercle artériel complet (*cercle artériel de Zinn*) dont les rameaux plongent d'une part dans la choroïde, et, d'autre part, vont rejoindre dans la papille le réseau capillaire rétinien émané de l'artère centrale. La communication veineuse est encore moins importante : elle se fait uniquement par de petits rameaux qui passent de la papille dans le bord de la choroïde, en s'anastomosant avec les capillaires veineux de la rétine.

On remarquera que les couches vasculaires de la rétine, complètement isolées du reste de l'économie par la membrane de Jacob, par la portion ciliaire qui n'est pas vasculaire, par l'humeur vitrée qui ne l'est pas davantage chez l'adulte, ne communiquent avec le reste de l'appareil de la circulation que par le point même où la membrane de Jacob est interrompue, pour laisser passer le nerf optique et avec lui les vaisseaux rétiniens, ce qui nous rend compte de la gravité des apoplexies rétiniennes.

2° Tache jaune, fovea centralis. — Sur un espace elliptique, long de 2 millimètres environ, situé en dehors de la papille, la rétine, après que le pourpre rétinien a disparu, conserve une couleur jaune plus ou moins intense. C'est la tache jaune (*macula lutea*) dont l'extrémité interne est distante de 4 millimètres du centre de la papille. Dans le milieu de la tache, un peu en dedans, on voit la fossette centrale (*fovea centralis*) comme une petite excavation de 0,2 à 0,4 millimètre creusée aux dépens de la face antérieure de la rétine.

La coloration de la tache jaune résulte d'une pigmentation diffuse de toutes les couches de la rétine, à l'exception de la couche des cellules visuelles, coïncidant avec l'absence des vaisseaux sanguins. La substance colorante jaune qui imprègne les éléments rétiniens, disparaît en peu de jours dans l'alcool et dans l'eau : cette substance qui n'a pas encore été isolée, fait naturellement défaut dans toute l'étendue de la fossette centrale réduite à la couche des cellules visuelles. Voici les modifications

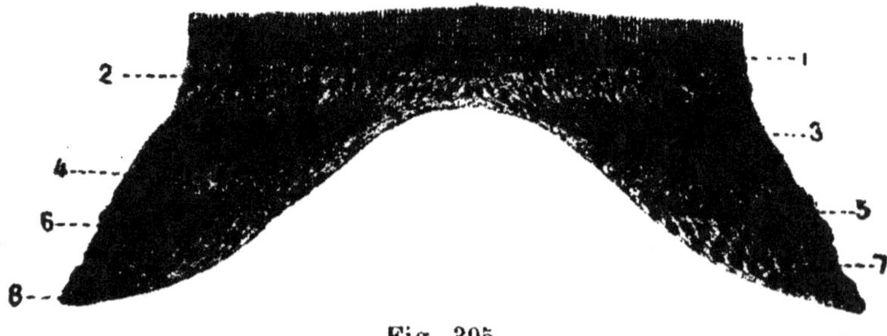

Fig. 395.

Coupe normale de la fossette centrale de la tache jaune chez l'homme. Figure demi-schématique.

1, couche des cônes. — 2, couche des noyaux de cône. — 3, couche externe de fibres. — 4, couche moléculaire externe. — 5, couche des cellules bipolaires. — 6, couche moléculaire interne. — 7, couche des cellules ganglionnaires. — 8, couche des fibres du nerf optique.

anatomiques que subit la rétine au niveau de la tache jaune et de la fossette centrale (fig. 395).

La couche des fibres nerveuses s'atténue progressivement à partir du bord de la macula, et disparaît à une distance de 0,4 millimètre du fond de la fovéa. Les cellules ganglionnaires augmentent sensiblement de nombre dans toute la zone pariétale de la tache jaune, où elles se disposent sur une couche de 6 à 8 assises, mesurant une épaisseur de 100 μ. Au moment où les fibres optiques disparaissent sur le pourtour de la fossette, la couche des cellules ganglionnaires diminue peu à peu d'épaisseur, et fait totalement défaut en regard du fond de cette excavation. Les cellules ganglionnaires ont en même temps changé d'aspect : elles sont devenues bipolaires, et se sont inclinées parallèlement à la rampe de la fossette, si bien qu'un de leurs pôles en regarde le centre, tandis que le pôle opposé, qui se continue avec une fibre optique, est dirigé vers le bord de la tache jaune.

La couche des cellules bipolaires se prolonge au delà de la couche des cellules ganglionnaires, mais elle manque également dans la fossette. Quant aux deux couches moléculaires, elles diminuent notablement d'épaisseur, se fusionnent entre elles au moment de la disparition des cellules bipolaires, et constituent une membrane très mince (1 μ) qui tapisse le fond de la dépression.

La couche des cellules visuelles se continue sans interruption dans toute l'étendue de la tache jaune, mais elle présente elle aussi des modifications intéressantes. Les bâtonnets disparaissent progressivement sur le pourtour de la tache jaune, si bien que la membrane de Jacob n'est plus représentée à l'intérieur de la tache que par des cônes modifiés. Ces éléments se sont, en effet, allongés, au point d'être semblables à des bâtonnets dont les dimensions seraient exagérées. Au niveau de la fossette, ils atteignent, d'après SCHWALBE, une longueur de 60 à 75 μ ; leur segment interne mesure, en épaisseur, 2 à 2,5 μ, et leur segment externe seulement 1 μ. Dans le fond de l'excavation, les noyaux des cellules visuelles sont disposées sur une seule rangée. Les fibres de cône, obligées de s'infléchir en dehors, à partir du centre de la fovéa, pour se mettre en relation avec les cellules bipolaires déjetées latéralement, s'imbriquent les unes sur les autres, et constituent une couche spéciale désignée par HENLE sous le nom de couche externe de fibres. Enfin, les cellules de la couche pigmentaire sont plus épaisses et plus étroites au niveau de la tache que dans le restant de la rétine.

En résumé, la rétine n'est représentée au fond de la fossette que par les éléments de la partie neuro-épithéliale. Les éléments correspondants de la partie cérébrale se trouvent écartés et déjetés latéralement, et c'est ce qui explique leur disposition oblique, en même temps que leur stratification en couches épaisses sur les parties latérales de la tache. La fossette centrale réduite à la partie neuro-épithéliale ne renferme pas de vaisseaux ; elle paraît également dépourvue de fibres de Müller et de cellules d'association.

3° Papille du nerf optique. — Nous avons fait connaître plus haut la structure du nerf optique (p. 306) ; nous nous bornerons à indiquer ici ses rapports avec les parties voisines.

A l'intérieur du crâne, le nerf optique est entouré par la pie-mère, qui envoie dans son épaisseur des cloisons longitudinales le décomposant en une multitude de faisceaux, un millier envi-

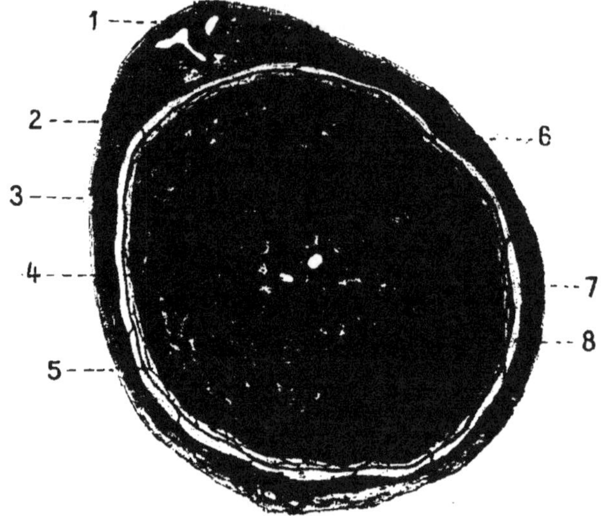

Fig. 396.

Coupe transversale du nerf optique, sur un homme de 25 ans (gr. 12/1).

1, vaisseaux ciliaires. — 2, nerf ciliaire. — 3, dure-mère. — 4, artère centrale de la rétine, à côté de la veine. — 5, espaces sous-arachnoïdiens. — 6, arachnoïde. — 7, espace subdural (cavité arachnoïdienne). — 8, faisceaux du nerf optique.

ron. Ces faisceaux possèdent une enveloppe propre de névroglie, dont se détachent des prolongements décomposant chaque faisceau en fascicules. A l'entrée du trou optique, viennent s'ajouter à la pie-mère l'arachnoïde et la dure-mère (fig. 396 et 397) que l'on peut suivre jusque sur le globe oculaire, où ces trois membranes se continuent avec la couche superficielle de la sclérotique. La cavité arachnoïdienne (espace subdural) et les espaces arachnoïdiens disparaissent peu après la pénétration du nerf optique dans la sclérotique.

En traversant la sclérotique, le nerf optique diminue progressivement d'épaisseur, au fur et à mesure que ses enveloppes se
continuent avec la sclérotique ; son épaisseur se réduit ainsi de
3 millimètres à 1,5 millimètre. Cette diminution résulte en partie de la disparition des gaines de myéline au pourtour des
fibres optiques, et en partie aussi de la disparition des gaines et
des cloisons névrogliques. A ce niveau, c'est-à-dire dans le tiers
interne environ de la sclérotique, les faisceaux fibreux de cette

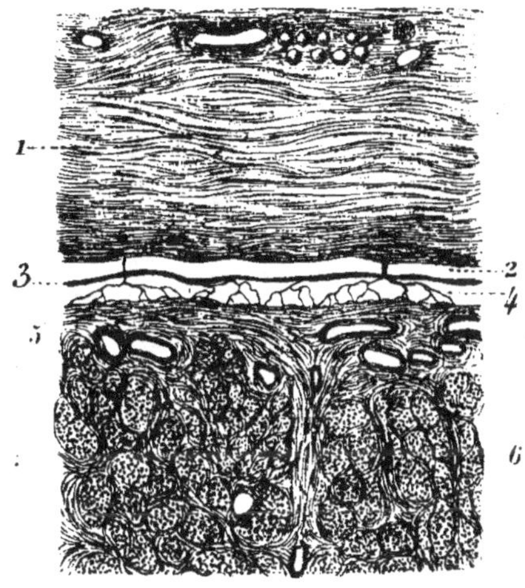

Fig. 397.

Portion superficielle de la coupe précédente vue à un plus fort grossissement (gr. 50/1).

1, dure-mère. — 2, espace subdural (cavité arachnoïdienne). — 3, arachnoïde.
— 4, espaces sous-arachnoïdiens. — 5, pie-mère. — 6, faisceaux du nerf optique.

membrane se continuent d'un côté à l'autre au travers du nerf
optique, qu'ils décomposent en faisceaux, de la même manière
que la pie-mère le fait en arrière : les cloisons émanées de la
sclérotique sont seulement plus épaisses que celles de la pie-
mère. Si donc on pinceaute des coupes pratiquées au niveau de
l'entrée du nerf optique, perpendiculairement à l'axe de celui-ci,
il ne reste que la trame conjonctive du nerf qui subsiste comme
un crible à larges orifices, d'où le nom de *lamina cribrosa*. Cette
trame contient un grand nombre de cellules conjonctives pig-

mentées comme les parties profondes avoisinantes de la sclérotique. Dès lors, si on pratique, une coupe suivant l'axe du nerf optique et passant par la papille, on voit le nerf traversé au niveau de la sclérotique par une zone foncée due à la présence de cellules conjonctives pigmentées. Cette disposition est très manifeste chez le bœuf.

Après avoir traversé la sclérotique, les fibres du nerf optique s'étalent en rayonnant à la face interne de l'œil, et déterminent

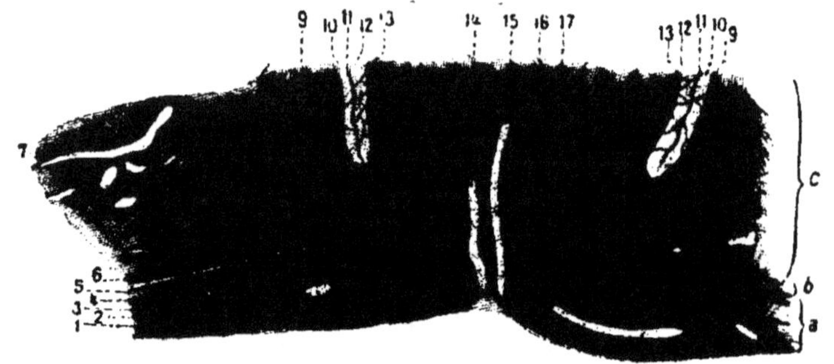

Fig. 398.

Coupe longitudinale de la papille du nerf optique, chez l'homme (gr. 15/1).

a, rétine. — *b*, choroïde. — *c*, sclérotique. — 1, couche des fibres du nerf optique. — 2, couche des cellules ganglionnaires. — 3, couche des cellules bipolaires. — 4, couche des cellules visuelles. — 5, épithélium pigmenté de la rétine. — 6, couche conjonctive pigmentée entre la choroïde et la sclérotique. — 7, artère ciliaire. — 8, nerf ciliaire. — 9, dure-mère. — 10, espace subdural (cavité arachnoïdienne). — 11, arachnoïde. — 12, espaces sous-arachnoïdiens. — 13, pie-mère. — 14, veine centrale de la rétine. — 15, artère centrale. — 16, lamina cribrosa. — 17, faisceaux du nerf optique.

une sorte de dépression cupuliforme et non une partie saillante, ainsi que semblerait l'indiquer le nom de *papille optique* donné à cette formation. Entre la couche des fibres nerveuses résultant de l'étalement du nerf optique et la sclérotique, se trouvent interposées de dedans en dehors : la rétine et la choroïde qui se terminent en s'amincissant dans l'angle formé par les fibres divergentes du nerf optique et la sclérotique (fig. 398).

A une distance de 15 à 20 millimètres du globe oculaire, le nerf optique est pénétré par l'artère et par la veine centrales de la rétine qui gagnent l'axe du nerf optique, et se dirigent vers la papille où elles se ramifient en conduits qui vont vasculariser les couches internes de la rétine.

4° Fonctions de la rétine. — Ainsi que l'a établi la physiologie moderne, les sens spéciaux nous donnent non la notion exacte du monde extérieur, mais une sorte de sensation adéquate qui n'est que le symbole de la vérité des choses. Pour ce qui est de la vue, la lumière et les couleurs, telles que nous les percevons, n'existent pas en dehors de nous. C'est l'œil et le cerveau qui les créent sous l'influence de vibrations spéciales venues du dehors. La lumière est un équivalent nerveux des mouvements de l'éther. Pour devenir lumière, il est nécessaire que les vibrations éthérées traversent des organes nerveux particuliers susceptibles de transformer localement ce mouvement en sensation d'un ordre spécial : en sensations lumineuses.

Cette différence entre les phénomènes extérieurs réels (objectifs), et les phénomènes conscients (subjectifs), provoqués par les premiers , est telle qu'ils forment en réalité deux domaines scientifiques distincts : le second constitue seul l'optique physiologique qui étudie les perceptions lumineuses ou chromatiques dont la rétine est l'intermédiaire. Celles-ci sont fournies exclusivement par le spectre de Newton : la région infra-rouge et la région ultra-violette n'affectent pas l'œil. la portion moyenne seule du spectre total ou objectif est perceptible pour nous sous forme de lumière. Il n'y a donc que des vibrations d'une longueur d'onde déterminée qui impressionnent la rétine.

Quant à la couche de la rétine sur laquelle doivent agir immédiatement les vibrations de l'éther pour être transmises au cerveau et y devenir des perceptions lumineuses, l'expérience bien connue de MARIOTTE sur le *punctum cæcum*, celle de PURKINJE qui nous fait voir l'ombre de nos vaisseaux rétiniens, démontrent que le lieu d'impressionnabilité est la couche de Jacob. Sur la nature intime du phénomène rétinien, notre ignorance est complète, absolue. MAX SCHULTZE et ZENKER ont essayé, à la vérité, d'établir une relation entre les longueurs d'onde et l'épaisseur des lamelles dont paraît formé le segment externe des bâtonnets. mais ce sont là de pures spéculations.

Rien ne prouve que la fonction des bâtonnets et celle des cônes soient identiques : rien ne prouve le contraire. Le lieu de la vision distincte par excellence est la fossette de la tache jaune : or, il n'y a dans cette région que des cônes dont la forme, à la vérité, se rapproche de celle des bâtonnets. Chacun de ces cônes, ainsi que l'a indiqué Ramón y Cajal, est en rapport, par l'intermédiaire de sa cellule visuelle, avec une cellule bipolaire unique qui, d'autre part, n'entre pas en connexion avec d'autres éléments visuels, et qui communique ses impressions à une seule cellule ganglionnaire sans relations avec d'autres cellules bipolaires. En d'autres termes, les cellules visuelles, les cellules bipolaires et les cellules ganglionnaires constituent des chaînes simples disposées parallèlement, mais sans relation entre elles. Chaque cône, en raison de cette disposition, répond à un point du monde extérieur auquel nous reportons l'impression qu'il subit. On conçoit, par suite, que nous ne puissions avoir la perception distincte de la forme des objets qu'autant que l'image projetée par ces objets sur la fossette, ne sera pas inférieure à la distance de deux cônes ; sans cela elle ne pourrait être perçue que comme un point.

Il en est autrement dans toute l'étendue de la rétine située en dehors de la tache jaune. Là, plusieurs cellules visuelles transmettent leur impression à une même cellule fusiforme, et plusieurs cellules fusiformes ébranlent la même cellule ganglionnaire. L'impression lumineuse se concentre de plus en plus, au détriment de la netteté de la vision : plusieurs points impressionnant trois cellules visuelles voisines, seront perçus comme un point unique.

En s'appuyant sur ce fait que la rétine des oiseaux nocturnes ne contient que des bâtonnets, on a parfois regardé les cônes comme étant le siège des impressions chromatiques, tandis que les bâtonnets donneraient seulement la notion de l'intensité lumineuse, et l'on a cru devoir distinguer théoriquement trois sortes de cônes répondant aux trois impressions subjectives du rouge, du vert et du violet (p. 760). L'anatomie ne décèle aucune différence correspondant à une pareille division. Il n'en paraît pas moins probable cependant que certains éléments de l'œil sont, sinon *seulement excitables*, du moins *surtout excitables* par le rouge, d'autres par le vert, d'autres par le violet.

En somme, les notions que nous avons sur le mode fonctionnel des éléments rétiniens sont très restreintes.

5° Voie optique. — Nous nous occuperons successivement de la voie sensitive et de la voie motrice.

A. Voie sensitive. — Le nerf optique renferme en majeure partie des fibres centripètes provenant des cellules ganglionnaires de la rétine, mais il contient un certain nombre de fibres centrifuges.

a. *Fibres centripètes ou ascendantes.* — Les fibres centripètes mélangées à quelques fibres centrifuges, constituent les deux nerfs optiques qui convergent l'un vers l'autre, et se réunissent pour former le chiasma dont se détachent en arrière les deux bandelettes optiques. Au niveau du chiasma, une grande partie des fibres des nerfs optiques s'entrecroisent sur la ligne médiane (faisceau croisé) pour se rendre dans la bandelette du côté opposé, mais un certain nombre de fibres, les plus externes, passent directement dans la bandelette optique correspondante (faisceau direct). Les bandelettes optiques se dirigent vers le cerveau moyen, et là se divisent en deux faisceaux. L'un de ces faisceaux (fibres longues) se porte directement vers la face interne du lobe occipital, au voisinage de la scissure calcarine (faisceau cortical de GUDDEN) ; l'autre faisceau (fibres courtes) se termine dans trois amas ganglionnaires (tubercule quadrijumeau antérieur, corps genouillé externe, et pulvinar de la couche optique), où les fibres se mettent en rapport avec les arborisations protoplasmiques de cellules nerveuses. De ces cellules ganglionnaires, naissent des prolongements nerveux qui s'unissent aux fibres du faisceau direct, et constituent les radiations optiques (GRATIOLET), unissant les centres ganglionnaires optiques à l'écorce cérébrale.

La voie sensitive optique est donc en partie directe et en partie croisée, comme la voie olfactive (p. 725) ; les deux neurones visuels qui la composent, se trouvent relégués l'un et l'autre à la périphérie, dans l'épaisseur de la rétine. Les cellules des centres ganglionnaires visuels (tubercule quadrijumeau antérieur) doivent être considérées comme des cellules d'association contribuant pour une certaine part à la production d'actes réflexes.

b. *Fibres centrifuges ou descendantes.* — Ces fibres représentent des voies d'association entre les centres ganglionnaires visuels et la rétine, entre l'écorce cérébrale et les centres ganglionnaires, et peut être aussi directement entre l'écorce et la rétine.

Rappelons, d'autre part, que le centre cortical de la vision se trouve associé non seulement au centre du côté opposé par l'intermédiaire du corps calleux, mais encore à d'autres centres corticaux.

B. Voie motrice. — Cette voie comprend une voie réflexe et une voie volontaire.

a. *Voie réflexe.* — Certaines cellules des tubercules quadrijumeaux antérieurs sont pourvues de cylindraxes descendants qui se mettent en rapport avec les noyaux moteurs des muscles de l'œil.

b. *Voie volontaire.* — Les cellules pyramidales du centre cortical visuel, se mettent en relation par leurs cylindraxes avec les cellules à cylindraxe descendant des tubercules quadrijumeaux, et secondairement avec les noyaux moteurs des muscles de l'œil.

B. — PORTION CILIAIRE DE LA RÉTINE, ORA SERRATA

Un peu en avant de l'équateur de l'œil, la portion optique de la rétine diminue brusquement d'épaisseur suivant une ligne festonnée (*ora serrata*), et se continue au delà par une portion amincie qui tapisse successivement la face postérieure de la région ciliaire (*portion ciliaire de la rétine*) et de l'iris (*portion irienne de la rétine*). Quand on passe de la rétine optique à la rétine ciliaire, on voit disparaitre tout d'abord les cellules ganglionnaires avec la couche des fibres optiques. Puis, c'est le tour des segments externes des bâtonnets et des cônes, ainsi que de la couche moléculaire, si bien que la couche des cellules visuelles et celle des cellules bipolaires arrivent au contact l'une de l'autre, et se fusionnent entre elles ; la couche moléculaire interne disparait peu avant la ligne de transition. A ce niveau, la rétine encore épaisse (200 μ), se trouve réduite à deux couches distinctes : une couche externe pigmentée dont les éléments ont perdu leurs prolongements, et une couche interne dont les cellules d'aspect fusiforme, et serrées les unes contre les autres, émettent par leur extrémité centrale des prolongements qui se ramifient et s'enchevêtrent entre eux, de manière à constituer une sorte de réseau à la face interne de la rétine (fig. 399). Au milieu de ces éléments, on rencontre fréquemment, notamment chez les vieillards, des excavations arrondies qui peu-

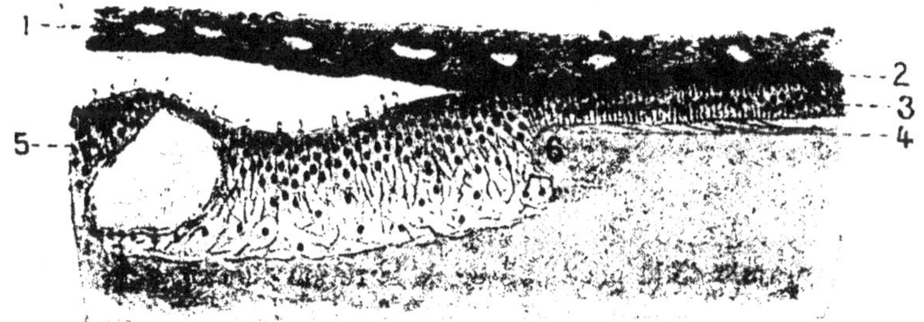

Fig. 399.

Coupe normale de la rétine et de la choroïde, au niveau de l'ora serrata (gr. 65,1).

1, choroïde. — 2, épithélium pigmenté de la rétine. — 3, cellules en palissade de la rétine ciliaire. — 4, fibres de la zonule. — 5, rétine modifiée au voisinage de l'ora serrata, et creusée d'une excavation. — 6, ora serrata.

vent occuper presque toute l'épaisseur de la rétine. Il est probable que pendant ces transformations, les éléments nerveux (cellules visuelles et cellules fusiformes) ont totalement disparu, et que les seuls éléments ayant persisté sont les cellules de soutènement qui se poursuivent, en changeant de forme, dans la rétine ciliaire.

En avant de l'ora serrata, la rétine devenue rétine ciliaire ne mesure plus que 80 μ d'épaisseur. Elle est formée par la superposition de deux couches distinctes : en dehors, une couche (15 μ) de cellules pigmentées, et en dedans une couche (65 μ) de cellules claires, transparentes, allongées, rangées en bel ordre (palissadées), que nous devons rapprocher des cellules de soutènement de la partie optique de la rétine (fig. 400). A mesure qu'on s'éloigne de l'*ora serrata* dans la direction de l'iris, la hauteur des cellules claires diminue progressivement, en même temps que ces éléments se rapprochent de plus en plus par leurs caractères des cellules épithéliales. A la surface des procès ciliaires, l'épaisseur de la rétine ciliaire varie, suivant les sujets, de 25 à 40 μ. Dans ce dernier cas, les cellules pigmentées ont

Fig. 400.

Coupe normale de la portion lisse de la rétine ciliaire, au voisinage de l'ora serrata (gr. 225/1).

1, cellules en palissade. — 2, fibres de la zonule. — 3, épithélium pigmenté de la rétine.

augmenté de dimensions, et sont environ du double plus épaisses qu'à l'origine de la région ciliaire.

Les cellules claires supportent à leur face interne un épaississement cuticulaire que quelques auteurs ont assimilé à une membrane limitante. Quant à la couche des cellules pigmentées, elle présente de distance en distance, notamment au niveau des procès ciliaires, de petits épaississements mamelonnés qui s'enfoncent en dehors dans le tissu de la choroïde.

§ 4. — MILIEUX TRANSPARENTS DE L'ŒIL

Sous ce titre, nous étudierons le cristallin, le corps vitré avec la zone de Zinn, et l'humeur aqueuse.

A. — CRISTALLIN

Le cristallin affecte la forme d'une lentille biconvexe dont la calotte antérieure est moins bombée que la calotte postérieure.

Logé dans une dépression de la face antérieure du corps vitré, il est maintenu en position par les fibres de la zone de Zinn (p. 788) qui viennent s'implanter dans sa région équatoriale. Son axe antéro-postérieur mesure 5 millimètres.

Au point de vue histologique, le cristallin offre à considérer : 1º une enveloppe anhiste désignée sous le nom de *capsule*, et que l'on divise en deux moitiés ou *cristalloïdes*, l'une antérieure, l'autre postérieure ; 2º un contenu demi-solide, reproduisant la forme extérieure de l'organe (*lentille du cristallin*) ; 3º une couche épithéliale interposée entre la lentille et la cristalloïde antérieure (*épithélium de la cristalloïde antérieure*).

1º Capsule. — La capsule du cristallin se présente sous l'aspect d'une lame mince et homogène, enveloppant de toutes

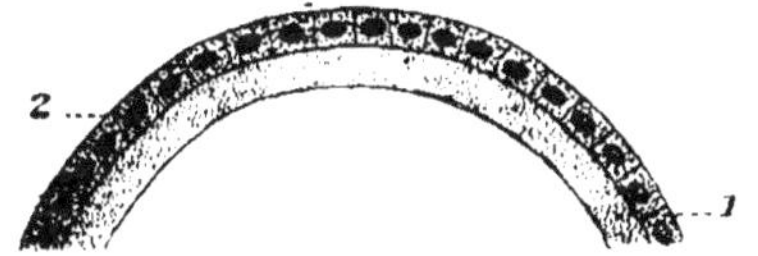

Fig 401.

Coupe perpendiculaire de la cristalloïde antérieure et de son épithélium, sur un supplicié (gr. 225/1).

1, cristalloïde incurvée en dehors. — 2, épithélium.

parts la lentille ; son épaisseur, au niveau de la cristalloïde antérieure, mesure de 12 à 15 μ, et au niveau de la cristalloïde postérieure 5 à 7 μ seulement. Sa substance offre une transparence parfaite ; elle est élastique et douée d'une certaine consistance, si bien que, lorsqu'on cherche à la déchirer, les bords des fragments rappellent par la netteté de leurs arêtes la cassure du verre. Elle résiste à l'action des acides, moins toutefois que les éléments élastiques, et se colore en rose par le picrocarmin. Sur la coupe, elle s'incurve en dehors (fig. 401).

Les deux cristalloïdes sont en rapport vers l'équateur du cristallin avec les fibres de la zone de Zinn qui viennent s'implanter directement sur elle.

2º Lentille. — La lentille est formée par l'association d'éléments cellulaires qui dérivent du feuillet externe du blastoderme. Nous envisagerons successivement sa structure et sa texture.

A. Structure. —Les éléments qui entrent dans la composition de la lentille, ont reçu le nom de *fibres, prismes* ou *tubes du cristallin*. Ils affectent la forme de rubans allongés, dont la coupe figure, en général, un hexagone légèrement aplati, à côtés opposés parallèles (fig. 402). Leurs caractères différents dans les couches superficielles et dans les couches profondes de la lentille, ont permis de les répartir en deux catégories distinctes :

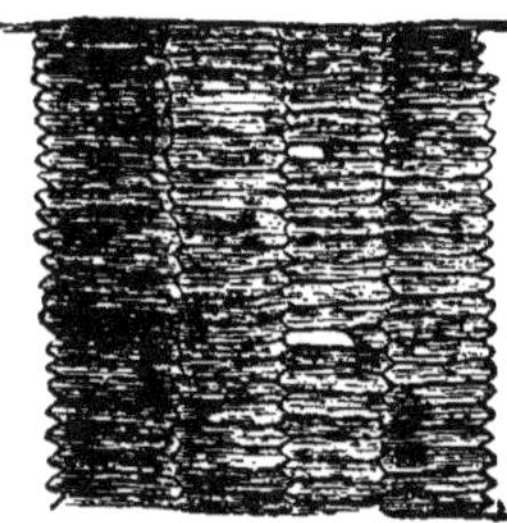

Fig. 402.

Coupe transversale des fibres du cristallin (d'après Klein). La section de chaque fibre figure un hexagone aplati.

a. *Fibres lisses.* — Les fibres superficielles ou lisses se différencient des fibres centrales par leurs dimensions plus considérables (10 à 12 μ de largeur sur 4 à 6 μ d'épaisseur), par la surface lisse des faces et des arêtes, par leur moindre degré de consistance, et, enfin, par la présence d'un noyau aplati, ovalaire, à contour régulier, généralement sans nucléole. Ce noyau occupe la partie de la fibre qui répond à la calotte antérieure du cristallin, et, comme tous les noyaux se trouvent répartis dans une même zone (*zone des noyaux*), les fibres qu'on examine dans cette région présentent toutes des noyaux (*fibres nucléées* de certains anatomistes), tandis qu'il n'en est pas ainsi dans le reste de l'organe.

Quand les fibres du cristallin commencent à s'altérer sur le cadavre, on voit se former à leur intérieur des gouttelettes pâles, parfois régulièrement disposées suivant l'axe de la fibre. Ces gouttelettes sont composées d'une substance qui ne se mêle pas à l'eau, mais qui est beaucoup moins réfrangible que les corps gras ordinaires. C'est en s'appuyant sur cette altération cadavérique, que certains auteurs ont considéré les fibres du cristallin comme des tubes (*tubes du cristallin*), alors que leur substance est partout continue, mais seulement un peu plus dense à la surface.

b. *Fibres dentelées.* — Les fibres qui composent la partie centrale de la lentille (*noyau du cristallin*), plus étroites que les fibres superficielles, mesurent une largeur de 7 à 8 μ, sur une épaisseur de 2 à 3 μ. Elles sont plus résistantes, et présentent sur leurs arêtes et quelquefois sur leurs faces étroites, de très fines dentelures qui s'engrènent d'une fibre à l'autre. Enfin, elles sont dépourvues de noyau.

La partie centrale ou noyau du cristallin se continue par une transition graduelle avec les couches superficielles formées de fibres lisses nucléées. Les fibres centrales dentelées, qui possèdent des noyaux pendant la vie embryonnaire, subissent avec l'âge des modifications qui se rapprochent de celles des cellules épidermiques : elles augmentent de consistance, et leur noyau s'atrophie et disparaît.

B. TEXTURE. — Le cristallin durci par l'alcool, l'eau bouillante ou les acides, se laisse diviser en lamelles emboîtées les unes dans les autres, et reproduisant la forme de la capsule. Cette décomposition en lamelles superposées résulte de ce fait que les fibres du cristallin sont disposées parallèlement entre elles, et que, de plus, leurs faces larges sont orientées parallèlement à la surface. Ainsi que le montre la figure 402, aucune lamelle n'est constituée par un plan unique de fibres.

Dans la partie centrale du cristallin, chaque fibre prend ses deux insertions suivant l'axe même de cet organe. Née d'un point de l'axe situé en avant du plan équatorial, ou dans le voisinage de l'axe, elle se dirige en arrière, en décrivant une courbe sensiblement méridienne, pour une lamelle donnée, et va se terminer en arrière du plan équatorial, sur l'axe du cristallin ou dans son voisinage. A mesure qu'on s'éloigne du centre du cristallin, la surface toujours croissante des lamelles, et par suite l'augmentation progressive des fibres qui les composent, sont cause que l'axe du cristallin ne suffit plus à l'implantation de toutes les fibres. Celles-ci se terminent alors, dans chaque lamelle, suivant des lignes qui se rencontrent à chaque pôle de l'axe, et y déterminent une figure dont la forme simplifiée est celle d'une étoile à trois branches. A la face antérieure, une de ces branches est verticale et occupe le segment supérieur de la lentille, les deux autres sont descendantes et obliques. A la face postérieure, la disposition est inverse : la branche inférieure

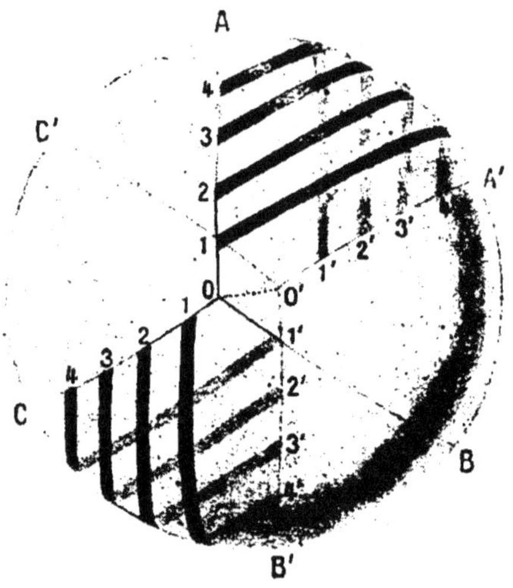

Fig. 403.

Représentation schématique du trajet des fibres du cristallin.

OO', axe antéro-postérieur de la lentille. — OA, OB, OC, branches de l'étoile antérieure. — O'A', O'B', O'C', branches de l'étoile postérieure. Les fibres du cristallin qui s'insèrent en 1, 2, 3, 4, sur les branches de l'étoile antérieure, contournent l'équateur de la couche envisagée, et vont se fixer en 4', 3', 2', 1' sur les branches de l'étoile postérieure.

est verticale, les deux supérieures sont obliques. Chaque lamelle du cristallin montrant des lignes d'implantation analogues, il suffira de déterminer le trajet des fibres dans une lamelle quelconque.

Soit OO' l'axe d'une lamelle, OA, OB, OC les branches de l'étoile antérieure, et O'A', O'B', O'C', les branches de l'étoile postérieure (fig. 403). Divisons les branches en parties égales, et numérotons les divisions, du pôle à l'équateur pour les deux étoiles. Pour déterminer le trajet d'une fibre partant de l'une des divisions des branches antérieures, il suffira de réunir cette division à la division inverse (1 à 4', 2 à 3, etc.) de l'une des branches postérieures formant avec la branche antérieure un angle de 60 degrés, en se rapprochant autant que possible du méridien. On voit ainsi qu'une fibre qui à la face antérieure prend naissance au voisinage du pôle, se termine à la face postérieure près de l'équateur, et inversement : toutes les fibres d'une même lamelle mesurent sensiblement la même longueur. Les fibres du cristallin suivent en général une direction méridienne, combinée avec une torsion de 60 degrés, angle que forment les branches de l'étoile antérieure avec celles de l'étoile postérieure. Leur longueur variera par suite suivant la lamelle qu'elles

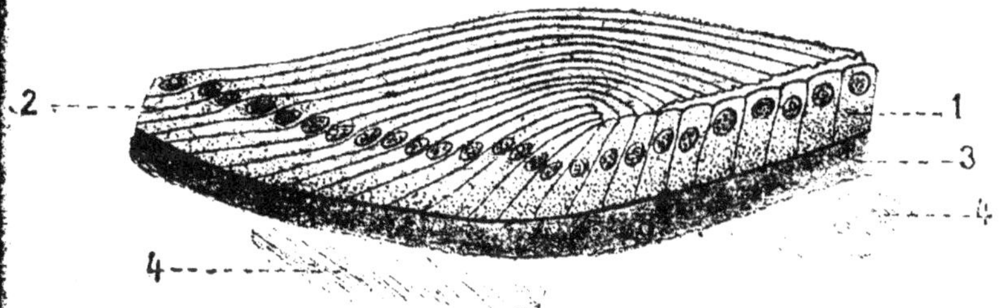

Fig. 404.

Coupe méridienne de la région équatoriale du cristallin sur le chien, montrant la transition entre les cellules de l'épithélium de la cristalloïde antérieure, et les fibres du cristallin (gr. 350/1).

1, cellules épithéliales de la cristalloïde antérieure. — 2, fibres du cristallin. — 3, cristalloïde. — 4, fibres de la zonule.

concourent à former. D'après SCHWALBE, cette longueur, pour une couche donnée, serait sensiblement égale aux deux tiers de la longueur d'un méridien.

L'axe du cristallin ainsi que les branches des étoiles qui représentent la coupe de plans méridiens torses, sur lesquels viennent s'implanter les fibres superficielles, sont occupés par une matière amorphe, sorte de ciment qui se continue en avant avec une couche albuminoïde interposée entre la lentille et l'épithélium de la cristalloïde antérieure.

3° Épithélium de la cristalloïde antérieure. — La cristalloïde antérieure est tapissée sur sa face postérieure, c'est-à-dire du côté de la lentille, par une couche unique de cellules épithéliales pavimenteuses, granuleuses, disposées en mosaïque hexagonale. Elles mesurent environ 20 μ de diamètre sur 8 à 10 μ d'épaisseur. Leur face postérieure tournée vers la lentille est parfois légèrement bombée, leur face antérieure qui regarde la cristalloïde, présente de fins prolongements qui s'enchevêtrent et peut-être s'anastomosent avec ceux des cellules voisines. Le noyau est central, généralement circulaire ou un peu ovalaire, nucléolé, plus foncé que le corps.

Au niveau de la région équatoriale de la lentille, ces cellules augmentent peu à peu de hauteur, et offrent une série de formes de transition avec les fibres du cristallin qui ont d'ailleurs une origine commune (fig. 404).

B) Corps vitré, zone de Zinn

Nous considérerons au corps vitré interposé entre le cristallin et la rétine, trois parties distinctes : 1° l'humeur vitrée ; 2° la membrane hyaloïde ; 3° la zone de Zinn. Enfin, nous décrirons, comme appendice ; 4° la formation connue chez les oiseaux sous le nom de peigne.

1° Humeur vitrée. — L'humeur vitrée représente une variété de tissu muqueux, dans laquelle la matière amorphe très abondante se trouve en même temps très peu consistante, au moins chez les mammifères. Cette matière amorphe renferme une notable proportion d'eau (environ 98,5 pour 100), de la mucine, de l'albumine, de la globuline, des chlorures et des phosphates.

Les éléments figurés peu abondants peuvent être ramenés à deux formes principales : des cellules migratrices et des cellules rameuses. Les cellules migratrices présentent leurs caractères habituels ; elles sont arrondies sur le cadavre, et pourvues d'un ou de plusieurs noyaux. Les cellules étoilées ont un corps cellulaire hyalin, transparent ; leurs prolongements montrent souvent des varicosités suivant leur longueur, et se terminent habituellement par un léger renflement en forme de gouttelette (fig. 405). Le corps lui-même, au voisinage du noyau, peut prendre l'aspect vésiculeux. On observe toutes les transitions entre les cellules migratrices et les cellules étoilées, si bien que certains observateurs ont pu prétendre que ces deux formes élémentaires, ne représentaient que deux variétés d'une même espèce cellulaire. Les cellules étoilées se trouvent surtout reléguées

Fig. 405.
Cellules conjonctives de la phériphérie du corps vitré chez l'homme (gr. 400/1).

dans la partie antérieure de l'humeur vitrée, au voisinage de la zone de Zinn.

Nous ne décrirons pas ici la disposition en couches concentriques superficielles et en segments profonds qu'affecte dans certains cas l'humeur vitrée. Cette disposition parait être le résultat d'un artifice de préparation.

2° Membrane hyaloïde. — L'humeur vitrée est limitée superficiellement par une membrane homogène, très mince (1 μ), à laquelle sa transparence parfaite a valu le nom de *membrane hyaloïde*. C'est une membrane assez résistante qui se détache facilement en lambeaux étendus; elle est peu altérée par les réactifs. A sa face interne, se trouvent appliquées des cellules du corps vitré (*cellules subhyaloïdiennes*, CIACCIO, 1870), sphériques ou étoilées, surtout nombreuses au niveau de la papille optique et de l'ora serrata (SCHWALBE). En avant, dans les limites du corps ciliaire et du cristallin, l'hyaloïde présente un amincissement assez prononcé, au point que son existence a été mise en doute à la face postérieure du cristallin; c'est cette portion amincie de l'hyaloïde qui se réfléchit à l'intérieur du *canal hyaloïdien* (canal de Cloquet, 1818 ; canal de Stilling, 1869). Ce canal, large de deux millimètres environ, traverse le corps vitré de part en part, depuis la papille du nerf optique jusqu'au cristallin. Chez l'embryon, il loge l'artère hyaloïdienne ; chez l'adulte, il paraît occupé par un liquide transparent, en continuité, par l'intermédiaire de l'espace postlenticulaire et du canal de Petit, avec l'humeur aqueuse de la chambre postérieure.

3° Zone de Zinn (zonula ciliaris). — Dans toute l'étendue de la région ciliaire, depuis l'ora serrata jusqu'au sommet des procès ciliaires, on voit se détacher entre la rétine ciliaire et la membrane hyaloïde amincie, des fibres rigides, transparentes, qui se portent radiairement vers l'équateur du cristallin, et vont se fixer sur la capsule. L'ensemble de ces fibres constitue la *zone de Zinn* ou *zonula ciliaris*. Au moment où elles prennent naissance dans la région ciliaire, les fibrilles de la zonule sont très grêles et isolées les unes des autres, puis un certain nombre de fibrilles se fusionnent entre elles, de manière à former une fibre plus volumineuse. Au niveau des procès ciliaires, les fibres de la zonule se réunissent en faisceaux, dont les uns sont logés dans les vallées ciliaires, et les autres reposent sur le sommet des crêtes ciliaires. Les premiers faisceaux, les plus nombreux (faisceaux antérieurs) se portent en avant, et s'insèrent sur la cristalloïde antérieure, un peu en avant de l'équateur ; les seconds (faisceaux postérieurs) se dirigent en arrière, et se terminent en majeure partie sur la cristalloïde postérieure ; quelques-uns se fixent sur l'équateur même du cristallin. Les fibres de la zonule en s'écartant ainsi les uns des autres, déterminent un canal curviligne qui entoure l'équateur du cristallin, et qui envoie en dehors des prolongements dans les vallées ciliaires (*recessus cameræ posterioris*, Kuhnt). Ce canal, en raison de la forme bosselée que lui communiquent les insufflations, porte le nom de *canal godronné* de Petit. Il est occupé normalement par un liquide qui se continue avec l'humeur aqueuse par l'intermédiaire de fentes radiaires étroites, comprises entre les fibres antérieures de la zonule.

La nature et l'origine des fibres de la zone de Zinn ne sont pas encore nettement déterminées. Ces fibres s'éloignent par leurs caractères à la fois des fibres élastiques et des fibres lamineuses. Elles résistent à l'action de l'hématéine, et se colorent en jaune pâle par le picrocarmin, et en rouge par l'éosine (DAMIANOFF). Elles ne sont attaquées ni par l'ammoniaque concentrée, ni par les solutions de potasse et de soude; l'acide acétique et l'acide sulfurique sont sans action sur elles (BEAUREGARD, 1880). On les a longtemps considérées comme le résultat d'une fibrillation spéciale de la membrane hyaloïde. Les recherches récentes de TERRIEN (1898) et de DAMIANOFF (1900), confirmant d'autres observations antérieures, tendent à faire admettre qu'elles sont un produit d'élaboration des cellules de la rétine ciliaire avec lesquelles elles contractent des rapports intimes. DAMIANOFF incline à les comparer aux fibres du byssus des lamellibranches sécrétées par les cellules des glandes byssogènes.

La production des fibres de la zone de Zinn commence à partir de l'ora serrata, et se poursuit jusqu'au sommet des procès ciliaires, à l'exception toutefois des vallées interposées, ce qui nous rend compte des prolongements du canal de Petit que nous avons indiqués sous le nom de *recessus cameræ posterioris*. Ces prolongements sont compris entre la rétine ciliaire en avant, et la zone de Zinn en arrière.

4° Peigne ou marsupium des oiseaux. — Chez les oiseaux, on trouve plongeant dans le corps vitré, dont elle reste cependant séparée par l'hyaloïde, une membrane vasculaire, plissée : c'est le *peigne* ou *marsupium*. Cette membrane plus ou moins développée suivant les groupes, représente un prolongement du tissu choroïdien qui s'engage dans la fente oculaire, repousse devant lui la membrane hyaloïde, et vient faire saillie dans le corps vitré. Les vaisseaux du peigne sont toutefois indépendants de ceux de la choroïde : ils naissent d'une branche spéciale de l'artère ophtalmique qui pénètre dans la gaine du nerf optique, au moment où celui-ci traverse la sclérotique. Cette branche est assimilée par BEAUREGARD (1876) à l'artère centrale de la rétine des mammifères. On sait, en effet, que chez les oiseaux la rétine ne renferme pas de vaisseaux, et que, d'autre part, la fente colobomique ne se prolonge pas sur le pédicule optique. Le peigne peut ainsi être envisagé comme un organe de nutrition, en dehors du rôle mécanique qu'il semble jouer dans la vision. On rencontre une formation analogue au peigne chez les reptiles, chez les batraciens et chez les poissons. Les vaisseaux du peigne des oiseaux possèdent un endothélium formé de cellules nettement polygonales, contrairement à ce qu'on observe habituellement.

C. — Humeur aqueuse

L'humeur aqueuse remplit les chambres antérieure et postérieure de l'œil. C'est un liquide transparent, de réaction alcaline, ne renfermant que peu de sels en dissolution (7,69 pour 1000 d'après Lohmeyer) dont le chlorure de sodium forme la majeure partie, et des traces d'albumine. Les éléments figurés sont représentés par de rares leucocytes.

La chambre postérieure communique, ainsi que nous l'avons vu (p. 788), au travers de la zone de Zinn avec le canal de Petit, et, par l'intermédiaire de ce canal, avec l'espace postcristallinien et avec le canal hyaloïdien. Il est donc probable que la composition des liquides remplissant ces différentes cavités, se rapproche sensiblement de celle de l'humeur aqueuse.

L'humeur aqueuse est un produit de filtration des vaisseaux des procès ciliaires et de l'iris. Elle s'écoule principalement dans les veines ciliaires antérieures par l'intermédiaire des espaces de Fontana et du canal de Schlemm.

ARTICLE II

ANNEXES DE L'ŒIL

Nous décrirons, comme annexes de l'œil, les paupières, la conjonctive, la glande et les voies lacrymales.

§ 1. — Paupières

Les paupières (fig. 406) sont essentiellement formées par la superposition de quatre couches distinctes qui sont de dehors en dedans : la peau, une couche conjonctive sous-cutanée, contenant un muscle peaussier, une lame de tissu fibreux communément désignée sous le nom de *cartilage tarse*, et une muqueuse, la *conjonctive palpébrale*. Sur les bords libres des paupières, on remarque, en avant, plusieurs rangées de petits poils raides appelés *cils*, et en arrière, les orifices d'une série de longues

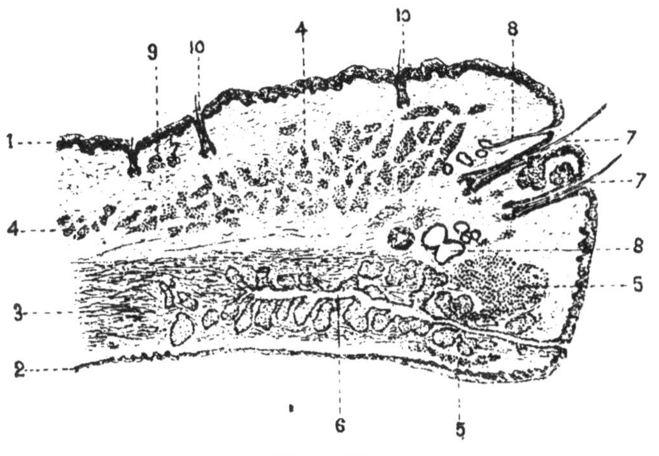

Fig 406.

Coupe de la paupière supérieure sur un assassiné de 25 ans (gr. 10 1).

1. épiderme. — 2. épithélium de la conjonctive. — 3. cartilage tarse. — 4. orbiculaire des paupières. — 5. muscle de Riolan. — 6. glande de Meibomius. — 7, cils. — 8, glande de Moll. — 9, glande sudoripare. — 10, poils du duvet.

glandes sébacées, les *glandes de Meibomius*, étendues parallèlement les unes aux autres dans l'épaisseur des cartilages tarses. Dans la cavité folliculaire des cils, viennent déboucher des glandes sudoripares spéciales connues sous le nom de *glandes de Moll*.

La conjonctive palpébrale se réfléchit à la surface du globe oculaire dont elle tapisse partiellement le segment antérieur (*conjonctive bulbaire*). Nous étudierons ces deux feuillets de la conjonctive dans un même paragraphe (p. 793).

1° Peau. — La peau, très mince sur les paupières, ne mesure pas plus de 300 à 400 µ d'épaisseur. L'épiderme est sou-

vent pigmenté, particularité en rapport avec l'absence de vésicules adipeuses dans le tissu cellulaire sous-cutané. Le derme
surmonté de courtes papilles, renferme de petites glandes sudoripares avec quelques follicules pileux (poils du duvet). Les
cils, par leur structure, doivent être classés parmi les poils tactiles.

La portion du tégument externe qui revêt le bord libre des
paupières, présente la structure d'une zone de transition (zone
cutanée lisse) qui, au niveau de la lèvre postérieure, revêt les
caractères d'une muqueuse dermo-papillaire.

**2° Couche conjonctive sous-cutanée et muscle orbicu-
laire.** — Cette couche épaisse est formée par un tissu conjonctif très lâche, dépourvu de vésicules adipeuses ; elle englobe
les faisceaux du muscle orbiculaire.

3° Cartilage tarse. — Le cartilage tarse, épais de 1 millimètre
environ, est constitué par des faisceaux conjonctifs larges, nacrés,
résistants, dirigés en sens divers, mais le plus généralement
parallèles à la surface de la paupière, et perpendiculaires à son
bord libre. On ne découvre point entre eux de cellules cartilagineuses. C'est dans ce tissu solide et résistant que plongent les
glandes de Meibomius.

Le bord superficiel des cartilages tarses répond aux embouchures des glandes de Meibomius, et aux follicules pileux des
cils ; il englobe les faisceaux internes de l'orbiculaire qui constituent le *muscle de Riolan*. Le bord profond donne insertion aux
fibres lisses *du muscle palpébral* de H. Müller (1858).

4° Glandes de Meibomius. — Les glandes de Meibomius
représentent des glandes sébacées libres en grappe simple, dont
les différents acinus sont greffés sur le parcours d'un canal
excréteur très allongé. Les culs-de-sac sphériques, sont entièrement remplis de cellules polyédriques renfermant de nombreuses
gouttelettes graisseuses. Le canal excréteur, très large, ne mesure
pas moins de 100 μ de diamètre ; il est tapissé dans toute son
étendue par un épithélium pavimenteux stratifié.

Le produit de sécrétion des glandes de Meibomius constitue la *chassie*.

5° Glandes de Moll. — Les glandes de Moll (1857) bien décrites par II. SATTLER (1877), sont remarquables par la disposition de leur extrémité profonde sécrétante qui, dilatée comme dans les glandes sudoripares de l'aisselle, n'est pas enroulée en forme de glomérule, mais simplement contournée en S. Leur canal excréteur sensiblement rectiligne, vient s'ouvrir dans la cavité d'un follicule pileux. Leur nombre paraît assez considérable ; il en existe une, en moyenne, entre deux cils. Les glandes de Moll offrent d'ailleurs la structure des glandes sudoripares ordinaires, dont elles semblent représenter, par leur forme, une sorte d'arrêt de développement.

§ 2. — CONJONCTIVE

La conjonctive tapisse, ainsi que nous l'avons vu, la face postérieure des paupières, puis elle se réfléchit, en formant un cul-de-sac, à la surface du globe oculaire qu'elle revêt jusqu'au pourtour de la cornée. Au niveau de l'angle interne de l'œil, elle forme une petite saillie mamelonnée (*caroncule lacrymale*) en rapport avec la base d'un repli dont le bord libre concave regarde en dehors (*repli semi-lunaire*).

1° Structure de la conjonctive. — La muqueuse conjonctivale est formée, comme toutes les muqueuses, par la superposition de deux couches distinctes : une couche épithéliale superficielle, et une couche conjonctive profonde ; elle renferme quelques formations glandulaires.

a. *Epithélium*. — L'épithélium de la conjonctive présente une structure différente suivant les régions envisagées. A la face postérieure des paupières, il est prismatique, stratifié sur deux ou trois couches, et mesure une épaisseur de 40 à 50 μ. Cet épithélium prismatique qui fait suite graduellement à l'épiderme de la zone cutanée lisse, en arrière de la lèvre postérieure du bord libre des paupières, se modifie au delà du cul-de-sac con-

jonctival, et se transforme progressivement en un épithélium
pavimenteux stratifié qui recouvre la conjonctive bulbaire, pour
se continuer avec l'épithélium de la cornée. L'épithélium de la
conjonctive palpébrale, renferme un certain nombre de cellules
caliciformes, surtout abondantes au niveau de l'angle interne de
l'œil, où l'épithélium peut atteindre sur la caroncule et sur le
repli semi-lunaire une épaisseur de 120 μ; ces cellules calici-

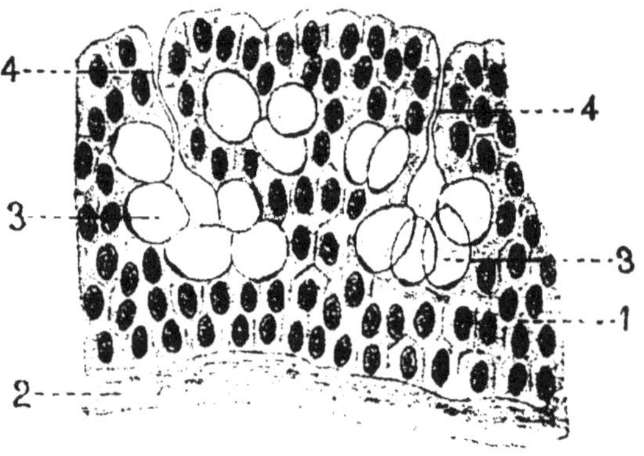

Fig. 407.

Coupe normale de l'épithélium de la conjonctive de l'homme, au
niveau du repli semi-lunaire (gr. 280/1).

1, épithélium prismatique stratifié. — 2, chorion de la conjonctive. — 3, glandules
muqueuses intra-épithéliales. — 4, canal excréteur.

formes constituent parfois des glandules muqueuses intra-épithéliales (fig. 407).

b. *Chorion.* — Le chorion de la muqueuse conjonctivale, formé
d'une trame conjonctive assez lâche, est infiltré de nombreuses
cellules lymphoïdes, surtout contre la face postérieure des paupières, où ces éléments peuvent être groupés en amas folliculaires. Il est séparé de l'épithélium superficiel par une mince
membrane basilaire, peu apparente.

La surface du chorion présente un certain nombre de papilles
plus developpées sur la conjonctive palpébrale que sur la conjonctive oculaire.

c. *Glandes.* — Les glandes de la conjonctive décrites par
Sappey (1853) et par W. Krause (1854), sont de petites glandes

en grappe d'un diamètre de 200 à 600 µ, qui sont réparties sur la moitié interne du cul-de-sac. Les glandes, plus nombreuses sur la paupière supérieure (30 à 40) que sur la paupière inférieure (6 à 8), appartiennent à la catégorie des glandes séreuses, comme la glande lacrymale. A. TERSON (1892) les considère comme des *glandules lacrymales accessoires*.

Les *glandes tubuleuses de Henle* qui viendraient s'ouvrir au fond des sillons transversaux que présente la conjonctive palpébrale au voisinage du cul-de-sac, ainsi que les *glandes de Manz* qu'on observerait sur la conjonctive bulbaire, au pourtour du limbe cornéal, ne sont pas admises par tous les observateurs ; elles sont, en particulier, niées par WALDEYER.

La *glande de Harder* ou *glande de la membrane clignotante*, qu'on observe chez tous les vertébrés où cette membrane atteint un grand développement, ne se rencontre qu'exceptionnellement chez l'homme.

2° Caroncule et repli semilunaire. — La proéminence de la caroncule est due à la présence de quelques follicules pileux (poils du duvet), au nombre de 10 à 15, auxquels sont annexées des glandes sébacées. C'est le seul exemple de l'économie où des poils se trouvent implantés sur une muqueuse.

Le repli semi-lunaire représente un vestige de la *membrane clignotante* ou *nictitante* de la plupart des vertébrés. Chez les grands mammifères, ce repli, plus accusé que chez l'homme, renferme une plaque fibro-cartilagineuse élastique.

3° Vaisseaux et nerfs de la conjonctive. — Le réseau artériel sous-muqueux émet de fines branches qui traversent le chorion, et se résolvent en un réseau capillaire superficiel, à mailles serrées, polygonales, envoyant des prolongements dans les papilles.

Les lymphatiques forment un double réseau, l'un profond, l'autre superficiel, unis entre eux par de nombreuses anastomoses. Les vaisseaux du réseau profond sont plus larges que ceux du réseau superficiel, et sont munis de valvules.

Les nerfs se terminent par des extrémités libres, ou aboutissent à des corpuscules de Krause (p. 345).

§ 3. — GLANDE ET VOIES LACRYMALES

La glande lacrymale et les voies lacrymales forment, avec les paupières, une sorte d'appareil secondaire annexé à l'appareil de la vision, et ayant pour fonction de lubrifier la surface libre du globe oculaire.

1° Glande lacrymale. — La glande lacrymale a été souvent comparée à la parotide. C'est, en effet, comme cette dernière,

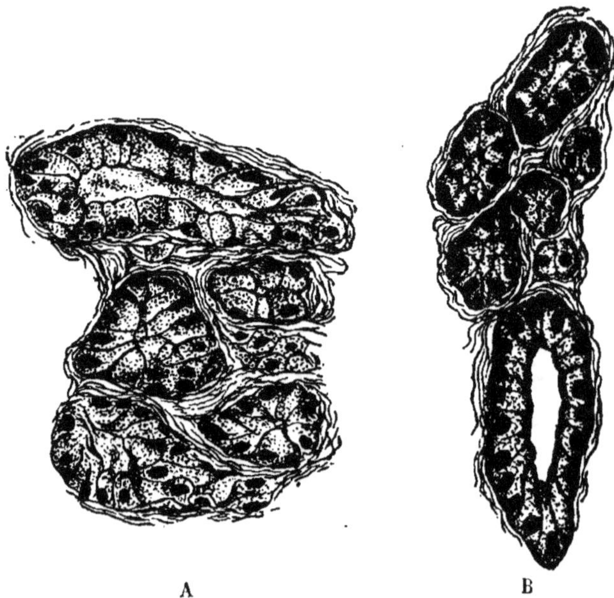

Fig. 407 *bis*.
Épithélium sécréteur de la glande lacrymale.
A, à l'état de repos ; B, à l'état d'activité (d'après Reichel).

une glande séreuse construite suivant le type sacculiforme composé. Les portions sécrétantes, en forme de saccules irrégulièrement bosselés et contournés, mesurent un diamètre transversal de 50 à 60 μ, avec une lumière centrale de 4 μ. Les cellules glandulaires, granuleuses, semblables à des troncs de pyramide, sont disposées sur une seule couche (fig. 407 *bis*) ; les noyaux occupent le segment basal des éléments.

Les lobules, larges de 2 à 3 millimètres, sont séparés par des cloisons conjonctives renfermant des vésicules adipeuses; on peut même en rencontrer quelques-unes dans l'épaisseur des lobules. Les canaux excréteurs qui font immédiatement suite aux saccules sécréteurs, sont revêtus par un épithélium aplati qui se transforme en épithélium prismatique dans les canaux plus volumineux. Les canaux sont enveloppés, au moins à l'intérieur des lobules, par un tissu folliculaire se condensant par places en follicules clos.

2° **Voies lacrymales**. — Les voies qui transportent les larmes de l'angle interne de l'œil dans le méat inférieur des

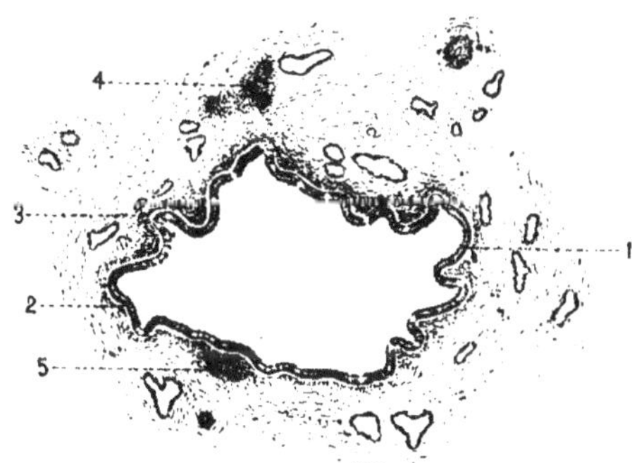

Fig. 408.

Coupe transversale du canal nasal sur un supplicié (gr. 9,1).

1, épithélium prismatique cilié. — 2, membrane basilaire. — 3, chorion infiltré de cellules lymphoïdes. — 4, diverticules glanduliformes. — 5, follicule clos.

fosses nasales, comprennent de haut en bas : les *conduits lacrymaux*, le *sac lacrymal* et le *canal nasal*. Les conduits lacrymaux qui se jettent par un court segment commun dans le sac lacrymal, prennent naissance, au sommet des tubercules lacrymaux, par un orifice arrondi appelé *point lacrymal*.

a. *Conduits lacrymaux*. — Ces conduits sont revêtus par une muqueuse à épithélium pavimenteux stratifié, qui se continue directement avec la zone cutanée lisse recouvrant le bord libre des paupières. L'épithélium mesure une épaisseur de 90 μ; le chorion riche en fibres élastiques, présente une surface lisse.

b. *Sac lacrymal, canal nasal.* — Le sac lacrymal et le canal nasal (fig. 408) possèdent, au contraire, une muqueuse à épithélium prismatique stratifié, qui se continue dans la profondeur avec le périoste sous-jacent. L'épithélium, surmonté de cils vibratiles, est épais de 50 μ; il est parsemé de cellules caliciformes tantôt isolées, tantôt groupées en petites glandes muqueuses intra-épithéliales. Il succède, par une transition graduelle, à l'épithélium pavimenteux stratifié des conduits lacrymaux, dans leur portion commune attenante au sac lacrymal.

Le chorion, formé d'une trame conjonctivo-élastique, est infiltré de nombreuses cellules lymphoïdes qui constituent, par places, des amas folliculaires. Il est limité du côté de l'épithélium par une mince membrane basilaire, et renferme dans sa partie profonde un lacis veineux très développé. On y remarque, en plus, des formations tubuleuses simples ou ramifiées, que les auteurs ont assimilées à des organes glandulaires. Ces formations que l'on rencontre surtout dans la partie inférieure du canal nasal, sont tapissées par un épithélium prismatique sensiblement analogue à celui du sac lacrymal, mais un peu moins élevé et dépourvu de cils vibratiles. Elles paraissent, par suite, répondre plutôt à de simples diverticules, qu'à des glandes véritables.

CHAPITRE XII

APPAREIL DE L'AUDITION

Trois parties principales concourent à la formation de l'appareil de l'audition : l'oreille externe, destinée à recueillir les vibrations sonores ; l'oreille moyenne qui remplit les fonctions d'un organe de transmission : et, enfin, l'oreille interne où les vibrations sonores impressionnent les terminaisons (ou mieux les origines) du nerf acoustique. Les impressions auditives sont ensuite transmises par le nerf acoustique au cerveau où elles sont perçues.

ARTICLE PREMIER

OREILLE EXTERNE

L'oreille externe comprend le pavillon ou conque et le conduit auditif externe ; elle est séparée de l'oreille moyenne par la membrane du tympan. Toutes ces parties sont tapissées par la peau plus ou moins modifiée.

1° Pavillon. — Le cartilage du pavillon et celui du conduit auditif, rentrent dans le groupe des organes fibro-cartilagineux élastiques ; les cellules cartilagineuses y sont toutefois plus rapprochées que dans les autres fibro-cartilages élastiques, et, par suite, les fibres élastiques moins abondantes.

La peau du pavillon est mince, pauvre en glandes sudoripares et en follicules pileux qui, à l'exception de ceux occupant la face interne du tragus, supportent des poils follets.

2° Conduit auditif externe. — La peau qui tapisse la portion cartilagineuse du conduit auditif, mesure une épaisseur de

1 millimètre environ ; elle est abondamment pourvue de follicules pileux du duvet, de glandes sébacées et de glandes sudoripares volumineuses. Ces dernières glandes serrées les unes contre les autres, forment au-dessous du derme une couche continue d'une épaisseur de plusieurs millimètres ; elles appartiennent à la même variété que les glandes de l'aisselle (p. 838). On les désigne sous le nom de *glandes cérumineuses*, bien que la cire molle et jaunâtre qui constitue le *cérumen*, soit un mélange de sueur et du produit de sécrétion des glandes sébacées.

Au niveau de la partie osseuse du conduit, la peau s'amincit, et ne mesure plus que 100 μ d'épaisseur, dont 30 μ pour l'épiderme. En même temps, les follicules pileux deviennent de plus en plus rares, ainsi que les glandes sudoripares, excepté toutefois à la paroi supérieure du canal où on en trouve jusqu'à la membrane du tympan. Le derme, riche en fibres élastiques, adhère intimement au périoste sous-jacent ; sa surface porte des papilles disposées en séries longitudinales.

3° Membrane du tympan. — Cette membrane est constituée par une *lame fibreuse* (membrana propia) tapissée en dehors par la peau, et en dedans par la muqueuse commune à toute l'oreille moyenne. La lame fibreuse présente deux plans de fibres dont l'externe affecte la disposition rayonnante autour du manche du marteau, et l'interne la disposition circulaire. La peau est considérablement amincie, sans glandes, ni papilles, presque réduite à l'épiderme. Quant à la muqueuse qui double la face interne de la membrane du tympan, elle est formée d'un chorion très mince, et d'une couche épithéliale dont les éléments aplatis sont agencés sur une seule assise, comme à la face postérieure de la cornée.

ARTICLE II

OREILLE MOYENNE

La cavité de l'oreille moyenne, ou caisse du tympan, creusée dans le rocher et revêtue par une muqueuse, communique, en avant, avec l'arrière-cavité des fosses nasales par la *trompe d'Eustache*, et, en arrière, avec les excavations anfractueuses de l'apophyse mastoïde, appelées *cellules mastoïdiennes*. Elle est traversée de dehors en dedans par la chaine des osselets qui transmet les vibrations de l'oreille externe à l'oreille interne. Le manche du marteau est fixé dans l'épaisseur de la membrane du tympan; la base de l'étrier, à l'autre extrémité de la chaine, est enchâssée dans la fenêtre ovale, et revêtue simplement, du côté de l'oreille interne, par le périoste du vestibule. Au-dessous de la fenêtre ovale, la paroi osseuse interposée entre l'oreille moyenne et l'oreille interne, présente une autre solution de continuité, à laquelle sa forme circulaire a valu le nom de *fenêtre ronde*; cette fenêtre est obturée par une mince membrane fibreuse (*tympan secondaire*, SCARPA, 1789).

1° Muqueuse de la caisse. — Toute l'oreille moyenne est tapissée par une muqueuse mince intimement unie au périoste sous-jacent. L'épithélium est prismatique vibratile sur le plancher ainsi qu'aux faces antérieure, interne et postérieure de la caisse; il est simplement pavimenteux à une ou deux couches de cellules, sur le promontoire et au plafond de la caisse, ainsi qu'à la surface des osselets.

On trouve, au voisinage de l'embouchure de la trompe et à la partie antérieure du promontoire, des glandes isolées, tubuleuses, dont l'épithélium se rapproche beaucoup de celui de la surface. Ces formations, assimilées par quelques auteurs à de simples cryptes muqueux, n'existent pas à la partie postérieure du promontoire, ni dans les cellules mastoïdiennes.

Les osselets sont constitués par du tissu osseux compact, avec quelques aréoles médullaires centrales.

2° Fenêtre ronde. — La fenêtre ronde est fermée par une lame fibreuse continue avec le périoste de l'oreille interne, et revêtue, du côté de la caisse, par la muqueuse de celle-ci. La face profonde, en contact avec la périlymphe, n'est pas recouverte d'épithélium.

3° Trompe d'Eustache. — Le canal ostéo-cartilagineux de la trompe est tapissé par une muqueuse qui adhère partout intimement au périoste et au périchondre. Le cartilage de la trompe, formé de tissu fibro-cartilagineux mixte, ne constitue pas un étui complet, mais il est interrompu au niveau de la paroi antéro-externe de la trompe. Une lame fibreuse unit les deux bords de la gouttière cartilagineuse, et transforme ainsi cette gouttière en un canal complet.

La muqueuse mesure une épaisseur de 80 à 115 μ dans la région osseuse. Elle augmente d'épaisseur dans la partie fibro-cartilagineuse, en même temps qu'elle se soulève en une série de plis longitudinaux qui, sur la coupe transversale, donnent l'apparence de papilles. L'épithélium, en continuité avec celui du pharynx nasal, au niveau du pavillon, est prismatique stratifié à cils vibratiles (70 μ) ; on y remarque de nombreuses cellules caliciformes formant par places des glandules intra-épithéliales.

A la surface de la muqueuse, viennent s'ouvrir des glandes utriculaires composées, semblables aux glandes salivaires mixtes. Ces glandes, rares et isolées dans la région osseuse, forment dans la région fibro-cartilagineuse une couche continue, surtout accusée contre la lame fibro-cartilagineuse.

Le chorion de la muqueuse, limité à sa surface par une membrane basilaire, est infiltré de cellules lymphoïdes, qui, au niveau du pavillon, se condensent en follicules clos. L'ensemble de ces follicules qui envahissent la portion du pharynx nasal entourant l'embouchure de la trompe, constitue l'*amygdale tubaire*.

4° Cellules mastoïdiennes. — La muqueuse des cellules mastoïdiennes, intimement adhérente au périoste sous-jacent, est plus mince que celle de la caisse. Elle porte une couche de cellules épithéliales pavimenteuses analogues à celles qui revêtent la face interne de la membrane du tympan. Les vaisseaux forment au-dessous de l'épithélium un réseau à mailles serrées.

ARTICLE III

OREILLE INTERNE

L'oreille interne, creusée dans le rocher, comprend une série de cavités osseuses communiquant toutes les unes avec les autres, et constituant par leur ensemble le *labyrinthe osseux*. A l'intérieur de ces cavités, se trouve logé un tube membraneux présentant par places des dilatations sacculiformes, dont la paroi est rattachée au périoste revêtant le labyrinthe osseux, par des tractus conjonctifs entre lesquels se trouve interposé un liquide, la *périlymphe*. Le *labyrinthe membraneux* (fig. 409), comprenant

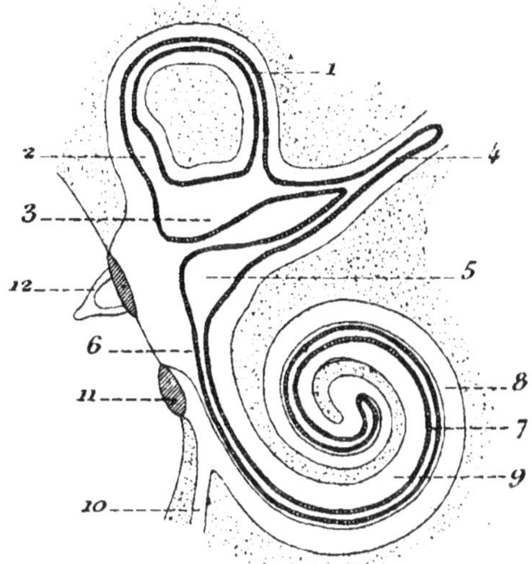

Fig. 409.

Représentation schématique du labyrinthe membraneux avec les
espaces périlymphatiques. Le tissu osseux est figuré en pointillé.

1. canal demi-circulaire. — 2. dilatation ampullaire de ce canal. — 3. utricule. —
4. canal endolymphatique contenu dans l'aqueduc du vestibule. — 5. saccule. —
6. canalis reuniens. — 7. canal cochléaire. — 8. rampe tympanique du limaçon. —
9. rampe vestibulaire. — 10. aqueduc du limaçon. — 11. fenêtre ronde. — 12.
étrier dont la base est enchâssée dans la fenêtre ovale.

l'ensemble des formations membraneuses, renferme également un liquide, l'*endolymphe*.

Les vibrations des ondes sonores, transmises de la membrane du tympan à la fenêtre ovale, par la chaîne des osselets, se communiquent à la périlymphe, au labyrinthe membraneux et à l'endolymphe, et viennent impressionner les terminaisons nerveuses contenues dans les parois du labyrinthe membraneux. La fenêtre ronde, en rapport, de même que la fenêtre ovale, avec la périlymphe (p. 806), facilite par l'élasticité de sa membrane obturante, la propagation des ondes sonores, qui, sans elle, ne pourrait avoir lieu dans un liquide incompressible emprisonné dans une coque résistante, comme la paroi du labyrinthe osseux.

Des différents segments de l'oreille interne, nous décrirons successivement le vestibule avec les canaux demi-circulaires, et le limaçon. Nous terminerons par l'étude de la voie acoustique.

§ 1. — VESTIBULE ET CANAUX DEMI-CIRCULAIRES

Le vestibule membraneux, contenu dans le vestibule osseux, en regard de la fenêtre ovale, se compose de deux petits sacs membraneux (*utricule* et *saccule*) communiquant ensemble par l'intermédiaire du *canal endolymphatique* logé dans l'aqueduc du vestibule. L'utricule se trouve, d'autre part, en relation avec les canaux demi-circulaires, et le saccule se continue avec la portion du labyrinthe membraneux comprise dans le limaçon (*canal cochléaire*) par un segment rétréci appelé *canalis reuniens*. Ces différentes formations sont séparées de la paroi du labyrinthe osseux revêtue de périoste, par un tissu conjonctif spécial analogue au tissu sous-arachnoïdien (p. 123), et dont les travées conjonctives sont plongées dans une matière amorphe de nature liquide qui n'est autre que la périlymphe. Nous désignerons ce tissu sous le nom de *tissu périlymphatique*.

La paroi du vestibule membraneux présente, en un point de la surface de l'utricule et du saccule une petite saillie ovoïde, appelée *tache acoustique*. Les canaux demi-circulaires membraneux montrent, de leur côté, au niveau de leurs renflements ampullaires, un épaississement transversal connu sous le nom de *crête acoustique*. C'est au niveau de ces taches et de ces crêtes acoustiques, que se trouvent les arborisations terminales de la branche vestibulaire du nerf auditif.

1° Structure du vestibule et des canaux demi-circulaires membraneux en général. — La paroi du vestibule et des canaux demi-circulaires membraneux est essentiellement formée par une lame d'une substance spéciale (*lame fibroïde*) tapissée en dedans par un épithélium, et revêtue en dehors par une mince couche conjonctive que des tractus conjonctifs traversant la périlymphe unissent à la face interne du périoste. Cette lame, épaisse de 20 à 80 μ suivant les endroits, semble d'apparence amorphe à l'état frais, mais, sous l'influence de l'acide acétique, elle laisse apercevoir un grand nombre de noyaux allongés, disposés sur la coupe en files régulièrement superposées. Coyne rapproche cette disposition de celle du tissu cornéen auquel il assimile le tissu de la lame fibroïde. Complètement lisse chez l'enfant et chez le nouveau-né, la lame fibroïde présente chez l'adulte, dans les canaux demi-circulaires, des éminences papilliformes qui semblent n'être que des végétations de sa propre substance. Ces éminences sont, en effet, revêtues du même épithélium que le reste du conduit, seulement les cellules sont plus déprimées et plus larges. La surface de la lame propre est limitée par une membrane basilaire (*limitante interne*, Ranvier).

L'épithélium est formé d'une seule couche de cellules cubiques ou pavimenteuses, hautes de 7 μ, et larges de 9 à 18 μ.

2° Structure des taches et des crêtes acoustiques. — Au

niveau des taches et des crêtes acoustiques (fig. 410), l'épithélium

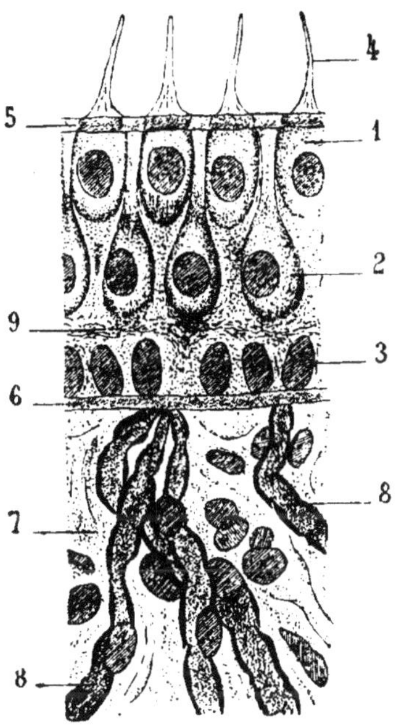

Fig. 410.

Coupe perpendiculaire d'une tache acoustique du lapin (d'après Ranvier). Figure empruntée à Testut.

1, cellules sensorielles. — 2, cellules de soutien. — 3, cellules basales. — 4, cils auditifs. — 5, limitante externe. — 6, limitante interne. — 7, lame fibroïde. — 8, fibres nerveuses. — 9, plexus basal.

présente des modifications importantes, en rapport avec la fonction acoustique. Épais de 40 à 50 μ, il comprend, en plus d'une couche discontinue de cellules basales, deux sortes de cellules : les unes allongées, fusiformes, occupant toute la hauteur de l'épithélium, seraient des *éléments de soutien* ; les autres, superficielles, en forme de dé à coudre plein et renversé, seraient des cellules sensorielles, c'est-à-dire des cellules épithéliales modifiées en vue de la réception et de la transmission des vibrations sonores (*cellules auditives*). Ces derniers éléments supportent un cil long et volumineux (*cil auditif*) qui plonge dans l'endolymphe. D'après CANNIEU (1899), cette stratification ne serait qu'apparente, et les cellules seraient agencées sur un seul plan, avec des noyaux relégués à des hauteurs différentes.

La surface épithéliale, au-dessous de la base d'implantation des cils, est limitée par une cuticule très nette appelée *limitante externe* par RANVIER.

3° Terminaisons nerveuses dans les taches et crêtes acoustiques. — C'est dans l'épaisseur de l'épithélium ainsi modifié, que viennent se terminer les fibres de la branche vestibulaire du nerf acoustique. Ces fibres n'abandonnent leur myéline qu'après avoir traversé la lame fibroïde ; elles perforent alors la limitante interne, s'insinuent entre les cellules basales, et forment immédiatement au-dessus de ces éléments un plexus (*plexus basal* de RANVIER), plus ou moins développé suivant les animaux, dont s'échappent les fibrilles terminales. Celles-ci s'élèvent entre les éléments de soutien, et se terminent par des extrémités libres qui enlacent les cellules auditives (fig. 411).

Comme on le voit, la disposition de l'épithélium acoustique rappelle celle de l'épithélium olfactif (p. 716), avec cette différence essentielle que les cellules acoustiques sont des éléments épithéliaux modifiés (RETZIUS, RAMÓN Y CAJAL), tandis que les cellules olfactives représentent le corps cellulaire de véritables neurones.

4° Tissu périlymphatique. — Les parois du vestibule et des canaux demi-circulaires osseux, sont tapissées par une mince couche de périoste se dédoublant pour envelopper le labyrinthe membraneux, compris en quelque sorte dans son épaisseur. Ce périoste envoie, d'autre part, des prolongements conjonctifs à des points éloignés à travers la cavité (fig. 412). L'intervalle de ces prolongements est occupé par un liquide (*périlymphe*) for-

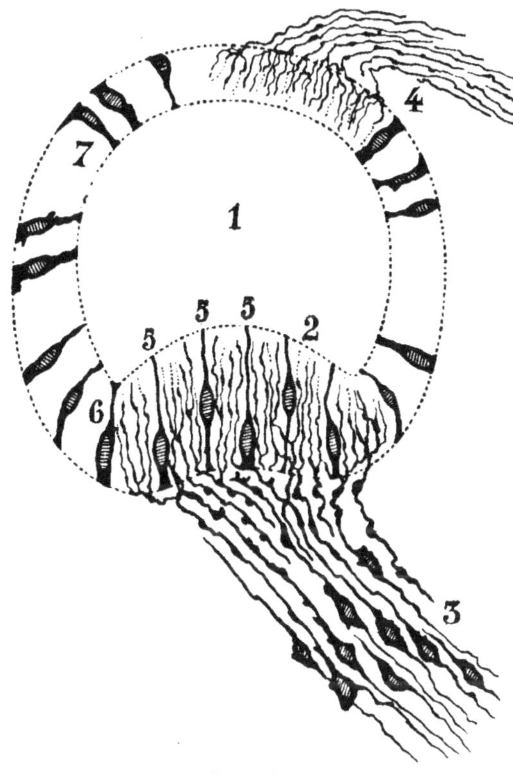

Fig. 411.

Coupe transversale de la crête auditive d'un canal demi-circulaire, sur un rat nouveau-né (d'après RAMÓN Y CAJAL). Figure emprun-tée à TESTUT).

1, canal demi-circulaire. — 2, crête auditive. — 3, faisceau nerveux émanant de cellules bipolaires (ganglion de Scarpa). — 4, faisceau nerveux se terminant à la partie supérieure du canal demi-circulaire. — 5, cellules de soutien. — 6, 7, cel-lules épithéliales.

mant avec eux un tissu conjonctif analogue au tissu sous-arachnoïdien (p. 123), et que nous avons désigné plus haut sous le nom de tissu périlymphatique. Les travées de ce tissu sont parcourues par des vaisseaux qui vont se ramifier à la surface du labyrinthe membraneux. On peut y trouver, comme dans la pie-mère, un grand nombre de cellules pigmentées.

La nature même de ce tissu explique que la membrane de

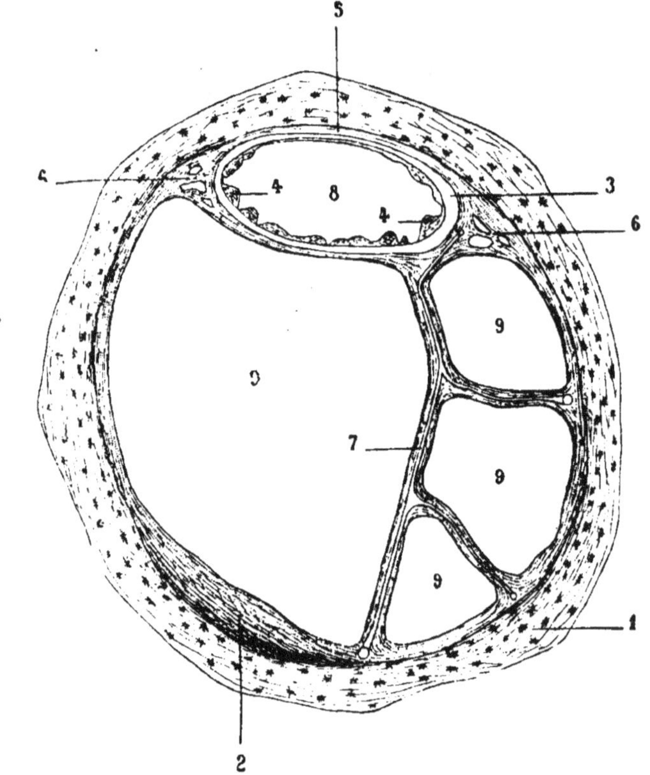

Fig. 412.

Coupe transversale d'un canal demi-circulaire de l'homme (d'après RÜDINGER). Figure empruntée à TESTUT.

1. canal demi-circulaire osseux. — 2. périoste. — 3. canal demi-circulaire membraneux. — 4, éminences papilliformes de la paroi du canal. — 5, 6, périoste enveloppant le canal demi-circulaire. — 7, travée conjonctive renfermant un vaisseau. — 8, cavité endo-lymphatique. — 9, espaces périlymphatiques.

la fenêtre ovale, et celle de la fenêtre ronde, ne sont pas revêtues par un épithélium du côté de l'oreille interne. Les espaces périlymphatiques communiquent avec les espaces sous-arachnoïdiens, par l'intermédiaire de l'aqueduc du vestibule, et de l'aqueduc du limaçon.

5° Endolymphe, cristaux de l'otoconie. — La cavité du labyrinthe membraneux est occupée par un liquide, *l'endolymphe*, dans lequel on trouve des cristaux rhomboédriques, de carbonate de chaux, désignés par Breschet sous le nom de *cristaux de l'otoconie* (poussières auditives, otolithes).

Ces cristaux, que l'on observe surtout au niveau des taches et des crêtes acoustiques, sont englobés dans une substance gélatineuse qui représente, d'après Lang (1863), une formation cuticulaire, et qui, chez certains animaux (cyprinoïdes), augmente de consistance, et prend la forme d'une sorte de dôme coiffant la saillie épithéliale (*cupule terminale*). Leur longueur varie, suivant les individus, de 1 à 6 μ ; les plus gros ont 4 μ de large. Quand on les traite par l'acide chlorhydrique, ils abandonnent un résidu de substance organique.

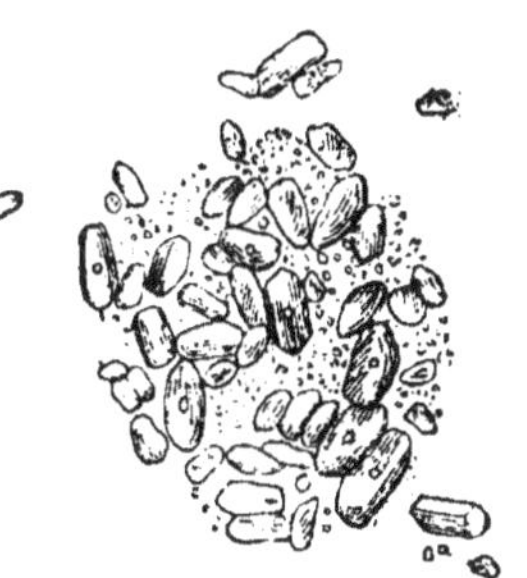

Fig. 413.

Cristaux de l'otoconie, (d'après Gruber). Figure empruntée à Testut.

Le rôle de ces cristaux est encore discuté. Suivant les uns, ils renforceraient les vibrations sonores ; suivant les autres (Waldeyer), ils contribueraient plutôt à les éteindre.

§ 2. — Limaçon

La partie osseuse du limaçon que nous supposerons reposer sur sa base, est représentée par un axe ou *columelle*, autour duquel s'enroule un tube osseux (*lame des contours*), suivant deux tours et demi de spire. La columelle supporte une *lame spirale* osseuse qui s'enfonce à l'intérieur de la lame des contours, et divise incomplètement la cavité de cette lame en deux cavités secondaires, ou rampes : l'une supérieure, regardant le sommet ou coupole (*rampe vestibulaire*), l'autre inférieure, dirigée vers la base du limaçon (*rampe tympanique*). A la lame spirale, fait suite une membrane de même direction (*membrane basilaire*) qui va s'insérer contre la paroi externe de la lame des

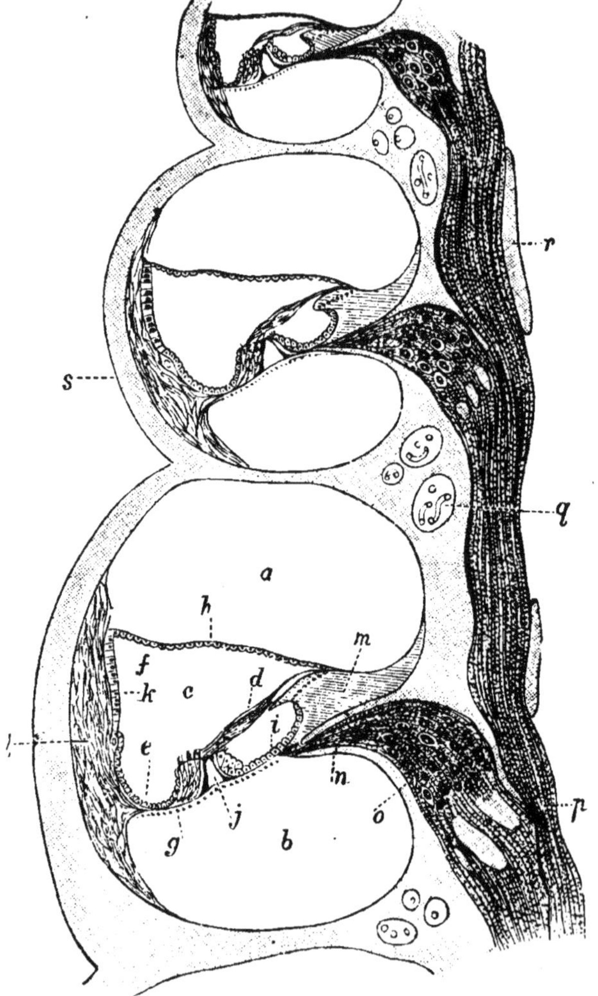

Fig. 414.

Coupe du limaçon de l'oreille du cobaye suivant l'axe de la columelle (d'après KLEIN).

a, rampe vestibulaire. — *b*, rampe tympanique. — *c*, canal cochléaire. — *d*, membrane de Corti. — *e*, épithélium du sillon spiral externe. — *f*, angle externe supé-

contours (fig. 414). Un peu en dedans de la ligne suivant laquelle la membrane basilaire continue la lame spirale, une autre membrane également spirale, la *membrane de Reissner*, s'en détache et va se fixer en dehors contre la lame des contours, au-dessus de la ligne d'implantation de la membrane basilaire. Ces deux membranes, avec la portion de la lame des contours interceptée, délimitent un canal, le *canal cochléaire*, dont la section, sur les coupes passant par l'axe du limaçon, est à peu près triangulaire. Ce canal qui répond au labyrinthe membraneux, constitue la partie essentielle du limaçon, et contient un organe spécial, l'*organe de Corti*, porté par la membrane basilaire ; sa cavité est occupée par l'*endolymphe*. C'est dans l'organe de Corti que se distribuent les fibrilles cochléaires du nerf acoustique, après avoir traversé la lame spirale.

Le canal cochléaire se continue avec le reste du labyrinthe membraneux, au niveau de la base du limaçon, par le *canal d'union* (canalis reuniens, HENSEN, 1863) ; il se termine en cul-de-sac au sommet du limaçon. Interposé entre les parois externe et interne de la lame des contours, il sépare complètement l'une de l'autre les deux rampes vestibulaire et tympanique, sauf au niveau de la coupole, où les deux rampes sont en libre communication. La rampe vestibulaire se continue directement avec les espaces périlymphatiques du vestibule, tandis que la rampe tympanique aboutit à la fenêtre ronde, en rapport avec l'*aqueduc du limaçon*. Ces deux rampes, occupées par la périlymphe, diffèrent des espaces périlymphatiques du vestibule et des canaux demi-circulaires par l'absence de travées cloisonnantes.

La lame des contours est tapissée intérieurement par une couche périostique limitant la cavité des deux rampes. Cette couche présente, aux deux extrémités de la membrane basilaire, un épaississement particulier formant en dehors le *ligament spiral*, et en dedans la *bandelette sillonnée*. Le ligament spiral qui

rieur du canal cochléaire. — *g*. membrane basilaire supportant les cellules ciliées externes. — *h*, membrane de Reissner — *i*. épithélium du sillon spiral interne. — *j*. tunnel de Corti. — *k*. bande vasculaire. — *l*. ligament spiral. — *m*. bandelette sillonnée. — *n*. fibres nerveuses dans la lame spirale osseuse. — *o*. ganglion de Corti. — *p*. fibres nerveuses montant dans la columelle. — *q*, vaisseaux sanguins. — *r*. lamelle osseuse. — *s*, lame des contours.

se prolonge en haut dans toute l'étendue de la paroi externe du canal cochléaire, est surmonté de deux crêtes destinées à l'insertion de la membrane basilaire et de la membrane de Reissner.

Ainsi que nous venons de le voir, le canal cochléaire, abstraction faite de l'épithélium, plus ou moins modifié par places, qui en revêt la face interne, est limité en dehors par le ligament spiral, en haut par la membrane de Reissner, et en bas par la bandelette sillonnée et par la membrane basilaire. Nous passerons successivement en revue chacune de ces parties, et nous terminerons par l'étude de l'organe de Corti.

1° Ligament spiral, bandelette vasculaire. — Le ligament spiral est formé par un épaississement du périoste doublant la paroi externe de la lame des contours, en regard du canal cochléaire. Cette paroi externe délimite avec la membrane basilaire, un sillon (*sillon spiral externe*), que surmonte une saillie légèrement arrondie du ligament spiral (*bourrelet spiral*). Dans l'étendue qui sépare ce bourrelet de la membrane de Reissner, le ligament spiral se modifie dans sa couche superficielle limitant le canal cochléaire, pour former la *stric* ou *bande vasculaire* de Corti, ainsi nommée à cause de sa richesse en capillaires. Ceux-ci s'avancent *jusque dans l'épithélium* composé d'une seule couche de cellules cylindriques basses, et y dessinent un réseau capillaire propre, n'échangeant que de rares anastomoses avec le réseau situé dans le périoste sous-jacent.

2° Membrane de Reissner. — La membrane de Reissner (1851), constituée par le même tissu fibreux qui double, en manière de périoste, la paroi de la rampe vestibulaire, est recouverte, du côté du canal cochléaire, par une seule couche de cellules pavimenteuses. Cette portion de l'épithélium du canal cochléaire est une de celles qui subissent le moins de différenciation par suite des progrès du développement : elle est l'homologue de l'épithélium qui tapisse le labyrinthe membraneux, en dehors des crêtes et des taches acoustiques.

3° Bandelette sillonnée. — Le périoste de la lame spirale, normal dans toute la région qui répond aux deux rampes, présente, sur la face supérieure de la lame spirale, entre les insertions de la membrane basilaire et de la membrane de Reissner, un épaississement d'un aspect particulier : il constitue la *bandelette sillonnée* (lamina sulcata), nom qui rappelle bien l'apparence de cette région quand on l'observe par sa face supérieure.

Sur les coupes passant par l'axe de la columelle, la bandelette dessine une sorte de promontoire ou de bec qui s'avance au-dessus d'une excavation creusée aux dépens de son tissu. Ce bec est la coupe d'une arête (*crête acoustique* de Huschke, 1832), et l'excavation la coupe d'un sillon spiral, dit *sillon spiral interne* par opposition au sillon spiral externe.

La surface de la bandelette, en dedans du grand sillon spiral interne, est creusée d'une série de petits sillons disposés suivant deux directions perpendiculaires (radiaire et circulaire), et la décomposant en une multitude de saillies quadrilatères, auxquelles Huschke a donné le nom de *dents auditives*. Ces dents auditives offrent des dimensions décroissantes depuis le sillon spiral jusqu'à la membrane de Reissner ; les dents de la première rangée formant la crête acoustique, sont larges de 12 à 15 μ environ.

Les dents se composent exclusivement d'une substance fondamentale hyaline, remarquable par sa résistance énergique aux acides minéraux et aux alcalis caustiques. Cette substance se continue dans la profondeur avec la matière amorphe interposée aux éléments du périoste. A la surface des dents, s'étale une couche de cellules épithéliales aplaties, dont les noyaux se trouvent relégués au fond des sillons, et dont les limites peuvent être indiquées par le nitrate d'argent (Lavdowsky, 1876).

Le sillon spiral interne est tapissé par une couche de cellules épithéliales cylindriques.

4° Membrane de Corti. — Cette membrane doit être envisagée comme une production cuticulaire des cellules épithéliales recouvrant la bandelette sillonnée. Attachée à la face supérieure de la bandelette sillonnée, elle s'étend au-dessus du sillon spiral interne, et semble reposer sur l'organe de Corti (*membrana tectoria*, Henle), comme l'étouffoir destiné à assourdir les vibrations de certains instruments à cordes. Mince au-dessus de la bandelette sillonnée, elle prend plus loin une grande épaisseur, et, finalement, s'amincit de nouveau pour se terminer à la limite de l'organe de Corti par un bord flottant.

La membrane de Corti est formée d'une substance homogène parcourue par des stries dirigées obliquement de haut en bas et de dedans en dehors.

5° Membrane basilaire. — La membrane basilaire qui prolonge en dehors, jusqu'au ligament spiral, la lèvre inférieure ou tympanique de la membrane sillonnée, est formée par une substance hyaline, analogue à celle des dents de la crête acoustique. Du côté de la rampe tympanique, elle présente appliqués contre elle, un certain nombre d'éléments conjonctifs, diversement distribués suivant les âges et les individus. Chez l'adulte, ces éléments avoisinent fréquemment un vaisseau sanguin (*vaisseau spiral*, HENLE), intimement accolé à la face inférieure de la membrane basilaire, et que la plupart des observateurs considèrent, avec KÖLLIKER, comme une veine.

Les apparences qu'offre la face supérieure de la lame basilaire du côté du canal cochléaire, l'ont fait diviser de dedans en dehors, en trois régions distinctes : une zone perforée, une zone lisse et une zone pectinée ou striée.

A. ZONE PERFORÉE. — La *zone* ou *bandelette perforée* (DEITERS) répond à la région la plus interne de la lame basilaire. Elle présente une série d'étroits orifices disposés sur un seul rang, et par lesquels les éléments nerveux traversent de bas en haut la membrane basilaire, pour se répandre dans l'organe de Corti.

B. ZONE LISSE. — La zone lisse offre, en réalité, une striation radiaire, comme celle qui caractérise la zone pectinée, seulement cette striation est beaucoup moins apparente ; aussi peut-on conserver à cette région le nom de zone lisse (*zona lævis*, HUSCHKE). Elle supporte la partie interne de l'organe de Corti, d'où son nom de *habenula tecta*.

C. ZONE STRIÉE OU PECTINÉE. — Cette zone continue la précédente, et présente en dessus des stries radiaires droites, fines,

très serrées. Ces stries répondent à des fibres rigides superficielles, mais faisant toutefois corps avec la substance de la
membrane basilaire ; elles se perdent en dehors dans l'insertion
du ligament spiral.

6° Organe de Corti. — L'organe de Corti ((1841), organe
terminal de la branche cochléenne, forme au-dessus de la zone

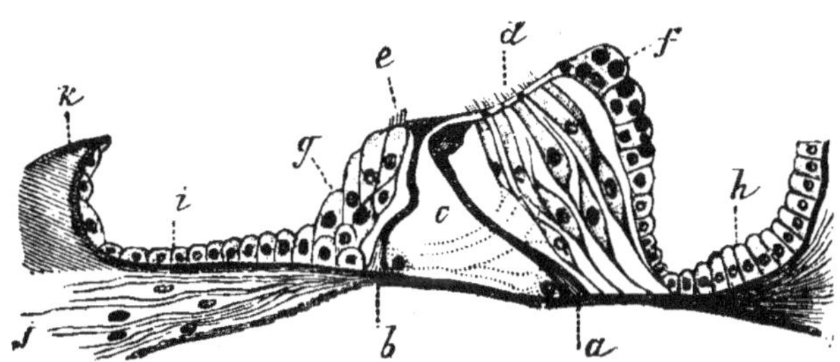

Fig. 415.

Organe de Corti dans le limaçon du cobaye (d'après KLEIN).

a, pilier externe. — *b*, pilier interne. — *c*, tunnel de Corti. — *d*, cellules ciliées
externes. — *e*, cellules ciliées internes. — *f*. cellules de Claudius renfermant des
gouttelettes de graisse. — *g*, *i*, cellules épithéliales revêtant le sillon spiral interne.
— *h*, cellules épithéliales tapissant le sillon spiral externe. — *j*, fibres nerveuses.
— *k*, crête acoustique.

lisse un bourrelet (*papille spirale*, HUSCHKE) dont la pente interne
limite en dehors le sillon spiral interne (fig. 415).

Les différents éléments épithéliaux qui le composent, semblent
s'appuyer sur une voûte ou arcade résultant de l'adossement
par leur partie supérieure de deux séries d'éléments écartés au
contraire par leur base. Ces éléments constituent les *fibres* ou
piliers de Corti. L'espace à peu près triangulaire qu'on observe
sur les coupes entre les deux piliers, répond à une voûte descendant tout le long de la membrane basilaire, et désignée sous le
nom de *tunnel de Corti*.

En dedans et en dehors du tunnel de Corti, on observe, parmi
les éléments de l'organe de Corti, des *cellules ciliées* (WALDEYER)
internes et externes, au pourtour desquelles viennent se terminer
les fibrilles de la branche cochléenne. Ces cellules représentent
des éléments épithéliaux modifiés en vue de la fonction auditive

(cellules sensorielles), et méritent de porter le nom de *cellules auditives*, au même titre que certains éléments des taches et des crêtes acoustiques. Entre les cellules ciliées externes, se trouvent interposés des éléments de soutien (*cellules de Deiters*). La rampe externe de l'organe de Corti est tapissée par une couche de cellules cylindriques de moins en moins élevées en dehors, qui forment la transition entre les éléments de cet organe, et l'épithélium beaucoup moins modifié du restant du canal cochléaire (*cellules de Claudius*). Enfin, l'organe de Corti supporte une membrane cuticulaire qui s'étend depuis les piliers externes jusqu'aux premières rangées des cellules de Claudius (*membrane réticulée*).

A. PILIERS DE CORTI. — Les piliers de Corti (fig. 416), distingués en piliers interne et externe, sont disposés suivant deux lignes dans toute la longueur de la membrane basilaire, et délimitent, comme on l'a vu, un véritable canal. Envisagé de profil, chaque pilier se montre composé de deux substances : l'une homogène, hyaline, fortement réfrangible, qui constitue les piliers proprement dits ; l'autre finement granuleuse, munie d'un noyau, occupant l'angle du pilier et de la membrane basilaire, en dedans du tunnel (*cellule basilaire*, LŒWENBERG, 1867-68). Cette dernière fait corps avec le pilier dont la substance peut être considérée comme une production cuticulaire, au même titre que le plateau de certaines cellules cylindriques. Au point de vue morphologique, chaque pilier présente à considérer un pied appuyé sur la membrane basilaire, un corps et une tête articulée avec celle des piliers opposés.

a. *Piliers internes*. — Le corps des piliers internes est prismatique, presque aussi long que le pied et la tête. La conséquence de cette disposition est que les piliers internes, vus en dessus, se présentent exactement comme les touches d'un piano. Ils ferment le tunnel, de ce côté, par une espèce de palissade laissant seulement passage, par les étroits interstices qui séparent les piliers, aux fibrilles du nerf acoustique.

L'extrémité supérieure des piliers internes est plane ; en dehors, elle est creusée d'une excavation cylindrique, dans

laquelle s'engage une saillie correspondante de la tête des
piliers externes. Au-dessus de cette excavation, l'extrémité
supérieure du pilier interne se prolonge en forme de lame
mince par-dessus la tête des piliers externes, jusqu'à la première rangée des cellules auditives externes. Ces prolonge-

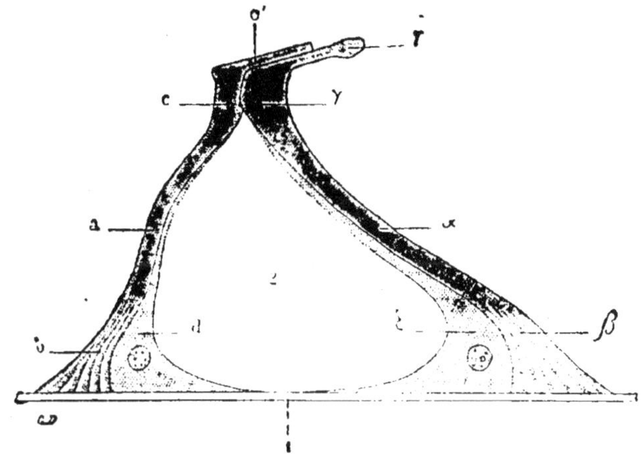

Fig. 416.

Piliers de l'organe de Corti, vus en place dans leurs connexions
(d'après TESTUT).

1, membrane basilaire. — 2, tunnel de Corti. — *a*, corps du pilier interne. —
b, sa base. — *c*, sa tête avec *c'*, sa plaque. — *d*, masse protoplasmique du pilier
interne avec son noyau. — α, corps du pilier interne. — β, sa base. — γ, sa tête
avec γ', son appendice externe. — δ, masse protoplasmique du pilier externe avec
son noyau.

ments des piliers internes se continuent en dehors avec la membrane réticulée.

b. *Piliers externes*. — Le corps des piliers externes, au lieu
d'être prismatique, comme celui des piliers internes, est cylindrique et très atténué par rapport aux extrémités. Celles-ci se
touchent, tandis que les corps restent à distance, et figurent non
plus une palissade presque continue comme les piliers internes,
mais une sorte de grille.

La tête présente, en dedans, une surface cylindrique pour
s'emboîter dans l'excavation correspondante des piliers internes.
Cette tête est recouverte tout entière par la lame mince des

piliers internes ; mais, au-dessous de cette lame, elle émet en dehors un appendice étroit, claviforme qui s'engage au-dessous de la membrane réticulée entre deux cellules auditives du premier rang, pour aller se termiuer contre l'extrémité supérieure d'une cellule auditive de la deuxième rangée.

Les extrémités supérieures des piliers externes sont plus larges, dans le sens de l'axe du tunnel, que celles des piliers internes. Il en résulte que, pour une longueur donnée du tunnel, le nombre des piliers ne se correspond pas exactement : les externes sont aux internes dans le rapport de 5 à 8 (Lœven-berg). Par suite, la tête d'un pilier externe répondra, le plus souvent, aux têtes de deux piliers internes, et sera logée dans leur excavation.

B. Cellules auditives. — Les cellules auditives ou *cellules de Corti* sont des éléments cylindro-coniques en forme de dé à coudre plein et renversé, de telle façon que leur base, assez régulièrement circulaire, regarde la surface. Sur cette base, se trouvent implantés de minces bâtonnets au nombre de 4 à 5 pour chaque élément, rarement davantage. Ces bâtonnets (*cils auditifs*) larges de 1 à 5 μ environ, longs de 4 à 5 μ, traversent la membrane réticulée, et se terminent par une extrémité mousse. On les décrit comme implantés suivant une ligne courbe ouverte en dedans. C'est au pourtour de l'extrémité profonde arrondie des cellules auditives, que s'arborisent les fibrilles d'origine de la branche cochléenne.

En dedans des piliers internes, les cellules auditives forment une file unique (*cellules auditives internes*), tandis qu'en dehors elles sont agencées chez l'homme, sur quatre ou cinq rangées (*cellules auditives externes*).

C. Cellules de Deiters. — Les cellules de Deiters (1860) sont des éléments de soutien, d'aspect fusiforme, situés en dehors des cellules auditives correspondantes. Leur corps bombe fortement en dedans, et se moule sur l'extrémité profonde des cellules auditives, si bien que chaque cellule auditive est assise sur sa cellule de soutènement, comme une personne sur une chaise (Ranvier). Cette connexion interne avait fait supposer à certains

auteurs (Lavdowsky), que chaque cellule de Deiters était en
réalité soudée à la cellule auditive correspondante, l'ensemble
constituant une *cellule jumelle* (Gottstein).

Des deux prolongements des cellules de soutien, le profond
(*prolongement basilaire*, Waldeyer) se porte obliquement en
dehors, et s'insère sur la membrane basilaire ; le prolongement
superficiel (*prolongement phalangien*, Waldeyer) se dirige obliquement en haut et en dehors, pour aller s'insinuer entre deux
cellules auditives d'une rangée plus externe, et se terminer
superficiellement par une petite palette en forme de phalange,
entre les bases circulaires de ces deux cellules.

D. Cellules de Claudius. — Les cellules de Claudius (1855),
de forme prismatique et dépourvues de cils vibratiles, tapissent
la rampe externe de l'organe de Corti ; elles doivent être assimilées aux cellules qui revêtent le sillon spiral interne.

E. Rapports des extrémités superficielles des cellules
auditives et des cellules de Deiters ; membrane réticulée.
— La membrane réticulée (fig. 417) est une mince cuticule intimement appliquée à la surface de l'organe de Corti. Sa face inférieure moulée sur les éléments sous-jacents, présente une série de
figures reproduisant exactement en creux la forme des extrémités superficielles des cellules auditives et des prolongements
phalangiens des cellules de Deiters. On peut, par suite, en
examinant cette membrane en surface, se rendre facilement
compte des rapports qu'affectent ces différents éléments entre
eux.

On remarque d'abord que les *ronds* qui répondent aux cellules auditives, sont disposés sur trois rangées chez la plupart
des animaux de laboratoire, et sur quatre ou cinq rangées chez
l'homme, d'après Waldeyer (1870). Entre deux ronds d'une
même rangée, se trouve interposée une *phalange* correspondant
à un prolongement superficiel d'une cellule de Deiters, sauf
pour la première rangée attenante aux piliers externes, où les
phalanges incomplètes figurent les prolongements de ces piliers.
D'autre part, les cellules auditives et les prolongements phalangiens des cellules de Deiters sont disposés en quinconce,

c'est-à-dire que les ronds et les phalanges alternent d'une façon régulière d'une rangée à l'autre (fig. 417).

La membrane réticulée adhère par son bord interne aux prolongements des piliers internes. Son bord externe qui se prolonge sur les premières cellules de Claudius, est creusé de

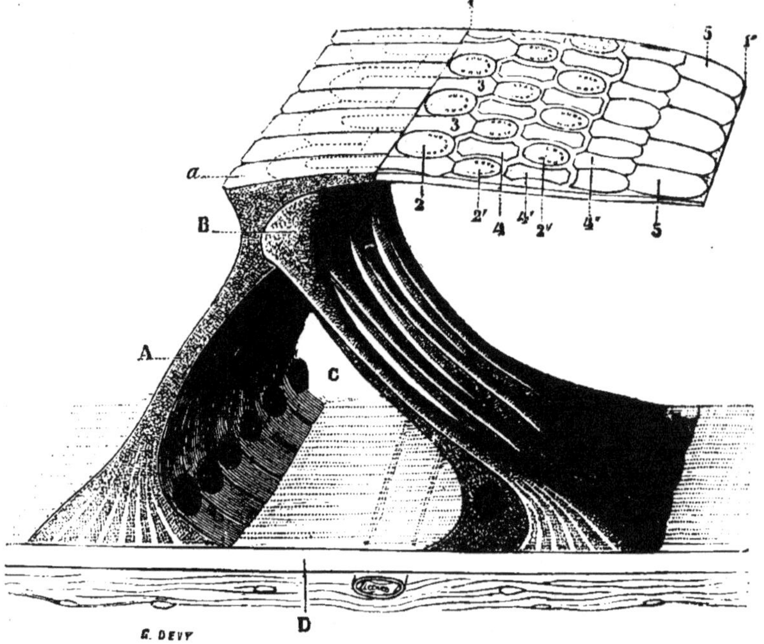

Fig. 417.

Vue en perspective de la membrane réticulée et des piliers de Corti
(d'après Testut).

A. pilier interne de l'organe de Corti. — B, pilier externe. — C. tunnel de Corti. — D, membrane basilaire. — 1, 1', bords interne et externe de la membrane réticulée. — 2, 2', 2", trois rangées de ronds répondant à l'extrémité ciliée des cellules auditives. — 3, première rangée des phalanges répondant aux prolongements de la tête des piliers externes. — 4, 4', 4", deuxième, troisième et quatrième rangée de phalanges répondant à l'extrémité superficielle des cellules de Deiters. — 5, cadres terminaux formés par les cellules de Claudius.

dépressions quadrilatères, auxquelles Deiters a donné le nom de *cadres terminaux*.

F. Terminaisons nerveuses dans le limaçon. — Les filets du nerf cochléen pénètrent à l'intérieur de la columelle par une série d'orifices disposés suivant une double ligne spirale, et dessinent, en montant, une sorte de lame enroulée sur elle-même dans le même sens que la lame des contours. Chemin faisant, cette lame se déroule, et envoie une spire de faisceaux dans une série de trous aboutissant au *canal spiral* de ROSEN-THAL (1833). A l'intérieur de ce canal, les fibres nerveuses entrent en connexion avec les cellules bipolaires du *ganglion spiral de Corti*, qui représentent les neurones acoustiques périphériques, puis elles traversent une nouvelle série d'orifices, et pénètrent dans la substance spongieuse de la lame spirale, entre les deux couches du tissu compact qui en forment la limite supérieure et la limite inférieure. Là, les fascicules nerveux s'anastomosent de diverses manières, puis ils s'engagent dans les orifices de la lame basilaire.

A ce moment, tous les tubes nerveux se dépouillent brusquement de leur myéline, et les cylindraxes s'engagent au-dessous des cellules auditives internes, où ils semblent former contre le pied du pilier interne un plexus nerveux (*plexus spiral interne*, RANVIER) dont se détachent deux ordres de fibrilles. Les unes, internes, s'élèvent verticalement et se terminent en s'arborisant au pourtour des cellules auditives internes; les autres, externes, se portent en dehors, s'engagent entre les piliers internes, traversent le tunnel, et, s'insinuant entre les piliers externes, vont étaler leurs arborisations terminales à la surface des cellules auditives externes.

Nous voyons ainsi que les cellules auditives de l'organe de Corti, comme les éléments homologues des taches et des crêtes acoustiques, sont des cellules sensorielles, c'est-à-dire des cellules épithéliales modifiées en vue de la réception et de la transmission des ondes sonores aux fibrilles terminales du nerf cochléen. Ces fibrilles représentent les prolongements protoplasmiques des cellules du ganglion de Corti (neurones acoustiques périphériques), dont les cylindraxes constituent les racines du nerf auditif. L'influx nerveux provoqué par les vibrations de l'endolymphe que recueillent les cellules auditives, se dirige ainsi de la périphérie aux centres, où il est perçu sous forme de bruit ou de son.

L'organe de Corti paraît plus spécialement destiné à enregistrer la hauteur et les intervalles musicaux des vibrations sonores, tandis que les bruits seraient recueillis par les taches et les crêtes acoustiques. Ce que nous avons dit du sens de la vue s'applique également au sens de l'ouïe : il transforme en notions subjectives des phénomènes extérieurs que nous pouvons percevoir par les autres nerfs sensitifs sous une forme différente, celle de mouvement. Le sens de l'ouïe, aussi bien que celui de la vue, nous donne donc non pas la notion exacte d'un phénomène extérieur, mais une sorte de notion adéquate qui n'est que le symbole de la réalité. Le son est un équivalent nerveux du mouvement, comme le mouvement est lui-même l'équivalent d'un certain nombre de calories.

§ 3. — Voie acoustique

La voie acoustique, de même que toutes les autres voies sensorielles, peut être subdivisée en une voie sensitive et en une voie motrice.

1° Voie sensitive. — Cette voie comprend des fibres centripètes ou ascendantes et des fibres centrifuges ou descendantes.

A. Fibres centripètes ou ascendantes. — Les fibres qui émanent du ganglion de Corti constituent le *nerf cochléaire,* celles qui proviennent du ganglion de Scarpa forment le *nerf vestibulaire.* Ces deux rameaux, après avoir formé par leur accolement dans le conduit auditif interne le *nerf auditif,* se séparent de nouveau, au niveau du bulbe, et figurent les *racines de l'auditif* (racine antérieure ou vestibulaire, racine postérieure ou cochléaire) qui se comportent différemment dans leur trajet intrabulbaire.

a. *Racine vestibulaire.* — Les fibres de cette racine pénètrent dans le bulbe au niveau de la fossette latérale (p. 660), se dirigent en arrière et en dedans, et se divisent en deux ordres de branches verticales, les unes ascendantes, les autres descendantes.

Les *branches ascendantes* se terminent dans deux noyaux

étalés sur le plancher du quatrième ventricule (noyau postérieur et noyau de Deiters (p. 662). Les cellules nerveuses qui entrent dans la constitution de ces noyaux sensitifs centraux,
donnent naissance à des fibres formant trois groupes distincts :
1° les *fibres cérébelleuses*, qui longent le pédoncule cérébelleux
inférieur, et se terminent, avec ou sans entrecroisement, dans
le noyau du toit, le globulus et l'embolus ; 2° les *fibres de la
formation réticulaire*, qui s'entrecroisent dans le raphé, et
s'épuisent dans la formation réticulaire du côté opposé ; 3° les
fibres du noyau du moteur oculaire externe, qui vont se terminer
au contact des cellules motrices de ce noyau. Ces fibres appartiennent à la voie acoustique réflexe.

Les *branches descendantes* aboutissent à une colonne de substance grise située à leur côté interne, et, en rapport inférieurement avec le noyau de Burdach.

b. *Racine cochléaire*. — Les fibres qui constituent la racine
cochléaire, se terminent dans deux amas de substance grise
situées sur la face externe du corps restiforme : le *noyau antérieur de l'acoustique* (noyau accessoire) et le *tubercule acoustique
latéral*. Les cellules nerveuses de ces noyaux, en rapport avec
les cylindraxes des neurones auditifs périphériques, donnent
naissance d'autre part à des fibres qui, après un trajet assez compliqué, et après s'être entrecroisées sur la ligne médiane, se réunissent pour former le faisceau acoustique central. Ces cellules
appartiennent aux neurones auditifs centraux. Les fibres provenant du noyau antérieur, passent en avant du pédoncule cérébelleux inférieur, et constituent le ruban du corps trapézoïde (voie
antérieure ou ventrale) ; celles du tubercule acoustique contournent en arrière le pédoncule cérébelleux inférieur, en formant
sur le plancher du 4ᵉ ventricule les *barbes du calamus, stries
médullaires* ou *stries acoustiques* (voie postérieure ou dorsale)..
Les unes et les autres se mettent en rapport dans la protubérance
avec des noyaux de substance grise (olive supérieure, noyau trapézoïde) auxquels elles abandonnent quelques fibres, puis, par-
venues dans la moitié opposée de la protubérance, elles constituent le faisceau acoustique (ruban de Reil externe). Ce faisceau
acoustique se dirige vers le bord externe des tubercules quadri-

jumeaux, se met en relation par quelques fibres avec un noyau propre (noyau latéral du ruban de Reil) et avec les tubercules quadrijumeaux, puis il s'infléchit en dehors, passe dans la capsule interne, et se termine dans la partie moyenne de la première circonvolution temporale (*centre acoustique cortical, sphère auditive*). Les fibres courtes qui se rendent aux tubercules quadrijumeaux, se terminent partie dans le tubercule correspondant, partie dans le tubercule du côté opposé. Par les fibres du corps trapézoïde, et par les stries médullaires, la voie acoustique centrale présente un entrecroisement partiel intéressant la majeure partie de ses fibres, de sorte que le ruban de Reil externe comprend un petit faisceau direct, et un faisceau croisé volumineux. Le corps trapézoïde et les stries acoustiques constitueraient ainsi un chiasma acoustique analogue au chiasma optique (VAN GEHUCHTEN).

En somme, la voie acoustique sensitive comprend deux neurones fondamentaux, dont les cellules sont situées, pour le nerf cochléaire, dans le ganglion de Corti (neurone périphérique), et dans le noyau antérieur et le tubercule latéral (neurone central). Aux fibres acoustiques émanées des neurones centraux, viennent se joindre d'autres fibres également ascendantes qui proviennent des noyaux échelonnés sur le parcours des fibres acoustiques (olive supérieure, noyau trapézoïde, noyau latéral, tubercules quadrijumeaux postérieurs). Il convient vraisemblablement d'envisager toutes ces fibres comme des fibres d'association.

B. Fibres centrifuges ou descendantes. — La voie acoustique comprend un certain nombre de fibres centrifuges qui contribuent, avec les fibres ascendantes que nous venons de décrire, à relier entre eux les différents noyaux annexés aux fibres acoustiques.

2° Voie motrice. — Nous examinerons successivement la voie réflexe et la voie volontaire.

a. *Voie réflexe.* — Les fibres acoustiques, grâce à leurs collatérales, peuvent se mettre en rapport avec les neurones des noyaux moteurs crâniens, et même avec les neurones de la colonne motrice des nerfs périphériques, et provoquer ainsi des actes réflexes plus ou moins étendus. C'est ainsi qu'en formant le corps trapézoïde, les fibres acoustiques envoient des collatérales aux cellules radiculaires du nerf facial et du trijumeau moteur. Nous rappellerons que le facial envoie des filets au muscle de l'étrier, et le trijumeau au muscle du marteau, muscles qui règlent la tension de la membrane du tympan.

Une voie réflexe plus complexe est celle qui traverse les tubercules quadrijumeaux antérieurs. Là, les fibres acoustiques se mettent en rapport avec des cellules volumineuses représentant les corps cellulaires des neurones centraux de la voie motrice réflexe. Les prolongements nerveux de ces éléments, descendent dans le faisceau longitudinal prédorsal (faisceau optique et acoustique de Held), et entrent en connexion avec les cellules motrices périphériques constituant les noyaux d'origine du nerf oculo-moteur commun, du nerf pathétique, du nerf oculo-moteur externe, et plus bas avec les cellules radiculaires des nerfs cervicaux.

b. *Voie volontaire.* — La voie acoustique motrice n'est pas encore connue d'une façon précise. Elle serait assurée par le faisceau de Türck ou faisceau ovale, reliant le centre acoustique cortical aux noyaux de la protubérance (DÉJERINE), et par suite aux cellules d'origine des fibres ponto-cérébelleuses.

CHAPITRE XIII

APPAREIL CUTANÉ

Le corps de l'homme est recouvert sur toute sa surface par une membrane de protection, la peau, qui se continue au niveau des orifices naturels avec des muqueuses dermo-papillaires formant la transition entre le tégument cutané et les muqueuses profondes. La peau présente des glandes diverses, et des appendices cornés décrits par DE BLAINVILLE sous le nom de *phanères*.

ARTICLE PREMIER

PEAU

La peau se compose de deux couches distinctes (fig. 418), l'une de matière épithéliale, l'*épiderme*, et l'autre de nature conjonctive, le *derme*; elle est séparée des organes sous-jacents par l'interposition d'une couche de tissu conjonctif lâche.

§ 1. — ÉPIDERME

L'épiderme appartient à la catégorie des épithéliums pavimenteux stratifiés. Il comble par des prolongements lamelleux (crêtes épidermiques) les sillons ou vallées séparant les élevures papillaires du derme, et il dépasse le sommet de ces papilles, pour engendrer la surface à peu près lisse et unie qui limite le corps. On peut distinguer, dans l'épiderme, deux zones distinctes nettement limitées, et différant l'une de l'autre par leurs caractères morphologiques, aussi bien que par leurs caractères chimiques. Ces deux zones, offrent dans leur épaisseur relative, de grandes variétés d'un point à l'autre de l'économie : la plus profonde porte le nom de *zone muqueuse* ou de *corps muqueux de Malpighi*; la plus externe s'appelle *zone cornée*.

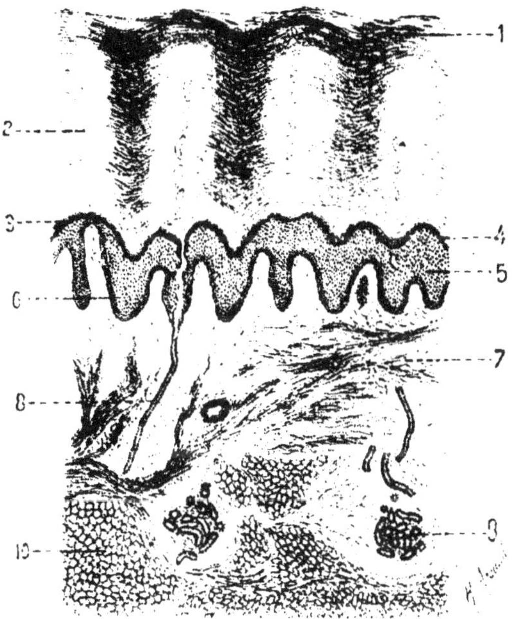

Fig. 418.

Coupe normale de la pulpe du doigt, perpendiculaire aux sillons. On aperçoit la coupe de trois sillons correspondant aux crêtes primitives de Henle, et, entre ces crêtes, deux rangées de papilles (gr. 18/1).

1, stratum disjunctum. — 2, stratum corneum — 3, stratum lucidum. — 4, stratum granulosum. — 5, stratum filamentosum. — 6, stratum germinativum. — 7, derme cutané dont la surface est hérissée de papilles s'enfonçant dans l'épiderme ; une de ces papilles renferme un corpuscule de Meissner. — 8, canal excréteur d'une glande sudoripare. — 9, glomérule d'une glande sudoripare. — 10, pannicule adipeux sous-cutané.

1° Zone muqueuse. — Cette zone peut à son tour être subdivisée en trois couches distinctes : une couche basilaire, une couche muqueuse, et une couche granuleuse (fig. 418).

a. *Couche basilaire* (couche génératrice, Ch. Rémy 1878; stratum germinativum, Ranvier 1899). — Etalée à la surface du derme, cette couche est constituée par un plan unique de cellules cubiques ou cylindriques, dont la base est chargée de dentelures reçues dans des dépressions correspondantes de la membrane basilaire. La hauteur des cellules varie de 8 à 14 μ, leur largeur de 6 à 8 μ.

On rencontre dans la couche basilaire de nombreuses figures karyokinétiques qui lui ont valu de Ch. Rémy le nom de *couche génératrice*, bien qu'on observe également quelques mitoses dans la partie profonde de la couche sus-jacente. C'est aux dépens des éléments de la couche basilaire, que se développe la totalité des cellules composant les autres couches de l'épiderme.

b. *Couche muqueuse* (couche rétiforme, Renaut; stratum filamentosum, Ranvier 1899). — Cette couche comprend plusieurs étages de cellules polyédriques unies entre elles par des filaments anastomotiques; leur diamètre mesure environ 12 μ. Au voisinage de la surface, les cellules s'aplatissent légèrement, de manière à former la transition avec les éléments de la couche suivante.

Les filaments intercellulaires, signalés par Schrön (1865), ont été considérés par Max Schultze (1864) comme représentant des pointes ou épines cellulaires engrénées avec celles des éléments voisins, à la manière des crénelures de deux roues dentées. Bizzozero (1871) pensait, au contraire, que ces saillies épineuses étaient disposées bout à bout. C'est à Ranvier (1879) que revient le mérite d'avoir indiqué que ces filaments étaient continus dans toute leur longueur, et qu'ils formaient ainsi des sortes de tractus ou de ponts anastomotiques de cellule à cellule.

c. *Couche granuleuse* (stratum granulosum, Unna, 1876). — Cette couche décrite par Langerhans (1873), et désignée par Unna sous le non de *stratum granulosum*, représente la partie la plus superficielle du corps muqueux de Malpighi. Elle est formée par deux ou trois assises de cellules aplaties parallèlement à la surface, et renfermant des gouttelettes d'une substance spéciale, à laquelle Ranvier (1874) a donné le nom *d'éléidine* (kérato-hyaline de WALDEYER). Les gouttelettes d'éléidine se colorent vivement par le carmin, l'hématoxyline et la thionine ; elles résistent à l'action de l'éther, et de la potasse à 40 p. 100. Ces gouttelettes deviennent de plus en plus abondantes, et aussi de plus en plus volumineuses de la profondeur vers la surface.

2° Zone cornée. — On peut décomposer cette zone en quatre couches distinctes, ce qui porte à sept le nombre total des couches épidermiques.

a. *Couche intermédiaire* (stratum intermedium, RANVIER 1899). — Cette couche forme un mince liséré à la face profonde de la zone cornée ; elle se colore en rouge vif par le carmin. L'éléidine, en passant du stratum granulosum dans le stratum intermédium devient diffuse, en même temps que la couche superficielle des éléments se kératinise, et que leur noyau s'atrophie. Ces faits tendent à démontrer que l'éléidine joue un rôle important dans la kératinisation des cellules de la zone cornée.

La *kératine* est une substance albuminoïde spéciale résistant à l'action de la plupart des réactifs (potasse) ; c'est une des substances albuminoïdes les plus riches en azote et en soufre. Elle se colore en jaune par l'acide picrique.

b. *Couche transparente* (stratum lucidum, OEHL 1857 ; SCHRÖN. 1865). — Cette couche constitue une bande claire, transparente qui ne fixe pas le carmin, et ne réduit pas l'acide osmique. Elle est formée de deux ou trois assises de cellules aplaties, dont la surface, dépourvue de filaments d'union, est chargée de kératine, et dont le noyau est atrophié. Ces éléments renferment encore de l'éléidine diffuse qui s'échappe en plaques, sur les deux faces de la coupe.

c. *Couche cornée* (stratum corneum). — Représentant la partie la plus épaisse de la zone superficielle, la couche cornée est formée de cellules lamelleuses superposées sur un grand nombre de plans, et très adhérentes entre elles. Ces éléments, dont les dimensions dans les parties profondes varient de 18 à 36 μ, ne cessent de s'aplatir et de s'étaler, au fur et à mesure qu'ils se rapprochent de la surface. Ils possèdent une coque superficielle de kératine à l'intérieur de laquelle se trouve englobée une substance grasse présentant, d'après RANVIER, tous les caractères de la cire des abeilles. Leur noyau est petit, ratatiné, d'une observation difficile, mais peut cependant être mis en évidence par les alcalis dilués (RETTERER, 1883). La couche cornée, grâce à la kératine, se colore en jaune par le picrocarmin, et, grâce à la graisse épidermique, prend une teinte noirâtre sous l'influence de l'acide osmique.

d. *Couche desquamante*, RENAUT (stratum disjunctum, RANVIER). — On donne le nom de couche desquamante à la partie la plus superficielle de la couche cornée, dont les éléments se détachent progressivement et tombent à l'extérieur.

3° Pigmentation de l'épiderme. — Les cellules de la couche basilaire, sur toute la surface du corps chez le nègre, sur les points colorés de la peau chez le blanc (aréole du mamelon, scrotum, etc.), sont remplies de granulations pigmentaires de mélanine (p. 30 et 43). Les cellules profondes du corps muqueux de Malpighi peuvent également renfermer une certaine quantité de granulations colorées. Celles-ci sont grisâtres, ou brunes, ou même tout à fait semblables aux granulations de la couche basilaire, comme cela se voit chez certains sujets à peau très colorée, et chez le nègre.

L'action solaire, et encore plus l'action des nuits sereines (POUCHET, 1860), paraissent avoir une influence considérable sur la production et l'abondance des granulations pigmentaires dans l'épiderme. Telle est l'origine du hâle.

4° Cellules conjonctives de l'épiderme. — On rencontre parmi les cellules épithéliales du corps muqueux de Malpighi, des cellules conjonctives considérées par LANGERHANS (1868) comme des cellules nerveuses terminales du réseau nerveux qu'il a décrit dans l'épiderme. Ces cellules conjonctives, chez le nègre, se découvrent très facilement, parce qu'elles sont remplies de pigment ; elles constituent alors de véritables *chromoblastes* (p. 101). On les observe également bien dans la peau de différents mammifères. La présence de ces éléments dans l'épiderme n'a d'ailleurs rien qui doive étonner : elle a été depuis longtemps signalée dans l'épiderme des batraciens où ces chromoblastes sont doués de mouvements très étendus et très facilement appréciables. On ignore si les mêmes mouvements existent chez l'homme.

On rencontre également, notamment dans les couches profondes de l'épiderme, des cellules migratrices auxquelles certains auteurs ont voulu faire jouer un rôle dans la nutrition des cellules épidermiques.

§ 2. — DERME

Le derme est formé par un tissu conjonctif dense qui se continue graduellement dans la profondeur avec le tissu conjonctif sous-cutané. Les faisceaux conjonctifs lâchement enchevêtrés dans la partie profonde, sont de plus en plus réguliers et serrés vers l'extérieur, en même temps que la matière amorphe interposée augmente de densité et de quantité. Les fibres élastiques appartiennent à la variété dartoïque. Richement anastomosées dans l'épaisseur même du derme, elles deviennent plus minces et moins ramifiées, à mesure qu'on se rapproche de la surface.

La couche la plus superficielle du derme, qui constitue les saillies papillaires (*couche papillaire*), est ainsi essentiellement formée par la matière amorphe dermique dans laquelle les éléments figurés se font de plus en plus rares en dehors : ce sont des fibres conjonctives, de minces fibres élastiques, des cellules conjonctives, et, par places, des cellules migratrices. Immédiatement au-dessous de l'épiderme, la matière amorphe, dépourvue d'éléments anatomiques, figure une mince couche hyaline (*membrane basilaire*). ROBIN donnait au tissu des papilles supportant les phanères, le nom de *tissu phanérophore*.

Le tissu du derme est très cérulescent; c'est à cette propriété que les veines superficielles, vues au travers du derme, doivent leur coloration bleue.

1° Papilles dermiques. — La surface du derme présente une quantité considérable d'éminences appelées *papilles*, entièrement recouvertes par l'épiderme qui ne décèle, en général, sauf aux mains et aux pieds, leur présence par aucune inégalité de sa surface (fig. 418). Les éminences plus ou moins rapprochées, suivant les régions, sont régulièrement coniques ou cylindriques, renflées ou non à leur sommet. Les plus petites mesurent de 35 à 55 μ de hauteur; elles se trouvent au visage, en particulier aux paupières, aux joues, au menton. Les papilles les plus longues sont celles de la paume de la main, et de la plante du pied, qui mesurent une longueur de 75 à 112 μ. Leur largeur, prise à la base, égale le plus souvent leur hauteur, ou se trouve être un peu moindre. Dans les papilles les plus longues, la largeur mesure environ le tiers ou la moitié de la hauteur.

Certaines papilles, à base plus ou moins large, supportent plusieurs saillies dont chacune est semblable à une papille simple. On rencontre de pareilles *papilles composées* à la paume des mains, à la plante des pieds, à la pulpe des doigts, etc.

La distribution des papilles ne paraît être soumise à aucune règle sur la plus grande partie de la surface du corps. Cependant, partout où se montrent ces lignes contournées si manifestes à la paume de la main et à la plante du pied, les papilles offrent une disposition exactement correspondante : chaque crête linéaire comprise entre deux sillons, en renferme deux rangées parallèles.

Au point de vue de leur constitution, les papilles peuvent être divisées en deux groupes, selon qu'elles contiennent des vaisseaux ou des éléments nerveux : *a* les papilles vasculaires; *b* les papilles nerveuses. Ces différentes papilles peuvent être indépendantes les unes des autres (*papilles simples*), ou associées de manière à constituer des papilles mixtes (*papilles composées*).

a. *Papilles vasculaires.* — Les papilles vasculaires, de beaucoup les plus nombreuses, renferment une ou plusieurs anses capillaires qui émergent du réseau superficiel du derme. La disposition de ces vaisseaux dans la papille est caractéristique : ils en occupent exclusivement la partie centrale, tous plus ou moins parallèles les uns aux autres.

b. *Papilles nerveuses.* — Les papilles nerveuses renferment des corpuscules du tact (p. 339). A la main, ceux-ci s'observent particulièrement dans les papilles composées dont l'une des saillies est nerveuse et les autres vasculaires. Plus rarement, on les trouve dans les papilles simples, ce qui devient la règle pour d'autres régions.

Les papilles nerveuses sont presque exclusivement localisées à la paume de la main et à la plante du pied, où elles se trouvent dans la proportion d'une papille nerveuse pour quatre papilles vasculaires.

2° Muscles dermiques. — Le derme est intimement uni, dans certaines régions, à des muscles striés qui en occupent la face profonde (*muscles peaussiers*); d'autre part, aux lèvres et au menton, on voit des faisceaux striés dépendant de muscles sous-jacents, venir prendre directement leur point d'attache sur les faisceaux denses du derme, particularité qui se retrouve également à la langue.

La peau contient, en outre, un grand nombre de muscles lisses représentés par de petits faisceaux dont un certain nombre sont annexés aux follicules pileux (*arrector pili*, p. 863). C'est à la présence de ces fibres-cellules, et à leur état de contraction ou de relâchement plus ou moins marqué, que sont dus certains changements profonds qui s'observent dans la physionomie, tels que le *facies hippocratique*, l'effilement du nez dans plusieurs maladies et à l'approche de la mort. De là, sans doute aussi, l'altération des traits du visage par le froid; tandis qu'une atmosphère chaude et humide, au contraire, en favorisant le relâchement de ces muscles, ramène l'équilibre et l'harmonie dans l'expression de la physionomie.

§ 3. — COUCHE CONJONCTIVE SOUS-CUTANÉE

La couche conjonctive sous-cutanée en continuité avec le derme, s'en distingue par ses faisceaux onduleux, et surtout par le peu de consistance de la matière amorphe interposée qui peut se charger de sérosité dans le cas d'œdème. Entre les faisceaux conjonctifs, on observe, dans certaines régions, des amas de cellules adipeuses enfermées parfois dans des sortes de loges fibreuses. Ces amas qui occupent la partie superficielle de la

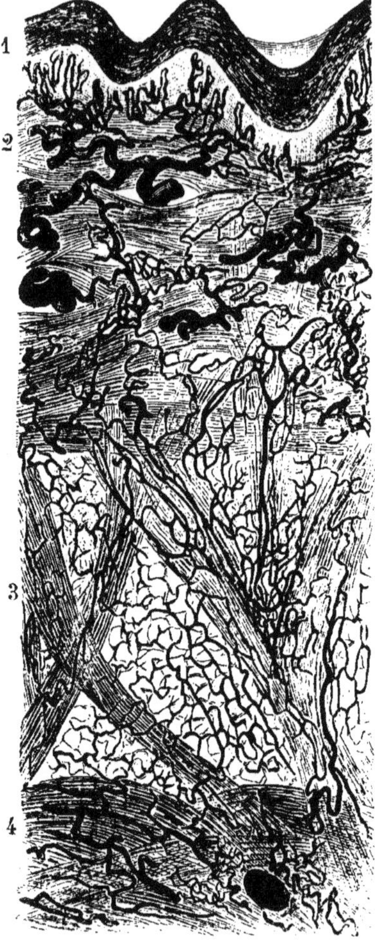

Fig. 419.

Coupe intéressant perpendiculairement la peau et la couche
conjonctive sous-cutanée de la
plante du pied, après injection des vaisseaux sanguins,
d'après POUCHET et TOURNEUX.
(gr. 20/1).

1, épiderme recouvrant les papilles
vasculaires. — 2, derme cutané avec son
réseau sanguin. — 3, pannicule adipeux.
— 4. fascia superficialis.

couche conjonctive sous-cutanée, sont surtout abondants à
la plante des pieds, à la paume
des mains, au niveau des fes-
ses, au pourtour de la mamelle,
etc.; ils forment, dans ces régions, une véritable couche
continue (*pannicule adipeux*).
La partie profonde de la couche
sous-cutanée, non infiltrée de
vésicules adipeuses, constitue
le *fascia superficialis*, épais de
1 millimètre environ, qui facilite le glissement de la peau
sur les parties sous-jacentes
(aponévroses d'enveloppe des
muscles), et dans l'épaisseur
duquel rampent les vaisseaux
et les nerfs superficiels.

§ 4. — VAISSEAUX ET NERFS

Les *artères* forment dans la
couche cellulaire sous-cutanée
un premier réseau dont se détachent des branches ascendantes qui, après avoir fourni
des ramuscules aux glandes
cutanées et aux follicules pileux, vont constituer au-dessous
des papilles un second réseau à
mailles plus larges. Ce dernier
réseau émet superficiellement
les branches qui vont alimenter les anses capillaires des
papilles (fig. 419). Les *veines*

se comportent d'une façon analogue à celle des artères.

A chacun des réseaux artériels, correspond un *réseau lymphatique* situé au-dessous. Le réseau profond formé de larges troncs lymphatiques, communique par des anastomoses assez rares avec le réseau superficiel de capillaires lymphatiques. Ceux-ci présentent, le long de leur paroi, de nombreuses bosselures, et même des culs-de-sac que l'on peut suivre jusque dans l'épaisseur des papilles.

Le mode de distribution des nerfs dans la peau a été décrit plus haut (p. 337 et suivantes).

ARTICLE II

GLANDES CUTANÉES

Nous envisagerons successivement les glandes sudoripares, les glandes sébacées et la mamelle.

§ 1. — GLANDES SUDORIPARES

Les glandes sudoripares constituent des glandes en tube glomérulées (p. 377). Elles sont formées d'un tube étroit, allongé, dont une partie représente le canal excréteur de la glande, et dont l'autre, contournée, pelotonnée sur elle-même, est la partie sécrétante, et prend le nom de glomérule. Nous décrirons successivement les glandes sudoripares en général et les glandes sudoripares spéciales.

1° Glandes sudoripares en général. — Ces glandes présentent à considérer un glomérule et un canal excréteur.

A. GLOMÉRULE. — Le glomérule glandulaire arrondi ou ovalaire, de couleur légèrement jaunâtre, mesure de 200 μ à 1 millimètre de diamètre, selon les parties du corps où on l'observe. On peut dire, en général, que la glande est d'autant plus petite que le derme est plus mince à son niveau. Les glomérules sont peu volumineux aux paupières, au pénis, au scrotum, au nez, à la face convexe du pavillon de l'oreille ; ils augmentent de dimensions sur l'aréole du mamelon et au périnée. Partout, ils sont logés dans la partie profonde du derme, au voisinage du pannicule adipeux.

Le tube enroulé offre un diamètre uniforme dans toutes ses parties, et se termine par un cul-de-sac à peine renflé ; parfois, il se bifurque au voisinage de sa terminaison. Sa largeur est en

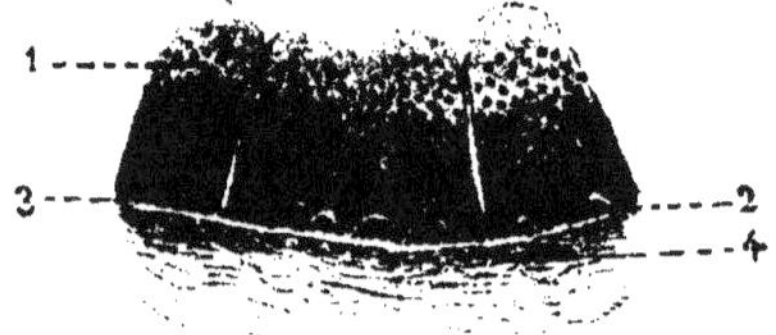

Fig. 420.

Coupe transversale d'un fragment de la paroi d'une glande sudoripare de l'aisselle (gr. 370/1).

1, cellules épithéliales entre lesquelles la lumière glandulaire se prolonge sous la forme de fentes intercellulaires. — 2, cellules myo-épithéliales. — 3, paroi propre. — 4, couche conjonctive.

moyenne de 50 à 60 μ ; avec une lumière de 10 μ. Entre ses sinuosités, serpentent de fins capillaires. Il est constitué par un épithélium doublé en dehors d'une paroi propre, homogène, transparente (2μ), que recouvre une mince couche de tissu conjonctif. L'épithélium se compose lui-même de deux assises : une assise interne de cellules glandulaires, et une assise externe de cellules myo-épithéliales.

a. *Cellules glandulaires.* — Les cellules glandulaires (fig. 420) disposées sur un plan unique, affectent la forme de cellules pavimenteuses, cubiques ou cylindriques (8 à 35 μ). Leur corps cellulaire granuleux, et parfois strié suivant sa hauteur, renferme des globes de substance colloïde, et des gouttelettes graisseuses ; son sommet est surmonté par une portion claire transparente qui bombe dans la cavité glandulaire, et dont la substance se rapproche par ses caractères des globes colloïdes. La base de l'élément émet un certain nombre de crêtes qui s'engagent entre les cellules myo-épithéliales sous-jacentes, et vont se fixer directement sur la paroi propre. Enfin, les faces latérales des cellules glandulaires ne sont pas en contact immédiat, mais elles ménagent entre elles des sortes de fissures qui prolongent en dehors la lumière glandulaire, comme dans les glandes séreuses (p. 385).

b. *Cellules myo-épithéliales*. — Ces éléments interposés entre la couche des cellules glandulaires, et la paroi propre (G. HERRMANN, 1879 ; RANVIER, 1879), ressemblent par tous leurs caractères à des fibres musculaires lisses. Ils sont étirés en forme de fuseau mesurant sur les grosses glandes une longueur de 160 μ. Leur direction est parallèle à l'axe du tube, mais en même temps légèrement oblique, si bien que ces éléments décrivent, dans la paroi du tube glandulaire, des spires très allongées. Leur face externe supporte de fines crêtes longitudinales qui maintiennent leur adhérence contre la paroi propre. Les cellules myo-épithéliales ne forment pas une couche continue, mais elles sont séparées par des fissures longitudinales, dans lesquelles s'engagent les prolongements de la base des cellules glandulaires.

B. CANAL EXCRÉTEUR. — Le canal excréteur, dont le segment initial participe à la constitution du glomérule, s'en détache du côté qui regarde la surface de la peau. Il se dirige en dehors soit en ligne droite, soit obliquement, soit en décrivant quelques flexuosités ; puis il pénètre dans l'épiderme, en passant entre les papilles, pour s'ouvrir à la surface de la peau par un petit orifice arrondi, quelquefois infundibuliforme, le *pore de la sueur*. Parfois le canal excréteur décrit à travers l'épiderme une spire extrêmement régulière, et à tours souvent très rapprochés.

L'épithélium du canal excréteur se compose de deux assises de cellules pavimenteuses dont les plus internes supportent sur leur face libre un mince plateau cuticulaire. Dans le trajet intra-épidermique, ce sont les cellules mêmes de l'épiderme très légèrement modifiées dans leur configuration, qui limitent la lumière du canal. La paroi propre revêtant superficiellement la couche épithéliale, se continue, au niveau de la surface du derme, avec la membrane basilaire dermique.

2° Glandes sudoripares spéciales. — On trouve, dans certaines régions du corps, des glandes sudoripares qui se différencient des glandes ordinaires par leur configuration, et par la qualité de leur sécrétion. Telles sont les glandes du conduit auditif externe (p. 800), les glandes de l'aisselle, et les glandes du bord libre des paupières (p. 793).

Les glandes de l'aisselle signalées par Ch. Robin en 1849, représentent de gros follicules glomérulés mesurant de 1 à 2 millimètres de diamètre. Le tube sécréteur large de 150 à 230 μ, possède d'ailleurs la même structure que celui des glandes ordinaires.

C'est vraisemblablement à la sécrétion de ces glandes qu'il faut attribuer l'odeur particulière aux aisselles, et aussi l'odeur pénétrante et caractéristique qu'exhalent certaines races humaines, et particulièrement les nègres. Ajoutons cependant que d'après Ch. Robin, cette odeur serait due aux acides gras volatils qui deviennent libres par le mélange du sébum avec la sueur.

3° Sécrétion sudorale. — La sueur, produit d'élaboration des glandes sudoripares, contient une abondante proportion d'eau (environ 997 pour 1000), des sels (chlorures avec des phosphates et des sulfates), en petite quantité des substances grasses, de l'urée: etc; sa réaction est acide. Son principal rôle paraît être de contribuer par l'évaporation à la régulation de la chaleur du corps.

Différents auteurs (Ranvier, Renaut, 1878) ont étudié les modifications que présentent les cellules glandulaires pendant la sécrétion et l'excrétion. Avant la sécrétion, les cellules sont élevées, et leur sommet est gonflé par un liquide transparent. Après une sudation prolongée, les cellules sont revenues sur elles-mêmes, et leur protoplasma est chargé de granulations. La sécrétion sudoripare s'effectuerait ainsi suivant le mode spécial aux glandes mérocrines.

Il est assez difficile de préciser l'influence du système nerveux sur la sécrétion de la sueur. On a décrit un riche plexus nerveux au pourtour du tube sécréteur, et les expériences de Luchsinger (1876-77) semblent démonstratives. Toutefois, les observateurs ne paraissent pas avoir suffisamment tenu compte de l'existence des cellules myo-épithéliales, dont la contraction, sous l'influence d'une excitation nerveuse, entraîne la diminution de calibre du tube sécréteur, et par suite l'excrétion de la sueur, phénomène que RANVIER a pu constater directement sous le microscope.

§ 2. — GLANDES SÉBACÉES

Les glandes sébacées sont des glandes en grappe simple le plus souvent annexées aux follicules pileux, et prenant dans ce cas le nom de *glandes pileuses* ou *pilo-sébacées*. Plus rarement, elles viennent s'ouvrir librement à la surface cutanée (*glandes sébacées libres*).

1° Glandes pileuses. — Les glandes pileuses débouchent dans la cavité du follicule. Leur dimension est en général inverse de la grosseur du poil qu'elles accompagnent : petites pour les cheveux, ces glandes atteignent pour les poils follets, et en particulier pour ceux de la caroncule lacrymale, un volume considérable, au point que le poil paraît alors la partie accessoire de la glande (fig. 421). Elles s'ouvrent généralement au nombre de 1 ou 2 dans la cavité folliculaire, exceptionnelle-

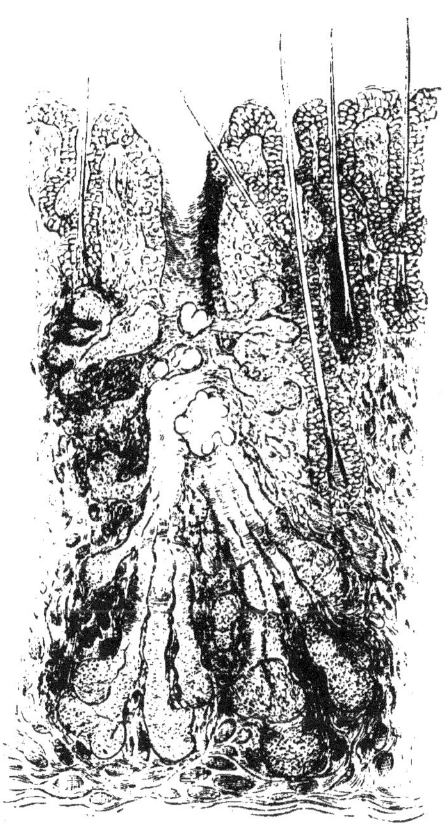

Fig. 421.

Glande sébacée volumineuse sur la peau du nez d'un nouveau-né, d'après POUCHET et TOURNEUX (gr. 50 1).

ment au nombre de 3 ou 4. Les glandes pileuses offrent, par suite, d'un organe à l'autre, une grande variété de configuration. Tantôt elles sont réduites à un petit groupe de culs-de-sac glandulaires ; tantôt elles sont formées par la réunion de plusieurs acinus, et méritent alors le nom de glande en grappe simple. Le nombre total des culs-de-sac peut dépasser dans ce cas une trentaine.

a. *Culs-de-sac glandulaires.* — Les culs-de-sac glandulaires limités à leur surface par une paroi propre homogène et très

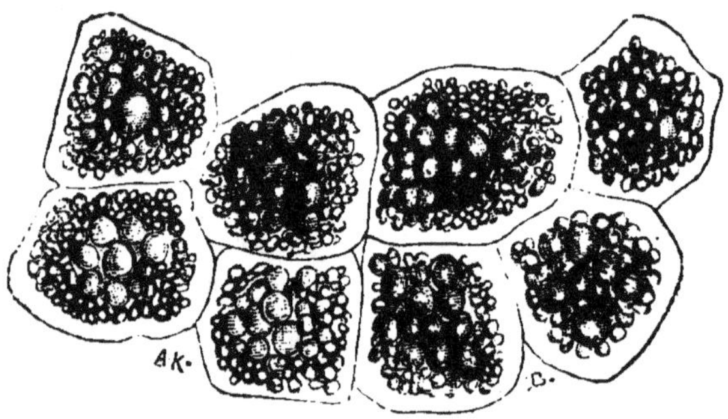

Fig. 422.

Cellules épithéliales d'une glande sébacée remplies de gouttelettes graisseuses (d'après Ch. Robin).

nette, sont remplis à la fois par des cellules épithéliales et par le produit de leur sécrétion. Les cellules disposées contre la paroi propre, à la manière d'un épithélium pavimenteux stratifié, montrent en effet, au pourtour du noyau, des gouttelettes huileuses, jaunes, sphériques, à contour foncé, qui deviennent de plus en plus nombreuses et volumineuses, à mesure qu'on se rapproche du centre du cul-de-sac (fig. 422). En même temps, la couche superficielle de la cellule s'amincit de plus en plus, et finit par se rompre : le contenu est mis en liberté, et entraîne avec lui la paroi vide et flétrie de l'élément. Les cellules épithéliales se multiplient au contact de la paroi glandulaire, et s'en écartent en même temps qu'elles se remplissent de gouttes graisseuses. Certaines cellules tombent et sont entraînées, avant de s'être rompues ; tandis que d'autres, au lieu de se charger de substance grasse, subissent la transformation cornée, comme dans l'épiderme, et se colorent en jaune par le picrocarmin.

La glande sébacée représente ainsi le type d'une glande holocrine (p. 380). Son produit de sécrétion (*sebum, matière sébacée*), composé en grande partie de substances grasses, est destiné à protéger le tégument externe et ses appendices pileux qu'il enduit d'une mince couche huileuse.

Chez certains animaux, on trouve entre les éléments glandu-

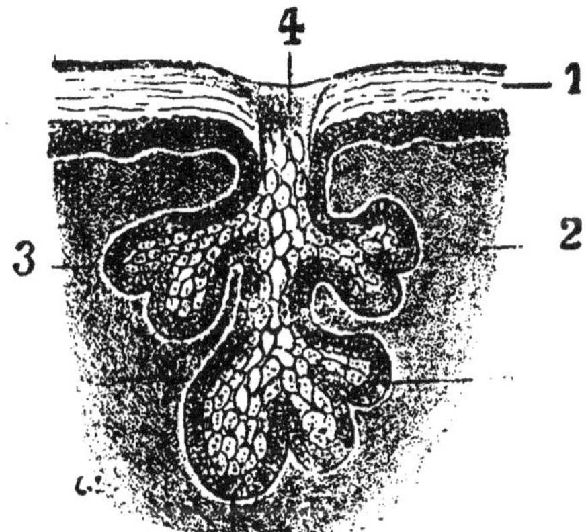

Fig. 423.

Glande sébacée libre. Représentation schématique, d'après TESTUT.

1, épiderme. — 2, derme. — 3, culs-de-sac glandulaires. — 4, canal excréteur.

laires, dans des régions déterminées (larmier de la gazelle), des cellules pigmentées rameuses dont les prolongements étirés et entraînés, par suite du déplacement progressif des cellules glandulaires vers le centre du cul-de-sac, semblent s'effriter et se désagréger. Les granulations mélaniques ainsi mises en liberté, colorent la matière sébacée en noir (G. HERRMANN, 1880).

b. *Canal excréteur.* — Le canal excréteur plus étroit que les culs-de-sac glandulaires, et assez court en général, est revêtu par un épithélium pavimenteux stratifié en continuité, au niveau de l'embouchure, avec la gaine externe de la racine du poil. La paroi propre glandulaire qui se prolonge à la surface du canal excréteur, se continue de même avec la membrane vitrée de la paroi folliculaire.

2° Glandes sébacées libres. — Ces glandes (fig. 423) n'existent que dans des points limités du tégument externe, sur le bord libre des lèvres (p. 391), sur les petites lèvres (p. 633), et sur le mamelon (p. 849). Elles se développent tardivement et évoluent lentement ; les glandes sébacées des petites lèvres n'atteignent même leur complet développement que pendant la grossesse (WERTHEIMER, 1882). Leur structure est identique à celle des glandes pileuses.

Il convient de rapprocher des glandes sébacées libres, les glandes de Meibomius (p. 792), et, chez les animaux, les glandes odorantes anales et préputiales des carnassiers et des rongeurs.

§ 3. — MAMELLE

La mamelle ne représente pas une glande unique, mais elle est constituée par l'assemblage de dix à vingt glandes en grappe composées, munies chacune de son conduit excréteur (*canal galactophore*) qui vient déboucher au sommet du *mamelon* entouré par une zone cutanée pigmentée, l'*aréole*.

Nous n'envisagerons que la glande mammaire de la femme, la mamelle de l'homme pouvant être considérée comme une glande restée stationnaire qui répond à celle d'une fillette de cinq à dix ans.

A. — GLANDE MAMMAIRE

Chacune des glandes composant la mamelle, comprend un parenchyme glandulaire que des canaux excréteurs mettent en relation avec l'extérieur.

1° Parenchyme glandulaire. — Le parenchyme glandulaire se compose d'un grand nombre de lobules tous semblables, englobés dans une trame conjonctive où rampent les vaisseaux et les nerfs. Leur produit de sécrétion constitue le *lait*.

Sans rechercher le mode de développement des lobules mammaires, ni les modifications que subissent ces lobules chez le nouveau-né des deux sexes (*Précis d'embryologie humaine*, p. 345), nous les étudierons chez la femme adulte : en dehors de la lactation, pendant la lactation, après la lactation, et enfin après la ménopause.

a. *Lobules en dehors de la lactation* (fig. 424). — A l'état de repos, la glande mammaire est comparable à une glande embryonnaire, offrant seulement des dimensions considérables. Les conduits excréteurs sont ramifiés, et leurs ramifications, écartées les unes des autres, vont se terminer à des groupes de culs-de-sac reconnaissables pour des acinus. Les culs-de-sac, espacés les uns des autres et en petit nombre, sont tapissés par une double couche épithéliale dont l'interne est formée de cellules prismatiques ; leur diamètre atteint 120 μ.

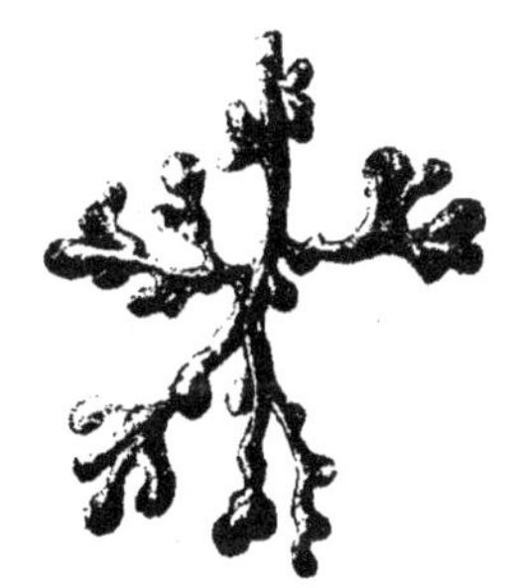

Fig. 424.
Un lobule isolé de la glande mammaire sur une jeune fille de 18 ans (gr. 24/1).

b. *Lobules pendant la lactation* (fig. 425). — Tout autre est l'aspect de la mamelle pendant la lactation. Les culs-de-sac glandulaires se sont considérablement multipliés pendant la grossesse, et ont donné naissance à des acinus volumineux (*lobulins*) dont le diamètre mesure de 350 à 600 μ. Ces acinus serrés les uns contre les autres, forment des lobules épais de plusieurs millimètres, et séparés par des cloisons conjonctives larges de 75 à 200 μ.

Chaque cul-de-sac glandulaire, d'un diamètre de 80 à 130 μ environ, est limité superficiellement par une mince paroi propre, et tapissé intérieurement par une couche de cellules glandulaires. Entre la paroi propre et les cellules glandulaires, se trouve interposée une couche discontinue de cellules myo-épithéliales (*cellules de Boll*), bien étudiées par LACROIX 1894, qui se sont développées aux dépens de l'assise épithéliale profonde que montraient les culs-de-sac en dehors de la lactation.

Les cellules glandulaires présentent la forme d'un tronc de pyramide dont le sommet est dirigé vers la lumière centrale.

Leur segment basal renferme des filaments ergatoplasmiques (LIMON, 1902), tandis que leur segment apical se charge de gouttelettes graisseuses et de globes colloïdes. Pendant la période de développement du lobule glandulaire (grossesse) aboutissant à la formation des culs-de-sac sécréteurs, les cellules glandulaires se multiplient par voie indirecte. Pendant la période de

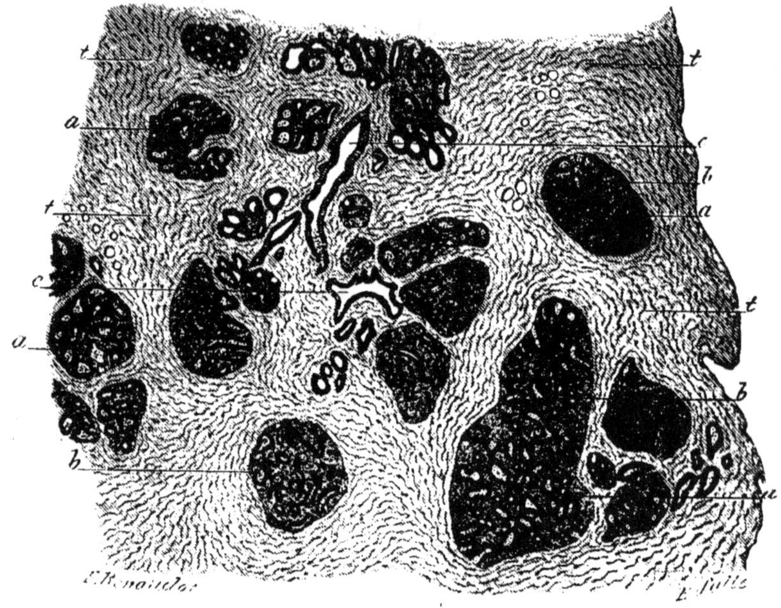

Fig. 425.

Coupe de la mamelle d'une femme adulte en lactation,
d'après DE SINÉTY (gr. 20/1).

a, b, lobules glandulaires. — c, canaux excréteurs. — t, trame conjonctive.

lactation, les noyaux des cellules glandulaires subissent, au contraire, la division directe, et se disposent, dans chaque cellule, en série verticale, l'un des noyaux occupant le segment basal et l'autre le segment apical.

Les observations déjà anciennes de LANGER (1871), confirmées par celles de HEIDENHAIN (1882), de NISSEN (1886), de DUCLERT (1893) et de LIMON (1902), ont montré que, pendant la sécrétion de la glande, c'est-à-dire pendant l'excrétion cellulaire, le segment interne des cellules glandulaires se désagrégeait, et mettait en liberté les produits élaborés dans son épaisseur (fig. 426). Les noyaux apicaux sont ainsi éliminés, et représentent vraisemblablement, avec une partie du protoplasma qui les englobe, certains *corpuscules du colostrum* (p. 848). La sécrétion des glandes mammaires se rapproche donc à la fois de la sécrétion des glandes mérocrines et de celle des glandes holocrines.

c. *Lobules après la lactation.* — La cessation de l'allaitement provoque la rétraction des lobules glandulaires, en même temps

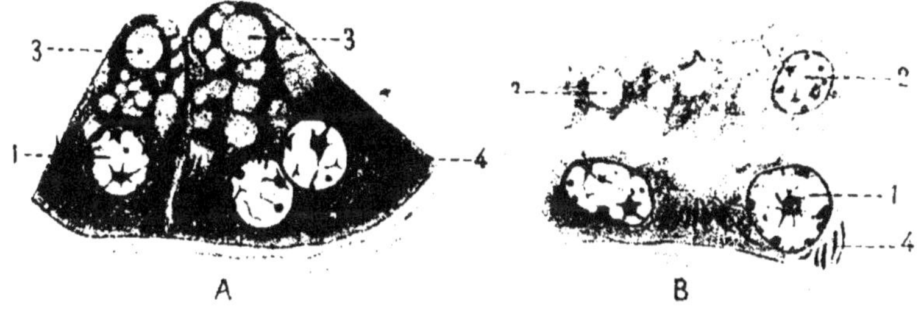

Fig. 426.

Cellules de la glande mammaire : A. au stade de sécrétion, et B. au stade d'excrétion (d'après LIMON, 1902).

1, noyaux. — 2, noyau expulsé avec le produit de sécrétion. — 3, globules du lait. — 4, filaments ergatoplasmiques.

que l'atrophie des capillaires sanguins. Les culs-de-sac reviennent sur eux-mêmes, et leur cavité disparaît. La paroi propre s'épaissit, se strie concentriquement et refoule au centre les cellules épithéliales petites, irrégulières, qui se disposent sans aucun ordre apparent.

d. *Lobules après la ménopause.* — On observe des modifications de même ordre pendant l'involution sénile. Les cellules épithéliales disparaissent même complètement dans certains cas, et les culs-de-sac se trouvent réduits à une coque striée et finement granuleuse, représentant la paroi propre considérablement épaissie.

e. *Trame conjonctive.* — Les différentes parties constitutives de la glande mammaire, sont englobées dans une trame conjonctive dense, formée surtout de faisceaux conjonctifs, avec peu de fibres élastiques ; son ensemble constitue la *plaque mammaire*. Pendant la grossesse, cette trame renferme, au pourtour des culs-de-sac glandulaires, de nombreuses cellules migratrices qui, d'après certains auteurs, traverseraient la paroi glandulaire et représenteraient les corpuscules du colostrum.

f. *Vaisseaux et nerfs.* — Les *vaisseaux sanguins* participent au développement des lobules pendant la grossesse,· c'est-à-dire qu'ils se multiplient en même temps que les culs-de-sac, de manière à leur constituer. pendant la lactation, un réseau capillaire à mailles serrées. — Les *lymphatiques*, d'après les observations de COYNE (1874) et de REGAUD (1894), ne pénètrent jamais à l'intérieur des lobules. Ils prennent naissance dans des sortes de sinus appliqués contre les lobules, et vont se jeter dans le réseau sous-aréolaire, en suivant le trajet des canaux excréteurs. — Les *nerfs glandulaires* sont encore peu connus.

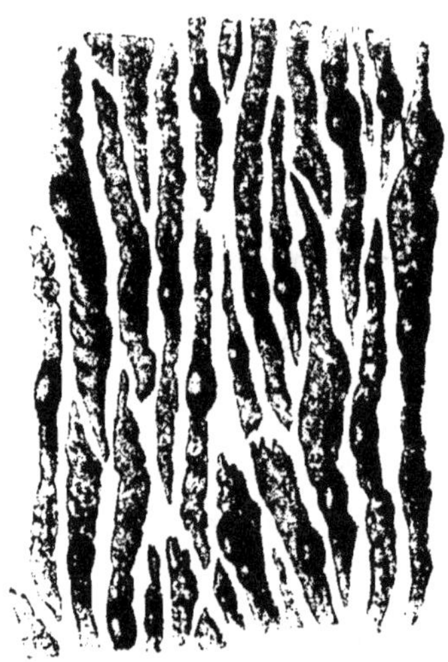

Fig. 427.

Cellules myo-épithéliales provenant de la paroi d'un canal excréteur de la mamelle, et vues suivant leur longueur. d'après une préparation de G. HERRMANN (gr. 450 1).

2° **Canaux excréteurs**. — Les canaux excréteurs intralobulaires sont constitués par la superposition de trois couches faisant suite aux couches similaires de la paroi des culs-de-sac glandulaires. Ce sont de dedans en dehors : un épithélium prismatique simple ; une couche de cellules myo-épithéliales allongées suivant l'axe du conduit (fig. 427), et présentant à peu près les mêmes caractères que dans les glandes sudoripares (G. HERRMANN, 1881) ; enfin une paroi propre hyaline plus épaisse que celle des culs-de-sac.

Les canaux interlobulaires et les canaux galactophores se différencient des canaux intralobulaires, en dehors de leur volume plus considérable, par les plissements longitudinaux de leur paroi, et par l'addition d'une tunique fibro-élastique, dont les fibrilles élastiques, très fines, affectent pour la plupart une direction longitudinale. Les dilatations (*sinus galactophores*) que présentent les canaux galactophores, au voisinage de la base du mamelon, possèdent une structure identique à celle du restant du conduit. La transition entre l'épiderme et l'épithélium de ces canaux, s'effectue à l'intérieur des canaux à une distance de 2 à 3 millimètres de leur embouchure. Dans leur trajet à travers le mamelon, les canaux galactophores reçoivent les canaux excréteurs de quelques lobules aberrants.

3° Sécrétion mammaire. — Le premier liquide qui s'écoule des glandes mammaires, au moment où s'établit la sécrétion glandulaire, est un liquide visqueux, grisâtre, le *colostrum*. Au colostrum, fait suite, au bout de deux ou trois jours, un liquide blanchâtre, le *lait*.

Le lait se compose d'une partie liquide, le *lactoplasma*, dans laquelle se trouvent en suspension de fines granulations composées de phosphate tribasique de chaux, des gouttelettes de substance grasse (*globules du lait*), et quelques éléments cellulaires (*corpuscules du colostrum*).

a. *Lactoplasma, coagulation du lait*. — Le lactoplasma, de réaction neutre, contient à l'état de dissolution : des sels (chlorures et phosphates), des gaz (oxygène, azote et acide carbonique) du sucre de lait ou *lactose*, et des substances albuminoïdes. Ces substances albuminoïdes seraient au nombre de trois principales : la caséine (ou le caséogène), la lactalbumine et la lactoglobuline. C'est à la présence de la caséine qu'est due la coagulation du lait.

Si l'on abandonne le lait à lui-même, les globules graisseux montent à la surface pour former la *crème*, tandis que les granulations phosphatiques se déposent au fond. Bientôt, sous l'influence du ferment lactique, la lactose se transforme en acide lactique, et la caséine se coagule. Le caillot ainsi formé ne tarde pas à se rétracter, et à se séparer en deux parties distinctes : une partie solide qui n'est autre que la caséine précipitée, et une partie liquide, le *lactosérum* ou *petit lait*, contenant les autres substances albuminoïdes du lait.

Cette coagulation du lait par l'acide lactique est essentiellement différente de celle qu'on provoque, en ajoutant au lait de la *présure* obtenue avec la caillette de veaux ou de chevreaux. Le ferment soluble ou *labferment* contenu dans la présure, dédouble la caséine en deux substances dont l'une, le *caséum* ou *fromage*, se coagule, et dont l'autre (*lacto-sérum protéose*), reste en dissolution dans le lactosérum. Le dédoublement de la caséine ou substance caséogène par le labferment, exige la présence de sels de chaux, et doit ainsi être rapprochée du dédoublement du fibrinogène du plasma sanguin entraînant la coagulation du sang (ARTHUS).

b. *Globules du lait.* — Les globules du lait, d'un diamètre de 1 à 5 μ, représentent une émulsion stable de substances grasses neutres, qui se maintient même en présence de l'éther, mais se trouve détruite par la soude. Ces globules, ainsi que l'avaient indiqué DONNÉ et CH. ROBIN, ne sont point enveloppés d'une membrane isolable (*membrane haptogène*, ASCHERSON, 1840); ils se fusionnent, en effet, dans le champ du microscope, quand on les comprime sur la lame de verre. L'action du barattage qu'on supposait devoir détruire l'enveloppe des globules, dans la préparation du beurre, nous échappe entièrement.

c. *Corpuscules de colostrum.* — On rencontre dans le lait différents éléments anatomiques : des leucocytes et des corpuscules d'aspect mûriforme, désignés par DONNÉ (1837) sous le nom de *corps granuleux*, et par HENLE sous celui de *corpuscules du colostrum*, en raison de leur abondance dans la première sécrétion lactée. Ces corpuscules représentent des fragments détachés des cellules glandulaires (p. 845), ou encore des leucocytes chargés de gouttelettes graisseuses; c'est ce qui explique la présence d'un ou de plusieurs noyaux à leur intérieur.

B. — ANNEXES DE LA GLANDE MAMMAIRE

Comme annexes de la glande mammaire, nous décrirons successivement l'aréole et le mamelon.

1° Aréole.— La peau qui recouvre la région aréolaire est mince, fortement pigmentée. Elle est doublée à sa face profonde par une couche de faisceaux musculaires lisses (*muscle sous-aréolaire*) anastomosés en forme de plexus : la plupart des faisceaux affectent une direction concentrique au mamelon. Au-dessous du muscle aréolaire, on rencontre un certain nombre de corpuscules de Pacini.

On observe, au niveau de l'aréole, des glandes appartenant à

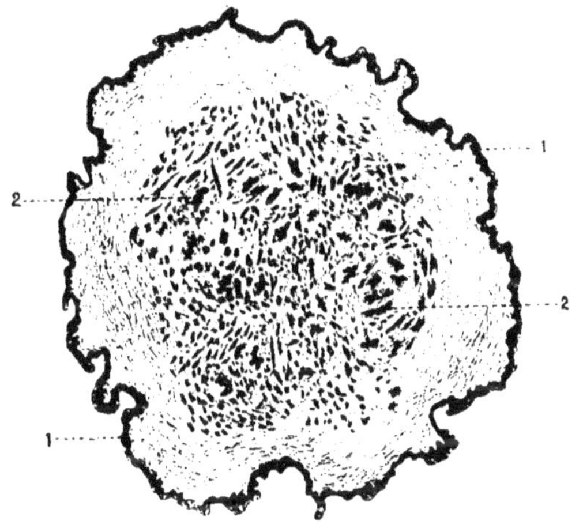

Fig. 428.

Coupe transversale du mamelon sur une femme de 30 ans à la sixième semaine de la lactation (gr. 3,5/1).

1, épiderme. — 2, canaux galactophores englobés dans une gangue musculaire lisse.

trois espèces distinctes : des glandes sudoripares de différentes grosseurs, des glandes sébacées annexées à des follicules pileux rudimentaires (*tubercules de Morgagni*), et s'hypertrophiant pendant la grossesse (*tubercules de Montgoméry*), enfin des glandules mammaires accessoires, en nombre relativement restreint (4 en moyenne d'après PIXARD), et situées au-dessous du muscle sousaréolaire.

2° Mamelon. — La peau du mamelon, également mince, ne renferme ni glandes sudoripares, ni follicules pileux, mais on y trouve, vers le sommet, des glandes sébacées libres dont quelques-unes s'ouvrent dans l'embouchure des canaux galactophores.

Les canaux galactophores qui traversent longitudinalement le mamelon, sont englobés dans une gangue conjonctive renfermant de nombreux faisceaux musculaires lisses, en continuité, au niveau de la base du mamelon, avec le muscle sous-aréolaire (fig. 428). Ces faisceaux affectent deux directions principales, l'une circulaire autour de l'axe du mamelon, l'autre parallèle à l'axe. Au sommet du mamelon, les faisceaux musculaires vont se fixer sur la partie superficielle du derme ; quelques-uns s'engagent même à l'intérieur des papilles.

Il n'y a rien qui rappelle dans le mamelon la structure du tissu érectile : la saillie de l'organe (*thélothisme*, J. DUVAL, 1864), sous des influences diverses, est comparable au phénomène de la chair de poule. Les excitations paraissent avoir pour effet de provoquer la contraction de toutes les fibres-cellules, et la forme du mamelon, soit qu'il fasse saillie, ou qu'au contraire il se déprime, dépend sans doute de la puissance réciproque des deux groupes opposés, longitudinal et circulaire (DE SINÉTY, 1876).

ARTICLE III

PHANÈRES CORNÉS

Les productions cornées que de BLAINVILLE (1822), rangeait avec les productions osseuses superficielles (dents cutanées, écailles, etc.), sous le nom de *phanères*, sont exclusivement réprésentées chez l'homme par les ongles et les poils.

Les cornes frontales des ruminants, le sabot des solipèdes et des fissipèdes, les fanons de la baleine, les épines du hérisson, les piquants du porc-épic, le bec corné des chéloniens, les plumes et le bec corné des oiseaux, les écailles des oiseaux et des reptiles, etc., rentrent dans la même catégorie.

§ 1. — ONGLES

Les ongles (fig. 429 et 430), représentent des lames quadrilatères cornées, serties sur trois de leurs côtés dans une dépression cutanée (*rainure* ou *sillon unguéal*). Ces lames cornées (*limbes unguéaux*), comprennent trois parties distinctes, bien que possédant une composition identique : une partie libre débordant la pulpe de l'extrémité des doigts, le *bord libre* ; une partie moyenne adhérente au tégument sous-jacent, le *corps* ; et, enfin, une portion enfouie dans la rainure unguéale, et taillée en biseau aux dépens de sa face profonde, la *racine*. Il est à remarquer que la rainure unguéale est surtout accusée du côté opposé au bord libre, et qu'elle est occupée par la totalité de la racine. Le corps de l'ongle, de coloration rosée, présente à l'origine de la racine une zone de teinte blanchâtre, à laquelle sa forme particulière a valu le nom de *lunule*.

La portion du tégument qui supporte le corps de l'ongle, s'appelle le *lit*, et celle sur laquelle repose la racine, la *matrice de l'ongle*. La saillie cutanée qui surplombe le bord caché de l'ongle, constitue le *repli sus-unguéal*, auquel on considère trois parties distinctes : une partie moyenne répondant à la racine (*manteau*), et deux parties latérales (*bourrelets latéraux*).

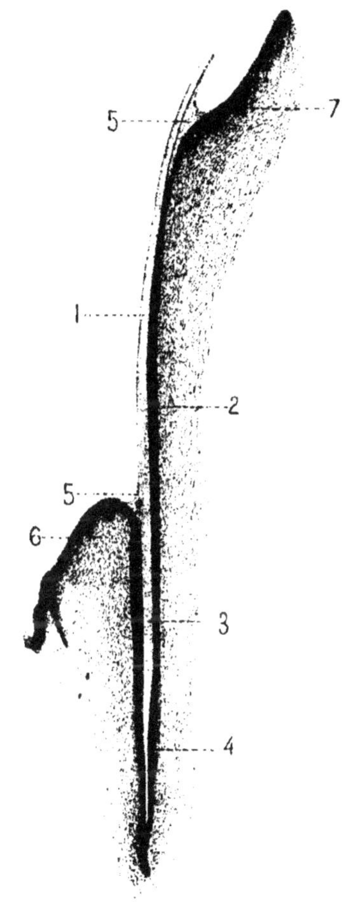

Fig. 429.

Coupe longitudinale d'un ongle sur un fœtus humain de 20,30 cent. (gr. 14/1).

1. corps de l'ongle. — 2, lit de l'ongle. — 3, racine de l'ongle. — 4, matrice de l'ongle. — 5, périonyx. — 6, manteau. — 7, pulpe de l'extrémité du doigt.

1° Limbe unguéal. — Sur les coupes longitudinales, on remarque que la substance de l'ongle est parcourue par des lignes fines, serrées, qui se dirigent très obliquement de la racine vers le bord libre, et de la face superficielle vers la face profonde. Ces lignes accusent l'existence de lamelles superposées, dont la direction détermine le sens habituel de la cassure.

Quand on fait bouillir dans les alcalis caustiques ou dans l'acide sulfurique un fragment d'ongle, il se ramollit et se dissocie en ses éléments constitutifs qui ne sont autres que des

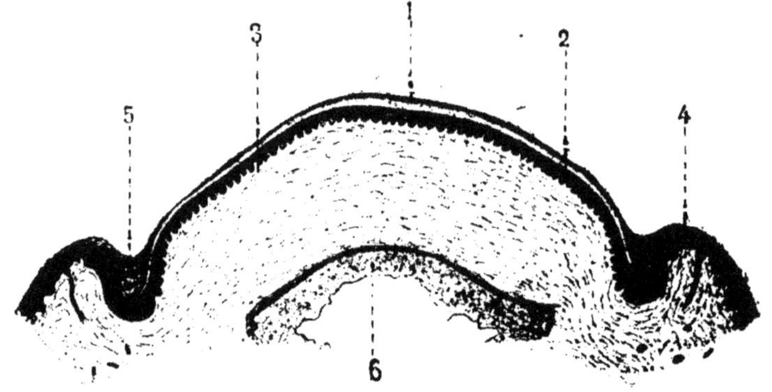

Fig. 430.

Coupe transversale de l'ongle sur un fœtus humain de 20/30 cent. (gr. 22.5/1).

1, corps de l'ongle. — 2, lit de l'ongle. — 3, derme sous-unguéal. — 4, bourrelets latéraux. — 5, rainure péri-unguéale recouverte superficiellement par le périonyx. — 6, phalangette.

cellules épithéliales. Ces cellules se présentent sous l'aspect de lamelles cornées, rappelant les cellules de la couche superficielle de l'épiderme ; elles en diffèrent cependant par la présence d'un noyau que l'on peut mettre plus facilement en évidence, et aussi par une adhérence plus intime les unes avec les autres.

2° Lit de l'ongle et matrice unguéale. — Nous décrirons successivement le derme sous-unguéal et la couche épithéliale interposée entre ce derme et l'ongle.

a. *Derme sous-unguéal*. — Le derme sous-unguéal, dans la région du lit de l'ongle, présente une série de crêtes élevées

(50 à 60), très minces et parallèles à l'axe du doigt. Ces crêtes, désignées sous le nom de *crêtes de Henle*, mesurent 100 à 200 µ de haut ; elles ont juste la largeur nécessaire pour loger une série d'anses vasculaires dont la branche ascendante côtoie la branche descendante (fig. 431). Dans la région de la matrice, les crêtes sont affaissées, et montrent une tendance à se diviser transversalement en papilles distinctes. Il convient d'ailleurs d'envisager les crêtes du derme sous-unguéal, comme des crêtes dermiques primitives restées à l'état embryonnaire (*Précis d'embryologie humaine*, p. 339), c'est-à-dire non cloisonnées en papilles par des expansions latérales des lames épidermiques interposées.

Le derme surmonté des crêtes de Henle, est très riche en filets nerveux, mais on n'y trouve point de corpuscules du tact. La terminaison des nerfs est inconnue. Les anses capillaires qui s'enfoncent dans les crêtes de Henle, émanent du réseau superficiel sous-jacent.

b. *Epithélium sous-unguéal.* — Les sillons qui séparent les crêtes de Henle, sont comblés par une couche épithéliale présentant les caractères généraux du corps muqueux de Malpighi. De la profondeur vers la surface, on remarque un plan de cellules prismatiques, puis plusieurs rangées de cellules polyédriques pourvues

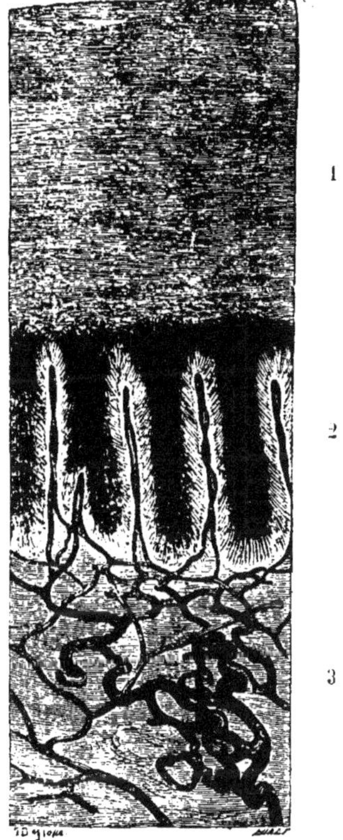

Fig. 431.

Coupe transversale de l'ongle et du lit de l'ongle, d'après POUCHET et TOURNEUX (gr. 50 1).

1. corps de l'ongle. — 2. crêtes du derme sous-unguéal coupées en travers, et montrant des anses vasculaires ; les intervalles des crêtes sont comblés par l'épithélium sous-unguéal. — 3. réseau sanguin sous-unguéal.

de filaments d'union, et s'aplatissant superficiellement, au contact du limbe unguéal. Il n'existe pas, dans les éléments les plus superficiels de cette couche, de gouttelettes d'éléidine, mais on y trouve des grains d'une substance qui se colore en brun par le picrocarmin, et que RANVIER a désignée sous le nom de *substance onychogène*.

Cette substance est particulièrement abondante dans la région de la matrice située au-dessous de la racine de l'ongle. L'épithélium est en ce point sensiblement plus épais qu'au niveau du lit ; ses éléments subissent une prolifération active, et, arrivés à la surface, se kératinisent pour former la substance de l'ongle. La poussée de l'ongle se fait de la profondeur vers la surface, et en même temps du fond de la matrice vers le bord libre. L'ongle s'allonge ainsi progressivement, en glissant à la surface du lit dont l'apport est relativement peu important. L'ongle peut être assimilé à un stratum lucidum modifié reposant sur un stratum granulosum qui, au lieu d'éléidine, renferme des grains de substance onychogène (CURTIS, 1889). On ignore le rôle joué par cette substance dans la production de l'ongle.

L'aspect blanchâtre de la *lunule* qui répond à la portion de la matrice non enclavée dans la rainure unguéale, résulte d'une vascularité moindre du derme, et peut-être aussi d'une opacité plus grande des filaments unissants.

La substance de l'ongle, non plus qu'aucun tissu épithélial, n'est cérulescente. Quand le sang arrive dans les capillaires des crêtes dermiques, le tissu de l'ongle paraît rose, comme le reste de la peau. La coloration bleue qu'il présente sur le cadavre, doit s'expliquer par une accumulation de sang désoxygéné dans le réseau vasculaire profond, au-dessous du derme cérulescent.

3° Manteau de l'ongle et bourrelets latéraux. — Ces parties répondent à de simples replis cutanés dont la paroi qui regarde l'ongle ne présente pas d'élevures papillaires, et ne renferme pas de glandes sudoripares (zone lisse). L'éléidine apparaît dans le stratum granulosum au niveau de l'extrémité de la racine ou des bords latéraux de l'ongle ; elle se montre de même au niveau du bord libre, dans l'épiderme de la pulpe du doigt, qui fait immédiatement suite au lit de l'ongle. La couche cornée qui tapisse la surface du repli sus-unguéal, et qui s'enfonce dans la rainure péri-unguéale, se prolonge au sommet du repli en une lamelle qui recouvre le bord de la surface libre de l'ongle (*épidermicule de l'ongle; périonyx,* ARLOING, 1881). Ce périonyx est un vestige de l'épidermicule (*éponychium*), qui recouvre, dans les premiers mois de la gestation, toute la surface de l'ongle.

§ 2. — POILS

Les cheveux, les cils, les poils des diverses régions du corps, et même les poils follets ou poils du duvet, possèdent une structure identique. Tous ces organes implantés obliquement dans le revêtement cutané (fig. 432), présentent à considérer une partie libre, filiforme et flexible (*tige du poil*), et une partie enfouie dans l'épaisseur des téguments (*racine du poil*). La racine du poil est logée dans un repli cylindrique du derme (*follicule*), et enclavée dans la cavité de ce repli par un certain nombre de couches épithéliales dont l'ensemble constitue les *gaines de la racine*. Ces couches intimement adhérentes au poil et au follicule dans la profondeur, se séparent de la racine du poil vers la surface cutanée, pour se continuer avec l'épiderme. Elles ménagent ainsi au pourtour du poil, à son émergence, une cavité (*cavité folliculaire*) dans laquelle viennent s'ouvrir une ou plusieurs glandes sébacées. Enfin, l'extrémité inférieure renflée de la racine ou *bulbe pileux*, est généralement excavée, et englobe une saillie arrondie de la paroi folliculaire appelée *papille du poil*.

1° **Tige et racine**. — La tige et la racine du poil, moins toutefois le bulbe que nous étudierons plus loin, présentent une structure identique. Ces deux segments sont, en effet, constitués par l'emboîtement de trois substances qui sont du centre à la surface : la substance médullaire, la substance fondamentale, et l'épidermicule du poil.

a. *Substance médullaire*. — Cette substance qui fait défaut sur certains poils (*poils follets*), occupe en général l'axe de la racine et de la tige. Le cylindre qu'elle forme, peut présenter des renflements, des étranglements, ou même être interrompu par places. Il mesure en diamètre le tiers ou le cinquième de celui du poil, et se termine en pointe à une certaine distance de l'extrémité du poil.

La moelle est constituée par des cellules polyédriques à angles

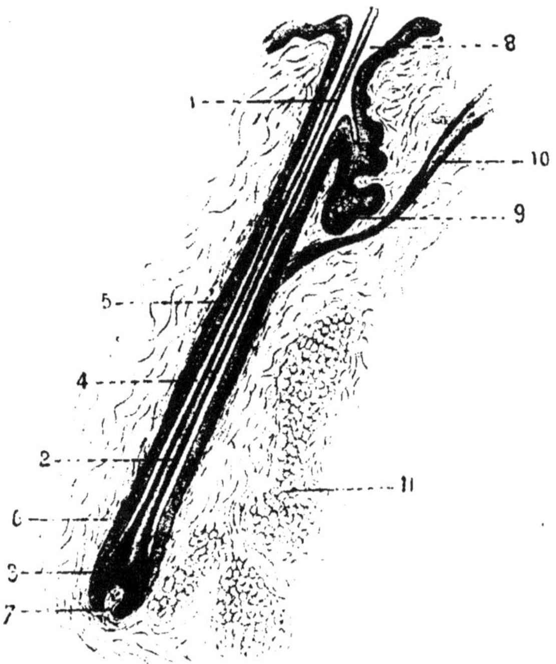

Fig. 432.

Coupe longitudinale de la racine d'un cheveu, des gaines de la racine et du follicule, pour montrer les rapports de ces parties avec le tégument externe. Les gaines interne et externe de la racine se continuent superficiellement avec l'épiderme.

1, tige de poil. — 2, racine de poil. — 3, bulbe pileux. — 4, gaine interne de la racine. — 5, gaine externe. — 6, paroi folliculaire. — 7, papille. — 8, cavité du follicule. — 9, glande sébacée. — 10, muscle arrecteur. — 11, lobules adipeux.

arrondis, mesurant de 15 à 22 µ de diamètre. Elles sont régulièrement disposées les unes au-dessus des autres, au nombre de quatre ou cinq sur la coupe transversale. Leur corps cellulaire contient, au pourtour d'un noyau atrophié, des granulations pigmentaires, et d'autres granulations à contour foncé, qui seraient de nature graisseuse d'après certains anatomistes, et qui, d'après KÖLLIKER, représenteraient de petites bulles d'air. Il paraît au moins prouvé que ce sont bien réellement des bulles semblables qui donnent à certains cheveux blancs leur magnifique reflet argenté.

b. *Substance fondamentale* (substance corticale). — La substance fondamentale, encore appelée *substance pileuse,* forme la couche la plus importante de la tige du poil. C'est une substance dure, plus ou moins colorée, élastique et hygroscopique. Elle montre des stries longitudinales, et se déchire assez facilement dans le sens de sa longueur. Traitée par la soude bouillante ou l'acide sulfurique, elle se laisse dissocier en cellules épithéliales allongées en forme de filaments qui adhèrent intimement entre eux. Ces éléments, disposés suivant la longueur du poil, ont subi complètement la transformation cornée : toute trace de noyau a disparu.

La substance fondamentale renferme des pigments soit à l'état de dissolution, soit sous forme de granulations : ces pigments sont généralement attaquables par l'eau oxygénée. Leur absence caractérise l'*albinisme* qui s'étend à des régions plus ou moins étendues du corps de Malpighi.

c. *Épidermicule du poil.* — La surface du poil, observée au microscope, laisse voir un réseau très fin, en même temps que ses bords montrent des dentelures extrêmement petites. Cette double apparence est due à l'épidermicule du poil (fig. 433) ; elle ne se rencontre toutefois que sur les

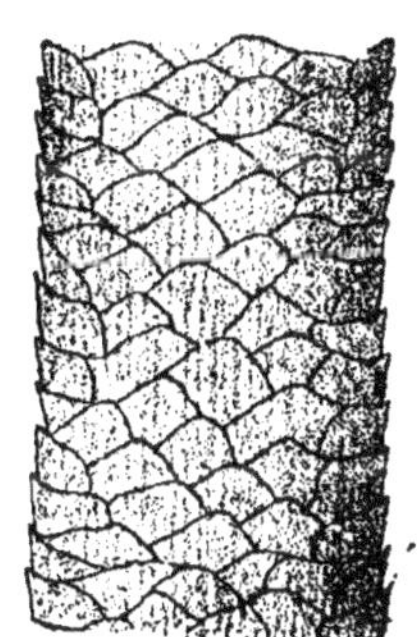

Fig. 433.

Surface de la tige d'un cheveu, montrant l'aspect réticulé de l'épidermicule, d'après TESTUT.

cheveux ou les poils qui n'ont pas été soumis à des soins de toilette.

Quand on traite un poil par un alcali, et qu'on le racle légèrement, l'épidermicule se sépare de la substance corticale en plaques plus ou moins grandes, ou se divise même en ses éléments constitutifs, semblables à des cellules épithéliales lamelleuses et cornées. Ce sont des lamelles rectangulaires (40 sur 60 μ), pourvues d'un noyau atrophié, et disposées à la surface du poil de telle sorte que le bord qui est tourné vers la racine est recouvert par le bord opposé de la cellule sous-jacente. En un mot, elles sont imbriquées, à l'inverse des tuiles sur un toit, et c'est cette disposition, combinée avec leur contour irrégulier, qui donne à la surface du cheveu l'apparence réticulée, et à ses bords l'aspect dentelé qu'il présente.

2° Paroi folliculaire, papille, membrane vitrée. — La paroi folliculaire affecte dans son ensemble l'aspect d'un dé à coudre, logeant dans sa cavité la racine du poil et les gaines de la racine, et se continuant par son bord superficiel avec le derme cutané. Son épaisseur est d'environ 60 μ sur les follicules des cheveux. Elle est formée par un tissu fibreux dont les fibres externes possèdent une direction longitudinale, tandis que les fibres internes sont disposées circulairement au pourtour des gaines de la racine.

Du fond de cette poche fibreuse, s'élève à l'intérieur du follicule, une saillie sensiblement arrondie, plus haute (200 μ) que large (100 μ). C'est la papille rattachée à la paroi folliculaire par une portion rétrécie appelée le *collet*. Elle est coiffée dans ses deux tiers superficiels par le bulbe pileux, et dans son tiers inférieur, par un amas indivis de cellules où viennent se perdre en bas les gaines de la racine.

La papille, en continuité de tissu avec la paroi folliculaire, représente également une formation conjonctive, seulement les éléments fibrillaires y sont moins nombreux, la matière amorphe plus abondante, notamment à la surface, et les vaisseaux sanguins plus développés. La papille constitue un organe de nutrition pour le poil, et particiellement pour les gaines de la racine. Dans les poils pourvus d'un sinus veineux (p. 865), comme ceux de la moustache des félins, elle se prolonge assez loin, à l'intérieur du poil, affectant alors une forme cylindrique effilée (M. Duval, 1873).

La paroi folliculaire est doublée à sa face interne par une membrane hyaline, la *membrane vitrée*, d'une épaisseur de 2 à 6 μ. Cette membrane demeure toujours adhérente au follicule quand on arrache le poil. Superficiellement, elle se continue au niveau de l'ouverture du follicule avec la membrane basilaire du derme ; profondément, elle s'amincit progressivement, et se perd sur le collet du follicule, dans la matière amorphe qui recouvre la surface de la papille.

3° Gaines de la racine. — La racine du poil qui occupe l'axe du follicule, est séparée de la membrane vitrée par plusieurs

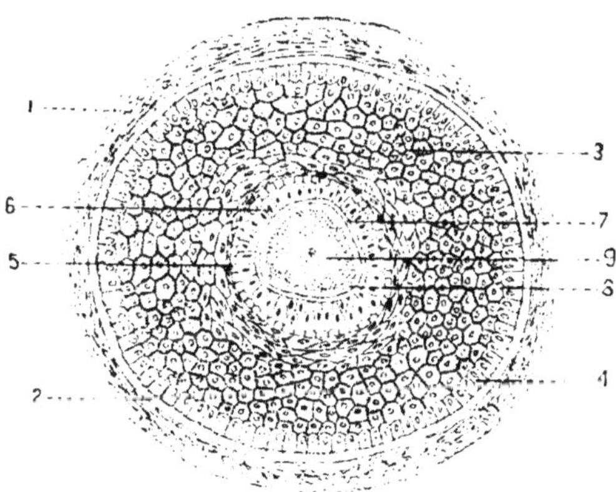

Fig. 434.

Coupe transversale de la racine d'un cheveu, des gaines de la racine et du follicule pileux (gr. 88 1).

1. paroi folliculaire avec ses deux couches circulaire interne et longitudinale externe. — 2, membrane vitrée. — 3. gaine externe de la racine. — 4. couche basilaire de la gaine externe. — 5. couche de Henle formant avec 6. gaine de Huxley, la gaine interne de la racine. — 7. épidermicule de la gaine. — 8, épidermicule du poil. — 9. substance pileuse avec un vestige central de substance médullaire.

couches de cellules épithéliales qui sont la continuation de l'épiderme, de même que la paroi folliculaire représente un prolongement profond du derme. Ces couches forment les *gaines de la racine*, divisées en *gaines radiculaires externe et interne* (fig. 434). La gaine externe se continue, au niveau de l'ouverture du follicule, avec le corps muqueux de Malpighi, et la gaine interne avec la couche cornée de l'épiderme. Nous verrons prochainement (p. 861) comment ces deux couches se comportent dans le fond du follicule. La gaine interne est doublée, contre le poil, par une mince couche épithéliale appelée l'*épidermicule de la gaine.*

A. Gaine externe. — Les éléments de cette gaine dont l'épaisseur mesure de 80 à 120 μ, offrent la même disposition que dans le corps muqueux de Malpighi. De la membrane vitrée vers la gaine interne, on observe d'abord un plan de cellules cylindriques à base dentelée, puis plusieurs assises de cellules polyédriques réunies par. des filaments d'union, qui s'aplatissent au contact de la gaine interne. Les éléments de cette gaine sont remplis, chez le nègre, de granulations pigmentaires.

B. Gaine interne. — La gaine interne, d'une épaisseur totale de 20 à 25 μ. comprend deux couches de cellules polygonales, transparentes comme les éléments du stratum lucidum, à grand axe parallèle à celui du poil. La plus excentrique de ces couches porte le nom de *couche de Henle,* la plus profonde celui de *couche de Huxley.*

a. *Couche de Henle.* — Cette couche est formée de cellules allongées, sans noyau, longues de 35 à 45 μ, large de 10 μ. Quand on traite ces cellules disposées sur un seul plan par l'acide acétique ou la potasse, elles se dissocient en partie, tout en restant adhérentes par d'autres points de leur périphérie. On a comparé l'apparence qu'elles donnent ainsi sous l'influence des réactifs à une membrane fenêtrée.

b. *Couche de Huxley.* — Cette couche est constituée par une rangée simple ou double de cellules transparentes comme les précédentes, mais moins allongées et n'offrant pas l'aspect fenêtré sous l'influence des réactifs. Ces éléments sont également dépourvus de noyau, du moins à une certaine distance du fond du follicule (p. 861).

C. Épidermicule de la gaine. — La gaine interne est tapissée intérieurement par une troisième couche épithéliale, l'*épidermicule de la gaine,* qui se trouve en contact immédiat avec l'épidermicule de la racine. Ces cellules offrent d'ailleurs une disposition analogue : elles sont seulement imbriquées à l'inverse, se recouvrant de telle sorte qu'elles se dépassent les unes les autres par leur bord inférieur.

4° Agencement des cellules épithéliales du bulbe pileux et des gaines de la racine au fond du follicule.

— Pour se rendre un compte exact des modifications que subissent dans la profondeur du follicule les éléments de la racine et de ses gaines, il convient d'examiner une coupe longitudinale, comme celle qui est représentée dans la figure 435. Une pareille coupe montre que les deux gaines de la racine se fusionnent intimement, et viennent se perdre dans un amas indivis de cellules, dont les caractères généraux se rapprochent de ceux du corps muqueux de Malpighi. De cet amas qui enserre le collet de la papille, se détache en haut et en dehors la gaine externe qui augmente progressivement d'épaisseur, en haut et en dedans la gaine interne. Les éléments de cette dernière gaine, dont l'origine répond à peu près à la limite inférieure du bulbe pileux, sont farcis de gouttelettes d'éléidine qui disparaissent de bas en haut d'abord dans la couche de Henle, et ensuite dans celle de Huxley. Il est à remarquer que les noyaux cellulaires de ces deux couches se comportent exactement de la même façon, c'est-à-dire qu'ils s'atrophient d'abord dans la couche plus superficielle de Henle.

Les éléments de l'amas indivis se continuent directement à la surface de la papille avec ceux du bulbe pileux qui représente l'extrémité inférieure de la racine, renflée et coiffant les deux tiers supérieurs de la papille. Le bulbe se différencie assez nettement de l'amas indivis par la forme allongée de ses cellules, et aussi par la présence habituelle, entre ses éléments, de cellules conjonctives pigmentées, dont les prolongements s'égrènent en granulations pigmentaires entraînées dans l'allongement du poil. Latéralement, il est séparé des gaines de la racine par une couche de belles cellules prismatiques claires, imbriquées les unes sur les autres de bas en haut. Ces cellules s'aplatissent progressivement, et forment l'épidermicule de la racine. Les cellules de la moelle se différencient dès le sommet

de la papille ; elles renferment des gouttelettes d'éléidine de
3 à 5 µ qui disparaissent à une certaine hauteur.

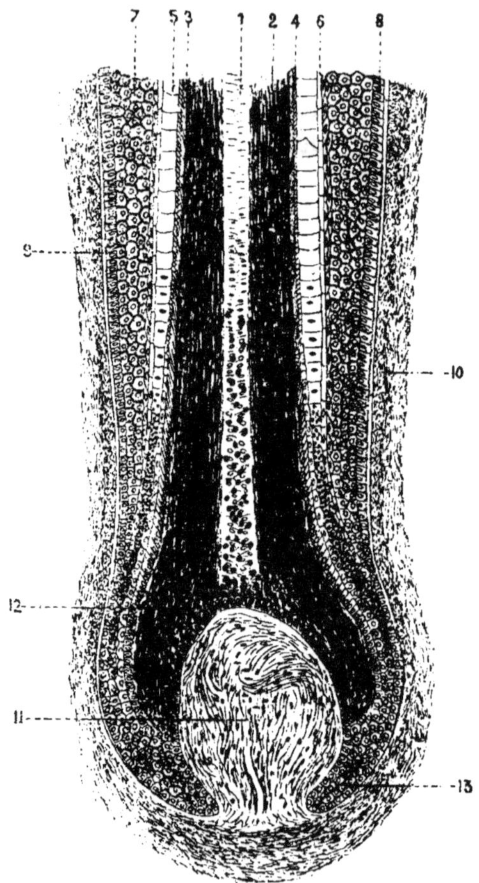

Fig. 435.

Coupe longitudinale de la racine d'un poil de la moustache, des
gaines de la racine et de la paroi folliculaire (gr. 88/1).

1. moelle du poil renfermant dans sa partie inférieure de grosses gouttelettes
d'éléidine. — 2, substance pileuse. — 3, épidermicule du poil. — 4, épidermicule
de la gaine. — 5, couche de Huxley formant avec 6, couche de Henle, la gaine interne de la racine, dont les éléments inférieurement sont infiltrés de gouttelettes
d'éléidine. — 7, gaine externe de la racine. — 8, couche basilaire de la gaine
externe. — 9, membrane vitrée. — 10, paroi folliculaire. — 11, papille. — 12, bulbe
pileux avec des cellules conjonctives pigmentées interposées aux cellules épithéliales. — 13, amas cellulaire indivis représentant la matrice de la racine et de ses
gaines.

5º Croissance, mue et régénération des poils. — Les poils s'allongent de la profondeur vers la surface ; c'est-à-dire que les éléments du bulbe pileux, en voie de multiplication incessante, donnent naissance à de nouvelles cellules qui refoulent à l'extérieur les assises plus anciennes.

La nutrition des cellules qui composent le poil, est d'autant plus ralentie, qu'on s'éloigne davantage du sommet de la papille. La *canitie sénile* caractérisée par l'absence de pigment, ne frappe que la portion du poil nouvellement formée, c'est-à-dire la racine. Cette portion se trouve progressivement soulevée au dehors par de nouvelles couches également dépourvues de pigment, si bien que le poil présente alors une pointe colorée, avec un segment initial blanchâtre. Le poil de remplacement poussera entièrement blanc.

Le blanchiment local de la tige du poil, qui s'effectue souvent dans un temps très limité, serait dû, d'après METCHNIKOFF (1901) à l'action de certaines cellules de la moelle du poil qui, immigrant dans la substance pileuse, s'y comporteraient comme de véritables phagocytes, et engloberaient les granulations pigmentaires qu'elles transporteraient ensuite au dehors (*pigmentophages*).

Les poils ne représentent pas des organes permanents de l'organisme. Ils tombent à un moment donné, et sont remplacés par des poils de nouvelle formation (*mue* ou *chute* des poils). Cette chute ne paraît pas se produire à des époques périodiques, chez l'homme, mais elle est continue. Le poil destiné à tomber se détache de la papille qui s'atrophie et disparaît : son bulbe se rétracte, se fendille et remonte à l'intérieur du follicule (*poils à bulbe plein* ou *en massue*). La régénération des poils s'effectue aux dépens d'un bourgeon émané de la gaine externe de la racine.

Les premiers poils qui apparaissent chez le fœtus sont dépourvus de moelle (*poils du duvet*, voir *Précis d'embryologie* p. 342). Ils sont remplacés après la naissance, et à des époques variables, par des poils adultes possédant une moelle centrale.

6º Glandes pileuses, muscles arrecteurs des poils. — Aux follicules pileux, se trouvent annexées des glandes sébacées

(p. 839), dont le produit de sécrétion s'écoule dans la cavité folliculaire. La matière sébacée est destinée à recouvrir la surface des poils d'un enduit protecteur.

Les muscles arrecteurs des poils (*arrectores pilorum*, p. 833) auraient surtout pour fonction de comprimer les glandes sébacées. Ils s'attachent par leur extrémité profonde, à la paroi folliculaire, du côté incliné vers la profondeur, et se divisent supérieurement en plusieurs fascicules qui vont se fixer sur le derme cutané. Dans l'angle à sommet inférieur délimité par la paroi folliculaire, et par le muscle arrecteur, se trouve enclavée la glande sébacée.

La *chair de poule* paraît due à la contraction de ces muscles lisses. Il n'est pas impossible toutefois que les follicules pileux présentent des dispositions musculaires propres plus ou moins complexes selon les individus, ou selon les régions du corps. Le phénomène des cheveux *qui se dressent*, très manifeste chez certaines personnes sous la seule influence d'une tension d'esprit quelconque, paraît différent du soulèvement total du follicule qui caractérise la chair de poule.

7° Vaisseaux. — Les vaisseaux forment, contre le fond du follicule, un réseau dont se détachent des branches latérales destinées à la paroi folliculaire, et des branches centrales qui vont alimenter le réseau capillaire de la papille du poil.

8° Nerfs des poils, poils tactiles. — Certains poils reçoivent des terminaisons nerveuses spéciales ; on les a par suite rangés dans la catégorie des *poils tactiles*. Tels sont chez l'homme, les cils, les petits poils qui tapissent les pommettes et les ailes du nez. Aux lèvres et au menton, les poils tactiles sont rares, disséminés au milieu de poils paraissant dépourvus de filets nerveux.

Jobert (1872 et 1875) qui a particulièrement étudié ce sujet, évalue de 40 à 50 le nombre de fibres nerveuses qui se rendent à chaque cil. Voici quel est, d'après lui, leur mode de distribution. Les fibres nerveuses réunies en un ou plusieurs faisceaux, convergent vers la partie du follicule située au-dessous

des glandes sébacées (fig. 436). Là, quelques fibres nerveuses
pénètrent immédiatement dans le follicule, mais le plus grand
nombre rampent à sa face externe, et y forment un collier d'où
s'élèvent ensuite verticalement les fibres nerveuses, à distance
à peu près égale les unes des autres. Elles s'enfoncent alors dans
le follicule, perdent leur myéline, et viennent ramper sur la face
externe de la membrane vitrée.

Elles perforent enfin cette
membrane, pénètrent dans la
gaine externe de la racine, et
donnent quelques ramifications qui se terminent par un
petit renflement entre les cellules épithéliales.

Les gros poils tactiles de la
moustache des carnassiers et
d'autres groupes (rongeurs, amphibies, etc), diffèrent des poils
que nous venons de décrire,
par la présence d'un sinus sanguin occupant la partie interne
de la paroi folliculaire au-dessous des glandes sébacées, ainsi
que par l'existence de cellules
tactiles nettement spécialisées,
contre lesquelles viennent se
terminer les fibrilles nerveuses
par un ménisque tactile. Le
sinus sanguin débute dans le
segment inférieur du follicule
par un réseau de capillaires
alimenté par les artérioles des-

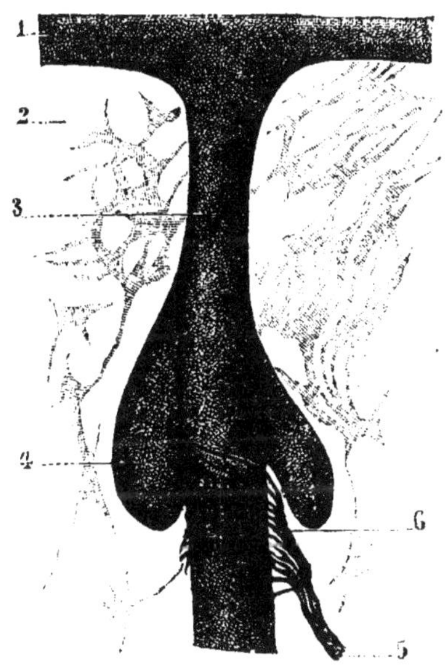

Fig. 436.

Terminaisons nerveuses dans un
follicule pileux (d'après Ranvier). Figure empruntée à
Testut.

1. épiderme. — 2. derme. — 3, collet
du follicule. — 4, glande sébacée. —
5, fibres nerveuses. — 6, collier nerveux.

tinées à la papille ; puis, à mesure qu'on s'éloigne du bulbe
pileux pour se rapprocher des glandes sébacées, on voit les
capillaires augmenter progressivement de volume, tandis que
leurs mailles deviennent de plus en plus réduites. Le réseau
capillaire se transforme ainsi progressivement en une sorte de

tissu caverneux offrant beaucoup d'analogie avec le tissu érectile. Enfin, au voisinage des glandes sébacées, les cloisons séparant les aréoles de ce tissu caverneux disparaissent, et toutes les cavités sanguines se fusionnent entre elles pour constituer un lac sanguin enroulé en forme de manchon au pourtour de la racine du poil.

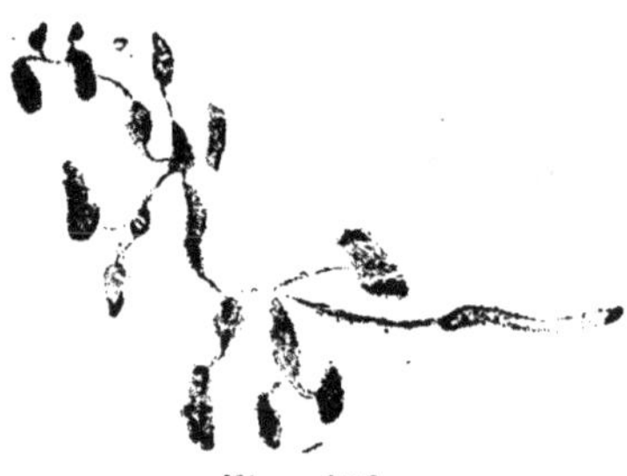

Fig. 437.

Fibrilles nerveuses traversant la vitrée sur un poil à sinus sanguin du rat, et se terminant par des disques tactiles (d'après OSTROUMOW).

Les faisceaux nerveux abordent le follicule par son extrémité inférieure. Ils traversent obliquement de bas en haut la paroi folliculaire, puis s'engagent dans le tissu caverneux dont ils occupent la portion interne. Ils se divisent alors en un certain nombre de fascicules qui s'élèvent verticalement dans les cloisons du tissu caverneux. Arrivés au voisinage des glandes sébacées, les fascicules nerveux se portent en dedans, et s'insinuent entre la membrane vitrée et un bourrelet annulaire que présente en ce point la paroi interne du sinus. Là, les fibres nerveuses abandonnent leur myéline, et se dirigent partie en dedans dans la gaine externe de la racine, après avoir traversé la membrane vitrée, et partie en dehors, dans l'épaisseur du bourrelet annulaire. Toutes ces fibres se résolvent en fibrilles terminales qui aboutissent chacune à un disque tactile appliqué à la surface d'une cellule tactile (fig. 437).

CHAPITRE XIV

APPAREIL DE LA LOCOMOTION

L'appareil de la locomotion se compose d'un certain nombre d'organes seconds, les uns musculaires, les autres osseux, formés chacun par l'association d'organes premiers appartenant à des systèmes différents. C'est ainsi que l'organe second musculaire comprend un organe premier du système musculaire, le muscle proprement dit, et un organe premier du système tendineux, le tendon, par l'intermédiaire duquel le muscle va se fixer sur la charpente osseuse. De même, les organes seconds osseux peuvent être représentés par des parties osseuses et par des parties cartilagineuses, organes premiers du système osseux et du système cartilagineux.

Nous décrirons successivement chaque catégorie d'organes premiers, en indiquant comment ces organes premiers appartenant à des systèmes différents, se trouvent reliés les uns aux autres. Nous ferons suivre cette étude de celle des articulations et des bourses séreuses.

§ 1. — MUSCLES

Nous avons fait connaître (p. 232), à propos du tissu musculaire, la constitution générale d'un muscle. Nous n'y reviendrons pas ici, et nous nous bornerons à signaler quelques variétés intéressantes de muscles.

1º Muscles blancs et muscles rouges. — Nous avons

indiqué plus haut (p. 221) que l'hémoglobine qui donne à la substance musculaire sa coloration rouge, variait dans de notables proportions, suivant les espèces animales, et suivant les muscles chez la même espèce. On a pu ainsi diviser les muscles, d'après leur couleur, en deux catégories distinctes : les *muscles pâles* ou *blancs* et les *muscles rouges*.

Chez la grenouille, les muscles sont d'un rouge à peine marqué. Ils ont le même aspect chez le lapin, surtout élevé en domesticité : seuls les muscles des mâchoires, et quelques muscles des membres, comme le demi-tendineux, le soléaire, etc., font exception à la règle, ainsi que l'a depuis longtemps indiqué KRAUSE (1868), et présentent une teinte rouge. Le cobaye offre également des muscles blancs tandis que les rongeurs sauvages n'en ont pas. E. MEYER (1875) a montré que ces muscles blancs existaient spécialement dans les espèces domestiquées depuis longtemps.

RANVIER (1873) a appelé d'une manière toute spéciale l'attention sur le demi-tendineux du lapin, et il a décrit, outre la coloration rouge déjà signalée, une structure particulière. La striation transversale des faisceaux striés est peu accusée, la striation longitudinale, au contraire, très

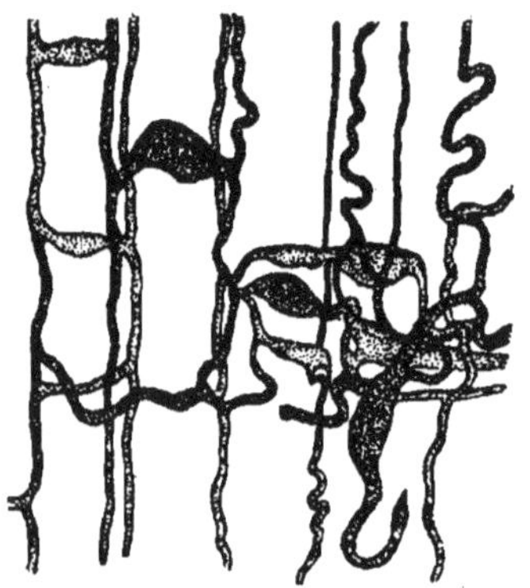

Fig. 438.

Réseau vasculaire du demi-tendineux du lapin, montrant les dilatations ampullaires des branches transversales (d'après RANVIER). Figure empruntée à TESTUT.

apparente, ce qui résulte d'une proportion plus considérable de sarcoplasme. Les noyaux plus abondants que dans les muscles pâles, ne sont pas tous relégués immédiatement au-dessous du sarcolemme; un certain nombre occupent la substance musculaire, mais au voisinage de la surface. Enfin, le muscle électrisé ne donne pas de secousse, mais une contraction tonique analogue à celle des sphincters, plus soutenue, par conséquent, que

celle des muscles blancs. Il est à remarquer, à ce point de vue,
que les branches transversales du réseau capillaire, présentent
des dilatations ampullaires (fig. 438) où s'accumulent des réserves sanguines en rapport avec la contraction soutenue de cette
catégorie de muscles (RANVIER).

Chez l'homme, on rencontre également des fibres musculaires
pâles et rouges, seulement ces fibres ne constituent pas des

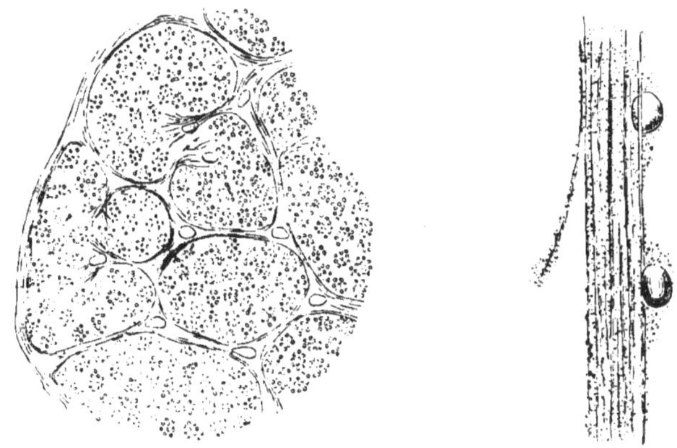

Fig. 439.
Deux coupes : A, transversale, et B, longitudinale, du muscle vibrant
du homard, d'après POUCHET (gr. 250 1).

organes distincts, mais se trouvent mélangées, en proportion
variable, dans un même muscle (SCHAFER, 1891).

Toutes les différences que nous venons d'indiquer, ne dépassent
pas celles qu'on peut observer d'un muscle à l'autre, et on ne
saurait, dans l'état actuel de nos connaissances, établir aucune
relation entre le mode fonctionnel des muscles et leur structure.
Quant à la couleur rouge plus ou moins accentuée de certains
muscles chez le même animal, elle semble uniquement en rapport
avec la somme de travail accompli, et nullement avec son
mode de contraction (G. POUCHET).

2° **Muscles vibrants**. — Nous désignerons sous ce nom des
muscles caractérisés physiologiquement par la non-fusion des
secousses musculaires, et anatomiquement par l'absence de

sarcolemme et par l'abondance du sarcoplasme. Les muscles jaunes des insectes dont nous avons fait connaître la structure (p. 229), rentrent dans cette catégorie. Nous représentons dans la figure 439, d'après G. POUCHET, deux coupes en travers (A) et en long (B) du muscle vibrant de homard, montrant des fibrilles espacées et plongées dans une matière amorphe finement granuleuse, parsemée de noyaux ovoïdes. Les muscles vibrants de la queue des crotales présenteraient une structure analogue.

§ 2. — TENDONS

Les organes tendineux peuvent être rangés, suivant la forme qu'ils affectent, en deux groupes : les *tendons proprement dits* et

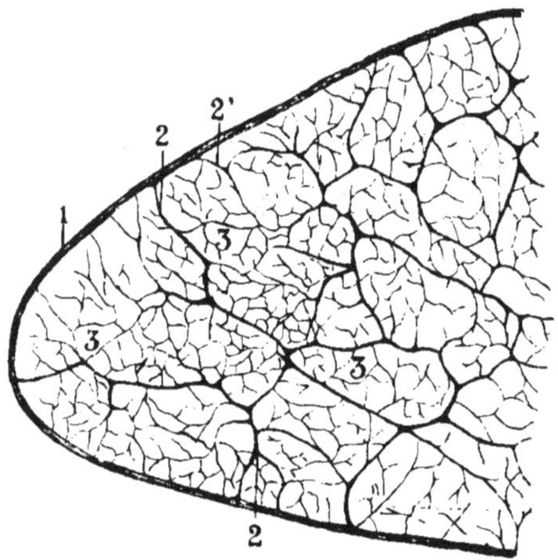

Fig. 440.

Fragment du tendon du jambier antérieur de l'homme, vu en coupe transversale (d'après SCHIEFFERDECKER). Figure empruntée à TESTUT.

1, périténium externe. — 2. 2'. cloisons de premier et de second ordre constituant le périténium interne. — 3, faisceaux secondaires.

les *tendons membraneux*. La composition histologique, dans les deux cas, est sensiblement la même. Tous ces organes présentent les mêmes faisceaux de fibres disposés parallèlement dans les uns, et se croisant, dans les autres, sous différents angles plus ou moins aigus.

1° Structure. — Quelles que soient la forme et les dimensions d'un tendon, il se montre partout environné d'une couche de tissu conjonctif lâche (*périténium externe*). Cette couche envoie à l'intérieur du tendon des cloisons qui le partagent en gros faisceaux (tertiaires) mesurant de 1/2 à 1/3 de millimètre (Ch. Robin). Ces faisceaux sont eux-mêmes, à leur tour, incomplètement subdivisés en faisceaux plus petits (secondaires) par de minces cloisons partant des premières (fig. 440) : leur diamètre est de 70 à 120 μ. Enfin, avec un grossissement convenable, on

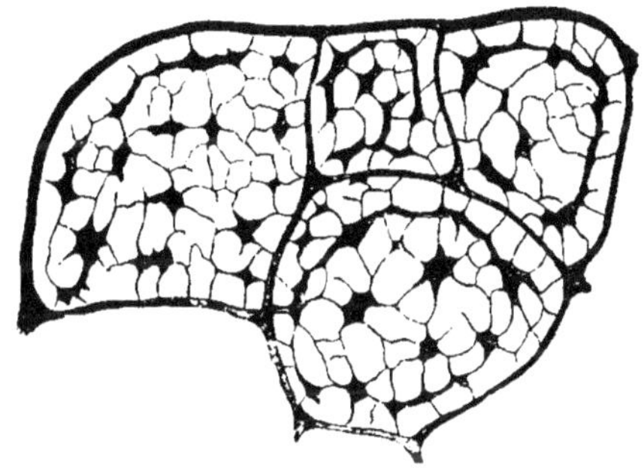

Fig. 441.

Coupe transversale de quatre fibres tendineuses (faisceaux secondaires) de la queue d'une souris (d'après Klein).

Les fibres tendineuses montrent la coupe des faisceaux primitifs séparés par des espaces étoilés où se trouvent logées les cellules tendineuses.

décompose ces faisceaux secondaires en faisceaux primitifs de fibres, épais de 20 à 50 μ, entre lesquels se trouvent disposées les cellules tendineuses et leurs expansions, avec une certaine proportion de matière amorphe dense (fig. 441). Ces faisceaux s'anastomosent les uns avec les autres, et les cloisons incomplètes qui les séparent, ne mesurent pas plus de 1 μ environ ; elles se présentent sur les coupes non colorées comme des lignes claires. L'ensemble des cloisons intérieures constitue le *périténium interne*.

Dans certains tendons membraneux, comme le centre phrénique qu'on peut prendre ici pour type, les gros faisceaux (tertiaires) séparés par du tissu lamineux ne sont plus parallèles ni simplement obliques : ils sont entrecroisés, tout en gardant la disposition rectiligne de leurs fibres. Il en résulte que ces sortes de tendons ne sont pas plus extensibles dans un sens que dans l'autre.

2° Vaisseaux et nerfs. — Les tendons sont peu vasculaires. Les artères forment dans l'enveloppe extérieure un réseau à larges mailles dont se détachent des branches qui s'enfoncent dans l'épaisseur des cloisons conjonctives. Les capillaires ne pénètrent jamais dans les faisceaux que nous avons désignés comme secondaires. Les tendons très déliés, comme ceux de la queue du rat, réduits à un seul faisceau secondaire, sont par suite complètement dépourvus de vaisseux.

Les lymphatiques des tendons sont encore peu connus.

Quant aux nerfs, il est facile de les suivre dans les gros tendons, tels que le tendon d'Achille. Ils pénètrent dans les cloisons, et donnent de petits faisceaux formés de quelques tubes nerveux minces, qui accompagnent les vaisseaux sanguins. Nous avons décrit plus haut (p. 347) les terminaisons sensitives dans les tendons.

3° Union des tendons aux muscles. — Toute partie résistante peut servir à l'insertion des muscles. Parfois, comme à la langue et à la face, ils s'attachent au tissu dense du chorion de la muqueuse ou du derme cutané. Les faisceaux striés peuvent s'insérer de même directement sur le périoste et sur le périchondre. Le plus ordinairement, ils s'insèrent sur les tendons.

Cette union se fait de deux façons : tantôt les deux ordres de fibres musculaires et conjontives se succèdent dans une direction sensiblement la même, tantôt, au contraire, elles se rencontrent sous un angle plus ou moins aigu. Mais les rapports entre les éléments des deux tissus restent identiques. Il y a simple contiguïté des faisceaux striés et des faisceaux conjonctifs (fig. 442). Cela se voit bien surtout, quand l'insertion est légèrement oblique. Chaque faisceau strié se termine par une extrémité plus ou moins arrondie, autour de laquelle on arrive aisément à démontrer par l'acide acétique qui gonfle les fibrilles

conjonctives avant les fibrilles musculaires, la présence du sarcolemme. C'est en se fondant sur cette réaction que Ch. Robin
avait déjà affirmé, en 1855, l'indépendance complète des fibrilles
musculaires et tendineuses. Plus tard
Weissmann, en 1861, parvint, avec la
potasse, à isoler le sarcolemme, et à
montrer qu'il enveloppait le faisceau
musculaire dans toute son étendue.
Ranvier conseille, pour cette étude,
d'immerger une grenouille vivante dans
l'eau élevée à la température de 55 degrés.

4° Union des tendons aux os. —

L'union des tendons aux os se fait par
pénétration des fibres tendineuses dans
la substance osseuse, où elles se transforment en fibres de Sharpey. Le périoste s'arrête généralement au pourtour du tendon. Quelquefois, comme
cela se produit lorsque le tendon vient
se fixer sur une saillie osseuse, les faisceaux les plus surperficiels du tendon
s'entremêlent avec les faisceaux du périoste.

§ 3. — Cartilages

Parmi les cartilages qui concourent à
former l'appareil de la locomotion, nous
décrirons les cartilages articulaires et
les cartilages costaux.

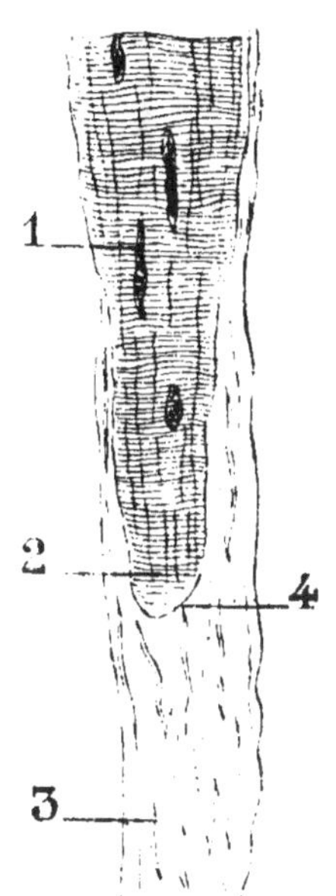

Fig. 442.

Union d'une fibre musculaire avec son tendon, sur le muscle
gastrocnémien de la
grenouille (d'après
Schiefferdecker). Figure empruntée à
Testut).

1. fibre musculaire striée
avec : 2, son extrémité conique. — 3. tendon avec :
4, sa cupule logeant l'extrémité de la fibre musculaire.

1° Cartilages articulaires. — Dans

ces cartilages, la substance fondamentale est parfois tellement
hyaline et transparente, qu'elle échappe, pour ainsi dire, à l'observation par la lumière transmise, et qu'elle ne se laisse devi

ner dans le champ du microscope, que par ses limites au milieu du véhicule employé. Elle est fortement cérulescente.

Les chondroplastes offrent un aspect très différent de la surface articulaire à la partie profonde du cartilage. A la périphérie, ils sont isolés, lenticulaires, orientés parallèlement à la surface libre de l'organe. Dans la profondeur, ils affectent une forme arrondie, et se présentent par groupes d'ailleurs peu volumineux. A mesure qu'on se rapproche de la limite osseuse, on voit les chondroplastes s'allonger, prendre une forme ovoïde, et se disposer perpendiculairement à la surface libre. Les cellules cartilagineuses incluses au nombre de plusieurs dans chacun de ces chondroplastes agrandis, se trouvent ainsi agencées en séries verticales (*cartilage sérié*). Enfin, contre la surface osseuse, la substance fondamentale interposée aux séries de cellules cartilagineuses, est infiltrée de granulations calcaires (*cartilage calcifié*). En résumé, en allant de la surface articulaire vers la surface osseuse, on retrouve la succession des différentes zones que nous avons signalées à propos de l'ossification enchondrale (p. 166).

Les cartilages articulaires d'encroûtement mesurent une épaisseur qui varie de 1/2 à 4 millimètres suivant les articulations. Leur face libre est baignée directement par la synovie; leur face profonde repose sur le tissu spongieux de l'épiphyse, sans interposition d'une lame de tissu osseux compacte. C'est par les vaisseaux de ce tissu spongieux que les cartilages articulaires paraissent se nourrir principalement.

2° Cartilages costaux. — La substance fondamentale de ces cartilages est dure, quoique élastique, très cérulescente, avec des reflets satinés en certains endroits. Ces reflets dépendent de la structure fibroïde qu'elle présente par places (p. 134).

Vers la superficie de l'organe, les chondroplastes sont aplatis, formant une couche assez nettement distincte de 130 à 200 μ d'épaisseur. Plus profondément, ils augmentent de volume, s'allongent et sont, en général, orientés de telle façon que leur grand diamètre rayonne autour de l'axe de la côte.

Les cartilages costaux se font remarquer par l'abondance de graisse que renferment leurs éléments cellulaires. Dans toutes les cellules, à l'exception des plus superficielles, on trouve chez l'adulte des gouttelettes graisseuses tantôt sphériques et tantôt irrégulières.

Les cartilages costaux sont parcourus, chez l'adulte, par de rares capillaires qui forment des mailles de plusieurs millimètres de diamètre. Ces capillaires sont logés dans des canaux au millieu d'un tissu peu abondant, où l'on reconnaît les éléments constitutifs ordinaires de la moelle des os.

3° Périchondre. — Le périchondre des cartilages permanents non articulaires, est formé d'un tissu fibreux dans lequel les faisceaux de fibres lamineuses s'enchevêtrent avec de nombreuses fibres élastiques de la première variété. Son épaisseur, sur les cartilages costaux, mesure environ 300 µ. La direction des faisceaux conjonctifs est, en général, parallèle au grand axe de l'organe.

Le périchondre est peu vasculaire, surtout dans sa couche profonde en rapport avec la substance cartilagineuse; cette couche renferme aussi une moindre proportion de fibres élastiques.

Le périchondre adhère intimement à la surface du cartilage. Cette adhérence est le résultat de l'accroissement périphérique de l'organe cartilagineux qui a envahi progressivement la couche profonde du périchondre (*couche chondrogène*), et englobé partiellement ses faisceaux conjonctifs. Chez l'adulte, on voit en effet, des faisceaux conjonctifs se détacher de cette couche chondrogène, et pénétrer dans la substance fondamentale où ils semblent se perdre. La couche superficielle des cartilages permanents, développée par voie d'accroissement périphérique, serait ainsi formée d'un véritable tissu fibro-cartilagineux dont les éléments fibrillaires, qui se continuent au dehors dans le périchondre, sont imprégnés et masqués dans le cartilage par la substance fondamentale.

§ 4. — Os

On a réparti les organes seconds osseux, d'après leur forme extérieure, en trois catégories : les os longs, les os courts, les os plats ou larges. Nous étudierons d'abord chacune de ces catégories, puis nous décrirons la structure de la membrane conjonctive qui les enveloppe (périoste).

A. — Os longs

Les os longs, revêtus sur leur plus grande étendue par le périoste, sont constitués par l'association de deux tissus, le tissu osseux et le tissu médullaire, qui se pénètrent plus ou moins, et donnent naissance aux deux variétés de substance osseuse, connues sous les noms de substance spongieuse et de substance compacte (p. 159).

1° Structure des os longs. — Au point de vue structural, les os longs présentent à considérer : *a* une portion moyenne ou diaphyse ; *b* deux extrémités renflées ou épiphyses.

a. *Diaphyse.* — La diaphyse est formée par un étui ou manchon de tissu compacte, dont le canal central est occupé par la moelle des os (variété adipeuse chez l'adulte) ; elle est recouverte par le périoste.

Si l'on pratique sur la diaphyse d'un os long une coupe transversale, c'est-à-dire perpendiculaire à l'axe, et qu'on l'examine à la lumière transmise avec un grossissement de 100 diamètres, on aperçoit tout d'abord un certain nombre d'orifices régulièrement taillés, circulaires ou légèrement ovalaires, puis, autour d'eux, dans la substance osseuse, des zones alternativement claires et foncées, mesurant en moyenne de 5 à 10 μ d'épaisseur, disposées parallèlement les unes aux autres, et séparées par des lignes de démarcation qui peuvent être d'une grande netteté.

Les orifices ne sont autre chose que la section des canaux de Havers, dans lesquels circulent les capillaires. Quant aux zones qui répondent à la section des lamelles osseuses, elles sont de deux ordres : les unes concentriques aux canaux de Havers, les autres concentriques au canal médullaire. Les premières forment autour de chaque canal de Havers, un système indépendant de cylindres emboîtés les uns dans les autres (*système de Havers*), dans l'épaisseur desquels les fibres de Sharpey font entièrement défaut. Les autres disposées concentriquement au canal médullaire, décrivent à la face externe de l'os, ainsi qu'à sa face interne en rapport avec la moelle, un système de grandes lamelles concentriques ; l'externe est désigné sous le nom de

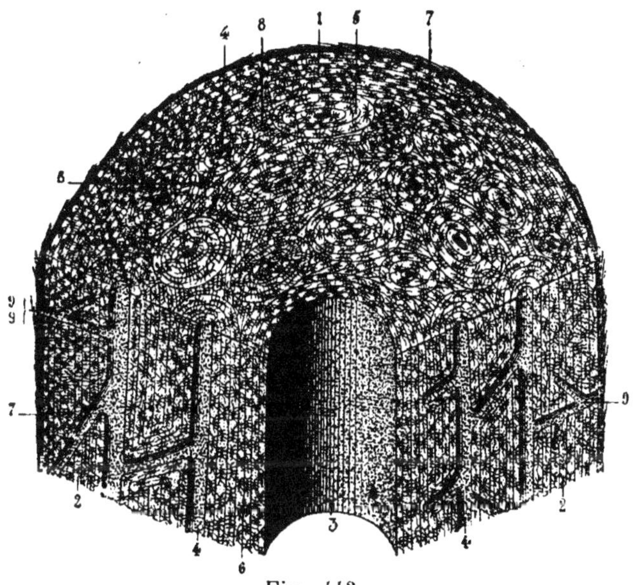

Fig. 443.

Vue en perspective d'un fragment de la diaphyse d'un os long, pour montrer le mode de groupement des lamelles osseuses. Figure schématique, d'après TESTUT.

1, 2, 7, système des lamelles périphériques. — 3, canal médullaire. — 4, canaux de Havers occupant l'axe des systèmes de Havers. — 5, système de Havers. — 6, système périmédullaire. — 8, systèmes intermédiaires. — 9, canaux de Volkmann.

système des lamelles périphériques, et l'interne sous celui de *système périmédullaire* (fig. 443). Le système externe (périostique), notablement plus épais que l'interne, comprend de 5 à 100 lamelles formées de tissu fibro-osseux, c'est à dire renfermant des fibres de Sharpey ; le système profond (médullaire) se compose de 2 à 10 lamelles, dépourvues de fibres de Sharpey.

Une étude plus approfondie de la coupe transversale, ne tarde pas à révéler que les systèmes de Havers interposés aux deux systèmes de grandes lamelles externe et interne, sont séparés par des espaces triangulaires ou quadrangulaires dont les côtés décrivent des courbes ouvertes en dehors, et que ces espaces sont occupés par de la substance osseuse qui dessine autant de *systèmes intercalaires* ou *intermédiaires*. Ces systèmes ne possèdent pas une constitution identique. Les uns, sans fibres de Sharpey, sont formés de lamelles curvilignes et emboîtées, mais interrompues sur une partie de leur trajet, comme s'ils représentaient des vestiges de systèmes de Havers complets, ayant autrefois existé, puis détruits en partie par les progrès de la résorption modelante (p. 164 et 888). Les autres, qui renferment de nombreuses fibres de Sharpey, ne montrent une délamination de la substance fondamentale que dans leur partie superficielle. Les systèmes fibro-osseux répondent, ainsi que l'indique l'étude du développement des os longs (p. 887), aux trabécules osseuses de l'os spongieux fœtal d'origine périostique. Enfin, dans la région de l'os endochondral (p. 883), c'est-à-dire au niveau des épiphyses, on observe, dans l'épaisseur des systèmes intermédiaires, des travées de substance cartilagineuse calcifiée.

En somme, ainsi que l'a bien indiqué RENAUT, il existe trois variétés de systèmes intermédiaires : 1° des *systèmes intermédiaires Haversiens* représentant des restes d'anciens systèmes de Havers; 2° des *systèmes intermédiaires périostiques* déposés au pourtour de travées directrices conjonctives; et, enfin, 3° des *systèmes intermédiaires cartilagineux* englobant des travées directrices cartilagineuses.

L'examen comparatif de coupes intéressant longitudinalement la diaphyse d'un os long, nous apprend que les lamelles osseuses des systèmes de Havers, et des grands systèmes interne et externe, affectent pour la plupart une direction longitudinale. De plus, on reconnaît que les canaux de Havers, dirigés suivant la longueur de l'os, sont réunis de distance en distance par des anastomoses transversales ou légèrement obliques, et que le réseau ainsi constitué vient s'ouvrir à la face externe de l'os, aussi bien qu'à la face interne, par des canaux qui traversent les systèmes de lamelles superficielles et périmédullaires (fig. 444). Au niveau des branches anastomotiques transversales entre deux canaux de Havers longitudinaux, on constate que les systèmes longitudinaux de Havers, s'infléchissent latéralement, pour envelopper la branche de communication, et se continuent directement avec le système de Havers du canal voisin.

Les coupes longitudinales montrent en plus, beaucoup mieux

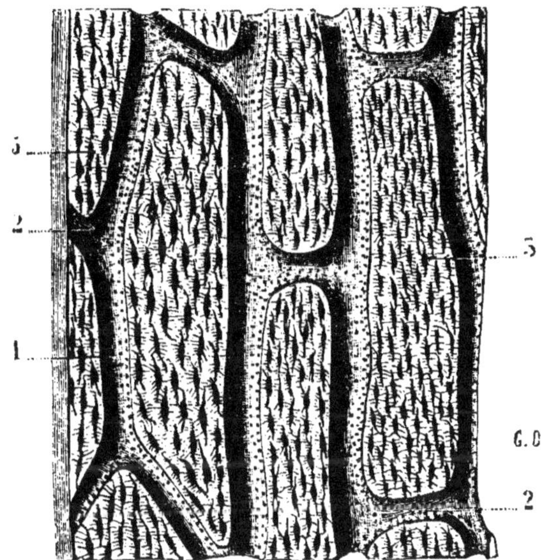

Fig. 414.

Canaux de Havers, vus sur une coupe longitudinale d'un os long
(d'après TESTUT).

1, canal de Havers coupé en long. — 2, anastomoses transversales entre les canaux de Havers. — 3, lamelles osseuses et ostéoplastes.

que les coupes transversales, que tous les canaux vasculaires ne sont pas enveloppés par des systèmes de Havers. Un certain nombre traversent directement les lamelles osseuses qu'ils rencontrent, sans être enveloppés de lamelles concentriques. Ce sont les *canaux de Volkmann* ou *canaux perforants*. On observe plus particulièrement ces canaux dans le système des lamelles périphériques, mais il en existe également dans le système périmédullaire, et même dans les systèmes intermédiaires. Ces canaux perforants communiquent d'ailleurs avec les canaux de Havers.

b. *Epiphyses*. — Les épiphyses présentent une composition identique à celle des os courts (p. 895), c'est-à-dire qu'elles sont formées d'une partie centrale de substance spongieuse, et d'une partie périphérique de substance compacte étalée en lame mince à la surface du noyau spongieux. Au-dessous des cartilages articulaires, la couche superficielle de substance compacte fait toutefois défaut, et la substance cartilagineuse repose directement sur la substance spongieuse.

2° Développement des os longs. — Nous avons décrit plus haut (p. 165 et suiv.) l'ossification dans le tissu conjonctif et l'ossification dans le tissu cartilagineux. Nous allons rechercher comment ces deux modes d'ossification se combinent dans le développement des os longs.

a. *Historique*. — L'étude du développement des os longs et surtout de leur mode d'accroissement, a depuis longtemps préoccupé les anatomistes. Déjà en 1742, Du Hamel, ingénieur naval et anatomiste tout à la fois, arrivait à conclure d'une série d'expériences entreprises avec la garance, que les os s'accroissaient en épaisseur par apposition de lamelles osseuses déposées sous le périoste, « par l'addition de couches osseuses qui tirent leur origine du périoste, comme le corps ligneux des arbres augmente en grosseur par l'addition de couches ligneuses qui se forment dans l'écorce » (Du Hamel, 4° mémoire, 1743). Belchier (1736), chirurgien de Londres, avait remarqué que la garance introduite dans la nourriture des jeunes animaux jouissait de la propriété de colorer la substance osseuse en rose. Du Hamel précisa les conditions du phénomène. Il montra que si l'on supprime ensuite l'usage de la garance pendant un certain temps, les os redeviennent blancs extérieurement, mais qu'en les fracturant, on retrouve dans leur profondeur une couche rosée qui s'est produite pendant l'alimentation à la garance. Enfin, la garance administrée à des intervalles réguliers, détermine dans l'os la superposition de couches alternativement roses et blanches.

Hunter, dans un mémoire publié en 1780, confirma en tous points les résultats obtenus par Du Hamel, et indiqua de plus que le canal médullaire résultait d'une résorption progressive des couches osseuses initiales, qu'il désigna sous le nom de *résorption modelante*. Les expériences de Du HAMEL et de HUNTER furent reprises dans le siècle passé par FLOURENS (1845), OLLIER (1859, 1867, 1873), JOLY (1864), KÖLLIKER, LIEBERKÜHN (1867), SCHWEIGER-SEIDEL, PHILIPEAUX et VULPIAN (1870) ; elles aboutirent à des résultats identiques.

On peut encore démontrer l'accroissement des os en épaisseur, en entourant d'un anneau métallique (un fil d'argent) le fémur d'un jeune animal, d'un jeune pigeon par exemple. Au bout d'un certain temps, l'anneau se retrouve dans le canal médullaire. Cette expérience, malgré l'interprétation erronée qui en fut donnée par Du HAMEL (élargissement du canal par extension des couches osseuses amenant leur rupture au niveau de l'anneau), semble bien confirmer l'accroissement périphérique. Les couches de nouvelle formation recouvrent l'anneau métallique, tandis que les couches anciennes, enserrées dans l'anneau, sont progressivement détruites par la résorption modelante. L'expérience de Du HAMEL fut d'ailleurs reprise par FLOURENS non plus avec un fil métallique, mais avec une lame d'une certaine largeur.

L'allongement des os se fait de même par apposition de substance osseuse nouvelle aux deux extrémités du cylindre osseux déjà constitué. Pour démontrer ce fait, on enfonce (suivant une expérience de Du HAMEL, mais mal interprétée par lui), dans la diaphyse du fémur d'un jeune lapin, deux petits clous d'argent, dont on mesure exactement l'écartement. L'animal grandit, et quand on vient à le sacrifier, on constate que la distance des clous n'a pas varié.

Nous allons voir que ces données physiologiques concordent avec l'examen des faits anatomiques.

b. *Premier point d'ossification.* — Les os longs sont primitivement représentés par un cartilage auquel on peut considérer, comme à l'os adulte, dont il reproduit sensiblement la forme, une portion moyenne cylindrique ou diaphyse, et **deux** extrémités plus ou moins renflées ou épiphyses. Ce cartilage est enveloppé par une couche de tissu conjonctif dense qui deviendra le périoste, et que nous appellerons ainsi dès le début. C'est au-dessous de cette membrane conjonctive, et vers le milieu de la face interne de la diaphyse cartilagineuse, que se fait le premier dépôt de substance osseuse, au contact d'ostéoblastes développés dans la

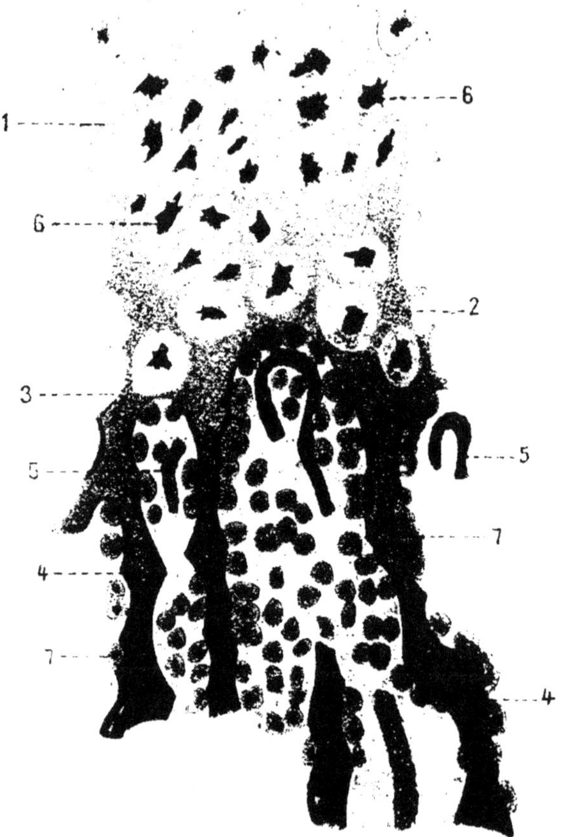

Fig. 445.

Coupe longitudinale du tibia sur un fœtus d'âne de 15 centimètres, au niveau de la ligne d'ossification (gr. 180/1).

1, cartilage hypertrophié. — 2, cartilage calcifié. — 3, ligne d'ossification. — 4, trabécules osseuses contenant dans leur portion médiane une travée directrice cartilagineuse. — 5, vaisseaux sanguins. — 6, cellules cartilagineuses ratatinées. — 7, ostéoblastes.

couche profonde du périoste. Ce dépôt répondra au point d'entrée de l'artère nourricière dans l'os.

Une fois produit, le premier point osseux s'étend latéralement au-dessous du périoste, et ne tarde pas à entourer la diaphyse d'une sorte de virole osseuse (*gaine osseuse périchondrale*, LEROUCQ, 1877), tandis que, d'autre part, il envoie dans la substance cartilagineuse des bourgeons vasculaires couverts d'ostéoblastes, qui éventrent peu à peu les chondroplastes agrandis, et provoquent à leur face interne le dépôt d'une mince couche osseuse (fig. 445). A ce moment, la portion moyenne de la diaphyse est représentée par un cylindre osseux central résultant de l'ossification du cartilage primitif, entouré d'une virole osseuse développée au-dessous du périoste. L'ossification tend ensuite à se propager de chaque côté dans le cartilage, et à se rapprocher de plus en plus des extrémités épiphysaires, en même temps que la virole osseuse s'accroît en longueur et en épaisseur par apposition de couches nouvelles. Il est à remarquer que, pour un même niveau, l'ossification des couches profondes du périoste précède toujours l'ossification enchondrale. Nous examinerons successivement la marche de l'ossification dans le cartilage et dans le périoste.

c. *Ossification enchondrale.* — Nous ne reviendrons pas sur les différentes modifications du cartilage qui précèdent ou plutôt préparent l'ossification (p. 167), non plus que sur le mode de dépôt des couches osseuses à la surface des travées directrices calcifiées.

A mesure que le point d'ossification s'étend vers les extrémités de la diaphyse, celles-ci subissent à la fois un accroissement en longueur et en largeur. L'accroissement en largeur, de beaucoup le moins prononcé, se fait surtout par accroissement périphérique, c'est-à-dire que la couche profonde du périchondre, ou *couche chondrogène*, élabore sans cesse de nouvelles couches cartilagineuses qui viennent se superposer aux anciennes. Il en résulte que la ligne d'ossification qui marque la limite entre la substance osseuse et la substance cartilagineuse s'élargit continuellement, en se rapprochant des épiphyses. Aussi a t-on pu comparer, au point de vue de la forme, l'ensemble des couches osseuses développées par ossification enchondrale à un sablier.

Quant à l'allongement des extrémités diaphysaires, il est le résultat d'un accroissement interstitiel de la substance cartilagineuse, dont on peut facilement suivre toutes les phases à une certaine distance de la ligne d'ossification. Les cellules cartilagineuses se multiplient par division indirecte, mais, comme elles doivent surtout fournir à l'accroissement en longueur, leur plan de segmentation est transversal. Aussi les séries parallèles de cellules cartilagineuses sont-elles ici disposées perpendiculairement à la ligne d'ossification, c'est-à-dire que leur grand axe est longitudinal. Au voisinage de la limite osseuse, le cartilage présente les modifications préparatoires à l'ossification que nous avons signalées, à savoir l'agrandissement des chondroplastes, le flétrissement des cellules cartilagineuses, et enfin la calcification des cloisons de substance cartilagineuse. Ces cloisons interposées aux séries longitudinales de chondroplastes, qui serviront de travées directrices au dépôt de substance osseuse, seront également longitudinales ; il en sera de même pour le grand diamètre des aréoles médullaires représentant les cavités des chondroplastes agrandis. D'après LEBOUCQ, la disposition en séries longitudinales des chondroplastes, serait due à l'obstacle mécanique que la gaine osseuse périchondrale oppose à l'extension en largeur du cartilage.

Nous signalerons la présence de matière glycogène dans les cellules cartilagineuses en voie de prolifération (RANVIER, NEUMANN, LEBOUCQ). On comprendra la raison de cette réserve nutritive par l'éloignement des vaisseaux sanguins, et par la multiplication rapide des éléments. Au voisinage de la ligne d'ossification, toute trace de substance glycogénique a disparu.

Les modifications précédentes se poursuivent sans interruption jusque dans les premières années qui suivent la naissance. On voit alors se produire, à des époques variables suivant les os envisagés, des *points d'ossification complémentaires* au centre des épiphyses. La substance osseuse s'y dépose au pourtour de vaisseaux sanguins qui ont pénétré les cartilages articulaires, et qui ont entraîné avec eux des éléments mésodermiques, dont quelques-uns deviendront des ostéoblastes. La formation de l'os dans la profondeur de ces cartilages ne diffère en rien de l'ossification enchondrale de la diaphyse, si ce n'est que le premier point osseux est central, au lieu d'être périphérique. Le dépôt des couches osseuses se fait toujours suivant le même procédé, au contact d'ostéoblastes venus du dehors.

Ces points osseux complémentaires envahissent peu à peu toute la substance cartilagineuse des épiphyses, et tendent ainsi à se rapprocher de la ligne d'ossification diaphysaire. Ils en restent

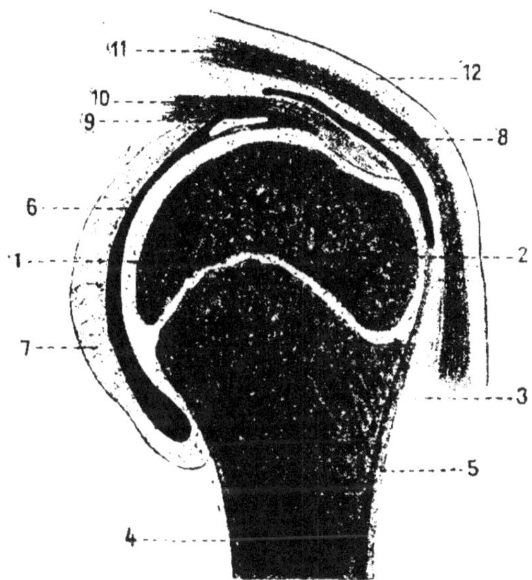

Fig. 446.

Coupe frontale de l'extrémité supérieure de l'humérus sur une fillette de 11 ans, pour montrer le cartilage de conjugaison (gr. 0,85/1).

1, cartilage de conjugaison. — 2, épiphyse dont la partie centrale osseuse est recouverte par une couche cartilagineuse. — 3, substance spongieuse de la diaphyse. — 4, substance compacte de la diaphyse. — 5, périoste. — 6, cavité articulaire. — 7, bourrelet glénoïdien. — 8, bourse sous-deltoïdienne. — 9, tendon du biceps. — 10, sus-épineux. — 11, deltoïde. — 12, peau.

toutefois séparés, du moins pendant un certain temps, par une mince bande de cartilage mesurant un millimètre d'épaisseur environ, et désignée sous le nom de *cartilage intermédiaire* (DU HAMEL), de *cartilage de conjugaison* ou de *cartilage d'accroissement* (fig. 446). L'allongement des os résulte, en effet, de l'accroissement interstitiel de ce cartilage, au fur et à mesure qu'il est pénétré à ses deux extrémités par la substance osseuse. Chez l'enfant, l'ossification progresse surtout dans la zone attenante à la diaphyse, ainsi que le montre l'existence dans cette zone de chondroplastes élargis et sériés qui font défaut du côté épiphysaire. Lorsque le cartilage de conjugaison a entièrement disparu par envahissement, que les épiphyses osseuses se sont soudées au corps de la diaphyse, la croissance de l'os en longueur est terminée. C'est ce qui se produit de vingt à vingt-cinq ans pour la plupart des os longs.

d. *Ossification sous-périostique ou périchondrale.* — Nous avons indiqué précédemment comment la couche osseuse qui constituait le premier point d'ossification, se développait à la face interne du périoste, et à la surface de la diaphyse encore cartilagineuse. D'autres lamelles apparaîtront ainsi successivement en dehors, et formeront par leur ensemble une substance osseuse spongieuse qui enveloppera de toutes parts l'os enchondral. Comme dans l'ossification directe, ces lamelles se développent au contact d'ostéoblastes que l'on trouve en séries longitudinales dans les couches profondes du périoste, et qui persistent tant que dure l'accroissement de l'os; elles renferment des fibres de Sharpey dans leur épaisseur.

La présence de nombreux ostéoblastes dans la couche profonde du périoste (*cartilage d'envahissement*, Ch. Robin 1850 ; *couche ostéogène*, Ollier 1864), pendant toute la croissance de l'os, nous explique comment des lambeaux de cette membrane enlevés sur un jeune animal, et transplantés dans un milieu vasculaire, provoquent la formation d'un os nouveau. Les ostéoblastes transplantés emportent avec eux leur propriété fondamentale d'élaborer de la substance osseuse.

La direction dominante des travées osseuses de l'os périostique primitif (substance spongieuse fœtale) est longitudinale, c'est-à-dire parallèle à l'axe de l'os, comme les fibres conjonctives du périoste qui leur ont servi de travées directrices. Quant aux espaces médullaires limités par ces travées, et que remplit le tissu médullaire fœtal, ils affectent une forme cylindrique, et sont de même dirigés suivant la longueur de l'os. Ils communiquent tous entre eux par leurs extrémités, ainsi qu'avec les aréoles médullaires de l'os enchondral.

La diaphyse des os longs (p. 876), chez l'adulte, est formée d'abord, de deux systèmes de grandes lamelles périphériques tapissant les faces externe et interne de l'os, puis de petits sys-

tèmes cylindriques (systèmes de Havers) interposés entre les deux premiers, et, enfin, de systèmes intermédiaires qui comblent les vides laissés entre eux par les systèmes de Havers. Ceux de ces systèmes qui contiennent des fibres de Sharpey (p. 878), répondent aux travées de l'os spongieux fœtal. Les systèmes de Havers n'apparaissent que secondairement par un dépôt successif de lamelles osseuses à la face interne des aréoles. Les grandes lamelles concentriques externes ne se montrent que vers la fin de l'accroissement. Elles se développent aux dépens de la couche ostéogène du périoste dont elles épuisent les derniers ostéoblastes. Comme dans les travées de l'os spongieux fœtal d'origine périostique, on y rencontre des fibres de Sharpey, et chez quelques animaux, des fibres élastiques (p. 156).

Nous avons vu plus haut (p. 883) que le manchon d'os périostique débordait toujours par ses extrémités l'os enchondral. Or, comme au-dessus de l'os enchondral, le cartilage

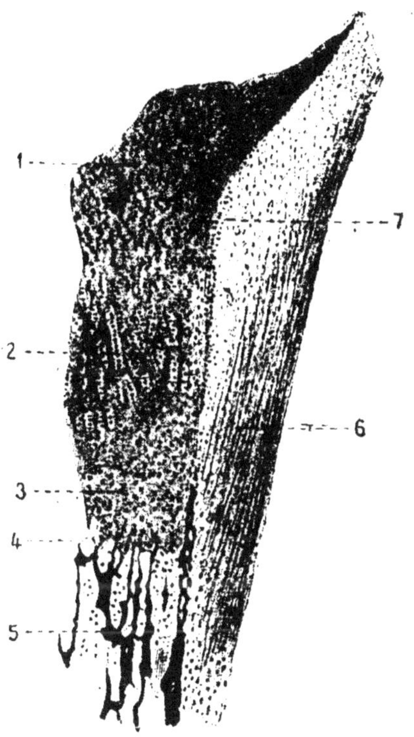

Fig. 447.

Coupe longitudinale du bord de l'extrémité supérieure du radius chez un fœtus de cheval de 20 centimètres, pour montrer l'encoche d'ossification (gr. 50 1).

1. cartilage hyperplasié. — 2. cartilage sérié. — 3. cartilage hypertrophié et calcifié au voisinage de la ligne d'ossification. — 4, ligne d'ossification. — 5, trabécules osseuses. — 6, périoste. — 7, encoche d'ossification.

augmente progressivement d'épaisseur, il en résulte que l'os périostique en s'allongeant, vient buter contre le cartilage élargi.

et y provoquer la formation d'une sorte d'encoche connue depuis RANVIER sous le nom d'*encoche d'ossification* (fig. 447). L'os périostique, en rencontrant la substance cartilagineuse, au niveau de l'encoche ne la pénètre pas, et son acroissement en longueur est terminé. On voit alors de nouvelles couches osseuses s'appliquer à la surface des anciennes, et les dépasser vers les extrémités du manchon osseux. Ces nouvelles couches viennent à leur tour buter contre le cartilage qui, au fur et à mesure que l'os périostique s'allonge, s'élargit proportionnellement au-dessus, de manière à toujours déborder latéralement la dernière couche osseuse déposée. L'encoche d'ossification se rapproche ainsi insensiblement des épiphyses.

Le cartilage, en s'élargissant au-dessus de l'encoche, englobe des fibres conjonctives appartenant à la couche chondrogène. D'autre part, ces fibres dont la direction est longitudinale, sont également emprisonnées dans le dépôt de substance osseuse, si bien qu'au niveau de l'encoche on aperçoit des fibres conjonctives curvilignes, à convexité externe, passer de la substance cartilagineuse dans la substance osseuse située plus bas, où elles se transforment en fibres de Sharpey. Ce sont les *fibres arciformes* de RANVIER.

e. *Formation de la cavité médullaire des os longs, résorption modelante.* — En même temps que l'os s'accroît en longueur et en épaisseur, il s'opère dans ses parties centrales une usure progressive des lamelles osseuses qui finissent par disparaître complètement. Cette usure paraît déterminée par les ostéoclastes de KÖLLIKER (p. 164). Ainsi se creuse, au centre de la diaphyse des os longs, une cavité cylindrique de diamètre variable, en continuité à ses deux extrémités avec les aréoles médullaires de la substance spongieuse des épiphyses (fig. 448).

La résorption modelante ne reste pas limitée à la partie centrale de l'os, mais elle se propage en dehors dans l'épaisseur des parois de la diaphyse, où elle peut éroder et détruire partiellement ou complètement des systèmes de Havers déjà formés, mais dont le canal encore large contient des éléments médullaires, et en particulier des ostéoblastes. L'excavation qui en résulte sera comblée par un nouveau système de Havers qui

pourra à son tour être partiellement résorbé. La figure 449 que
nous empruntons à TESTUT, montre mieux que toute description

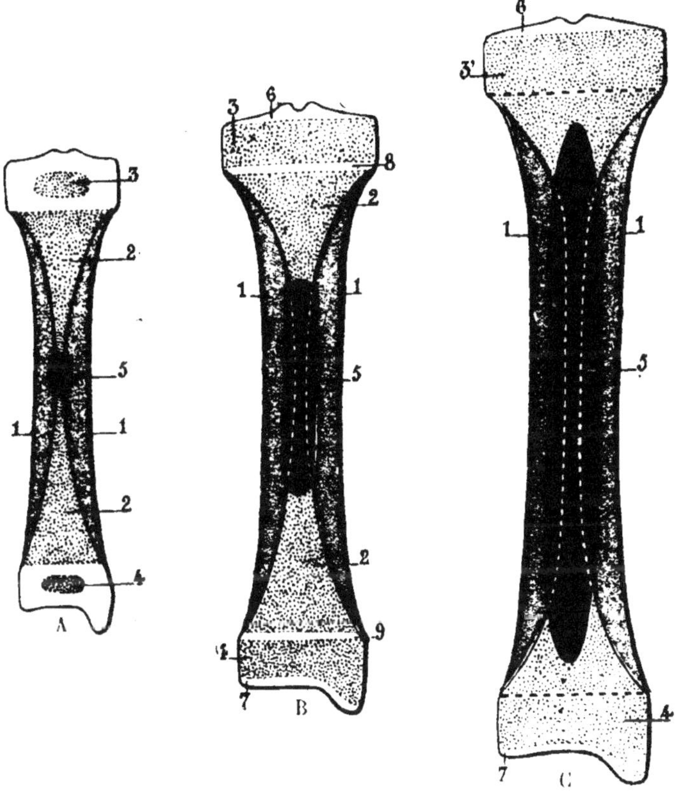

Fig. 448.

A. B, C. trois stades successifs montrant le mode de formation du
canal médullaire des os longs. Figure schématique (d'après
TESTUT).

1, os périostique. — 2, os enchondral de la diaphyse. — 3, 4, os enchondral épiphysaire. — 5, canal médullaire. — 6, 7, cartilage d'encroûtement. — 8, 9, cartilage de conjugaison.

les modifications qui résultent de ce remaniement intérieur de
la substance osseuse.

Dans l'os arrivé à son complet développement, les segments
des systèmes de Havers qui ont persisté, et que l'on reconnait
facilement à la direction curviligne de leurs lamelles et à

l'absence de fibres de Sharpey, représentent, avec les travées primitives fibro-osseuses de l'os périostique, les systèmes intercalaires ou intermédiaires.

Les lamelles concentriques internes qui tapissent la paroi du canal médullaire, résultent de dépôts ultérieurs à la résorption

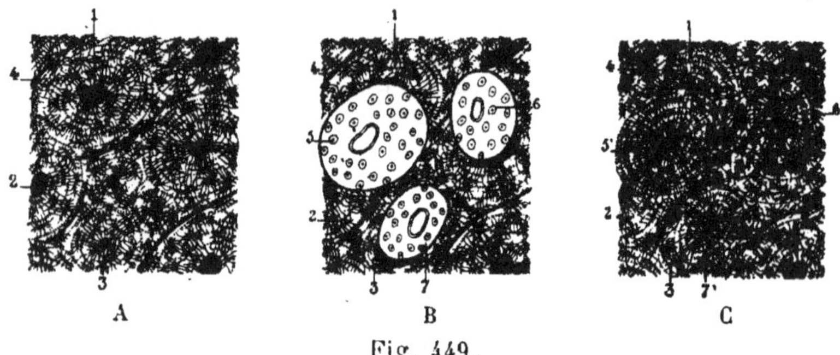

Fig. 449.

A, B, C. trois coupes schématiques montrant les remaniements dont le tissu osseux est le siège au cours de son développement (d'après Testut).

A, coupe transversale d'un os formé par du tissu compacte : 1, 2, 3, systèmes de Havers. — 4, lamelles intermédiaires. — B, la même : un travail de résorption a creusé trois aréoles médullaires 5, 6, 7, occupées par des ostéoblastes, et empiétant sur les systèmes de Havers voisins. — C, la même : les trois aréoles médullaires se sont comblées par des lamelles osseuses constituant des systèmes de Havers secondaires. Les restes des systèmes de Havers primitifs représentent des systèmes de lamelles intermédiaires.

des couches centrales. L'absence de fibres de Sharpey dans leur épaisseur, tendrait à les rapprocher des lamelles concentriques des systèmes de Havers.

B. — Os courts

Les os courts. comme les os du carpe et du tarse, les corps des vertèbres et les épiphyses des os longs, sont constitués par une masse centrale de substance spongieuse recouverte par une croûte superficielle de substance compacte. De la surface vers la profondeur, on rencontre d'abord un système de lamelles périphériques en général peu accentué. puis des systèmes de Havers disposés sans ordre régulier, et dont les intervalles sont comblés par des systèmes intermédiaires. Cette couche profonde de l'écorce compacte se continue sans transition avec les lames et les trabécules de la substance spongieuse.

Les os courts représentés primitivement par un squelette cartilagineux, comme les corps des vertèbres, ou les os du tarse et du carpe, s'ossifient par un point central qui envahit progressivement le cartilage dans toute son épaisseur. L'ossification se combine, au moins pendant un certain temps, avec l'accroissement du cartilage. La couche superficielle compacte se développe secondairement ; elle est d'origine périostique, ce que démontre en particulier la présence de fibres de Sharpey dans le système des lamelles superficielles.

C. — Os plats (os larges)

Ces os peuvent être comparés à des os courts étalés en surface. Ils sont, en effet, formés d'une portion moyenne spongieuse, revêtue sur chacune de ses faces par une lame compacte, qui présente la même composition que dans les os courts. Dans les os de la voûte du crâne, les deux lames de tissu compact portent le nom de *tables*, et la couche spongieuse interposée celui de *diploé*.

Les os plats se développent dans un milieu conjonctif, comme les os de la voûte du crâne, ou bien succèdent au contraire à un cartilage préexistant, comme l'os iliaque ou l'omoplate. Dans le premier cas, leur substance présente à l'origine les caractères de la substance spongieuse fœtale (fig. 450). Puis la portion centrale se transforme progressivement en substance spongieuse de l'adulte, par résorption d'un certain nombre de lames et de trabécules osseuses, entraînant l'agrandissement des aréoles médullaires, tandis qu'au contraire dans la couche superficielle, ces mêmes aréoles se comblent en grande partie par des systèmes de Havers, qui donnent à cette couche superficielle les caractères de la substance compacte. Le système des lamelles périphériques se forme en dernier lieu.

Dans le cas où l'os plat est, au contraire, primitivement représenté par un cartilage, comme l'ilion, on voit se déposer vers la portion centrale du cartilage, et sur chacune de ses

faces, un point osseux superficiel développé à la surface du
cartilage dans la couche profonde du périchondre (futur périoste).
Ces premiers points osseux grandissent et s'étalent à la surface
du cartilage, en même temps qu'ils pénètrent dans son épaisseur, et en ossifient la partie centrale. A partir de ce moment,
l'ossification progresse à la fois à la surface du cartilage (ossification périostique) et dans son épaisseur (ossification enchon-

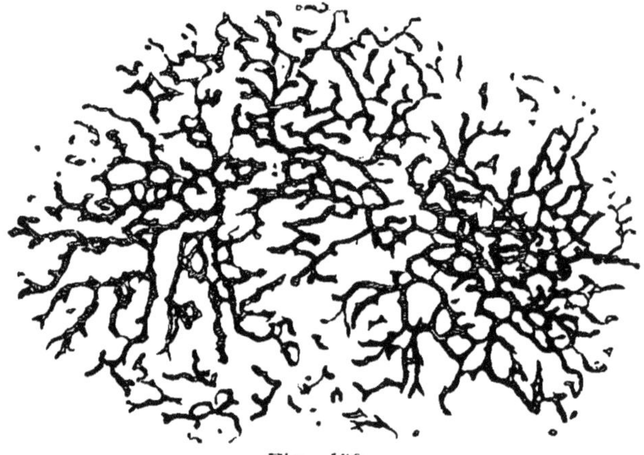

Fig. 450.

Pariétal d'un fœtus humain de quatorze semaines, montrant la disposition des trabécules du tissu spongieux fœtal, d'après Kölliker (gr. 18/1). Figure empruntée à Testut.

drale). Pour les côtes, il n'existe qu'un seul point osseux primitif, débutant superficiellement à l'angle de chacune d'elles.
Ce point se comporte exactement comme celui des os longs.
L'ossification des os plats succédant à un cartilage, se rapproche ainsi sensiblement de celle qui aboutit à la formation
des os longs.

D. — PÉRIOSTE

Le périoste est essentiellement composé de fibres conjonctives
en nappes enchevétrées, avec un grand nombre de fibres
élastiques et de vaisseaux. L'adhérence du périoste à la membrane osseuse sous-jacente, est très faible dans certaines régions,
et paraît résulter seulement de la pénétration des vaisseaux

dans l'os. Dans d'autres cas, où elle est considérable, elle
s'explique par ce fait que des fibres périostiques pénètrent dans
la substance osseuse, et s'y transforment en fibres de Sharpey.

On considère dans le périoste deux couches distinctes : 1° une
couche externe composée de tissu conjonctif ordinaire, siège
principal des vaisseaux et des nerfs ; 2° une couche profonde
appliquée contre l'os, avec des fibres élastiques fines, pouvant former des réseaux très serrés, étagés les uns au-dessus des
autres. Cette couche profonde est parfois désignée sous le nom
de couche fibreuse : elle est traversée par les vaisseaux et les
filets nerveux qui vont s'enfoncer dans les canaux de Havers.
Pendant la croissance des os, elle renferme des ostéoblastes
qui élaborent l'os périostique, et mérite le nom de *couche
ostéogène* que lui a donné OLLIER.

Les vaisseaux et les nerfs sont abondants dans le périoste.
Les nerfs y pénètrent par petits fascicules de 5 à 9 μ de diamètre. Leur mode de terminaison est inconnu.

D'après A. BUDGE, les lymphatiques sont disposés suivant
plusieurs étages très serrés entre les vaisseaux sanguins.

E. — VAISSEAUX DES OS

Nous étudierons la disposition des vaisseaux sanguins dans les
os longs, dans les os courts et dans les os plats.

1° Os longs. — Les vaisseaux sanguins qui vont irriguer les
os longs, proviennent de sources différentes : de l'artère nourricière et du réseau artériel du périoste.

L'artère nourricière, qui s'engage dans le canal nourricier, est
surtout destinée à la moelle des os. Cette artère n'émet,
en effet, à l'intérieur du canal nourricier, qu'un petit nombre
de rameaux assez grêles qui s'enfoncent dans les canaux de
Havers adjacents, et ne tardent pas à s'y résoudre en capillaires.
Arrivée dans la moelle des os, l'artère nourricière se divise en
deux branches principales, l'une ascendante, l'autre descendante,
qui parcourent le canal médullaire dans toute sa longueur, en
émettant sur leur trajet un grand nombre de rameaux artériels,

et s'enfoncent dans le tissu spongieux des épiphyses, où elles se terminent également par des ramifications nombreuses. Toutes les branches médullaires émanées de l'artère nourricière se résolvent en fins capillaires qui s'anastomosent entre eux, et constituent un premier réseau de capillaires artériels auquel fait suite un deuxième réseau de capillaires veineux beaucoup plus volumineux, et irrégulièrement bosselés. Ces capillaires veineux communiquent largement avec les capillaires veineux du tissu osseux, soit au niveau de la diaphyse, soit au niveau des épiphyses.

Les artérioles qui proviennent du réseau artériel du périoste, pénètrent dans la substance osseuse, sur toute la surface de l'organe, au niveau de la diaphyse (branches diaphysaires) et au niveau des épiphyses (branches épiphysaires). Les branches diaphysaires s'engagent dans les canaux de Havers ou dans les canaux de Volkmann (p. 879) les plus volumineux, et alimentent le réseau de capillaires artériels contenus dans les canaux de Havers. Aux capillaires artériels, succèdent des capillaires veineux, logés également dans les canaux de Havers où ils côtoient les capillaires artériels et les artérioles. Ces capillaires veineux donnent naissance à des veines qui émergent de la surface osseuse, soit en accompagnant les artérioles, soit en débouchant isolément par des orifices distincts (canaux veineux). La plus grande partie des veines s'échappent de l'os au niveau des épiphyses.

Les branches épiphysaires se comportent exactement comme l'artère nourricière ; elles sont surtout destinées à la moelle du tissu spongieux des épiphyses.

2° Os plats. — La circulation artérielle des os plats se rapproche beaucoup de celle de la diaphyse des os longs. Elle est assurée par deux ordres de vaisseaux : 1° par plusieurs artères nourricières qui traversent la couche compacte superficielle, en abandonnant quelques rameaux aux canaux de Havers, et pénètrent dans la substance médullaire où elles se divisent ; 2° par des artérioles périostiques qui se ramifient dans la substance compacte à l'intérieur des canaux de Havers.

La circulation veineuse est indépendante de la circulation artérielle. Les veinules se réunissent pour former de gros canaux
qui sortent isolément de la substance osseuse, et qui vont se
jeter dans les veines du tissu ambiant. Il en est ainsi pour les
veines des os du crâne allant s'ouvrir dans les sinus de la dure-
mère.

3º Os courts. — Les os courts se comportent au point de vue
vasculaire, comme les épiphyses des os longs. Ils sont pénétrés
par des artérioles périostiques qui vont se distribuer à la moelle
osseuse, après avoir fourni un certain nombre de branches à la
substance compacte superficielle. Les veines rappellent celles des
épiphyses, et présentent également un développement considérable.

F. — Nerfs des os

Tous les os, à l'exception peut-être des osselets de l'oreille et
des sésamoïdes, sont pénétrés par des fibres nerveuses qui se
répandent dans leur masse, en suivant le trajet des vaisseaux
sanguins. Ces fibres semblent surtout destinées aux parois des
vaisseaux ; leur mode de terminaison est inconnu. On trouve
des corpuscules de Pacini sur le nerf diaphysaire du tibia (Kölliker), ainsi que sur les nerfs articulaires (Rüdinger).

La moelle osseuse reçoit également des filets nerveux qui
proviennent pour la plupart du nerf diaphysaire (Gros, 1846), et
qui renferment une forte proportion de tubes à myéline, mêlés à
quelques fibres de Remak. Ces filets ont été étudiés plus récemment par Rémy et Variot (1880).

§ 5. — Articulations

Suivant leur degré de mobilité, on a divisé les articulations en
trois grands groupes : 1º les articulations immobiles ou *synarthroses ;* 2º les articulations demi-mobiles ou *amphiarthroses ;* et
3º les articulations mobiles ou *diarthroses.*

Nous ne décrirons pas les syndesmoses dans lesquelles l'union
des surfaces osseuses s'effectue à distance par l'intermédiaire de

ligaments fibreux ou élastiques, dont nous avons fait connaître plus haut la composition (p. 122).

A. — SYNARTHROSES

La réunion des os par synarthrose s'opère soit par un tissu ligamenteux (*sutures* ou *synfibroses*), soit par un tissu cartilagineux (*synchondroses*).

Le tissu fibreux des sutures, le tissu cartilagineux des synchon-

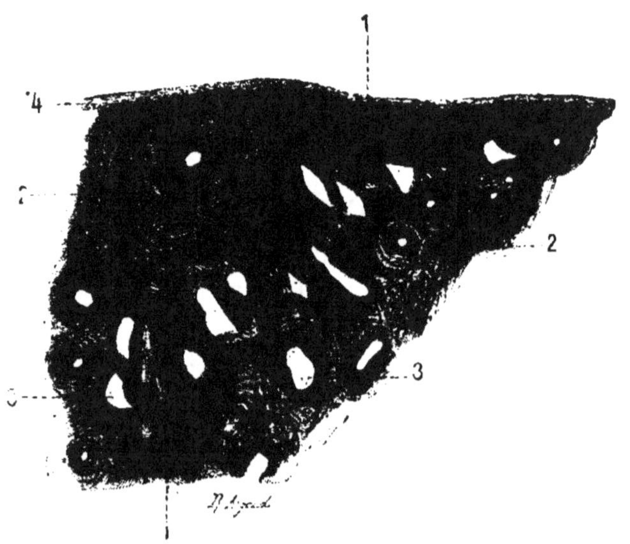

Fig. 451.

Coupe normale d'une suture cranienne sur un supplicié (gr. 25 1).
Les surfaces osseuses sont réunies par des faisceaux conjonctifs transversaux ou légèrement obliques. Les aréoles médullaires se continuent directement à l'intérieur du tissu fibreux sutural.

1, tissu fibreux sutural. — 2, tissu osseux. — 3, aréoles vidées artificiellement de leur contenu médullaire.

droses, représentent des parties non envahies par le dépôt osseux. Si les os envisagés se développent dans un milieu fibreux, le tissu interposé sera fibreux ; il sera cartilagineux, si les os se forment dans une même masse cartilagineuse, comme au niveau de la base du crâne. Ces tissus suturaux, fibreux ou cartilagineux, jouent pendant la croissance le même rôle que le cartilage d'accroissement dans les os longs (p. 885). Ils peuvent également s'ossifier chez l'adulte (*synostoses*).

1° Sutures ou synfibroses. — Au niveau des sutures de la voûte du crâne, des os nasaux, on aperçoit de petits faisceaux conjonctifs courts, parallèles ou légèrement obliques, allant d'un os à l'autre (fig. 451). Le tissu fibreux est creusé d'excavations en continuité avec les espaces médullaires, et renfermant de même des éléments de la moelle des os.

2° Synchondroses. — Nous citerons, comme exemples de cette variété de synarthroses, les articulations suivantes : articulation de la première côte avec le sternum, articulation de l'apophyse styloïde avec le rocher, articulation de la lame perpendiculaire de l'ethmoïde avec le vomer.

La couche cartilagineuse interposée aux deux surfaces osseuses, mesure suivant les articulations une épaisseur fort variable. Au voisinage de la limite osseuse, les chondroplastes ne sont pas groupés en séries parallèles, comme dans les cartilages articulaires (p. 873), mais on retrouve de même une zone calcifiée au niveau de laquelle les capsules sont renforcées et infiltrées de grains calcaires, ainsi que la substance fondamentale. Le périchondre épaissi se continue avec le périoste des extrémités osseuses.

B. — AMPHIARTHROSES

Les amphiarthroses sont caractérisées anatomiquement par l'interposition d'un fibro-cartilage (*disque interarticulaire*) entre les deux surfaces articulaires plus ou moins planes. Celles-ci représentées par une couche de tissu spongieux, sans lame compacte superficielle, sont revêtues par une couche de tissu cartilagineux hyalin mesurant de 300 à 800 μ d'épaisseur, et dont les chondroplastes affectent pour la plupart une direction parallèle à la surface. Ce cartilage d'encroûtement, dont la zone attenante à la substance osseuse est calcifiée, se continue directement avec le tissu fibro-cartilagineux du disque interarticulaire.

Quelquefois, comme on l'observe au niveau de la symphyse du pubis, le disque interarticulaire se creuse chez l'adulte, d'une cavité centrale articulaire que limite directement le tissu fibro-cartilagineux. L'amphiarthrose devient ainsi une diarthro-amphiarthrose (fig. 452).

Parmi les ligaments articulaires annexés aux différentes am-

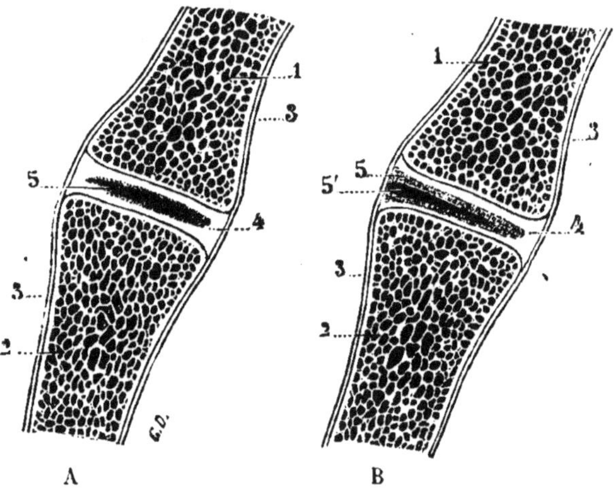

Fig. 452.

Diarthrose et diarthro-amphiarthrose : A, articulation de la première pièce du sternum avec la seconde, sans cavité articulaire ; B, la même avec cavité articulaire (d'après Testut).

1, 2. première et deuxième pièces du sternum. — 3, périoste. — 4. couche cartilagineuse. — 5, couche fibro-cartilagineuse, avec (dans la figure B) 5', cavité centrale.

phiarthroses, nous décrirons les disques intervertébraux et le disque de la symphyse du pubis.

1° Disques intervertébraux. — Les disques intervertébraux, d'une épaisseur de 3 à 9 millimètres, sont formés de couches concentriques de tissu fibro-cartilagineux (p. 143) dans lesquelles les faisceaux conjonctifs associés à des fibres élastiques très rares et très fines, affectent alternativement une direction verticale et une direction circulaire oblique. Les disques adhèrent intimement sur chacune de leurs faces au cartilage d'encroûtement épais de 500 μ environ. Les cellules cartilagineuses sont isolées où réunies par petits groupes ; elles sont, en général, pourvues d'une capsule épaisse, striée concentriquement, hyaline ou grenue. et mesurent à peine 5 à 6 μ de diamètre. La substance fondamentale du fibro-cartilage est peu abondante au pourtour de ces éléments ratatinés, ainsi que le montre l'action du bleu de quinoléine ; dans la plupart des cas, elle se trouve réduite aux capsules épaissies qui enveloppent les cellules cartilagineuses.

Dans la partie centrale des disques, les faisceaux conjonctifs deviennent moins nombreux, et s'entrecroisent dans toutes les directions. En même temps, apparaît une substance demi-solide, gélatiniforme, au sein de laquelle on rencontre, en plus des cellules cartilagineuses reconnaissables à leur coque épaissie. des éléments irréguliers, plissés, qui dérivent de la chorde dorsale. L'ensemble de tous ces éléments constitue le *noyau muqueux* ou *gélatineux* des auteurs.

La *chorde dorsale* (voir *Précis d'Embryologie*, p. 351) est primitivement représentée par une tigelle cellulaire qui ne tarde pas à s'entourer d'une gaine, hyaline chez les mammifères, mais pouvant présenter une structure complexe chez les vertébrés inférieurs. Sur l'embryon humain du commencement du deuxième mois, l'épaisseur de la chorde

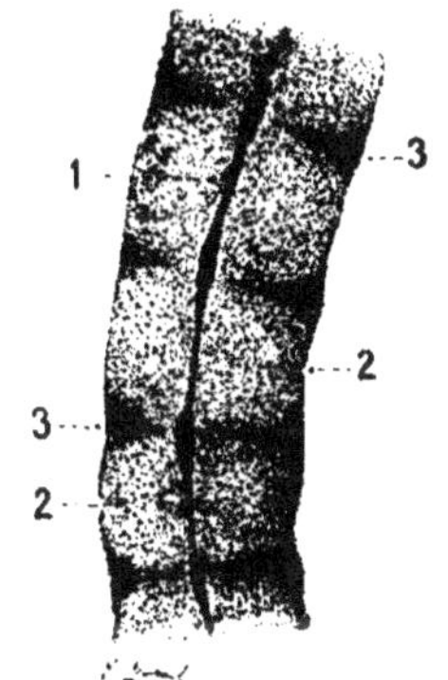

Fig. 453.

Coupe sagittale de la colonne vertébrale dans la région sacrée, sur un embryon humain de 25 millimètres (gr. 20/1).

1, chorde dorsale. — 2, corps d'une vertèbre. — 3, disque intervertébral.

atteint 50 μ, dont 30 à 35 μ pour le cordon cellulaire. C'est autour de la chorde que se développent les corps vertébraux d'abord cartilagineux, puis osseux, tandis que le tissu mésodermique interposé aux vertèbres donne naissance aux disques intervertébraux (fig. 453).

Au niveau des corps des vertèbres, pendant la chondrification et surtout pendant l'ossification, la chorde dorsale se trouve comme étranglée, et finit par disparaitre (fin du troisième mois fœtal), tandis qu'au niveau des disques, ses éléments cellulaires se multiplient, augmentent de volume et forment des renflements ovoïdes ou lenticulaires suivant les régions envisagées (fig. 454). En même temps, une matière hyaline, visqueuse, s'épanche entre les renflements cellulaires et la gaine de la chorde qui ne tarde pas à disparaître. Cette matière hyaline renferme une certaine proportion de cartilagéine, ainsi que le démontre la teinte vio-

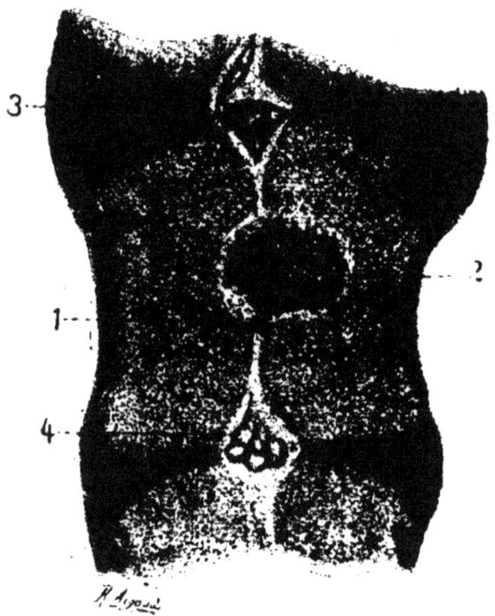

Fig. 454.

Coupe sagittale d'une vertèbre sacrée sur un fœtus humain de 7,9 10,5 centimètres (gr. 20 1).

1, corps de la vertèbre. — 2, point d'ossification central. — 3, disque interver-tébral. — 4, renflement de la chorde dorsale au niveau du disque intervertébral.

lacée qu'elle prend sous l'action du bleu de quinoléine. En certains points, elle semble se continuer directement avec la substance de la gaine, qui se prolonge jusqu'aux éléments cellulaires, en offrant une consistance décroissante de la surface vers la profondeur.

A partir du troisième mois fœtal, les renflements de la chorde dorsale répondant aux disques intervertébraux, se fragmentent en amas irréguliers, tandis que les cellules se creusent de cavités remplies par des gouttelettes d'un liquide rosé ou jaunâtre. Dans les stades ultérieurs, des prolongements fibreux des disques intervertébraux se répandent dans la substance muqueuse qui englobe les amas cellulaires. Ces amas se dissocient eux-mêmes, et leurs éléments semblent s'égréner dans le tissu ambiant. Ainsi se constitue le noyau pulpeux par l'intrication et le mélange des éléments fibro-cartilagineux du disque et des cellules de la chorde.

Les couches superficielles des disques intervertébraux contiennent seules des vaisseaux sanguins et des nerfs, d'ailleurs en faible proportion ; le noyau pulpeux en est entièrement dépourvu.

2° Disque de la symphyse pubienne. — Le disque de la symphyse du pubis se rapproche beaucoup par sa composition des disques intervertébraux, abstraction faite du noyau pulpeux de ces derniers. Il est également formé d'un tissu fibro-cartilagineux conjonctif que parcourent des fibres élastiques en faible proportion. Latéralement, il est en rapport avec la couche cartilagineuse, d'une épaisseur de 300 à 800 μ, qui revêt les surfaces osseuses ; en avant et en arrière, il se continue avec les ligaments fibreux superficiels.

Dans les cas où le disque interpubien se montre creusé d'une cavité centrale (diarthro-amphiarthrose), celle-ci est directement limitée sur ses parois latérales par le tissu fibro-cartilagineux dont la matière amorphe est devenue plus abondante. Ce n'est qu'aux deux extrémités de la cavité, de forme ovalaire sur la coupe transversale, c'est-à-dire en avant et en arrière, qu'on rencontre une véritable synoviale avec des plis vasculaires. Cette membrane se continue avec la couche superficielle du tissu fibro-cartilagineux qui forme les parois latérales de la cavité.

C. — DIARTHROSES

Les diarthroses se différencient des articulations précédentes, en dehors de leur grande mobilité, par la présence d'une cavité articulaire occupée par un liquide filant, la *synovie*. Les extrémités osseuses, dont l'adhérence des surfaces articulaires paraît surtout provoquée par l'attraction moléculaire que favorise la viscosité de la synovie, sont réunies anatomiquement par un manchon fibreux (*capsule articulaire*) dont les deux extrémités en partie se continuent avec le périoste, et en partie viennent se fixer sur la substance osseuse, en dehors du bord des cartilages articulaires. La capsule présente fréquemment, à sa face externe, des portions renforcées qui ont été décrites sous

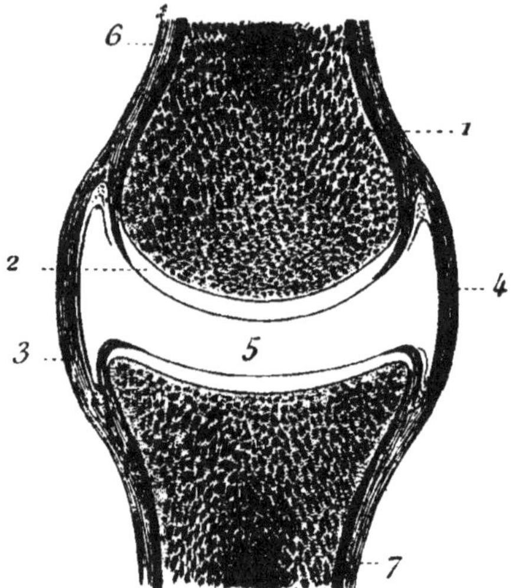

Fig. 455.

Coupe longitudinale schématique d'une diarthrose. Les extrémités articulaires sont supposées écartées l'une de l'autre.

1, substance spongieuse des épiphyses. — 2, cartilage d'encroûtement. — 3, capsule articulaire. — 4, membrane synoviale. — 5, cavité articulaire. — 6, substance compacte des épiphyses. — 7, périoste.

le nom de *ligaments articulaires;* elle est doublée, à sa face interne, par une membrane molle, la *synoviale*, qui, au niveau de ses extrémités, se réfléchit en dedans, tapisse les surfaces osseuses intra-articulaires, et vient se terminer à une faible distance des cartilages d'encroûtement (fig. 455). Dans certains cas, comme à la hanche et au genou, la cavité articulaire est traversée par un ou plusieurs *ligaments intra-articulaires* qui s'insèrent sur les extrémités osseuses. Enfin, la cavité articulaire peut être divisée en deux cavités secondaires comme dans l'articulation sterno-claviculaire, par un *ménisque* biconcave dirigé transversalement entre les extrémités osseuses. Nous aurons ainsi à étudier les différentes parties suivantes : la capsule et les ligaments articulaires, les ligaments intra-articulaires, la synoviale avec la synovie, les ménisques ou disques interarticulaires. Nous joindrons à ces organes les bourrelets qui renforcent le bord de certains cartilages articulaires.

1° Capsule et ligaments articulaires. — Les capsules articulaires avec leurs bandes de renforcement ou ligaments, représentent une variété de tissu fibreux dans laquelle une assez forte proportion de matière amorphe est mêlée aux éléments figurés. Les fibres élastiques y sont, en général, peu abondantes ; il en est de même des capillaires et des nerfs sur le trajet desquels on rencontre des corpuscules de Pacini.

2° Ligaments intra-articulaires. — Les ligaments intra-articulaires, comme le ligament rond de la hanche ou les ligaments croisés du genou, se rapprochent par leur composition des ligaments superficiels. On sait d'ailleurs que le ligament rond représente le tendon d'un muscle pubo-fémoral, homologue de notre pectiné, « qui s'est séparé de son muscle dans le cours du développement phylogénique » (TESTUT). Aussi ces organes sont-ils essentiellement constitués par du tissu fibreux sans éléments cartilagineux ; ils sont de plus entourés sur leur plus grande surface par la synoviale amincie, contrairement à ce qu'on observe pour les organes nettement fibro-cartilagineux, comme les disques et les ménisques. Ce n'est qu'au voisinage de leur insertion sur la substance spongieuse des épiphyses que les ligaments intra-articulaires présentent, dans les interstices des faisceaux conjonctifs, de véritables cellules cartilagineuses pourvues d'une capsule (fig. 456). Cette couche fibro-cartilagineuse, interposée sur une épaisseur d'un millimètre environ entre l'os et le tissu fibreux des ligaments avec lequel elle se continue par une transition graduelle, se poursuit latéralement avec le cartilage articulaire, comme si ce dernier, supposé continu, se trouvait pénétré, au niveau du point d'insertion, par les faisceaux conjonctifs des ligaments qui vont se fixer sur le tissu osseux. La couche fibro-cartilagineuse présente d'ailleurs une zone profonde calcifiée qui prolonge exactement celle du cartilage articulaire.

Les ligaments intra-articulaires renferment des vaisseaux

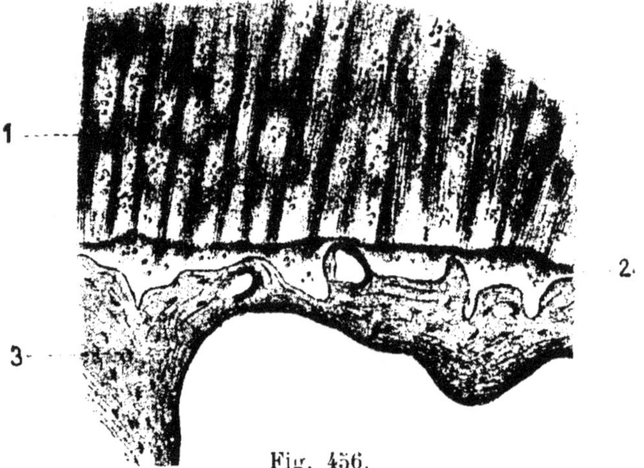

Fig. 456.

Coupe normale à la surface du tibia, intéressant l'insertion d'un ligament croisé, sur un supplicié (gr. 45,1).

1, ligament croisé infiltré de substance cartilagineuse montrant par places des cellules cartilagineuses (tissu fibro-cartilagineux). — 2, zone calcifiée du ligament croisé. — 3, substance osseuse.

sanguins et des nerfs plus abondants que dans les fibro-cartilages articulaires.

3° Membranes synoviales.

— Les membranes synoviales recouvrent la face interne des capsules articulaires, et se réfléchissent au niveau du point de fixation de ces capsules sur l'os, pour tapisser dans une étendue variable l'extrémité articulaire. Elles s'arrêtent à une faible distance du cartilage d'encroûtement, ou plutôt se continuent avec ce cartilage par l'intermédiaire d'une couche fibro-cartilagineuse dont les dimensions et la structure varient suivant les surfaces articulaires envisagées (fig. 457). Les membranes synoviales ne représentent donc pas des sacs sans ouverture, et ne peuvent pas être assimilées à de véritables séreuses, au moins dans le sens que leur attribuait BICHAT : ce sont en réalité des manchons membraneux enchâssant les extrémités osseuses. Par leur face externe, les synoviales adhèrent intimement au tissu fibreux de la capsule, ou en sont séparées par une couche de tissu conjonctif lâche (tissu cel-

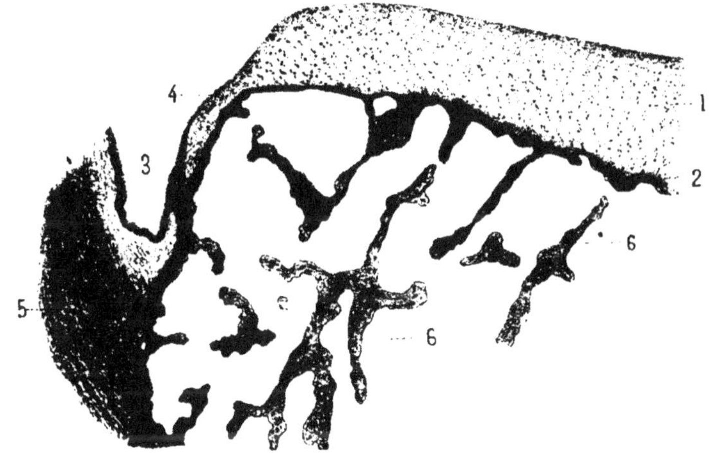

Fig. 457.

Coupe normale du rebord du plateau tibial sur un supplicié, pour montrer le mode de terminaison de la synoviale au voisinage du cartilage articulaire (gr. 9/1).

1, cartilage articulaire avec : 2, sa zone calcifiée. — 3, membrane synoviale. — 4, zone fibro-cartilagineuse formant la transition entre la synoviale et le cartilage articulaire. — 5, ligament de la capsule. — 6, trabécules osseuses limitant les aréoles du tissu spongieux de l'épiphyse ; ces aréoles sont vidées de leur moelle graisseuse.

lulaire sous-synovial) renfermant des vaisseaux sanguins abondants, et parfois de nombreuses vésicules adipeuses. Au niveau des culs-de-sac synoviaux, c'est-à-dire des points de réflexion, les synoviales s'accolent au périoste, et les deux membranes fusionnées se continuent avec la bande fibro-cartilagineuse qui entoure le cartilage articulaire. Enfin, au niveau des fibro-cartilages intra-articulaires (bourrelets, ménisques, disques, etc.), les synoviales se continuent directement avec la couche superficielle de ces organes.

Les culs-de-sac décrits par Gosselin sous le nom de *cryptes synoviaux* ou de *follicules synovipares* ne répondent pas à des organes glandulaires destinés à sécréter la synovie, mais représentent de simples dépressions de la synoviale, qui s'insinuent entre les organes adjacents ou même entre les faisceaux conjonctifs d'un même organe.

A. Structure. — Les membranes synoviales, d'une épaisseur de 60 μ environ, sont formées par la superposition de deux couches, une couche profonde conjonctive, et une couche superficielle sur

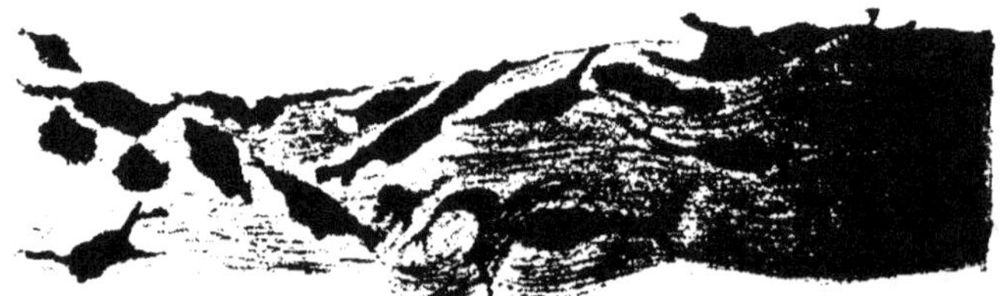

Fig. 458.

Coupe perpendiculaire de la zone superficielle d'une membrane synoviale (d'après Hammar. 1894). Les cellules rameuses affleurent par places la surface.

la nature de laquelle les observateurs ont émis des opinions divergentes; elles contiennent des vaisseaux et des nerfs.

a. *Couche profonde*. — La couche profonde de beaucoup la plus épaisse, comprend des faisceaux conjonctifs en général orientés parallèlement à la surface avec un réseau de fines fibres élastiques. Elle se continue, sans ligne de démarcation tranchée avec la couche superficielle.

b. *Couche superficielle*. — La couche superficielle se compose d'une substance homogène, finement granuleuse, parfois striée, englobant dans son épaisseur des cellules dont quelques-unes viennent faire saillie à la surface libre de la synoviale. Le nombre, la forme, et le mode d'intrication de ces cellules varient beaucoup d'un point à l'autre. Tantôt, elles affectent une forme sphérique ou lenticulaire; tantôt, au contraire, elles sont pourvues de prolongements ramifiés analogues à ceux des cel-

lules conjonctives (fig. 458). Par places, elles se montrent isolées
les unes des autres, avec interposition de substance fondamentale ; ailleurs, elles sont serrées, tassées les unes contre les autres,
et, aplaties parallèlement à la surface, elles se recouvrent partiellement, en s'imbriquant. Enfin, un certain nombre d'entre elles,
notamment les cellules sphériques et lenticulaires, sont pourvues d'une capsule qui présente tous les caractères de celle des
cellules cartilagineuses. On trouve d'ailleurs tous les intermédiaires entre les différentes formes que nous venons de signaler.
Aussi certains auteurs (TOURNEUX et HERRMANN, 1880) ont-ils cru
pouvoir rapprocher la couche superficielle des membranes
synoviales d'une couche cartilagineuse dont la matière amorphe
devenue plus molle se serait chargée de fines granulations, et
dont les éléments cellulaires déformés se rapprocheraient par
leur forme extérieure des cellules conjonctives.

La forme aplatie des cellules des membranes synoviales, leur
situation superficielle, et enfin leur imbrication, nous rendent
compte des *figures épithélioïdes* que l'on obtient par les imprégnations au nitrate d'argent. Les synoviales ne sont pas tapissées par un revêtement épithélial ou endothélial, ainsi que
l'avaient admis, SCHWEIGGER-SEIDEL (1866), TILLMANNS (1874) et
SOUBOTTINE (1880), mais elles sont recouvertes par une couche
conjonctive composée exclusivement de matière amorphe et
de cellules (HÜTER, 1866 ; HAMMAR, 1894 ; BRAUN, 1894), et se
rapprochant par un grand nombre de caractères du cartilage.

c. *Vaisseaux et nerfs*. — Les synoviales renferment des vaisseaux sanguins, des vaisseaux lymphatiques et des nerfs. Les
vaisseaux sanguins rampent dans la couche conjonctive profonde, et viennent former un réseau capillaire, à mailles serrées,
au-dessous de la couche superficielle qui se montre parfois
pénétrée par quelques anses vasculaires. Les lymphatiques
seraient distribués, d'après TILLMANNS, suivant deux réseaux,
l'un superficiel situé entre les deux couches de la synoviale, et
l'autre profond compris dans le tissu cellulaire lâche sous-
synovial. Enfin, les nerfs se termineraient soit librement, soit
par des corpuscules de Krause.

B. Replis vasculaires et adipeux des synoviales, franges synoviales. — Les membranes synoviales présentent parfois, notamment dans les articulations de la hanche et du genou, des prolongements flottants dans la cavité, tantôt formés principalement de vésicules adipeuses (*plis adipeux, glandes de Havers*), et tantôt d'une trame vasculaire (*plis vasculaires*). Dans ce dernier cas, les prolongements sont beaucoup plus riches en vaisseaux que le reste de la synoviale ; ils sont presque exclusivement constitués par un réseau capillaire rappelant l'apparence des plexus choroïdes. A la surface de cette trame vasculaire, se trouve étalée la couche superficielle de la synoviale, dont les éléments cellulaires, plus serrés les uns contre les autres, affectent la forme de cellules épithéliales.

Quant aux replis adipeux, ils paraissent surtout formés par une accumulation de vésicules adipeuses dans le tissu cellulaire lâche sous-synovial. Les vésicules refoulent la membrane synoviale dans la cavité, et l'ensemble figure parfois une sorte de bourrelet saillant (bourrelets adipeux des articulations).

D'autre part, la surface libre de la synoviale, qu'elle tapisse la capsule, ou, au contraire qu'elle revête les plis que nous venons de décrire, peut être surmontée de saillies frangées (fig. 459) connus sous le nom de *franges synoviales* (villosités synoviales). Ce sont des prolongements tantôt cylindriques, tantôt renflés à leur extrémité en forme de massue. Fréquemment, ils présentent sur leur longueur une série de renflements arrondis, et supportent latéralement des bourgeons rattachés à l'axe de la villosité par un pédicule rétréci (*appendices des franges*). Les franges synoviales sont constituées par un axe conjonctif fibrillaire recouvert par une coque finement granuleuse, où dominent les éléments cellulaires. L'axe central se continue avec la couche profonde, et la coque d'enveloppe avec la couche superficielle de la synoviale. Chez l'homme, cette coque se laisse dissocier en cellules polyédriques ou rameuses, avec un peu de matière amorphe interposée qui semble faire complètement défaut à la surface même des franges. Chez le bœuf et chez le cheval, les cellules périphériques affectent une forme nettement prismatique, avec le noyau rélégué à la base de l'élément. Ces cellules se montrent parfois creusées de vacuoles occupées par un liquide que certains auteurs assimilent à la synovie (SOUBBOTINE 1880). La synovie, liquide filant et onctueux qui lubrifie les surfaces articulaires dont il augmente l'adhésion, serait ainsi envisagée comme un produit de sécrétion des cellules les plus superficielles de la membrane synoviale, subissant la transformation muqueuse.

Les franges synoviales ne sont vasculaires que dans leur seg-

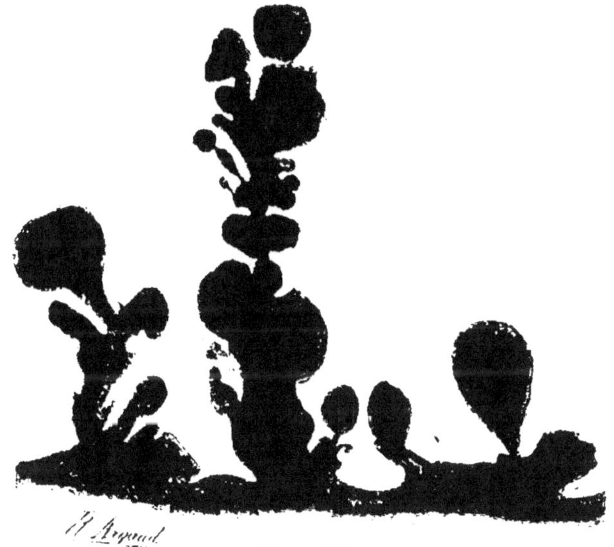

Fig. 459.

Villosités synoviales de l'articulation du genou sur un supplicié, d'après une photographie (gr. 50/1). L'axe conjonctif se détache en clair.

ment initial attenant à la synoviale. Leur extrémité libre, ainsi que les appendices, sont complètement dépourvus de vaisseaux. Les capillaires rampent à la surface de l'axe médian, et se terminent par des anses tortillées.

4° Ménisques. — Les ménisques des articulations temporomaxillaire et sterno-claviculaire, sont des organes fibro-cartilagineux en continuité sur leur périphérie avec la capsule articulaire. Le ménisque de l'articulation temporo-maxillaire mesure environ 2 à 3 millimètres d'épaisseur, celui de l'articulation sterno-claviculaire 3 à 4 millimètres. Entre les faisceaux conjonctifs entrecroisés dans tous les sens et entremêlés de fibres élastiques fines, on rencontre des cellules cartilagineuses généralement isolées, sphériques ou légèrement aplaties parallèlement

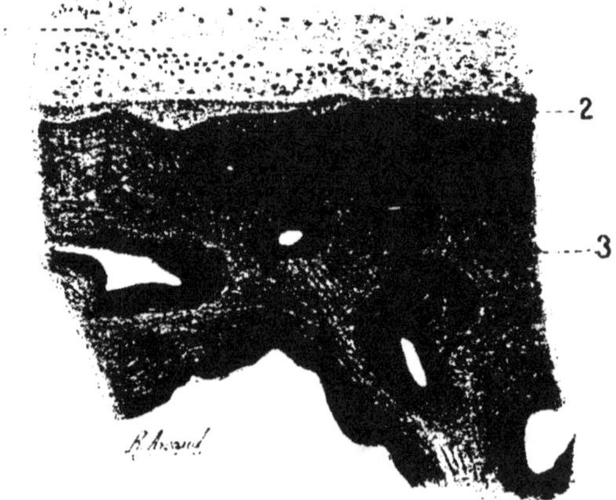

Fig. 460.

Coupe normale de la surface articulaire du condyle du maxillaire inférieur sur un supplicié (gr. 45/1).

1, zone fibro-cartilagineuse. — 2, zone fibro-cartilagineuse calcifiée. — 3, substance osseuse.

à la surface. Ces cellules, pourvues d'une mince capsule hyaline, sont surtout abondantes au niveau des surfaces articulaires où elles sont englobées dans une substance fibroïde qui présente les réactions de la matière fondamentale du cartilage, et qui se prolonge plus ou moins loin dans l'épaisseur du ménisque. Latéralement, cette couche superficielle se continue avec la membrane synoviale.

La vascularité des ménisques articulaires est très faible. On voit, sur les points où ces ménisques sont en continuité de tissu avec la capsule articulaire, les capillaires pénétrer à 1 millimètre de profondeur environ, puis se recourber et revenir parallèlement sur eux-mêmes. En réalité, la masse de l'organe n'est pas vasculaire.

Le condyle du maxillaire inférieur et la cavité glénoïde du temporal, sont revêtus par un fibro-cartilage (fig. 460) qui repose directement sur une mince lame de tissu osseux compact (500 μ). L'épaisseur de ce fibro-cartilage mesure sur le condyle de 250 à 550 μ suivant les points envisagés, et dans la cavité glénoïde 500 μ environ. Il est formé de faisceaux conjonctifs entrecroisés avec un réseau de fibres élastiques fines, et des cellules cartilagi-

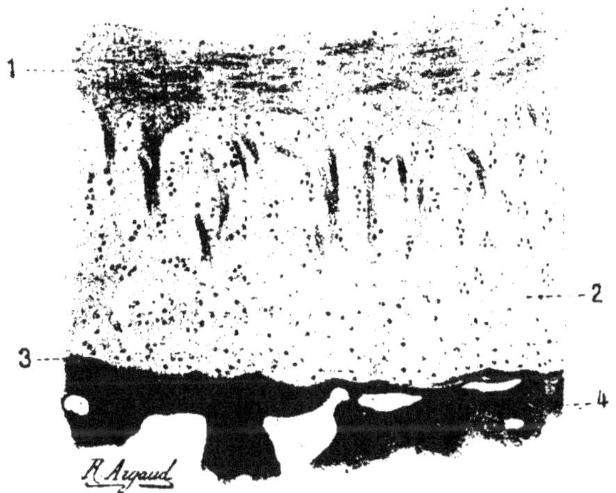

Fig. 461.

Coupe normale de l'encoche sternale sur un supplicié (gr. 25/1).

1, zone fibro-cartilagineuse. — 2, zone cartilagineuse. — 3, zone cartilagineuse calcifié. — 4, os spongieux.

neuses encapsulées. La zone profonde de ce fibro-cartilage en rapport avec la substance osseuse présente tous les caractères de la calcification : épaississement des capsules cartilagineuses, et dépôt de grains calcaires dans la substance fondamentale interposée aux cellules et aux fibres. Latéralement, le fibro-cartilage articulaire se continue par sa couche profonde avec le périoste, et par sa couche superficielle avec la synoviale.

L'extrémité sternale de la clavicule et l'encoche sternale sont également tapissées par une couche fibro-cartilagineuse, seulement cette couche est séparée du tissu spongieux de l'os par une lame cartilagineuse (fig. 461), plus développée dans l'encoche sternale qu'à la surface de l'extrémité claviculaire où elle ne répond qu'à la portion centrale du fibro-cartilage de recouvrement. L'épaisseur totale des deux couches cartilagineuse et fibro-cartilagineuse, atteint 1,6 millimètre, dont la moitié environ revient à chacune des couches. La couche cartilagineuse présente une zone calcifiée profonde.

5° Disques semi-lunaires. — Les disques semi-lunaires du genou, de forme triangulaire sur la coupe, sont formés par un tissu fibro-cartilagineux, dont la matière amorphe fibroïde et les cellules cartilagineuses prédominent sur les deux faces, ainsi qu'au niveau du bord tranchant. Les faisceaux conjonctifs, entremêlés de fibres élastiques fines, affectent sur les deux faces une direction radiaire, et dans la partie centrale une direction longitudinale ; quelques faisceaux obliques forment la transition entre les différentes zones. Par leur bord externe, large, les disques semi-lunaires adhèrent à la capsule fibreuse.

6° Bourrelets articulaires. — Les bourrelets articulaires (bourrelet cotyloïdien, bourrelet glénoïdien) sont essentiellement constitués par un anneau de tissu fibreux, continu ou interrompu dont les faisceaux s'orientent pour la plupart concentriquement à la capsule articulaire. Cet anneau de tissu fibreux est enveloppé de toutes parts, sauf en dehors où il se trouve en contact avec la capsule articulaire, par un tissu fibro-cartilagineux avec lequel il se continue graduellement. Profondément, le tissu fibro-cartilagineux sépare le bourrelet fibreux du tissu spongieux de l'épiphyse ; en dedans, il l'unit au cartilage articulaire, dont il recouvre plus ou moins le bord ; enfin, superficiellement, il forme une mince couche délimitant la cavité articulaire, et se continuant en dehors avec la membrane synoviale. La couche fibro-cartilagineuse interposée entre le bourrelet et l'os, est calcifiée dans sa zone profonde.

§ 6. — BOURSES SÉREUSES OU MUQUEUSES

Les bourses séreuses ou muqueuses (MONRO, 1799) présentent des caractères différentiels de forme et de structure suivant leur siège. On les a divisées en trois groupes principaux : les bourses sous-cutanées, les bourses intermusculaires et les bourses tendineuses.

1° Bourses sous-cutanées. — Ces bourses normales (prérotuliennes, olécranienne, etc.), ou accidentelles, sont tapissées par une couche fibroïde dont les éléments cellulaires se montrent aplatis parallèlement à la surface. Par places, ces éléments affleurent la surface interne, simulant des cellules de revêtement épithélial, mais les imprégnations au nitrate d'argent ne déterminent que des dessins irréguliers analogues à ceux qu'on obtient par le même procédé sur les synoviales articulaires.

La cavité des bourses sous-cutanées est parfois parcourue par des brides conjonctives qui relient entre elles les parois opposées.

2° Bourses intermusculaires. — Les bourses intermusculaires, occupées par un liquide onctueux et filant, se rapprochant par ses caractères de la synovie, possèdent un revêtement analogue à celui des bourses sous-cutanées. De même que les gaines tendineuses, elles peuvent communiquer avec les cavités articulaires, comme on l'observe, par exemple, pour la bourse du sous-scapulaire.

3° Bourses tendineuses. — On a décrit deux variétés principales de bourses tendineuses. Les unes, de forme vésiculaire, sont interposées entre un tendon et une surface osseuse (bourses séreuses des tendons proprement dites) ; les autres entourent un tendon sous forme d'une gaine vaginale complète ou incomplète (gaine séreuse des tendons, gaine synoviale des tendons, gaine tendineuse).

a. *Bourses séreuses des tendons*. — Les bourses séreuses des tendons rappellent entièrement par la structure de leurs parois la disposition qu'on observe entre le ménisque interarticulaire et le condyle du temporal dans l'articulation temporo-maxillaire. Nous décrirons, comme type, la bourse séreuse du tendon d'Achille.

Les surfaces de glissement, véritables surfaces articulaires,

représentées par le tendon d'Achille et par la face postérieure
du calcanéum, sont revêtues par une lame fibro-cartilagineuse
qui, sur son pourtour, se continue, dans sa couche superficielle,
avec une membrane synoviale nettement reconnaissable à ses
caractères, et, dans sa couche profonde, avec le périoste. A la
face postérieure du calcanéum, le fibro-cartilage d'encroûtement
mesure une épaisseur d'environ 400 μ. Il repose directement
sur le tissu spongieux de l'os dont le sépare une mince bande
de tissu fibro-cartilagineux calcifié renfermant des cellules car-

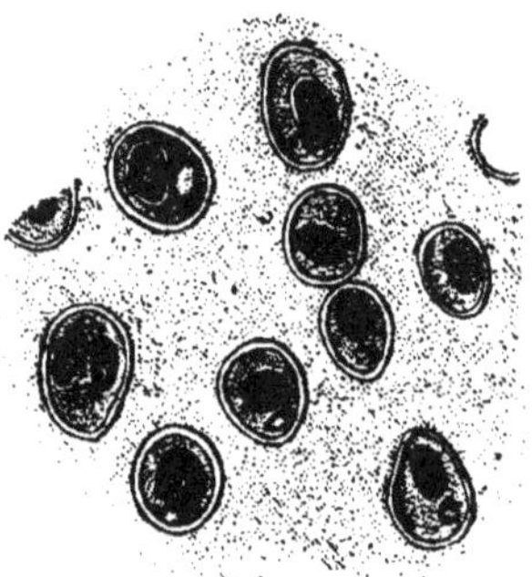

Fig. 462.

Couche superficielle du revêtement fibro-cartilagineux de la bourse
du tendon d'Achille, sur un supplicié (gr. 370/1). Les cellules lenticulaires, plongées dans une matière amorphe homogène, sont
pourvues d'une capsule réfringente, et renferment une ou plusieurs
gouttelettes graisseuses.

tilagineuses avec capsules épaissies. Les fibres élastiques, extrêmement rares, appartiennent à la variété fine.

Contre le tendon d'Achille, la couche fibro-cartilagineuse
d'encroûtement présente une épaisseur moindre (60 μ), mais la
portion adjacente du tendon est elle-même envahie par la substance cartilagineuse dont on retrouve des cellules encapsulées à
une distance de un demi-centimètre de la surface. Les cellules
superficielles affectent, en général, une forme arrondie ou ovalaire (fig. 462); parfois, elles sont munies d'un prolongement
simple ou bifide, recouvert, comme le corps cellulaire, par la
capsule cartilagineuse (fig. 463).

b. *Gaines tendineuses.* — Les gaines tendineuses peuvent entourer complètement le tendon envisagé, si bien que ce dernier flotte en quelque sorte librement dans la cavité synoviale. Ailleurs, la gaine n'enveloppe le tendon que sur une partie plus ou moins considérable de sa surface. Le tendon se montre alors rattaché à la paroi par un méso-tendon continu ou interrompu par places, suivant les organes envisagés, et l'on a pu considérer à la gaine vaginale deux feuillets distincts : un feuillet viscéral appliqué à la surface du tendon, et un feuillet pariétal revêtant la coulisse à l'intérieur de laquelle glisse le tendon.

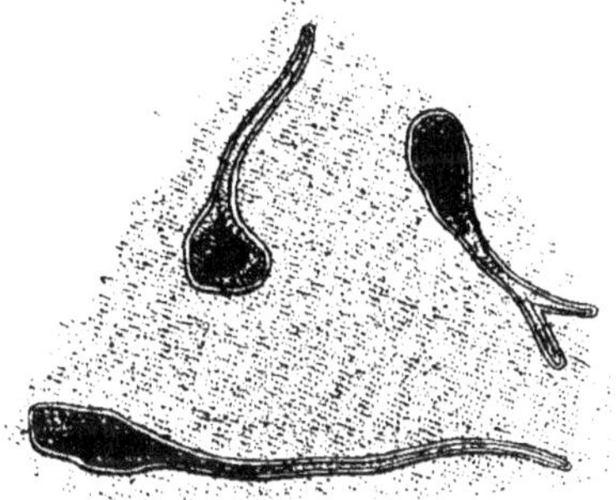

Fig. 463.

Cellules superficielles du revêtement fibro-cartilagineux du tendon d'Achille, sur un supplicié ; les cellules sont pourvues d'un prolongement enveloppé par la capsule cartilagineuse (gr. 370/1).

Par l'intermédiaire du méso-tendon, des vaisseaux et des nerfs se rendent à l'organe tendineux.

Les gaines synoviales sont tapissées par une membrane conjonctive se rapprochant par ses caractères des synoviales articulaires. Cette membrane est, en général, plus épaisse à la face interne de la coulisse tendineuse qu'à la surface du tendon. Sa couche superficielle, en rapport avec le contenu filant de la cavité, est constituée par une matière amorphe granuleuse ou striée englobant des cellules conjonctives de forme variée, dont quelques-unes viennent faire librement saillie à la surface. Ces éléments aplatis parallèlement à la surface, se disposent parfois suivant une couche assez régulière qui simule un revêtement endothélial.

La portion de la gaine tendineuse qui revêt les deux faces du méso-tendon peut se couvrir de saillies villeuses analogues à celles des synoviales articulaires.

Les tendons filiformes de la queue des petits rongeurs (rat, souris, etc.), qui glissent dans des coulisses tendineuses, dont les sépare une couche de tissu muqueux, présentent cette particularité que les imprégnations au nitrate d'argent mettent en évidence à leur surface un dessin endothélial (fig. 464). Les imprégnations prolongées, montrent, d'autre part, au-dessous de ce revêtement superficiel, des figures kératoïdes (p. 115) anastomosées entre elles, et constituant la couche sous-endothéliale des auteurs. Or, aux figures kératoïdes et aux lamelles endothéliales

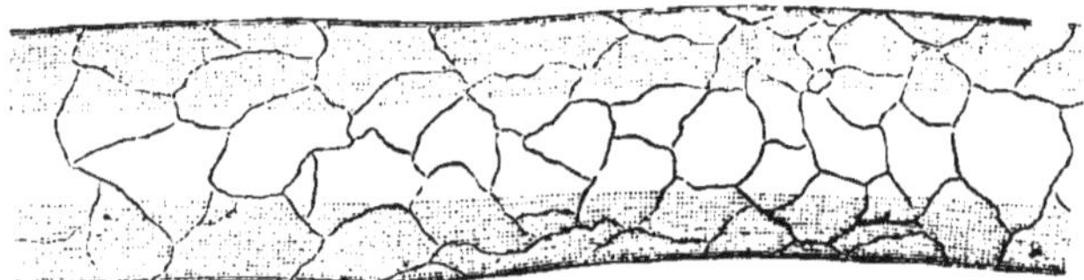

Fig. 464.

Un tendon filiforme de la queue d'un rat imprégné au nitrate d'argent, et montrant le dessin polygonal des cellules tendineuses simulant un revêtement endothélial (gr. 80/1).

superficielles correspondent les mêmes noyaux disposés en séries longitudinales et logés dans les interstices des faisceaux conjonctifs au voisinage de la surface. Les figures kératoïdes et les lamelles endothéliales paraissent, par suite, représenter un seul et même élément, la cellule tendineuse composée de deux parties distinctes : 1° un corps protoplasmique étalé à la surface du tendon et anastomosé avec les expansions des éléments voisins ; 2° une lame superficielle individualisée, et pouvant être délimitée par les imprégnations au nitrate d'argent.

CHAPITRE XV

APPAREIL DE LA CIRCULATION

L'appareil de la circulation a pour fonction de répartir dans toute l'économie, par l'intermédiaire du sang, des matériaux de nutrition et de fonctionnement puisés dans l'intestin et dans le poumon. Au point de vue anatomique, il se compose d'un moteur central, le *cœur*, d'où partent des conduits tubuleux, les *artères* chargées de distribuer le sang à toutes les parties du corps. Le sang revient au cœur par d'autres conduits, les *veines*, après avoir subi des échanges osmotiques avec les parties ambiantes, au niveau de canalicules très fins, les *capillaires sanguins*, interposés entre les artères et les veines. A cet appareil, dont les différents organes forment ainsi un circuit complet, se trouvent annexés latéralement d'autres canaux, les *vaisseaux lymphatiques*, qui ramènent aux veines, et par leur intermédiaire au cœur, l'excès du plasma sanguin transsudé au niveau des capillaires, et chargé des produits de déchet provenant du fonctionnement des éléments anatomiques (*lymphe*).

En quelques points de l'économie (rein, foie, ganglions lymphatiques), un réseau de capillaires se trouve directement interposé sur le trajet d'une artère, d'une veine, ou d'un tronc lymphatique. On désigne une pareille disposition sous le nom de *système porte*, et, suivant la nature du vaisseau interrompu, le système porte sera artériel, veineux ou lymphatique.

Nous étudierons les différents organes qui concourent à former l'appareil de la circulation, en commençant par les plus simples, dans l'ordre suivant : les capillaires, les artères, les veines et le cœur. Nous terminerons par les lymphatiques.

ARTICLE PREMIER

CAPILLAIRES SANGUINS

Les capillaires sanguins, découverts par Malpighi en 1661, se présentent comme de fins conduits anastomosés et interposés entre les artères et les veines. Leur diamètre, variable suivant les tissus et les organes, mesure pour les déliés environ 7 µ. C'est ce qu'on observe dans les muscles, dans la substance grise des centres nerveux, dans la rétine, etc. Ce diamètre s'élève dans le foie, dans la moelle osseuse, et atteindrait dans le tissu osseux de 20 à 25 µ (GEGENBAUR). Quelles que soient d'ailleurs leurs dimensions, les canaux constituant le réseau capillaire augmentent progressivement de calibre, pour se continuer d'une part avec les artères, et de l'autre avec les veines. On désigne parfois ces canaux de transition sous le nom de *capillaires artériels* et de *capillaires veineux*; en réalité, les capillaires se poursuivent jusqu'au point où apparaissent les premières fibres musculaires lisses, indiquant la terminaison de l'artère ou l'origine de la veine.

Indépendamment des capillaires généraux, la communication entre les artères et les veines peut être assurée par des conduits plus volumineux et musculaires, connus sous le nom de *canaux dérivatifs*, ou encore par des cavités aréolaires creusées dans une trame musculo-élastique (*tissu érectile*).

1° Structure des capillaires sanguins. — La paroi des capillaires est essentiellement constituée par une couche de cellules endothéliales, diversement contournées, mais dont le grand diamètre (25 à 30 µ) est toujours parallèle à l'axe du vaisseau (fig. 465); son épaisseur ne dépasse pas 1 à 2 µ. Toutefois, dans certains viscères (foie, rein, villosités), cette paroi reste à l'état embryonnaire, c'est-à-dire qu'elle ne se laisse pas décomposer en cellules distinctes par les imprégnations au nitrate d'argent.

Il est probable qu'en dehors de l'endothélium, existe une membranc continue, extrêmement mince, que l'on retrouve sur les plus fines artérioles et veinules. On n'a pas encore montré le point précis où cette membrane cesserait d'exister, et il est permis de supposer qu'elle se continue, considérablement atténuée, sur la paroi des capillaires proprement dits. Enfin, à la surface d'un certain nombre de capillaires, on observe une couche discontinue de cellules conjonctives désignée par Eberth sous le nom de *périthélium*.

Dans l'évaluation du diamètre des capillaires indiquée plus

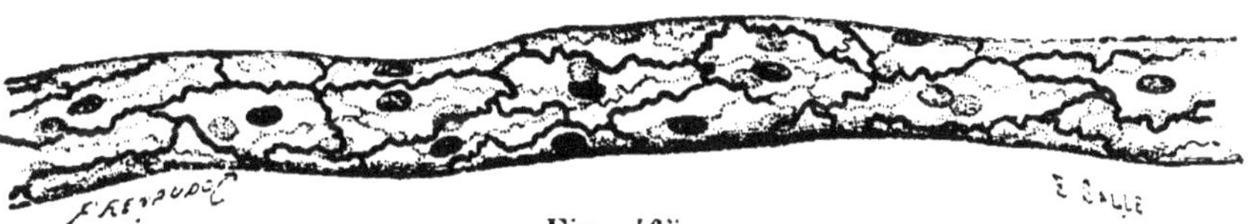

Fig. 465.

Capillaire sanguin du mésentère de la grenouille, imprégné au nitrate d'argent, et coloré au picrocarmin pour mettre les noyaux en évidence, d'après RANVIER (gr. 330/1). Figure empruntée à TESTUT.

haut, nous avons fait entrer l'épaisseur de la paroi deux fois répétée. Si celle-ci mesure 1 μ, il restera pour la lumière des capillaires 5 μ. Il suit de là que les hématies ne peuvent traverser la plupart des capillaires sans se déformer légèrement. Au delà, elles reprennent leur premier aspect, en raison de leur élasticité propre.

Les capillaires offrent une très grande variété selon le point où on les envisage. Tantôt, ils forment de riches anastomoses, et, tantôt, ils parcourent un long trajet sans ramifications. Ce sont là autant de variantes qui doivent être indiquées, en décrivant les tissus ou les organes où elles se rencontrent.

Selon toute apparence, les capillaires ne jouent dans le mécanisme général de l'économie qu'un rôle absolument passif. Ils contiennent le sang, résistent à son expansion, mais ils n'agissent pas sur lui autrement qu'en permettant l'échange des principes immédiats. A travers leurs parois, en effet, le sang réagit sur tous les éléments anatomiques ambiants. C'est par là que le rôle des capillaires, tout passif qu'il soit, devient considérable dans l'économie. Ils sont le siège ou le point de départ de tous les phénomènes chimiques et physiques de l'hématose, pendant que les autres parties du système circulatoire ne sont que des organes de *transport* et de *distribution* destinés à diriger et à régler le cours du sang dans les différents milieux où il doit se réparer ou réparer les tissus.

2° Canaux dérivatifs. — Ces canaux représentent, d'après Sucquet (1861), des voies de communication directe entre les artères et les veines. Ils se différencient des capillaires généraux, par leur calibre plus considérable (100 μ), et surtout par la présence de fibres musculaires lisses dans l'épaisseur de leur paroi qui se rapproche par sa structure des parois artérielles.

Les canaux dérivatifs ne sont pas admis par tous les observateurs, du moins comme représentant une disposition normale. On comprend l'importance physiologique qu'auraient de semblables canaux, en entravant ou en facilitant l'irrigation d'un territoire voisin, par la dilatation ou le resserrement de leur paroi.

3° Tissu érectile. — Ce tissu ne se rencontre, chez l'homme, que dans les organes génitaux, mais il existe également dans d'autres régions du corps, chez certaines espèces animales. C'est ainsi qu'il forme les caroncules qu'on voit sur la tête et le cou du dindon. Il est essentiellement constitué par des trabécules qui s'anastomosent sous des angles divers, et qui délimitent ainsi des aréoles irrégulières communiquant toutes les unes avec les autres, et parcourues par le sang. Les imprégnations au nitrate d'argent. mettent en évidence, à la surface des trabécules. un revêtement endothélial semblable à celui des capillaires. Au-dessous de cet endothélium, Legros (1868) a décrit une paroi propre homogène, transparente, adhérant par sa face externe à la charpente des trabécules. Celle-ci est formée par une trame conjonctive englobant des fibres élastiques, des fibres musculaires lisses, des vaisseaux et des nerfs. La proportion des fibres élastiques et des éléments musculaires varie suivant les organes (p. 594).

Les *artères hélicines* qui se distribuent au tissu érectile conservent jusqu'au moment où elles s'abouchent dans les aréoles, une tunique musculeuse puissante. Celle-ci cesse brusquement, pendant que la tunique interne considérablement amincie, et réduite presque à l'endothélium, se prolonge à la surface des trabécules. Les veines qui émergent du tissu érectile, sont beaucoup moins flexueuses que les artères, et ne présentent aucune disposition particulière qui les rende propre à retenir, de quelque manière que ce soit, le sang à l'intérieur des aréoles. C'est CH. ROBIN (1864) qui, en déterminant la constitution des parois des alvéoles, et en suivant le développement du tissu érectile, a démontré que celui-ci devait être considéré comme formé non point par des veines, mais par des capillaires énormément dilatés.

ARTICLE II

ARTÈRES

Lorsqu'on passe des capillaires aux artères, on voit qu'à un moment donné la couche endothéliale (p. 918) ne constitue plus à elle seule la paroi du vaisseau. Elle se couvre peu à peu d'une couche de fibres-cellules affectant une direction perpendiculaire à l'axe (fig. 466). Ces fibres-cellules se montrent d'abord un peu espacées, puis bientôt elles se rapprochent, et forment une couche continue (fig. 467). Elles sont comme enroulées sur une paroi propre très mince, bien distincte de l'endothélium qui en tapisse la face interne. Plus loin, à la surface de la couche musculaire, vient s'appliquer une couche conjonctive (*adventice*), dont les fibres, parallèles et onduleuses, se dirigent dans le sens longitudinal. Les vaisseaux dont nous venons de faire connaître la composition, forment les *artérioles*. Leur diamètre varie de 30 à 150 μ.

Les artères qui font suite aux artérioles, présentent dans leur constitution des différences assez notables, suivant que l'on envisage une artère de faible ou de gros calibre, ou encore que l'on compare deux artères de même calibre. Nous décrirons

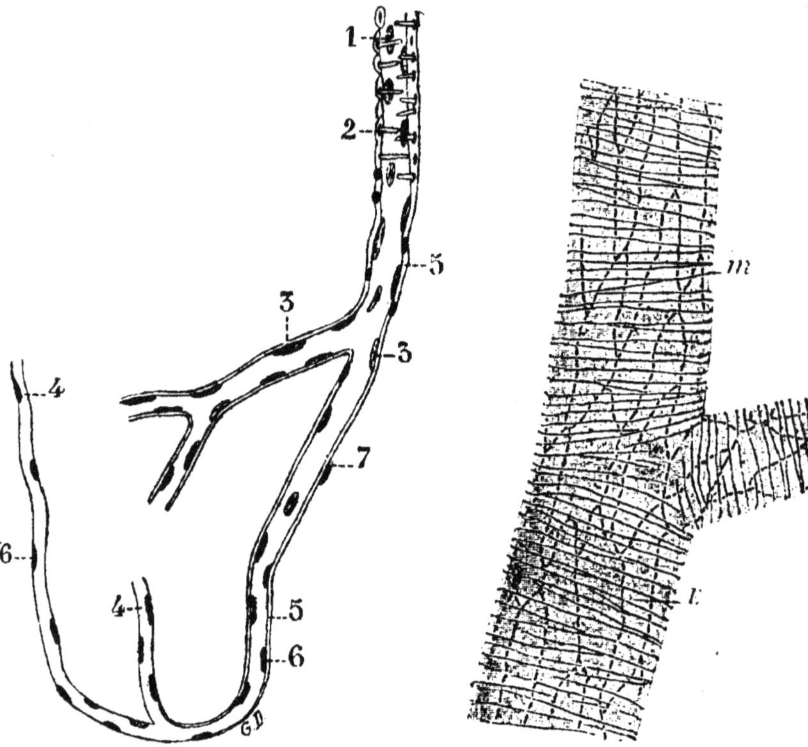

Fig. 466.

Vaisseaux du cerveau humain isolés par dissociation, et montrant la transition des capillaires aux artérioles, d'après Kölliker (gr. 300/1).

1, noyaux de l'endothélium d'une artériole. — 2, noyaux des fibres lisses de cette artériole. — 3, noyaux de l'endothélium d'un capillaire de transition. — 4, capillaires sanguins. — 5, paroi hyaline. — 6, noyaux de l'endothélium des capillaires. — 7, noyau d'une cellule conjonctive appartenant à l'adventice rudimentaire (périthélium).

Fig. 467.

Artérioles de l'intestin du lapin, imprégnées au nitrate d'argent, d'après Ranvier (gr. 200/1). Figure empruntée à Testut.

E, cellules endothéliales allongées dans le sens de l'artériole. — m, fibres musculaires lisses disposées transversalement.

d'abord la structure de leurs parois, telle qu'on l'observe sur une artère de moyenne grosseur, puis nous signalerons les modifications que l'on rencontre suivant les différents types d'artère.

§ 1. — STRUCTURE DES PAROIS ARTÉRIELLES EN GÉNÉRAL

Les parois artérielles sont constituées par la superposition de trois tuniques (fig. 468) désignées, d'après leur situation, sous

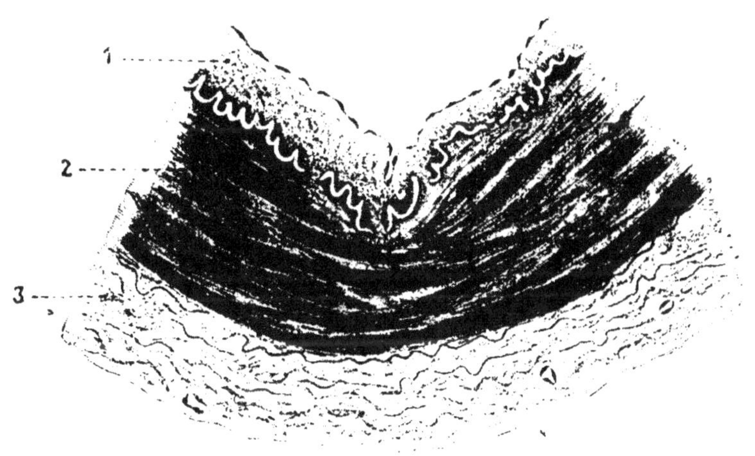

Fig. 468.

Coupe transversale de la paroi de l'artère faciale sur un supplicié (gr. 45/1).

1, tunique interne. — 2, tunique moyenne. — 3, tunique externe. La limite entre la tunique interne et la tunique moyenne est indiquée par la lame élastique interne.

les noms de tunique interne, de tunique moyenne et de tunique externe.

1° Tunique interne (membrane commune du système vasculaire à sang rouge, BICHAT; endartère; intima). — La tunique interne comprend un endothélium doublé en dehors par une couche conjonctive d'apparence striée.

a. *Couche endothéliale.* — L'endothélium des artères est formé de cellules allongées dans le sens du vaisseau (fig. 469); fusiformes dans les artères de petit et de moyen calibre, ces éléments s'élargissent dans les grosses artères, et prennent alors un aspect losangique ou polygonal. Cet endothélium vasculaire a été signalé par HENLE dès 1838.

b. *Couche fibroïde ou striée*. — Cette couche, bien étudiée par VIALLETON (1885), se présente comme plissée sur les coupes transversales, par suite du retrait de la paroi du vaisseau. Elle se compose de cellules conjonctives, de fibres conjonctives et de fibres élastiques, plongées au sein d'une matière amorphe consistante. Les cellules conjonctives aplaties parallèlement à la surface interne de l'artère, sont surtout abondantes au voisinage de l'endothélium où elles s'imbriquent sur plusieurs assises (fig. 470). Les fibres conjonctives et élastiques dominent, au contraire, dans la partie superficielle de la couche striée; leur direction dominante est longitudinale.

Dans quelques artères, comme l'utérine, la couche striée englobe des éléments musculaires lisses dirigés suivant la longueur du vaisseau.

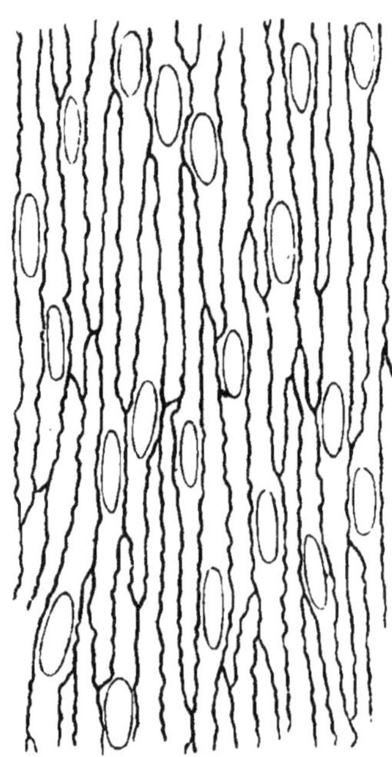

Fig. 469.

Endothélium d'une artériole du mésentère de la grenouille, imprégné au nitrate d'argent, d'après KÖLLIKER (gr. 350/1). Figure empruntée à TESTUT.

2° Tunique moyenne (membrane propre, BICHAT; tunique musculo-élastique ; média). — Cette tunique qui représente la membrane fondamentale des artères, comprend essentiellement trois sortes d'éléments en proportion à peu près égale : des fibres musculaires lisses, des fibres élastiques et des fibres conjonctives.

Les fibres musculaires lisses, à bords déchiquetés (p. 212 et

fig. 100), sont toujours isolées les unes des autres, et cependant
toujours orientées dans la même direction transversale (circulaire ou annulaire); elles peuvent être plus ou moins écartées,
à une distance tantôt moindre, et tantôt beaucoup plus grande
que leur diamètre. Cette disposition régulière rapproche le
tissu musculo-élastique de la tunique moyenne (*tissu artériel*.
G. POUCHET), de celui qui forme les muscles lisses en général; il

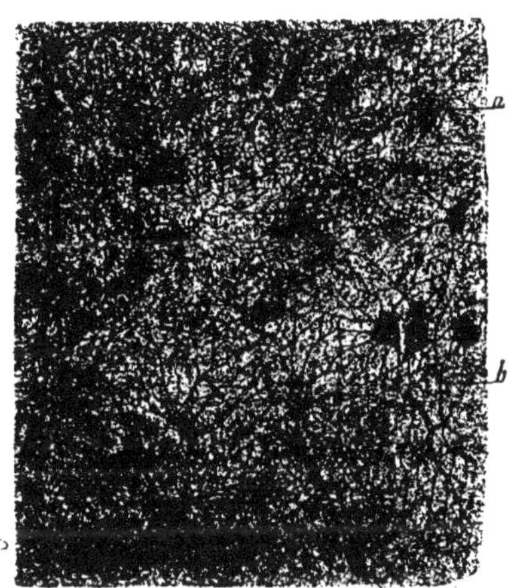

Fig. 470.

Nappe superficielle de la couche fibroïde de l'endartère
(d'après VIALLETON). Figure empruntée à TESTUT).

a, cellule conjonctive. — *b*, réticulum formé par les prolongements anastomosés
des cellules conjonctives.

en diffère par ce point important que les fibres-cellules ne sont
plus ici contiguës, et qu'elles ne sont pas groupées en faisceaux
distincts.

Les fibres élastiques, larges ordinairement de 2 à 3 μ, s'anastomosent dans tous les sens. En dehors, du côté de la tunique
interne, elles viennent se perdre dans une membrane élastique
fenêtrée qui forme la limite même de la tunique musculo-élastique, et qu'on désigne habituellement sous le nom de *lame élastique interne* (limitante interne). Cette membrane, d'une épaisseur variable suivant l'artère envisagée, présente, sur la coupe
transversale, une série de plissements plus ou moins en rapport

avec ceux de la tunique interne, suivant l'épaisseur de cette tunique.

3° Tunique externe (adventice, externa). — La tunique externe, seule vasculaire, est formée par un feutrage de faisceaux conjonctifs et de fibres élastiques, orientés pour la plupart dans le sens longitudinal. Dans quelques artères (rénale, splénique), les fibres élastiques deviennent plus abondantes dans la partie interne de l'adventice, et constituent, contre la tunique moyenne, une couche spéciale à laquelle on a donné le nom de *couche élastique externe*. Cette couche qui limite nettement la tunique musculo-élastique, se continue graduellement en dehors avec la trame conjonctivo-élastique de l'adventice, qui, elle-même, se perd insensiblement dans le tissu conjonctif ambiant.

L'adventive peut contenir des faisceaux de fibres musculaires lisses à direction longitudinale (p. 928).

4° Vaisseaux et nerfs. — La paroi des artères dont le diamètre dépasse un millimètre, renferme des vaisseaux sanguins (*vasa vasorum*) alimentés par des artérioles qui proviennent d'une branche collatérale ou d'une artère voisine. Ces artérioles se résolvent dans la tunique externe en un réseau de capillaires sanguins ne dépassant généralement pas en dedans la limite interne de l'adventice. Toutefois, dans les grosses artères, comme l'aorte et l'artère pulmonaire, au voisinage du cœur, la tunique moyenne est pénétrée dans sa moitié externe par des branches capillaires prolongeant en dedans le réseau de l'adventice (Curtis, 1888). Les veines émanées de ce réseau, vont se jeter dans une veine voisine.

Les nerfs des artères (*nerfs vaso-moteurs*) proviennent en majeure partie du grand sympathique. Ils forment trois plexus principaux dépourvus de cellules ganglionnaires : un *plexus fondamental* dans l'adventice, un *plexus intermédiaire* à la surface de la tunique moyenne, et enfin un *plexus intramusculaire* dans l'épaisseur de cette tunique. C'est de ce dernier plexus que se détachent les fibrilles terminales destinées aux éléments musculaires lisses.

La paroi des artères renfermerait également des fibres nerveuses sensitives qui prendraient leur origine dans un *réseau
sous-endothélial* (Dogiel, 1898).

§ 2. — Des artères en particulier

La structure des parois artérielles que nous venons de faire
connaître à un point de vue général, présente des différences
assez sensibles, suivant qu'on envisage une artère de petit
calibre, ou, au contraire, l'un des gros troncs artériels avoisinant le cœur. Dans le premier cas, c'est l'élément musculaire
qui prédomine, et, dans le second, l'élément élastique. Aussi a-
t-on pu répartir les artères en deux catégories distinctes : les
artères à type musculaire, et les *artères à type élastique*.

Les artères à type musculaire, comme la radiale, la linguale,
etc., possèdent une tunique interne mince, nettement délimitée en
dehors par une lame élastique puissante. La tunique moyenne
est presque exclusivement constituée par des fibres musculaires
lisses circulaires, entre lesquelles serpentent des fibres élastiques
anastomosées en réseau.

Dans les artères à type élastique, comme l'aorte, le tronc de
l'artère pulmonaire, le tronc brachio-céphalique, la sous-clavière, la carotide, etc., la tunique interne présente, au contraire,
une épaisseur relativement considérable qui peut s'élever jusqu'à 200 μ pour l'aorte et l'artère pulmonaire. Elle est parcourue, surtout dans sa partie externe, par des fibres et même par
des lames élastiques. La tunique moyenne, pauvre en éléments
musculaires, est de même sillonnée par de nombreuses fibres
et lames élastiques ; les lames élastiques, régulièrement emboîtées les unes dans les autres, sont unies entre elles par des fibres
élastiques ou par des lames à direction oblique. La lame élastique interne est fréquemment clivée en deux ou en plusieurs
membranes distinctes.

La transition, entre ces deux catégories d'artères, serait représentée, d'après Grünstein (1896), par l'iliaque primitive et par
la sous-clavière.

Nous avons indiqué que, dans quelques artères, l'adventice contenait des fascicules de fibres lisses orientés longitudinalement (fig. 471). C'est ce qu'on observe en particulier dans les artères viscérales, comme le tronc cœliaque, la splénique, la mésentérique supérieure, la rénale, l'hypogastrique, l'utérine, la spermatique, et aussi dans la mammaire interne. Dans certaines conditions, ces faisceaux musculaires peuvent se multiplier considérablement, et arriver à constituer une couche musculaire longitudinale, presque égale en épaisseur à la couche musculo-élastique

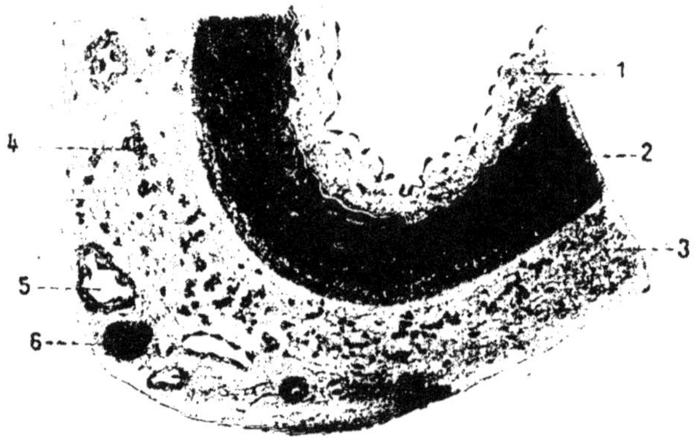

Fig. 471.

Coupe transversale de la paroi de l'artère utérine sur une femme au 5e mois de la gestation (gr. 50/1).

1, tunique interne. — 2, tunique moyenne. — 3, tunique externe. — 4, fibres musculaires lisses longitudinales intéressées en travers sur la coupe. — 5, vaisseau sanguin. — 6, filet nerveux.

(artère utérine pendant la grossesse, Mc BERLADSKY, 1878) : cette couche longitudinale, développée dans l'adventice, est vasculaire. Signalons encore qu'à l'origine des collatérales, le tronc principal renferme dans l'adventive des fibres lisses longitudinales immédiatement au-dessus des embouchures vasculaires (CURTIS, 1888). Le rôle que remplissent ces faisceaux longitudinaux, dans les divers états de resserrement et de dilatation des parois artérielles, n'a pas encore été déterminé.

Nous rappellerons, en terminant, que certaines artères du fœtus possèdent une structure spéciale. Les artères ombilicales, dépourvues d'adventice, renferment deux couches musculaires, l'une interne longitudinale, et l'autre externe circulaire (*Précis d'embryologie humaine*, p. 427).

ARTICLE III

VEINES

Pas plus que les artères, les veines n'offrent partout une composition identique de leurs parois ; les variations sont même plus grandes que dans les artères. Ainsi que le remarque Sobo-roff (1872), les deux veines de même nom, chez le même sujet, ne présentent jamais une constitution absolument identique. Pour une même veine, comme la jugulaire externe par exemple. cette constitution varie suivant le niveau, et aussi parfois, pour un même niveau, suivant le point de la circonférence du vaisseau que l'on envisage.

§ 1. — STRUCTURE DES PAROIS VEINEUSES EN GÉNÉRAL

Les parois veineuses (fig. 472) qui présentent la plus grande complexité (veine fémorale par exemple) peuvent être décomposées, comme les parois artérielles, en trois tuniques superposées que l'on désigne de même sous les noms de tunique interne, de tunique moyenne et de tunique externe. Généralement, la distinction entre les tuniques moyenne et externe, est peu accusée, si bien qu'un certain nombre d'observateurs, à la suite de Wal-deyer, réduisent à deux le nombre des tuniques, en fusionnant la tunique moyenne et la tunique externe. Nous adopterons la division en trois tuniques qui permet de comparer plus facilement la structure des veines à celle des artères, et de se rendre peut-être un compte plus exact de la répartition des fibres musculaires lisses. Comme dans les artères, les éléments musculaires de la tunique moyenne, affectent une direction circulaire ; ceux de la tunique interne et de la tunique externe sont, au contraire, orientés longitudinalement. Il sera aussi possible de faire rentrer plus facilement, dans cette description générale, des veines à structure moins complexe, caractérisée surtout par l'absence de telle ou telle couche musculaire.

1° Tunique interne (membrane commune du système vasculaire à sang noir, BICHAT ; endoveine). — Cette tunique est formée, comme la membrane correspondante des artères, de

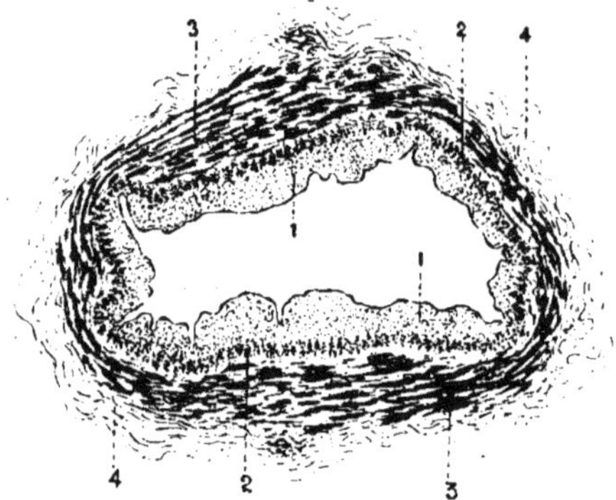

Fig. 472.

Coupe transversale de la veine médiane basilique sur un supplicié (gr. 18.1).

1, tunique interne. — 2, couche musculaire longitudinale de la tunique interne. — 3, couche musculaire circulaire représentant la tunique moyenne. — 4, tunique externe (adventice).

deux couches distinctes : un endothélium et une couche conjonctive. L'endothélium se compose de cellules polygonales (fig. 473), dont les bords affectent dans certaines veines, comme la veine splénique, un trajet sinueux. La couche conjonctive comprend une matière amorphe, des cellules conjonctives aplaties parallèlement à la surface, des fibres conjonctives et des fibres élastiques à direction longitudinale.

La tunique interne des veines présente, suivant le vaisseau envisagé, de grandes différences dans sa constitution. Relativement épaisse dans la veine rénale, elle devient extrêmement mince dans les jugulaires, la veine porte, les veines pulmonaires, les veines tibiales postérieures, etc., au point que l'endothélium semble reposer directement sur la tunique moyenne

facilement reconnaissable à la direction transversale de ses
fibres musculaires. Habituellement, quand la tunique interne
atteint une certaine épaisseur, elle est parcourue par des éléments musculaires lisses à direction longitudinale, dont l'ensemble constitue la couche musculaire longitudinale interne des
veines (veine médiane basilique, veine dorsale profonde du pénis).

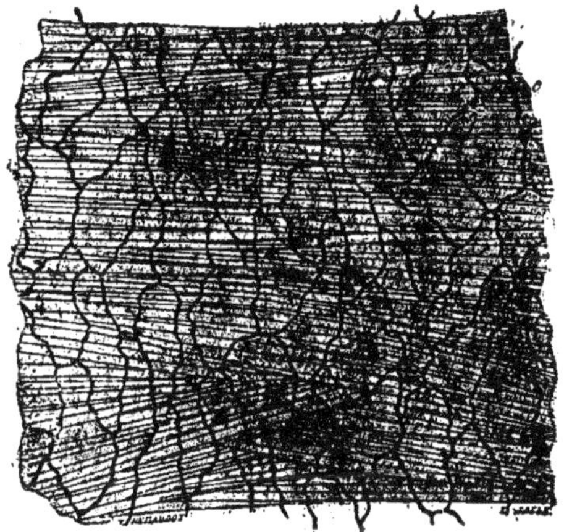

Fig. 473.

Endothélium de la couche interne de la veine jugulaire du lapin,
imprégné au nitrate d'argent, d'après RANVIER (gr. 165/1). Figure
empruntée à TESTUT. On aperçoit, au-dessous de l'endothélium, les
fibres musculaires lisses de la paroi.

2° Tunique moyenne. — La tunique moyenne des veines
comprend des fibres musculaires lisses, des fibres conjonctives
et des fibres élastiques. Les fibres musculaires lisses, à direction
transversale, ne constituent pas une couche aussi compacte que
dans la tunique similaire des artères, mais elles sont groupées
en faisceaux distincts qui s'anastomosent entre eux, et affectent ainsi une disposition rétiforme. Les mailles, délimitées par
les faisceaux musculaires, sont occupées par des fibres conjonctives beaucoup plus abondantes que dans les artères, et par des
fibres élastiques en proportion variable ; la direction générale
de ces éléments est transversale. Les fibres conjonctives sont
accompagnées par des vaisseaux sanguins qui se répandent

dans toute l'épaisseur de la tunique moyenne. Les fibres élastiques se tassent contre la face interne de la tunique moyenne, et y constituent une couche élastique propre qu'on a comparée à la limitante interne des artères ; parfois, il existe une véritable membrane élastique fenêtrée, mais beaucoup plus mince que dans les artères.

3° Tunique externe (adventice). — L'adventice des veines est formée par un assemblage de fibres conjonctives et de fibres élastiques dirigées, en général, suivant la longueur du vaisseau. Dans certaines veines (veines superficielles du membre inférieur), elle renferme dans sa partie interne des fibres musculaires lisses à direction également longitudinale, constituant la couche musculaire externe. La trame conjonctive de l'adventice se continue directement en dedans avec le tissu interposé aux faisceaux musculaires de la tunique moyenne ; extérieurement, elle se perd insensiblement dans le tissu conjonctif ambiant.

4° Vaisseaux et nerfs. — Les parois veineuses sont pénétrées par des vaisseaux sanguins (*vasa vasorum*) qui se distribuent aux deux tuniques externe et moyenne, jusqu'au voisinage de la tunique interne.

Les nerfs se comportent de la même façon que dans les artères.

§ 2. — DES VEINES EN PARTICULIER

Les différences qu'on observe dans la constitution des parois veineuses sont surtout relatives à la distribution des éléments musculaires lisses. Tantôt ces éléments font complètement défaut, et la paroi veineuse se trouve réduite, en dehors de l'endothélium, à une couche conjonctivo-élastique, dans l'épaisseur de laquelle il est fort difficile de retrouver les trois tuniques constitutives. Tantôt, au contraire, on rencontre des fibres musculaires agencées sur un, deux ou trois plans. La couche circulaire nous paraît répondre à la tunique moyenne ; les couches longitudinales, suivant leur situation, appartiennent à l'endoveine ou à l'adventice.

Eberth (1870) a présenté une classification anatomique des veines, d'après la présence ou l'absence des fibres musculaires et la disposition de celles-ci. Nous adopterons cette classification, en la modifiant légèrement.

1° Veines non musculaires. — Ce sont les veines de la pie-mère, de la dure-mère, des os, de la rétine, du placenta maternel, la veine splénique. Elles sont constituées, en plus de l'endothélium, par une membrane conjonctivo-élastique; le revêtement des sinus de la dure-mère est représenté uniquement par l'endoveine.

2° Veines musculaires. — Les fibres musculaires sont agencées sur une ou sur plusieurs couches.

a. *Veines à une seule couche musculaire.* — La direction des fibres musculaires est circulaire (veine faciale, partie inférieure de la jugulaire externe, tronc brachio-céphalique, veine axillaire), ou longitudinale (veine coronaire, veines utérines, veines de l'utérus gravide, veines sus-hépatiques, veine rénale).

b. *Veines à deux couches musculaires.* — Les deux couches sont longitudinales, comme dans les veines de l'arcade palmaire; ou bien il existe une couche circulaire interne, et une couche longitudinale externe, comme dans la veine porte, la veine azygos, le saphène interne.

c. *Veines à trois couches musculaires.* — Une couche circulaire est comprise entre deux couches longitudinales (veine cave au-dessous du foie, veine iliaque, veine fémorale, veine poplitée, veines mésentériques).

§ 3. — Valvules des veines

Les valvules des veines, disposées par paires alternantes, ne représentent pas de simples replis de la tunique interne. Elles ont une constitution propre, et les parois veineuses sont souvent modifiées à leur niveau.

Elles sont, en effet, constituées par un tissu fibreux dense, revêtu, sur les deux faces de la valvule, par l'endothélium veineux. Sur la face concave ou pariétale, les cellules endothéliales ont leur grand axe dirigé longitudinalement, tandis que, sur la face convexe ou axile, elles sont allongées transversalement. Les fibres élastiques de la tunique interne de la veine se prolongent de bas en haut à la face convexe de la valvule, au-dessous de l'endothélium, diminuent progressivement de nombre, et disparaissent avant d'avoir atteint le bord libre. Au-dessus de la valvule, les fibres élastiques de l'endoveine disparaissent, de haut en bas, à une certaine distance du bord adhérent.

Certaines valvules paraissent entièrement dépourvues d'éléments musculaires lisses, d'autres en possèdent. Tantôt on voit (valvule de l'humérale) les faisceaux musculaires circulaires, renforcés au niveau de l'insertion de la valvule, monter assez haut dans celle-ci, en conservant leur direction transversale ; tantôt, au contraire, la tunique musculaire, également épaissie de bas en haut (valvule de la fémorale), se trouve interrompue au niveau de la base de la valvule ; elle ne reparaît que plus haut, en même temps que les fibres élastiques de la tunique interne. Il existe ainsi, au moins pour certaines veines, au niveau de la base des valvules, une formation fibreuse comparable aux anneaux fibreux du cœur.

ARTICLE IV

CŒUR

Les parois du cœur sont constituées par une couche moyenne de nature musculaire (*myocarde*), revêtue en dedans par une membrane spéciale (*endocarde*), et tapissée superficiellement par le feuillet viscéral de la séreuse péricardique (*épicarde*). L'endocarde et l'épicarde sont unis au myocarde par l'intermédiaire d'un tissu cellulaire lâche formant les couches sous-endocardique et sous-péricardique. C'est dans l'épaisseur de la couche sous-endocardique que se trouvent logés, chez certains mammifères, les traînées de cellules striées connues sous le nom de *filaments de Purkinje* (p. 250).

Nous avons indiqué plus haut (p. 252 et suiv.) la structure et la texture du myocarde. Nous ne décrirons donc ici que l'endocarde et le péricarde.

§ I. — ENDOCARDE

Nous rattacherons à l'étude de l'endocarde, celle des anneaux fibreux du cœur, ainsi que celle des valvules auriculo-ventriculaires et sigmoïdes.

1° Structure de l'endocarde. — L'endocarde a été assimilé à la tunique interne des artères et des veines, le myocarde répondant à la tunique moyenne à fibres-cellules de ces vaisseaux. Son épaisseur est beaucoup plus considérable dans les oreillettes (120 à 500 μ) que dans les ventricules (15 à 50 μ), plus considérable aussi dans le cœur gauche que dans le cœur droit (SAPPEY ; JACQUES, 1896). On considère à l'endocarde deux couches distinctes : un endothélium et une couche conjonctivo-élastique.

a. *Couche endothéliale.* — La couche endothéliale n'est que la continuation de celle des artères et des veines. Toutefois, les cellules sont, en général, moins effilées et à bords plus réguliers que dans les vaisseaux ; elles mesurent de 30 à 40 μ de diamètre.

b. *Couche conjonctivo-élastique.* — On rencontre dans cette couche les mêmes éléments constitutifs que dans la couche similaire des veines : des fibres et des cellules conjonctives, des fibres élastiques, le tout plongeant dans une matière amorphe abondante. Les fibres élastiques sont surtout nombreuses dans la profondeur, contre la couche conjonctive lâche sous-endocardique, et y constituent, par leur tassement, une couche plus ou moins nettement différenciée, que quelques auteurs (CH. ROBIN et CADIAT, 1876) ont décrite à part sous le nom de *couche élastique de l'endocarde*.

La couche conjonctivo-élastique de l'endocarde renferme, en plus, un grand nombre de fibres musculaires lisses, répandues entre les fibres élastiques, et formant de petits faisceaux épars, orientés dans des directions variables, le plus souvent parallèles à l'axe du cœur. Ces fibres musculaires sont surtout développées contre la paroi interventriculaire. L'endocarde des oreillettes est relativement beaucoup plus pauvre en fibres musculaires que celui des ventricules ; de même, le cœur droit en présente une moindre quantité que le gauche.

Le tissu de l'endocarde est totalement privé de vaisseaux sanguins, mais on y rencontre des terminaisons nerveuses.

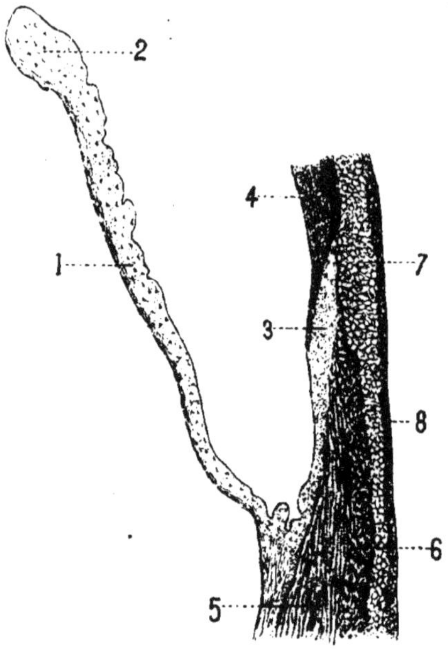

2° Anneaux fibreux, valvules auriculo-ventriculaires et sigmoïdes. — Les anneaux fibreux du cœur, qui servent d'insertion aux fibres du myocarde, sont formés, comme leur nom l'indique, par un tissu fibreux renfermant une notable proportion de matière amorphe consistante, et parcourue par un réseau de fines fibres élastiques. Chez l'adulte, ce tissu peut s'infiltrer de sels calcaires, notamment dans l'angle de réunion de l'anneau aortique avec les anneaux auriculo-ventriculaires. On sait d'ailleurs que, chez les ruminants, il se développe en ce point un cartilage, qui subit dans la suite l'ossification (*os du cœur*).

Fig. 474.
Coupe longitudinale d'une valvule sigmoïde de l'artère pulmonaire sur une fillette de 13 ans, au niveau du nodule d'Arantius (gr. 9/1).

1, valvule avec : 2, son nodule. — 3, anneau fibreux. — 4, paroi de l'artère pulmonaire. — 5, fibres longitudinales du myocarde. — 6, fibres transversales du myocarde. — 7, tissu adipeux sous-péricardique. — 8, feuillet viscéral du péricarde.

Le tissu fibreux des anneaux se prolonge à l'intérieur des valvules auriculo-ventriculaires et sigmoïdes. Il constitue la charpente de ces valvules, tapissées sur la face convexe ou axile par l'endocarde aminci avec sa couche de fibres élastiques, et sur la face concave ou pariétale par l'endothélium vasculaire. Une coupe intéressant longitudinalement une valvule sigmoïde de l'artère pulmonaire (fig. 474) avec la paroi vasculaire, montre, en effet, que l'endocarde ventriculaire se prolonge, en s'amincissant, sur la face axile lisse de la valvule, tandis que la charpente fibreuse, recouverte sur la face pariétale irrégulière par l'endothélium vasculaire, se continue directement au niveau de la base avec le tissu de l'anneau fibreux pulmonaire. Cet anneau se prolonge au-dessus de la valvule sur une étendue de 3 à 4 millimètres en rapport avec le *sinus de Morgagni*. En dedans, il est simplement revêtu par l'endothélium vasculaire ; en dehors, il est doublé par le tissu musculaire du cœur qui s'amincit progressivement, et se termine par une extrémité effilée contre la face externe de l'artère pulmonaire. C'est seulement au niveau du bord périphérique artériel de cet anneau qu'apparaissent les différentes couches constitutives de l'artère pulmonaire. Les valvules sigmoïdes de l'aorte présentent une disposition analogue. Au voisinage de leur origine, l'aorte et l'artère pulmonaire contiennent des vaisseaux sanguins jusqu'au milieu de leur tunique moyenne ; celle-ci renferme à la fois des fibres musculaires circulaires et longitudinales (CURTIS, 1888).

Les valvules du cœur ne paraissent pas renfermer de vaisseaux sanguins ; ceux-ci ne se montrent à l'intérieur des valvules auriculo-ventriculaires que dans la portion de ces valvules pénétrées par des fibres cardiaques (DARIER, 1894).

Les nerfs des valvules sont relativement rares (JACQUES, 1894).

§ 2. — PÉRICARDE

Le péricarde peut être considéré comme une poche fibreuse (*sac fibreux*) tapissée intérieurement par le feuillet pariétal de la séreuse péricardique. Le feuillet viscéral de cette séreuse qui se réfléchit à la surface du cœur, est connu sous le nom d'*épicarde*. Nous empruntons à SOULIÉ (1902), dont les observations ont porté sur un supplicié, les détails suivants :

1° Sac fibreux et feuillet pariétal de la séreuse péricardique. — Le sac fibreux se compose de faisceaux conjonctifs étalés en nappes généralement parallèles à la surface, et agencés sur un certain nombre d'assises. Ces faisceaux sont accompagnés par un réseau élastique surtout abondant dans la couche externe occupée par les vaisseaux et par les nerfs (*couche vasculo-nerveuse*).

Le feuillet pariétal de la séreuse se trouve presque réduit à l'épithélium qui n'est séparé du tissu fibreux du sac que par une mince couche fibrillaire mesurant tout au plus 4 à 5 μ d'épaisseur. Cet épithélium n'affecte pas, chez l'homme, les caractères

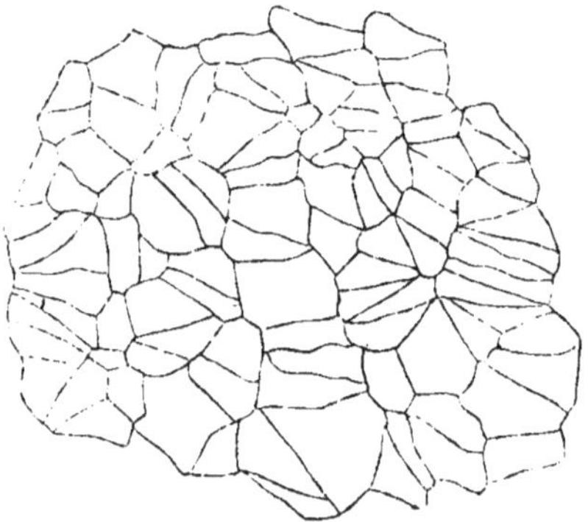

Fig. 475.

Endothélium du péricarde pariétal chez le lapin, montrant les points en rosaces (gr. 180/1).

d'un revêtement endothélial ; comme celui de l'épicarde, il se compose de cellules sensiblement cubiques dont la largeur varie de 8 à 20 μ, et dont l'épaisseur atteint 12 μ. Chez la plupart des mammifères, les cellules affectent des dimensions plus considérables, en même temps qu'elles présentent une disposition caractéristique. Elles sont groupées de telle façon que les limites de plusieurs éléments voisins partent toutes d'un même point commun. Il en résulte l'aspect d'autant de *rosaces* qu'il y a de centres de groupement. Les cellules qui les constituent, ont la forme d'un triangle allongé (fig. 475) ; dans les intervalles qui séparent ces groupes rayonnants, elles redeviennent à peu près régulièrement polygonales (TOURNEUX et HERRMANN, 1876 ; LACROIX, 1896).

Dans les endroits où le sac fibreux se trouve doublé en dehors par la plèvre médiastine, on observe, de la surface pleurale à la surface péricardique, la succession des différentes couches suivantes (fig. 476) : 1° séreuse pleurale ; 2° tissu cellulaire lâche sous-

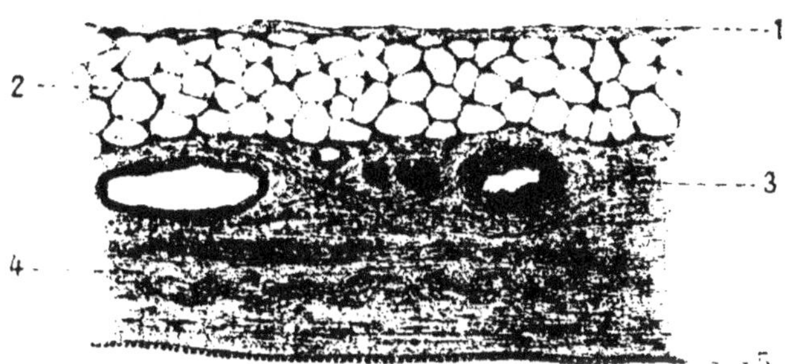

Fig. 476.

Coupe transversale de la cloison pleuro-péricardique sur un supplicié. d'après Soulié (gr. 45,1).

1. plèvre médiastine. — 2. lobules adipeux sous-pleuraux. — 3, couche vasculo-nerveuse du péricarde. — 4, sac fibreux du péricarde. — 5. épithélium du feuillet viscéral de la séreuse péricardique.

pleural, infiltré de vésicules adipeuses ; 3° couche vasculo-nerveuse ; 4° tissu propre du sac fibreux péricardique ; 5° feuillet pariétal de la séreuse péricardique. L'ensemble de ces différentes couches, constituant la cloison pleuro-péricardique, mesure une épaissseur de 600 μ environ ; le sac fibreux est épais de 400 μ.

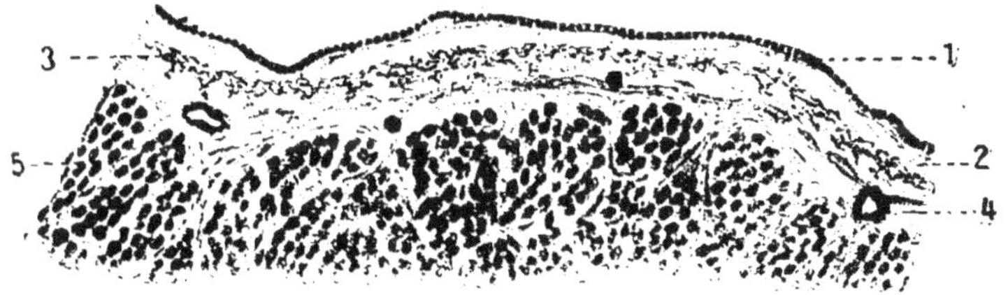

Fig. 477.

Coupe normale de l'épicarde sur un supplicié (gr. 45,1).

1. épithélium épicardique. — 2. trame conjonctive de la séreuse épicardique. 3 réseau élastique. — 4, couche sous-séreuse. — 5. myocarde.

2° Épicarde. — La séreuse épicardique (fig. 477) est séparée du muscle cardiaque par une couche sous-séreuse qui se charge partiellement de graisse, à partir de la vingtième année. Dans les endroits dépourvus de graisse, l'épaisseur totale des couches jusqu'au myocarde, varie de 130 à 300 μ, dont la moitié environ revient à la séreuse. Celle-ci renferme dans sa partie profonde un réseau serré de fibres élastiques qui en marque la limite, et dont les éléments se prolongent partiellement dans le tissu sous-séreux.

L'épithélium épicardique s'éloigne des revêtements endothéliaux par la hauteur de ses éléments qui peut atteindre 12 μ, et par leur faible largeur comprise entre 8 et 20 μ.

§ 3. — Vaisseaux et nerfs du cœur

Nous passerons successivement en revue, les vaisseaux sanguins, les lymphatiques et les nerfs.

1° Vaisseaux sanguins. — Les vaisseaux sanguins du myocarde et de l'épicarde sont alimentés par des branches des artères coronaires. Nous avons décrit plus haut (p. 256) leur mode de distribution dans le myocarde. Le sang s'écoule dans l'oreillette droite par la grande veine coronaire, et par les veines cardiaques accessoires.

2° Lymphatiques. — Les lymphatiques forment deux réseaux, l'un sous-endocardique, l'autre sous-péricardique, qu'unissent entre eux des canaux traversant de part en part le myocarde.

3° Nerfs. — Les nerfs du cœur proviennent du *plexus cardiaque* formé par des branches des deux pneumogastriques et des sympathiques cervicaux ; ils se composent en majeure partie de fibres de Remak. Ces nerfs constituent, sur les artères coronaires droite et gauche, de nouveaux plexus (*plexus coronaires*), dont se détachent des rameaux qui s'enfoncent dans la couche sous-péricardique et s'anastomosent entre eux. De ces *plexus sous-péricardiques* (ventriculaire et auriculaire), émanent de nombreux filets dont les uns sont destinés au péricarde viscéral, dont les autres se répandent dans le tissu du myocarde où ils forment par leurs anastomoses le *plexus fondamental intramusculaire de Gerlach*, et dont les derniers, enfin, traversent toute l'épaisseur du myocarde, pour constituer le *plexus sous-endocar-*

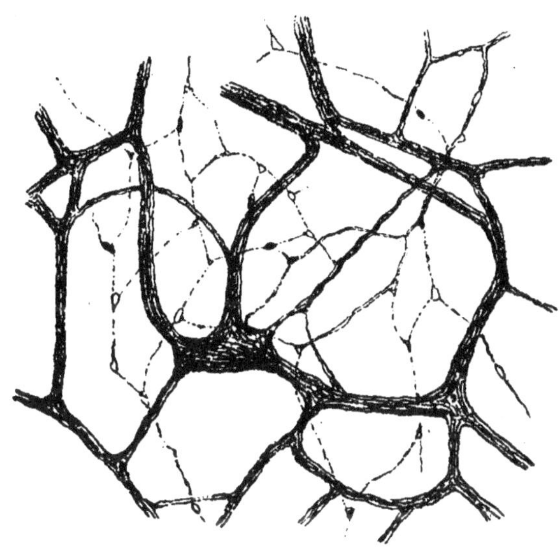

Fig. 478.

Portion du plexus sous-endocardique du ventricule du chien (d'après JACQUES). Figure empruntée à TESTUT.

dique (fig. 478). Les fibres efférentes du plexus sous-endocardique se terminent en partie dans l'endocarde, et en partie dans la couche profonde du myocarde. C'est du plexus fondamental intramusculaire qu'émanent le plus grand nombre des fibres destinées aux segments musculaires (p. 355).

Aux rameaux des plexus sous-péricardiques ventriculaire et auriculaire, se trouvent annexées, chez les mammifères, de nombreuses cellules ganglionnaires dont les unes sont isolées, et dont les autres sont groupées en petits ganglions. Il en est autrement chez les batraciens, où les cellules ganglionnaires constituent trois amas distincts, connus sous les noms de *ganglion de Remak* (1844), de *ganglion de Ludwig* (1848) et de *ganglion de Bidder* (1852). Les cellules ganglionnaires des mammifères, ainsi que

l'ont montré Vignal (1881) et Jacques (1894) appartiennent à
deux types différents. Les unes sont unipolaires, pourvues d'un
seul prolongement bifurqué en T, et ressemblent par conséquent
aux éléments des ganglions rachidiens. Les autres multipolaires,
de beaucoup les plus nombreuses, renferment habituellement
deux noyaux, et rappellent par leurs caractères les cellules des
ganglions sympathiques. La présence de cellules ganglionnaires
sympathiques et de cellules ganglionnaires rachidiennes, est en
rapport avec le double mode de terminaison motrice et sensitive.

Les terminaisons sensitives s'observent surtout dans le péricarde et dans l'endocarde (Jacques, 1894), mais on en rencontre
également dans le tissu musculaire du cœur. D'après Smirnow
(1895), les fibrilles nerveuses, extraordinairement minces et couvertes de nodosités, se termineraient par de petits renflements
reposant sur une substance finement granuleuse, comme dans
les plaques motrices.

ARTICLE V

LYMPHATIQUES

Les lymphatiques prennent naissance dans l'intimité de nos
membranes (peau, muqueuses) et de nos organes, par des réseaux
de capillaires dont la disposition varie d'une région à l'autre
(fig. 479). De ces réseaux d'origine, se dégagent des vaisseaux
(troncules, troncs) qui se différencient facilement des capillaires
par l'épaisseur de leur paroi, et par la présence sur leur trajet
de valvules disposées par paires non alternantes. Les troncs
lymphatiques, après s'être jetés les uns dans les autres, aboutissent au canal thoracique et à la grande veine lymphatique
droite, qui viennent déboucher dans le confluent des veines
sous-clavière et jugulaire interne du côté correspondant.

Les lymphatiques représentent ainsi une annexe de l'appareil
circulatoire. Leur rôle essentiel est d'absorber par les capillaires
l'excès du plasma sanguin transsudé, et de le ramener par les
troncs au système veineux. Cet excès de plasma transsudé, auquel

viennent se joindre des produits de déchet provenant de l'activité des éléments anatomiques, constitue la *lymphe* (p. 208).

Sur le trajet des troncs lymphatiques, se trouvent interposés
des organes particuliers à fonction encore mal déterminée, qu'on
désigne sous le nom de *ganglions lymphatiques*. Chez les batra-

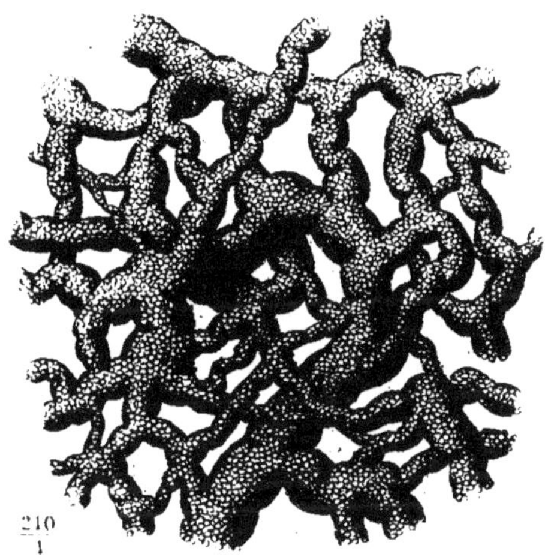

Fig. 479.

Réseau lymphatique de la partie postérieure de la peau de la cuisse
(d'après Sappey). Figure empruntée à Testut.

ciens et chez les reptiles, les ganglions lymphatiques font défaut,
mais il existe de véritables cœurs lymphatiques destinés à la
propulsion de la lymphe.

§ 1. — Capillaires lymphatiques

Les capillaires lymphatiques, anastomosés en réseau, sont dès
leur origine beaucoup plus volumineux que les capillaires sanguins, et mesurent un diamètre de 30 à 60 μ. Ils sont irrégulièrement bosselés, et présentent de place en place des sortes
d'ampoules latérales terminées en cul-de-sac. En outre des
bosselures, les conduits offrent aussi parfois, notamment chez
les vertébrés inférieurs, des élargissements considérables qui
portent le nom de *sinus lymphatiques*.

1° Structure des capillaires lymphatiques. — La paroi des capillaires lymphatiques, semble n'être constituée que par une couche unique de celulles endothéliales, que RECKLINGHAUSEN (1862) mit le premier en évidence par l'imprégnation au nitrate d'argent. Ces cellules à bords dentelés, comme les pièces d'un jeu de patience (fig. 480), mesurent en moyenne 30 à 40 μ de diamètre. Leur forme générale varie, selon que l'on considère les réseaux d'origine, ou les troncs proprement dits. Dans ces derniers, les cellules sont allongées parallèlement à l'axe du vaisseau. Elles ressemblent assez, dans ce cas, aux cellules losangiques qui tapissent la paroi interne des veines, avec cette différence que leurs bords présentent des sinuosités beaucoup plus prononcées. Dans les capillaires d'origine, et dans les sinus lymphatiques, leur diamètre, en négligeant la forme irrégulière des contours cellulaires, est sensiblement le même dans tous les sens.

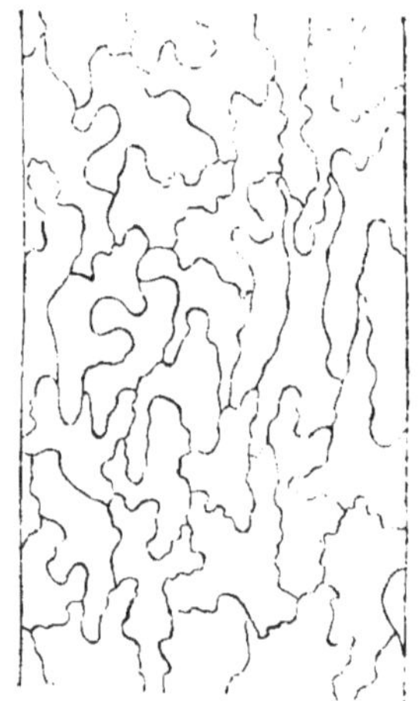

Fig. 480.

Endothélium lymphatique recouvrant un nerf dans son trajet au travers du sac lymphatique rétropéritonéal de la grenouille (gr. 125/1).

2° Théories concernant l'origine des lymphatiques. — Les substances déposées dans le tissu conjonctif, passent avec rapidité dans les vaisseaux lymphatiques, qu'il s'agisse d'une substance liquide, comme une solution de bleu de Prusse, ou, au contraire, d'une substance solide finement porphyrisée, comme des grains de charbon ou de carmin. Pour expliquer la facilité de cette pénétration, les anciens auteurs (PANIZZA, LAUTH, etc.), avaient admis l'existence de communications directes entre les capillaires lymphatiques et les espaces du tissu conjonctif interposés aux éléments de ce tissu. Ces espaces furent ainsi considérés comme les origines du système lymphatique, et on les décrivit sous le nom de *fentes lymphatiques*. Dans la suite, on chercha à délimiter ces fentes au sein du tissu conjonctif, et nous rappellerons, à ce propos, les tentatives de VIRCHOW, de RECKLINGHAUSEN et de SAPPEY.

a. *Théorie des cellules plasmatiques.* — D'après VIRCHOW (1851), la circulation lymphatique s'effectuerait à l'intérieur même des cellules conjonctives désignées sous le nom de *cellules plasmatiques* (p. 114). Cette théorie qui supposait que les prolongements des cellules conjonctives étaient creux, ne tarda pas à être abandonnée.

b. *Théorie des canalicules du suc.* — RECKLINGHAUSEN (1862), s'appuyant sur les résultats obtenus par les imprégnations du tissu conjonctif au nitrate d'argent, décrivit comme *canalicules lymphatiques* ou *canalicules du suc* (Saftcanälchen) les figures délimitées en blanc sur fond noir. Aux confluents des canalicules, se trouvaient placés des corpuscules du tissu conjonctif, pouvant de là émigrer dans les vaisseaux lymphatiques, et représentant de véritables cellules errantes. Nous avons exposé plus haut (p. 115) les raisons qui s'opposent à l'adoption de la théorie des canalicules.

c. *Théorie des lacunes et des capillicules.* — Reprenant en quelque sorte la théorie de RECKLINGHAUSEN, mais avec une technique différente, SAPPEY (1875) admit que les vaisseaux lymphatiques prenaient naissance dans un réseau de fins canalicules, qui présentait de légers renflements aux points d'anastomose. SAPPEY désigna les canalicules sous le nom de *capillicules*, et leurs confluents sous celui de *petits lacs* ou de *lacunes;* les lacunes et les capillicules étaient limités par une paroi propre.

La technique suivie d'abord par SAPPEY, consistait dans une injection artérielle d'eau acidulée avec de l'acide chlorhydrique, qui transsudait au niveau des parois capillaires, et remplissait le système des lacunes et des capillicules. Les coupes pratiquées ensuite sur des lambeaux de peau ayant macéré dans la chambre humide, étaient d'abord lavées à l'eau acidulée, puis avec un mélange d'acide chlorhydrique et de bichromate de potasse. Dans ces conditions, les lacunes et les capillicules se laisseraient facilement distinguer par leur transparence. Plus tard (1883),

Sappey eut l'idée de provoquer le développement de spores à leur intérieur.

Les recherches de Sappey n'ont pas été confirmées, et son système de lacunes et de capillicules paraît simplement répondre aux espaces du tissu conjonctif décrits depuis longtemps sous le nom d'espaces lymphatiques.

3° Rapports des lymphatiques avec les séreuses. — Les séreuses, telles que le péritoine, communiquent-elles avec les réseaux d'origine des lymphatiques qui existent ordinairement dans leur épaisseur ? Sans trancher ici la question, nous rappellerons un certain nombre de faits anatomiques qu'il est facile de contrôler sur la grenouille et le lapin. On s'est surtout fondé, pour admettre une libre communication entre le péritoine et le système lymphatique, sur des phénomènes d'absorption qui se manifestent chez ces animaux dans les circonstances que voici. Si l'on injecte dans le péritoine d'une grenouille ou d'un crapaud du bleu de Prusse soluble ou de l'eau tenant en suspension des grains de carmin, on ne tarde pas à retrouver la matière colorante dans le sac lymphatique placé, chez ces animaux, en arrière du péritoine. Le même fait se reproduit avec le lapin, dont on arrive à injecter complètement les lymphatiques du diaphragme soit avec du bleu de Prusse soluble, soit avec du lait (Recklinghausen, 1863).

Le passage de particules solides du péritoine dans le système lymphatique paraît donc démontré physiologiquement, mais, ainsi que le faisaient déjà remarquer Ludwig et Schweigger-Seidel (1866), il s'en faut de beaucoup qu'on ait trouvé des orifices directs de communication. Nous allons voir en effet, par la description de la paroi antérieure du grand sac lymphatique abdominal de la grenouille, ainsi que du centre phrénique du lapin, que les diverses formations anatomiques qu'on décrit dans ces deux régions sous les noms de *puits, stomates* ou *citernes lymphatiques*, ne sont point des orifices.

a. *Membrane rétropéritonéale de la grenouille et du crapaud*. — Cette membrane qui forme la séparation entre la cavité péritonéale et le sac lymphatique rétropéritonéal, est constituée par

une mince lame conjonctive revêtue sur sa face lymphatique
par l'endothélium lymphatique, et sur sa face péritonéale par
l'endothélium péritonéal. La face lymphatique est plane, et
l'endothélium lymphatique est formé de larges cellules dentelées, d'un diamètre sensiblement uniforme. Au contraire, la
face péritonéale présente des sortes d'excavations (*puits* ou

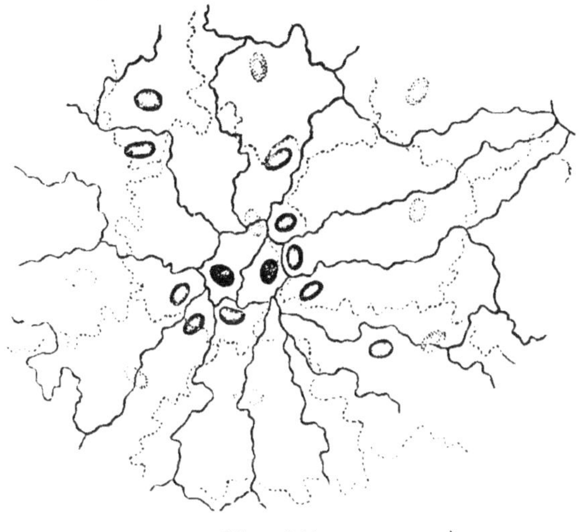

Fig. 481.

Paroi du sac lymphatique rétropéritonéal de la grenouille, traitée
par le nitrate d'argent, d'après Pouchet et Tourneux (gr. 350,1).

L'endothélium péritonéal est représenté par des lignes pleines, et l'endothélium
lymphatique sous-jacent par des lignes pointillées. On aperçoit au milieu de l'endothélium péritonéal, un groupe de deux cellules plus réduites, occupant le fond
d'une dépression.

citernes), au pourtour desquelles les cellules endothéliales se
disposent en rayonnant. Le fond de ces excavations est
occupé par des cellules plus petites, contiguës aux précédentes,
et que nous avons désignées sous le nom de *cellules muqueuses*
(p. 77). Au-dessous d'elles, sur les préparations bien imprégnées
au nitrate d'argent, on distingue l'endothélium du sac lymphatique, reconnaissable aux dentelures de ses éléments (fig. 481).
Or, cet endothélium ne présente, au niveau des citernes, aucune
interruption, et c'est par hypothèse qu'on a admis que les bords

des cellules de cet épithélium s'écartaient pour laisser passer des éléments anatomiques ou d'autres corps solides.

Lorsque l'excavation est de petite dimension, elle ne présente, en général, qu'une seule cellule muqueuse. Le plus ordinairement, on observe plusieurs cellules muqueuses qui se compriment alors légèrement, et prennent un contour polygonal. Elles tapissent complètement le fond des citernes, et excluent par suite toute idée de communication libre entre la cavité péritonéale et le sac lymphatique.

Quelques auteurs (Ranvier, 1872) ont émis l'opinion que les

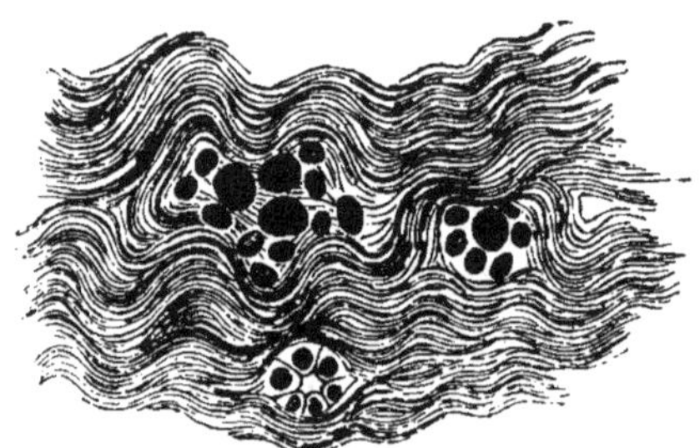

Fig. 482.

Trois enfoncements citernaux de la membrane rétropéritonéale de la grenouille, après fixation par l'acide osmique, d'après Pouchet et Tourneux (gr. 350/1).

On aperçoit, dans les enfoncements, des leucocytes colorés en brun par le réactif; les noyaux pâles appartiennent aux cellules du revêtement endothélial du péritoine.

cellules muqueuses, occupant le fond des citernes, devaient être assimilées à des cellules lymphatiques pouvant subir des déplacements, et provoquer ainsi la formation d'orifices temporaires de communication (*stomates à lèvres mobiles*). Il est certain qu'on peut rencontrer des leucocytes à l'intérieur des citernes, mais ces éléments se distinguent facilement, par l'ensemble de leurs caractères, de ceux qui, disposés sur une couche continue, revêtent le fond des puits (fig. 482).

D'ailleurs, si le fond de quelques citernes descend jusqu'à l'épithélium du sac lymphatique situé au-dessous, la majorité de ces citernes ne dépasse pas en profondeur la moitié de l'épaisseur de la membrane. Quelques-unes mêmes sont si superficielles que, sans les cellules muqueuses qui en occupent le fond, on aurait de la peine à les distinguer. Il semble aussi que plus l'excavation diminue de profondeur, plus les cellules muqueuses tendent à se rapprocher de la forme des cellules épithéliales voisines. Elles s'aplatissent, augmentent de largeur, perdent leur aspect granuleux, et présentent de plus en plus les caractères propres aux cellules plates des séreuses.

Il n'est donc nullement démontré que les enfoncements citernaux de la grenouille et du crapaud, répondent à des communications libres entre le péritoine et le sac lymphatique sous-jacent. La disposition anatomique qu'ils présentent, paraît plutôt en rapport avec les phénomènes d'évolution cellulaire. Chaque enfoncement correspondrait à un centre de formation épithéliale (représenté par les cellules muqueuses) destiné à fournir aux besoins de rénovation de la surface péritonéale aux environs.

Quant au passage de particules solides, du bleu de Prusse soluble, etc., de la cavité péritonéale dans le sac lymphatique, il est fort possible qu'il ait lieu en réalité au niveau de ces dépressions et des cellules muqueuses qui les occupent, mais sans qu'il soit nécessaire pour cela d'admettre des orifices béants ; ce passage peut résulter simplement des phénomènes nutritifs dont les éléments en question sont le siège, par un mécanisme analogue à celui qui fait que les éléments tapissant l'intestin, livrent passage aux particules de graisse qu'on trouve dans les chylifères, sans qu'on ait observé sur la paroi de ceux-ci aucune formation comparable aux enfoncements citernaux.

b. *Centre phrénique du lapin.* — L'importance qu'on a accordée au centre phrénique du lapin, dans la question des communications entre les séreuses et les lymphatiques, nous engage à en donner une description détaillée.

Le centre phrénique du lapin représente un tendon mince et aplati, composé de deux plans de fibres : un plan supérieur de fibres circulaires et concentriques, et un plan inférieur de faisceaux tendineux offrant une disposition rayonnée. Sur cha-

60.

cune des faces, le tendon est tapissé par la séreuse correspondante.

Du côté péritonéal, les faisceaux tendineux ne sont pas immédiatement contigus, mais ils sont ordinairement séparés les uns

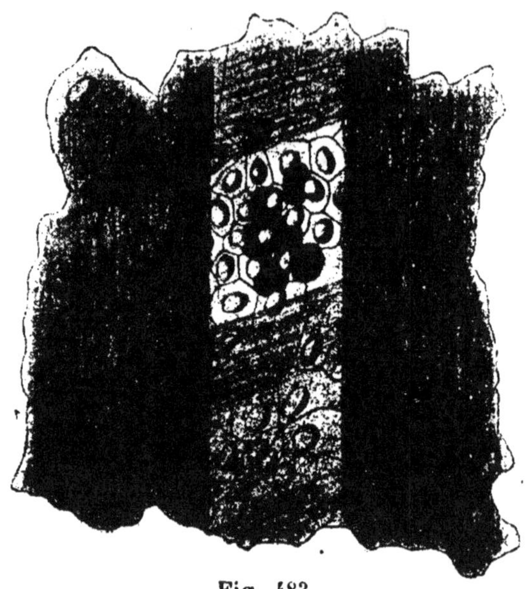

Fig. 483.

Vue en surface de l'endothélium revêtant la face péritonéale du centre phrénique du diaphragme chez le lapin. Imprégnation au nitrate d'argent (gr. 300/1).

On aperçoit dans une fente intertendineuse un amas de petites cellules bourgeonnant dans la profondeur.

des autres par des intervalles presque égaux à leur propre largeur. Il en résulte l'aspect d'une série de gouttières, plus ou moins profondes, qui n'existent pas du côté pleural. La surface pleurale du centre phrénique est, en effet unie, et, par suite, l'épithélium n'y présente aucune modification locale. Les cellules, de ce côté, sont régulières, polygonales ; elles sont un peu plus grandes que celles qui revêtent la face péritonéale, ce qui permet de toujours distinguer facilement chacune des deux faces.

La séreuse pleurale renferme un réseau de larges sinus lymphatiques qui envoient des sortes de prolongements ou de culs-de-sac vers le côté péritonéal. La situation de ces lymphatiques varie d'un point à un autre. En général, ils sont superficiels ; à certains endroits même, ils paraissent être immédiatement sous l'épithélium.

Au lieu de constituer une couche unie comme l'épithélium de la plèvre, l'épithélium péritonéal s'invagine plus ou moins profondément dans les fentes intertendineuses et dans les nombreuses dépressions qu'offre la face inférieure du centre phrénique. Les cellules épithéliales qui tapissent ces enfoncements sont beaucoup plus petites que celles qui se trouvent à la surface des faisceaux tendineux (fig. 483). Cette apparence a été fort bien figurée par Ludwig et par Schweigger-Seidel (1866), et plus tard par Klein (1871 et 1873). La disposition générale des petites cellules, ou cellules muqueuses, peut varier depuis celle d'un îlot très limité jusqu'à celle d'une traînée très allongée.

Ces amas de petites cellules peuvent donner naissance à des agglomérations d'éléments cellulaires qui proéminent en dehors sur la face libre du péritoine, ou s'enfoncent dans la profondeur du tissu sous-jacent. Les agglomérations du premier genre présentent les caractères de celles que nous avons décrites à la surface des travées du grand épiploon (p. 371). Quant aux amas cellulaires sous-jacents à l'endothélium péritonéal (fig. 484), et en continuité directe avec lui, ils sont également constitués par des cellules sphériques ou polyédriques qui présentent des phénomènes manifestes de segmentation. Ces amas ne se montrent jamais sous l'aspect d'un conduit bordé de cellules, et ne méritent point le nom de puits : ils figurent une masse pleine dont la coupe optique représente, à toutes les hauteurs une association cellulaire sans cavité centrale.

Ces faits sont donc, aussi bien que ceux que l'on observe sur les batraciens, en opposition avec l'hypothèse d'une communication directe entre le péritoine et les lymphatiques. Ces derniers ne présentent d'ailleurs dans leur épithélium aucune solution de continuité. On remarquera de plus qu'aucun auteur n'a jamais décrit ni figuré sur leur paroi des orifices correspondant à ceux qu'on prétendait signaler sur le péritoine. Il est du reste facile de se convaincre, sur de bonnes imprégnations, que l'épithélium péritonéal est également continu, tant au niveau des traînées et des îlots que dans les excavations les plus profondes. L'absorption, si elle se fait spécialement à leur niveau, ne saurait donc avoir lieu, ainsi que nous l'avons dit, qu'en raison de

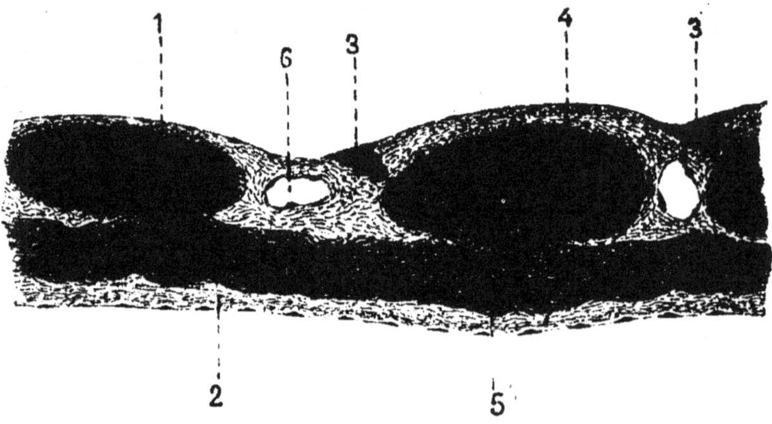

Fig. 484.

Coupe perpendiculaire du centre phrénique du diaphragme
chez le lapin (gr. 225/1).

1, péritoine. — 2, plèvre. — 3, 3, bourgeons épithéliaux profonds émanés de l'endothélium péritonéal. — 4, faisceau tendineux coupé en travers. — 5, faisceau tendineux coupé en long. — 6, lymphatique.

la constitution des petites cellules muqueuses, qui semblent en même temps chargées de pourvoir au renouvellement des cellules épithéliales à la surface de la séreuse.

§ 2. — TRONCS LYMPHATIQUES

On voit la paroi des lymphatiques, comme celles des vaisseaux sanguins, présenter une structure de plus en plus complexe, à mesure que le vaisseau devient plus volumineux. Les plus fins lymphatiques semblent n'être que des cavités creusées dans les tissus, et tapissées par un endothélium spécial; plus loin, on voit apparaître des fibres élastiques et des fibres conjonctives, puis des cellules musculaires lisses, et enfin une sorte d'adventice.

Sur les vaisseaux de 2 à 3 millimètres de diamètre, KÖLLIKER compte trois tuniques qu'il divise ainsi : une tunique interne comprenant un endothélium et une couche élastique à fibres longitudinales ; une tunique moyenne formée de fibres-cellules, de fibres élastiques et de fibres conjonctives disposées circulairement ; une tunique externe constituée par les mêmes éléments agencés dans le sens longitudinal ou oblique, et offrant une structure plus lâche. Le canal thoracique présente une structure identique.

Les valvules des troncs lymphatiques sont formées par un épaississement lamelleux de la tunique interne. Leur face convexe est tapissée par une couche de cellules endothéliales allongées dans le sens du vaisseau ; leur face concave, en rapport avec la paroi, par des cellules polygonales possédant sensiblement le même diamètre dans tous les sens. Au-dessus de chaque paire valvulaire, le tronc lymphatique présente une notable dilatation qui lui donne un aspect moniliforme (*renflement supra-valvulaire*).

§ 3. — CŒURS LYMPHATIQUES

Chez les batraciens et chez les reptiles, on rencontre, sur le parcours des troncs lymphatiques, des renflements doués de contractions rythmiques, et qu'il convient d'assimiler à de véritables *cœurs lymphatiques*. Ces renflements possèdent, dans l'épaisseur de leurs parois, des fibres musculaires striées et anastomosées. Chez les mammifères, les cœurs lymphatiques sont remplacés par les renflements supravalvulaires où les éléments musculaires lisses affectent une disposition rétiforme (fig. 485).

§ 4. — GANGLIONS LYMPHATIQUES

Les ganglions lymphatiques s'observent sur le trajet des vaisseaux lymphatiques superficiels et profonds. Ce sont de petits corps plus ou moins arrondis, d'un gris rougeâtre, dont les dimensions sont généralement comprises entre celles d'un pois et d'un haricot. Les vaisseaux lymphatiques afférents abordent le ganglion sur tous les points de sa surface ; les vaisseaux efférents, moins nombreux et aussi plus volumineux que les premiers, en sortent par une légère dépression connue sous le nom de hile (fig. 486). C'est également par le hile que les vaisseaux sanguins pénètrent à l'intérieur de l'organe.

Entouré à sa surface par une membrane d'enveloppe, le gan-

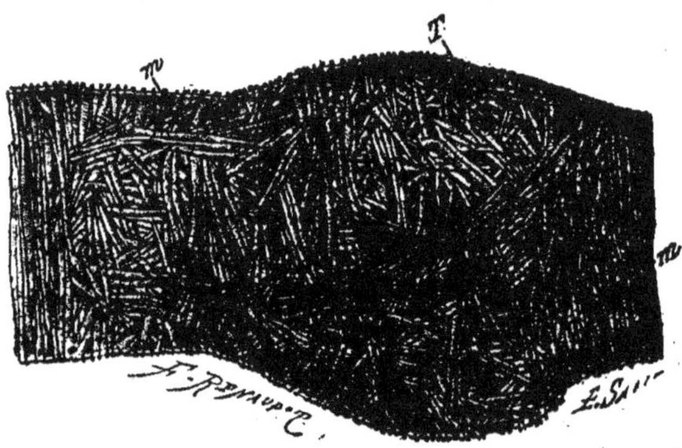

Fig. 485.

Renflement supravalvulaire d'un vaisseau lymphatique du mésentère d'un jeune chat, d'après Ranvier (gr. 80/1). Figure empruntée à Testut).

m, fibres musculaires lisses. — T, intrication des fibres au niveau du renflement supravalvulaire.

glion présente sur la coupe transversale deux zones distinctes : une zone superficielle ou corticale, et une zone centrale ou médullaire. En réalité, la constitution de ces deux zones est identique. Elles sont formées l'une et l'autre par l'intrication de deux substances, l'une molle et spongieuse, l'autre dense, dont la configuration extérieure et les rapports seuls varient, suivant qu'on les examine dans la zone superficielle ou, au contraire, dans la zone profonde du ganglion. Nous désignerons ces deux substances sous les noms de *substance lacunaire* et de *substance folliculaire*.

1° Membrane d'enveloppe ou capsule. — La membrane

d'enveloppe est une membrane fibro-élastique qui, chez quelques animaux (bœuf, cheval, mouton), renferme des éléments musculaires lisses, notamment dans sa partie profonde. Par sa face externe, elle se continue par une transition ménagée avec le tissu conjonctif ambiant. Par sa face profonde, elle donne naissance à un certain nombre de prolongements ou travées fibro-élastiques qui traversent normalement la zone corticale du ganglion, et qui, arrivés au niveau de la zone médullaire, se divisent, s'anastomosent entre eux, et constituent ainsi une charpente fibreuse réticulée à larges mailles, traversant la zone médullaire dans toute son épaisseur. Au niveau du hile, la membrane d'enveloppe se réfléchit à la surface des vaisseaux sanguins, et forme en ce point un épaississement appelé *noyau du hile*. De ce noyau, se détachent des prolongements fibreux qui vont se confondre avec ceux provenant directement de l'enveloppe.

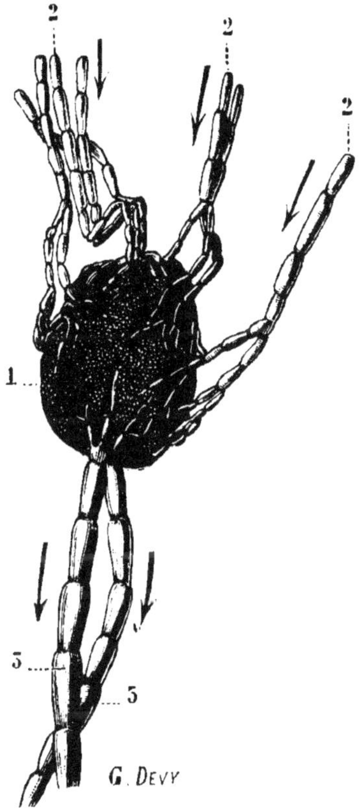

Fig. 486.

Un ganglion lymphatique avec ses vaisseaux afférents et efférents (d'après TESTUT).

1, ganglion lymphatique. — 2, vaisseaux afférents. — 3, vaisseaux efférents.

2° Substance lacunaire. —

Cette substance molle et spongieuse, est essentiellement constituée par un réticulum de corps étoilés nucléés, dans les mailles duquel circule la lymphe. L'apparence de ces corps rameux dont les prolongements étirés en forme de minces trabécules s'anastomosent entre eux, rappelle celle des cellules étoilées du tissu conjonctif (fig. 487). Aussi leur ensemble est-il décrit par les auteurs sous le nom de *tissu réticulé* (p. 117). Il ne semble pas toutefois qu'on soit autorisé à conclure de la similitude des formes, à l'identité de composition. Les cellules étoilées de la substance lacunaire ne présentent pas, en effet, les mêmes réactions que celles du tissu conjonctif : elles ne donnent pas de la gélatine par la coction, de même que les éléments similaires de la pulpe splénique. Elles tendraient plutôt à se rapprocher par leur nature des cellules endothéliales.

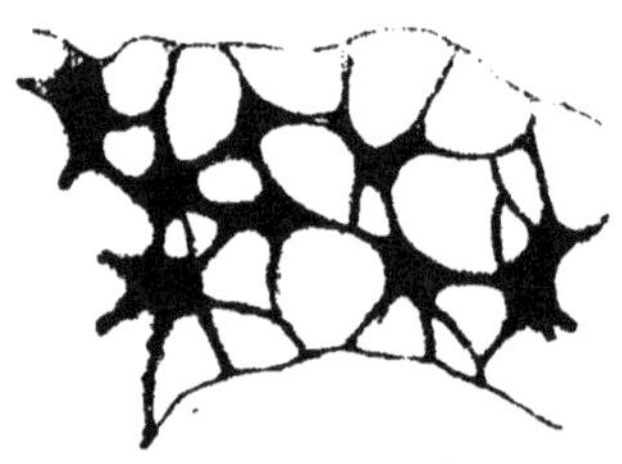

Fig. 487.

Tissu réticulé composant la substance lacunaire d'un ganglion lymphatique chez le chien. Les cellules étoilées sont anastomosées entre elles, à la manière de cellules conjonctives (gr. 350/1).

Les espaces délimités par cette charpente trabéculaire, sont continus dans toute l'épaisseur du ganglion. Ils sont parcourus par la lymphe que leur déverse les lymphatiques afférents, et qui, après avoir traversé toute la substance lacunaire, s'écoule par les vaisseaux efférents. Or, ces espaces, ainsi que nous l'indiquons plus loin, enveloppent de toutes parts la substance folliculaire. Ils sont donc délimités, d'une part, par l'enveloppe conjonctive et par ses prolongements, et, de l'autre, par la substance folliculaire. On a donné à leur ensemble le nom de *sinus lymphatiques*, et, suivant leur situation soit dans la zone corticale, soit, au contraire, dans la zone médullaire, on a envisagé des sinus sphériques et des sinus profonds. Ces différents sinus, dont toutes les cavités communiquent largement les unes avec les autres, se trouvent ainsi interposés entre les voies lymphatiques afférentes et les voies lymphatiques efférentes. Ils doivent, par suite, être revêtus par l'endothélium caractéristique des conduits lymphatiques. Les imprégnations ou les injections au nitrate d'argent, ont, en effet, démontré sur leur pourtour contre la membrane d'enveloppe ou ses prolongements, et partiellement contre la membrane folliculaire, l'existence d'un revêtement endothélial

lymphatique. Ce revêtement ne parait pas devoir se continuer,
malgré les indications fournies par quelques auteurs (RANVIER),
à la surface des trabécules, et par suite des cellules étoilées de
la substance lacunaire. Ces derniers éléments que nous avons
rapprochés des cellules endothéliales, cloisonneraient en tous
sens le sinus lymphatique, qu'il conviendrait dès lors d'envisager comme un réseau de capillaires lymphatiques tellement
serrés les uns contre les autres que leurs cloisons seraient exclusivement représentées par des cellules endothéliales fenêtrées.
D'après les recherches de VIALLETON et FLEURY (1902) et de
RETTERER (1902), ce réticulum ferait défaut dans les ganglions
des oiseaux.

Ainsi se trouverait interposé, entre les troncs lymphatiques
afférents et efférents, un réseau de capillaires lymphatiques,
véritable *système porte lymphatique*, destiné à ralentir le cours
de la lymphe.

3° Substance folliculaire. — La substance folliculaire se
différencie au premier abord de la substance lacunaire par le
tassement plus considérable de ses éléments constitutifs. Elle est
formée par un réticulum très délicat dont les mailles sont entièrement bourrées de petites cellules sphériques serrées les unes
contre les autres, et présentant tous les caractères des globules
blancs du sang. A l'état normal, les trabécules sont presque
entièrement masquées par les petites cellules qui les entourent,
et, pour les mettre nettement en évidence, il est nécessaire de
soumettre les coupes au pinceautage ou à la succussion. On
reconnait alors que les trabécules sont plus grêles et aussi plus
nombreuses que dans la substance lacunaire, et qu'au niveau de
leurs anastomoses (nœuds du réseau), on rencontre de distance
en distance un noyau. Le réticulum de la substance folliculaire
a pu être ainsi assimilé à un tissu conjonctif réticulé (p. 117),
mais les éléments rameux et anastomosés qui le composent,
semblent plutôt devoir être rapprochés par leurs caractères des
cellules endothéliales, au même titre que les cellules rameuses
de la substance lacunaire. On dirait que le réticulum étant
primitivement constitué par un réseau de cellules endothéliales

larges et lamelleuses, ces cellules endothéliales subissent secondairement des perforations multiples dues à l'activité des leucocytes. Ainsi pourrait peut-être s'expliquer le fait que tous les points nodaux des trabécules du réticulum ne sont pas pourvus de noyau.

Parmi les éléments inclus dans les mailles du réticulum, on remarque surtout des lymphocytes avec des leucocytes mononucléaires de dimensions moyennes, et quelques cellules éosinophiles (LABBÉ et BEZANÇON) ; les leucocytes à noyau polymorphe font complètement défaut. Les leucocytes mononucléaires abondent surtout dans la partie centrale des cordons folliculaires, et notamment des follicules que forment ces cordons dans la zone corticale ; ils y présentent de nombreuses figures karyokinétiques (*centre germinatif* de FLEMMING). D'après RETTERER (1901), on trouverait également dans la substance folliculaire, et, par suite, dans la lymphe, des globules rouges provenant de certaines cellules dont le corps subit la fonte protoplasmique, tandis que le noyau est le siège de la transformation hémoglobique. Les noyaux mis en liberté deviennent des hématies d'abord sphériques, puis discoïdes, et tombent dans les voies lymphatiques. La substance folliculaire ainsi composée d'un réticulum et de leucocytes, est pénétrée par des vaisseaux sanguins qui forment dans son épaisseur un riche réseau capillaire à mailles arrondies.

4° Configuration et rapports des deux substances lacunaire et folliculaire. — La substance folliculaire est enveloppée de toutes parts par la substance lacunaire qui garde une épaisseur à peu près uniforme. Aussi l'aspect des zones corticale et médullaire, reconnaît-il exclusivement une configuration différente de la substance folliculaire dans ces deux zones. Dans la zone corticale, cette substance forme des excroissances arrondies, véritables follicules, qui s'enfoncent dans les sinus lymphatiques superficiels. Dans la zone médullaire, au contraire, elle est représentée par des cordons cylindriques anastomosés entre eux, que la substance lacunaire sépare des travées fibreuses émanées de la capsule (fig. 488).

La substance folliculaire ne paraît pas délimitée par une paroi continue. On arrive bien par les imprégnations au nitrate d'argent à mettre en évidence par places, à sa surface, une couche endothéliale représentant le revêtement du sinus lymphatique, mais, en d'autres endroits, ce revêtement est interrompu, et les

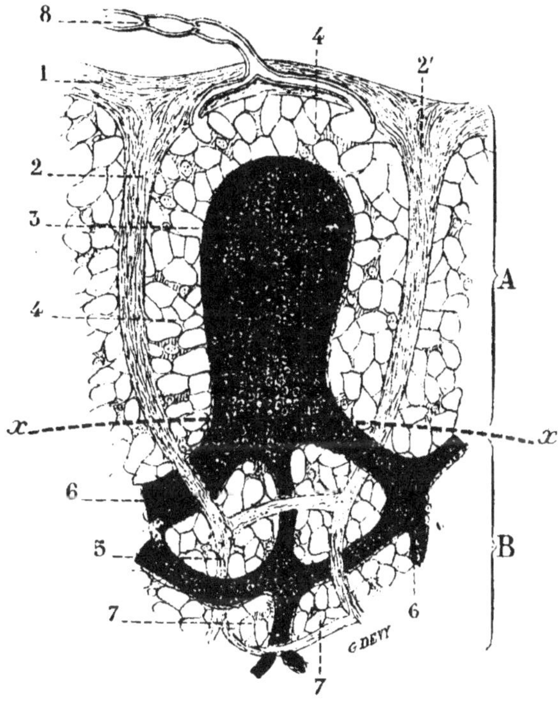

Fig. 488.

Figure schématique montrant les rapports des deux substances lacunaire et folliculaire dans la zone corticale et dans la zone médullaire d'un ganglion lymphatique (d'après TESTUT).

A, zone corticale. — B, zone médullaire. — *x.x*, limite séparative des deux zones. 1, capsule fibreuse. — 2, 2', travées issues de cette capsule. — 3, follicule lymphatique. — 4, sinus du follicule avec son tissu réticulé. — 5, travées de la zone médullaire. — 6, cordons médullaires. — 7, sinus de la substance médullaire. — 8, lymphatique afférent.

deux substances folliculaire et lacunaire communiquent directement l'une avec l'autre. Aussi les leucocytes de la substance folliculaire, développés dans les centres germinatifs, peuvent-ils pénétrer dans les sinus lymphatiques, et être emportés par le courant lymphatique. De même, les leucocytes de la lymphe, attirés sans doute par le sang oxygéné du réseau capillaire, peuvent immigrer au sein de la substance folliculaire, et c'est ainsi qu'il convient d'expliquer la présence dans les ganglions lymphatiques de particules minérales apportées par les leucocytes (grains de charbon dans les ganglions bronchiques, grains de minium provenant de tatouages, etc.). Le ralentissement du courant lymphatique favorise cette émigration des leucocytes de la substance lacunaire dans la substance folliculaire.

Les ganglions se rapprochent par leur constitution de la rate que nous avons décrite plus haut (p. 486). Dans ces deux catégories d'organes, on rencontre à la fois une substance folliculaire et une substance lacunaire. La première est représentée dans la rate par la pulpe blanche, et dans les ganglions par les cordons folliculaires. Quant à la seconde, elle forme dans la rate la pulpe rouge, et dans les ganglions les sinus lymphatiques; seulement cette substance est parcourue dans le premier cas par le sang, et dans le second par la lymphe. On est ainsi amené à considérer le ganglion comme une rate lymphatique, tandis que la rate, dans cette comparaison, deviendrait un ganglion sanguin.

5° Vaisseaux. — Nous avons suffisamment insisté sur la distribution des vaisseaux lymphatiques, pour ne pas avoir à y revenir ici.

Quant aux vaisseaux sanguins, ils pénètrent en majeure partie par le hile, et de là se répandent dans les travées émanées du noyau fibreux. De distance en distance, une artériole abandonne la travée fibreuse, traverse la substance lacunaire, et s'engage dans la substance folliculaire, où elle vient constituer le riche réseau capillaire que nous avons mentionné plus haut. Les veines émanées de ce réseau parcourent, en sens inverse, le chemin suivi par les artères.

Les capillaires constituant le réseau intrafolliculaire, parais-

sent réduits à leur seule tunique endothéliale sur laquelle viennent se fixer les trabécules du réticulum.

**6° Conception schématique des ganglions lympha-
tiques.** — Un ganglion lymphatique simple pourrait être
figuré de la façon suivante : un amas central de substance folliculaire, entouré par une nappe de substance lacunaire (sinus
lymphatique), et en continuité par deux pôles opposés avec les
vaisseaux lymphatiques afférent et efférent (fig. 489). Si la conception que nous avons présentée de la nature endothéliale du
réticulum des substances lacunaire et folliculaire est exacte,

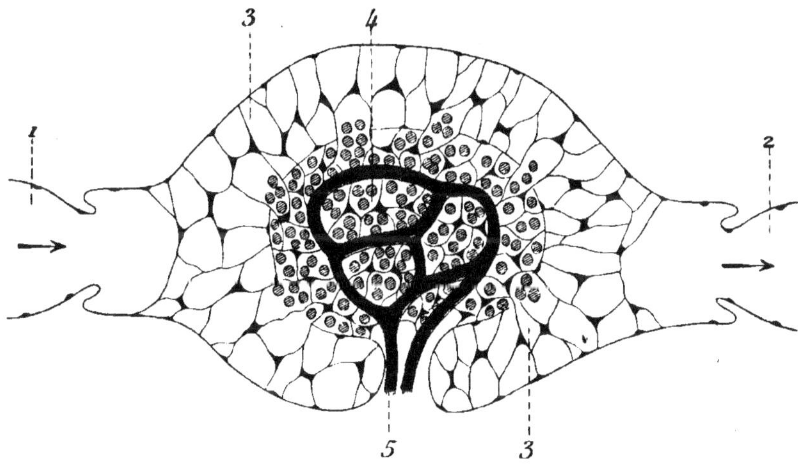

Fig. 489.

Représentation schématique d'un ganglion lymphatique simple.

1, tronc lymphatique afférent. — 2, tronc lymphatique efférent. — 3, tissu lacunaire périphérique interposé aux deux troncs lymphatiques. — 4, tissu folliculaire
central. — 5, vaisseaux sanguins.

il faudra envisager ces deux substances continues l'une avec
l'autre, sinon suivant toute la ligne de contact, au moins en
quelques points de leur surface, comme répondant à un réseau
de capillaires lymphatiques qui communiquent largement les uns
avec les autres, et dont les minces cloisons interposées sont
réduites à des cellules endothéliales fenêtrées. Ainsi se trouve
interposé sur le trajet d'un tronc lymphatique une sorte de

système caverneux dont les mailles superficielles sont parcourues par la lymphe (tissu lacunaire), et dont les mailles centrales plus réduites sont entièrement remplies par des leucocytes en voie de prolifération.

Le schéma que nous venons de présenter, s'applique assez bien aux formations décrites dans le chorion des muqueuses sous le nom de *follicules clos*, avec cette différence que les sinus lymphatiques entourant la substance folliculaire, sont moins développés, et qu'ils ne sont pas cloisonnés par une trame réticulée. Il convient, d'ailleurs, de faire remarquer que les follicules clos occupent l'origine même des capillaires lymphatiques, tandis que les ganglions se trouvent placés sur le trajet des troncs lymphatiques.

Supposons maintenant qu'un certain nombre de ganglions simples soient disposés côte à côte, et que des anastomoses viennent à s'établir entre leurs substances lacunaire et folliculaire. Les ganglions simples donneront naissance par coalescence à un ganglion composé, tel qu'on l'observe chez la plupart des mammifères et chez l'homme. Il est à remarquer que les anastomoses entre les différentes unités ganglionnaires sont surtout accusées dans les segments qui répondent à l'émergence des vaisseaux efférents, d'où résulte une disposition labyrinthiforme des deux substances lacunaire et folliculaire (zone médullaire). Au contraire, dans les segments opposés, en rapport avec les vaisseaux afférents, les anastomoses sont moins développées, et il est possible de reconnaître, chez l'adulte, dans l'arrangement des corpuscules folliculaires superficiels, entourés de leur sinus, les ganglions simples que séparent les travées émanées de l'enveloppe conjonctive (zone corticale).

7° Fonctions des ganglions lymphatiques. — Les fonctions des ganglions lymphatiques découlent, en quelque sorte, de leur composition anatomique. Ce sont des lieux de production des globules blancs, et en particulier des lymphocytes. Ceux-ci, après avoir pris naissance dans la partie centrale de la substance folliculaire, se trouvent progressivement refoulés à la surface par de nouvelles générations d'éléments, et tombent dans les sinus lymphatiques, où le courant lymphatique les entraîne. Les numérations globulaires confirment cette manière de voir, en montrant que la lymphe des vaisseaux efférents contient une proportion plus considérable de leucocytes que celle des vaisseaux afférents. Nous rappellerons que, d'après RETTERER (1901), les ganglions lymphatiques donnent également naissance à des globules rouges, soit par transformation sur place des éléments de la substance folliculaire, soit par la transformation secondaire des lymphocytes entraînés par la lymphe.

INDEX ALPHABÉTIQUE

TABLE DES MATIÈRES

PREMIÈRE PARTIE
TISSUS ET HUMEURS CONSTITUANTES

DEUXIÈME PARTIE

ORGANES ET APPAREILS

ÉVREUX, IMPRIMERIE DE CHARLES HÉRISSEY